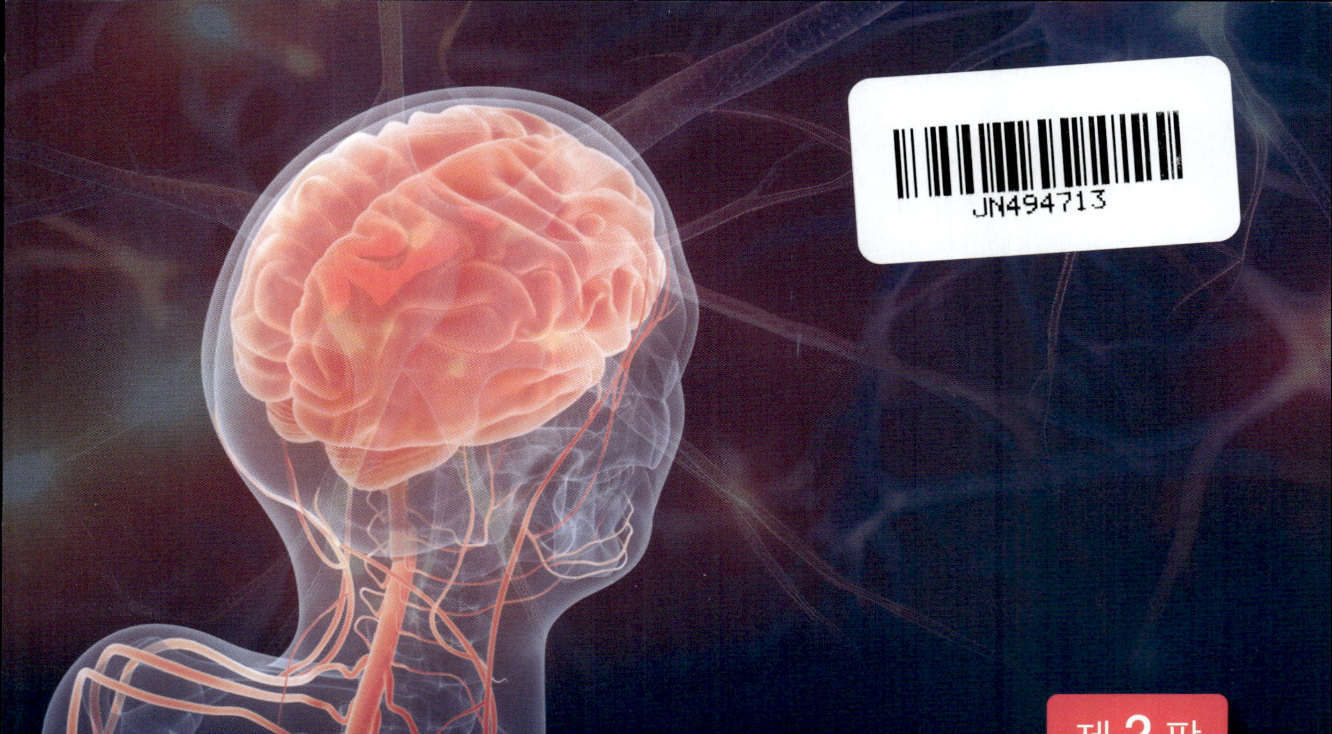

제 2 판

한눈에 보는 표준 뇌신경계 재활

Standard Neurorehabilitation

질병별 · 장애별 맞춤 재활치료

편 집 潮見泰藏 (Taizo Shiomi)

한국어판 번역 감수 에스포항병원 재활의학과 전문의 **김형섭**

번 역 **이소민 · 이주석**

알림

이 책에 기재된 진단법 및 치료법에 관해서는 발행 시점의 최신 정보를 바탕으로 정확성을 기하기 위해 저자 및 출판사는 각각 최선의 노력을 기울이고 있습니다. 그러나 의학, 의료의 발전에 따라 기재된 내용이 정확하고 완전하지 않을 수도 있습니다.

따라서, 실제 진단법, 치료법에서 익숙하지 않거나 범용화되지 않은 신약을 비롯한 의약품의 사용, 검사 실시 및 판독에 있어서는 먼저 의약품의 첨부서류나 기기 및 시약의 설명서를 확인하고, 진료기술에 관해서는 충분한 고려를 한 후 항상 세심한 주의를 기울여 주시기 바랍니다. 항상 세심한 주의를 기울여 주시기 바랍니다.

본서에 기재된 진단법, 치료법, 의약품, 검사법, 질병에 대한 적응증 등이 이후의 의학연구 및 의료의 발전에 따라 본서 발행 후 변경된 경우, 그 진단법, 치료법, 의약품, 검사법, 질병에 대한 적응증 등으로 인한 불의의 사고에 대해 저자 및 출판사는 그 책임을 지지 않음을 양해해 주시기 바랍니다. 양해해 주시기 바랍니다.

'본서에 게재된 약제는 보험제도상 일본과 한국 사이에 적응 외 사용이 되는 경우가 있음'

제2판 서문

이 책은 비주얼 실무 리허설 시리즈 중 하나로 2012년에 초판이 출간되었다. 컬러사진 을 많이 사용하고, 글머리 기호를 기본으로 한 간결한 해설이 특징이며, 독자들이 읽기 쉽고 이해하기 쉬운 내용으로 당시로서는 참신하고 획기적인 책이었던 것 같다.

본서의 초판이 발간된 지 어느덧 11년이 지났고, 그 동안 뇌-신경계 재활에 관한 다양한 연구 성과와 새로운 지견이 많이 발표되었다. 이에 따라 각 질환의 진료 가이드라인은 각각 내용이 업데이트되고 있다. 예를 들어, 뇌졸중 치료 가이드라인은 2015년, 2021년, 2023년에 순차적으로 개정이 이루어졌다. 또한, 물리치료 분야에서는 물리치료 가이드라인의 초판이 2011년에, 2판이 2021년에 발행되었다.

이번 개정에서는 이러한 상황을 감안하여 본서의 기본 개념은 유지하되, 각종 진료지침의 개정 내용 및 기타 새로운 지견을 반영하기로 하였다. 또한, 새로운 저자를 추가하여 '고위 뇌기능장애' 항목을 추가하고, '이미지 평가' 의 내용도 더욱 충실해졌다.

이 책에서 다루고 있는 질환들은 모두 재활의료의 대상으로서 우리가 흔히 접하는 질환들로, '질환별 최적의 재활치료 술기와 근거를 알 수 있다' 라는 부제에서 알 수 있듯이 매우 실용적인 해설서라고 할 수 있다. 많은 분들이 이 책을 통해 임상에서 표준적인 사고방식과 보다 실용적인 중재 방법을 꼭 익히기를 바란다.

앞으로도 독자 여러분들의 기탄없는 의견과 지적을 부탁드리는 바이다.

2024년 1월

시오미 타이조우(潮見泰藏)

초판 서문

뇌－신경질환은 일단 발병하면 돌이킬 수 없는 변화를 동반한 후유장애를 갖는 경우가 많으며, 그 장애 양상은 다양하고 복잡하다. 따라서 재활의료의 대상으로서 지금까지 항상 중요하게 여겨져 왔다. 고령 인구가 늘어날수록 뇌－신경질환 환자의 수 또한 증가할 수밖에 없으며, 재활의 중요성은 점점 더 높아질 것으로 예상된다.

뇌－신경질환 중에는 원인을 알 수 없어 근본적인 치료법이 없는 질환도 있으며, 증상의 진행 또는 악화와 완화를 반복하면서 만성적으로 경과하는 질환이 적지 않다. 따라서 이러한 뇌－신경질환을 가진 환자에게는 기능 회복을 주안점으로 하는 것이 아니라 기능의 유지와 함께 삶의질(QOL)을 높이는 것이 중요하다. 그리고 이러한 뇌－신경질환에 대한 재활의료에 종사하는 사람은 질환의 특성에 대한 충분한 지식을 갖는 것이 필수적이며, 병태의 기전 및 일반적인 치료에 대한 최신 정보를 얻기 위해 노력해야 한다.

이 책은 다루는 뇌－신경질환의 범위를 척수손상 및 소아신경질환까지 확대하여 물리치료를 중심으로 재활치료의 진행방법에 대해 설명한 실무서이다. 다행히도 각 분야에서 풍부한 경험을 가진 선생님들이 집필에 참여하여 각 전문 분야에 대해 난해한 내용을 최대한 쉽게 설명해 주셨다. 또한, 전체적으로 평면적인 서술에 그치지 않고 도표를 많이 사용하여 임상적 시사점이 풍부한 해설을 곳곳에 첨부한 점이 이 책의 특징이라고 할 수 있다. 그리고 재활에 있어서의 실제 중재방법에 대해서는 임상적으로 행해지고 있는 표준적인 내용을 상세히 소개하고 있다.

이 책의 내용은 이러한 뇌－신경질환의 재활치료에 종사하는 의사나 치료사는 물론, 앞으로 이 분야를 공부하는 학생들에게도 도움이 될 것으로 확신한다.

마지막으로 이 책의 기획과 출판을 담당한 양토사 편집 담당자들에게 진심으로 감사의 말씀을 전한다.

2012년 10월

시오미 타이조우(潮見泰藏)

한국어판『한눈에 보는 표준 뇌신경계 재활　제2판』

발간사

의학을 공부하다 보면 질병의 원인을 찾고 치료하는 과정에 집중하게 됩니다. 하지만 치료가 끝난 후에도 많은 환자들은 신체적, 정신적 장애로 인해 이전의 삶으로 돌아가는데 어려움을 겪습니다. 재활의학은 의학에서 치료의 개념을 단순히 병을 없애는 것에서 그치는 것이 아니라, 일상으로의 복귀까지를 치료로 정의함으로써, 의학의 범위와 가능성을 열어줄 수 있는 최전방에 있는 학문이라는 생각이 듭니다.

이 책은 뇌졸중, 척수손상, 파킨슨병과 같은 질환뿐만 아니라 근골격계 질환, 통증, 삼킴 및 언어 장애, 소아 재활, 노인 재활까지 폭넓은 영역을 다룹니다. 신경학적 손상을 입은 환자는 단순히 걷지 못하는 것이 아닌, 호흡의 어려움, 식사의 어려움, 기억력이 떨어지는 등의 다양한 문제를 겪게 됩니다. 이처럼 재활의학은 폭넓은 영역을 이해하고 다룰 수 있어야 하며, 각각의 기능 또한 어떻게 회복시킬 수 있는지에 대해서도 잘 알고 있어야 합니다. 이 책에서는 그러한 문제들을 진단하고 회복할 수 있는 방법에 대한 치료 전략을 상세하게 다루고 있으며, 질환별로 달라지는 재활의 접근 방식을 구체적으로 다루고 있습니다. 또한, 최신 연구 결과와 치료 가이드라인을 반영하며, 임상현장에서 실제로 적용할 수 있는 평가 및 치료 기법을 풍부한 그림과 함께 설명하여 의학공부를 막 시작하는 의과대학생들도 쉽게 이해할 수 있는 책이라는 생각이 듭니다.

책에서 명시되어 있듯이, 일반적인 의료에서는 사망률, 이환율, 완치율 같은 임상적 지표가 치료 성과를 평가하는 기준이 되지만, 신경재활에서는 기능적 제한, 활동수준, 사회적 참여, 삶의 질(QOL)이 더 중요한 평가 기준이 됩니다. 즉, 병이 나았느냐가 아니라, 환자가 스스로 움직이고, 말하고, 생활할 수 있느냐가 치료 성과를 결정하는 핵심 지표가 됩니다. 이 책의 번역 과정에 참여하면서, 일본이 신경재활을 단순한 치료 과정이 아니라, 환자의 장기적인 삶의 질 향상을 목표로 하는 체계적인 시스템으로 운영하고 있다는 점이 인상적이었습니다. 일본은 회복기 병동을 도입하여 보다 장기적인 재활을 지원하고 있으며, 신경가소성을 활용한 치료 기법을 적극적으로 활용하고 있는 반면 한국에서는 급성기 치료 이후 조기 퇴원이 일반적이기 때문에, 이 책에서 제시하는 환자의 전반적인 기능 회복과 일상 복귀까지 고려하는 재활 접근법이 시사하는 바가 크다고 느껴집니다.

멀지 않은 미래에는 신경재활이 더욱 정밀해질 것이며, AI 및 로봇을 활용한 개인 맞춤형 재활이 가능해질 것입니다. 신경손상이 더 이상 극복할 수 없는 한계가 아닌, 꾸준한 재활과 맞춤형 치료를 통해 새로운 가능성을 찾을 수 있는 영역으로 자리잡게 될 것입니다. 해외에서 발전한 임상 경험과 연구 결과들이 한국에서도 공유되는 것이, 미래의 의사로써 큰 기쁨이 됩니다. 부족한 제가 그 과정에 함께 할 수 있었던 것이 큰 영광입니다.

본과생으로서 이 책의 번역에 참여할 수 있었던 것은 정말 감사하며 소중한 경험이었습니다. 신경재활이라는 분야를 깊이 들여다 볼 기회를 얻었을 뿐만 아니라, 한 사람에게 새로운 삶의 가능성을 열어주는, 단순한 치료 그 이상의 학문인 재활의학에 대해 가까이 접하면서, 의료인으로서의 사명감을 더욱 품을 수 있었습니다. 의료인으로서의 비전을 고민할 수 있게 해주신 김형섭 교수님께 가장 큰 감사를 드립니다. 또한 의학 지식을 배울 수 있음에 감사하며, 의료인 양성에 힘쓰시는 저희 경희대학교 의과대학 교수님들께도 감사드립니다. 마지막으로 제 일상의 가장 큰 힘이 되어주는 가족에게도 깊은 감사와 사랑의 글을 남깁니다.

이 책이 한국 의료계에 새로운 시각을 제공하며 환자의 삶의 질 향상에 기여하는 길잡이가 되기를 바랍니다. 또한 저에게도 큰 도움이 되었던 것처럼, 의학을 막 배우기 시작한 의과대학생들에게도 많은 도움이 되기를 바라며, 미래의 한국 의료 기술이 더욱 많은 사람을 치료하며, 한 사람에게 일상으로의 온전한 회복을 선물할 수 있기를 소망합니다.

2025 년 3 월 경희대학교 의과대학
이 소 민

한국어판『한눈에 보는 표준 뇌신경계 재활　제2판』

감수의 글
– 고향의 바다 앞에서 –

I

일본의 사회 현상은 항상 한국보다 선행하는 경향이 있어, 많은 부분에서 한국에서 발생하는 현상에 대한 대응으로 일본의 경험을 받아들이고 있습니다. 역사적으로 한국의 의료보험은 일본의 의료보험을 모델로 개발하였고, 일본의 개호보험이 한국의 노인장기요양보험으로 한국 사회에 맞추어 시행이 되었습니다. 재활의학의 분야에서도 "폐용증후군" 이나 "회복기병원" 도 일본의 경험에서 도입한 것입니다.

개인적으로는, 일본 재활의학에 관련된 책의 번역과 감수는 이 책이 "알기쉬운 보툴리눔 독소 치료" 에 이은 두 번째 입니다. 일본 재활의학 관련 서적을 번역을 해 보면, 의학적 지식 이외에 일본의 재활의료체계를 간접적으로 경험하게 됩니다.

한국은 신경발달재활치료가 적용이 되는 중추신경계 질환이 주로 치료의 대상이 되고, 2년간 건강보험이 지원하는 범위에서 재활의료가 시행되고 있고, 가정으로 복귀 이후의 재활치료가 아직 제도적으로 마련되어 있지 않습니다. 저는 일산병원에서 공공의료사업의 일환으로 장애인 가정으로 물리치료사나 작업치료사와 같이 방문하여 치료하는 경험이 있으며, 이제까지 장애인 주치의 시범사업으로 참여하였기 때문에, 재가재활치료의 필요성을 느끼고 있었습니다. 한편 일본에서는 중추신경계질환 이외에도 국민건강보험일산병원이나, 수술 후 재활까지도 발병 후 6개월까지 의료보험이 적용되고 있으며, 6개월 이후에는 개호보험이 지원되어 재가 재활치료도 시행되고 있다는 것을 알게 되었습니다. 또한 재활치료의 특징인 team approach가 병원 안에서 뿐만 아니라 지역사회에서도 원활이 이루어지고 있습니다.

이제까지의 재활의학 교과서는 질병에 대한 병태 생리가 주가 되고, 진단과 치료가 이어서 서술되어 있다면 이 책의 집필진은 모두 일본의 이학요법사(물리치료사)들이 작성한 것으로, 병태 생리와 진단 못지 않게 실제 임상 경험에 기반한 치료계획과 치료법 및 교육이 기술이 되어 있다는 점입니다. 예를 들어, 이 책에서는 뇌졸중 이후의 기능에 따라 보행이 얼마나 가능한지, 예후가 좋지 않는 특정 뇌종양 환자의 경우 재활치료보다는 가족과 시간을 보내는 것이 오히려 바람직하다고 기술되어 있습니다. 이제 까지의 "Neurorehabilitation" 의 개념이, 뇌가소성에 기반하여, 뇌손상 환자에 집중되어 있었다면, 이 책은 중추친경 뿐만 아니라 말초신경까지 포괄되어 있어, 재활의학과 전공의 및 전문의 재활의학 관련 전문의료 직종인 간호사, 의료사회복지사에게 실제 진료현장에서 도움이 될 수 있을 것으로 생각합니다.

II

돌이켜보면 제가 재활의학을 전공하게 된 것은 너무나도 큰 행운이었습니다. 의과대학 다닐 때만 해도 재활의학은 저에게는 생소한 의학의 분야였고, 제가 감히 전공하리라고 생각을 하지 않았습니다. 인연은 연세대학교 세브란스병원에서 재활의학 수련으로 이어져, 전문의를 취득하고 난 뒤에서는 국민건강보험일산병원에서 知天命이 될 때까지 제가 꿈꾸던 진료를 할 수 있었습니다.

이제까지의 저의 삶은 "세상에 대한 투쟁과 이것을 견딜 수 있는 인내심을 기르는 시간" 이었다면, 고향의 바다 앞에서 저의 삶은 "세상에 대한 이해와 내면의 반성과 성찰의 시간" 을 가지고자 합니다. 여행을 가면 일상의 나와 새롭게 마주할 수 있듯이, 저는 이제 一山에서 내려와서 고향의 바다에서 21년간의 서울의 생활하던 저를 보고 있습니다. 앞으로 저는 일본어 공부와 일본 재활의학 서적 번역을 통해, 기존의 제가 행하였던 임상 경험을 정리하고 해석하고자 합니다.

이 책은 *ビジュアル実践リハシリーズ* 중 뇌신경계 재활 부분을 번역한 것으로, 연세검우회 회장님이시자 연세대학교 AI융합과학원 이주석 교수님과 자제인 이소민 경희대학교 의과대학생이 1차 번역을 하고, 제가 한국의 의료 현실에 맞추어 수정과 감수하여 나오게 되었습니다. 먼저 두 분의 노고에 깊이 감사드립니다.

국민건강보험일산병원에서 고향의 바다 앞으로 편안히 보내주신, 김성우, 전하라, 이장우, 홍승빈, 방명환 선생님과 재활치료센터의 강경이 선생님 이하 여러 치료사 선생님, 일산병원에서 제가 만난 최고의 인연인 고려대학교 안산병원 신경과 김종헌 교수님, 그리고 저를 새로운 가족으로 기꺼이 받아주신 에스포항병원 김문철 대표원장님, 재활의학과 이상억 부원장님, 후배에서 제자로 이제 동료가 된 박덕호 선생님을 비롯한 에스포항병원의 전문의 선생님들에게 이 책의 발간에 맞추어 감사의 인사를 드립니다.

마지막으로 21년동안 저를 국민건강보험일산병원에서 재활의학과 의사로 다듬어 주신 여러 환자와 보호자분들에게 진심으로 감사드립니다.

2025년 3월

에스포항병원 전문의 Workshop에서 동해 바다 일출을 바라보며

에스포항병원 재활의학과 전문의 김형섭

"한 눈에 보는 표준 뇌신경 재활"의 한국어판 발간을 축하합니다.

뇌신경에 생기는 질환, 특히 뇌혈관 질환을 치료하기 위해서는 독특한 문화집단이 필요하다는 생각을 늘 하고 있었습니다. 문화를 공유하는 집단은 같은 정서를 가지고 같은 목표를 지향하며 함께 삶을 나누며 삶을 즐긴다는 특징이 있습니다. 뇌신경질환, 특히 뇌혈관 질환을 치료하는 일은 대부분 심한 중압감 속에서 골든 타임 내에 시간싸움을 해야 하니 날랜 순발력이 필요함과 동시에, 손상 받은 뇌신경을 회복시키기 위해 지난한 재활의 시간이 필요하니 꾸준한 지구력 또한 필요합니다. 또한 이 일은 스트레스 보다는 날마다 새로운 일상의 일로, 풍성한 성취감으로 수행해야만 하고, 같이 일하는 사람들과의 팀웍은 필수적이니, 삶을 함께 하며 나눈다는 면에서 비슷하다 할 수 있습니다. 에스포항병원은 처음 시작부터 이 일을 감당하기 위해 독특한 문화적 집단을 만들려 노력했습니다. 최초에 4명의 전문의로 시작한 병원이 현재는 50명의 전문의와 600명이 넘는 직원들과 함께 100만 인구의 지역사회에 뇌혈관 질환의 최후의 보루로써 역할을 잘 감당하고 있습니다. 또한 봉사와 교육을 통해 이 지역사회에 녹아들어 (integration) 이 곳을 좀 더 살기 좋고 안전한 곳으로 만들기위해 애쓰고 있으며 지역인들도 그렇게 인정하고 있게 되었습니다. 뿐만 아니라 전문병원으로서 한국사회에서 새로운 의료전달체계를 확립하고 있으며 쌓여온 양질의 데이터를 이용해 학교와 연구소와 기업과 만나면서 한국의 바이오헬스산업 발전에 한 축을 담당하는 전문적인 역할을 감당하게 되었습니다. 이제 이 일을 더 풍성히 하기 위해 필요한 것 중에 하나의 파트가 재활의학 분야이다. 국내에서 손꼽히는 재활 전문가이자 연구자인 김형섭 전문의가 국민건강보험일산병원에서 아버지의 고향인 이 곳 포항으로 내려와서 우리 병원에서 근무를 시작하였습니다. 앞으로 진료와 연구를 통해, 지역 사회를 기반으로 우리나라 전체로 그 영향력이 미치기를 기대합니다.

이제까지의 많은 의학서적이 "정의", "유병률"," 병태생리", "진단"," 치료", "예후"와 같은 형식적인 틀과 서술 형식으로 기술되어 있다면, 이 책은 환자들의 기능 수준에 맞추어 실제 재활 치료하는 방법에 대한 사진과 그림이 있어 뇌신경 및 말초 신경 질환이나 손상으로 인한 환자들이 급성기 치료 혹은 진단 이후, 재활치료가 의뢰되었을 때, 재활의학과 전문의, 전공의, 물리 및 작업치료사, 언어재활사에게 실제 업무에 적용할 수 있는 길잡이가 될 것입니다.

다시 한번 김형섭 선생의 번역서의 발간을 축하드리며, 이 책을 기반삼아, 우리 병원에서 한국 실정에 맞는 뇌신경계 손상환자의 재활과 사회복귀에 새로운 지침서가 나오기를 기원합니다.

2025년 4월

에스포항병원 대표원장 김문철

"한 눈에 보는 표준 뇌신경 재활"의 한국어판 발간을 축하합니다.

저는 공기업에서 2022년 근무 중에 재해로 약 두 달간 의식 없는 상태로 병원에 입원했습니다. 의식이 돌아오자 주치의로부터 "살아있는 것이 운이네요" 라는 말을 듣게 되었습니다. 총 779일 동안 병원에 입원하여 재활치료를 받았고, 현재는 통원치료 중입니다. (뇌병변 중증장애인)

사고 이후에 삶이 대해서 다시 생각하게 되었고, 제가 다시 살게 된 것에 대해 감사하다는 생각이 들었습니다. 질병이나 사고로 재활치료를 받은 사람들에게 등대가 되고 싶은 생각으로 저의 입원 재활치료의 경험에 대해 출간을 목표로 글을 쓰고 있는 중입니다. (기대해 주세요.)

김형섭 선생님과는 제가 국민건강보험 일산병원에서 주치의와 환자로 만나게 되었습니다. 당시 저는 겨우 스스로 앉아있는 정도였는데, 일산병원에서 재활 훈련을 통해 발을 처음으로 내딛게 되었습니다. 그때 선생님께서 "이제 아장아장 걷게 되었으니, 돌잔치 해야지" 라고 말씀을 주신 것이 기억이 납니다. (엄청 정다우신 분이셨어요.)

그때의 인연으로 지금까지 선생님과 만남을 이어오게 되었습니다. 김형섭 선생님께서 일산병원에서 에스포항병원으로 이직하신 뒤, 제가 경주에 살고 있어, 한 번 찾아뵙게 되었습니다. 그래서 장애인을 돕는 방법에 대해 논의를 하던 차에, 책 제작에 대한 지원을 말씀 주셔서, 이 책을 제작하는 데 도움을 드리게 되었습니다.

아무쪼록, 이 책이 재활치료 현장에 있는 재활의료진에게 실질적인 도움을 줄 수 있기를 기대합니다. 향후 한국 현실에 맞는 "표준 뇌신경 재활 프로그램" 과 전달 체계가 마련되고 이를 반영한 책자가 발간되기를 희망합니다.

2025년 4월

배강호

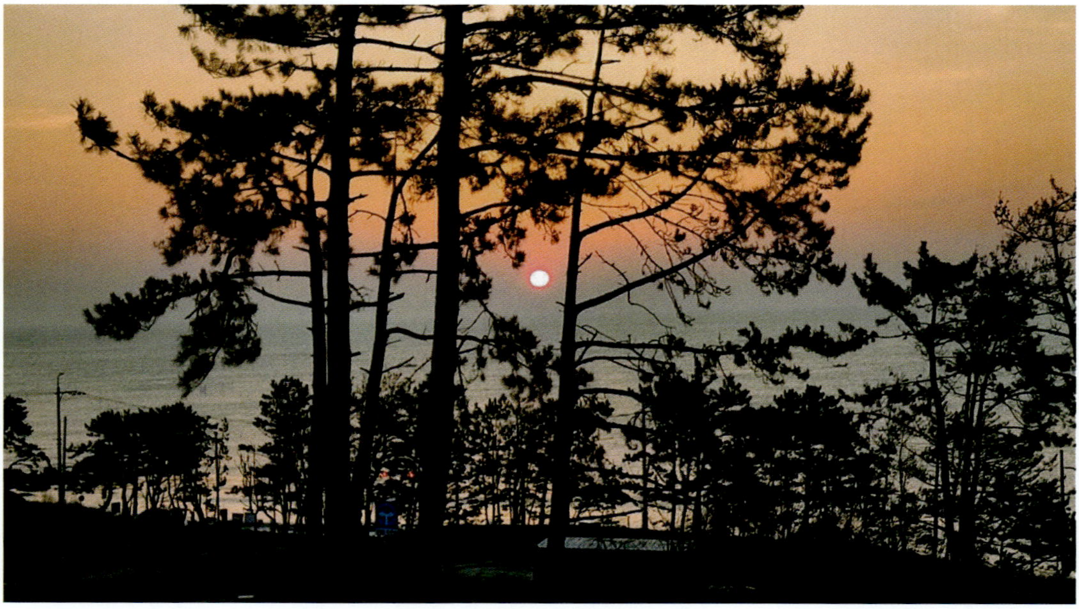

2025년 3월 9일 에스포항병원 전문의 Workshop에서 동해 바다 일출을 바라보며

한눈에 보는

표준 뇌신경계 재활

제2판

contents

총 론

제 1 장 뇌질환

제 2 장 신경근육 질환

제 3 장 소아 신경질환

제 4 장 척수질환

제 5 장 말초신경

이 책의 구성

이 책에서는 질환별로 『 Ⓐ 지식 정리 』 『 Ⓑ 재활 프로그램 』의 총 2부로 구성되어 있습니다.

Ⓐ 지식 정리

각 질환의 병태, 영상 소견, 치료법 등을 이해한다.

➡

Ⓑ 재활 프로그램

임상 경과 및 병태에 따른 프로그램의 흐름, 리허설 기법 등을 이해한다.

약어 목록

약어	영어	한글
6MWT	six-minute walking test	6분 보행 테스트
ADAS	Alzheimer's disease assessment scale	
ADL	activities of daily living	일상생활 동작
AFO	ankle foot orthosis	단하지보조기
ALS	amyotrophic lateral sclerosis	근위축성측삭경화증
ALSFRS-R	amyotrophic lateral sclerosis functional rating scale-revised	개정판 ALS 기능 평가 척도
ALT	alanine aminotransferase	알라닌 아미노전이효소
APT	attention process training	
ASIA	American Spinal Injury Association	미국척수손상협회
AST	aspartate aminotransferase	아스파라긴산 아미노전이효소, 아스파라긴산 아미노기 전이효소
AVLT	Rey's Auditory Verbal Learning Test	Rey의 청각적 단어 학습 과제
BADL	basic activities of daily living	기본 ADL
BADS	Behavioural Assessment of the Dysexecutive Syndrome	수행기능장애 증후군의 행동 평가
BBS	Berg balance scale	
BESTest	Balance Evaluation Systems Test	
BI	Barthel Index	
BIT	Behavioural Inattention Test	행동무시 검사
BNP	Brain Natriuretic Peptide	뇌 나트륨 이뇨 펩타이드
BRS	Brunnstrom Recovery Stage	브룬스트롬의 회복 단계 지표
BPSD	behavioral and psychological symptoms of dementia	심리증상
CAT	Clinical Assessment for Attention	임상 주의력 검사
CCA	cortical cerebellar atrophy	피질소뇌위축증
CK	creatine kinase	크레아틴 키나아제
CMAP	compound muscle action potential	복합 근육 활동 전위
CMD	congenital muscular dystrophy	선천성 근이영양증
CPF	cough peak flow	기침의 최대 유량
CPG	central pattern generator	중추성 리듬 발생기
CPP	cerebral perfusion pressure	뇌환류압
CRPS	complex regional pain syndrome	복합부위통증증후군
CT	x-ray computer tomography	
CVA	cerebral vascular accident	뇌혈관 질환
DAI	diffuse axonal injury	미만성 축삭 손상
DM	dermatomyositis	피부 근염

약어	영어	한글
DMD	Duchenne muscular dystrophy	뒤쉔형 근이영양증
DRPLA	dentatorubropallidoluysian atrophy	치상핵 적색핵 가래창구 루이체 위축증
DTI	diffusion tensor imaging	확산 텐서 이미지
EDSS	expanded disability status scale	종합 장애도 척도
EEG	electroencephalography	뇌파
EMG	electromyography	근전도
ENoG	electroneurography	유도 근전도 검사
FAB	Frontal Assessment Battery at bedside	전두엽 기능 검사
FAC	Functional Ambulation Category	
FaCE Scale	Facial Clinimetric Evaluation Scale	
FGS	Sunnybrook Facial Grading System	
FIM	functional independence measure	기능적 자립도 평가법
FIT	full-time integrated training program	
FLAIR	fluid attenuated inversion recovery	물 억제 이미지
FMA	Fugl-Meyer Assessment	
fMRI	functional MRI	
fNIRS	functional near infra-red spectroscopy	
FR	functional reach	
FS	functional system	기능별 장애 정도
GBS	Guillain-Barré syndrome	길랑-바레 증후군
GCS	Glasgow Coma Scale	
GOAT	Galveston orientation and amnesia test	
GPB	glossopharyngeal breathing	설인 호흡
HDS-R	Hasegawa' s Dementia Scale-revised	개정 하세가와식 간이 지능 평가 척도
IADL	instrumental activities of daily living	수단적 일상생활 동작
ICARS	international cerebellar ataxia rating scale	
ICF	International Classification of Functioning, Disability and Health	국제생활기능분류
ICP	intracranial pressure	두개 내압
IEMG	integrated electromyography	근전도 적분값
IIMs	idiopathic inflammatory myopathies	특발성 염증성 근육 질환
IVIg	intravenous immunoglobulin	면역글로불린 대량 정맥주사 요법
JCS	Japan Coma Scale	
JSS	Japan Stroke Scale	뇌졸중 중증도 척도
KAFO	knee ankle foot orthosis	장하지 보조기
LDH	lactate dehydrogenase	젖산 탈수소 효소
LSA	life space assessment	생활 활동 범위
LVRT	Lung Volume Recruitment Therapy	

약어목록

약어	영어	한글
MA	mental age	정신연령
MAT	motor age test	운동 연령 테스트
MCI	mild cognitive impairment	경도인지장애
MCV	motor nerve conduction velocity	운동신경 전도 속도
MEG	magnetoencephalogram	뇌자도
MFIS	Modified Fatigue Impact Scale	
Mg	myoglobin	미오글로빈
MG	myasthenia gravis	중증 근무력증 근육
MIC	maximum insufflation capacity	최대 강제흡기량
MMSE	Mini Mental State Examination	간이정신상태검사
MMT	manual muscle test	도수근력검사
MRA	magnetic resonance angiography	자기공명 혈관조영술
MRI	magnetic resonance imaging	자기공명영상
mRS	modified Rankin Scale	
MRS	magnetic response spectroscopy	자기공명 분광기
MS	multiple sclerosis	다발성 경화증
MSA	multiple system atrophy	다계통위축증
MSQLI	Multiple Sclerosis Quality of Life Inventory	
NET	nerve excitability test	신경 흥분성 검사
NIHSS	NIH Stroke Scale	포괄적인 뇌졸중 기능 장애
NINCDS	national institute of neurological and communicative disorders and stroke	
NIRS	near infra-red spectroscop	근적외선 분광법
NMOSD	neuromyelitis optica spectrum disorder	시신경척수염 스펙트럼 장애
NPPV	non-invasive positive pressure ventilation	비침습적 양압 환기
OPCA	olivopontocerebellar atrophy	올리브교 소뇌위축증
OPLL	ossification of posterior longitudinal ligament	후종인대 골화증
PASAT	Paced Auditory Serial Addition Test	정속 청각적 연속 가산 테스트
PCI	physiological cost index	생리적 비용 지수
PCW	posture control walker	후방지지형 보행기
PDQ-39	Parkinson's Disease Questionnaire	
PE	plasma exchange	단순 혈장교환요법
PET	positron emission tomography	양전자 단층법
PM	polymyositis	다발성 근염
PNF	proprioceptive neuromuscular facilitation	고유수용성 신경근 촉진법
RPE	rate of perceived exertion	자각적 운동 강도
PTA	post traumatic amnesia	외상 후 건망증
PVL	periventricular leukomalacia	뇌실주위백질연화증

약어	영어	한글
QOL	quality of life	삶의 질
QST	quantitative sensory testing	포괄적인 감각기능 평가
RBMT	Rivermead Behavioral Memory Test	리버미드 행동기억검사
ROCF	Rey-Osterrieth Complex Figure	Rey-Osterrieth 의 복잡한 도형
ROM	range of motion	관절 가동 범위
RSD	reflex sympathetic dystrophy	반사성 교감신경이영양증
rTMS	repetitive transcranial magnetic stimulation	저주파 반복 경두개 자기 자극기
SARA	Scale for the Assessment and Rating of Ataxia	
SCA	spinocerebellar ataxia	척수소뇌성 운동실조증
SCD	spinocerebellar degeneration	척수소뇌변성증
SCV	sensory nerve conduction velocity	감각신경 전도 속도
SDS	Shy-Drager syndrome	Shy-Drager 증후군
SEP	somatosensory evoked potentials	체성감각유발전위
SFEMG	single fiber electromyography	단일근섬유 근전도
SHB	shoe horn brace	슈호른 브레이스, 구두창식 하지 보조기
SHS	shoulder hand syndrome	숄더 핸드 증후군
SIAS	Stroke Impairment Assessment Set	뇌졸중 기능 평가법
SLB	short leg brace	하지 보조기
SLR	straight leg raising	고관절 굴곡
SNAP	sensory nerve action potential	감각 신경 활동 전위
SND	striatonigral degeneration	선조체 흑색질 변성증
SPECT	single photon emission computed tomography	단일광자방사선 컴퓨터단층촬영법
SPM	statistical parametric mapping	
TAM	total active motion	능동 운동
TBI	traumatic brain injury	뇌 외상
TENS	transcutaneous electrical nerve stimulation	경피적 신경 자극
TIA	transient ischemic attack	일과성 뇌허혈 발작
TIS	Trunk Impairment Scale	
TMT	Trail Making Test	트레일 메이킹 테스트
TUG	Timed Up & Go Test	
UPDRS	Unified Parkinson's Disease Rating Scale	
USN	Unilateral Spatial Neglect	반쪽 공간 무시
VF	videofluorography	삼킴조영술 검사
VF	videofluoroscopic examination of swallowing	비디오 삼킴 조영술 검사
WAB	Western Aphasia Battery	WAB 실어증 검사
WAIS	Wechsler Adult Intelligence Scale	웩슬러 성인 지능검사
WMS-R	Wechsler Memory Scale-Revised	웩슬러 기억력 검사 개정판

저자 목록

● 편 집

潮見　泰藏　　테이쿄과학대학 대학원 의료과학연구과 종합재활학 전공

● 집필자 (게재순)

潮見　泰藏　　테이쿄과학대학 대학원 의료과학연구과 종합재활학 전공

高見　彰淑　　히로사키대학 대학원 보건학연구과

臼田　　滋　　군마대학교 대학원 보건학연구과

佐藤　房郎　　동북보건의료전문학교

吉田　　剛　　다카사키보건복지대학 보건의료학부 물리치료학과

高杉　　潤　　도쿄도립대학 마쿠하리 휴먼케어학부 물리치료학과

橋立　博幸　　안림대학교 보건학부 재활의학과 물리치료학 전공

望月　　久　　전 분쿄학원대학교 보건의료기술학부 물리치료학과

板東　杏太　　국립정신건강연구원 신체재활의학과

寄本　恵輔　　국립정신건강연구원 신체재활의학과

近藤　夕騎　　국립정신건강연구원 신체재활의학과

間瀬　教史　　코난여자대학 간호재활학부 이학요법학과

芝原美由紀　　전 도쿄국제대학교 의료보건학부 물리치료학과

竹本　　聡　　심신장애아동종합의료재활센터 재활실

石井　博之　　안린대학교 보건학부 재활의학과 물리치료학 전공

伊藤　義広　　의료법인 마리모회 히로시마 히라마츠병원, 히로시마대학병원 진료지원부

立花　慶太　　오사카 산재병원 중앙재활부

한눈에 보는

표준 뇌신경계 재활

제2판

총론

1. 재활치료의 대상인 뇌-신경질환을 파악하는 방법

시오미 타이조우(潮見泰藏)

Ⓐ지식의 정리　Ⓑ재활프로그램

POINT

1 재활치료의 대상이 되는 뇌-신경 질환을 이해한다.
2 뇌-신경질환에 대한 재활치료의 구체적인 대응에 대해 이해한다.
3 뇌-신경질환에 대한 개입 포인트에 대해 이해한다.

1 뇌-신경질환에 대한 이해

1) 뇌-신경질환의 병태와 장애상

- 뇌-신경질환은 매우 다양하고 그 증상도 종류가 많고 다양하다. 또한, 그 증상으로 인해 정신과 신체에 장애를 가져오는 경우가 많기 때문에 재활치료의 대상 질환으로서도 중요하다. 뇌-신경질환의 공통적인 문제점으로 질환에 따라 크고 작은 후유증을 동반하고, 병기가 길고 만성적으로 경과하는 경우가 많으며, 장애 구조가 복잡하다는 점을 들 수 있다.
- 뇌-신경질환은 **병력 및 임상 경과를 통해 질환의 원인을 파악하고, 신경학적 소견으로 질환의 부위(책임 병소)를 추정**한다. 질병의 원인을 생각할 때 일반적으로 **표 1**과 같은 신경질환의 분류가 도움이 된다.
- 탈수초성(demyelinating) 질환과 퇴행성 질환은 신경질환에 고유한 항목이다. 다양한 신경질환을 이해할 때, 신경질환의 분류에서 어디에 위치하는지 확인하고 진행하는 것이 중요하다.

표 1 ● 뇌-신경질환의 분류

1	뇌혈관 질환
2	뇌종양-척수종양
3	감염성 질환
4	탈수초성 질환
5	퇴행성 질환 (신경세포와 신경섬유가 체계적으로 손상되는 원인 불명의 질환)
6	선천성 및 대사성 질환
7	척수질환
8	말초신경질환
9	근육 질환
10	기능성 질환(두통, 현기증, 간질 등)
11	내과 질환에 따른 신경장애
12	약물, 중독, 영양장애로 인한 신경장애
13	발생 이상
14	두부 외상

- **표 1**의 뇌-신경질환은 크게 다음과 같이 구분할 수 있다.

> ① **신경세포 자체의 퇴행으로 인해 발생하는 질환**
> 알츠하이머병, 파킨슨병, 뇌종양 등
> ② **신경세포가 간접적으로 손상을 입어 발생하는 질병**
> 뇌혈관질환(뇌경색, 지주막하출혈, 뇌출혈), 뇌수두증 등
> ③ **위의 어느 것에도 해당하지 않고 발생하는 질환**
> 자율신경실조증

본서에서는 재활의 주요 대상인 ①과 ②에 대해 다루고 있다.

- 이러한 뇌-신경질환으로 인해 발생하는 기능장애 또한 다양하다. 당연히 질병이나 손상 부위에 따라 회복 과정과 그 정도도 크게 달라진다.
- **표 2**는 해부학적 부위와 부상 시 발현되는 것이 예상되는 기능 장애를 나타낸다.

표 2 ● 부상 부위와 기능 장애

해부학적 부위	기능 장애
일차 피질 운동 영역(primary motor area)	근력저하 또는 운동마비, 근긴장도 변화
대뇌피질 감각 영역 (cerebral cortical sensory area)	감각장애(탈감각)
	인지장애
	고유 감각 장애
	운동 조절 장애
전운동 영역 (premotor area)	폐용으로 인한 근력 저하
	운동 과제 계획의 어려움
	실행증(apraxia)
보조운동영역 (supplementary motor area)	폐용으로 인한 근력저하
	복잡한 운동 과제를 수행하기 어려움
기저핵 (basal ganglia)	운동의 소멸
	폐용으로 인한 근력저하
	불수의적 운동
	근이긴장증(dystonia), 강직(rigidity)
소뇌	협응운동장애
	폐용으로 인한 근력저하
	균형 장애
	근긴장도 변화(보통, 긴장저하)
피질척수로(corticospinal tract)	근력저하
알파 운동 뉴런	근력저하 또는 위축
근육	근력저하
원심성 감각 입력 (afferant sensory input)	감각상실
	각성의 저하
	기능 대체 운동
	균형 장애

2) 중추신경계 국소 장애 후 보상 과정

- 뇌손상 후 비교적 조기에 빠르게 운동기능이 회복되는 것은 대부분 **뇌부종으로 인한 추체로의 압박이 개선**되거나, 직접적인 뇌손상이 없더라도 신경섬유로 연결된 영향 받은 부위의 **혈류와 신진대사의 개선**(diaschisis의 회복)에 의한 것으로 생각된다.

> **memo** Diaschisis
>
> Diaschisis란 허혈 부위와 떨어진 신경결합을 가진 부위가 허혈의 영향을 받아 그 국소적인 혈류저하 및 대사저하가 일어나는 것으로, crossed cerebellar diaschisis가 잘 알려져 있다. 손상 후 혈류가 개선(정상화)되어 기능이 회복되는 것은 diaschisis의 역전 현상이라고도 할 수 있으며, 이는 비교적 조기에 일어난다고 생각된다.

- 한편, **신경계의 가소성 변화**는 뇌에 새로운 신경망을 만들어 남은 정상 조직이 작동하여 기능 회복을 하는 것으로, 그 회복은 장기간에 걸쳐 이루어질 것으로 생각된다.
- 이처럼 중추신경계의 일부가 파괴된 후에는 다양한 시간 경과와 정도에 따라 기능 회복이 나타난다. 지금까지의 동물실험 결과를 종합하면, 적어도 다음 A~C의 세 가지 보상 기서를 생각할 수 있으며, 그것들이 다양한 정도와 시간 경과를 조합하여 기능 회복에 기여하는 것으로 해석된다.

A. 대체성 대응(substitution)

- 중추신경계의 일부가 파괴되거나 일시적으로 기능을 상실하더라도 심각한 기능상실을 거의 느끼지 못하고 일시적이고 경미하게 지나갈 수 있다.
- 원래 존재하던 다른 신경 회로가 즉각적으로(초 단위로) 대체하여 잃어버린 기능의 일부 또는 거의 대부분을 보상하기 때문으로 추정된다.

B. 보상적 재학습(relearning)

- 중추신경계의 일부가 파괴된 후 기존의 다른 신경 회로가 대신하지만, 즉시 대체할 수 없고 일정 기간의 학습 기간이 필요할 수 있다.
- 본래의 운동학습을 다른 신경회로를 이용하여 재현하는 것이다.

C. 중추신경 재구성(reorganization)

- 중추신경계의 부분적 장애(파괴) 후 신경 회로가 재구성되어 잃어버린 기능이 회복 또는 재구축되고, 잃어버린 기능이 회복 또는 보상되는 경우이다.
- 말초신경과 마찬가지로 중추신경계에서도 **곁가지 발아**(sprouting)에 의해 원래 투사가 없거나 미미했던 부위에서 곁가지 회로가 신생되거나 강화된다. 또한, 중추신경축삭의 재생도 확인되고 있다.
  - ▸ 곁가지 발아도 기능 회복의 가능성으로 중요하지만, 때로는 과도하거나 불필요한 기능이 발현되어 병적 증상을 초래할 수도 있다.
  - ▸ 정상 기능의 회복을 촉진하고 이상 또는 과잉 기능을 억제하는 것이 중요하다.
- 뇌손상 후 비교적 늦게 일어나는 기능 회복은 이러한 중추신경의 가소성 변화와 신경망 재구축에 기인하는 것으로 생각된다.
- 중추신경계 손상 후 기능 회복을 촉진하기 위해서는 위와 같은 보상 과정에 대한 충분한 이해가 필요하다.

3) 뇌-신경질환의 예후 예측

- 예후란 일반적으로 예상되는 미래의 의학적 상태(건강 상태)에 대한 경험에 근거한 견해이다. 예후에는 다양한 지표가 있으며, 질병의 특징 등에 따라 사용된다.
- 예후는 생존기간이나 생존율, 사회복귀 여부 등에 사용되는 경우가 많으며, 생존만을 나타내는 경우에는 생명예후가 사용된다. 기능과 관련된 질병의 영향을 나타내는 경우에는 기능(적) 예후라는 용어가 사용되며, 일반적으로 일상생활 활동의 자립도(수준) 등으로 표현된다.
- 예후 예측인자로는 일반적으로 증상, 병기, 병리상, 합병증, 연령 등이 사용되는 경우가 많다.
- 뇌졸중 치료 가이드라인 2021 에서는 "재활 프로그램은 뇌졸중의 병태, 개별 기능장애, 일상생활 동작(ADL) 손상, 사회생활 제한 등의 평가 및 예후 예측을 바탕으로 계획하는 것이 권장된다(권고등급 A 증거수준)" 고 명시되어 있다[1].

2 재활치료에서의 대응

- 뇌-신경질환의 대부분은 후유장애를 초래하고 만성적인 경과를 밟기 때문에 의료와 복지 영역에 종사하는 사람들이 협력하여 장기적으로 환자를 추적 관리할 필요가 있다. 특히 젊은 층에서 많이 발생하는 두부 외상이나 노인에게 나타나는 인지증(뇌혈관성 또는 노인성)는 인지행동장애가 문제가 되는 경우가 많아 사회생활에 큰 지장을 초래하는 경우가 많다.
- '신체 기능뿐만 아니라 정신 기능에 질병이나 장애를 입어 사회적 역할을 상실한 환자가 정상적인 생활을 영위할 수 있도록 필요한 능력을 새롭게 획득하기 위해 행해지는 각종 치료 및 훈련' 이 재활의 개념이라고 할 수 있다. 또한, 이는 본래의 재활의 이념으로 볼 때, 좁은 의미의 재활이라고 할 수 있다.

1) 뇌-신경질환에 대한 재활치료

- 뇌-신경질환에 대한 재활치료는 각 질환의 **병기**에 따라 그 대응이 달라진다.
- 예를 들어, 뇌졸중에 대한 재활치료는 일반적으로 급성기, 회복기, 생활기의 3단계로 나뉜다(**1장-1A, 1B, 1C** 참조). 그러나 뇌졸중 치료 가이드라인(2015)에서는 "발병 직후부터 급성기, 회복기, 유지기에 걸쳐 일관된 흐름으로 재활치료를 시행하는 것이 권장되지만, 시기 구분에 대한 과학적 근거는 없다(등급 C1)"고 되어 있다[2].
  - 급성기 재활은 보통 발병 직후부터 병상에서 시작되며, 폐용증후군(disuse syndrome) 예방과 조기 운동 학습을 통한 자가 관리의 조기 자립이 가장 큰 목표가 된다. 회복기 재활은 재활팀에 의한 집중적이고 포괄적인 재활치료이다. 급성기 재활치료에 이어 더욱 적극적인 재활치료를 시행하여 그 효과가 기대되는 환자에게 자기관리, 이동, 의사소통 등 능력의 최대 회복 및 조기 사회복귀를 목표로 한다.
  - 그리고 급성기의 중증도가 경증에서 중등도라면 급성기 재활치료에서 신속하게 회복기 재활치료로 전환한다. 또한, 중증인 경우 급성기 재활치료를 시행하면서 병세가 안정된 단계에서 회복기 재활치료로 전환하는 것이 일반적이다.
  - 또한, 생활기 재활은 회복기 재활을 통해 획득한 능력을 가능한 한 장기간 유지하기 위해 실시된다.

2) 재활치료의 치료적 접근

- 재활치료는 크게 기능장애 회복에 대한 접근과 대상적 접근으로 나뉜다. 전자는 운동마비나 언어장애 등 질병으로 인한 직접적인 결과로 발생한 신체 기능의 장애를 회복시키기 위한 접근이며, 재활의료에 종사하는 사람은 항상 환자에게 최대한의 기능 회복을 위해 노력해야 할 책임이 있다.
- 그러나 모든 기능장애가 원상태로 회복되는 것은 아니며, 질병의 성격과 정도에 따라 회복에 한계가 있는 경우도 적지않다. 따라서 또 다른 보상적 접근법을 활용하면서 생활에 있어서의 장애를 경감시키기 위해 노력하는 것이 중요하다.
- 이 보상적 접근에는 잔존 기능의 활용(오른손이 불편할 경우 왼손으로 글씨를 쓰는 등), 보조기구의 활용(하지 장비를 사용하여 보행을 용이하게 하는 등), 생활환경의 조정(난간을 설치하여 화장실 동작의 자립을 돕는 등)이 포함된다.
- 기능장애에 변화가 없더라도 보상기능의 활용으로 일상생활을 영위하기 쉬워지는 경우가 많으므로 두 가지 접근법을 균형 있게 조합하여 재활팀의 협업을 통해 최대한의 기능회복과 삶의 질 향상을 목표로 하는 것이 중요하다.

3) 최신 재활치료의 개념

- 최근 영상진단 기술의 발전에 따라 뇌과학 분야의 새로운 연구 성과가 많이 보고되고 있다. 재활과 관련된 분야에서는 뇌손상 후 운동학습에 의해 대뇌피질에 발생하는 가소성 변화와의 관계가 밝혀지고 있다.
  - Nudo 등에 의해 성숙한 뇌에서도 훈련에 의해 대뇌피질 운동영역에 가소성 변화가 발생한다는 것을 처음으로 입증한 연구는 특히 중요하다[3]. 이후 이 '사용빈도에 따른 재구성(use-dependent reorganization)' 개념을 바탕으로 고안된 뇌졸중 환자에 대한 constraint induced movement therapy(CI therapy)나 트레드밀을 이용한 조기(일부 체중부하) 보행 훈련의 효과가 많이 보고되었다[1,2].
  - FIT(full-time integrated training program)와 같이 고강도, 고빈도의 재활을 제공하는 것이 더 큰 기능 회복으로 이어지는 것으로 나타났다. 이 외에도 척수손상 환자의 보행보조기나 뇌졸중 환자의 상지마비에 대한 로봇을 이용한 트레이닝(robot-aided training)이 권장되고 있다[1].
- 또한, 뇌졸중 유닛(Stroke unit)에서의 다각적인 팀 접근에 의한 재활 환경의 효과에 대해서는 무작위 비교 대조 시험 결과에 의해 입증되어 국제적으로도 합의가 이루어지고 있다.
  - 뇌졸중 유닛의 유효성은 보행 능력, 일상생활 활동, 자택 복귀율, 재원일수, 의료비, 생존율에 대해 인정받고 있다.
  - 뇌졸중 병동은 재활실에서의 ADL과 병동에서의 ADL에 차이가 없는 것, 가족에 대한 지도 · 교육이 적극적으로 이루어지고 있는 것 등의 특징을 가지고 있다. 그 근거로 운동 · 연습의 효과는 중재량에 따라 그 중재한 과제에 특이적으로 인정되는 것으로 나타났다.
- 이처럼 재활 분야에도 새로운 뇌과학의 연구 성과가 접목되고 있다.
- 이러한 배경에서 현재는 뇌의 기능과 구조에 주목하여 손상 후 신경기능 회복을 촉진하는 것을 목적으로 하는 신경 재활을 통해 기능적 재구성을 도모하는 것이 중요하다고 여겨진다.

memo 신경재활의 가능성

신경재활이라는 새로운 분야를 뒷받침하는 신경과학의 주요 관심사는 재활을 통한 중추신경계(특히 대뇌피질)의 가소성, 훈련가능성(trainability)이다. 이는 재활의 임상과 직접적으로 연관되어 있다. 실제로 영장류를 대상으로 한 재활치료를 통한 뇌의 기능지도 재구성(reorganization), 또는 네발동물을 대상으로 한 보행훈련을 통한 척수 보행중추(gait pattern generator)의 재구성 등이 증명된 결과, 새로운 재활방법이 고안되고 있다. 이 새로운 재활방법이 실제로 인간에게 효과가 있는지 여부는 정당한 절차를 거쳐 검증될 필요가 있다. 그러한 절차를 거쳐 효과가 입증되어야만 새로운 방법은 유효한 재활 치료로 인정받을 수 있다.

3 뇌-신경질환에 대한 개입의 개념

1) 개입의 관점

- 뇌-신경질환에 대한 개입은 다음과 같은 관점이 중요하다.

A. 장애학적 특성을 고려한다

- 신경과에서는 신경증상을 파악하여 신경계 기능장애로부터 병변 부위와 종류를 추정하고, 이를 질병의 진단과 치료에 따른 경과 관찰에 활용하는 것이 주된 목적이다.
- 재활치료(물리치료나 작업치료)에서는 기능장애의 경감이나 개선뿐만 아니라 기능장애로 인한 기능적 제한이나 일상생활 능력의 저하, 사회생활상의 제약이라는 측면에서의 평가와 그 개입이 중요하다.
- 보행장애를 예로 들면, 신경증상으로는 보행패턴의 특징을 파악하는 것이 질병의 진단에 중요한 반면, 재활료에서는 이동수단으로서의 실용성[속도, 정확성, 용이성(노력의 정도), 지구력, 안전성, 자립도 등]을 중요시한다.
- 따라서 운동에 관여하는 중추신경계의 기능과 손상 부위와의 대응 관계, 손상 부위와 기능 장애와의 연관성에 대한 이해가 필요하다.

B. 평가를 통해 사례별 문제 파악

- 각 증례에 공통적인 문제와 증례에 특유한 문제를 명확히 하고, 중재 내용을 검토한다. 진행성 질환에서는 특히 조기에 개입하여 잔존기능과 체력(심폐지구력)을 유지하는 것이 중요하며, QOL을 높일 수 있는지가 과제가 된다.

C. 장애에 대한 노화적 변화의 영향을 고려한다.

- 신경질환을 앓고 있는 환자들은 대부분 고령자이며, 신체 기능의 노화적 변화는 장애를 더욱 복잡하고 심각하게 만드는 요인이 된다. 이는 환자의 보상 가능성을 현저하게 떨어뜨린다.
- 일반적으로 노화와 함께 활동성 저하와 활동범위가 좁아지는 경향을 보이는데, 이는 장애를 더욱 심하게 만들고 개선 가능성을 낮춘다.

2) 뇌-신경질환에 대한 재활치료의 공통된 사고방식

- 다음으로, 뇌 · 신경질환에 대한 재활에 대한 공통적인 생각의 포인트를 설명한다.

【❶ 뇌-신경장애 원인의 특수성 및 뇌의 장애 부위와 그에 따른 주요 증상-증후를 이해한다.】

- 뇌-신경장애의 원인으로는 앞서 언급한 바와 같이 뇌혈관장애, 두부외상, 종양, 알츠하이머병, 바이러스 감염 등이 있지만, 그 장애 양상은 각각 질적으로 다르다.

- 이러한 뇌-신경장애에 대한 중재에서는 뇌의 기본적인 기능적 국소화를 이해한 후 병태를 증상학적으로 정리하는 것이 중요하다.
- 중추신경계는 고도로 분화된 기능적 국소화와 특정 전도로가 형성되어 있어 부상을 입으면 다른 부위에서 보상하기 어렵다. 따라서 뇌손상은 그 병변 부위에 따라 다양한 후유증을 남기기 쉽다.
- 또한, 같은 병변이라도 뇌혈류나 신진대사가 불충분하여 뇌기능 전반의 저하를 보이는 경우, 회복 정도가 다를 수 있다.

【❷ 뇌-신경질환의 증상-증후를 검토할 때, 신경증상의 특징과 함께 중증도 및 임상 경과를 고려한다.】

- 원발성 질환 외에도 합병증이나 동반 질환에 의해 장애가 변형되는 경우가 많다.
- 의식장애의 유무, 전신상태의 좋고 나쁨이 전귀에 큰 영향을 미치며, 이차적 합병증과 병존질환의 유무가 원질환의 예후와 귀결을 좌우한다.

【❸ 잔존하는 장애의 전체적 장애 증상 파악】

- 뇌-신경질환으로 인한 증상의 대부분은 각종 운동장애 외에도 언어장애, 시야장애, 통증, 지능장애, 연하장애, 호흡장애, 배설 장애 등 다각적인 신체기능의 장애를 나타낸다.
- 게다가 이러한 기능장애가 후유증으로 남거나 진행되어 의사소통이나 ADL(일상생활활동) 등의 능력 장애를 가져온다. 그 결과, 사회생활에 지장을 초래하기 쉽다.
- 장애 증상을 파악하는 것은 문제점을 명확히 하고, 개입의 대상을 좁히는 것이다. 또한, 해당 질환에 공통적인 문제와 특이적인 문제를 밝히는 것이 중요하다. 그리고 장애의 구조를 파악함으로써 구체적인 개입을 결정한다.

【❹ 뇌-신경질환의 일반적인 경과와 회복 과정 이해하기】

- 뇌-신경질환의 증상 및 징후를 검토할 때, 신경증상의 특징과 함께 **중증도 및 임상경과**가 중요하다. 따라서 해당 질환의 회복 과정의 기본 패턴과 시간 경과에 따른 중증도 변화의 분류(예: Hoehn-Yahr 의 분류) 또는 신체 부위별 장애 패턴을 이해하도록 한다.
  - ▸ 뇌-신경질환의 급성기에 나타나는 신경학적 장애에는 병변 자체에 의한 장애, 뇌부종이나 점유성 병변에 의한 주변 조직 압박에 의한 장애, 수술의 침습으로 인한 급성기 장애, 뇌동맥 경련이나 정상압수두증과 같은 이차적 장애 등이 있다.
- 일반적으로 뇌-신경질환의 치료는 병리학적 이상 수복, 경감, 기능장애, 능력저하의 감소, 재발방지 등이 이루어지며, 여기에 재발방지가 추가된다. 뇌손상에 대한 재활치료는 뇌의 가역성, 가소성, 동작의 보상성에 의한 회복의 메커니즘을 이해하고 효율적인 치료를 시행하여 최대의 효과를 얻을 수 있도록 해야 한다.

【❺ 환경 적응력 극대화】

- 잔존기능을 최대한 효율적으로 활용하여 다양한 환경에 적응할 수 있도록 많은 경험을 제공하는 것이 중요하다.
- 또한, 기능을 보완하기 위해 필요에 따라 환경을 조정할 필요가 있다.

《뇌-신경 장애인의 장애 구조 파악과 치료 개념의 요점》

- 개인이 보이는 자세와 동작 패턴은 그 시점에서 잔존하는 기능을 이용하여 주어진 환경과 운동 과제에 적응하려는 결과이다.
- 잔존기능 평가에 따라 회복 능력과 보상 능력의 획득 중 어느 쪽을 목표로 해야 할지 결정한다.
- 재활은 환경 변화에 유연하게 적응할 수 있도록 개인의 시스템 재구축을 유도한다.
- 기능적 운동 과제 수행 능력을 향상시키기 위해 적절한 과제(잔존기능에 맞는 난이도)의 설정과 훈련 환경을 제공하는 것이 중요합니다.
- 운동기술 습득에 필요한 훈련량을 확보한다. 예를 들어, 이동 능력을 실용화하기 위해서는 지구력 및 다양한 보행 환경에 대한 적응 능력 향상을 촉진하는 훈련이 필요하다.
- 기능장애에 대응한 동작패턴 지도와 능력장애에 대응한 환경정비 추진

3) 개입 포인트

A. 대상자 특유의 문제를 고려한다

- 같은 질환이라도 증상과 장애의 정도가 다르며, 합병증과 동반 질환의 유무에 따라 경과가 달라진다.
- 중재 내용의 우선순위를 결정하고, 필요한 경우 환자의 변화에 따라 변경하도록 한다. 만성질환은 장기적이고 계획적인 개입이 필요하다.

B. 중재계획 수립 시 현실적인 목표를 설정하고, 환자 및 가족이 주도적으로 참여할 수 있도록 고려한다.

- 환자의 삶의 개선과 직결되는 구체적인 목표를 설정하고 환자와 함께 공유하는 것이 필요하다.
- 그리고 요구에 대한 개입 내용의 방법을 충분히 설명하고, 장기적으로 본인과 가족이 주체적으로 참여할 수 있도록 해야 한다.

C. 구체적인 중재내용은 치료방침에 따라 가능한 한 구체적으로 수립한다.

- 뇌의 병태생리를 고려한 **증상장애학적 특성**을 바탕으로 **병태-병기에 따른 재활치료**를 전개하는 것이 중요하다. 특히 진행성 질환에서는 발병 초기부터 말기까지를 고려한 치료 목표를 설정하고, 병상의 변화에 유연하게 대처할 수 있는 것이 바람직하다.
- 또한 전이성 뇌종양과 같이 예후가 좋지 않은 경우나 고도 치매와 같이 학습능력이 저하된 경우에는 반드시 적극적인 기능 회복을 촉진하는 것이 아니라 현재의 기능 유지를 목적으로 하는 경우도 있다.
- 단기간에 개입의 효과를 높이기 위해서는 대상자 고유의 문제를 다루고, 우선순위를 결정한 후 중점적으로 밀도 높은 접근을 통해 문제 해결을 도모하는 것이 필요하다. 입원 기간이 한정된 상황에서는 기간 내에 해결할 수 있는 문제점에 집중하여 합리적인 개입을 전개하는 것이 중요하다.

D. 개선 예측을 바탕으로 잔존 기능을 최대한 환경에 적응할 수 있는 방안을 수립한다.

- '해봐야 알 수 있다' 는 상황에서 '해보면 이만큼은 개선될 것' 이라는 예측이 가능하게 되는 구체적인 전망 하에 개입하는 것이 필요하다.
- 뇌질환에 대한 재활치료는 잔존 기능을 이용하여 최대한 환경에 적응할 수 있도록 하는 것이 중요하다. 이를 위해서는 환자가 현재 가지고 있는 기능의 실용성을 평가할 때, 그 보상 가능성 여부를

포함한 개선 가능성에 대해 자세히 검토할 필요가 있다.

- 뇌-신경 질환의 대부분은 후유증과 장애를 초래하며, 그 변화는 돌이킬 수 없는 경우가 많다.
- 뇌-신경 손상으로 인한 비정상적인 요소를 정상화하는 데는 한계가 있기 때문에 정상 상태로 되돌리는 것이 재활의 주된 목적이 될 수 없다.

memo 효과적인 운동 연습과 기능적 과제 달성을 위한 전략

최근에는 기능적 운동 과제의 획득을 중심으로 한 중재가 주류를 이루고 있으며, 이는 '과제 지향적 접근법' 이라고 불리며, 시스템 이론과 운동학습 이론을 배경으로 하고 있다.

운동학습의 원리에 기반한 효과적인 전략은 환자가 먼저 치료사의 감독 하에 운동 프로그램을 습득하고, 이후 필요한 기간 동안 환자 스스로 운동을 할 수 있도록 도와주는 것이다. 이는 환자의 좋은 예후에 기여하게 된다. 뇌졸중 치료 가이드라인(2021)에서는 "뇌졸중 후 운동 장애에 대해 과제에 특화된 훈련의 양 또는 빈도를 늘리는 것이 권장된다" 고 하여 A 등급으로 높은 권고 등급을 부여하고 있다.[1]

최근에는 뇌손상 환자에게 조기에 뇌의 활성화를 촉진할 수 있는 풍부한 환경(enriched environment)을 제공하는 것이 중요하다는 인식이 확산되고 있다. 즉, 환자에게 정신적, 육체적으로 자극이 많은 활동량이 풍부한 환경을 제공해야 한다.

재활은 실제 일상생활 장면에서 기능적 운동 과제를 경험할 수 있는 환경을 제공하는 것이 필요하며, 이 경우 가정에 가까운 물리적 환경의 설정뿐만 아니라 자기 관리를 지원하는 직원의 태도와 기술도 중요하다. 재활 목표에 맞는 활동을 수행할 수 있는 (풍요로운) 환경을 얼마나 제공할 수 있느냐가 결과에 큰 영향을 미치는 것이다.

4 뇌-신경질환에 대한 접근의 실제

1) 장애를 두 가지 측면에서 파악

- 뇌-신경질환 환자의 자세-동작 관찰은 **질병 특성**에 대한 이해와 **장애 특성에 대한 이해**라는 두 가지 측면에서 살펴보는 것이 중요하다.
- 증상학적 분석은 **'왜, 할 수 없는가'** 라는 관점에 서 있는 반면, 장애학적 분석은 **'어떻게 하면 할 수 있는가'** 라는 관점에서 있다.

2) 병행하는 다른 치료와의 시점을 고려한다.

- 파킨슨병과 같이 일정 기간 동안 약물치료로 효과를 기대할 수 있는 경우, 그 기간과 가장 효과가 발휘되는 시간대를 고려한다.
- 중추 각성에 영향을 미치는 약물의 사용 여부와 그 지속 시간을 확인한다.
- 활동에 큰 영향을 미치는 영양과 수면을 포함한 전신 상태를 충분히 체크한다.

3) 병기에 관계없이 필요한 기능적 운동 과제 획득을 목표로 하는 접근법을 중심으로 진행한다.

① 필요한 기능(구체적 과제)의 획득을 목적으로 하는 **직접적 구체적** 접근과 특정 기능을 구성하는 요소(근력, 관절가동범위) 개선을 목적으로 하는 **간접적 범용적** 접근을 병행하는 경우가 많은데, 고령자에서는 전자의 비중이 더 크다.

② 대상자의 이해력에 따라 과제를 설정하는 것이 중요하며, **쉬운** 것부터 **어려운** 것까지 단계적으로 진행하거나 몇 가지 요소 기능으로 분해하고, 마지막으로 통합하는 것을 반복한다.

③ 적절한 언어적 지시, 신체적 유도, 모범적 시범, 지지적 보조를 조합하여 획득해야 할 기능에 대해 적절하고 안전한 개입을 한다.

④ 장애가 심해졌을 경우, 간병인의 간병량을 줄이는 방향으로 접근을 모색한다.

⑤ 대상자의 수행능력은 고령 및 중증일수록 환경조건에 의존하는 부분이 크기 때문에 항상 최적의 조건설정을 고려하도록 한다.

⑥ 적절한 평가지표를 사용하여 성과를 중심으로 중재 효과를 판단하고, 중재 내용을 검토한다.

4) 그 시기에 획득해야 할 기능을 단계적으로 달성하여 성능 수준을 향상시킨다.

- 신체 활동성을 유지하는데 있어 이동 능력 및 기거 동작(일어나기, 의자에서 일어서기 등)의 습득은 필수적이며, 반복 연습을 통해 동작의 확실성과 내구성을 높일 수 있도록 한다.
- 생활기에는 간병인에 대한 간병 부담 경감을 목적으로 ADL 교육을 실시하는 경우가 많다(예: 침대에서 휠체어로의 이동).
- 하지 근력의 유지나 강화를 목적으로 하는 경우에도 일어서기 동작을 통해 실시하거나 보행 연습을 병행하여 기능 자체의 유지를 도모하는 것이 필요하다.
- 질환에 따라 장애가 발생하기 쉬운 부위나 기능에 대해 우선적으로 개입해야 할 내용을 결정한다.
- 운동학습 이론에 근거하여 과제 수준을 설정하고 적절한 피드백을 부여하면서 반복 연습을 유도한다.

5) 생활환경 설정을 고려한다.

- 환경 조정(주택 개조) 등의 시기를 놓치지 않고 경과와 예후를 고려하여 진행하는 것이 중요하다.
- 주택 개보수 후에는 반드시 실제 동작을 확인하고, 복지용구를 올바르게 사용할 수 있도록 지도한다. 개보수 후에도 가능한 한 정기적인 점검을 실시하여 질병의 진행이나 노화에 따른 기능저하로 인한 부적합에 대해 조기에 대처한다.
- 대상자에게 자기관리 능력을 향상시킬 수 있도록 반복적으로 지도하도록 한다.

〈문헌〉

1) 「脳卒中治療ガイドライン2021」(日本脳卒中学会 脳卒中ガイドライン委員会/編), 協和企画, 2022
2) 「脳卒中治療ガイドライン2015」(日本脳卒中学会 脳卒中ガイドライン委員会編集), 協和企画, 2015
3) Nudo RJ, et al : Neural substrates for the effects of rehabilitative training on motor recovery after ischemic infarct. Science, 272 : 1791-1794, 1996

2. 뇌-신경질환을 진단하는 방법

타카미 아키요시(髙見彰淑)

POINT

1. 임상에서는 진단명, 경과 등의 병력, 나이, 우세 손의 위치 등의 기본 정보 외에 신경학적 소견, 영상 소견, 뇌파나 신경전달속도 측정 등의 전기생리학적 검사, 생화학적 검사 등이 원인 신경질환을 파악하는 데 도움이 된다.
2. 재활치료에서는 신경학적 소견이 운동기능과 동작 수행에 어떤 영향을 미치는지 파악하는 것이 중요하다.
3. 재활을 수행함에 있어 신경장애가 장애요인이 될 수 있는지, 그리고 그 영향 정도를 알 필요가 있다.
4. 예후를 추측하는 데 필요한 정보를 얻는다.

1 신경증상과 ADL

- 뇌졸중을 예로 들면, 신경증상은 약 4.5~6주 정도면 80%의 회복에 도달하고, ADL(Barthel Index)은 약 1~2주 정도 늦게 회복 또는 획득한다[1].
- ADL의 회복이나 습득이 늦어지는 것은 학습이나 대체 수단의 선택 등에 시간을 소비하기 때문이라고 생각되지만, 선행 신경 소견의 회복 상태를 파악함으로써 양호한 ADL 개선 방안을 선택할 수 있다.

2 병력 등 파악(표 1)

- 신경학적 소견을 진료함에 있어 환자를 접하기 전에 **사전 정보**(병력, 처방전, 타과에서 받은 정보)를 확인해야 한다.
- **금기 사항의 파악, 증상 및 장애의 예측, 측정 수단의 구성**에 대해 생각해 두는 것이 좋다.
- **연령 · 성별**은 호발연령이나 표준치(근력, 걸음 수 등)와의 비교가 필요하다(표1-①②).
- 요구 파악은 목표 설정에서 피할 수 없다. 주 호소나 요구를 청취해 둔다(표1-④⑤).
- **진단명**은 중요한 단서이며, 이를 통해 일반적인 치료방법과 위험성 등을 파악한다. 또한, **합병증**이나 **동반 질환**의 기재가 없는지 확인한다(표1-⑥).
- **현재 병력**은 구명조치(검사 포함), 수술, 부상내역, 투약 등이 기재되어 있으며, 발병일로부터의 경과를 포함하여 향후의 전개에 영향을 미친다.
  - ▸**감각이상, 운동마비로 인한 쇠약, 의식상태** 등으로 신경증상을 파악한다. 뇌졸중 등은 경과가 짧지만, 파킨슨병이나 다계통위축증 등은 경과가 길기 때문에 입퇴원 기간과 증상 악화의 임상적 시점, 노인장기요양보험 상황 등을 파악해 둔다(표1-⑦).
  - ▸또한, 진단명과 영상 소견으로 **신경증상**을 예측한다(후술하는 그림 6 참조).
- 병력은 병전 생활과 금기 사항에 대한 정보가 된다(표1-⑧).

- 참여 제약으로 이어지는 사항과 배경 요인을 파악하여 향후 해결 방안을 도출한다(**표 1**- ③⑨⑩⑪).
- 의료진 외에 가족으로부터도 정보를 받되, 개인정보보호의 관점에서 면회 제한 여부를 파악해 둔다(**표 1**- ⑫).

표 1 ● 병력 파악(참고 예시)

① 나이	69세
② 성별	여성
③ 직업	무직(주부)
④ 주소	오른쪽 팔다리에 힘이 들어가지 않음, 오른쪽 반신 마비감 있음
⑤ 수요	신변 동작 자립, 가사 동작 습득
⑥ 진단명	좌측 시상하부 출혈, 뇌실 천공
⑦ 현병력	A: 2023년 11월 15일 19시 저녁식사 후 두통과 메스꺼움, 오른쪽 팔다리의 마비 및 쇠약감을 느꼈다. 경과를 보았으나 점차 보행곤란, 의식장애가 발생하여 구급차에서 21시에 본원 응급입원함.
	B: 내원 당시 JCS 10, 수축기 혈압 170 mmHg, 우측 상하지 경미한 현 병력 운동마비, 감각장애, NIHSS는 8점이었다.
	C: CT, MRI에서 좌측 시상하부에 약 10 mL의 혈종과 뇌실 천공이 확인되었다. 뇌실의 뚜렷한 확대는 보이지 않았다. 보존적 치료로 고혈압 글리세롤을 투여하여 혈압을 조절하는 보존적 요법이 선택되었다.
⑧ 기왕력	10년 전부터 고혈압 지적
⑨ 취미	주 1회 패치워크 교실 수강
⑩ 주택구조	침실 1층, 각 방에 단차가 있고, 화장실은 서양식, 난간은 설치되지 않음
⑪ 가족구성	남편, 장남 부부, 손자 2명으로 구성된 6인 가족
⑫ 면회제한	특별히 없음

3 신경학적 소견의 진단 방법

- 의식장애, 반사, 감각, 뇌신경, 정신증상, 소뇌기능, 운동마비, 불수의적 운동, 통증, 경직, 고위 뇌기능장애, 근긴장, 균형, 언어장애 등을 살펴본다.
- 검사 시 주의사항을 **표 2**에 제시한다(공통항목).
- 설명 · 지시 절차(**표 3**)에서는 검사 조건을 이해했는지 비장애 부위(비마비측) 등에 시도해 보고 확인하는것이 중요하다.

1) 의식장애의 진단 방법

- 의식장애(각성장애): 각성수준, 의식변화의 2가지 항목으로 크게 구분된다(**그림 1**). 경우에 따라서는 최면 등을 의식협착으로 구분하기도 한다[2].
- 의식수준은 질적 표현으로 A: 의식 혼탁(lethargy/drowsiness), B: 혼미(stupor), C: 반혼수 상태(semicoma), D: 혼수 상태(coma)로 구분하여 사용하지만, 이 외에는 기면, 의식장애, 혼수상태 등 다양한 표현이 존재하므로 주의해야 한다.

표 2 ● 신경학적 검사 시 주의할 점

① 사전 진단명, 장애 등을 확인한다(의식, 언어, 정신상태, 주의력 장애, 치매, 비마비건측 근력, 기존 질환, 좌위 균형 등).
② 시작 기준 및 중단 기준 준수(생체 징후)
③ 안전, 특히 낙상 방지 대책을 강구한다.
④ 간결한 설명과 지시가 필요하다. 이때 환자의 이해도를 확인한다.
⑤ 장애가 없는 부위, 뇌졸중이라면 비마비 쪽에도 시도한다. 또한 검사 결과를 비교한다.
⑥ 암시적인 유도 금지, 선입견을 갖지 않도록 주의해야 한다.
⑦ 다른 검사 결과와의 비교 대조 및 적합성을 통해 정확성을 판단한다.
⑧ 개인적 요인, 배경요인(예 : 인내심이 강한 사람, 가정환경 등)을 고려한다.
⑨ 피로하기 쉬우므로 피로를 호소하면 다음 기회로 미룬다.
⑩ 소음, 실내 온도 등 검사 환경 조성
⑪ 설명 도중에 갑자기 검사 동작을 실행하는 경우가 있으므로 주의한다.
⑫ 1회(1개소) 검사로 끝나지 않고 재확인한다.
⑬ 검사는 신체 표면 등을 검사하지만, 뇌기능을 검사하는 것이다.
⑭ 적절한 검사 장비 준비하기
⑮ 신경학적 소견, 신경구조(해부-영상), 동작-행위와의 정합성 확인

표 3 ● 설명 및 지시 절차 : 먼저 검사 목적과 내용을 설명한다.

① 구두로 설명하기.......................... 이해했는지 확인한다
② 대면하여 모방하게 한다......... 이해했는지 확인한다.
③ 수동적으로 손을 잡고... 이해했는지 확인한다.
보통 : ①, ②를 동시에 실시한다. 그 후, 이해가 잘 안 되는 것 같으면 ③을 수동적으로 수행한다. 반드시 이해했는지 확인하는 작업을 꼼꼼히 한다!
〈주의 사항〉 • 편마비의 경우, 먼저 비마비 쪽을 먼저 실시하여 이해했는지 확인한다. • 위치감각 검사나 눈을 감고 시행하는 코-손가락 검사(finger-nose prorpioceptive test) 전에 눈을 뜨고 시도해보고 이해했는지 확인한다. • 검사자의 위치는 검사 내용, 장애 정도, 균형 등에 따라 달라진다(장애측 비스듬히 앞쪽을 권장).

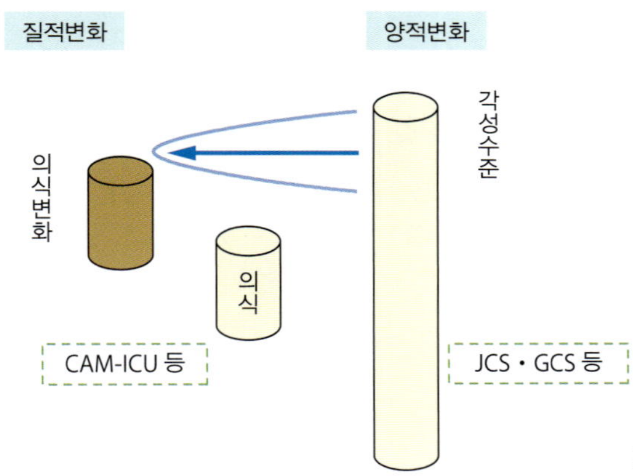

그림 1 ● 의식(장애) 표지판

- 정량적 평가는 **Japan Coma Scale**(JCS: 표4)[3], **Glasgow Coma Scale**(GCS: 표5)[4] 이 사용된다.

표4 ● Japan Coma Scale

Ⅰ. 자극을 주지 않아도 깨어있는 상태(한 자리 숫자로 표현)	
1	대체로 의식은 명료하지만 무언가 명확하지 않다.
2	방향감각 장애가 있다.
3	자신의 이름, 생년월일을 말할 수 없다.
Ⅱ. 자극을 주면 깨어있는 상태 - 자극을 멈추면 잠이 드는 상태 (2자리로 표현)	
10	평범한 호출로 쉽게 눈을 뜬다. * 간단한 명령에 응한다. 예를 들면 악수하기
20	큰 소리로 또는 몸을 흔들어 눈을 뜬다. * 합목적적인 운동(예를 들어, 오른손 잡기, 놓기)을 하고, 말도 하지만 실수가 많다.
30	통증 자극을 주면서 반복해서 부르면 간신히 눈을 뜬다.
Ⅲ. 자극을 주어도 깨어나지 않는 상태(3자리로 표현)	
100	통증 자극에 대해 회피하는 듯한 동작을 한다.
200	통증 자극으로 팔다리를 약간 움직이거나 얼굴을 찡그리는 등
300	통증 자극에 반응하지 않음

주) R: restlessness, I: incontinence, A: akinetic mutism, apallic state, 표기 예 : 100—I, 20— RI.
*어떤 이유로든 눈을 뜰 수 없는 경우
문헌3에서 인용.

표5 ● Glasgow Coma Scale

눈을 뜸	자발적으로(spontaneous)	E4
	말로써(to speech)	E3
	통증 자극에 의해 (to pain)	E2
	눈 뜨지 않음(nil: no response)	E1
말로 하는 최선의 대응(최고의 언어적 반응)	방향감각이 있다(oriented)	V5
	착란상태(confused)	V4
	부적절한 단어(inappropriate)	V3
	이해할 수 없는 단어(incomprehensible)	V2
	발성이 보이지 않음(nil)	V1
운동을 통한 최상의 반응(최고의 모터 반응)	명령에 따른다(obeys)	M6
	통증 자극 부위에 팔다리를 가져온다.	M5
	(localizes) 도피 굴곡 반응(withdraws)	M4
	비정상 굴곡 반응(abnormal flexion)	M3
	사지 확장 반응(extension)	M2
	전혀 움직이지 않음(nil)	M1
혼수 점수	(E + V + M) = 3 ~ 15	

문헌4에서 인용.

- 의식변화는 섬망이나 혼수상태, 실신, 무력감, 술에 취한 상태 등이 있다. 섬망 평가에는 구급 상황에서도 사용되는 The Confusion Assessment Method for the Intensive Care Unit(CAM-ICU)가 진통-진정 평가와 동시에 사용되고 있다[5].

memo 섬망, 망상상태, Amentia, 급성 약물중독

- 섬망(Delirium): 의식 혼탁, 착각, 환각, 정신운동 흥분, 불안 등이 동반된 특수한 의식장애이다.
- 망상 상태: 억제 결여, 부적절한 반응, 반성 부족 등의 경향이 나타난다. 중증으로 진행되면 배회, 환시, 회상 장애가 발생할 수 있다.
- Amentia: 가벼운 의식 혼탁을 동반하며, 사고의 일관성이 부족하고 주변 상황을 이해하지 못해 혼란스러워하는 증상이 나타난다.
- 급성 약물중독(Intoxication): 알코올 등의 섭취로 인해 급성 중독 상태가 발생하며, 흥분 상태가 동반된 상태를 말한다.

2) 운동마비 진단 방법

- 상위운동뉴런 장애와 하위운동뉴런 장애는 증상이 다르다(표 6). 따라서 검사 방법의 선택이 약간 다르지만, 둘 다 근력 측정을 기본으로 한다.
  - 바레 징후(Barre's sign) 등의 간이검사나 도수근력검사[6], 악력계, 등운동성 근력 측정장치, CT 검사를 통한 근횡단면적 등이 있다.
- 중추신경마비에 대해서는 바빈스키 반사 등 원추로(corticospinal tract) 징후 검사로 확인한다.
  - 뇌졸중 환자의 경우, 자발적 운동의 회복 과정에서 특이적인 공동운동(synergy) 패턴이 나타날 수 있는데, 이를 표현하는 것으로는 브룬스트롬의 회복단계 지표(Brunnstrom Recovery Stage)[7]가 임상에서 범용적으로 사용되고 있으며 대표적인 것으로 알려져 있다.
- 유럽과 미국에서는 Fugl-Meyer Assessment[8]의 Motor-Performance가 압도적으로 많이 사용된다. 또한 유럽에서는 근력을 주축으로 한 Motricity Index 9가 사용되고 있다.

표 6 ● 상부 및 하부운동뉴런 장애의 차이점

징후	상위운동뉴런	하위운동뉴런
근긴장 유형	경직(spasticity)	이완
심부 반사	항진	감쇠/소멸
근육 위축	-(있어도 폐용성)	+
바빈스키 반사	+	-
섬유다발수축(fasciculation)	-	+
마비 분포	다수의 근육	단일 근육

섬유다발수축: 자발적이고 불규칙한 수축으로 말초신경 손상, 근위축측삭경화증 등에서 볼 수 있다.

3) 감각장애의 진단 방법

- 감각은 특수감각과 체성감각, 내장감각으로 나뉘는데, 주로 **체성감각**을 보는 경우가 많다. 체성감각은 다시 **표재감각, 심부감각, 복합감각**으로 나눌 수 있다(그림 2).
- 말초신경분포와 피부감각분절(dermatome, 4장-2 그림 2 참조)을 참고한다. 신경병증이나 척수 손상에서는 신경손상 부위에 따라 특징적인 감각 장애(부위 등)를 나타내므로 미리 파악하는 것이 효율적이다.

- 경계 영역을 탐색하는 시험 등은 장애 영역에서 정상 영역으로 진행한다.
- 검사 자체는 시간이 걸리기 때문에 사전에 선별검사(**편마비 촉각** 10:X, **엄지손가락 탐색 검사** 등)를 시행하는 것이 좋다.
- 질적 검사로는 SW(Semmes-Weinstein pressure aesthesiometer) 지각 검사나 Fugl-Meyer Assessment[8)], Stroke Impairment Assessment Set(SIAS)[10)]의 Sensory test를 이용하기도 한다.

memo 편마비 촉각 10: X

비마비측(비장애부위)을 10으로 하여 주관적인 마비측의 장애정도를 말하게 한다. 양측성 마비에는 사용할 수 없으므로 주의한다.

memo 엄지탐색검사

검사자가 수동적으로 엄지손가락을 세운 상태에서 환자의 마비측 상지를 움직여 눈을 감은 상태에서 반대편 비마비측 손가락으로 꼬집는 검사. 위치감각의 스크리닝이 된다.

memo SW 지각 검사

다양한 굵기의 모노필라멘트를 피부에 압접하여 촉각의 장애 정도를 측정하는 것(Semmes-weinstein pressure aesthesiometer). 비마비측을 10으로 가정할 수 없을 때 유용하다.

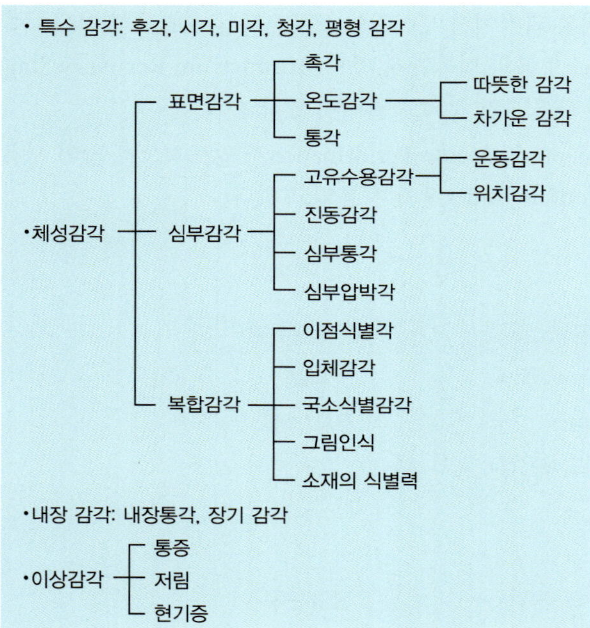

그림 2 ● 감각의 분류

4) 근긴장도 진단법

- 근긴장도 검사는 주로 이완시켜서 수동적으로 시행하는 경우가 많다(표 7).
- 근긴장도는 정상, 저하(이완), 항진[경직(spasticity) 또는 강직(rigidity)]을 판단한다.
- 항진의 중증도는 주관적으로 경증, 중등도, 중증(-, +, ++) 등으로 기재하지만, 경직은 척도를 사용할 수도 있다. 대표적인 것은 Ashworth 척도 개정판[11)] (modified Ashworth scale, 6단계)이다(표 8).

표 7 ● 주요 근긴장도 검사

검 사	내용	비고
신장성 검사	근육을 수동적으로 신장시켜 신장 정도를 확인한다.	관절구축과 감별할 것
수동성 검사	관절을 강직(rigidity)으로 움직여 속도의 완급을 조절하고 그 저항감을 느껴본다.	경직(spasticity)은 빠른 움직임으로 접는 칼 현상이 나타난다. 강직은 속도에 관계없이 저항감이 지속된다(기어와 같은 현상, 납관 같은 현상).
현진성 검사(suspension test)*	근위부를 가지고 흔들어 그 정도를 본다.	흔들림이 크면 하락을 나타냄
경도 평가	직접 만져보고 근육의 팽팽함을 확인한다.	압착이나 꼬집음으로 시행
수동운동으로 감지(스크리닝으로 진행하면 좋음)	수동적으로 관절을 움직여 무게감, 관절의 느슨함 등을 확인한다.	고관절과 어깨 관절은 수동적 검사가 어렵기 때문에 미리 검사한다.

*수동성의 다른 방법.

표 8 ● Ashworth 척도 개정판

단계	
0	근긴장 이상 없음
1	경미한 근긴장도 증가. 환측 근육의 수동적 굴곡에서 일시적인 가벼운 걸림과 운동이 끝날 때 가벼운 저항이 있다.
1+	가벼운 근긴장도. 수동적 굴곡에 걸리고 이후 끝까지 가벼운 저항이 있다.
2	뚜렷한 근긴장도 증가. 수동적 굴곡과 전 가동범위에서 뚜렷한 저항이 있다. 그러나 수동적으로 움직일 수 있다.
3	현저한 근긴장도 증가. 수동적 운동 장애
4	수동적으로 움직이지 않음.

문헌11에서 인용

5) 반사를 진단하는 방법

- 심부건 반사, 표면 반사, 병적 반사를 살펴본다(표 9).
- 기능장애가 중추신경장애 또는 말초신경장애에 의한 것인지, 폐용증후군에 의한 것인지 감별할 수 있다.
- 자세반사는 주로 외력을 가하거나 뒤집는 동작 등을 관찰하여 회복반사, 평형운동 반응 등을 관찰한다(stepping 이나 발등 굴곡 반응 등)을 본다.

표 9 ● 주요 반사 검사 예시

검사법	실시내용	반사 검사 예시
심부건 반사	힘줄이나 뼈를 급격하게 때렸을 때 반사작용	각 근육(이두근 등)
표면 반사	피부나 점막에 자극이 가해졌을 때 반사작용	각막반사, 복벽반사 등
병적 반사	근육이 늘어나거나 피부 자극으로 나타나는 정상적이지 않은 반사 작용	바빈스키 반사, 호프만 반사 등

반사의 출현을 확인하고 손상(장애) 부위의 정보를 얻는다.
반사검사는 술기가 미숙하여 판단에 어려움을 겪을 수 있으므로 적절한 연습이 필요하다.

6) 운동실조 진단 방법

- 협응운동장애에는 **사지 운동실조**(limb ataxia)와 **체간 운동실조**가 있다.
  - ▸사지 운동실조: 소뇌 반구 손상으로 발생하며, 사지 운동이 원활하지 못하다.
  - ▸체간 운동실조: 소뇌 충부(vermis) 손상으로 발생하며, 체간부의 불안정성이 관찰된다.
- 평형장애는 앉거나 서거나 걸을 때 좌우 앞뒤로 흔들리는 것을 말하며, **자세 운동실조**(postural ataxia)이라고도 한다.
- 원인 병소별로는 ① **소뇌성 운동실조**(소뇌, 다리, 연수, 시상 손상 등), ② **감각성 운동실조**(척수, 시상 손상 등), ③ **전정성 운동실조**(전정, 미로계 손상 등)로 구분된다. 그 외 전두엽, 두정엽에서 발생하는 것을 ④ **대뇌피질성 운동실조**로 구분하기도 한다.
- 소뇌성 운동실조증의 요소는 주로 **표 10**에 제시된 6가지로 나뉘며, 각 검사에서 해당 요소의 출현을 확인한다.
- 단순 동작과 복합 동작으로 중증도 순위를 일부 분류할 수 있다(**그림 3**).

표 10 ● 소뇌성 운동실조증 요소

소뇌성 실조증의 요소	주요 증상	대표적인 테스트
측정 장애물(공간적)	의지 운동을 원하는 장소에서 멈출 수 없음	코-손가락 검사(finger to nose test), 무릎 발뒤꿈치 검사(heel to sheen test) 등
운동분해	직선적인 움직임이 여러 개의 움직임으로 비효율적으로 분해되어 버린다.	코-손가락 검사, 무릎 발뒤꿈치 검사 등
반복적 길항 운동 불능	반복 동작을 정확하게 수행하지 못하고, 조악해진다.	무릎꿇기 시험(kneeling test) 시험, foot pat 등
관절 운동 장애	정상적인 공동운동(synergic movement)이 합목적적으로 조화를 이루지 못함	동작(일어나기), 자세 유지(서 있는 자세에서 뒤로 구부리기) 등
종말 진전(terminal intentional tremor)	목적지에서 신체 일부가 불수의적으로 불규칙하게 떨리는 경우	코-손가락 검사의 마지막 부분
측정 장애(시간적)	동작 시작, 종료 시 시간차가 발생한다.	손가락 추적 시험 등

7) 뇌신경의 진단 방법

- 병변 부위의 보조 진단에 도움이 된다. 증상 및 장애학과의 연관성을 파악하는 것이 중요하다.
- 삼킴, 씹기, 시야, 안면운동, 안구운동, 전정기능 등은 운동에 큰 영향을 미칠 수 있으므로 증상을 충분히 파악해야 한다.
- 기능은 운동과 감각으로 구성된 6 가지 기능으로 분류된다. 각각의 기능을 파악한다.
  - ▸**운동기능**: ① 호흡시 시행하는 근육운동, ② 신체운동성: 신체 관절부터의 근육운동, ③ 내장운동성: 내분비 및 내장 평활근 운동.
  - ▸**감각기능**: ① 일반 체감각: 얼굴, 인후두의 지각, ② 특수 체감각: 후각, 시각, 미각, 청각, 평형감각, ③ 내장감각: 눈물샘, 타액선, 인후두, 내장기관의 조절.

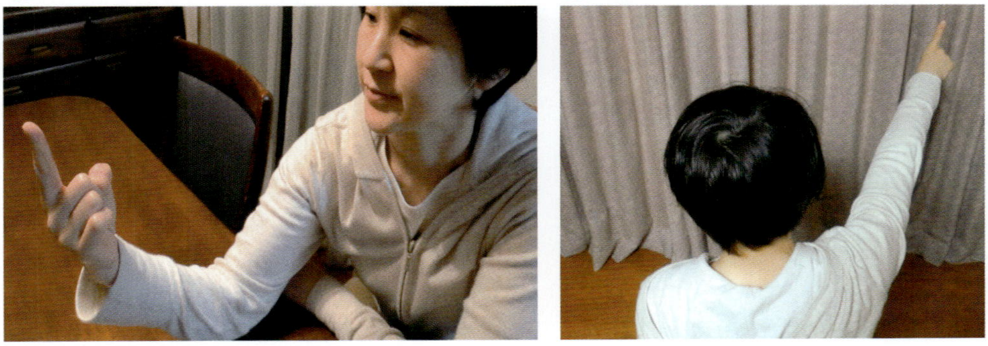

그림 3 ● 코-손가락 검사
검지손가락을 세우고 상지를 앞쪽으로 뻗은 후 손가락 끝을 자신의 코에 대고, 어느 정도 속도로 반복하여 측정 장애를 확인한다. 어느 정도의 속도로 반복하여 측정 장애, 운동 분석, 기도 진전 등을 확인한다. 보통 B와 같이 어깨와 팔꿈치 관절의 협동적인 공간 조작으로 실시하며, A와 같이 팔꿈치를 테이블 등에 대고 팔꿈치 관절만으로 손가락 코 검사를 실시하면 난이도를 낮출 수 있다. 이를 통해 중증도를 측정한다.

8) 균형능력 진단 방법

- 자세 안정성의 관점에서 균형을 표현할 때, 신체를 평형상태로 유지하는 능력(equilibrium)을 의미하며, 감각기능, 인지기능, 근력-의지운동, 근협응성 및 예측 및 반응성 자세조절, 골관절 요소 등이 관련되어 있다.
- 균형은 정적 균형과 동적 균형으로 나누어 평가한다.
- 동적 균형은 **평형속동반응**과 **예기적 자세 조절**의 양 측면에서 관찰한다.
- 정량적 시험으로는 중력 중심 동요 측정 기기, 한발로 서 있는 시간, Functional Reach Test (FRT), Timed Up and Go Test (TUG)[12] 의 측정 등이 있다.
- 질적 검사에서는 수많은 지표 중 기능적 균형 지표(Berg Balance Scale)[13] 가 널리 사용되고 있다. 또한, 자세조절(체간 기능)은 Trunk Impairment Scale (TIS)[14]등의 대표적인 지표가 있다.

memo 평형속동반응과 예기적 자세 조절, 반응성 자세 조절

동적 균형은 평형속동반응[외란부하반응(옆에서 밀치기)]과 예측적 자세 조절의 양 측면에서 관찰한다. 평형속동반응은 예를 들어 네발로 기어가는 자세 유지 등 정지 자세를 취하게 한 후 외란을 가한 후 그 자세를 유지하는 능력을 본다. 예기적 자세 조절은 네발로 기어가는 자세에서 오른쪽 하지를 주먹을 쥐기 전 무게중심 이동을 수반하는 자발적 운동 중 균형을 보는 것이다. 또한, 반응성 자세 조절은 자세반사로 나타난 일어서기 반사 등을 말한다.

9) 고위 뇌기능장애 사례 소개 (표 11)

- 대뇌피질 연합피질의 기능과 관련된 대뇌피질 손상으로 인한 인지기능장애이다.
- 재활치료에 있어서 큰 영향을 미치는 저해인자이다.
- 자세한 내용은 1장-8에서 다루기로 한다.

표 11 ● 주요 고차 뇌기능 장애

분류	주요증상	비고/검사
기억력 장애	사물을 기억할 수 없다. 회상하지 못한다.	Rivermead 기억력 검사, Benton 시각적 이름대기
주의력 장애	과제와 관련된 자극에 주의를 집중하고 관련 없는 자극을 배제하는 기능이 저해	Trail Making Test BIT의 일부, CAT
수행기능장애	목적 있는 행동을 위한 계획-실행-감시 능력의 붕괴	BADS, FAB 위스콘신 카드 분류 테스트
실행증 (apraxia)	운동 이상이 없는데도 불구하고 목적한 행동을 할 수 없는 상태	운동과 동작 관찰로 평가 표준 고위 동작성 검사
실인증 (agnosia)	일상적으로 알고 있는 것을 감각기관을 통해 인지하지 못하게 된다.	왼쪽 무시: 행동 무시 검사 표준 고위 시지각 검사
실어증	일단 획득한 단어나 문자를 조작할 수 없게 된다.	WAB 표준 실어증 검사
사회적응장애	감정 통제 불능, 무관심 등 상황에 맞는 행동을 취하지 못함.	WOOD법 ABS 적응행동 척도
치매	지적 수준 저하, 정신적 황폐화 상태 등	MMSE, ADAS, HDS-R

BIT: Behavioural Inattention Test(행동부주의 검사), CAT: Clinical Assessment for Attention(표준 주의력 검사), BADS: Behavioural Assessment of the Dysexecutive Syndrome(수행기능장애 증후군의 행동평가), FAB: Frontal Assessment Battery at bedside(전두엽 기능검사), WAB: Western Aphasia Battery(WAB 실어증 검사), MMSE: Mini-Mental State Examination (간이정신상태검사), ADAS: Alzheimer's Disease Assessment Scale, HDS-R: 개정 하세가와 간이 지능척도

10) 자세 및 동작 관찰

- 정지 자세는 **관상면**(coronal view), **시상면**(sagittal view), **수평면**(transverse view)을 파악하는 것부터 시작한다. 지지 기저면과 무게중심선, 무게중심의 높이 등을 본다.
  - ▸처음에는 검사자가 눈으로 관찰하게 되지만 한계가 있기 때문에 촉진을 통해 3차원적으로 정렬, 무게 중심 위치를 추측한다. 양측 견갑대, 골반대 등을 만지되, 외부 자극이 되지 않도록 유의한다.
  - ▸그 후, 동적 균형(외란부하반응, 예측적 자세 조절)을 살펴본다.
- 외부 혼란 자극이나 감각차단 등 시각, 체성감각, 전정감각을 의식한 환경변화에 대한 반응, 지지 기저면을 고려한 자발적 운동도 관찰한다. 또한, 치료 조작을 가하여 그 반응을 본다. 재현성과 지구력, 심리적 변화 등도 관찰한다.
- 근긴장도, 근긴장도, 척추 정렬 등을 촉진을 통해 파악한다. 자세 유지의 안정도는 공간적, 시간적으로 파악하게 된다. 특히 자세 붕괴의 정보가 유효한 경우가 많으며, 어느 방향, 어느 관절에서 무너지는지, 순간적으로 무너지는지, 천천히 무너지는지 등을 살펴본다.
- 동작은 이념형을 파악하여 각 단계별로 구분해 놓는다[15]. 동작시 **방향, 가속(속도), 전환 시점, 동작시 방향, 가속(속도)이동 범위 분석**[16]. 시각이나 촉각의 정보 외에도 발소리 등 청각의 정보도 도움이 되는 경우가 많다.
- 정성적 평가로 motor assessment scale[17]의 활용도 고려한다. '뒤집기, 일어서기, 앉은 자세 균형, 일어서기, 보행'의 5가지 항목을 추출하여 간단하게 평가한다.

11) 보행 관찰

- 보행 분석은 10 m (5m)의 보행 속도와 보행률, 보폭 측정, 6분간의 보행 거리 등의 정량적 측면과 Dynamic Gait Index(동적 보행 지수)[18], Rivermead Mobility Index(Rivermead 이동성 지수)[19] 등의 정성적 측면을 평가한다. 또한 관찰을 통한 보행 분석도 실시한다[20].
- 1 보행주기 분석에서는 Perry[21] 가 제안한 계층적 구조를 가진 보행 분석 방법(표)을 사용한다.
- 입각기와 유각기를 비교하고, 각각의 기간에 실행되는 기능적 과제인 하중 반응기(loading response), 단하지 지지기(single limb support), 그리고 추진기(propulsion phase)에 대해 검토한다.
  - ▸초기 접지 및 하중 반응기 등 각 시기에 대해 족관절, 발가락, 무릎관절, 고관절, 골반, 골반, 몸통, 상지 등의 주요 움직임(각도 등)을 관찰한다. 또한 특징적인 보행양식[past retract(말기 유각기에서 관찰되는 대퇴의 전방 움직임의 직후에 일어나는 뒤로 되돌아가는 움직임], 원회전(circumduction), 무릎반장(thrust knee), 고관절 과굴곡(hip hyperflexion), 동요성 보행(waddling gait) 등 여러 항목)과 로커(locker) 기능(발뒤꿈치 로커 기능 등)도 파악한다.

12) 기타

- 이 외에도 통증이나 근긴장이상(dystonia), 무정위운동(athetoid) 등의 불수의적 운동, 언어장애, 배설장애 등에 대한 점검이 필요하다.
- 어느 쪽이든, 신경구조 파악 및 신경학적 소견과 동작 및 ADL과의 정합성을 도모하는 것이 중요하다.

4 영상 소견을 보는 포인트

- CT와 MRI로 대표되는 영상 소견을 파악하는 것은 평가와 치료에 필수적이다(표 12).
- 뇌 영상은 CT, MRI 등 형태적 변화를 보는 것과 SPECT, PET, EEG 등 뇌혈류량이나 확산 이상 등 기능적 변화를 보는 두 가지 요소로 파악한다(그림 4).
- MRI의 확산강조영상이나 SPECT 등은 형태적 변화나 기능적 변화를 조기에 발견할 수 있다.
- 신경학적 소견을 보고 영상 소견과 연결하여 그 장애상을 파악하여 임상적 의사결정과 예후 · 예측에 활용한다.
- 훈련으로 인한 뇌 활성화 활동을 보면 재활 효과를 예측할 수 있다.

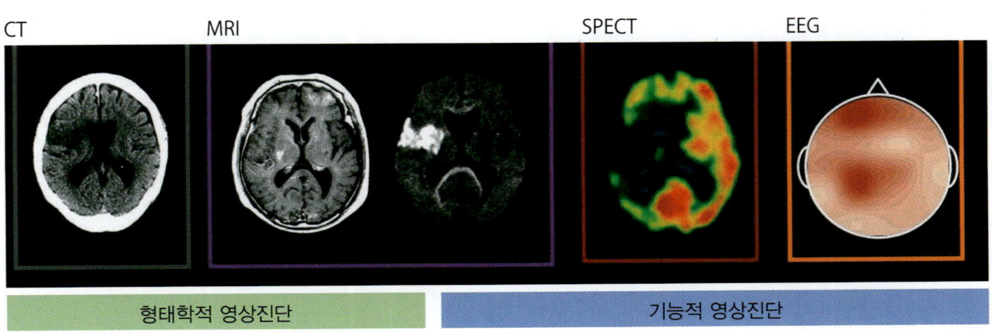

그림 4 ● 뇌-척수 영상진단에 사용되는 영상진단법 예시

표 12 ● 주요 뇌영상 소견

형태 영상(해부학적, 구조적, 기질적 변화)	
• CT	
• MRI	
• 뇌혈관조영술(cerebral angiography)	
기능영상(뇌기능 영상)	
뇌 순환 대사 측정	• SPECT
	• 양전자단층촬영(PET)
	• fMRI
	• 근적외선 분광법(near infra-red spectroscopy: NIRS)
	• 자기 반응 분광법(magnetic resonance spectroscopy)
	• MRI
분자 영상	• PET
	• MRI
※전기적 활동 측정	
• 뇌파(EEG)	
• 뇌 자기공명영상(MEG)	

CT: computer tomography, MRI: magnetic resonance imaging, SPECT: single photon emission computed tomography, PET: positron emission tomography, fMRI: functional MRI, EEG: electroencephalography, MEG: magnetoencephalogram.

- 뇌의 구조(해부학적 소견) 및 영상 소견과 임상 소견을 연결하여 평가한다(**그림 5, 6**).

1) CT를 보는 포인트

- CT(computed tomography)는 두개 내 병변이 의심될 때 가장 먼저 시행하는 검사로, X선 투과율을 응용한 두부 단층 촬영이다.
- X선 흡수 값은 공기를 -1,000으로, 뼈와 같은 치밀한 조직을 +1,000으로 설정한다. 뇌병변에서는 주로 세포 괴사(경색)가 저흡수 영역으로 나타나고, 혈종(hematoma)은 고흡수 영역으로 나타난다(**그림 7** 참조).
- CT 영상의 색상은 흰색 ⇔ 회색 ⇔ 검정색으로 표현되며, 물이나 구조물의 차이에 따라 달라진다. 발병 시점에 따라 반음영(penumbra)의 존재나 부종의 압박(compression) 등으로 색조가 달라질 수 있으므로 주의가 필요하다(**표 13** 및 **그림 8** 참조). 또한, 아급성기(1주일에서 1개월 정도)에는 경색 부위가 불분명해지는 fogging 현상이 발생할 수 있어 유의해야 한다.

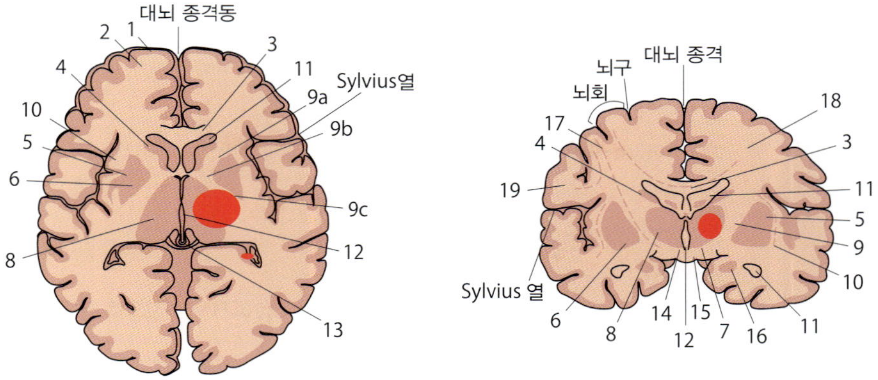

대뇌 수평 단면(axial view)　　대뇌 관상 단면(coronal view)

그림 5 ● 대뇌 구조와 영상 소견을 연결한 예(좌측 시상하부 출혈)

붉은 타원이 출혈 부위. 1: the cerebral cortex, 2: the cerebral white matter, 3: the corpus callosum, 4: the caudate nucleus, 5: putamen, 6: globus pallidus, 7: subthalamic nucleus, 8: thalamus, 9a: anterior internal capsule, 9b: genu of internal capsule, 9c: posterior internal capsule, 10: claustrum, 11: lateral ventricle, 12: Third ventricle, 13: pineal gland, 14: hypothalamus, 15: mamillary body, 16: hippocampus, 17: projection fibers, 18: commissural fibers, 19: association fibers

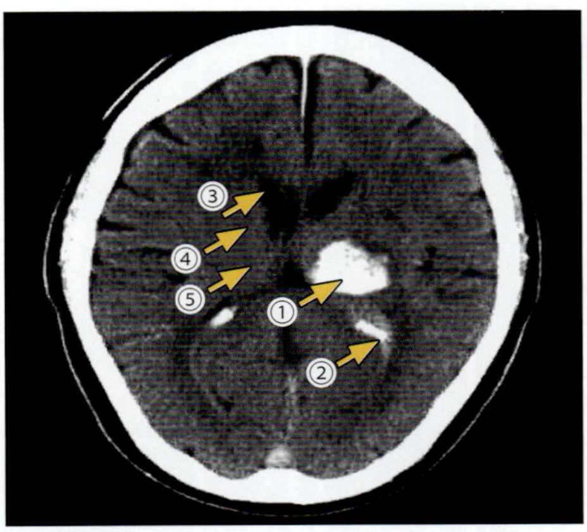

소견

직경 약 2.5cm의 좌측 시상하부 출혈이 관찰됨(①). 뇌실에 천공되어 좌측 뇌실 삼각부에 혈종 저류가 관찰된다(②). 혈종에 의한 정상구조의 편위나 혈종 주변의 비정상적인 저흡수 영역은 눈에 띄지 않는다.

기타 : ③ 측뇌실, ④ 측피질, ⑤ 우시상피 기타 : ③ 측뇌실, ④ 우피질, ⑤ 우시상상엽

판독포인트

혈종(출혈)은 수분을 함유하고 있어 고흡수 영역이 되므로 흰색으로 나타난다. 시상(⑤)은 제3뇌실 측벽에 있는 난원형의 커다란 ② 핵군이다. 대뇌 기저핵인 피질(④)과 추체로(corticospinal tract)의 다발이 통과하는 내포(④와 ⑤ 사이)보다 약간 아래쪽 중앙에 있다. 이 사례는 좌측 시상부(①)의 출혈량이 많고, 벽을 뚫고 뇌실에도 출혈(뇌실 천공)을 일으켰다(②).

임상소견

시상(thalamus)은 감각의 중계핵으로, 전두연합피질(prefrontal cortex), 두정연합피질(parietal association cortex), 고위운동피질(higher motor cortex), 대뇌기저핵(basal ganglia), 소뇌(cerebellum), 뇌간망상체(brainstem reticular formation)등과 연계되어 다양한 증상을 나타낸다. 또한, 시상은 하나의 영역이 아닌 전핵, 내측핵, 복측핵 등의 복합체로 구성되며, 각각의 역할이 다소 다르므로 주의가 필요하다. 지각장애는 감각 민감도가 감소하거나 무감각 등의 이상지각이 문제를 일으킬 수 있다. 심한 통증을 나타내는 경우에는 '시상통(thalamic pain)'이라 불리며, 이는 재활을 크게 억제하는 요인이 된다. 운동실조 또한 전형적인 증상 중 하나로, 전배측핵(Ventral Anterior Nucleus, VA)이나 외배측핵(Ventral Lateral Nucleus, VL)이 손상되면 소뇌성 증상이 나타나게 된다. 후외측복측핵 (Ventral Posterolateral Nucleus, VPL) 손상 시에는 심부감각성 운동실조증이 발생하여 증상이 다르게 나타난다. 가성무정위운동(pseudoathetosis)과 같은 불수의적 운동뿐 아니라 실어증, 기억장애, 치매, 의식장애, 푸셔 현상, 자발성 저하, 행동 이상 등 다양한 정신 증상도 나타날 수 있다. 또한, 무의식적으로 장애 측 상지가 비정상적인 위치로 고정되는 비자발적 현상이 있으며, 손의 경우 '시상 손(thalamic hand)'이라는 명칭이 붙는다. 우뇌 손상 시 좌측 반쪽시공간무시(left-side neglect)가 나타날 수도 있다. 운동마비는 내방후각(posterior internal capsule)이 손상되지 않은 경우, 경미하게 나타나는 경우가 많다.

그림 6 ● 좌측 시상하부 출혈의 CT 소견과 임상 소견의 증례

−1,000

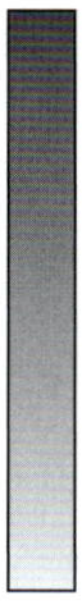

+1,000

●저흡수 영역(Low Density Areas: LDA)

- 뇌척수액–공기
- 경색 부위

●등밀도 영역(Iso–density Areas: IDA)

- 대뇌피질

●고밀도 영역(High Density Areas: HDA)

- 뼈 · 칼슘
- 혈종

그림 7 ● X선(CT) 흡수값으로 본 구조물

표 13 ● 영상진단상 회색 음영(흡수/신호값)을 보는 포인트

촬영 조건		CT	MRI		
			T1 강조영상	T2 강조영상	FLAIR 영상
영상		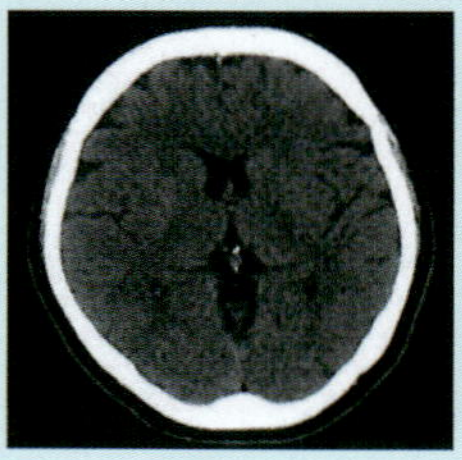	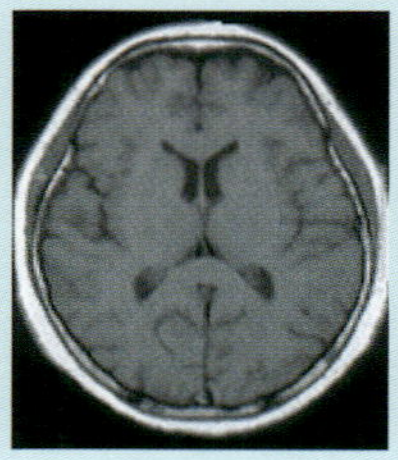	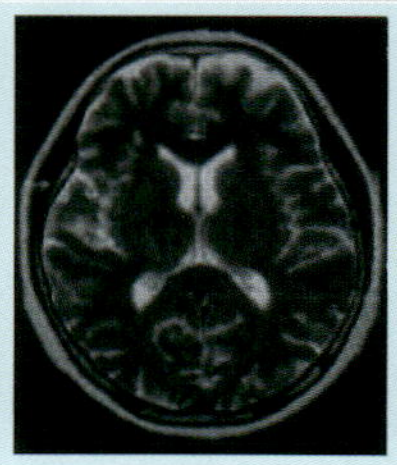	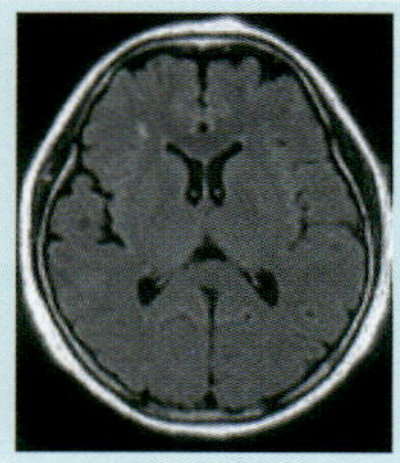
뇌실질	회백질	밝은 회색	진한 회색	밝은 회색	밝은 회색
	백질	진한 회색	밝은 회색	진한 회색	진한 회색
뇌실, 지주막하강 수액		저흡수(검은색)	저신호(검정색)	고흡수(흰색)	저신호(검정색)
뼈		고흡수(흰색)	고흡수(흰색)	저신호(검정색)	고흡수(흰색)

Ⓐ 좌측 MCA 부위 뇌경색 증례, Day 0

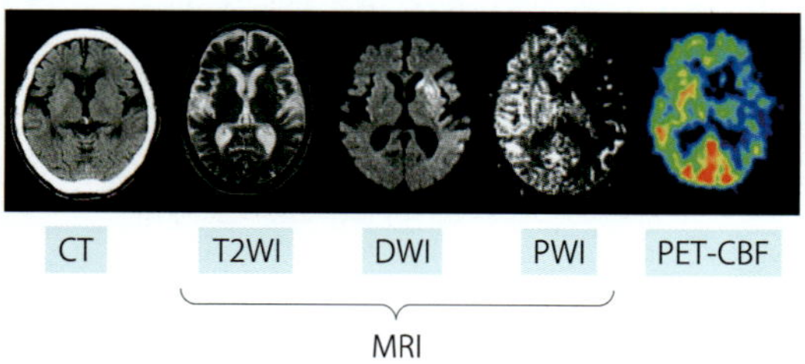

Ⓑ Day 0~45 경과

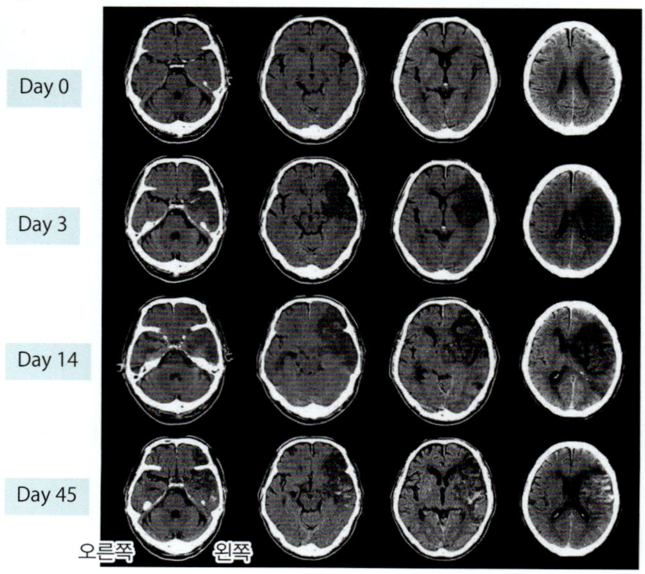

그림 8 ● 촬영 시기에 따른 시각적 차이의 증례

발병 0일에는 CT의 변화가 잘 보이지 않는다.
DWI와 PWI(perfusion weighted image: 관류 강조영상), PET-CBF에서 이미 허혈 소견이 나타났다(A). 허혈 소견은 발병 3일째부터 뚜렷해지기 시작하여 14일째에는 경색 부위가 뚜렷한 곳과 불분명한 곳이 있고, 부종에 의한 압박도 있으며, 45일째에는 다소 불분명해졌지만 압박이 감소하고 있다(B).

2) MRI를 보는 포인트

- MRI(magnetic resonance imaging)는 체내에 존재하는 수소 원자에 대한 핵자기공명 신호를 영상화한 것이다.
- MRI의 촬영법은 1개만이 아니라 각각 특징을 갖는다. T1 강조영상은 뇌표면과 뇌해부를 포착하여 위축을 판단하기 쉽고, T2 강조영상은 뇌실질 병변(부종과 염증)을 파악하는데 도움이 되며, FLAIR는 물 감쇠(water attenuation) T2 강조영상으로 백질 병변과 뇌척수액의 변화를 쉽게 볼 수 있고, T2*(T2 gradient echo) 강조영상은 오래된 출혈 부위나 무증상 뇌내출혈을 확인하는데 유용하다. 확산강조영상(DWI)은 초기에 병변을 포착하여 급성기 경색 발견에 도움이 되며(발병 1~2시간 정도), MRA(MRI Angiography)는 MRI로 촬영한 비침습적 혈관 영상으로 혈관 상태와 동맥류를 그려낼 수 있다(**그림 9, 10**).
- CT와 마찬가지로 발병 후 시간, 시기에 따라 진한 정도, 농염이 달라지지만 촬영 조건의 차이에 따라 색조가 달라지므로 주의한다(**그림 11, 12**).
- 뇌손상의 한 예를 부위별로 나타낸다(**그림 13**). 각 단면의 체축단(body axis, 수평단 등)을 고려하여 추론한다.

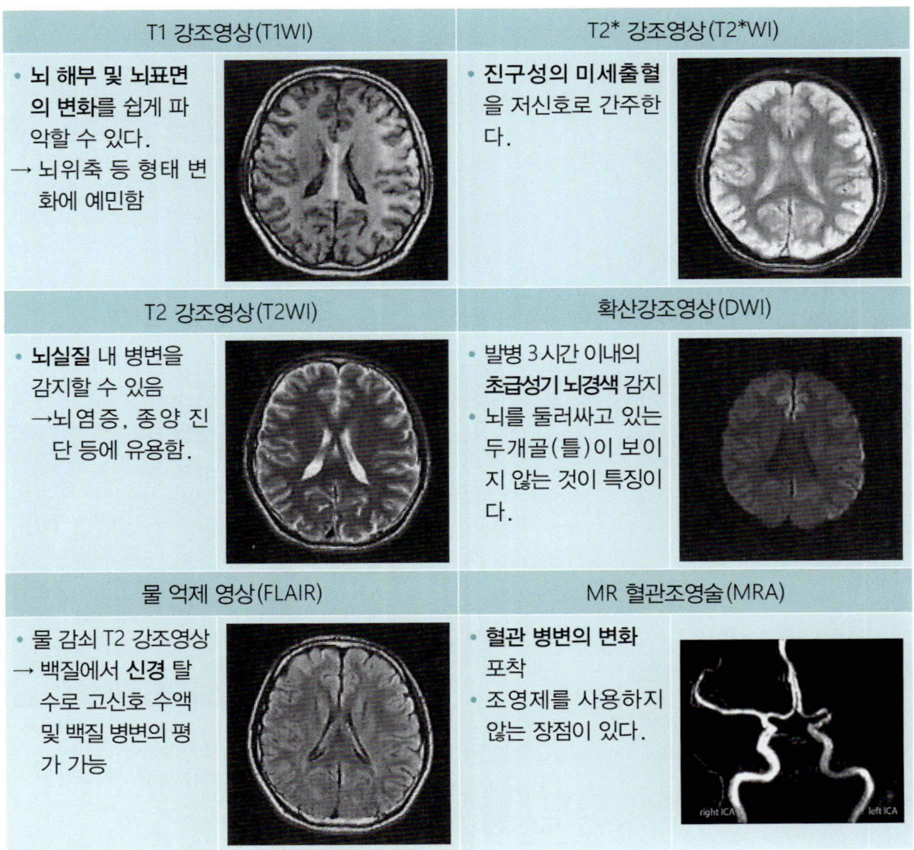

그림 9 ● MRI의 촬영법과 특징

Ⓐ CT Ⓑ MRI (T2WI) Ⓒ MRI (DWI) Ⓓ SPECT

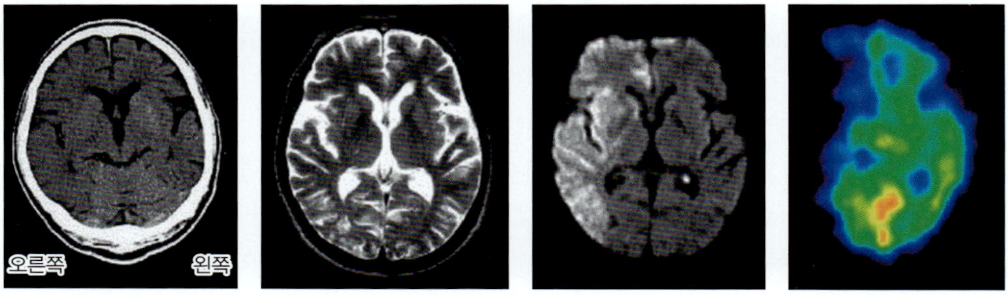

그림 10 ● 우측 내경동맥 폐색증의 초급성기 영상 소견

CT나 T2 강조영상(T2WI)에서는 우반구의 형태적 변화는 불분명하지만, 확산강조영상(DWI)에서는 변화를 관찰할 수 있으며, 기능적 변화를 나타내는 SPECT도 대응하고 있다.

촬영 조건	뇌경색		
	8시간 이내	24시간 이내	1개월 이후
T1 강조영상	변화 없음	저신호 (진한 검정색)	저신호(검정색)
T2 강조영상	변화 없음	고신호(진한 흰색)	고신호(흰색)
FLAIR 영상	변화 없음	고신호(진한 흰색)	고신호(흰색) * 만성기는 저신호 (검은색)
확산강조영상 (DWI)	고신호 (흰색)	고신호(흰색)	등신호(회색)
T2* 강조영상	–	–	저신호
CT	변화 없음	변화 없음	저흡수(검은색)

확산강조영상

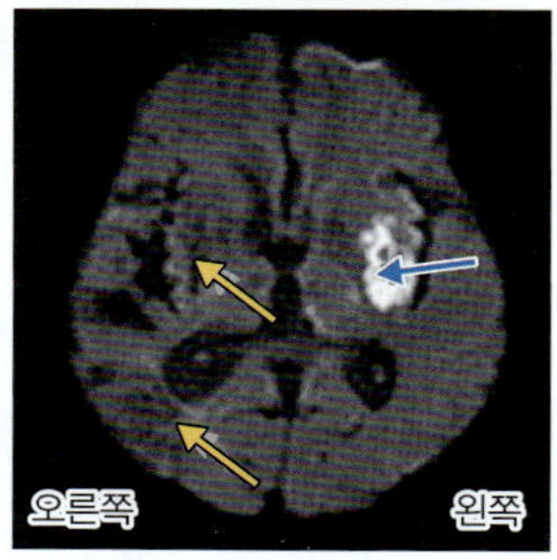

• 좌반구(영상 오른쪽)의 고신호(흰색)는 급성기 뇌경색을 나타냄(➔).
• 우반구(영상 왼쪽)는 진구성의 뇌경색(검은 회색/저신호)을 나타낸다(⇨).

그림 11 ● 뇌경색 MRI/CT 촬영시기에 보는 방법 차이의 예시

촬영 조건	뇌출혈		
	12시간 이내	78 시간 이내	1개월 이후(1개월경)
T1 강조영상	등신호	등신호	등~저신호(1개월째는 고신호)
T2 강조영상	등신호	저신호	고신호(흰색) 흡수된 혈종 공동의 가장자리는 낮은 신호
FLAIR 영상	등신호	저신호	다양한
확산강조영상 (DWI)	등신호	저신호~ 고신호	저신호 (1개월은 고신호, 주변은 저신호)
T2* 강조영상	다양한	저신호	저신호(1개월은 등~고신호)
CT	고흡수성	고흡수성	낮은 흡수율 (1개월경부터 서서히 감소)

CT 영상: 교량 출혈

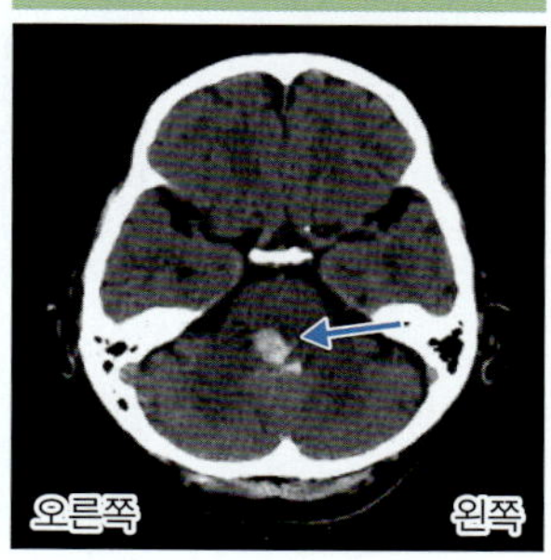

• 소뇌 위치의 axial view. 오른쪽에서 중앙의 뇌교에 출혈이 있다(➔). 고흡수 영역(흰색)을 나타낸다.

그림 12 ● 뇌출혈 MRI/CT 촬영시기에 보는 방법 차이의 예시

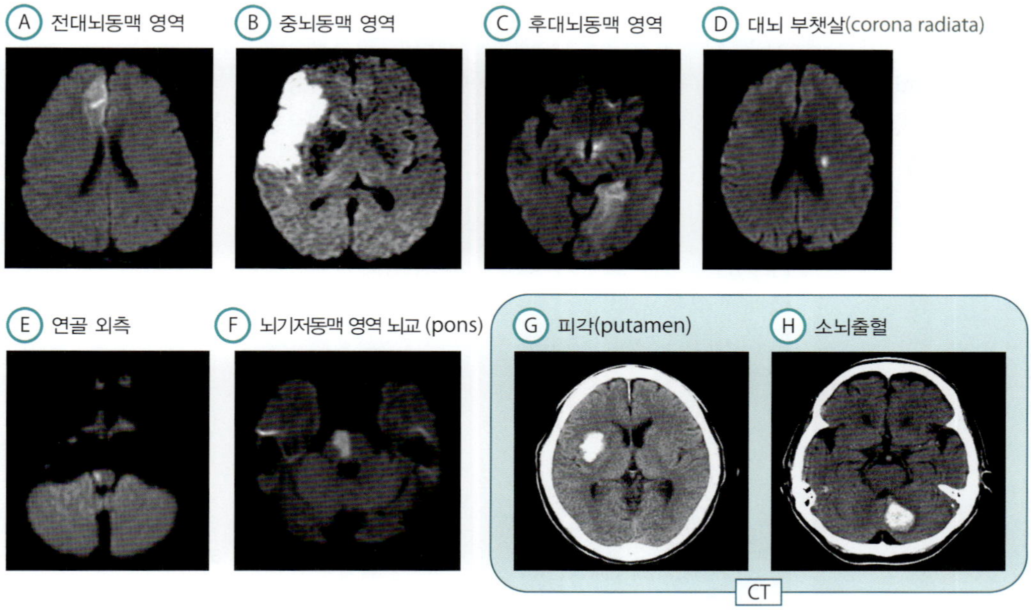

그림 13 ● DWI에서 뇌경색과 CT(피각/소뇌출혈) 부위 예시
A) ACA 영역 경색은 ㄱ자 수준, B) MCA 영역 경색은 송과체(pineal gland)의 위치, C) PCA 영역 경색은 foramen of Monro 수준, D) 대뇌 부챗살(corona radiata) 경색은 뇌량 위치, E) 연수 외측에서 연수 위치, F) 뇌교에서 소뇌 ~ 펜타곤[뇌교(pons)와 소뇌(cerebellum)의 해부학적 구조를 설명하는 용어로, 뇌의 횡단면에서 오각형 모양을 이루는 구조] 위치, G) 피각출혈은 송과체 수준, H) 소뇌 출혈은 펜타곤 수준. 이 순서로 진행된다.

- 부위를 확인할 수 있다고 해서 반드시 전형적인 증상이 나타나는 것은 아니다. 촬영 시기와 환자의 증상을 보는시기의 차이가 있으면 소견이 일치하지 않을 수도 있다. 그렇다고 해서 영상을 자세히 보지 않으면 놓치는 소견이 있을 수 있으므로 주의해야 한다.
- CT와 달리 시상 단층과 관상 단층을 촬영할 수 있다(그림 14).

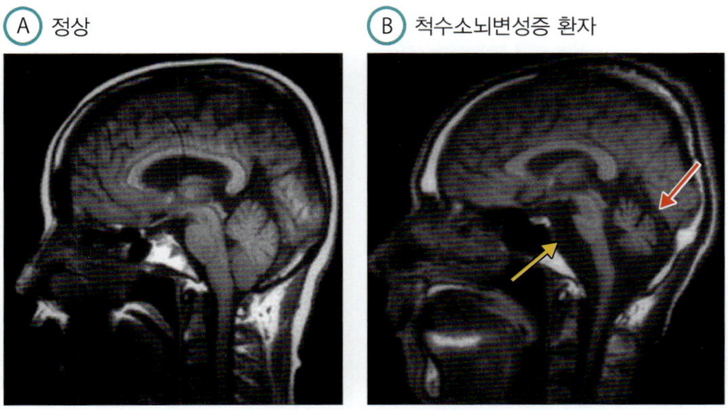

그림 14 ● 척수소뇌변성증의 MRI 영상(시상단면)
정상인 A에 비해, B에서는 (→)와 뇌간 (⇨)의 위축이 나타나고 있다.

3) SPECT를 보는 포인트(그림 10D 참조)

- SPECT(single photon emission computed tomography)는 방사선 동위원소(표지약물)를 체내에 투여하고 거기서 방출되는 방사선을 측정하여 2차원 단층 사진을 얻는 방법이다.
- 뇌혈류량 등을 측정하여 뇌기능 저하 상태를 관찰할 수 있다.

4) PET(그림 15)

- PET(positron emission tomography)는 양전자 방출 핵종을 표지자로 사용하여 뇌혈류량 외에 뇌 산소 소비량, 포도당 소비량 등을 측정할 수 있으며, 그 중 하나인 FDG는 전신 암 검진이나 조기 알츠하이머형 치매 진단에도 활용되고 있다.

Ⓐ 정상　Ⓑ 알츠하이머형 치매

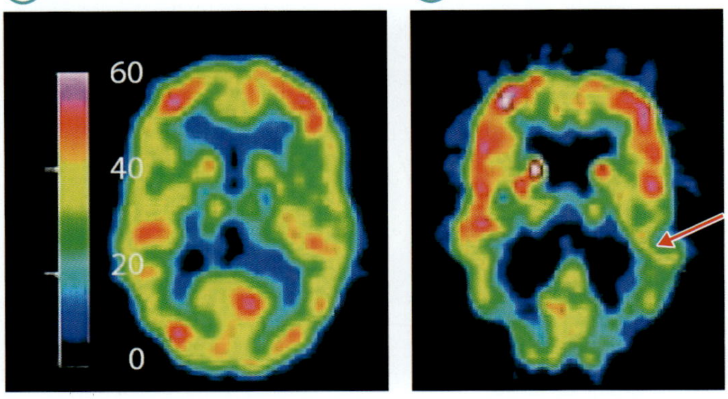

그림 15 ● ^{18}F-FDG에 의한 PET 영상
포도당과 유사한 검사 약물(FDG)을 투여하여 그 **섭취량**을 측정한다. 알츠하이머형 치매는 그 **섭취량**이 감소한다(→).

5) 확산텐서 영상/3D tractography(그림 16)

- 확산텐서 영상(diffusion tensor imaging: DTI)/3D tractography는 다방향 MR 신호로부터 백질 신경섬유의 진행을 분석할 수 있다. 신경섬유 다발의 굵기, 뒤틀려짐 등을 통해 손상 정도를 예측할 수 있다(회복도 예측 가능).

6) fMRI(그림 17)

- fMRI(functional MRI)는 신경세포의 활동에 따른 뇌혈류량의 국소적 증가로 인해 발생하는 산화헤모글로빈과 환원 헤모글로빈의 존재 비율의 변화를 신호 강도의 변화로 감지한다.

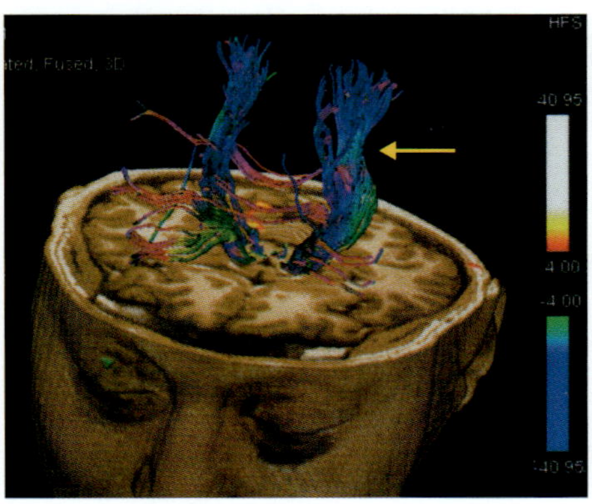

그림 16 ● 확산텐서 영상(DTI)/3D tractography
추체로(corticospinal tract) (그림 중 ⇨) 등의 묘사예이다(건강상태 정상 예시).

Ⓐ 우세손 젓가락 동작　Ⓑ 왼손잡이 젓가락 동작

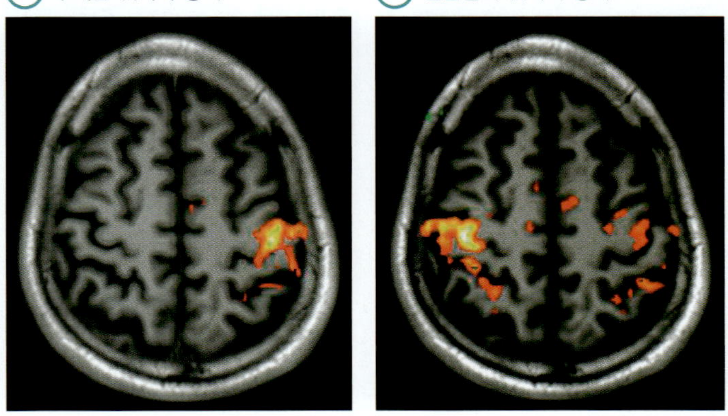

그림 17 ● fMRI를 통한 뇌 활성화 부위 확인
비우세한 손에서는 양측 운동 영역이 활성화되어 있다.

7) 3차원 통계 분석 (그림 18)

- fMRI는 신경세포의 활동에 따른 뇌혈류량의 국소적 증가로 인해 발생하는 산화 헤모글로빈과 환원 헤모글로빈의 존재 비율의 변화를 신호 강도의 변화로 감지한다.

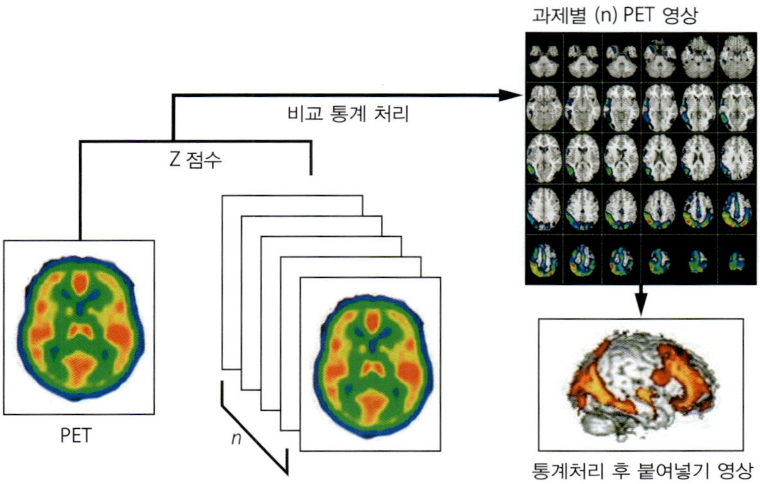

그림 18 ● 3차원 통계분석법에 의한 뇌활성화 부위 확인 방법(PET)

5 기타

- 경부초음파 검사나 전기생리학적 검사도 보조 진단으로 이용하며, 신경전도 속도나 뇌파의 정보를 확인하도록 한다.
- 그 외에도 경두개 자기자극장치, 뇌자도(magnetoencephalography, electromyography), 사건 관련 전위(event-related potentials: ERPs), 근전도, 사건 관련 전위 등을 파악한다. 또한, 뇌척수액 검사나 혈액 생화학 검사도 정보를 얻으면 위험 관리 등에 도움이 된다.

〈문헌〉

1) Jørgensen HS, et al：Outcome and time course of recovery in stroke. Part II: Time course of recovery. The Copenhagen Stroke Study. Arch Phys Med Rehabil, 76：406-412, 1995
2) 髙見彰淑：意識障害の検査・測定．理学療法，20：7-13，2003
3) 太田富雄，他：意識障害の新しい分類法試案：数量的表現（III群３段方式）の可能性について．脳神経外科，2：623, 1974
4) Teasdale G & Jennett B：Assessment of coma and impaired consciousness. A practical scale. Lancet, 2：81-84, 1974
5) Ely EW, et al：Evaluation of delirium in critically ill patients: validation of the Confusion Assessment Method for the Intensive Care Unit (CAM-ICU). Crit Care Med, 29：1370-1379, 2001
6) 「新・徒手筋力検査法 原著第10版」（Avers D & Brown M/著，津山直一・中村耕三/訳），協同医書出版社，2020
7) 「Movement therapy in hemiplegia : A neurophysiological approach」（Brunnstrom S），Harper & Row, 1970
8) Fugl-Meyer AR, et al：The post-stroke hemiplegic patient. 1. a method for evaluation of physical performance. Scand J Rehabil Med, 7：13-31, 1975
9) Demeurisse G, et al：Motor evaluation in vascular hemiplegia. Eur Neurol, 19：382-389, 1980
10) 園田 茂：脳卒中片麻痺患者の機能評価法Stroke Impairment Assessment Set（SIAS）の信頼性および妥当性の検討（2）—体幹，高次脳機能，感覚項目，帰結予測—．リハ医学，32：123-131，1995
11) Bohannon RW & Smith MB：Interrater reliability of a modified Ashworth scale of muscle spasticity. Phys Ther, 67：206-207, 1987
12) Podsiadlo D & Richardson S：The timed "Up & Go" : a test of basic functional mobility for frail elderly persons. J Am Geriatr Soc, 39：142-148, 1991
13) Berg KO, et al. : Measuring balance in the elderly : preliminary development of an instrument. Physiother Can, 41 : 304-311, 1989

14) Verheyden G, et al：The Trunk Impairment Scale: a new tool to measure motor impairment of the trunk after stroke. Clin Rehabil, 18：326-334, 2004
15)「リハ実践テクニック 脳卒中」（千田富義，髙見彰淑/編），メジカルビュー社，2006
16) 髙見彰淑：脳卒中による姿勢異常に対する理学療法．理学療法，24：188-195，2007
17) Poole JL & Whitney SL：Motor assessment scale for stroke patients: concurrent validity and interrater reliability. Arch Phys Med Rehabil, 69：195-197, 1988
18) Holden MK, et al：Clinical gait assessment in the neurologically impaired. Reliability and meaningfulness. Phys Ther, 64：35-40, 1984
19) 前島伸一郎，他：Rivermead mobility Index 日本版の作成とその試用について．総合リハ，33：875-879，2005
20) 髙見彰淑：片麻痺歩行障害の理学療法スタンダード．理学療法ジャーナル，45：869-875，2011
21)「Gait analysis : normal and pathological function」（Perry J, ed），Slack, 1992

3. 장애 모델과 공통된 장애 평가

우스다 시게루(臼田 滋)

POINT

1 국제 기능 · 장애 · 건강 분류의 구성요소를 기반으로 장애를 평가한다.
2 부정적인 측면뿐만 아니라 긍정적인 측면에 대한 평가도 중요하다.
3 구성요소 간의 관계를 양방향성으로 파악하여 시간적 경과도 고려한다.
4 얻은 정보를 정리하고 치료 지향적으로 관련 도표를 작성한다.

1 국제 기능 · 장애 · 건강 분류의 구성요소별 평가

- 국제 기능 · 장애 · 건강 분류(International Classification of Functioning, Disability and Health: ICF)[1,2] 은 **건강상태, 심신기능-신체구조, 활동, 참여,** 그리고 배경요인으로 **환경요인**과 **개인요인**의 요소로 구성되어 있다(**그림 1**).
- **기능적 제한**(functional limitation)은 기능장애로 인해 발생하는 신체활동이나 정신활동의 수행능력의 제한으로, 일어서기나 보행과 같은 기본 동작의 어려움을 포함한다.

1) 심신기능 - 신체구조(기능장애)

- 기능장애에는 **정신기능장애, 인지기능장애, 운동기능장애, 감각기능장애, 지각기능장애** 등이 있다(**표 1**).

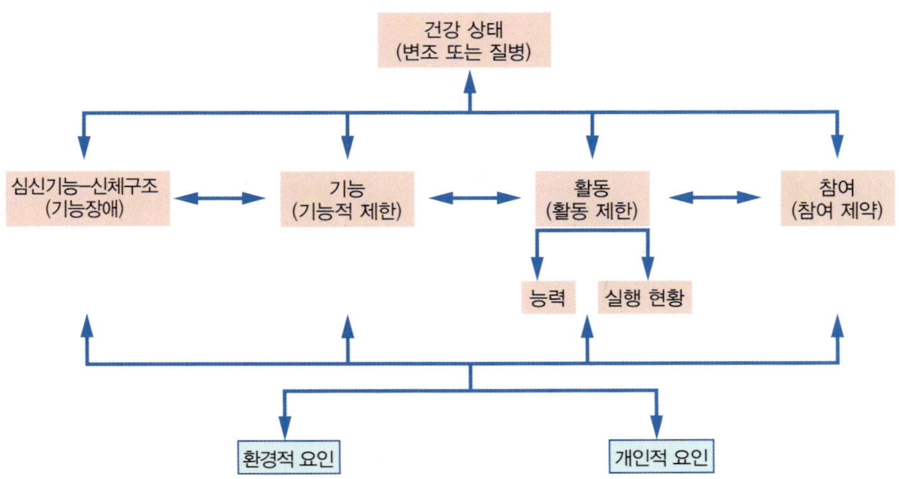

그림 1 ● 국제 기능 · 장애 · 건강 분류의 기본 요소
문헌1,2를 바탕으로 작성.

표 1 ● 기능장애의 종류

정신기능장애	감각기능장애
우울증, 의욕저하	시각장애
정서장애(분노, 공포, 불안)	전정기능장애
인지기능장애	체성감각장애
의식장애	**지각기능장애**
주의력 장애	신체 도식 장애
방향 감각 상실	반쪽시공간무시
기억력 장애	실행
문제 해결 능력 저하	**호흡순환 기능장애**
운동기능장애	피로 및 지구력 저하
근력저하	**피부장애**
운동마비	욕창
근긴장 이상	**기타 신경학적 증상**
협응운동장애	어지럼증, 두통
비자발적 운동	평형기능장애
이차적 근골격계 장애	반사 이상
근육 힘줄 단축	실어증
관절 가동범위 제한	구음장애, 연하장애
신체 정렬 이상	자율신경장애
통증	

- 기타 신경학적 증상으로는 어지럼증, 두통, 실어증, 자율신경장애 등이 있다.
- 상부운동뉴런 장애로 인한 신경질환에서는 다음과 같은 상부운동뉴런의 방출 현상이 발생한다.
  - ▸ 정상에서는 나타나지 않는 **양성징후**[간대성 경련(clonus), 연합반응(associated reaction), 공동운동(synergic movement) 등]가 나타난다.
  - ▸ 정상적인 운동의 소실인 **음성증상**(근력저하, 운동마비, 감각장애, 회복반응, 평형반응의 결여 등)
- 질병에 의해 직접적으로 발생하는 **일차적 장애**와 질병 발병 후 경과 중에 발생하는 폐용증후군과 같은 **이차적 장애**가 있다.
- 근건 단축, 관절가동범위 제한, 운동 내성 감소, 욕창 등은 일반적으로 이차적인 장애이다.
- **동반 질환**으로 인한 기능 장애가 추가되는 경우가 많다.
- 이러한 기능장애는 신경질환의 증상으로서 진단적 가치도 높지만, 장애 평가의 관점에서는 기능적 제한과 활동 및 참여에 미치는 영향을 파악하는 것이 중요하다.

2) 기능(기능적 제한)

- 기본 동작과 주로 상지를 이용한 **뻗기**(reaching) 및 **파악**(grasp) 등을 포함한다(**표 2**).
  - ▸ 기본 동작은 **자세 유지, 자세 변환, 이동 동작**으로 나뉜다.

표 2 ● 주요 기능적 제한 사항

뒤집기
일어나기
앉은 자세 유지
일어서고 앉기
서있는 자세 유지
이동 동작
걷기
계단 오르내리기
뻗기(reaching)
파악(grasp)
물품조작

표 3 ● 기본적 일상생활 활동 항목

이동	걷기
	휠체어
	기타 이동
자기관리	식사
	단장하기(grooming)
	갈아입기
	배설
	목욕
커뮤니케이션	이해
	표출

- ▸ 도달은 상지의 운동뿐만 아니라 무게중심의 이동을 수반한다.
- 앉은 자세와 서 있는 자세의 균형에 대한 평가도 포함된다.
- 동작의 가능 여부, 도움의 정도, 수행 시간 및 속도, 운동 패턴 등을 평가한다.
- 질환의 특징적인 운동 패턴을 발견할 수 있다.
- 기능적 제한이 인정되는 경우, 원인 기능장애를 파악하고, 동시에 기능적 제한이 활동과 참여에 미치는 영향을 분석한다.

3) 활동(활동 제한)

- **기본적 일상생활** 활동 상황을 평가한다(**표 3**).
- **이동, 자기관리, 커뮤니케이션**으로 나뉜다.
- **능력**(표준 환경에서의 상황)과 **실행 상황**(실제 생활에서의 상황)을 구분하여 평가한다.
- 자립-보조 정도, 시간, 안전성, 편안함, 내구성, 완성도, 응용성 등을 평가한다.
- 장소, 사용하는 도 구 등 환경에 따른 영향을 고려한다.

4) 참여(참여 제약)

- **도구적 일상생활 활동**(instrumental activity of daily living)(**표 4**), 교육기관 통학, 취업, 지역사회 활동 참여, 레크리에이션, 여가 등을 포함한다.
- 활동과 마찬가지로 **능력**과 **실행 상황**을 구분하여 평가한다.
- 시행 여부와 함께 시행 빈도도 고려한다.
- 연령, 문화적 배경, 가족 및 지역 내 역할, 가치관 등 다양한 요인이 관여한다.

5) 환경적 인자

- 도구 및 장비, 건축물 등 물리적 환경, 가족 및 지인 등 인적 환경, 서비스 및 제도 이용 등을 포함한다(**표 5**).
- 활동이나 참여의 실행 상황을 향상시키는 경우를 **촉진인자**, 이를 제한하는 경우를 **억제인자**라고 한다.

표 4 ● 도구적 일상생활 활동 주요 항목

전화 사용
외출 시 이동(대중교통 이용)
쇼핑
식사준비
청소 · 주택 유지보수
세탁
자금 관리 및 금융기관 이용
복약 관리

표 5 ● 환경요인 주요 항목

공구 및 장비	보행 보조기구
	휠체어
	보조기 혹은 보장구
	보조기구
건축물의 환경 공간	계단 · 단차
	공간
	난간
타인의 지원과 태도	가족, 친척
	지인
	의료기관
	대인 서비스 제공자
서비스 - 제도 노인장기요양보험	장애인 수첩
	간병보험
	복지서비스

- 장애를 줄이기 위해서는 저해인자를 제거하고 촉진인자을 활용하는 것이 필요하다.

6) 개인적 인자

- **성별, 나이, 생활습관, 습관, 사회적 배경, 학력, 직업**, 일반적인 **행동양식** 및 성격 등을 포함한다.
- 성별이나 사회적 배경처럼 바꿀 수 없는 항목이 있고, 라이프스타일이나 습관처럼 변할 수 있는 항목이 있다.
- 신경질환의 중증도나 진행 정도가 비슷하더라도 개인적 인자에 따라 활동과 참여에 큰 차이가 있다.

2 국제 기능·장애·건강 분류를 활용한 장애 평가

1) 긍정적 측면과 부정적 측면

- 진단에는 기능장애 등 부정적인 측면의 정보가 유용하다.
- 장애의 평가는 부정적인 측면뿐만 아니라 긍정적인 측면의 평가도 필요하다.
- 질환의 증상이 심한 경우나 진행성 질환의 진행기 및 말기, 광범위한 신경장애의 경우 긍정적인 측면을 강조함으로써 장애를 경감시킬 수 있다.

2) 구성요소 간의 관계 : 양방향성

- 기능장애 → 기능적 제한 → 활동 → 참여의 인과 관계뿐만 아니라 그 역방향의 관계도 고려해야 한다.
- 신경질환의 만성기에는 참여 제한이나 활동 제한으로 인해 기능적 제한이나 기능 장애가 더욱 악화될 수 있다.
- 반대로 참여와 활동을 촉진하면 기능적 제한이나 기능 장애가 개선될 가능성이 있다.

- 구성요소 간의 관계에는 배경요인(환경요인과 개인요인)이 관여한다.

3) 장애의 시간적 경과

- 기능장애를 중심으로 한 신경학적 증상, 활동, 참여 등이 신경질환의 진행 및 악화에 따라 변화한다.
- 질병의 상태 이외에도 구성요소 및 배경요인이 역동적으로 상호 영향을 미치기 때문에, 상황이 변화하는 경우 그 원인을 폭넓게 탐색할 필요가 있다.
- 중재 효과의 예상 판단과 예후 예측을 위해서는 시간적 경과를 고려해야 한다.

4) 국제 기능 · 장애 · 건강 분류를 이용한 정보 정리 및 관련 도표 작성

- 국제 기능 · 장애 · 건강 분류의 구성요소로 평가에서 얻은 정보를 정리한다(그림 2).
- 장애의 현황을 정리함으로써 대상의 전체상을 파악하고 개입의 방향을 검토하는 데 도움이 된다.
- 긍정적인 측면에 대해서는 장애 완화에 도움이 되는 내용을 중심으로 정리하는 것이 좋다.

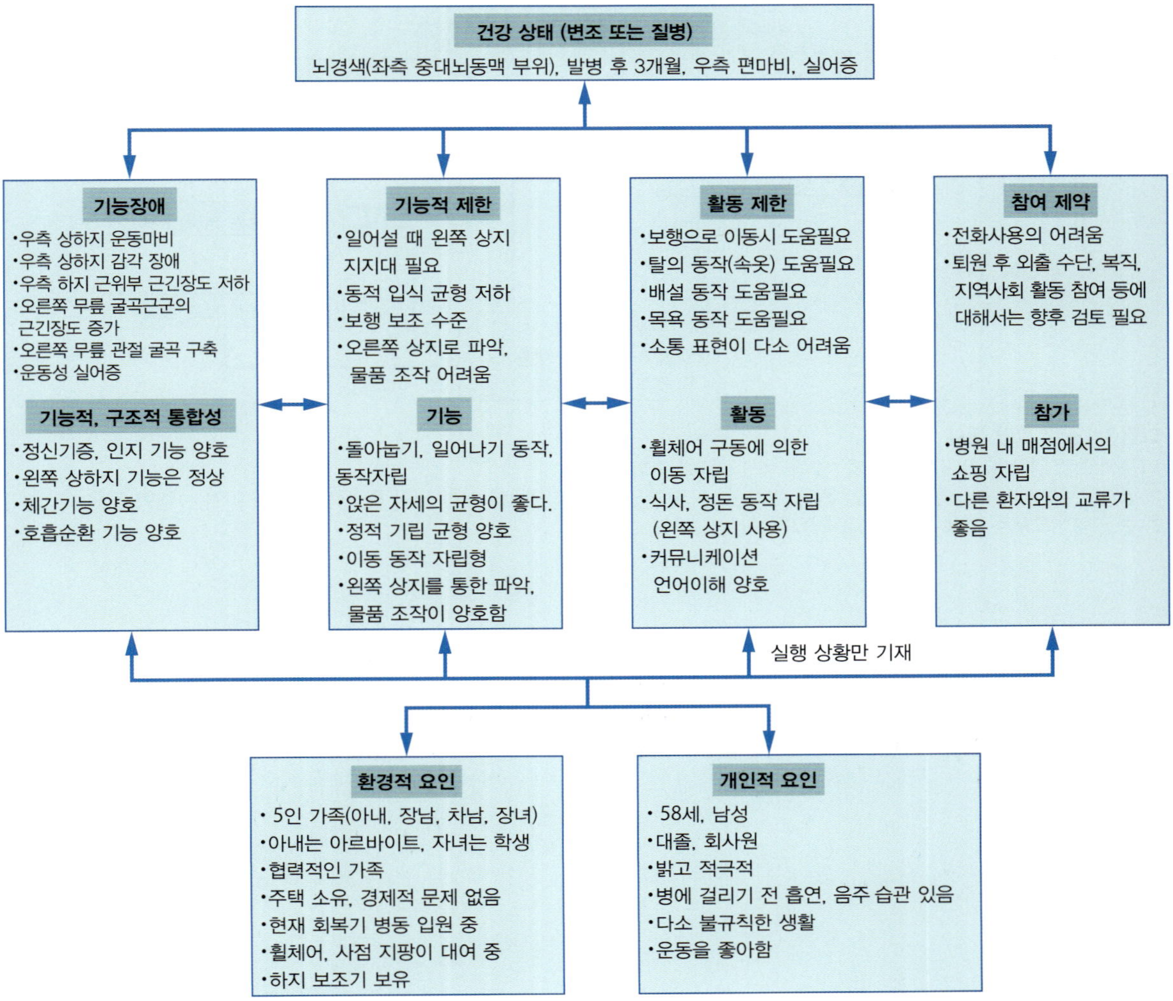

그림 2 ● 국제 기능 · 장애 · 건강 분류에 따른 정보 정리 예시
뇌경색으로 인한 우측 편마비 환자, 발병 후 3개월이 경과한 남성.

- 대상자에게 중요한 기능적 제한이나 활동 제한과 관련된 문제에 대해 관련 도표를 작성한다(그림 3).
- 관련 그림은 치료 지향적으로 검토한다.
- 평가의 목적은 장애의 정도를 파악하는 것에 그치지 않고, 대상자의 장애를 경감시킬 수 있는 중재 내용을 선택, 결정하는 것이다.

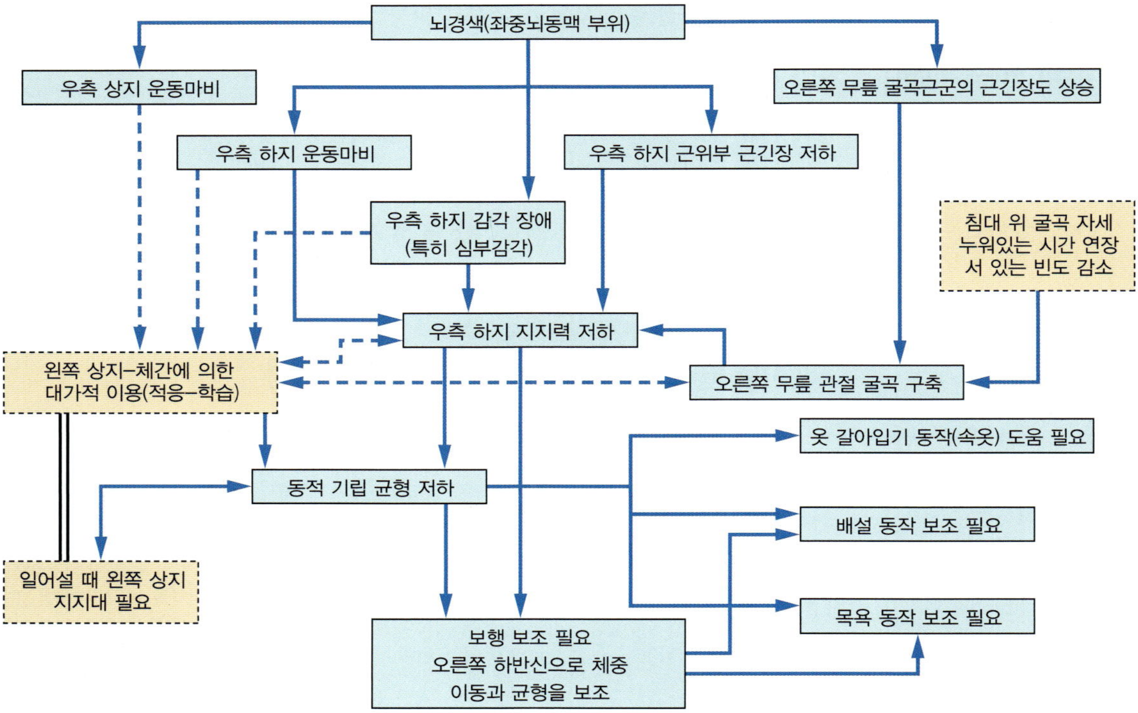

그림 3 ● 관련 그림 예시
뇌경색으로 인한 우측 편마비 환자, 발병 후 3개월이 경과한 남성.
서있거나 걷는 능력을 중심으로 한 관련 그림. --- 및 [점선 상자] 은 기능장애에 대한 대가 및 생활습관에 미치는 영향 등을 나타낸다. 치료 지향적으로는 이에 대한 개입이 중요하다.

〈문헌〉

1) 「ICF 国際生活機能分類—国際障害分類改定版—」(障害者福祉研究会/編), 中央法規, 2002
2) Roush SE & Sharby N : Disability reconsidered : the paradox of physical therapy. Phys Ther, 91 : 1715-1727, 2011

총론

4. 효과 판정 및 결과

우스다 시게루(臼田　滋)

POINT

1 발병 후 경과와 중재 효과에는 다양한 패턴이 있다.

2 기능적 제한이나 활동, 참여 또는 QOL의 결과 평가 지표를 사용하는 경우가 많다.

3 신뢰성(reliability), 타당성(validity), 반응성(responsiveness) 등의 요건을 갖춘 평가 지표(assessment index)를 선택한다.

1 신경질환에 대한 중재 효과 판단

1) 발병 후 경과 패턴

- 신경질환은 질환에 따라 다양한 임상적 경과 패턴을 보인다.
- 갑자기 발병했다가 어느 정도 호전되는 패턴, 서서히 기능저하를 보이는 패턴, 진행성으로 경과하는 패턴, 악화와 완화를 반복하는 패턴 등이 있다.
- 경과 패턴과 중재 시작 및 종료 시기, 중재 효과에 따라 더욱 다양한 패턴을 보인다(**그림 1**).
- 질병에 따라서는 중재에 의한 기능이나 능력의 개선은 어렵지만, 그 진행 속도가 완만해지는 효과를 보이는 경우도 있다.

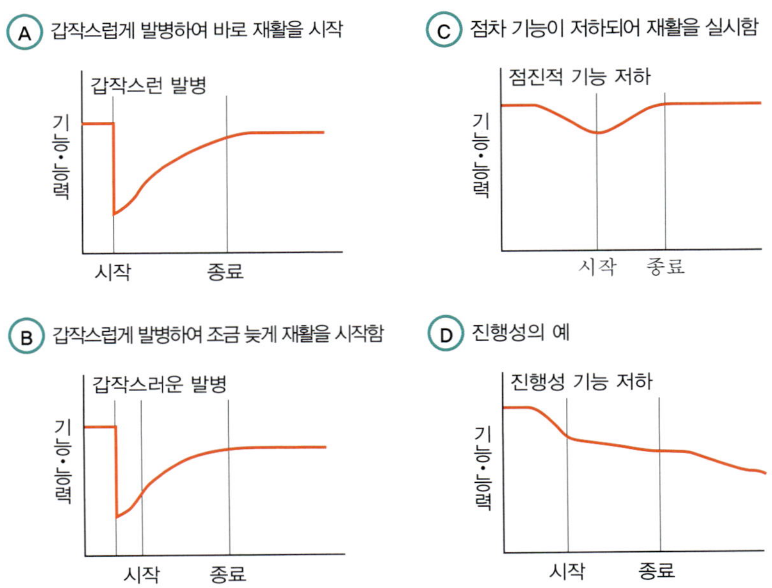

그림 1 ● **발병 후 경과와 중재 효과**

- 어떤 패턴이든, 개입 시작부터 종료 시점 또는 특정 시점까지의 효과(기능이나 능력의 변화)를 판단한다.
- 신경질환의 상태 변화에는 재활치료 외에도 자연경과, 약물치료 및 수술의 영향, 환경적 요인 및 개인적 요인에 의한 영향 등 다양한 요인이 관여한다는 점을 중재 효과 판단 시 고려한다.

2) 결과

- 결과는 개입 후 어느 시점에 도달한 기능이나 능력의 수준을 말한다.
- 일반적인 의료 평가의 결과로는 **사망률, 이환율, 완치율** 등의 임상적 지표가 사용되는 경우가 많지만, 재활치료에서는 **기능적 제한**이나 **활동, 참여도** 또는 QOL 등의 평가지표를 사용하는 경우가 많다.
- 중재 종료 시점의 레벨을 측정하는 경우가 많다.
- 개입에 의한 기능이나 능력의 변화라는 관점에서는 **이득**과 **효율**이 중요하다.
  - 일정 기간 동안의 기능이나 능력의 변화를 **이득**이라고 한다.
    이득 = 개입 종료 시점 - 개입 시작 시점
  - 이득을 그 기간으로 나눈 비율을 **효율**이라고 한다. 효율 = 이득/개입 기간
- 기능이나 능력을 정량적으로 측정할 수 있는 평가지표를 사용한다. 주로 일상생활 활동과 관련된 지표를 사용한 결과를 **기능적 결과**(functional outcome)라고 한다.

2 결과 평가지표

1) 평가지표의 선택

- 환자 자신의 목표와 중재의 목표와 목적을 반영하는 평가지표를 선택한다.
- 국제 기능 · 장애 · 건강 분류의 구성요소 외에도 **자기효능감, 건강관련** QOL 등 환자의 주관적인 측면을 반영한 질적 평가도 유용하다.
- 어떤 질환이나 시기에도 기능적 제한과 활동 제한과 관련된 평가지표가 선택되는 경우가 많다.
- 급성기나 진행기에는 약물요법이나 수술에 의한 효과를 포함하여 기능장애의 개선을 기대할 수 있는 경우가 많다.
- 유지기나 말기 등 중증 장애의 경우, 호흡순환 기능이나 건강관련 QOL 등이 중요한 경우가 많다.

2) 결과 평가 지표에 필요한 요건(표 1)

- 후술할 요건을 갖춘 평가지표를 선택하는 것이 바람직하다.
  - 측정방법이 **표준화**되어 있을 것 : 측정방법, 측정환경, 사용하는 기구 등이 정해져 있고, 측정결과 점수화 및 채점기준 등이 명시되어 있을 것. 측정 매뉴얼이 작성되어 있을 것.
  - **신뢰성**이 높을 것 : 여러 번 측정하거나 다른 검사자로 측정했을 때 오차가 적고 측정 결과가 안정적이어야 한다.
  - **타당성**이 높을 것 : 측정하고자 하는 기능이나 능력을 적절하게 측정할 수 있어야 한다.
  - **반응성**이 높아야 함 : 환자의 기능 변화에 측정 결과가 민감하게 반응해야 한다.
  - **실행가능성** : 검사자나 환자에게 부담이 적고, 저렴하고, 안전하게 측정할 수 있어야 한다.

▸ **천장 효과**(ceiling effect)와 **바닥 효과**(floor effect)가 작아야 함 : 측정값이 평가지표 점수의 상한에 가까울 경우 천장효과, 반대로 하한에 가까울 경우 바닥효과로, 이 두 가지가 크면 환자의 변화를 감지하기 어렵다.

3) 신경질환에 공통적으로 사용할 수 있는 대표적인 결과 평가지표

- 많은 신경질환에 공통적으로 사용할 수 있고, 앞서 언급한 필수 요건을 거의 충족하며, 임상적으로 비교적 많이 사용되는 결과 평가지표를 표 2에 제시하였다.
- 기능적 제한에 포함되는 균형, 보행과 관련된 많은 평가지표가 있으며, 비교적 간단하게 측정할 수 있다.
- 낙상 관련 자기효능감 평가지표나 삶의 질 평가지표는 주관적이기 때문에 환자의 인지기능이나 의사소통 능력이 영향을 미친다.
- 평가지표에 대한 자세한 내용은 문헌[1~4] 참조.

표 1 ● 성과 평가 지표에 필요한 요건

측정 방법이 표준화되어 있을 것
신뢰성이 높을 것
타당성이 높을 것
반응성이 높을 것
실행가능성이 뛰어날 것
천장 효과와 바닥 효과가 작아야 한다.

표 2 ● 대표적인 성과 평가 지표

균형	Berg Balance Scale(BBS)
	Balance Evaluation Systems Test(BESTest)
	Functional Reach(FR)
	Timed Up and Go test (TUG)
걷기	보행 속도
	6분간 보행 검사
	Physiological Cost Index(PCI)
	Dynamic Gait Index(DGI)
	Functional Ambulation Category(FAC)
낙상	Activity-specific Balance Confidence Scale (ABC Scale)
	Falls Efficacy Scale(FES)
활동 : ADL	Barthel Index
	Functional Independence Measure(FIM)
	IADL scale
참여 : IADL	노인종합연구소식 활동능력 지표
	Frenchay Activity Index(FAI)
QOL	EuroQOL
	SF-36

ADL: 일상생활활동, IADL: 도구적 일상생활활동, QOL: 삶의 질

〈문헌〉

1) 「臨床評価指標入門 適用と解釈のポイント」(内山 靖, 他/編), 協同医書出版, 2003
2) 「障害と活動の測定・評価ハンドブック 機能からQOLまで」(岩谷 力, 飛松好子/編), 南江堂, 2005
3) 「リハビリテーションにおける評価法ハンドブック 障害や健康の測り方」(赤居正美/編著), 医歯薬出版, 2009
4) 「モーターコントロール 原著第5版 研究室から臨床実践へ」(田中 繁, 蜂須賀研二/監訳), 医歯薬出版, 2020

1A. 뇌졸중(급성기)

타카미 아키요시(髙見彰淑)

Ⓐ지식의 정리 Ⓑ재활프로그램

POINT

1. 뇌졸중의 병태생리 및 책임 병소를 파악하고, 그 주요 기능(기능적 국소화)을 알아야 한다. 이를 위해 뇌해부, 혈관, 신경의 투사섬유(projection fibers), 연합섬유(association fibers), 교련섬유(commissural fibers) 등을 파악해야 한다 등을 파악해야 한다.
2. 증상은 다양하지만, 다른 개인차가 크며, 배경 요인을 고려해야 한다.
3. 신경학적 소견 외에 합병증 및 동반질환에 대해 알아본다.
4. 영상에서는 CT, MRI(특히 확산강조영상) 등으로 부위, 손상범위(가급적 입체적으로), 혈종의 크기 등 형태적 변화를 파악하는 한편, SPECT, PET 등을 통해 기능적 변화(뇌혈류량 등)를 파악한다.
5. 뇌 활성화에 관한 정보(fNIRS, fMRI 등)를 얻을 필요가 있다.

1 병태

1) 뇌혈관 질환

- 뇌혈관 사고(cerebral vascular accident: CVA)는 뇌혈관의 혈관 내강 막힘, 혈관 내경의 변화, 혈관 파열, 혈관 투과성 변화 등에 의해 발생하는 병태이다(National Institute of Neurological Disorders and Stroke: NINDS- III): 표 1[1].

표 1 ● 뇌혈관질환 분류(NINDS- Ⅲ)

A	무증상
B	국소 뇌기능 장애
	1. 일과성 뇌허혈 발작(TIA) 2. 뇌졸중 발작 a) 임상적 측면에서 — 개선형/악화형/안정지속형 b) 병태생리 — 1) 뇌출혈 2) 지주막하출혈 3) 뇌 동정맥 기형으로 인한 두개 내 출혈 4) 뇌경색* (표 2 참조)
C	뇌혈관성 치매
D	고혈압성 뇌증

- 뇌졸중(stroke)은 뇌혈관 장애에 의해 급성으로 발병하고 의식장애를 동반하는 경우가 많으며, 운동마비나 감각장애 등을 동반하는 증후군이다. 병태생리에는 **뇌출혈, 지주막하출혈, 뇌동맥정맥 기형에 의한 두개내 출혈, 뇌경색**이 있다(**그림 1**). 여기서는 뇌경색과 뇌출혈을 중심으로 설명한다(지주막하출혈은 **1장-2** 참조)

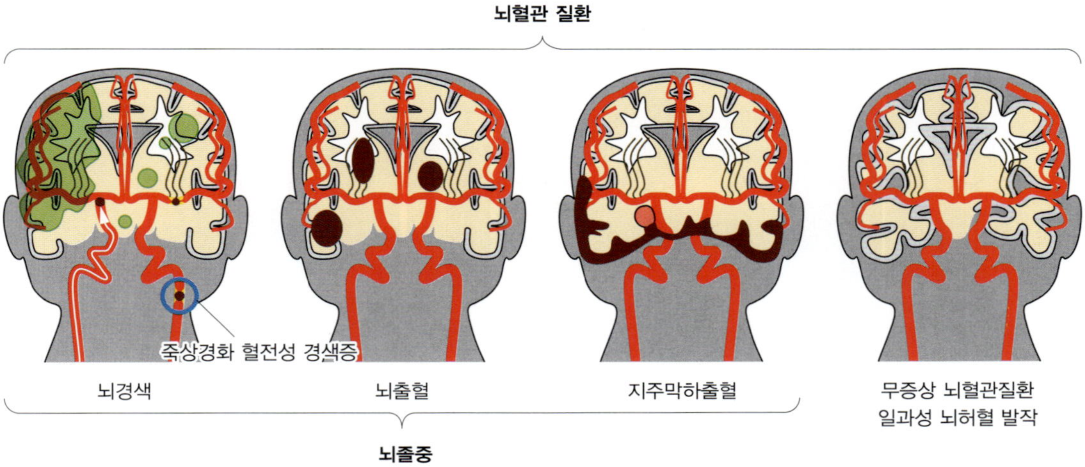

그림 1 ● 뇌혈관질환의 분류
뇌경색의 경우 녹색은 경색반, 작은 짙은 회색은 혈전, ⇨은 심장에서 생긴 혈전을 나타낸다. 뇌출혈의 경우 붉은색 원은 출혈(혈종), 분홍색 원은 동맥류(지주막하)이다.

2) 허혈성 병변(뇌경색, TIA)

- 뇌경색은 임상 병형에 따라 크게 죽상동맥경화 혈전성 뇌경색(atherothrombotic cerebral infarction), 심인성 뇌색전증(cardioembolic stroke), 열공경색(lacunar infarction), 기타로 나뉘는데(**표 2**), the Trial of Org 10172 in Acute Stroke Treatment(TOAST)에서는 기타를 다음과 같이 두 가지로 구분하고 있다(**그림 2**).
- 기타 원인에 의한 뇌경색 : 비동맥성 동맥경화, 응고 이상 등을 유발하는 희귀질환으로 경색 부위나 크기가 다양하다.
- 원인불명 뇌경색 : 여러 원인 또는 그 중복, 검사 결과 확인 불가 또는 불충분한 검사 결과 중 하나를 나타낸다. 원인 불명의 잠복기 뇌졸중은 색전증이 많다고 한다.
- 발생 기전으로는 혈전성, 색전성, 혈행역학적 기전이 있다. 또한, 일시적으로 뇌허혈 증상을 일으켜 24시간 내에 증상이 소실되는 것을 일과성

표 2 ● 뇌경색의 세분화(NINDS-Ⅲ)

a) 기전	(1) 혈전성
	(2) 색전성
	(3) 혈행역학적
b) 임상양상	(1) 죽상경화증 혈전성 뇌경색증
	(2) 심인성 뇌색전증
	(3) 열공경색
	(4) 기타 뇌경색
c) 병변부위	(1) 내경동맥
	(2) 중뇌동맥
	(3) 전대뇌동맥
	(4) 척추 뇌기저동맥*

* (a) 척추동맥, (b) 뇌저동맥, (c) 후대뇌동맥

① 죽상경화 혈전성	② 심인성 뇌색전증	③ 열공경색
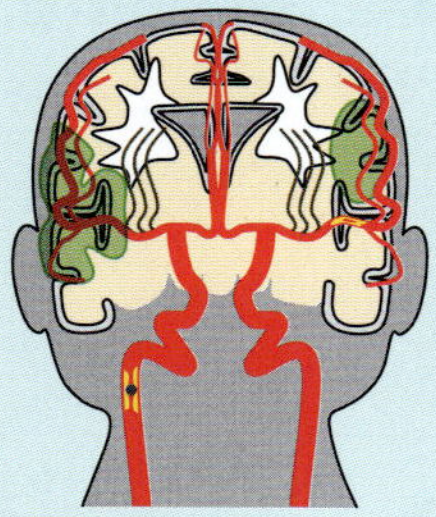	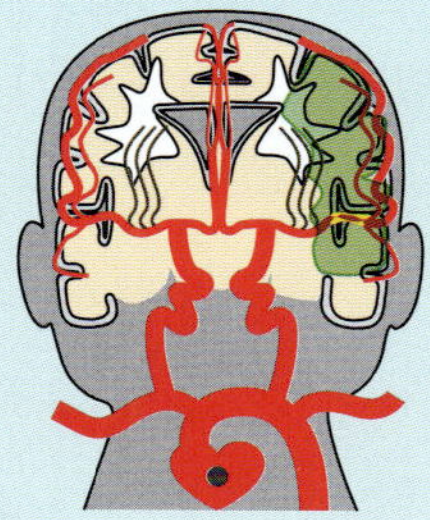	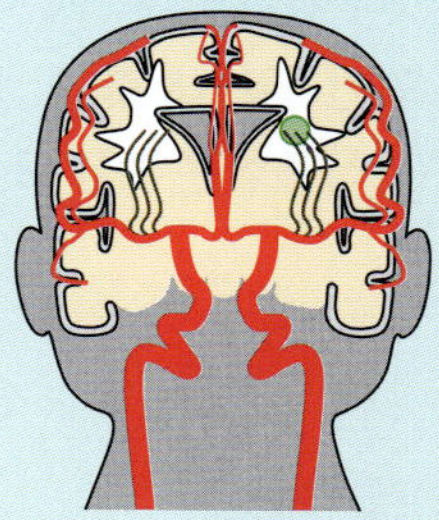
• 책임 혈관의 50% 이상 협착, 폐색 • 대뇌피질, 소뇌, 뇌간, 피질, 피질하 1.5cm 이상의 경색 부위	• 심장색전원 존재 • 대뇌피질, 소뇌, 뇌간, 피질, 피질 하 1.5cm 이상의 경색 부위	• 임상적으로 열공경색 증후군을 보이는 경우 • 1.5cm 미만의 경색 부위

④ 기타 원인에 의한 뇌경색	⑤ 원인 불명의 뇌경색
• 비동맥경화성 동맥협착, 응고 이상 등을 유발하는 희귀 질환 • 경색 부위와 크기는 다양하다	• 다중 원인 중복 • 검사 결과 확인 불가 중 • 불충분한 검사 } 하나의 가능성

그림 2 ● TOAST 분류(뇌경색)
문헌2를 바탕으로 작성.

뇌허혈발작(transient ischemic attack)이라고 한다. 내경동맥계(internal carotid artery)와 척추-뇌기저동맥(vertebral-basilar artery)로 나누어 생각하면 이해하기 쉽다.

- 다음은 뇌경색(기타)에 대해 설명한다.

A. 죽상동맥경화 혈전성 뇌경색(그림 3)

- 대부분 동맥경화성 병변(죽상동맥경화증)의 막힘에 의해 발생한다. 신경증상 악화의 빈도가 다른 병형보다 약간 더 많다. 또한, 동맥경화증이 부분적으로 박리되거나 혈압 저하로 인해 원위부 허혈이 발생하기도 한다.

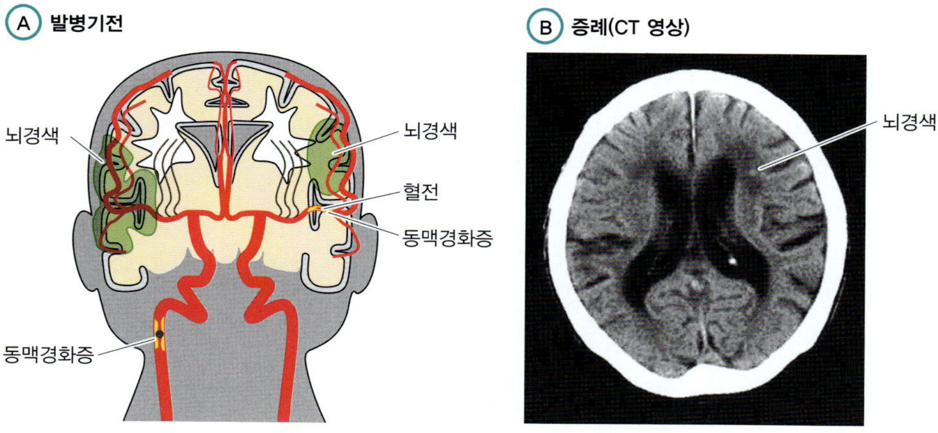

그림 3 ● 죽상경화증 혈전성 뇌경색

- 안정 시 발병이 많고, **고혈압, 당뇨병, 지질대사 이상 등의 기저질환**을 동반하는 빈도가 높다.
- 국소 신경 증상의 진행은 비교적 느리게 진행하며, 수일 후에 증상이 진행되는 경우도 있다.

B. 심인성 뇌색전증(그림 4)

- 심장에서 흘러나온 혈전이 혈관을 막아서 허혈을 일으킨다. 비판막성 심방세동이 색전증의 원인으로 작용하는 경우가 많다.
- 뇌혈전과 달리 측부혈관이 발달하지 않기 때문에 뇌관류 장애가 전체 부위에 발생한다.
- 색전술 후 재개통하여 출혈성 뇌경색을 일으키기 쉬운 것도 특징이다.

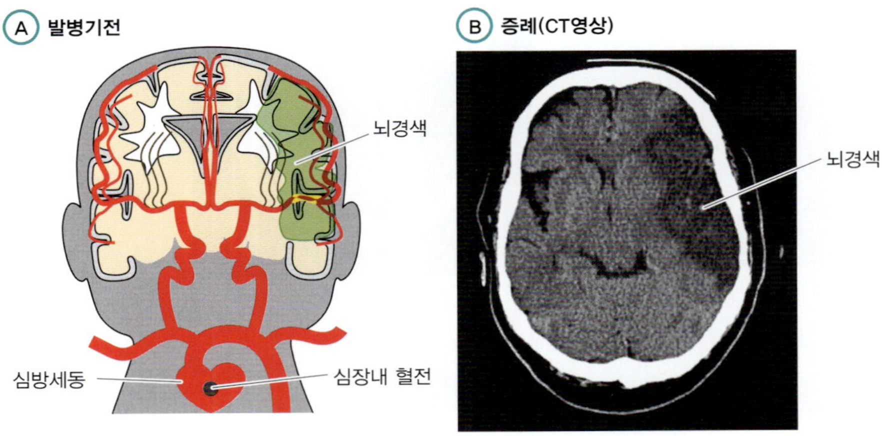

그림 4 ● 심인성 뇌색전증

C. 열공경색(그림 5)

- 뇌심부, 뇌간 등을 관류하는 천공분지 영역이 막혀서 발생한 직경 3～15 mm의 국소적 허혈성 병변이다.
- 운동마비 등은 경미한 경우가 많으며, 재활치료는 **발병 당일부터 가능한** 경우가 많다[3].

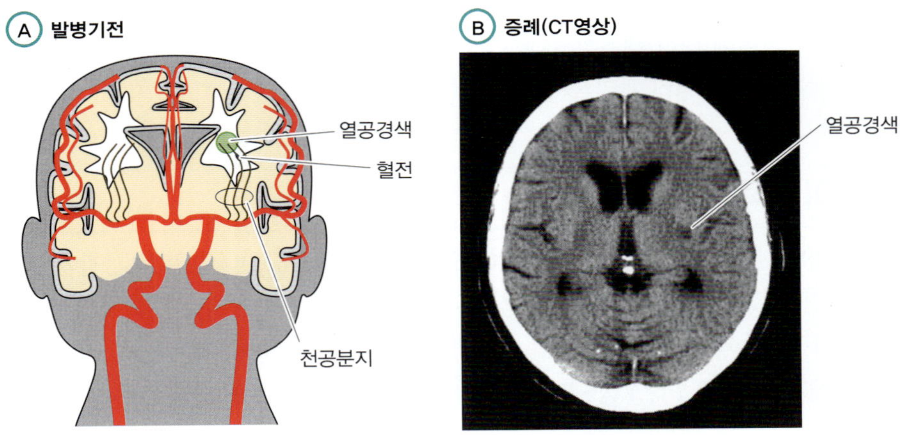

그림 5 ● 열공경색

3) 출혈성 병변(뇌출혈)

- 뇌출혈은 뇌실질 내 출혈로 고혈압성 출혈이 가장 많다. 미세 동맥류의 파열이나 혈관 괴사로 인해 출혈이 발생한다. 수는 적지만 비고혈압성 뇌출혈도 있는데, 뇌 아밀로이드 혈관병증(amyloid angiopathy), 뇌동정맥 기형, 모야모야병, 해면상 혈관종 등이 있다(**그림 6**).

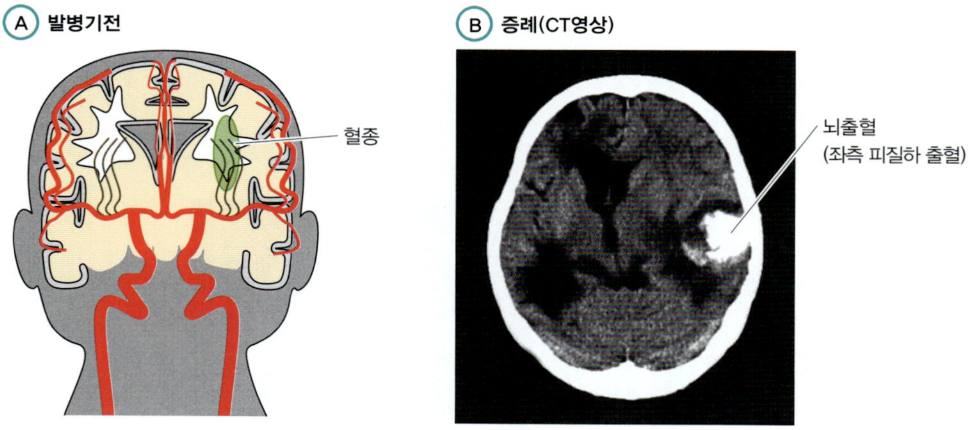

그림 6 ● 뇌출혈

- 호발 부위는 **피질, 시상, 피질하, 소뇌, 뇌교**이다(**표 3**). 뇌실 천공은 시상, 소뇌, 뇌간에서 많이 발생하며, 이 부위에서의 출혈은 수두증의 위험인자이기도 하다.
- 혈종의 양과 뇌부종(의식장애), 병소에 따라 수술 적응증이 될 수 있다.
- 활동할 때 많이 발생하며, 혈압이 상승하는 경우가 많다. 신경증상의 진행이 비교적 빠르다.

4) BAD (branch atheromatous disease)

- 주 간선 동맥의 근방에서 폐색되어 발생하는 천공 분지(perforating branch) 영역의 경색이다. 렌즈핵(lentiform neucleus), 선조체(striatum)이나 뇌교의 중추 동맥(paramedian pontine arteries)에 많다고 한다. 직경 15mm 이상의 죽상동맥경화증이 원인으로 추정된다. **신경증상의 악화**가 비교적 높은 빈도로 발생하므로 주의가 필요하다.
- BAD 타입의 혈관 병변에 대한 대응은 재활치료를 진행함에 있어 어려운 점이 있지만, 혈역학적인 기전과 동일하게 취급하여 **혈압** 관리를 신중하게 한다.

2 장애(증상, 이학적 소견)

- **의식장애, 운동마비, 감각장애, 고위 뇌기능장애** 등이 나타난다(**표 4**). 운동마비, 감각장애 등은 보통 병소측 반대편에 소견이 나타나지만, 손상 부위에 따라 양측 또는 부분적으로 차이가 날 수 있어 주의가 필요하다. 국소성 기능 외에 연합 섬유의 연관성이나 **기능해리**(diaschisis)도 고려한다.
- 고위 뇌기능장애(**총론2 표11, 1장-8** 참조)는 좌우 대뇌 반구에서 서로 다른 증상을 나타낸다(**표 5**).

표 3 ● 뇌출혈의 발생 부위 및 주요 증상

호발 부위 및 발병 빈도	주요 신경증상 등
피각(putamen) 35~50 %	의식장애, 두통, 구토, 심한 경우 뇌탈출증(herniation)을 일으킬 수 있다.
	internal capsule로의 진행은 편측성 운동마비(이완성 마비→경련성 마비)를 나타낸다.
시상하부 출혈 10~25 %	감각장애(저하 또는 이상)를 보이는 경우가 많다. 뇌실로 천공되면 정상압수두증, 각성장애를 일으킬 수 있다.
	운동실조(감각성, 소뇌성), 심한 통증(시상통), 불수의적 운동, 치매, 고차 뇌기능장애 등 다양한 증상을 보인다.
피질하 출혈 15~25 %	편측성(좌우) 운동마비, 감각장애, 시야결손 등
	손상 부위 근위 피질 증상이 나타나기 쉽다. 예) 전두엽 피질하 → 이른바 전두엽 증상
	좌반구 : 실어증, 실행 등, 우반구 : 좌반측 무시, 주의력 장애 등
	양측성 병변에서는 가성구마비나 치매, 파킨슨병, 파킨슨증
소뇌출혈 5~10 %	어지러움, 구토, 안진
	운동실조(소뇌성), 기립보행장애를 일으킨다. 전두엽 증상이 나타날 수 있다.
뇌간(brain stem) 출혈 5~10 %	의식장애, 축동, 빈맥, 호흡장애, 연하장애, 어지럼증 등
	운동실조(평형운동장애, 사지 및 체간), 안구운동장애
	편마비 외에 양측성 장애(마비나 감각 이상), 사지마비가 될 수 있다.

좌우 반구의 차이, 뇌의 국소성 차이, 연 섬유 등의 연관성이 있기 때문에 앞서 언급한 증상이 모두 나타나는 것은 아니다. 주의 깊게 증상을 확인해야 한다.

- 뇌졸중에 호발하는 합병증 및 동반장애를 파악하여 정보를 얻는다(표 6)[4].
- 신경 네트워크(대뇌 기저핵 루프 등)를 고려하는 것도 중요하다.

memo 기능해리(diaschisis: 그림 7)

'기능적 괴리' 혹은 '원격성 기능장애' 라고도 하며, 직접 손상된 부위뿐만 아니라 그 부위와 섬유연결된 부위에도 혈류저하가 나타나 그 부위의 기능장애를 일으키는 것을 말한다. 예를 들어, 경색 부위 주변의 대뇌피질, 반대편 반구의 대뇌피질, 동측 시상, 뇌간, 반대편 소뇌에서 뇌혈류량 감소가 나타난다. 이 외에도 미상핵의 경색으로 인해 미상핵의 혈류 저하뿐만 아니라 미상핵과 섬유적으로 연결되어 있는 전두엽의 일부에도 혈류 저하가 나타나며, 이로 인해 전두엽의 기능 저하(수행기능장애 등)가 발생할 수 있다

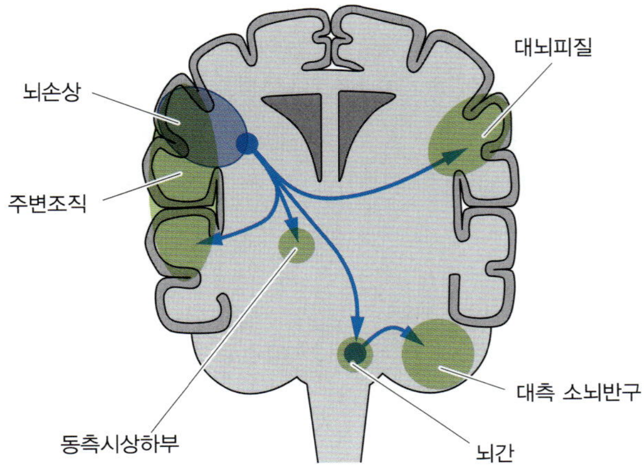

그림 7 ● 기능해리

예를 들어, 우반구에 경색이 발생한 곳(■), 섬유연결되어 있는 대측 소뇌반구 등(■)의 혈류저하를 일으켜 기능저하를 초래할 수 있다.

표 4 ● 주요 신경학적 소견

신경증상	주요 증상 및 장애	검사 및 측정 방법
의식장애	각성 수준 저하	JCS · GCS · ECS
	의식변형(야간 섬망)	neecham confusion scale, CAM-ICU
운동장애	의지운동장애, 근력저하, 근력저하	Fugl-Meyer Assessment(FMA)
	편마비, 사지마비	Brunnstrom Recovery Stage
	경직성 마비, 이완성 마비	Motricity Index, MMT
감각장애	감각저하(탈감각)-이상, 시상하부 통증	SW 지각 검사
	표재성, 심재성, 복합성 감각장애	SIAS, FMA의 테스트
근긴장 이상	저하, 항진[경직(spasticity), 강직(rigidity)]	Ashworth 척도 개정판 수동성, 신장성, 경직 검사
반사 이상	병적 반사, 심부 및 표면 반사 이상	심부 건반사, 바빈스키 반사 등
운동실조	측정장애, 운동분해, 협동운동장애, 반복적 길항운동장애, 계획진전장애	코-손가락 코-무릎치기 검사 등 SARA(종합평가)
뇌신경 장애	삼킴-씹기, 시각, 안면운동, 안구운동, 전정, 청각 기능 등의 장애	안면 12 신경 평가 검사(cranial nerve test)
불수의적 운동	무도증(chorea), 근이긴장증(dystonia), 무정위운동(athethoid)	운동, 동작 관찰
자율신경 이상	혈압, 맥박, 발한 이상, 지질 대사 이상	생체 징후 측정
고차 뇌기능 장애	실어증, 실행, 실인증, 수행기능, 기억장애, 주의력 장애, 지능저하, 사회 적응 이상	BIT, BADS, CAT 등

SIAS : Stroke Impairment Assessment Set, SARA : Scale for the Assessment and Rating of Ataxia

표 5 ● 좌우 대뇌반구의 기능(장애)

우반구	기능등	좌반구
이미지 조작 공간 도형 지리 · 방향 기하학 도형 · 얼굴	시각	문자 단어 문장
입체물	촉각	
소리의 높낮이 · 음색 음악 · 환경 소리	청각	언어 리듬
회화 · 쌓기 · 퍼즐	운동	읽고 쓰기 어려움 미세한 의지 운동
영상적 기억	기억	언어적 기억
감정-직관	관찰	계산적, 분석적
반쪽시공간무시	(장애)	실어증
운동 유지의 어려움		관념실행증, 관념운동실행증
편마비 부인		읽고 쓰기 어려움
운동 무시		계산 어려움
구성 장애 등		우울증 등

표 6 ● 주의해야 할 합병증

내당능 이상	우울증, 자발성 저하	통증(CRPS, 중심성 통증 등)
감염성 질환 (요로, MRSA 등)	경련	언어장애
순환기 장애 (AMI, ASO 등)	욕창	삼킴 및 섭식 장애
호흡기 질환 (폐렴 등)	뇌부종 및 탈장	폐용증후군
상부 소화관 출혈	배뇨-배변 장애	두통, 현기증, 구토
수면주기 이상	정상압수두증	체력 저하
심부정맥혈전	골관절 질환	평형기능장애
발열	파킨슨병	정신 증상
빈혈	간 기능 장애	시각적 이상 (시야협착 등)

3 검사 및 진단

- 신경학적 소견을 살펴본다(**총론2** 참조).
- 생리적 검사로는 **혈압, 심전도**(24시간 홀터 포함), **안저검사, 청력 및 시력, 호흡기능, 골밀도, 초음파, 영상 검사** 등을 실시한다.
- 영상검사(**총론2**)에서는 CT · MRI 등의 형태적 소견을 확인하지만, 그려지지 않은 주변의 기능저하가 기능장애상을 형성하고 있는 경우가 있으므로 뇌혈류량 등 뇌순환대사를 나타내는 SPECT (single photon emission computer tomography)나 PET(positron emission tomography) 등의 기능적 소견도 파악해 둔다. 또한, 확산강조영상(DWI)이나 T2 강조영상 등 촬영법에 따라 각각 특징이

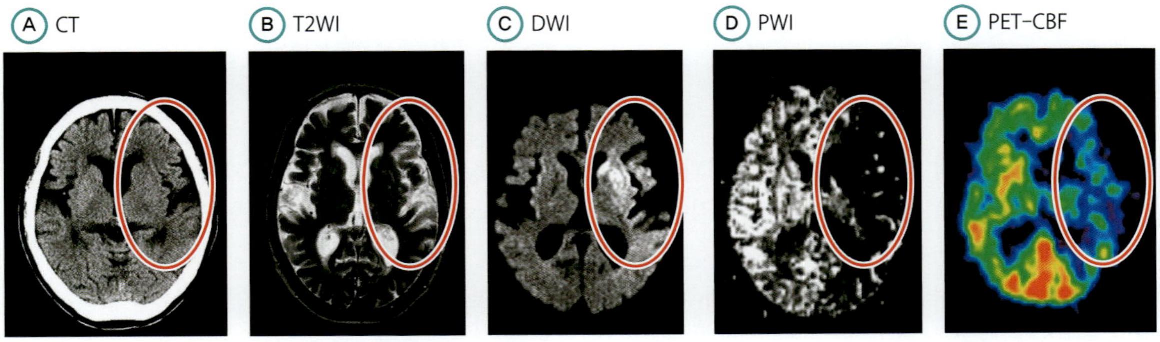

그림 8 ●좌중뇌동맥 부위 뇌경색 환자(발병 0일)의 각 뇌 영상 소견
발병 초기에는 CT나 T2 강조영상(T2WI)에서 상기 부위 내 손상이 불분명하다. 확산강조영상(DWI) 및 관류강조영상(PWI), PET(뇌혈류량: CBF)에서 이미 기능 저하가 일어나고 있음을 알 수 있다.

있으므로 그것 또한 기억해 두어야 한다(**그림 8**).

- 뇌혈관조영술은 조영제를 주입하여 미세한 혈관까지 평가하는 것이다. 그러나 악화의 위험도 있어 MRI를 이용한 비침습적 영상법(magnetic resonance angiography: MRA)을 사용하는 경우가 많다(**그림 11**).
- 뇌 활성화 등 회복 과정을 추측할 수 있기 때문에 fMRI나 fNIRS(functional near infra-red spectroscopy: **그림 9**), 확산텐서영상(**그림 10**), 통계적 처리로 파악하는 SPM(statistical parametric mapping)도 유효하다(**총론2** 참조).
- 초음파 검사는 총경동맥의 동맥경화 등을 파악하는 경부혈관초음파검사, 심방내 혈전 등을 보는 경식도심초음파검사, 두개골을 통해 혈관을 평가하는 경두개 에코도플러 혈류검사 등이 시행된다. 심부정맥 혈전 확인에도 초음파가 사용된다.
- 혈액 응고 및 선량 검사는 뇌경색 치료제(와파린 등)의 효과와 심부정맥혈전 등을 확인하는 데 사용된다. 프로트롬빈 시간(PT), D-dimer, 트롬빈 검사(TT) 등이 있으며, PT-INR(프로트롬빈 시간 국제 표준비)은 1.0이지만, 실제 조정은 병태와 연령 등에 따라 목표치가 다르다(1.5~2.5배).
- 생화학 검사는 전해질 등 일반 혈액검사 외에 반응성 단백질(CRP), 근육조직장애(CPK), 당화혈색소(HbA1c), 간기능(AST) 등 증상에 맞는 검사를 선택한다.

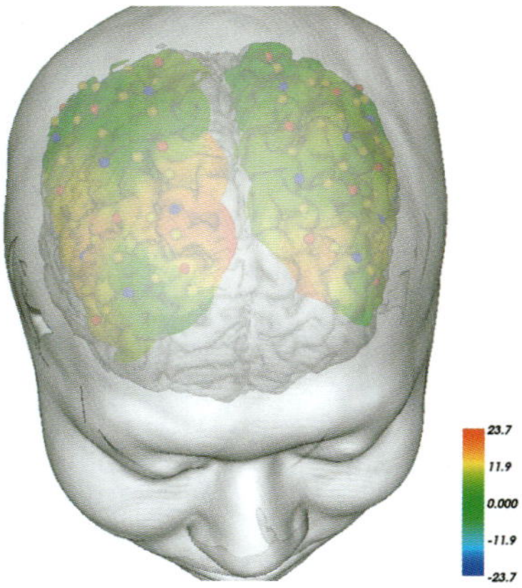

그림 9 ● fNIRS 이미지 정보
정상인의 왼손 손가락 두드리기 동작. 비우세손활동으로 인해 반대편 반구 영역도 활성화되어 있다.

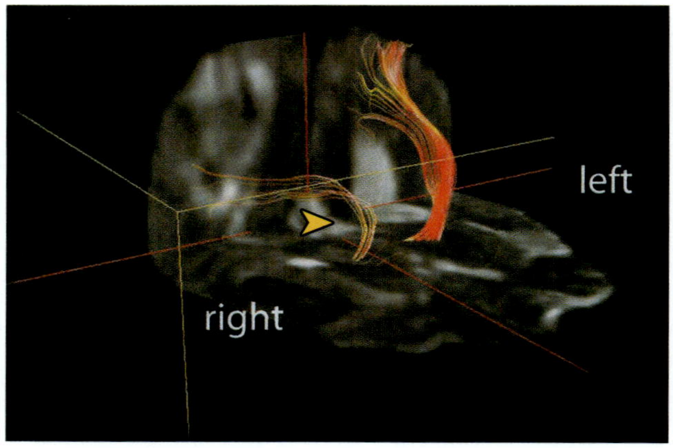

그림 10 ● 확산텐서영상(DTI)/3D tractography
우측 피막출혈의 예이다. 좌측에 비해 원추체로(corticospinal tract)의 묘사가 가늘어진 것을 알 수 있다(➤).

- 전기생리학적 검사로는 뇌파 측정과 신경전도속도 측정 등이 이루어진다. 뇌파 검사는 소견으로 간질 등을 예측할 수 있다. 체성감각유발전위(sensory evoked potentials: SEP)도 비교적 많이 이용된다.
- 재활에 필요한 검사 및 측정에서 자주 이용되는 평가지표를 **표 7, 8**에 정리하였다[5].

표 7 ● 주요 뇌졸중 평가 지표

유형별	명칭	유형	명칭
의식수준	Glasgow Coma Scale (GCS)	이동능력	Rivermead Mobility Index (RMI)
뇌졸중 기능장애	NIH Stroke Scale Canadian Neurological Scale	언어장애	Boston Diagnostic Aphasia Examination Porch Index of Communicative Ability Western Aphasia Battery (WAB)
능력저하 (포괄)	modified Rankin Scale	우울증	Beck depression inventory (BDI) Center for Epidemiologic Studies Depression Scale Geriatric Depression Scale Hamilton Depression Scale
ADL(기본)	Barthel Index Functional Independence Measure (FIM)	ADL(도구)	PGC Instrumental Activities of Daily Living Frenchay Activities Index (FAI)
정신상태	Mini-Mental State Examination (MMSE) Neurobehavioral Cognition Status Exam	가족 상황	Family Assessment Device (FAD)
운동기능	Fugl-Meyer Motor Assessment Scale (FMA) Motricity Index	건강·QOL	Medical Outcomes Study (MOS) 36-Item Short-Form Health Survey (SF-36) Sickness Impact Profile (SIP)
균형	Berg Balance Scale (BBS)		

문헌5를 바탕으로 작성.

표 8 ● 주요 뇌졸중 평가지표(보충)

유형	명칭	유형	명칭
의식수준	Japan Coma Scale(JCS) Richmond-Agitation-Sedation Scale(RASS)	이동능력	Dynamic Gait Index(DGI) Functional Ambulation Classification(FAC)
뇌졸중 기능장애	Japan Stroke Scale Stroke Impairment Assessment Set(SIAS)	언어장애	Standard language test of aphasia(SLTA)
체간기능	Functional Assessment for Control of Trunk Trunk Control Test(TCT) Trunk Impairment Scale(TIS)	상지기능	Manual Function Test(MFT) Action Research Arm Test(ARAT) Simple Test for Evaluating Hand Function(STEF)
지구력	6 Minute Walking Distance test modified Borg scale	ADL (도구)	Lowton's Instrumental ADL
정신상태	Hasegawa Dementia Scale- revised edition (HDS-R)	Pusher 현상	Clinical assessment Scale for Contraversive-Pushing(SCP)
운동기능	Brunnstrom Recovery Stage (BRS) Ueda' s 12-step hemiplegia function test	QOL	Stroke Specific QOL Euro-QOL
균형	Activity-specific Balance Confidence Scale (ABC Scale) Balance Evaluation Systems Test(BESTest) postural assessment scale for stroke(PASS)	통증	Visual analogue scale

4 치료

- 뇌경색의 치료는 주로 **보존적 요법**[경정맥 혈전용해요법(intravenous thrombolytic therapy, rt-PA), 항혈소판요법(antiplatelet therapy), 항응고요법(anticoagulant therapy), 경동맥적 국소혈전용해요법 등]과 **경동맥적 혈행재건술**(기계적 혈전제거요법, 스텐트삽입술 등), **수술적 처치**가 병태생리 및 병형에 따라 선택된다[6].
- 유전자 재조합 조직형 플라스민 활성제는 발병 4.5시간 이내에 정맥 투여 시 효과가 인정되고 있다(**그림 11, 12**). 그러나 rt-PA 제제의 효과는 불분명한 것으로 알려져 있다.

Ⓐ 혈전 용해 시술 전　Ⓑ 혈전 용해 시술 후

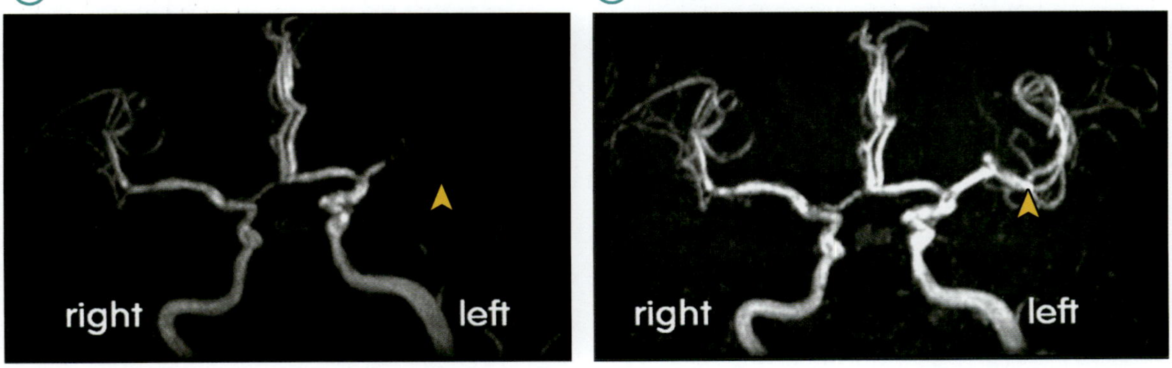

그림 11 ● MRA 이미지
혈전 용해 요법 후(B: 다음날) 좌중뇌동맥(➤)이 그려져 있다.

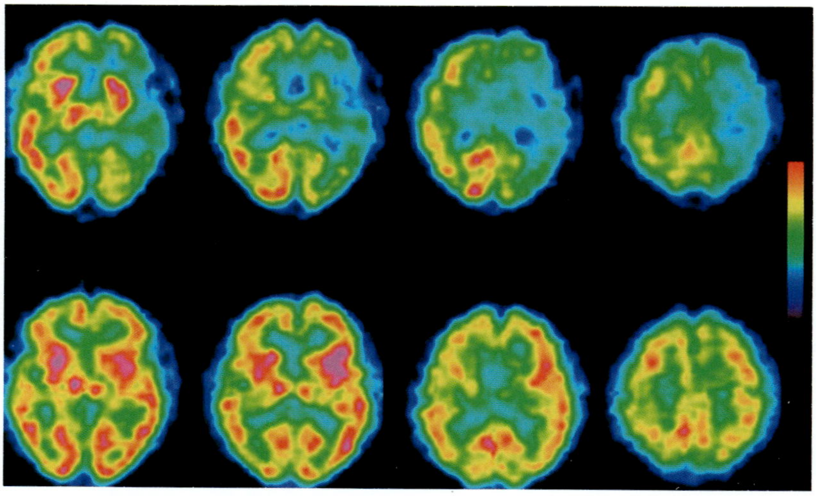

그림12 ● 혈전 용해 요법 전후의 SPECT 이미지 : HM-PAO
rt-PA 투여 후 좌측 반구 내 뇌혈류량의 회복이 관찰되었다

- 항혈소판제인 아스피린 경구 투여는 발병 초기에 특히 권장되는 치료법이다. 또한 클로피도그렐과의 병용은 경증 비심인성 뇌경색의 아급성기까지의 치료로 강력히 권장되고 있다. 비심인성 뇌경색에는 ozagrel sodium 이나 실로스타졸의 투여를 고려할 수 있다. 항응고요법의 경우, 급성기에 Argatroban 정맥주사나 미분획 헤파린의 사용은 고려할 수 있는 수준으로 권고되고 있다.
- 경동맥적 국소 혈전 용해 요법은 우로키나제 등을 사용하는 것이 타당하며, 효과가 있는 것으로 알려져 있다. 그외 뇌보호제인 에다라본(edaravone)의 사용은 타당하며, 혈액 희석 요법으로 사용하는 혈장 증량제인 저분자 덱스트란은 고려할 수 있는 수준으로 되어 있다.
- 기계적 혈전 제거법은 스텐트 리트리버 또는 혈전 흡입 카테터 등을 사용하며, rt-PA 에 추가하면 치료 효과가 더 좋은 것으로 알려져 있다. 단, 혈압 상승을 충분히 관리할 필요가 있다.
- 뇌경색의 수술적 치료는 뇌부종이 심한 경우 외압감압술이나 **뇌실 배액술**을 시행한다. 뇌혈류 개선을 위해 경동맥 내막 박리술이나 경피적 혈관성형술, 스텐트삽입술 등의 혈관 내 수술 요법도 적응증에 따라 시행한다. 그러나 경피적 혈관성형술이나 스텐트삽입술 등은 그 유효성이 충분히 확립되지 않았다.
- 뇌출혈의 치료는 **혈압관리, 뇌부종, 수두증**에 대한 대응이 필요하다. 보존요법은 주로 만니톨, 글리세롤을 이용한 두개내압 강하에 대한 치료가 주로 이루어진다. 머리, 상체를 들어 올리는 것도 좋다고 한다.
- 뇌출혈의 수술적 치료는 혈종의 크기, 병소 부위, 의식수준 등 병태에 따라 선택된다[7,8].
- 지혈이 어렵고 의식장애가 악화되는 경우에는 개두 및 혈종제거술을 시행한다. 지혈이 가능하고 의식수준의 진행이 적은 경우에는 정위적 혈종흡입술을 시행한다.
- 혈종강내 배액술에서는 혈종 제거를 위해 우로키나아제 주입을 시행하기도 한다. 뇌실 배액술은 뇌실 배액술을 시행하며, 수두증 발현이 확인된 의식불명 환자에서는 뇌실 배액술을 시행한다(표 9).

표 9 ● 고혈압성 뇌출혈의 급성기 치료지침(아키타(秋田) 연구소)

<table>
<tr><td colspan="3">수축기 혈압을 160 ~ 140 mmHg로 유지
CT로 혈종량 측정[장경×단경×높이 cm] × 1/2, 소뇌는 장경 cm</td></tr>
<tr><td rowspan="2">피질 출혈 시
상하부 출혈
혼합 출혈
피질하 출혈</td><td>20 mL 이하</td><td>보존요법
* 수두증으로 JCS20 이상 : 뇌실 배액</td></tr>
<tr><td>21 mL 이상</td><td>JCS-10 : 보존요법 JCS20
JCS20~100 : 수술요법
JCS200~300 : 수술 적응증 별도 판단(뇌간 기능 등)</td></tr>
<tr><td rowspan="2">소뇌출혈</td><td>길이 2 cm 이하</td><td>보존요법
* 수두증으로 JCS20 이상 : 뇌실 배액</td></tr>
<tr><td>길이 2.1 cm 이상</td><td>* 피각(putamen) 출혈 등과 동일</td></tr>
<tr><td>뇌간출혈</td><td colspan="2">보존요법</td></tr>
</table>

문헌8에서 인용.

〈문헌〉

1) 「リハ実践テクニック 脳卒中」(千田富義, 髙見彰淑/編), メジカルビュー社, 2006
2) Adams HP Jr, et al : Classification of subtype of acute ischemic stroke. Definitions for use in a multicenter clinical trial. TOAST. Trial of Org 10172 in Acute Stroke Treatment. Stroke, 24 : 35-41, 1993
3) 髙見彰淑 : Stroke Unitと理学療法. 理学療法ジャーナル, 42 : 491-496, 2008
4) 髙見彰淑 : 脳血管疾患理学療法のリスク管理. 理学療法学, 39 : 135-140, 2012
5) The Internet Stroke Center : Stroke assessment scales overview, 1995
6) 「脳卒中治療ガイドライン2021」(日本脳卒中学会 脳卒中ガイドライン委員会/編), 協和企画, 2022
7) 髙見彰淑, 鈴木明文 : Stroke care unitでの脳卒中医療とリハビリテーションの実際. MB Med Reha, 66 : 24-30, 2006
8) 高血圧性脳出血の急性期治療法と治療指針. 「脳卒中治療マニュアル」(鈴木明文/編), pp17-47, 南江堂, 2006

1A. 뇌졸중(급성기)

타카미 아키요시(高見彰淑)

Ⓐ지식의 정리 Ⓑ재활프로그램

○ Do!

1 조기 퇴원, 적극적인 개입에 힘쓴다.
2 급성기에는 특히 위기 관리를 철저히 한다.
3 재활 시작 기준, 실시 및 중단 기준 등 가이드라인을 마련하거나 참조한다.
4 병형과 병태, 영상 소견 등을 이해한다.
5 다른 부서의 정보 수집을 꼼꼼히 챙긴다.
6 평가 내용이나 치료 중재 방법은 급성기와 회복기에 큰 차이가 없다.

✕ Don't!

1 과도한 휴식은 피해야 한다.
2 마비 쪽에만 주목하지 않는다.

1 재활 시작 가이드라인

- 조기 훈련의 중재 효과로 목표 도달 시기, 재원 기간 단축 등이 알려져 있다. 뇌졸중 치료 가이드라인 2021(**표10**)[1] 급성기 재활치료의 진행 방법의 서두에는 '충분한 위험 관리 하에 조기 앉아 있기 · 서기, 보조기를 이용한 조기보행 훈련, 섭식 · 삼킴 훈련, 자기 관리 훈련 등을 포함한 적극적인 재활치료를 발병 후 가능한 한 빨리 시행하는 것이 좋다(권고 A, 근거 수준 중)' 고 명시되어 있다. 권장된다(권고등급 A, 근거수준 중)" 고 명시되어 있으며, **혈압변동**이나 **심장기능, 호흡기 기능** 등에 대한 충분한 위험관리를 하는 것도 중요하다.
- 신경증상의 진행이 없는 것이 시작의 전제조건이다. 합병증을 예방하고 기능 회복을 촉진하기 위해 24~48시간이내에 병태에 맞는 재활 계획을 세우는 것이 권장된다(권고등급 A, 근거수준 중)[1]. 혈관 평가를 조기에 시행하고, 설정된 기준에 따라 훈련을 시작해야 한다.

표10 ● 뇌졸중 가이드라인 2021 - 급성기 재활치료의 진행 방법

1. 충분한 위험도 관리 하에 발병 후 가능한 한 조기에 앉기 및 서기, 보조기를 이용한 조기 보행 훈련, 섭식 및 삼킴 훈련, 자가 관리훈련 등을 포함한 적극적인 재활치료를 시행하는 것이 권장된다(권고등급 A 증거수준).
2. 뇌졸중 급성기 재활치료는 혈압, 맥박, 호흡, 경피적 동맥혈 산소포화도, 의식, 체온 등의 활력징후를 고려하여 시행하는 것이 권장된다(권고등급 A 증거수준).
3. 조기 퇴원 시에는 병형별로 주의해야 할 병태를 고려해도 좋다(권고등급 C 증거수준 중).

문헌1에서 인용.

1) 교육 시작 기준[2~5)]

A. 뇌경색(표 11)

- 퇴원에 따른 혈압의 기준은 **수축기 혈압으로 200 mmHg ± 15 mmHg** 정도이다. 기준치(범위)를 벗어나는 경우에는 개별적으로 설정한다.
- **열공경색**: 발병 당일에 평가를 시행하고, 퇴원을 시작한다.
- **죽상동맥경화 혈전성 뇌경색**: 혈역학 및 혈전성 등 발생 기전을 확인한다.
  - ▸신경증상이 진행될 가능성이 있으며, 특히 내경동맥 등 주요 동맥이 막힌 경우 72시간 정도는 본격적인 시작을 신중하게 하고, 상황을 충분히 관찰할 필요가 있다.
  - ▸혈역학적인 경우에는 혈류역학에 의해 허혈에 빠질 수 있으므로 혈압 변동에 세심한 주의가 필요하다.
- **심인성 색전증**: 심기능(심전도 및 초음파 소견 등 징후)과 혈전 상황 파악이 필요하다. 경식도 심초음파 검사등을 통해 심방내 혈전 유무를 확인하고 시작한다.
- BAD 타입(**A 지식 정리 1-4** 참조): 진행 가능성이 매우 높아 대응이 어렵지만, 혈역학적인 기전과 동일하게 취급하여 혈압 관리를 신중하게 한다. 페넘브라에 대해서도 약간의 혈압 저하 등으로 경색 부위가 확대되므로 주의가 필요하다.

표 11 ● 훈련 시작 기준 Ⅰ: 뇌경색

• MRI/MRA, 초음파 등의 혈관 평가로 분류.
• 퇴원 시 혈압 기준: 뇌경색 200 mmHg, 변동은 15 mmHg, 기준에서 벗어날 경우 별도 설정.
• 열공경색은 진단 첫 날(병일 1)부터 퇴원이 시작됨. 죽상동맥경화 혈전성 경색은 발생 기전을 확인하고, 신경증상이 악화되지 않으면 이침을 시작한다(혈압에 가장 주의). 심인성 뇌경색은 심초음파 검사로 좌심방 내 혈전과 심부전 징후가 없는 것을 확인한 후 시작한다.
• 주동맥 폐색의 경우, 발병 후 3일 정도 신경증상의 변화를 관찰한다. 악화되지 않으면 퇴원을 시작한다.

memo 페넘브라(ischemic penumbra: 그림 13)

가역적인 허혈 상태로 관류 이상(10~18 mL/100 g/분)을 동반하지만, 신경세포 자체는 기능이 정지된 상태로 괴사를 간신히 면한 상태이다. 기립성 저혈압 등 약간의 혈압 저하로 인해 괴사(10 mL/100 g/분 이하)가 발생할 수 있어 주의가 필요하다.

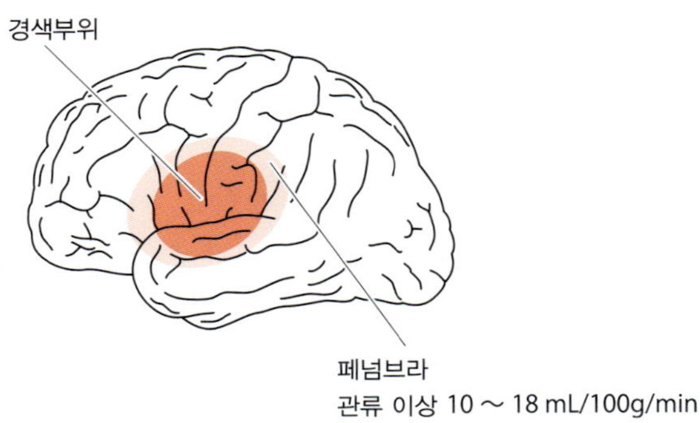

그림 13 ● 페넘브라

가역적 허혈 상태. 관류 이상과 함께 신경 세포의 마비.(기능 정지 상태)를 발생시키고 있다.
자동조절능력 파탄 시에는 혈류가 전신 혈압에 연동되는 시기가 있는데, 기립성 저혈압 등으로 괴사를 유발할 수 있으므로 혈압 저하를 일으키지 않도록 주의한다.

B. 뇌출혈 (표 12)

- 영상과 임상 소견에서 **혈종 증가**와 **급성기 수두증의 발현**에 주의한다.
- 퇴원에 따른 혈압 상한은 **초기에는 수축기 160 mmHg 정도, 수술 직후에는 150 mmHg**로 한다. **그 이후에는 160~180 mmHg** 정도로 한다. 수술 후에도 의식장애가 경미하다면 가능한 한 빨리 퇴원을 시작한다.

표 12 ● 훈련 시작 기준 II : 뇌출혈

• 뇌출혈의 경우, 발병 후 24시간 동안 혈종 증가와 수두증 발현이 없는 것을 영상으로 확인한 후 시작.
• 퇴원 시 혈압 기준 : 뇌출혈 초기(2주 정도) 160 mmHg, 수술 직후에는 150 mmHg, 그 이후에는 160~180 mmHg 정도까지로 한다.
• 수술 예에서 본격적인 연습은 배액관 제거를 목표로 한다. 배액관 삽입 중에도 앉은 자세 연습 등은 적극적으로 실시한다. 수술 전이나 수술 직후에도 의식장애가 경미하다면 가능한 한 퇴원한다.

C. 지주막하출혈

- 조기 재활에 대한 근거수준이 높은 보고는 없으며[1], 가이드라인 2015와 마찬가지로 시설의 특성이나 주치의와 상의하여 개별적인 기준을 정하여 대응하는 것이 좋다.

D. 재활치료 재개 기준

- 재활치료중에, 스텐트 삽입술이나 뇌실 배액술을 위해 중지했을 경우의 재개 시점을 **표 13**에 기술되어 있다.
- 심부정맥 혈전이 확인되어 하대정맥 필터를 삽입한 경우 1일 정도 안정을 취하는 것이 좋으며, 다음날부터 적극적으로 개입한다.
- PET, 뇌혈관조영술 등 동맥계 검사는 상처 주변을 수 시간 동안 안정시킨다. 다른 사지, 몸통 등의 가동범위 연습은 가능하다.

표 13 ● 뇌졸중 재활 치료 재개 시기

당일로부터	L-P 션트술, 뇌실 배액, Subdural peritoneal drainage (SPD)
당일 관찰, 다음날부터	경피적 혈관성형술/스텐트삽입술, V-P 션트술, 경동맥 내막박리술, 두개골성형술, 하대정맥 필터 삽입술 후
기타	PET(1일 휴무), 혈관조영술(반나절 휴무)

2) 재활치료시 유의사항 (표 14)

① **의식장애** : 각성 수준은 JCS 1자리 이하를 목표로 한다.

② **두개내압** : 정상범위인 10~15 mmHg를 목표로 하며, 25 mmHg를 초과하는 경우 중단한다.

③ **뇌관류압** : 평균 동맥혈압-두개내압으로 계산하며, 60~160 mmHg를 목표로 한다.

④ **혈압관리** : 자동조절능력의 손상은 적어도 발병 후 1주일 정도 지속된다고 알려져 있다. 당뇨병 환자나 전해질 이상자는 기준에서 제외된다. 변동치로는 평균 혈압이 20 mmHg 이상 감소하면 중단한다. 또는 수축기 혈압이 40 mmHg 이상 상승하면 중단한다. 또한, 자동조절능력은 뇌출혈이 10일 정도 지속되지 않으면 대부분 유형이 1~2개월이면 회복된다.

⑤ **맥박수** : 나이와 심장기능 검사에 따라 상한과 하한을 설정하되, 휴식 시 100~110회/분에서 중단한다. 운동 시에는 140~150회/분으로 일단 중단하고 주치의와 상담한다.

⑥ **호흡관리** : 호흡수 30회/분 이하를 기준으로 한다. 산소포화도(SpO_2)는 90%, 수술 직후에는 95%를 기준으로 한다. 동맥혈 산소분압(PaO_2)은 최소 60~ 100 mmHg 정도, 동맥혈 탄산가스 분압($PaCO_2$)은 35~40 mmHg를 유지한다.

⑦ **심부정맥혈전증**(deep vein thrombosis: DVT) : 폐색전증으로 이행하지 않도록 예방에 힘쓴다. 치료는 헤파린이나 와파린 투여를 시작하지만, 휴식은 1일 정도면 충분하다고 한다. 프로트롬빈 시간 국제 표준 비율(PT-INR1.6~2.6이 기준), 산소포화도에 주의를 기울이며 점진적으로 치료 중재를 시작한다. 필요한 경우 하대정맥 필터를 삽입하고 운동을 시행한다. 하지의 손상과 부종, 호만 징후(Homan's Sign), 로웬버그 징후(Löwenberg' s Sign)이 참고할 수 있다. 검사는 D-dimer 수치 상승, 초음파 검사 등으로 판별한다.

⑧ **경련발작**(전신발작, 초점발작 등): 경련은 수술 후 많이 발생한다(수술 후~10일 정도). 훈련 중에는 속효성 디아제팜을 즉시 투여할 수 있도록 병동과 협의하여 가능한 범위 내에서 구급차 배치 등을 사전에 검토해 두는 것이 좋다. 전조 증상으로 상지 및 안면 경련, 언어적 보속증(perseveration), 시야의 이질감(altered visual perception), 기분 고양감(다변 경향)이 나타나므로 충분히 주의해야 한다. 뇌파 소견 등의 정보 수집도 필요하다.

⑨ **수면주기 이상**: 의식장애와의 감별이 중요하다. 약물에 대한 정보도 확보해 둔다.

⑩ **체온**: 37.5 ℃ 이하를 기준으로 한다.

표 14 ● 뇌졸중 훈련 시 유의할 점

항목	내용
의식장애	안색, 표정, 결손 및 외부 자극에 대한 반응을 살펴본다. 뇌압 상승, 혈종 확대, 재발, 급성 수두증 등의 발현에 주의해야 한다. 수술후 일시적으로 섬망 등의 의식변화가 나타날 수 있으므로 치매 등과의 감별이 필요하며, JCS 1자리가 적당하다.
두개내압	수치로 따지면 정상 범위인 10~15 mmHg가 적당하다. 기관 내 흡인으로 25 mmHg 이상 상승하더라도 1분 이내에 회복되면 가능하다.
뇌관류압	평균 동맥혈압-두개내압 = 60 ~ 160 mmHg가 목표(수술 직후에는 최소 70 mmHg를 유지한다).
혈압	수술 시작 및 시행 시 상하한 등 혈압 변동을 확인한다(병형에 따라 다르다. 표 11, 12 참조). 뇌동맥류 파열 수술 후 뇌혈관 경련 예방을 위해 다소 높게 설정한다(수치는 주치의에게 확인해야 한다).
맥박수	상한과 하한을 개별적으로 설정하되, 휴식 시 100~110회/분, 운동 시 140~150회/분을 초과하면 일단 중단하고 주치의의 판단을 구한다.
동맥혈 산소량 압력/산소포화도	PaO_2은 60~100 mmHg 이상, $PaCO_2$은 35~40 mmHg, SpO_2은 90% 이상 확보.
머리위치	뇌실 배액 등에서는 침대 위의 각도를 조절할 수 있으므로 주의가 필요하다. 앉은 자세 유지 시 뇌실과 사이펀 사이에 있는 배액 부분을 일시적으로 폐쇄하여 시행할 수도 있다. 그 외 어지럼증, 무시(rightside neck rotation)를 체크한다.
외감압술	중증 뇌부종 환자의 수술적 치료로 골판을 제거하여 옆으로 누운 자세 등 포지셔닝 시 압박을 피하고, 물리치료 시에도 헬멧 등으로 보호해야 한다.
수면장애	불면증이나 흥분 등으로 인해 낮 동안에 졸고 있을 가능성이 있다. 수면 패턴, 약물 등의 정보를 수집한다.
심부정맥혈전	예방으로 운동은 중요하다. 그러나 성형 후 급격한 운동은 폐색전증의 가능성이 있으므로 주의해야 한다. 수술 직후에는 탄성스타킹 착용과 탈수에 주의한다. 경우에 따라 하대정맥 필터를 삽입하고 훈련을 한다.

경련 발작	약물 준비 및 뇌파 소견 등 정보 수집. 안면 및 상지 떨림, 언어장애, 시야 불편함의 전조증상에 주의한다.
발열	37.5℃ 이하를 기준으로 하며, 38.5℃ 이하까지는 주치의와 상의하여 침대에서 물리치료를 실시한다. 그 이상은 중단한다.
심전도 이상	심실성 조기수축 연발 및 ST 하강/상승, 심실세동, 발작성 빈맥에 주의한다. 심방세동, 심방조동 등도 기억한다.
저혈당 발작	내당능이상에 대한 사전 정보 수집, 식사와 약물 복용 시간 및 물리치료 시행 시간의 고안.
감염	표준 감염 예방 대책 실시 : 백선, HBV, 매독, MRSA, 독감 등 병원 내 감염 대책. 체위배담법, 호흡
배담곤란	물리치료로 대응, 두개내압에 주의, 흡인은 의사, 간호사와 연계하여 실시한다.
정신 심리	우울증과 가성우울증, 장애수용, 성격변화, 병식저하 등을 고려한다. 간호, 가족 및 임상심리 부서의 정보.
침대환경	링거, 카테터, 배액, 각종 튜브, 모니터 코드, 침대 주변, 복장, 가족, 면회객 등에 대한 배려.

3) 주의해야 할 합병증(표 15)

① **호흡기 감염 :** 발병 24시간 이내에 삼킴 평가[물 마시기 검사(1장-6 참조), 삼킴조영술 등]를 시행한다. 구강 관리와 흡인, 적절한 비위관 삽입이 중요하다. 필요에 따라 삼킴 연습과 호흡 물리치료를 시행한다(1장-6 참조).

② **내당능 이상 :** 저혈당 발작 예방을 위해 훈련 시간 조절 등이 필요하다. 고혈당에도 주의한다.

③ **체액 관리 :** 탈수는 혈액의 점성 상승 등을 초래한다. 수분 섭취량은 하루 1,000mL 이상이 바람직하다. 훈련중 수분 보충에 대해 논의해 둔다.

④ **영양관리 :** 충분한 에너지 확보로 폐렴, 욕창, 근력 및 체력저하의 합병증을 예방한다.

⑤ **뇌부종-탈장 :** 의식장애를 동반하고, JCS20 이상은 악화될 가능성이 있으므로 주의한다.

⑥ **출혈성 합병증 :** 폐색된 혈관이 재개통할 때 혈관이 허약한 경우 출혈성 경색을 일으킬 수 있다.

⑦ **우울 상태 · 정신 증상 :** 뇌졸중 발병 시에는 어느 정도 가성 우울증 증상이 나타난다. 그 후 우울증으로 진단되는 경우는 시기에 따라 다르지만 15~60%로 알려져 있다.

⑧ **소화관 출혈 :** 상부 소화관 출혈은 빈도가 많으며, 스트레스가 원인이 될 수 있다. 급격한 빈혈 증상, 혈압 저하, 안면 창백에 주의한다.

⑨ **감염 :** 원칙은 표준 예방책을 준수하는 것이다. 치료사는 손을 통한 감염이 가장 많다고 해도 과언이 아니다. 1 치료 1회 시술 시마다 손 씻기를 실시한다.

⑩ **욕창 :** 욕창 척도 등의 평가를 통해 침대 매트, 체위 변경 등의 대책을 세운다.

⑪ **현기증, 구토 :** 소뇌 손상 등으로 나타난다. 동작 속도나 식사 시간 조정 등으로 대응한다.

memo 블레이던 스케일

욕창 발생 위험을 객관적으로 평가한다. 지각 등 6가지 위험요인을 4단계로 나타낸다.

표 15 ● 주의해야 할 합병증

① 호흡기 감염질환	⑦ 우울증 및 정신증상
② 내당능 이상	⑧ 소화관 출혈
③ 체액관리	⑨ 감염
④ 영양관리	⑩ 욕창
⑤ 뇌부종 및 탈장	⑪ 현기증, 구토 등
⑥ 출혈성 합병증	

2 재활 평가

1) 정보 수집

- 의사, 간호사, 의료기록, 가족으로부터 필요한 정보를 수집한다.

2) 환경 및 관찰

- 침대 주변 환경을 정비하는 것은 사고를 예방하는 데에도 중요하다. 또한, 산소 공급, 뇌실 배액, 수액 펌프의 사용 상황 등을 관찰하여 어떤 치료 수단을 취하고 있는지 파악한다. 에어매트는 앉은 자세를 유지할 때 너무 부드럽거나 미끄러질 수 있으므로 주의한다.
- 튜브 관리 · 정리에 대해서는 그 중요성을 인식하고, 생명유지계 · 치료계 · 활동 관찰계로 나누어 정리한다. 거기에서 우선순위를 고려한다. 이러한 작업은 간호사와 협업하여 실시해야 한다.
- 침구 및 생활용품의 상태(어수선함 등), 누워있는 자세를 보고 반측무시, 주의력 장애, 감각장애 등을 추측한다.

3) 급성기 재활에 특화된 검사 및 측정

- 급성기에 특화된 검사 및 측정은 의식장애 평가를 제외하고는 거의 없다. 전 회복과정에 공통적으로 **A 지식의 정리**와 같은 평가 내용의 실시가 기본이다.
- 초기 평가용 차트(활동도, 감염 합병증 포함)를 준비해두면 시간 효율성도 향상되고, 복수 대응 시 제안, 잠정메뉴 작성에도 활용할 수 있다.
- NIHSS(NIH stroke scale: 포괄적 뇌졸중 기능장애, **표 16**)[5] 와 modified Rankin Scale(능력저하/전반적 ADL: **표 17**)[6] 은 회복기 이후에는 잘 사용되지 않는다.
- 급성기 전용은 아니지만, 발병 초기의 임상 장면에서 자주 사용되는 것이므로 소개하며, NIHSS는 rt-PA 사용 시 판단 기준으로도 활용되고 있다.
- 2001년에 NIHSS의 개정판이 보고되었으나, 현재로서는 원판이 많이 이용되고 있다.

4) 비마비측 평가에 대하여

- 뇌졸중은 반신에 다양한 기능 손실이 나타난다. 그 자체로 기능 평가가 이루어지지만, 검사 · 훈련의 실시 수단을 결정하는데 있어서도 환자의 **지시에 대한** 반응이나 **움직임의 원활함**을 비마비측에서 확인해 둘 필요가 있다(**그림 14**).

표16 ● NIHSS

항목	검사	척도
의식수준		= 각성 1 = 간단한 자극으로 각성 2 = 반복 자극, 강한 자극으로 깨어남 3 = 무반응
의식수준(질문)	이번 달의 '월명' 과 '나이' 를 묻는다	0 = 2 문항 모두 정답 1 = 1 질문에 대한 정답 2 = 2 문항 모두 오답
의식수준 (명령 수행하기)	'눈 뜨고 눈 감고', '악수 떼기' 를 지시한다.	0 = 두 가지 지시 동작을 모두 정확하게 수행할 수 있음 1 = 한쪽의 지시 동작만 정확하게 수행할 수 있음 2 = 어떤 동작도 할 수 없음
주시	좌우 안구 운동	0 = 정상 1 = 부분 주시마비 2 = 완전 주시마비
시야	한 눈씩 대좌법으로 손가락을 세는 방법	0 = 시야 결손 없음 1 = 부분적 반맹(사분맹 포함) 2 = 완전 반맹(동명 반맹 포함) 3 = 양측성 반맹(피질맹을 포함한 전맹)
안면마비	눈 감고, 웃는 얼굴, 눈썹 올리기	0 = 정상 대칭 운동 1 = 경미한 마비 2 = 부분마비 3 = 완전 마비
왼팔	10초 동안 상지를 들어 올리게 한다. (앉은 자세 90°/ 누운 자세 45°)	0 = 처짐 없음(10초) 1 = 10초 이내 처짐 2 = 중력에 저항하지만 10초 이내로 떨어진다. 3 = 중력을 거스르는 움직임 없음 4 = 전혀 움직이지 않음
오른팔	위와 동일	위와 동일
왼쪽 다리	5초 동안 하반신을 들어올린다. (누운 자세 30°)	0 = 처짐 없음(5초) 1 = 5초 이내 처짐 2 = 중력에 저항하지만 5초 이내로 떨어진다. 3 = 중력을 거스르는 움직임 없음 4 = 전혀 움직이지 않음
오른쪽 다리	위와 동일	위와 동일
운동실조	코-손가락 코-무릎 뒤꿈치 시험 모두	0 = 없음 1 = 1 = 1지체에 있음 2 = 2지체에 있음
감각	사지 근위부에 통각 자극을 가한다 (pin-prick).	0 = 정상 1 = 경증～중등도 2 = 중증～탈락
언어	그림카드의 호칭과 단어의 소리내어 읽기, 테스트 전체에 대한 청각적 이해	0 = 정상 1 = 경증～중등도 실어증 2 = 고도의 실어증 3 = 무언, 전실어
구음장애	위의 그림 카드 등으로 명료도 등을 판단	0 = 정상 1 = 경증～중등도(듣는 사람의 노력으로 이해 가능) 2 = 중증(이해불능)
삭제/무시	촉각, 시각의 소거 현상 검사 그림 카드 등으로 반측 부주의 관찰 자기 신체의 반측 부주의 관찰	0 = 정상 1 = 촉각, 시각 1 개 지우기, 경미한 반측 부주의 2 = 심한 반측성 부주의, 2 개 이상의 감각 소거

표 17 ● 수정된 Rankin Scale

0	전혀 증상 없음
1	증상은 있으나 장애 없음 : 근무 가능
2	경증장애 : 근로에 다소 제한이 있으나 외출, 교통수단 이용 가능(수단적 ADL 자립) 중등도
3	장애 : 외출은 감시가 필요하나, 일상생활 가능(기본적 ADL 자립)
4	중등도 장애 : 보행과 화장실은 보조가 필요하지만 상시 간병이 필요 없음
5	중증 장애 : 상시 간병이 필요함.
6	사망

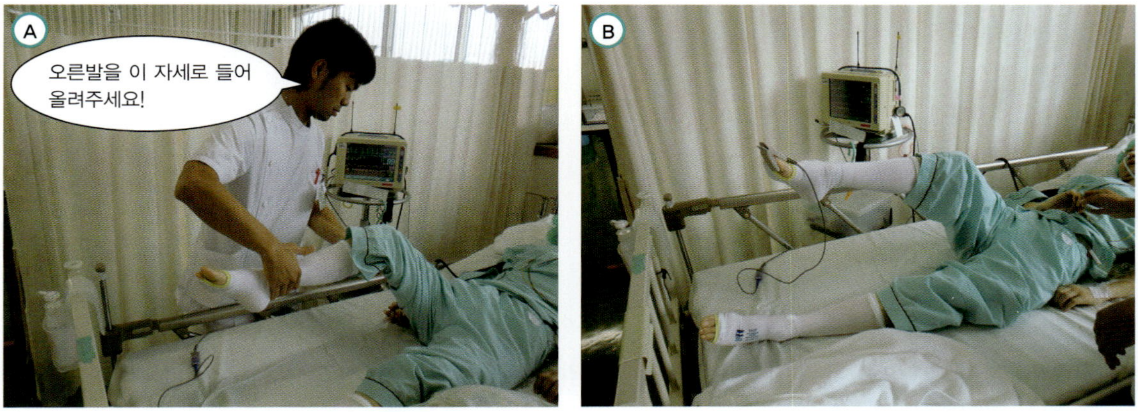

그림 14 ● 좌측 편마비 환자의 건측 하지(우측 하지) 평가 장면
A) 구두로 설명하면서 수동적으로 하반신 기립을 도와 움직임을 이해시킨다.
B) 구두로 지시하고, 검사 조건의 이해, 움직임의 원활함을 파악한다. 운동기능보다는 동작에 대한 이해, 반응을 평가한다.

- ▸ 의식장애, 실어증, 수행기능장애 등 고차 뇌기능 장애를 파악하는 한편, 비마비측이 보상기능으로서 역할을 충분히 수행할 수 있는지를 확인한다.
- ▸ 중증 편마비의 경우, 비마비측 기능이 확보되지 않으면 기능적 예후가 좋지 않다.
- ▸ 구두 지시를 이해하기 어려운 경우 환자의 움직임을 관찰하여 판단한다.

- 앉은 자세 유지나 ADL에서는 경우에 따라 비마비측에 어느 정도의 기능적 대가가 요구된다. 발병 직후에는 비마비측 방향으로의 하중이나 마비측 반신에 대한 병태 이해가 부족하여 신체 한쪽에 장애가 있다는 것을 충분히 인식시키는 것도 경우에 따라서는 필요하다.

3 시행・중단기준[1,3,4,7]

- 실제 재활치료를 실시할 때의 기준(일부)이다. 실시 전 점검과 실시 중 중단하는 기준을 **표 18, 19**에 나타낸다.
- **혈압, 맥박, 심부전 징후, 호흡 상태, 발열** 등을 체크한다.

표 18 ● 재활치료 중단 기준 I

I. 재활치료를 하지 않고 의사 등과 상담하는 것이 좋은 경우	
1)	안정시 맥박수 100 ~ 110 회/분 이상
2)	이완기 혈압 120mmHg 이상
3)	수축기 혈압 200mmHg 이상(뇌출혈 초기 160mmHg 이상)
4)	불안정 협심증(동작으로 인해 협심증을 유발하는 것)
5)	심근경색(2주 이내), 명백한 울혈성 심부전, 심방세동 이외의 현저한 부정맥
6)	안정 시 이미 심계항진, 호흡곤란이 있는 경우
7)	발열 37.5℃ 이상
8)	안정 시 저산소혈증(산소포화도 90% 미만)
9)	호흡수 30 회/분 이상

표 19 ● 재활치료 중단 기준 II

II. 다음과 같은 경우 재활치료를 일시 중단하고 증상이 가라앉으면 다시 시작하고, 가라앉지 않으면 그 날은 중단한다.	
1)	심계항진, 협심증의 출현
2)	맥박수 140 회/분 이상일 때
3)	어지러움, 메스꺼움, 발한 이상 발생
4)	1분에 10 회 이상의 심각한 부정맥이 발생함
5)	수축기 혈압이 200mmHg 이상일 때
6)	수축기 혈압 40mmHg 이상 상승, 평균 혈압 20mmHg 감소
7)	숨가쁨, 호흡곤란, 호흡수 30 회/분 이상
8)	산소 포화도 90% 미만일 때
9)	자각적 운동 강도(RPE) 15 강

RPE: rate of perceived exertion

4 뇌졸중 급성기 재활치료 (표 20)

1) Bed-up

- 앉은 자세 유지를 위해 단계적으로 각도를 높인다.
- **시작 전, 시작 직후, 5분, 15분, 30분**에 자각증상과 혈압, 맥박, 신경학적 소견을 기준치와 대조하여 확인한다(**표 18, 19**).
- 30°, 60°, **앉은 자세, 휠체어 자세** 순으로 하중을 가한다. **각 단계별로 20~30분** 이상 가능하면 다음 단계로 넘어간다.

⚠**주의** 초기부터 앉은 자세로 시작 기준을 적용하는 시설도 있어, 단계적 대응이 반드시 이루어지고 있는 것은 아니다.

표 20 ● 뇌졸중 급성기 훈련 포인트

① bed-up	⑥ 마비 측에 대한 개입
② 자세(positioning)	⑦ ADL, IADL 획득/동작 수행 과제
③ 비마비측에 대한 개입	⑧ 지구력 향상
④ 적극적 동작 중재/2차 합병증 예방	⑨ 고위 뇌기능장애에 대한 대응
⑤ 관절가동범위 유지 연습	⑩ 호흡기 기능

2) 포지셔닝

- 목적 : 각성 증진, 호흡순환계 폐용 방지, 가래배출, 욕창 예방 등.
- 기본적으로 발병 초기부터 치료사, 간호사가 개입하는 경우, 구축 예방이나 동작 획득으로서의 우선순위는 다소 낮다. 구명조치 등 의학적 관리, 욕창 예방 등 순환기 계통에 대한 배려 또는 폐렴 예방으로 도입하는 경우가 많다.
- 포지셔닝은 필요성에 대한 판단 기준을 만든다.

3) 비마비측 기능 재학습 및 향상

- 뇌손상의 경우, 대부분의 경우 반대편 반구에 뇌경색이나 뇌순환 장애를 보이며, 어떤 신경증상을 보이는 경우가 많다. 일상생활동작을 지도할 때, 비마비측의 움직임이 불량하여 합목적적 동작의 저해가 되는 장면이 매우 많다. 구체적으로는 비마비측으로의 체중 이동의 부족이나 자세 유지 시 갑작스러운 근력 약화 등이 있으며, 비마비측에도 치료 중재를 실시한다(그림 15).
- 상-하지뿐만 아니라, 누웠다가 일어날 때 등 비마비 측도 중요하며, 몸통의 비마비 측도 중요하다.

A 마비 측으로 밀어내기

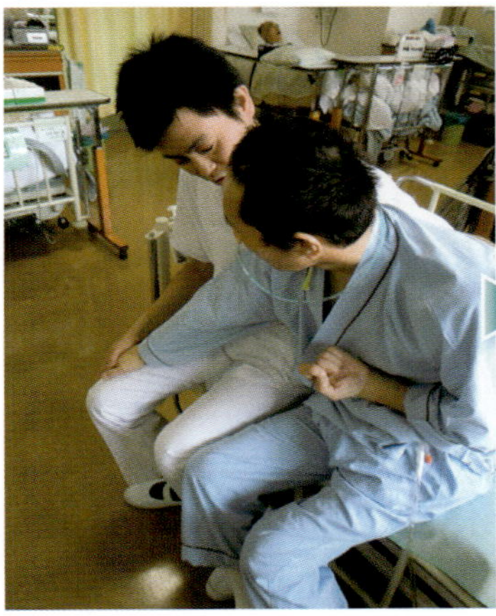

B 비마비측에서 개입

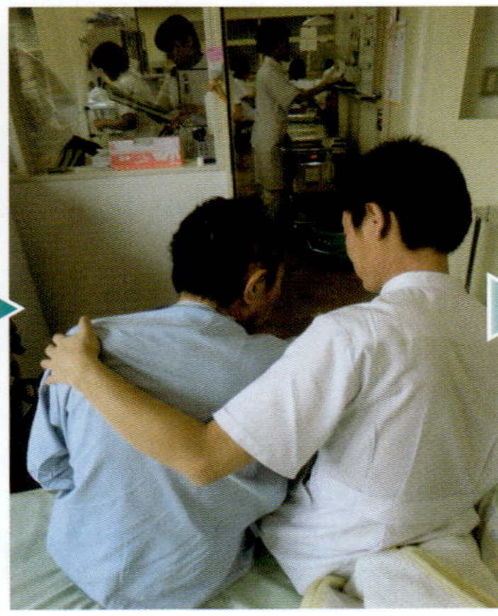

C 마비 측에서 개입

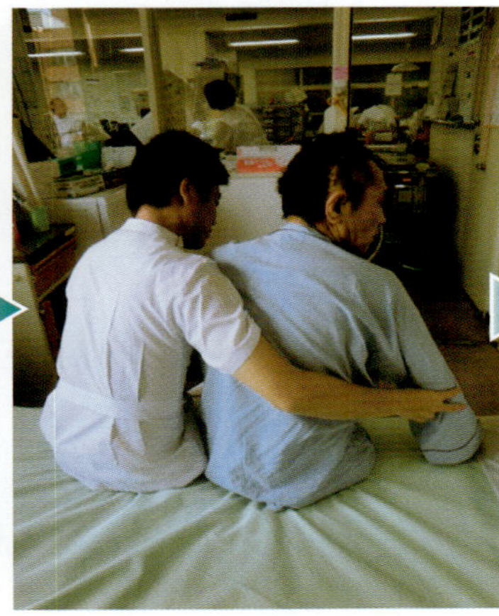

D 스스로 앉은 자세 유지

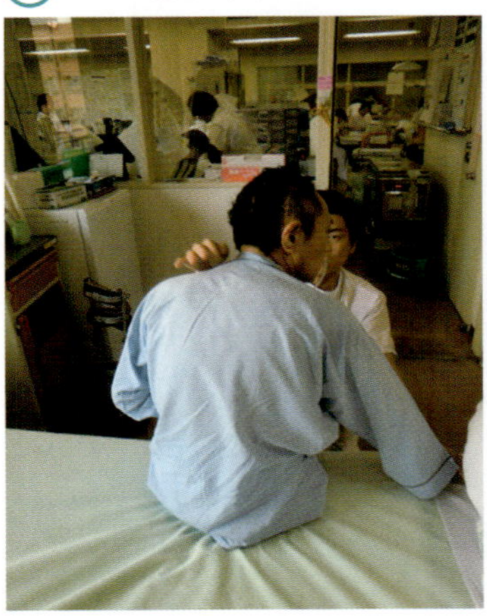

그림 15 ● 좌측 편마비 환자의 비마비측 평가 및 개입

푸셔 현상(pusher phenomenon)은 앉은 자세, 서 있는 자세, 보행 시 환측으로 기울어지거나 비마비측 하지에서 마비측으로 밀어내는 현상이다.

A) 밀어내기가 나타나며, 조작을 위해 검사자는 비마비측에 앉는다(평가 포함). 공간정위장애(무게중심 편위) 외에 어느 정도 비마비측 상지로 누르는지 확인한다.

B) 비마비 쪽에서 밀어내기 때문에 그쪽(오른쪽)에서 개입하여 제어한다.

C) 어느 정도 부하가 걸리면 환측으로 돌아가서 다시 오른쪽으로 부하를 유도한다(이때 스스로 움직이도록 유도한다).

D) 스스로 앉는 자세를 취하게 하여 안전하게 앉을 수 있는 자세(폼)를 찾는다. 또한, 여기서는 푸셔 현상이 있는 경우를 예로 들었지만, 이 증상이 없더라도 비마비측의 적절한 부하와 동작 지도가 중요하다.

4) 적극적인 동작 중재/ 폐용 및 2차 합병증 예방

- 초기부터 신체활동량(일어서기, 걷기 연습)을 증가시킴으로써 운동능력 유지, 심리적 측면의 효과를 기대할 수 있다. 가급적이면 물리치료와 작업치료를 병행하여 하루 3시간 이상 개입한다.
- 발병 초기부터 위험 관리 하에 우선은 앉은 자세를 취하고, 조건이 허락한다면 보조기나 지지대 등을 이용하여 일어서고, 보행 연습을 시행한다.

A. 훈련량 증가

- 뇌졸중 치료 가이드라인 2021[1] 에서는 아급성기 보행장애에서 보행기능을 향상시키기 위해 보행훈련을 자주 시행할 것을 권고하고 있다(권고등급 A, 근거수준 높음). 따라서 급성기에도 일어서기 연습이나 보행량 자체를 많이 하는 것은 병태에 따라 위험도 관리를 한 후 시행을 고려해도 좋을 것으로 생각된다.
- 걷는 거리를 늘리는 것도 좋지만, 공간을 절약하고 단시간에 운동량을 늘릴 수 있다는 점에서 트레드밀, 부분 체중부하 트레드밀(partial weight bearing treadmill)(**그림 16A**), 페달링 운동도 선택사항에 포함된다.

B. 발병 초기부터 하지 장하지 보조기 사용

- 일찍부터 서거나 걷는 연습을 하는 것이 중요하다.
- 동적 균형이 불충분한 시기에는 양측 지지대가 있는 보조기를 사용하며, 특히 하지의 지지력이 저하된 경우 초기부터 장하지 보조기를 사용하여 체중지지 연습과 스텝, 보행 연습 자체를 시행한다(**그림 16B**).
- 무릎의 신전근력이 회복되는 경향이 있는 경우, 무릎 관절의 제동력이 마이너스로 작용할 수 있으므로 적절히 평가하여 단하지 보조기로의 전환을 조속히 시행해야 한다.

C. 마비측 하지 근력 훈련

- 마비측 하지의 근력 훈련은 하지 근력을 증가시키고 신체 기능을 향상시키므로 적극적으로 진행해야 한다.
- 이전에는 뇌졸중에서 근력운동으로 경직이 강해지는 것이 아닌가 하는 우려 때문에 기피하는 경향이 있었으나, 그 가능성은 낮은 것으로 알려져 있다.

5) 관절가동범위 유지 연습

- 급성기이고 근긴장이 낮을 때, 어깨관절 등 손상되기 쉬운 관절에 대한 관절구축 예방은 적극적으로 하지 않는다. 가동범위의 절반에서 70% 정도로 (선호적으로) 시행한다.
- 어깨의 경우 견갑상완관절에 직접 가동범위 운동을 하지 않고, 견갑골과 경부, 체간(골반대, 쇄골)에 먼저 접근하는 것이 좋다.

6) 마비측 접근(신경근 재교육 포함)

- 두뇌 활성화를 위한 적극적인 반복 연습(반복 연습)의 적용을 생각해보자.
- 시각이나 촉각 자극 등의 입력도 효과가 있는 것으로 알려져 있다.
  - ▸ 신경근 전기자극(바이오피드백 포함)도 회복을 촉진한다(**그림 16C**).

- ▸ 움직임을 일부 보조하는 스프링 밸런서(그림 16D)를 이용하거나 슬링을 이용하는 것도 고려한다.
- ▸ CI 치료(Constraint induced movement therapy)도 불이익한 학습된 비사용(learned non-use)을 예방하기 위해 급성기부터 치료를 시작하는 것이 효과적이라고 알려져 있다(그림 16E).
- ▸ 고유수용성 신경근촉진법(Proprioceptive Neuromuscular Facilitation: PNF)를 고려한 치료적 개입.

- 과제를 환경 변화에 대응하고, 신경망 재구축을 기대할 수 있는 방법을 생각해 본다.
- 그 외 로봇을 이용한 연습, 가상현실(virtual reality: VR), 반복적 경두개자기자극(rTMS), 경두개 직류자극(tDCS) 등도 고려한다.

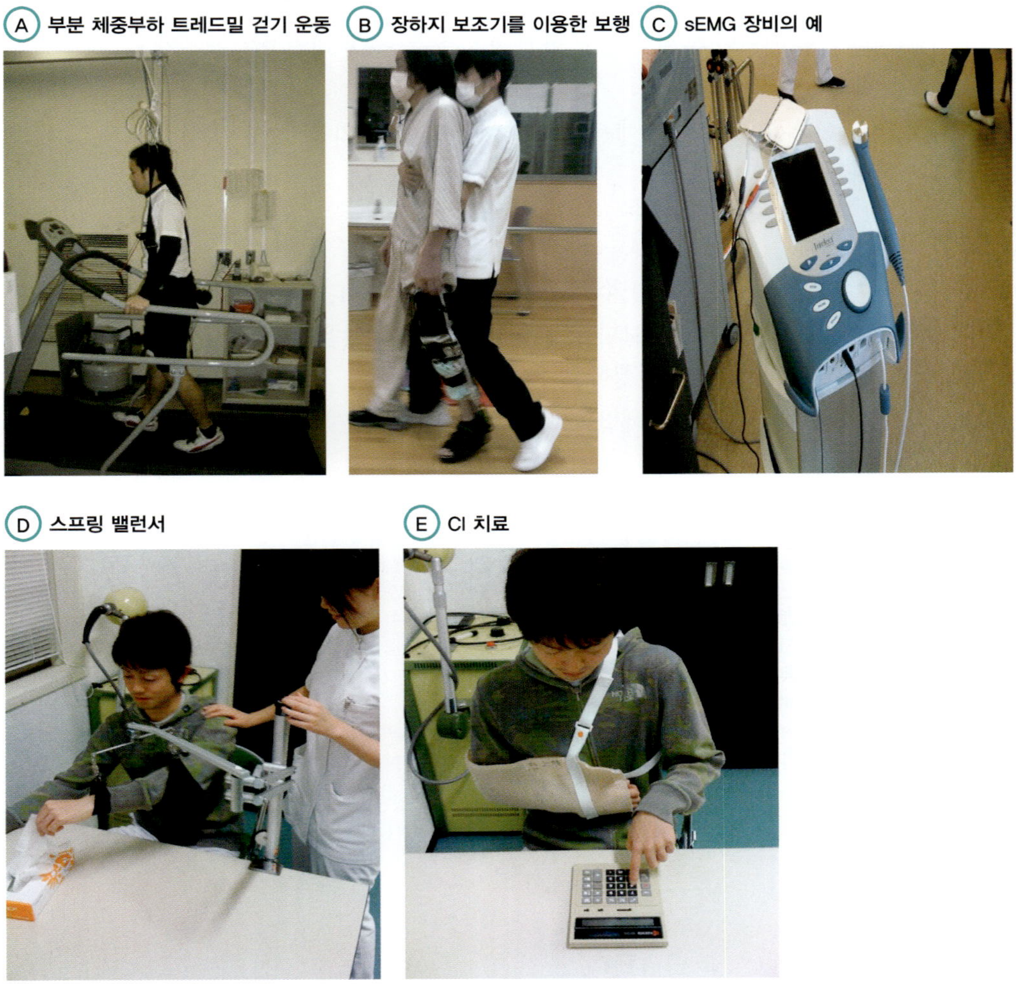

그림 16 ● 급성기 뇌졸중 환자에 대한 중재 사례

A) 체중을 부하를 줄이고 초기부터 트레드밀에서 연속보행을 시킨다.
B) 초기부터 장하지 보조기를 이용하여 좌우 체중지지와 비마비측 스텝, 보행연습을 실시한다.
C) EMG가 내장되어 있어 스스로 일정한 근육 활동을 초과하면 전기 자극이 발생하여 자동 운동 + 전기 자극 보조 + 바이오 피드백을 통해 운동 회복을 촉진시킨다.
D) 운동의 반복이나 일상적인 활동을 함으로써 뇌가소화에 연결된다고 한다.
E) 비마비측(오른손)을 억제하고 마비측(왼손)을 적극적으로 활동하게 한다.

7) 표준 ADL 및 IADL 획득을 위한 지도

- ADL도 조기에 개입하는 것이 바람직하다. 우선 동작 자체를 고빈도로 반복하여 정착화를 위해 지도한다.
- 과제 지향적 접근 방식 전환을 위해서도 동작 수행 시 환경 적응을 고려한다.

8) 지구력 향상 (심폐기능 / 체력, 근지구력)

- 활동 능력 획득을 위해서는 체력 향상도 필수적이다. 누워 있는 시간을 줄이고 조기 보행으로 전환한다.
- 보행이 어려운 경우, 일어서는 동작을 여러 번, 자주 반복한다.

9) 고위 뇌기능장애에 대한 접근

- 급성기에는 훈련 수행상의 문제로 보고 환경 개선 등을 통해 개입하는 경우가 많다(회복기에는 적극적으로 팀접근을 한다).
- 행동 변화에 영향을 미치는 환경 개선, 동작 수행 능력, 생리적 측면, 정서적 측면 등 다양한 측면에서 대응한다.

10) 호흡 요법

- 하루에 여러 번 호흡중재를 실시할 수 있고, 일정 시간마다(1.5~2시간) 체위 선택 및 변환을 실시하는 것을 고려하면, 물리치료사보다 간호사의 역할이 더 많은 것이 현실이다. 호흡중재팀을 만들어 타 직종 간의 경계를 없애고 진행하는 것이 이상적이다.
- 체위 혹은 자세에 대해서는 욕창 예방과 객담 배출과 균형을 고려하여 결정한다.

〈문헌〉

1) 「脳卒中治療ガイドライン2021」(日本脳卒中学会 脳卒中ガイドライン委員会/編), 協和企画, 2022
2) 「リハ実践テクニック 脳卒中」(千田富義, 髙見彰淑/編), メジカルビュー社, 2006
3) 髙見彰淑:Stroke Unitと理学療法. 理学療法ジャーナル, 42:491-496, 2008
4) 髙見彰淑:脳血管疾患理学療法のリスク管理. 理学療法学, 39:135-140, 2012
5) 髙見彰淑, 鈴木明文:Stroke care unitでの脳卒中医療とリハビリテーションの実際. MB Med Reha, 66:24-30, 2006
6) 高血圧性脳出血の急性期治療法と治療指針. 「脳卒中治療マニュアル」(鈴木明文/編), pp17-47, 南江堂, 2006
7) The Internet Stroke Center:Stroke assessment scales overview, 1995
8) Brott T, et al:Measurements of acute cerebral infarction: a clinical examination scale. Stroke, 20:864-870, 1989
9) Bonita R & Beaglehole R:Recovery of motor function after stroke. Stroke, 19:1497-1500, 1988

1B. 뇌졸중(회복기)

사토 후사오(佐藤房郎)

Ⓐ지식의 정리 Ⓑ재활프로그램

POINT

1 뇌졸중은 혈관 병변이 주를 이루기 때문에 위험도 파악과 전신적 관리가 필수적이다.
2 재활 평가는 뇌 손상 부위와 마비의 중증도를 판단하여 기능 회복과 사회복귀에 영향을 미치는 정보를 수집한다.
3 영상 소견보다 대략적인 기능 장애를 예측할 수 있지만, 자세한 예후 예측은 어렵다.
4 영상 소견과 신경증상학적 징후가 일치하는지 확인한다.

1 뇌손상 환자의 장애 구조 파악과 치료 개념

- 뇌손상으로 인한 기능장애를 **입력계, 출력계, 정보처리계**의 문제로 본다.
- 개인이 보이는 자세와 동작 패턴은 주어진 환경과 운동 과제에 잔존하는 기능으로 적응하려는 결과로 본다(**동적 시스템 이론**[1]).
- 재활은 환경 변화에 유연하게 적응할 수 있도록 **시스템 재구축**을 유도한다.
- 운동요법에서는 동작을 보장하는 **자세 조절의 개선**이 핵심이다. 운동 연쇄를 촉진하여 지지대 바닥면 내의 무게 중심 이동 범위를 확대한다.
- 보행과 균형의 개선을 위해서는 **중심축의 획득**(midline orientation)과 **코어 안정성**이 중요하다.
- 이동 능력을 실용화하기 위해서는 **지구력 향상**을 촉진하는 훈련이 필수적이다.
- 기능 장애에 대응하는 **동작 패턴 지도**와 능력 장애에 대응하는 **환경 정비**를 추진한다.

2 재활 평가

- 표 1은 평가의 목적과 그에 따른 각종 검사 및 정보를 정리한 것이다.

1) 기본 정보 수집

- 진료기록부로부터 다음과 같은 정보를 수집하여 발병에 이르게 된 경위를 이해하고, 운동요법을 전개하는 데 있어 주의해야 할 **위험관리 정보를 확인**한다. 전입한 사례에 대해서는 이전 시설의 중재 내용과 경과를 고려하여 방침을 결정한다.
  ① **현 병력 및 기왕력**: 뇌졸중은 **혈관 병변**이 주를 이루기 때문에 재발 및 다른 장기에 미치는 영향을 고려한다. 또한, 내부 장애, 골관절 질환, 정신질환 등의 동반질환이 있는 경우 재활치료 진행에 영향을 미친다. 동반질환의 치료력 및 관리 상태를 파악한다.
  ② **가족력 및 가족구성**: 재발방지, 생활지도, 간병능력 판단 등에 중요한 정보가 된다.

③ **전 시설로부터의 통보 :** 마비의 회복 상태와 동작 지도가 어느 정도 이루어지고 있는지 확인한다. **예후**에 활용한다.

④ **병동에서의 안정도 :** 퇴원을 유도할 때 필수적인 정보이다. 운동 중 활력징후가 안정적이라면 병실에서 재활치료실로 이동하여 훈련할 수 있다. 주치의에게 적시에 정보 전달

⑤ **운동에 영향을 미칠 수 있는 약물 정보 : 진정** 목적으로 처방된 약물은 운동 능력에 영향을 미치므로 주의가 필요하다.

2) 영상 소견 (그림 1)

- 영상 소견보다 대략적인 기능 장애를 예측할 수 있지만, 자세한 **예후 예측은 현 단계에서는 어렵다**[2].
- **신경증상학적 징후**나 검사 결과와 일치하지 않는지 확인한다.

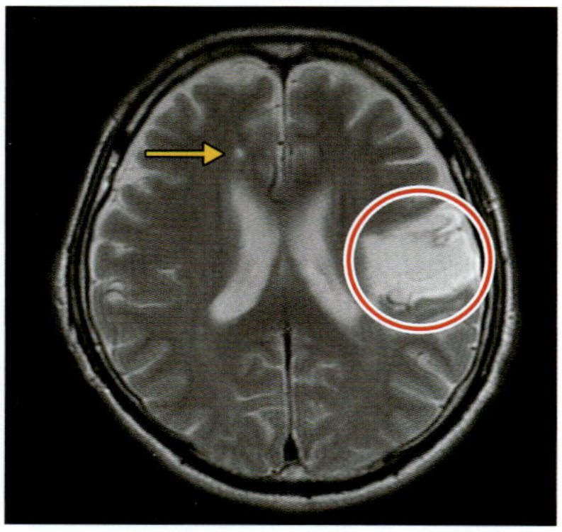

그림 1 ● 발병 3개월 후 MRI (T2 강조영상)

중뇌동맥 부위의 심인성 뇌색전증에 의한 좌측두개판막 ~ 중심 후의 뇌경색. 발병 3개월 후 T2 강조영상에서 좌측 측두엽에 고신호(hypersignal)(○)를 보이고 있다. 또한, 우측 전두엽 내측에 진성 뇌경색이 관찰되었다(⇨). 주요 기능장애로 우측 편마비, 감각장애, 실어증이 예측된다. 신경증상학적 검사 소견으로는 BRS 상지 Ⅳ-손가락Ⅳ-하지Ⅳ, 중등도의 감각장애(상지>하지), 운동성 실어증, 명칭실어증(anomia)가 관찰되었다.

표 1 ● 평가의 목적과 이에 대응하는 각종 검사 및 정보

평가의 목적	검사 및 정보
뇌 손상 부위 확인	처방(진단명), 영상 소견, 신경증상학적 검사
의식수준 파악(각성과 주의)	일본 혼수척도(JCS), 글래스고 혼수척도(GCS), 문진
마비 중증도 파악(운동-감각)	Brunnstrom Recovery Stage (BRS), 감각 검사
종합평가	Fugl-Meyer Assessment (FMA), NIH Stroke Scale(NIHSS), Stroke Impairment Assessment Set (SIAS), 일본뇌졸중척도(JSS)
자율적 자세 반응 (근긴장, 균형, 운동연쇄)	Modified Ashworth Scale (MAS), Functional Reach Test (FRT), Functional balance scale(Berg balance scale : BBS), Timed Up and Go test (TUG) 외부 혼란 자극 반응을 관찰하는 균형 검사, 자세 · 동작 분석
보행 능력 및 일상생활 활동 상황 파악	Functional Independence Measure (FIM), Barthel Index (BI), 보행 능력 (10 m 최대 보행 속도, 6분 보행 시험, TUG 등), 동작 분석
운동 및 활동 제한으로 이어지는 동반 질환 및 합병증	문진, 진료기록 정보
기타	ROM 검사, 동역학 검사, 고위 뇌기능장애에 대한 신경심리 검사, 통증 등

3) 의식수준 평가

- 대표적인 것으로는 Japan Coma Scale(JCS)과 Glasgow Coma Scale(GCS)이 사용된다(총론2 참조).
- 의식수준은 뇌의 활동 상태를 의미한다. 각성이 안정적이지 않은 단계에서는 마비의 중증도나 고차 뇌기능 장애를 정확하게 파악할 수 없다.

4) 문진

- 적절한 재활 목표를 설정하기 위해 주 호소 및 요구사항을 파악한다.

5) 마비 평가

- 운동마비의 중증도 판정에는 일반적으로 Brunnstrom Recovery Stage (BRS, 표 2)가 사용된다.

표 2 ● Brunnstrom Recovery Stage

단계	상지	손가락	몸통과 하체
I	• 이완성 마비. 전혀 운동이 보이지 않음	• 이완성 마비. 전혀 운동이 보이지 않음	• 이완성 마비. 전혀 운동이 보이지 않음
II	• 공동운동이 연합반응, 혹은 자발적 운동으로 등장하게 된다.	• 손가락의 미세한 움직임이 보인다.	• 하체의 약간의 자발적 운동이 보인다. • 비마비측에 대한 내전외전 저항운동으로 마비측에 레이미스테 반응이 나타난다.
III	• 공동 운동, 또는 그 요소가 뚜렷하게 자발적으로 나타난다.	• 모든 손가락을 동시에 잡을 수 있고, 갈고리형 그립으로 잡을 수 있지만, 놓을 수 없다. • 자발적 손가락 확장 불가, 반사에 의한 확장 가능	• 앉은 자세, 서 있는 자세에서 가랑이, 무릎, 다리를 충분히 구부릴 수 있다.
IV	• 손을 허리 뒤로 가져갈 수 있다. • 팔을 앞으로 수평 위치로 들어 올릴 수 있다. • 팔꿈치 90° 굴곡위에서 팔뚝을 회내-회외로 돌릴 수 있다.	• 옆으로 집는 것은 가능하지만 엄지손가락 을 움직여 떼어낼 수 없다. • 소범위에서 반자발적 손가락 신전이 가능하다.	• 앉은 자세에서 무릎을 90° 이상구부려 발을 바닥뒤로 미끄러질 수 있다. • 앉은 자세에서 발뒤꿈치를 바닥에서 떼지 않고 자발적으로 발등을 구부릴 수 있다.
V	• 팔꿈치 신전위에서 팔을 수평 수평 위치로 들어 올릴 수 있다. • 팔꿈치 신전 자세에서 팔을 앞쪽보다 머리 위로 들어 올릴 수 있다. • 팔꿈치 신전위에서 팔을 전방 수평위로 들어 올리고 회내-회외로 돌릴 수 있다.	• 대향식 손잡이가 가능하지만, 움직임이 서툴고 기능적 사용이 제한된다. • 통을 잡을 수 있지만, 움직임이 서툴고, 기능적 사용이 제한된다. • 공을 잡을 수 있지만, 움직임이 서툴고, 기능적 사용이 제한된다. • 손가락의 자발적인 신전은 가능하지만, 그 범위는 일정하지 않다.	• 서 있는 자세에서 고관절 신전 또는 이에 가까운 상태에서 무릎을 90° 굴곡할 수있다. • 서 있는 무릎 신전 자세에서 다리를 약간 앞으로 내밀어 발등 굴곡 5°를 할 수 있다.
VI	• 비마비측과 거의 같은 운동을 할 수 있으나 다소 어색하고 속도가 느리다.	• 모든 종류의 그립이 가능해지고, 정교함도 향상되고, 전 동작 범위의 확장이 가능하다. • 비마비측에 비해 정확도는 떨어지지만 개별적인 손가락 운동이 가능하다.	• 서 있는 자세에서 골반 상승에 의한 범위 이상으로 고관절 외전이 가능하다. • 앉은 자세에서 내-외측 햄스트링의 교대운동에 의한 무릎의 내-외회전과 내회전을 동반한 하퇴의 내-외회전이 발생한다.

회복단계의 판정: 하나 이상의 과제가 가능한 가장 높은 단계.

- 종합평가로는 Fugl-Meyer Assessment (FMA), NIH Stroke Scale (NIHSS), Stroke Impairment Assessment Set (SAIS), Japan Stroke Scale (JSS)이 가이드라인[2] 에서 권장되고 있다.
- 감각장애의 중증도 판단은 주관적인 평가의 범위를 벗어나지 않는다. 중요한 것은 **ADL상 문제가 없는지 관찰**하는 것이 중요하다. 특히 시각적 대응이 작동하기 어려운 환경(어둠 등)에서 문제가 발생하기 쉽다. 또한 감각장애가 심해지면 피드백 제어가 어려워져 운동학습이 어려워진다. 실행이나 실인증이 합병된 경우에는 이러한 영향을 고려한다. 이상지각에 관해서는[13] **통증**을 참조한다.

> ⚠주의 BRS는 마비의 회복단계로 인식되고 있지만, 이는 자발적 운동의 분리 상태를 나타내는 것으로 단계적 회복을 의미하는 것은 아니다. 급성기에는 혈종에 의한 압박과 혈류 장애의 영향으로 마비가 심해진다. 마비의 회복은 혈류 개선에 따른 자발성의 향상에 다름 아니다. 한편, 비자발적 연합 반응은 보행이나 기립 동작과 같은 노력성 활동 시 나타난다. 이때의 운동 패턴은 협동운동과 유사하며, 자발성보다 우세하다. 또한, 구축이 있는 경우 BRS에 영향을 미치지만, 판단은 원본에 충실하게 따라 판단한다.

6) 신경증상학적 검사

- 심부건반사와 병적 반사에서는 **좌우 차이를 확인**하는 것이 중요하다.
- 뇌신경마비가 있는 경우, 뇌 손상 부위와의 관계에서 일치하는지 확인한다.
- 근긴장 이상에는 **비정상적인 항진**(spasticity and rigidity), **비정상적인 항진**(hypotonia) , **동요**(fluctuation)가 있다.
- 대표적인 평가로 modified Ashworth Scale (MAS)이 사용된다.
- 근육의 긴장은 특정 운동 패턴에서 증가하며, 그 길항근은 저긴장에 빠지기 쉽다.

> **memo 근긴장을 파악하는 방법**
>
> 근긴장에는 조직학적인 근육의 경도와 점탄성과 자세 및 운동 조절 기구의 준비 상태로서의 자세가 포함된다. 현 단계에서 양자를 분리하여 측정하는 것은 어렵다. 비정상적인 근긴장도의 평가는 근육을 개별적으로 평가하는 것이 아니라, 긴장성 반사 활동을 배경으로 한 비정상적인 운동 패턴이나 정상적인 자세 조절 기전의 과잉 보상적 적응의 결과로 간주한다[3].

> ⚠주의 추체로는 연수의 추체를 통과하는 경로로 피질척수로라고도 하며, 능동운동의 전달 경로로 여겨진다. 추체로에 속하지 않는 하행성 운동경로의 총칭을 추체외로(extrapyramidal)라고 한다. 이들은 능동 운동시 시 근출력의 조절과 자세 조절에 관여한다. 그러나, "추체외로" 라는 해부학적 신경 경로는 실제로 존재하지 않기 때문에, 오늘날에는 '추체외로성 질환' 이라는 표현을 제외하고는 추체외로라는 용어는 더 이상 사용되지 않고 있다. 또한, 추체외로 증후로 분류되는 경직성 마비는 추체외로계의 장애에 의한 것이라는 것이 정설로 되어 있으며, 추체로 징후가 반드시 추체로 손상을 의미하는 것은 아니다.

7) 근력 평가

- ADL에 유효한 것은 MMT 3 이상의 근력이다.
- BRS Ⅳ 이상이면 **동역학**(dynamometry) **에 의한 정량적 평가**가 가능하다. 체력의 한 요소로 평가하여 효과 판단에 활용한다.
- 등속 운동에서는 각속도의 차이에 따른 근출력 특성을 볼 수 있다. **저긴장에 빠진 근육군에서는 고속에서 근출력 저하가 큰 경향**이 있다. 동작 속도와 안정성의 관계를 고찰하는데 유용한 정보이다.

> **memo Dynamometry**
>
> 등속성 근력 측정기(isokinetic dynamometer), 핸드헬드 다이나모미터(hand held dynamometer: HHD) 등을 이용한 근력 측정.

8) 관절가동범위 평가

- 자세나 동작에 구조적인 문제가 관여하고 있는지 판단하기 위해 필요하다.
- 회복 과정에서 비정상적인 근긴장이나 과잉 보상적응이 강화되는 경우 **이차적인 장애**로 **구축이 합병**되기 쉬우므로, 시간 경과에 따른 평가를 소홀히 하지 않는다.

9) 균형 평가

- 대표적인 것으로 **Functional Reach Test**와 **Functional Balance Scale** (Berg Balance Scale)이 사용된다. 특히 후자는 낙상 위험 판단에 이용되고 있지만, 본래 이 평가는 고령자를 대상으로 개발된 것이다. 편마비 환자의 낙상 위험 판단에 이용하는 컷오프 값은 연구 단계이므로 주의가 필요하다.
- 질적 평가로 외부 혼란 자극 반응을 관찰하는 균형 검사가 있다. 여기서는 지지 기저면 내에 멈추기 위한 **상하지의 외전 반응**과 **몸통의 회복 반응**, 유지가 불가능해졌을 때의 **스테핑 반응**, 낙상 방지를 위한 **보호신전 반응**의 유무를 관찰한다. **넘어지기 쉬운 방향과 균형을 잃는 임계점을 파악**하는 것도 중요하다

> ⚠**주의** 반응을 관찰하는 균형 테스트에서는 일단 외란 자극이 가해지면 의식적으로 무게 중심 이동을 억제하여 자연스러운 반응을 확인하기 어렵다. 반응적 자세 제어에서 예측적 자세 제어로 변화하기 때문이다. 이에 반해 도달과 같은 과제에서는 의식이 목표에 집중되어 자연스러운 균형 반응을 관찰하기 쉽다. 이 과제에서는 능동적인 무게 중심 이동이 요구된다. 증상학적 해석을 위해서는 평가의 특징과 반응의 차이를 이해할 필요가 있다.

10) ADL 평가

- 대표적인 것으로는 **Functional Independence Measure (FIM)**과 **Barthel Index (BI)**가 있는데, FIM은 보조기구 사용량의 변화를 파악할 수 있다.

11) 보행 능력 평가

- 동작 분석으로 운동 패턴과 자세 제어의 경향을 파악한다. 또한, 이를 수정할 수 있는지 확인한다. 조직에 큰 스트레스를 주어 **이차적인 장애를 유발하는 운동 패턴**[예 : 반장슬(hyperexension of knee) 등]은 피해야 한다.
- 운동 패턴의 문제는 **운동연쇄장애**로 표현할 수 있다. 예를 들어, 몸통과 사지가 적절한 타이밍에 결합하지 못하거나, 하중 자극에 반응하기 어렵거나, 정렬을 미세하게 조정할 수 없는 경우 등이 있다.

> **memo 동작 분석 진행 방법**
>
> 자세(운동) 조절은 개인과 운동 과제와 환경과의 상호작용에 의해 결정된다[1]. 동작 분석에서는 관찰한 정보로부터 가설을 세우고 각종 검사 및 평가 결과와 유기적으로 연결하는 임상적 리딩이 중요해진다. 이 기술 향상을 위해서는 근육 활동을 파악하는 촉진과 운동 유도를 통한 반응 해석이 필수적이다. 또한, 치료적 개입의 즉각적인 효과는 효과적인 운동 프로그램을 결정하는 중요한 정보가 된다.

- 대표적인 것으로는 **10m 최대 보행 속도, 6분간 보행 검사**(six-minute walking test: 6MWT), Timed Up and Go test (TUG)가 있다. 각 평가의 본래 목적을 이해하고 이용한다(**제2장-1** 참조).
- 실용적인 보행 능력을 판단하기 위해서는 실제 생활에서 요구되는 거리와 이동 시간을 가정한다. 환경에 대해서도 고려한다.
- 보행장치의 사용은 환경의 변화에 대응할 수 있는 것인지 검토한다. 예를 들어, 사점 지팡이는 정

돈된 바닥면에서는 안정성이 높지만, 계단이나 경사면에서는 다루기 어려워진다.

memo 10m 최대 보행 속도

보폭과 보행률의 변동을 억제하기 위해 고안되었다. 보행 능력의 변화를 파악하는 지표로 사용되고 있다. 하체 근력, 균형 능력, 생리적 비용 지수와의 상관관계를 나타낸다.

memo 6MWT

호흡기 질환의 최대 산소 섭취량을 추정할 목적으로 개발되었다. 최대 보행 거리가 최대 산소 섭취량과 상관관계가 있어 전신 지구력의 지표로 활용되고 있다. 건강한 노인, 심장질환 및 호흡기 질환 환자에게 적용되고 있다.

memo TUG

노인의 균형 능력을 평가하기 위해 개발되었다. 하체 근력, 균형 능력과의 상관관계를 나타내어 낙상 위험 및 실용보행 가능 여부를 판단하는 지표로 활용되고 있다.

12) 고위 뇌기능장애 평가

- 고위 뇌기능장애에는 **치매, 주의력 장애, 실어증, 실행-실인증** 등이 있다(1장-8 참조). 주요 책임 병소와 섬유연접을 가진 부위의 손상에서도 증상이 나타난다. 또한, 급성기에 나타났던 증상이 회복 과정에서 사라지는 경우도 있다.
- 고위 뇌기능 평가는 일반적으로 작업치료사나 언어재활사가 시행하기 때문에 정보를 제공받을 수 있다.
- 치매의 진단에는 일반적으로 **웩슬러 성인 지능검사**(Wechsler Adult Intelligence Scale: WAIS), 간이정신상태검사(Mini-Mental State Examination: MMSE), **개정 하세가와식 간이 지능평가척도**(Hasegawa's Dementia Scale-Renovated: HDS-R)가 사용된다.
- 주요 실행-실인증 관련 증상과 책임 병소에 대해 표 3에 제시하였다. 증상학적으로 뇌의 손상 부위와 일치하는 지 확인한다.

표 3 ● 실행-실인증 증상 및 책임 병변

	분류	증상	책임 병변	검사 예시
실행증	사지 운동실조증 (Limb-kinetic apraxia)*	숙련된 운동의 열등화. 자발적 운동의 계획(planning)은 정상이고 순서도 정확하지만, 운동이 느리고 어색한 상태.	좌우 어느 한쪽의 운동 영역 (Brodmann area 4,6 area) → 반대편에 증상이 나타남	손가락을 책상 위에서 피아노를 치는 것처럼 순차적으로 손가락을 굴곡시키는 운동을 모방하게 한다(손가락 실행). 눈을 감게 하거나 혀를 내밀게 한다(안면실행). 공을 차는 동작을 모방하게 한다(보행실행).
	관념운동실행증 *	습관적 행동을 언어적 명령에 따르거나 모방할 수 없는 상태	우세반구 정수리엽 하부의 광범위한 병변	가위바위보를 하게 하는 등 사회적 습관 동작을 시킨다.
	관념실행증 *	한 가지 목적을 위한 연속적인 동작의 장애. 사용해야 할 대상물(도구-물품)의 사용 장애	우세반구 정수리엽을 중심으로 한 광범위한 병소	빗으로 머리를 빗는 것과 같은 단일 동작과 차를 끓이는 것과 같은 연속적인 동작을 지시(주의: 많은 경우 실어증과 병합)
	착의실행증	물체실인증이나 고전적 실행이 없는데도 옷 입는 동작만 어려워지는 상태	열등반구 정수리 ~ 후두엽(가벼운 의복실행은 우세반구에서도 발생)	환자에게 옷을 입거나 벗도록 지시한다.
	구성실행증	간단한 기하학적 패턴, 도형, 3차원도형 등의 구성이 어려워지는 상태	열등반구 정수리-후두엽/ 우위반구 정수리~후두엽	종이에 삼각형, 원 등의 간단한 도형이나 집 등의 그림을 그리게 한다. 또한, 모사하게 한다.
실인증	시각실인증	시각장애, 반맹, 시야협착 등의 감각장애가 없음에도 불구하고 눈으로만 보면 물체, 도형, 모양, 상모, 색채 등을 인지할 수 없으나 손으로 만지거나 소리를 들으면 인지할 수 있는 상태(=정신맹)	양반구 후두엽(대부분의 원인은 후대뇌동맥 폐색)	환자가 잘 알고 있는 다양한 생활용품을 보여주며 이름과 용도를 대답하게 한다. 일상 생활 주변 인물들의 이름과 연고지를 대답하게 한다. 색종이나 블록의 색을 대답하게 하거나 식별 및 선택하게 한다.
	난청	청력에 이상이 없음에도 불구하고 들리는 소리의 인지, 식별은 불가능하지만 음원의 물체를 보거나 만져보면 알 수는 상태	열등반구 또는 양반구 청력 영역, 청각 연합 영역 (상측두엽 후방)	음원의 성질이나 사건을 대답하게 한다. 익숙한 멜로디를 들려주고 대답하게 한다.
	촉각실인증	표면지각, 심부지각, 입체감 등에 이 상이 없음에도 불구하고 사물을 만져보고 외부세계의 물체의 크기, 모양 등의 감각적 성질은 알 수 있으나 물체의 명칭이나 용도를 인지하지 못하는 상태	한쪽 정수리 엽상부 상회	환자에게 눈을 감게 하고 열쇠 등 일용품을 쥐게 하여 물건의 이름과 용도를 대답하게 한다.
	신체실인증	자기 신체 및 그 부분(머리, 상지, 하지 등)의 공간적 위치 인식에 장애가 있는 상태	열등반구 정수리엽(주로 좌측에 출현하는 경우가 많음. 반측 시공간 실인증이 동반되는 경우가 많음)	자신과 타인의 손가락 이름을 대답하게 하거나 지정한 손가락을 가리키게 한다(손가락 실인). 자신과 타인의 좌우를 가리키게 한다(좌우실인). 글씨 쓰기, 필기(실서), 암산이나 필산(실산)
	병태실인증	자기 병태에 대한 실인증	열등반구 두정엽	왼쪽 편마비가 있는데도 이를 부인한다.
	시공간 실인증	대상 간의 공간적 관계를 파악할 수 없는 상태	한쪽 두정엽 → 반대편 공간에 출현	물품을 보여주고 그 위치를 확인하게 한 후, 환자에게 눈을 감게 하고 그 물품이 있을 것으로 생각되는 방향을 지시하게 한다.
	반쪽시공간무시	대뇌반구 병변의 반대편 공간 인식이 불가능한 상태이다.	열등반구의 정수리-측두엽-후두엽의 접합부 반대편 공간 무시	선분 2등분 테스트, 선분 지우기 테스트, 도형 묘사, 가로쓰기 문장 읽기-문장을 읽게 한다. 장소, 인물 등의 정보를 왼쪽에배치하고 나중에 질문한다.
	지리적 장애 (Topographical disorientation)	자신의 집 등 잘 알고 있는 장소로 가는 길을 찾지 못한다(지리적 방향감각 장애). 지도상에서 유명한 도시의 위치를 알 수 없게 된다(지형실인증).	열등반구 정수리 ~ 후두 엽(지리적 방향감각 장애) / 열등반구 정수리 후엽-해마(지리적 기입력 장애)	일본지도에 수도와 유명 도시의 위치를 적도록 한다.

* Liepmann의 고전적 실행

13) 통증

- 뇌졸중 후 통증에는 **중추성 통증**과 **말초성 통증**이 있다.
- 중추성 통증의 대표적인 예는 **시상통**(thalamic pain)이다. 보통 시상 **뒤복측핵**(posterior ventral nucleus) 등에 국한된 작은 시상 병변에서 통증이 발생하는 경우가 많다. 시상-두정엽간[피질, 방선관(corona radiata)], 뇌간 등의 장애에서도 동종의 통증이 발생한다. 이를 통틀어 뇌졸중 후 중추성 통증이라고 한다. 중추성 통증은 통증의 구심성 경로의 차단으로 인해 중추측의 뉴런의 활동이 비정상적으로 증가한 상태로 해석되고 있다.
- 말초성 통증에는 근육통, 구축에 따른 통증, **견갑하수증후군**, 견관절주위염 등이 있다. 대부분 발병 후 1개월 정도부터 증상이 나타나기 시작한다.
- 견갑하수증후군은 어깨와 손의 유통성 운동제한 및 손의 특징적인 부종, 색소 이상, 열감 등을 특징으로 하는 질환으로 재활의 큰 장애요인이 되는 질환이다(1장-7 참조).
- 운동 리듬이나 관절 정렬이 무너졌을 때, 충돌(impingement)이 발생하기 쉽다. 충돌의 특징은 운동 방향에 따라 통증 부위가 변화한다는 것이다.
- 평가에서는 통증이 유발되는 자극과 재현성을 확인한다. 안정 시에도 통증이 나타나는 경우는 염증성인 경우가 많으므로 **혈청 CRP 수치**(C-reactive protein)를 확인하는 것이 좋다. 통증의 강도는 VAS나 **페이스 스케일**(1장-7 그림 12 참조) 등을 이용하여 평가한다.

memo 충돌(Impingement)

충돌은 연부조직이 관절 틈새에 충돌하거나 끼어드는 현상이다. 특히 구조적으로 취약한 어깨 관절에서는 힘줄판이나 견봉하 활액낭이 견봉에 충돌하기 쉬워 통증이나 미세 손상의 요인이 된다.

〈문헌〉

1) 高橋 明：運動制御：論点と理論．「モーターコントロール 原著第3版」(Cook AS/編，田中 繁，高橋 明/監訳，中谷敬明，他/訳)，医歯薬出版．pp2-19，2009
2) 「脳卒中治療ガイドライン2021〔改訂2023〕」(日本脳卒中学会 脳卒中ガイドライン委員会/編)，協和企画，2023
3) 岸本 眞，他：筋緊張障害に対する理学療法評価と治療の再考．大阪河崎リハ大紀，5：21-30，2011

1B. 뇌졸중(회복기)

사토 후사오(佐藤房郎)

Ⓐ지식의 정리 Ⓑ재활프로그램

○ Do!

1 운동 중단 기준을 확인하고 운동 요법을 전개한다.
2 마비의 중증도 및 회복 단계에 따른 동작 지도를 실시한다.
3 운동 프로그램에서는 자발적 요소와 자율적 요소를 강화한다.
4 과제 지향적 접근으로 운동 지각 체계의 재구축을 촉진한다.
5 마비로 인한 한계를 이해하고 보상 운동 지도 및 환경 개선 추진

✕ Don't!

1 위험 관리 정보를 확인하지 않고 운동 요법을 시행하지 않는다.
2 이차적 장애를 조장하는 운동요법이나 동작 지도를 하지 않는다.
3 낙상으로 이어질 수 있는 동작 지도를 하지 않는다.
4 비경제적이고 무리한 동작 패턴을 강요하지 않는다.
5 탈억제 성향으로 목적의식이 강해지기 쉬운 사례에 대한 과제 지향적 접근을 하지 않는다.

1 물리치료의 원리

- 표4는 뇌졸중에 대한 물리치료의 원칙을 정리한 것이다.

표 4 ● 뇌졸중에 대한 물리치료의 원리

의식수준 안정화(각성과 주의력 지속)
이차적 장애 예방 및 개선
자율적 요소의 촉진(synergy, 자세반사, CPG)
운동지각체계의 재구축(능동적 활동과 운동학습)
근력 강화와 지구력 향상
보상 운동 및 동작 지도
환경정비

CPG: central pattern generator(중추성 패턴 생성기).

2 의식수준 안정화

- **의식장애가 지속되는 경우**가 있는 경우, 앉은 자세나 서 있는 자세를 적극적으로 취한다. 이를 통해 경부의 자율적 반응을 이끌어 낸다. 순환기계의 폐용 예방을 위해 앉은 자세에서 **60°이상**을 목표로 한다.
- **각성과 주의력 지속**은 운동 학습의 핵심이다.
  - ▸주의가 산만해지는 경우, 치료 환경을 폐쇄적으로 한다.
  - ▸각성이 지속되지 않는 경우, 반중력적인 체위에서 게임적인 요소나 흥미를 유발하는 운동 과제를 선택한다. 예를 들어, 공을 되받아치는 것과 같은 반사적인 활동이 좋다. 고리던지기 등을 이용하는 경우, 고정적으로 하지 말고 변화를 준다.

⚠**주의** 의식장애가 있는 환자의 수동적 자세 유지 시 활력징후 확인을 소홀히 해서는 안 된다.

3 이차적 장애 예방 및 개선

- 전신적인 활동성이 향상되면 비정상적인 근긴장이 강화되기 쉬워 대칭적인 자세 획득과 양호한 정렬 유지가 어려워진다. 운동 지도에서는 과도한 노력을 억제하여 **연합 반응이 강화되지 않도록 한다.**
- 조직에 큰 기계적 자극이 가해지지 않도록 주의한다.
- 특히 구조적으로 취약한 어깨관절 가동범위 훈련에서는 견갑상완 리듬을 손상시키지 않도록 견갑대의 가동성을 확보하여 저긴장에 빠진 **연부조직의 과신장을 피해야** 한다. 수동운동에서는 건측의 가동범위를 참고하여 운동범위를 설정한다.
- 또한, 골두의 위치를 확인(**그림 2**)하면서 상지의 무게를 물리치료사가 지탱하면서 잡고 **조직의 미세 손상을 피한다**(**그림 3**). 이는 환자의 자가 관리에서도 마찬가지이다.
- 손과 발은 신체를 지탱하는 활동에서 지지 기저면에 접해 압력 변화를 인지하는 중요한 신체 부위가 된다. 지각을 방해하지 않기 위해 **부종을 예방하고 가동범위를 확보하기 위해 노력한다**(**그림 4**). 수관절은 손바닥 굴곡 위치에 있으면 정맥을 압박하여 부종을 조장할 수 있다. 등 굴곡위 유지를 철저히 한다.

⚠**주의** 완성 마비나 저긴장 상태의 경우, 전 운동 범위에 걸친 수동성 운동은 조직의 미세 손상을 유발하기 쉽다.

Ⓐ **마비측**

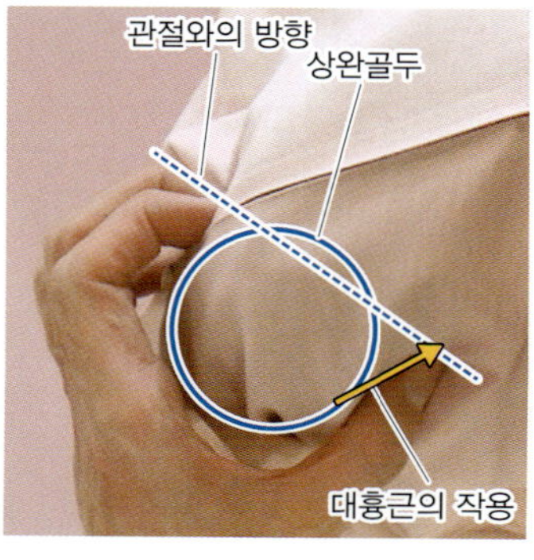

Ⓑ **건측**

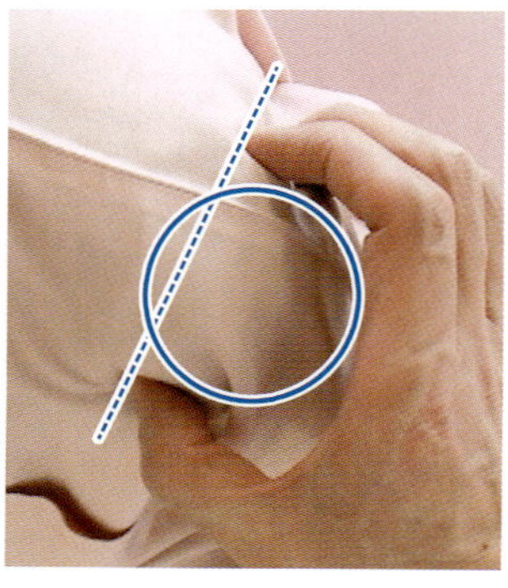

그림 2 ● 어깨관절의 정렬 변화(우측 편마비 BRS 상지 II-손가락 I-하지III, 감각 중등도 저하)

마비측 견관절은 견갑골 주위 근육군의 근긴장 불균형으로 인해 전방 아탈구가 발생하기 쉽다. 주요 요인은 ① 견갑골의 하방회선(rotation), ② 상지의 처짐, ③ 대흉근의 긴장으로 인한 상완골두의 내측 편위이다. 상완골두를 촉진하면 등쪽에서는 관절간극이 넓어지고, 복부에서는 골두가 전방 내측으로 편위된 것을 알 수 있다. 관절와와 골두의 접점에 선을 긋는다. 그리면 그림과 같이 된다.

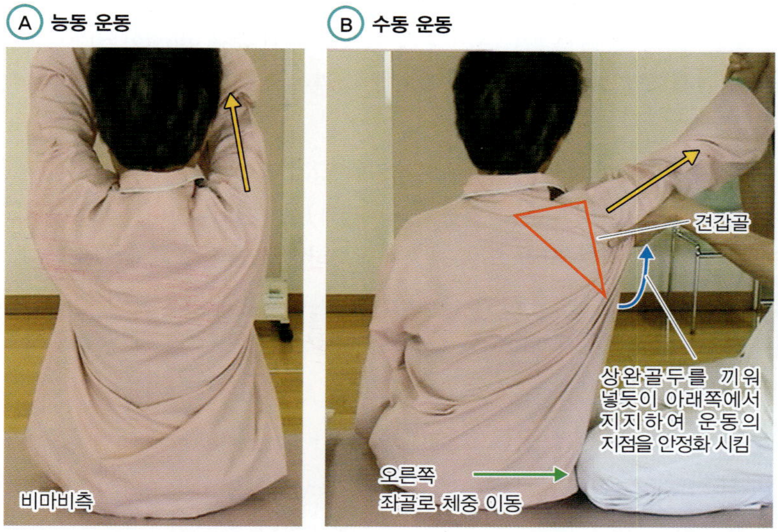

그림 3 ● 견관절의 능동 및 수동 운동

A) 어깨관절의 자조운동에서는 견갑상완 리듬이 무너진 상태에서 비마비측(왼쪽)으로 끌려가 내전이 강조된다.

B) 수동성 운동에서는 상완골두의 정렬을 교정하면서 견갑골의 외전 및 상방 선회(➡)를 빼내야 한다. 이때 상지를 가볍게 견인한다(⇨). 또한 전신적인 활동으로 전개하는 곳은 마비측 고관절에 대한 부하도 동시에 유도한다(➡). 통증이 있는 곳은 통증이 없는 범위에서 실시한다. 운동은 5초×10회를 1세트로 하고, 하루에 최소 2세트 이상 중재한다. 자가관리가 가능한 환자는 3세트 이상 실시하도록 지도한다.

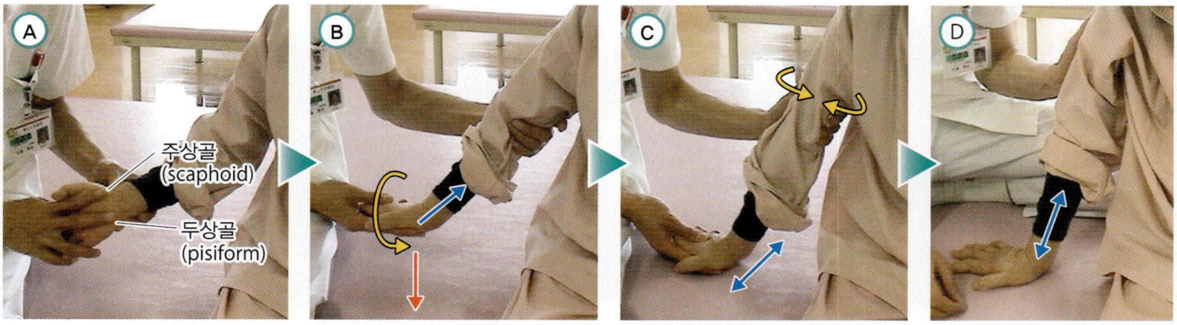

그림 4 ● 손의 가동범위 확보와 하중 자극을 주는 방법

먼저 손가락과 손 부위를 마사지하여 부종을 개선시킨다. 부종에 대해서는 무리하게 압박하지 않는 것이 원칙이다.

A) 손목관절의 부하 포인트인 주상골과 두상골을 눌러준다.

B) 손목관절을 등굴곡위에서(⇨) 팔꿈치 관절을 잡고 가볍게 압박을 가하면서(➡) 바닥면으로 유도한다(➡). 손 부분만 잡고 움직이면 어깨관절의 연부조직을 손상시키거나 상완굴근군의 경직을 조장할 수 있다.

C) 삼두근의 수축을 확인하면서 손 부위에 부하를 준다(⟷). 상완을 작게 돌리면서(⇨) 척측에서 요골측으로 체중 이동을 유도한다.

D) 손가락을 벌려 마찬가지로 하중을 가한다(⟷). 상지의 신전 활동이 확인되면 팔꿈치 굴곡위에서도 사지 자세를 유지할 수 있도록 유도한다. 운동은 5초×10회를 1세트로 하고, 1일 최소 2세트 이상 중재한다. 스스로 시행 가능한 환자는 3세트 이상 실시하도록 지도한다.

4 자율적 요소의 촉진

- 자율적 요소에는 자세반사와 같은 선천적 활동과 학습된 활동이 포함된다. 촉진은 이러한 운동 패턴에 포함된 비활성 상태의 근육 활동을 끌어내어 관여하는 **운동 단위**(motor unit)를 **증가시키는 것**을 의미한다.
- 자세 조절에서 근육 활동의 시발점은 **중력 부하와 감각자극**이다. 운동을 유도하면서 역학적 변화를 주어 자세 유지를 위해 유발되는 근활동(운동연쇄)을 이끌어낸다. **수동적 자극에 반응하지 않는 환자에게는 구체적인 과제(목표물 도달 등)를 제시하여 능동적 활동을 유도**한다.
- 과긴장 억제와 저긴장 강화는 동시에 진행되어야 한다. 과긴장 상태에 있는 근육군을 억제해도 저긴장 상태에 있는 근육군이 활성화되지 않으면 안정성이 향상되지 않는다
- **플레이싱**을 통해 운동 연쇄를 촉진한다(예 : 목에서 발로 퍼지는 운동).

❶ **복측으로의 운동** 연쇄는 **경부 굴근**(neck flexors) → **복근**(abdominal muscles) → **고관절 굴근(hip flexors)** → **대퇴사두근**(quadriceps) → **전경골근**(tibialis anterior)의 순서로 일어난다. 머리 들기에서 몸통 굴곡으로 일어나도록 운동을 유도하고, 앞서 언급한 근 활동이 활성화되는 지점을 확인하면서 전개한다. 편마비에서는 이 운동연쇄는 비교적 잘 유지된다

❷ **외측으로의 운동** 연쇄는 **경부 측굴근**(lateral neck flexors) → **측복근**(oblique abdominal muscles) → **고관절 외전근**(hip abductors) → **장경인대**(iliotibial band) → **비골근**(peroneal muscle)으로 이어진다. 이는 옆으로 누운 자세에서 일어나거나 앉거나 선 자세에서 **측면 안정화에 필요한 활동 패턴**으로 편마비에서는 어려운 활동이다(**그림 5**).

❸ **지지 기저면에 접하는 신체 부위는 운동을 안정화시키는 지점이 된다. 이 부위에 대한 감각 입력**이 중요하다. 또한 사지 관절에는 지지 기능(신전 활동)이 요구된다. 지지점이 정해지지 않은 경우, 운동 연쇄가 끊어지기 쉬우므로 **지지점이 되는 신체 부위를 아래에서 지지하도록 개입**하는 것이 좋다(**그림 5, 6**).

❹ 촉진된 근육군의 활동을 더욱 증가시키기 위해 운동 연쇄를 유지하면서 체위나 사지 위치의 변화를 준다(예 : 옆으로 누운 자세에서 하지 굴곡 등).

> ⚠ **주의** 마비측을 아래로 한 옆으로 누운 자세에서는 어깨 관절의 하중 자극에 대한 방어적 수축이 잘 일어나지 않아 조직 손상을 유발하기 쉽다. 골두의 하중을 피하거나 물리치료사가 겨드랑이를 지지하여 하중을 면하게 한다.

- BRS Ⅱ와 같이 자발적 운동이 어려운 경우, **자세반사나 CPG를 이용한 전략**이 효과적인 경우가 있다. 자세 반사의 이용에는 양성 지지 반응에 의한 지지 기능의 촉진과 체간을 뒤로 기울여 유발되는 마비측 하지의 흔들림을 들 수 있다(**그림 22**). 이러한 운동요법에서는 미세한 반응을 놓치지 않는 것이 포인트이다.

> **memo 라이미스테 현상(Raimiste phenomenon)**
>
> 일측 상하지의 운동에 의해 반대편에 나타나는 대측성 연 반응의 하나로, 레이미스테의 연합반응 또는 레이미스테 반응이라고도 한다. 마비 측 하지의 내전-외전-내외회전 운동이 건 측이 대칭적으로 나타내는 현상으로 하지 BRS II의 판정에 이용되고 있다.

> **memo 플레이싱(placing)**
>
> 플레이싱은 사지나 체간을 공간에 고정시키는 시술로, Bobath concept에 의한 치료(neurodevelopmental approach)에 이용되고 있다. 운동성과 안정성을 파악하는 평가이기도 하다. 공간을 이동시킨 신체 부위가 지지 기저면으로부터 벗어나면 사지 위치를 유지하기 위해 전신적인 근 활동이 유발되기 때문에 운동 연쇄를 촉진하는 접근법에 이용되고 있다.

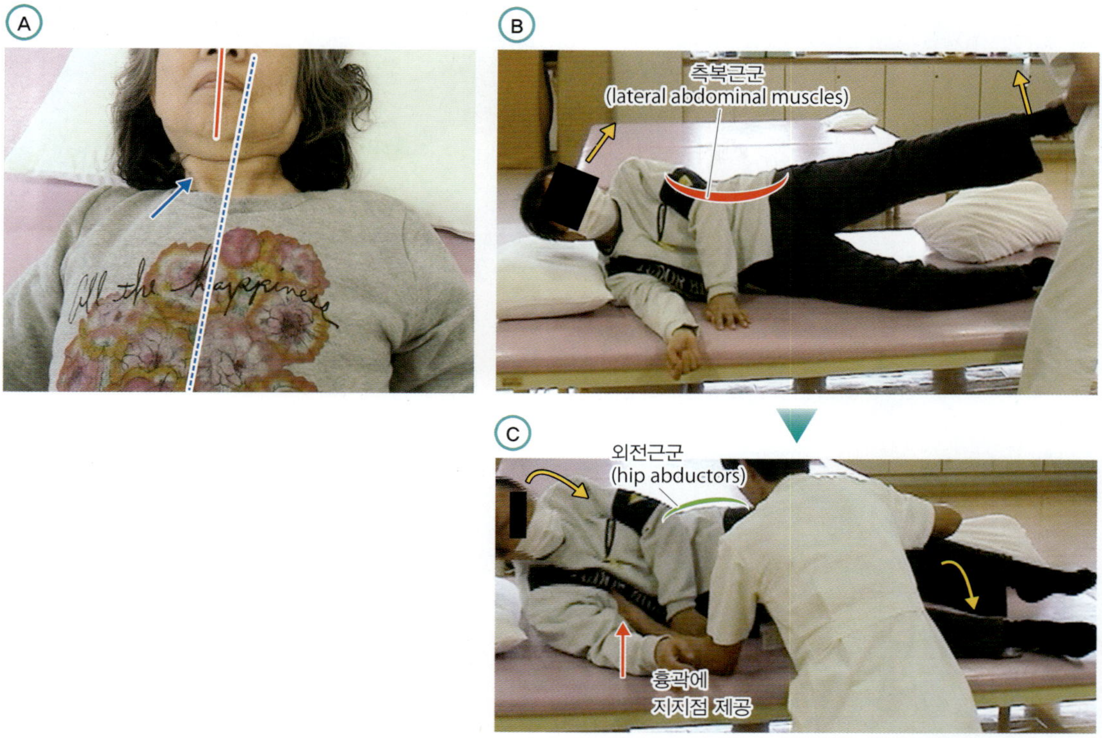

그림 5 ● 마비측 외측 운동연쇄 강화(좌측 편마비)

A) 편마비에서는 마비측 경부가 저긴장에 빠지고, 누운 자세에서 비대칭적인 사지 자세를 보인다. ---은 척추선(흉곽을 2분하는 선)의 연장을 나타내고, —은 머리의 정중선이다. 이상적으로는 이 둘이 일치해야 하지만, 이 환자의 경우 경부가 비마비측으로 경사져 있어 어긋나 있다. 우측 흉쇄유돌근이 마비측에 비해 상대적으로 비대(hypertrophy)(→)되어 있다. 이러한 환자는 경부로부터 일어서는 것과 같은 반중력적 활동에 어려움을 겪는다.

B) 경부 측굴곡과 고관절 외전을 유도하여(⇨) 측복근군을 활성화시킨다( ).

C) 흉곽에 지지점을 주어(→) 측복근군의 부하량을 조절한다. 기상 시에는 고관절 외전근군이 활성화( )되어 있는 타이밍에 하체를 침대에서 내리고(⇨). 하반신에 힘을 주면서 일어난다. 운동은 10회를 1세트로 하고, 하루에 최소 2세트 이상 실시하도록 지도한다. 자가관리가 가능한 환자는 3세트 이상 실시하도록 지도한다.

이 운동 과제에서는 경부 측굴곡(lateral flexion)이 핵심이다. 경부 측굴곡이 어려운 곳은 겨드랑이나 흉곽 아래에서 지지점을 주어 부하량을 조절한다. 또한, 고관절 외전으로도 측복근군을 활성화시킬 수 있지만, 고관절 외전은 마비 측의 자발성(Brunnstrom Recovery Stage)으로 인해 한계가 있다. 운동이 어려운 환자에서는 **그림 6**과 같은 레이미스테 반응을 이용한 과제부터 시작하는 것이 좋다. 일어나기에서는 동작의 연속성을 의식하여 필요한 타이밍에 활동을 얻지 못하는 경우에 도움을 준다.

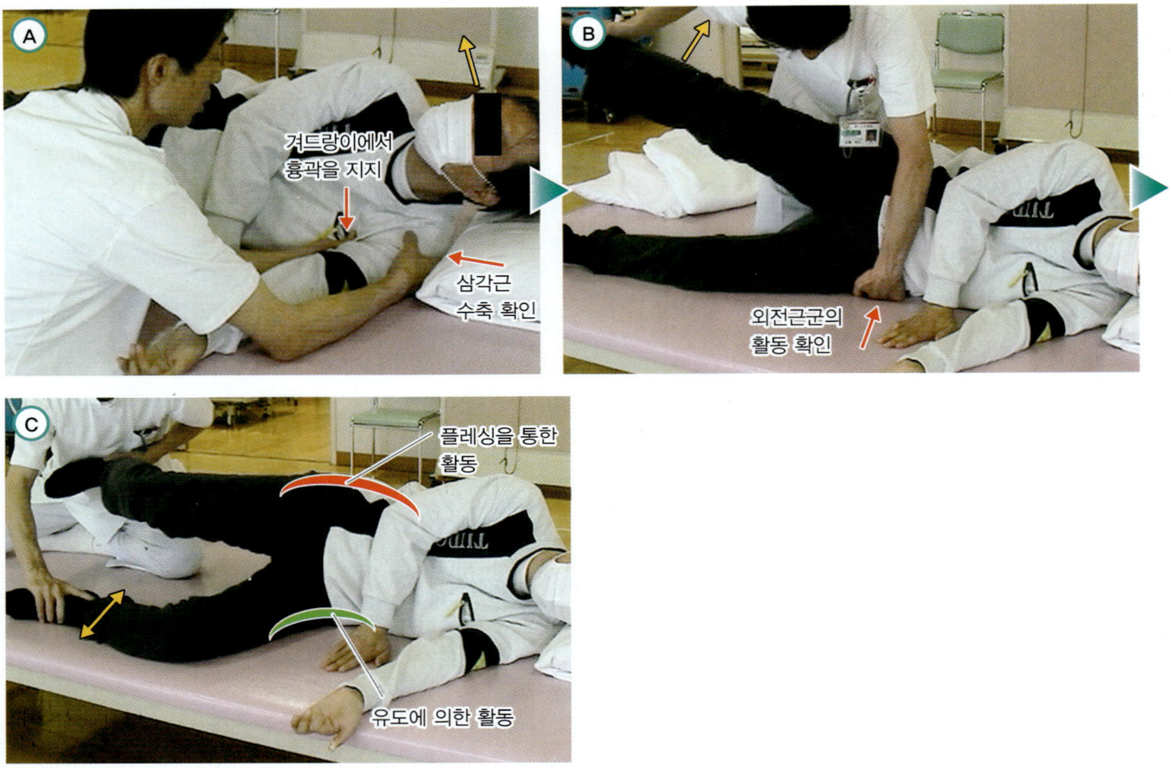

그림 6 ● 하중 자극에 의한 마비측 지지기능 촉진(좌측 편마비 BRS 상지 II - 손가락 II - 하지 III, 중증의 감각 저하, 반측 공간 무시)

A) 흉곽과 어깨 관절을 지지하고(→), 경부 측굴곡(⇨)에 의한 어깨의 반사적 외전 활동을 확인한다. 중증 마비에서는 활동하지 않는 경우가 많으므로 무방비 하중을 피해야 한다.

B) 레이미스테 반응을 이용하여(⇨) 고관절 외전근을 촉진한다. BRS II 이상이면 가능하다. 또한, 비마비측 하지의 앞뒤로 움직여 활동범위를 확인한다(→).

C) 비마비측하지를 플레이싱한 상태에서(⌒) 마비측하지의 운동을 유도한다(⇔). 바닥에서 촉각 자극이 들어가서 반중력 활동이 어려운 경우에도 도입할 수 있다. 복부와 고관절의 운동 연쇄(⌒)를 강화한다.

운동은 10회를 1세트로 하고, 하루에 최소 2세트 이상 중재하도록 한다. 자가관리가 가능한 환자는 3세트 이상 실시하도록 지도한다.

⚠ **주의** 자발적 운동이 어려운 편마비 환자의 경우, 긴장이 높아지는 타이밍에 맞춰 운동을 유도하지 않으면 수동운동의 연속이 된다.

5 운동 지각 체계의 재구축

- **운동 학습에는 능동적인 활동이 필수적**이다. 여기서는 지각 탐색을 통한 자세 유지력 향상에 대해 설명한다. **지각탐색을 쉽게 이해할 수 있는 도구와 운동 과제의 선택이 중요**하다.
- 자세 유지의 개선에서는 근긴장 불균형을 교정하고 지지 기저면에 정위하기 위한 감각 정보를 의식화시킨다. 특히 시각적 전략에서 체성감각 우위의 전략으로 변화시키는 것이 포인트가 된다.

1) 누운 자세

- 누운 자세에서는 좌우 대칭성 획득과 이동에 중요한 복부 활동을 촉진한다(**그림 7**).

❶ 엎드린 자세에서는 **척추가 회전축**이 된다. 정중축을 인지하기 쉬운 수건이나 밸런스볼을 이용한다.

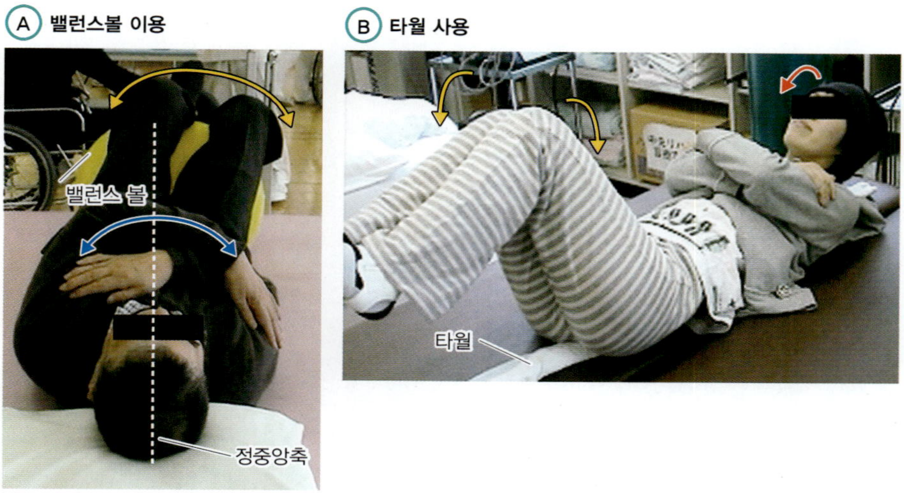

그림 7 ● 누운 자세 (supine position) 에서의 지각 탐색

A) 밸런스볼을 좌우로 작게 회전(⇔) 시키면서 중심축을 인지하게 한다. 운동 시작시 체축의 틀어짐을 교정한다. 하체 운동이 끝나면 다음에는 흉곽을 좌우로 돌리도록 유도한다(↔). 팔짱을 끼어서 상지에서 회전을 제동하지 않도록 한다.

B) 수건을 딱딱하게 감아 척추에 대고 누워서 누운 자세를 취한다. 수건을 둥글게 말아 좌우로 뒤집기 쉽도록 한다(⇒). 머리와 하지를 들어 올려서(→) 운동 연쇄를 강화한다. 하지를 들어 올리는 것이 어려우면 바닥에 내려놓고 무릎을 세우고 실시한다.

운동은 운동량을 조절하여 운동의 중심축이 잘 잡히도록 전개한다. 운동은 하루에 15분 정도, 하루에 2회 실시하도록 한다.

❷ **복부와 고관절의 운동연쇄**를 의식하여 운동부하를 변화시킨다.

❸ 능동적인 운동으로 중심축을 인지시키면서 **분절적인 체간 회전**을 유도한다

> ⚠ **주의** 머리와 발을 바닥에 밀착시키면 전신 신전 활동이 된다. 균형을 잃지 않는 범위에서 지도한다.

2) 앉은 자세

- 앉은 자세에서는 **골반 경사 조절에 중요한 고관절과 체간근육군의 협동적인 활동**을 촉진한다(그림 8).

❶ **하중 지점을 쉽게 인지**할 수 있는 판자나 모래주머니를 이용한다(그림 8A).

❷ **좌골 전연**(ischial anterior edge)**에 하중**이 가해지도록 골반 전방 경사(anterior pelvic tilt)를 유도한다(그림 8A). 치료사가 이를 이해하지 못하면 제대로 전달할 수 없다.

❸ 옆으로 기울 때는 **둔근**(gluteal muscles)**과 측복근군**(oblique abdominal muscles)**의 협조적인 활동**을 촉진한다. 한쪽 좌골(ischial tuberosity)이 들리는 시점에서 불안정해진다. 크게 기울이는 것보다 중간 위치에서의 안정성을 중시한다

❹ 머리와 흉곽(견갑골)이 보상적 과활동으로부터 벗어나야 한다.

❺ 밸런스 볼을 이용하면 자세를 정렬하고 정중축(midline axis)을 인지하기 쉽다. 탄력적으로 굴리거나 작게 굴려서 하체와 몸통의 동적 안정성을 향상시킨다(그림 8B).

> ⚠ **주의** 고관절의 부하로 고관절 신전근(hip extensor)군이 수축하지 않으면 운동 유도가 어려워진다. 촉진하면서 전개하고, 반응이 미약한 경우 부하를 줄여서(전방에 받침대를 설치하는 등) 선택적 활동을 유도한다.

Ⓐ 판자와 모래주머니 이용　　Ⓑ 밸런스볼 이용

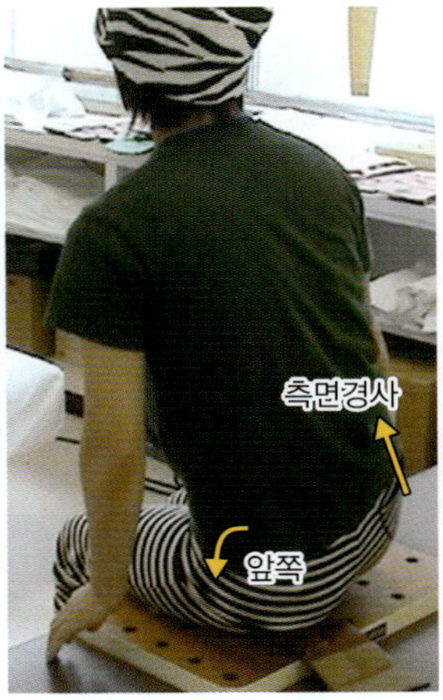

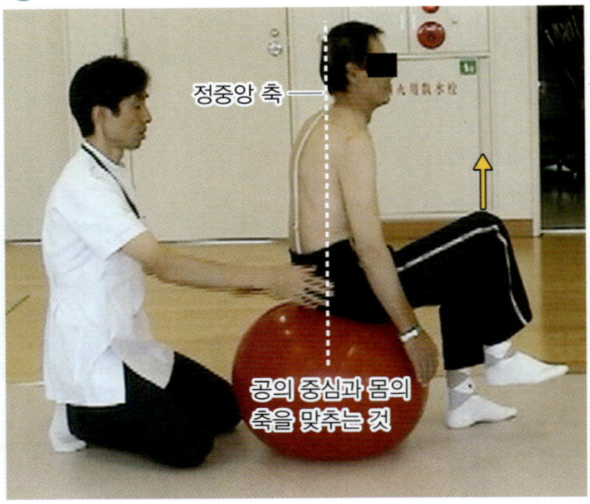

그림 8 ● 앉은 자세에서의 지각 탐색

A) 딱딱한 판자에 앉으면 좌골의 위치를 인지하기 쉽다. 모래주머니를 부수듯이 하중을 가하면 전완근의 수축을 촉진하기 쉽다. 운동 과제에서는 좌골의 앞쪽 가장자리를 탐색하도록 골반 경사를 유도한다.

B) 밸런스 볼에 앉아 탄력을 받으면서 중심축을 인지하게 한다. 여기서부터 발구르기 등 비대칭적인 과제로 확장하여(⇨), 몸통과 하체의 안정성을 강화한다.

운동은 운동량을 조절하여 운동의 중심축이 잘 잡히도록 전개한다. 운동은 하루에 15분 정도, 하루에 2회 실시하도록 한다.

⚠**주의**　밸런스 볼을 이용한 운동 과제는 균형이 좋지 않은 환자에게 쉽게 사용해서는 안 된다. 너무 긴장이 높아지면 역효과가 발생할 수 있다. 유도하고자 하는 운동 패턴이 명확해야 하며, 환자가 볼을 사용하여 목표를 쉽게 달성할 수 있고, 인지할 수 있어야 한다.

3) 서 있는 자세

- 서 있는 자세에서는 하체의 지지력에 중요한 **발과 고관절의 협동적인 활동**을 촉진하고, 자세 정렬에 영향을 미치는 근육의 불균형을 교정한다. **전두면**(frontal plane), **시상면**(sagittal plane), 그리고 **수평면**(transverse plane) **에서의 자세 조절**이 요구된다(그림 9).

❶ 서까래(앞뒤) 또는 로프(좌우)를 이용하여 **하중 지점을 쉽게 인지**할 수 있도록 한다.

❷ 하중점보다 무게 중심선을 세우는 것을 이미지화하여 자세 정위를 유도한다. 체간을 직립 자세로 유지하고, **제5~9 흉추부를 기준점**으로 하여 유도한다.

❸ 상하지의 균형 반응이 나타나지 않는 범위에서 전개한다.

⚠**주의**　자세는 외형적으로 바로잡아도 동작 시 자세 조절에는 영향을 미치지 않는다. 왜냐하면 자세는 동작을 위해 내재적으로 일어나는 근긴장을 반영하기 때문이다. 따라서 자세를 바로잡기 위해서는 운동을 통해 근긴장을 교정하는 것부터 시작해야 한다.

memo 선행 수반성 자세 조절

도달 동작(reach activity)에 앞서 활성화되는 복횡근이나, 한쪽 다리로 서기에 앞서 활성화되는 지지 다리의 외전근 활동과 같이, 동작을 안정시키기 위한 피드포워드적인 활동을 선행수반성 자세 조절(anticipatory postural adjustment, APA)이라고 한다. 편마비 환자에서는 이러한 자세 조절이 어려워져 불안정성을 초래하는 요인이 된다.

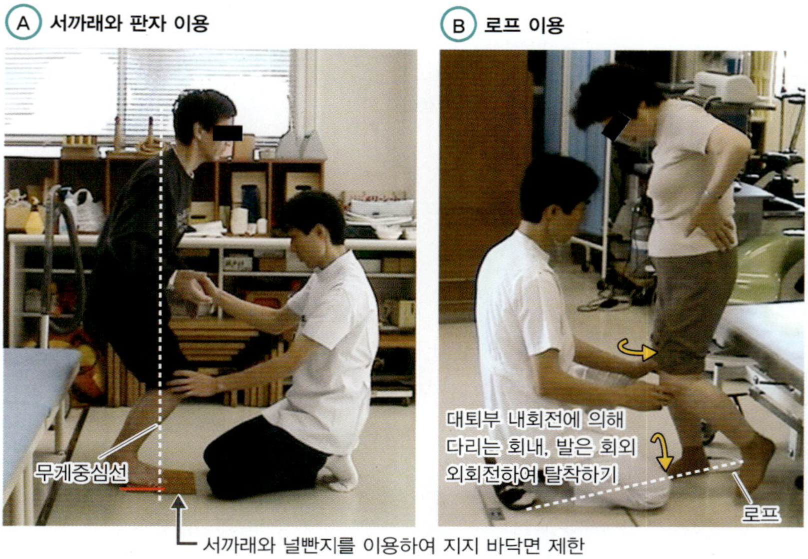

그림 9 ● 서 있는 자세에서의 지각 탐색

A) 서까래나 판자를 이용하여 지지 기저면을 제한한다. 천천히 일어서고 앉는 동작을 반복하여 지지 기저면을 인지하게 한다.

B) 1, 2번째 발가락 사이와 발뒤꿈치를 잇는 선 위에 로프를 걸고 서서 로프의 위치를 탐색하듯 발바닥을 작게 바깥쪽과 안쪽으로 돌리도록 한다. 발 부분의 운동은 허벅지를 안팎으로 돌리면서 유도한다(⇨). 로프 위에 무게 중심선이 올라가는 것을 상상한다. 운동은 자세가 흐트러지지 않는 범위(상당히 작게)에서 실시한다. 중증 마비환자에게는 하중 지점을 인지하게 하는 정도면 충분하다. 비마비측 하중을 안정시키는 데도 응용할 수 있다.

운동의 기준으로 하루에 5분 정도, 하루에 2회 실시하고자 한다. 문헌1에서 재인용.

6 근력 강화와 지구력 향상

- 선택적 운동(selective movement)의 촉진.

❶ 운동연쇄(synergy)를 통해 **보상적** 패턴을 파악한다(**그림 10**).

❷ 목표로 삼을 근육을 **촉진하면서 활동 상태를 확인**한다.

❸ 양측성 운동, 비마비측 운동 등 알기 쉬운 과제로 이미지화한다(**그림 11**).

- 하체 근력 강화는 보행능력 향상을 위해 적극 권장된다[2]. 계단 오르내리기(**그림 12**)와 일어서기 연습(**그림 13**)을 이용한다.
- 보행 내구성 향상을 위해 러닝머신, 자전거 에르고미터를 적극적으로 도입한다. 이러한 기구를 사용하면 운동 리듬의 조정(CPG의 활성화)이 가능하다.

memo 시너지(Synergy)

공동 운동과 동의어로 여러 운동(근육 활동)이 결합된 활동을 의미한다.

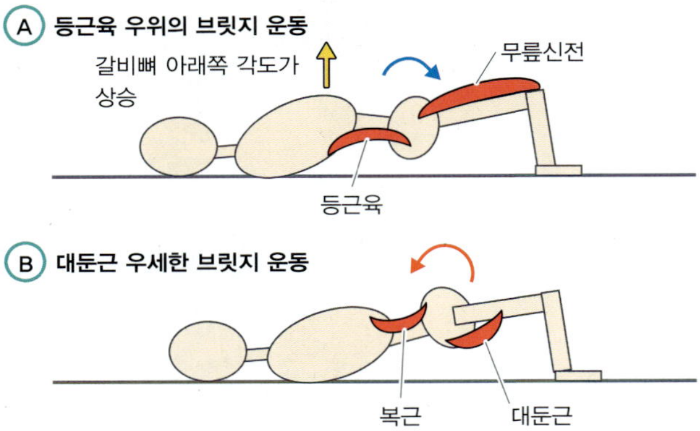

그림 10 ● 브릿지 운동에서의 시너지

A) 등근육과 무릎신전근군과의 시너지에 의한 운동 패턴에서는 골반이 앞으로 기울어진다(➡).

B) 복근과 대둔근의 시너지에 의한 운동 패턴에서는 골반이 후방으로 기울어진다(➡).

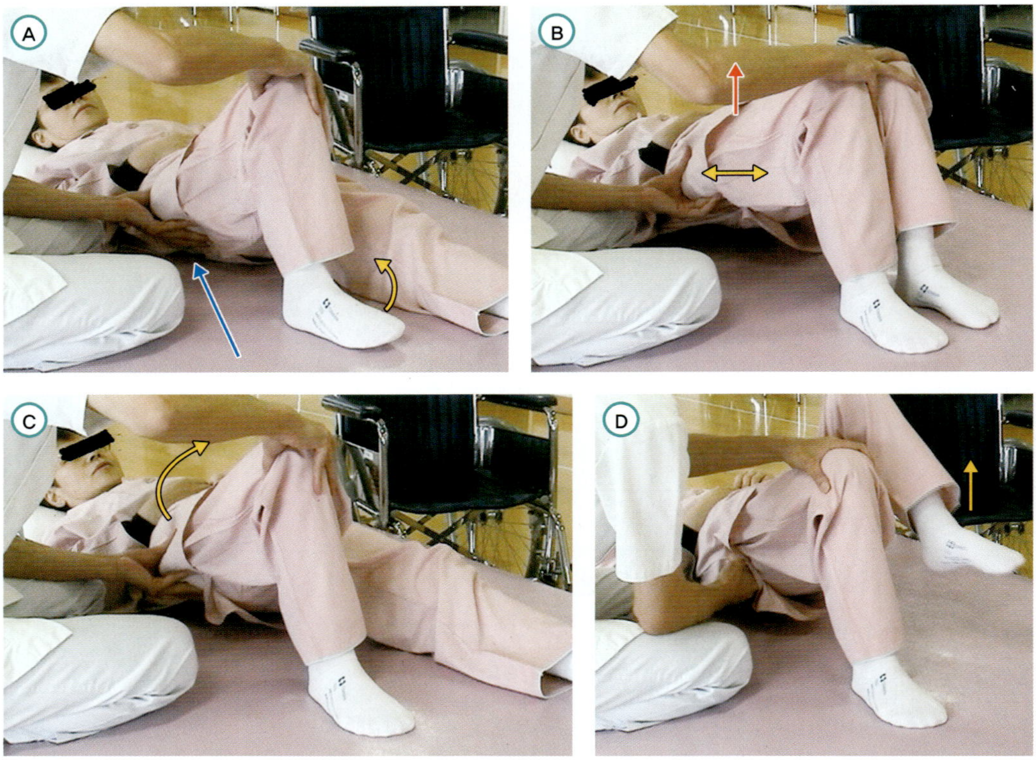

그림 11 ● 선택적 활동 촉진(우측 편마비 BRS 상지Ⅱ-손가락Ⅰ-하지Ⅲ, 중등도 감각 저하)

A) 감각마비가 심한 경우, 운동의 방향이 역전되는 경우가 있다. 이 증례는 엉덩이를 들어 올리도록 지시해도 하지의 굴곡근 활동이 우세하여 족배굴곡(⇨)이 일어나고 있다. 촉진을 통해 확인한 결과(➡) 대둔근이 수축되지 않았다.

B) 양하지 지지로 들어 올리면(➡)약하게나마 대둔근의 수축을 확인할 수 있었다. 골반을 좌우로 작게 유도(⇔)하면서 마비측 하중을 유도하여 활동성을 높인다. 운동 중에는 촉진의 손을 떼지 않는다.

C) 활성화 후 마비측 단독으로 활동할 수 있게 되었다(⇨). 이 때 다리 족배굴곡은 일어나지 않았다.

D) 부하를 더욱 증가시키기 위해 양하지 지지보다 비마비측을 분리시켜 활동을 강화한다(⇨).

운동은 5초×10회를 1세트로 하고, 하루에 최소 2세트 이상 실시하도록 지도한다.

스스로 운동이 가능한 환자는3세트 이상 실시하도록 지도한다.

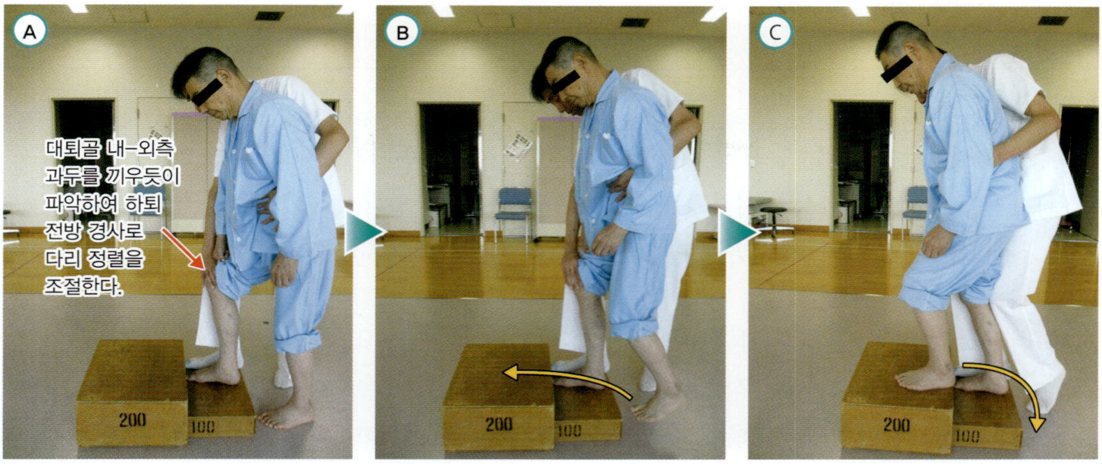

그림 12 ● 단차 승강 유도(우측 편마비)

A) 물리치료사는 환자의 마비측에 서서 무릎에서 발 부위에 압박을 가하도록 누르고 유지한다(→). 하지를 약간 앞으로 기울여 발부에 하중을 가하기 쉽도록 한다. 마비측 하지를 상단에 올려놓는 것이 하중은 커지지만, 환자의 하지 근력에 맞춰서 대응한다.

B) 물리치료사는 환자의 몸통을 앞쪽으로 끌어올리도록 도와주면서 스텝 상단에 발을 내딛게 한다(⇨). 마비측 다리에 충분한 체중 이동이 이루어지지 않으면 비마비측 하지로 바닥을 걷어차는 반응이 나타난다.

C) 상단의 스텝을 가능한 한 천천히 접지하게 하고, 천천히 원래대로 되돌려 놓는다(⇨). 이때 균형을 잃지 않고 무릎이 꺾이지 않도록 주의하여 유도한다.

운동은 10회를 1세트로 하고 하루 2세트는 실시한다.

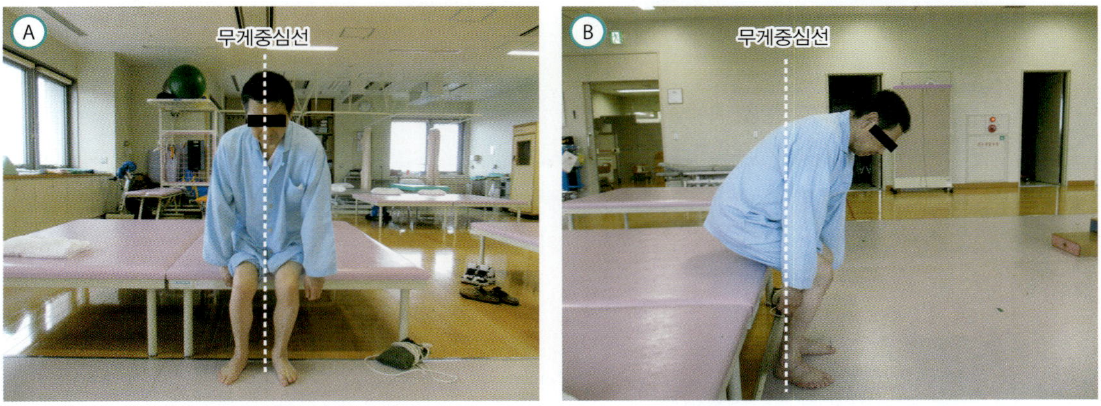

그림 13 ● 일어서기 연습(우측 편마비)

A) 일어서기는 자율 훈련으로 도입하기 쉽고 병동에서도 가능한 운동이다. 시작 시 자세를 바르게 하고, 가능한 한 균등하게 체중을 싣는 것을 의식하게 한다. 넓은 베이스로 자세를 취할수록 비대칭이 되므로 가능한 좁은 베이스로 자세를 취하도록 한다.

B) 일어설 때 몸통의 전방 기울기가 클수록 무릎에 가해지는 하중은 작아진다. 또한 엉덩이가 바닥에서 떨어질 때, 하퇴의 전경은 발에 체중 지지를 도와주지만, 다리 부위의 가동범위나 경직, 그리고 무릎 신전 근력의 영향을 받기 쉬우므로 물리치료사는 이를 고려하여 좌면 높이를 설정하거나 몸통의 전경 각도 크기를 결정하여 지도하는 것이 좋다.

운동은 10회를 1세트로 하고, 1일 2세트는 실시한다. 자기 관리가 가능한 환자에게는 3세트 이상 실시하도록 지도한다.

7 보상 운동 및 동작 지도

1) 뒤집기

- **누운자세에서 일어나는** 동작은 복부 활동을 활성화시켜 **일어나기까지 이어지도록** 지도한다.

❶ 마비측 상지의 자발성이 저하된 경우 비마비측으로 유지한다(그림 14A).

❷ 뒤집어지는 방향의 **몸통 옆구리를 가볍게 압박하면서 촉각 자극을 주면** 그 부위에서 지지하기 쉬워진다(그림 14A).

❸ **머리 들기**부터 **운동을 시작**하여 복근을 활성화한다(그림 14B).

❹ **흉곽에서 골반대까지 분절적으로 운동연쇄**가 이루어지도록 유도한다(그림 14C).

❺ **골반회전이 지연되지 않도록** 양하지를 굴곡시킨다(그림 14D).

❻ 옆으로 누운 자세에서 **천천히 제동**하여 동작을 마친다.

❼ 마비측으로 돌아눕는 동작은 어깨 관절을 보호하면서 실시한다(그림 15). 운동의 기준은 1회 5분 정도이며, 하루에 2회 이상 실시하는 것이 좋다.

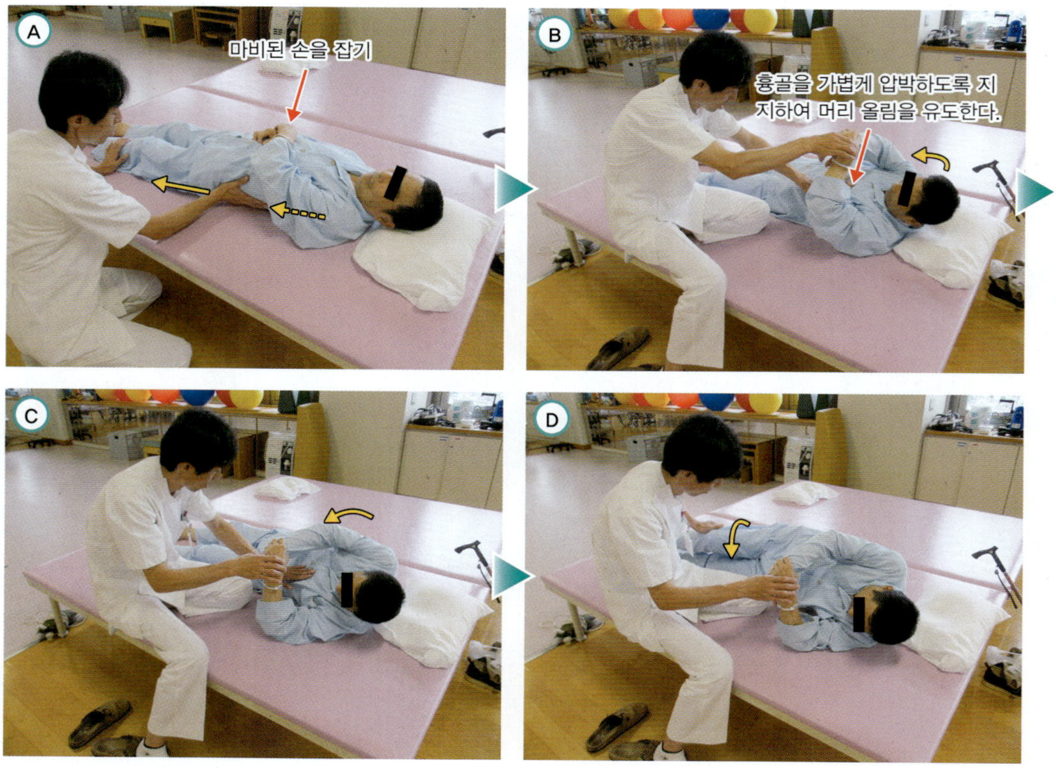

그림 14 ● 비마비측으로 뒤집기 시도(우측 편마비)

A) 마비측(오른쪽) 상지가 흉곽의 회전을 방해하지 않도록 비마비측(왼쪽)으로 유지한다. 이동측 체측부에 2~3개의 압박하도록 촉각 자극을 주면(⇨)돌아눕기 쉬워진다.
B) 흉곽을 가볍게 당겨서 압박하여 머리 들기(⇨)을 지시한다. 복근군과 고관절 굴근군이 활성화된다.
C) 상지를 이동측으로 유도하면서 흉곽의 선형을 끌어당긴다(⇨). 이때 비마비측 하지로 바닥을 강하게 걷어차지 않도록 주의한다.
D) 흉곽의 굴곡을 따라 골반의 굴곡을 유도한다. 마비측(오른쪽) 하지를 굴곡하도록 유도하면 좋다(⇨).
운동의 기준으로 1회 5분 정도, 하루에 2회 실시하도록 한다.

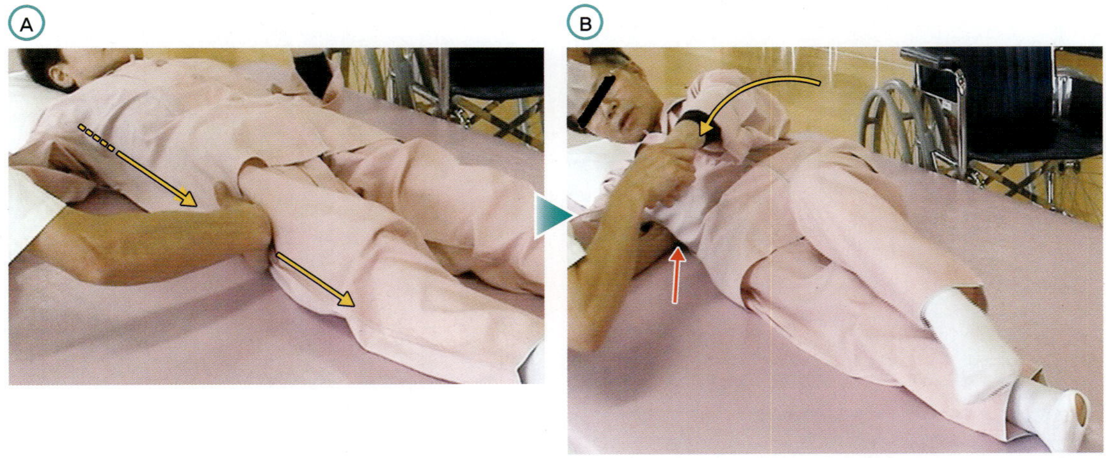

그림 15 ● 마비 측으로 뒤집기 시도(우측 편마비, 그림 11 과 같은 환자)

A) 바닥면과 신체 부위의 틈새에 손을 넣어 이동하는 쪽의 신체 부위에 2~3개 압박하면서 촉각 자극을 가한다(⇨).
B) 마비측으로 돌아누울 때는 마비측 어깨 관절을 보호하기 위해 겨드랑이에서 흉곽에 지지점(→)을 마련하여 바닥과 접촉 압력을 줄인다. 머리 들기부터 운동을 시작하여 흉곽의 회전(⇨) 그리고 하지의 움직임을 유도한다.
운동의 기준으로 하루에 5분씩, 하루에 2회를 실시하도록 한다.

⚠ **주의** 머리와 비마비측 하지를 바닥에 대고 뒤집는 동작 패턴은 전신적인 신전 활동을 강화하기 쉽다. 이러한 움직임은 근긴장의 불균형을 초래하는 요인이 될 수도 있다.

2) 일어나기

- 비마비측 상지의 지지를 이용하는 비대칭적 일어나기에서는 **반중력 활동이 시상면보다 전두면으로 전환된다. 측면으로의 운동 연쇄**가 중요해진다.

❶ 마비측 상지의 자발성이 저하된 경우 비마비측에서 유지한다.

❷ 머리 들기보다 뒤집는 패턴으로 이동측 팔꿈치에 하중을 가하여 어깨를 이완시킨다(그림 16A).

❸ 마비측 복근군이 활동하기 힘들면 이 시점이 늦어지기 쉽다. **경부 측굴곡으로부터의 운동 연쇄가 이 동작의 열쇠를 쥐고 있다.**

❹ 체간의 가동성 저하나 보상적 과활동으로 인해 체간의 분절적 운동이 어려워지면 동작의 난이도가 높아진다. **지지측 흉곽에 순차적으로 지지점을 마련하여 일어나기 위한 추진력을 작게 하는** 것이 좋다(그림 16B).

❺ 고관절에 충분한 체중이동이 이루어지기 전까지는 **마비측 하지의 질량을 이용하기 위한 고관절 외전근 활동**이 중요해진다. 외전 반응이 나타나지 않으면 옆으로 누운 자세에서 일어나기가 어려워진다.

❻ 마비측 복근군과 외전근군의 활동에 맞추어 상지의 지지기능을 이용한 보상적 패턴을 지도한다. **머리 쪽에 손을 대면 대할수록 마비 쪽의 근육 활동**은 작아진다.

❼ 누운 자세에서 앉은 자세로 변환 시에는 고관절 외전근의 활동이 증가하는 on-elbow(팔꿈치 지지)에서 on-hand(손부 지지)로 넘어가는 시점에 하지를 내리도록 유도하는 것이 좋으며(그림 16C), 물리치료사는 환자의 움직임을 방해하지 않는 범위에서 이동한다.

⚠ **주의** 일어나기에서는 건측에서 하지를 교차하도록 지도하는 것이 일반화되어 있지만, 운동연쇄가 보이는 경우에는 하지를 교차하지 않는 것이 더 용이하다(그림 17).

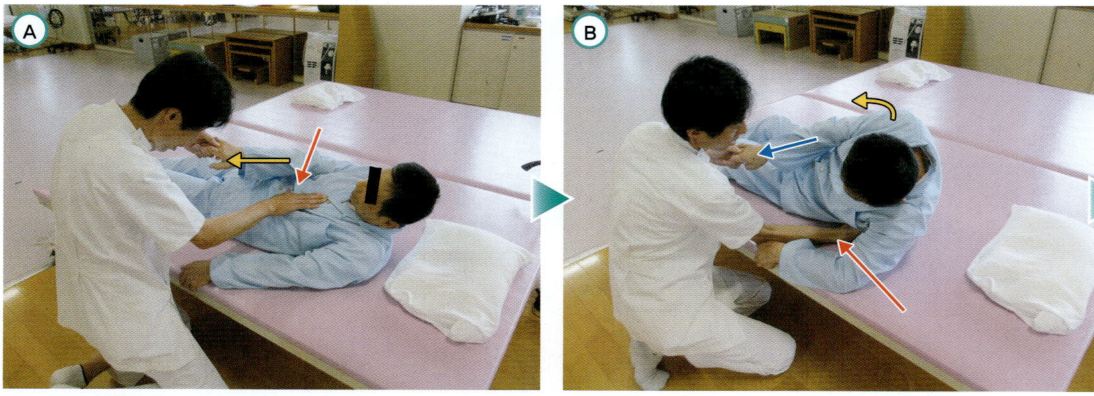

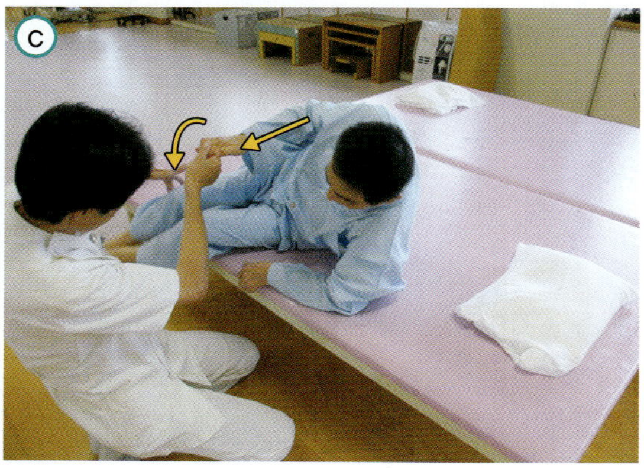

그림 16 ● 일어나기 시도(우측 편마비)

A) 돌아분기와 마찬가지로 흉곽을 아래로 끌어내리듯 가볍게 압박을 가하고(→)경부 굴곡에서 운동을 시작한다. 물리치료사 마비측(오른쪽) 상지를 잡고 체간 굴곡 회전 운동을 유도한다(⇨). 이때 비마비측 상지로 바닥을 너무 세게 누르지 않도록 주의한다.

B) 경부 측굴곡에서 측복근군으로의 운동 연쇄를 확인하면서 체간측굴곡(⇨)을 유도한다(→). 이러한 운동이 어려운 곳은 지지측 겨드랑이나 흉곽에 물리치료사가 수작업으로 지지점을 주거나 보조하여 부하를 조절하는 것이 좋다(→).

C) 끝자세로 자세 변환을 하는 곳에서는 하체의 외전 활동이 증가하는 시점에 지지측 대굴절을 지점으로 회전하도록 유도한다(⇨).

운동은 하루에 5분 정도, 하루에 2회 실시할 것을 권장한다.

Ⓐ 하반신을 꼬지 않는 경우 Ⓑ 하반신을 꼰 경우

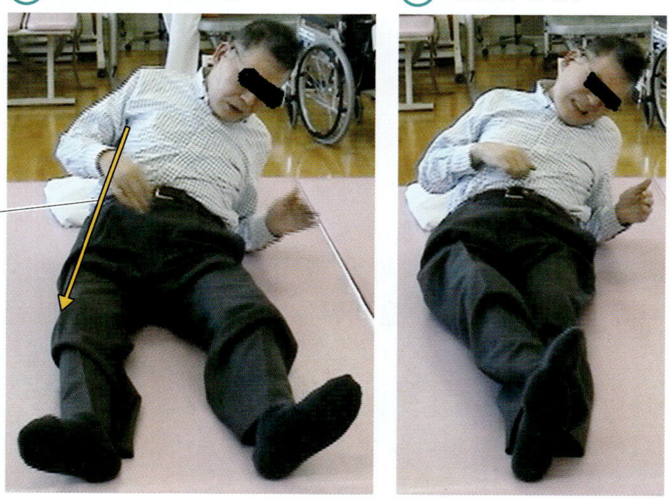

그림 17 ● 일어나서 지도할 때 주의할 점(우측 편마비)

A) 건측 팔꿈치로 지지한 후 몸통을 정중위로 끌어올릴 때 주동근은 마비측 측복근군이 된다. 이때 마비측 하지의 무게가 동작을 안정화시킨다.

B) 일반적으로 편마비 환자의 일어서기는 마비측 하지를 교차하도록 지도한다. 그러나 하지의 무게를 이용하여 안정화시키는 작용이 적어지기 때문에 마비측 복부와 하지의 운동연쇄를 사용할 수 있는 경우, 반대로 동작이 어려워지는 경우가 있다.

3) 일어서기

- 일어서기는 **족부에 무게중심이 이동하는 단계와 무게중심이 반중력 방향으로 이동하는 단계**로 구성된다. **족부의 위치와 골반 경사가 동작 지도의 포인트**가 된다.
- 일어서기는 보행으로 이어지는 활동이기 때문에 동작이 끝날 때 안정된 자세가 요구된다(**그림 18, 19**).

❶일어서기 자세에서는 **체간을 직립 자세**로 유지하여 하지의 지지기능이 발휘되기 쉬운 사지 자세로 조정한다. 이를 유지할 수 없는 경우에는 마비측보다 골반과 무릎 관절을 지지하여 보조한다.

❷몸통의 전방 경사에 의해 무게 중심을 다리 쪽으로 이동시킨다(그림 19A). **체간의 전방 경사(trunk forward tilt)가 동반되는지 확인**한다(그림 19B, C).

❸무게중심의 전방 이동에 따라 대퇴사두근이 활동한다. **하체의 지지기능이 높아지는 것을 확인**하면서(그림 19C), 이동 시점을 결정한다(그림 19D).

❹하반신의 지지기능이 잘 발달하지 않는 경우, **바닥에 닿는 지점부터 차츰 목표치를 높여 몸통의 신전 및 발부위의 부하를 촉진**하는 것이 좋다(그림 19A~C)

❺착석 시에는 **무릎 굴곡에서 동작을 시작**하고(그림 19E), 몸통을 앞으로 기울이면서 제동하도록 지도한다(그림 19F).

⚠주의 발로의 무게중심 이동은 원심성 신전 활동이 요구된다. 무릎보다 발을 앞쪽으로 세울수록 무게중심 이동이 커져 구심성 활동에 빠지기 쉬워 동작이 더 어려워진다. 일어설 준비는 발의 위치를 적절히 조정하고 중력 방향으로의 운동을 유도하는 것부터 시작한다.

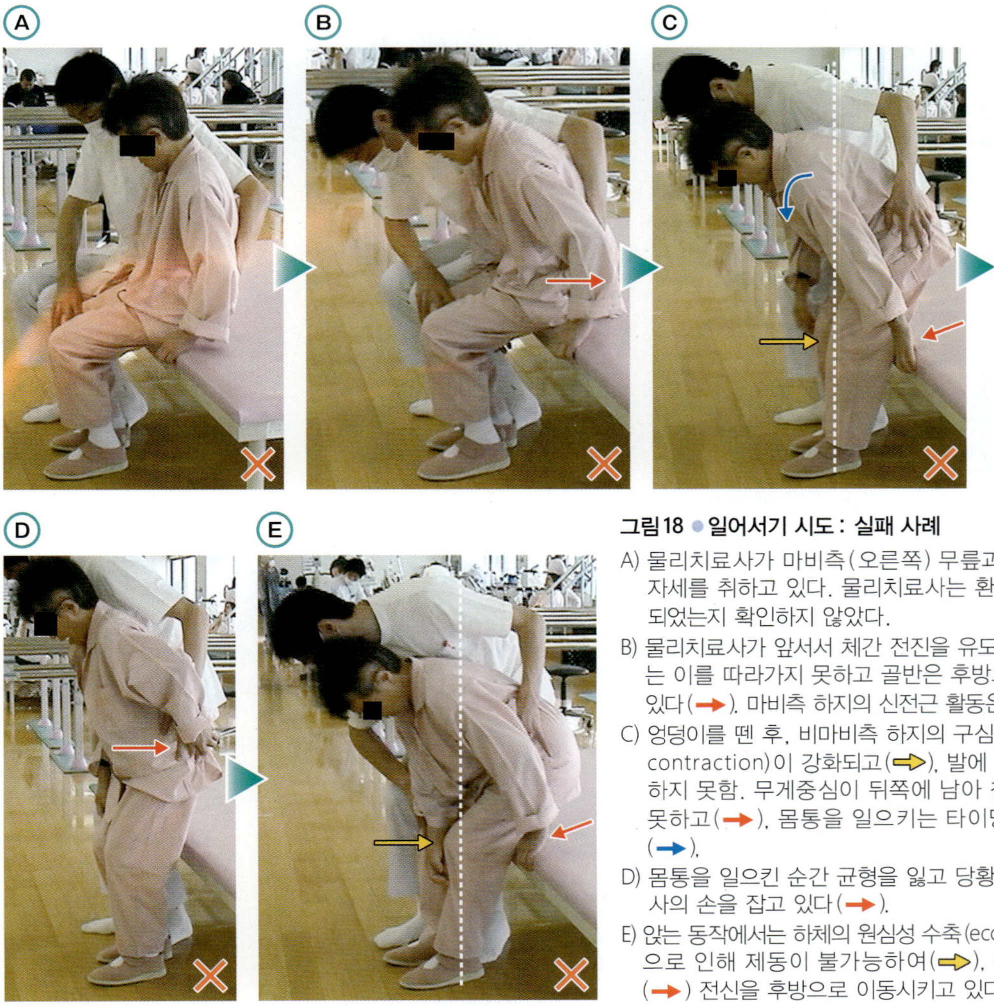

그림 18 ● 일어서기 시도 : 실패 사례

A) 물리치료사가 마비측(오른쪽) 무릎과 골반에 손을 얹고 자세를 취하고 있다. 물리치료사는 환자가 일어설 준비가 되었는지 확인하지 않았다.

B) 물리치료사가 앞서서 체간 전진을 유도하려고 하지만 환자는 이를 따라가지 못하고 골반은 후방으로 기울어진 채로 있다(➡). 마비측 하지의 신전근 활동은 증가하지 않았다.

C) 엉덩이를 뗀 후, 비마비측 하지의 구심성 수축(concentric contraction)이 강화되고(⇨), 발에 체중이 충분히 이동하지 못함. 무게중심이 뒤쪽에 남아 침대에서 손을 떼지 못하고(➡), 몸통을 일으키는 타이밍도 늦어지고 있다(➡).

D) 몸통을 일으킨 순간 균형을 잃고 당황한 나머지 물리치료사의 손을 잡고 있다(➡).

E) 앉는 동작에서는 하체의 원심성 수축(eccentric contraction)으로 인해 제동이 불가능하여(⇨), 손으로 지지하면서(➡) 전신을 후방으로 이동시키고 있다.

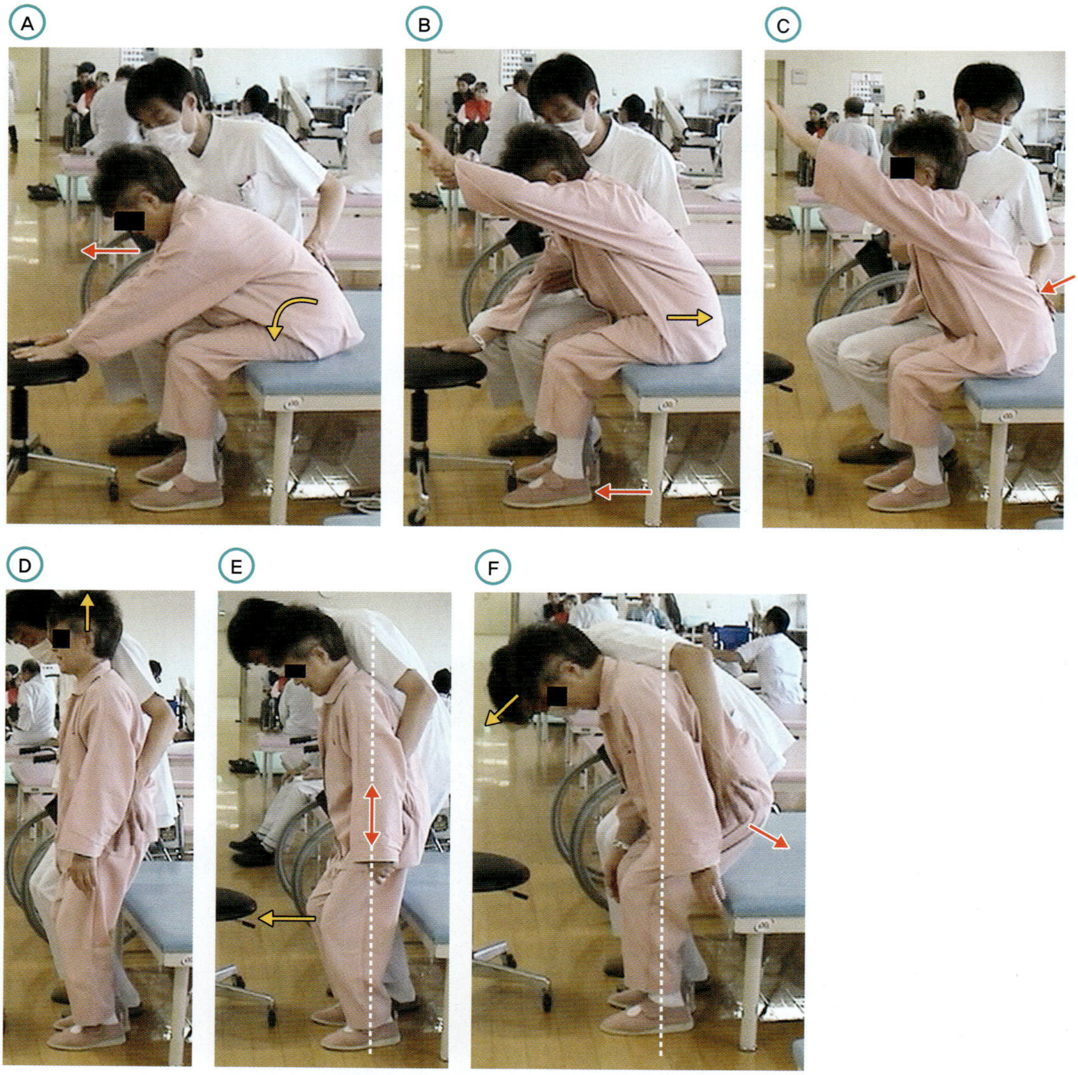

그림 19 ● 일어서기 시도 : 앞으로 나아가는 활동으로 시작하기

A) 체간 전진이 어려운 경우 전방에 의자나 받침대를 설치하여 지지할 수 있도록 유도한다. 상지 지지를 통해 체간의 전방 이동(→)이 용이해진다. 이로 인해 골반의 전굴이 쉽게 이루어지지만(⇨), 체간의 신전 활동은 낮은 상태이다.

B) 받침대에서 손을 떼고 하체의 지지기능과 몸통의 신전 활동을 증가시킨다. 이때 환자는 발을 앞으로 이동(→)시키거나 골반을 뒤로 젖히거나(⇨)하여 안정성을 확보하려는 반응을 보이기 쉽지만 가능한 범위 내에서 억제한다.

C) 골반 전만(→)을 유도하기 위해 상방으로 뻗어 올리도록 유도한다. 다리 위치를 교정하여 하체의 지지기능이 활성화되어 있는지 확인한다.

D) 하체의 지지기능이 향상되면, 쉽게 전위를 할 수 있다(⇨). 서 있는 자세의 정렬도 무너지기 어려워진다. 보행으로 전개하기 쉬운 자세이다.

E) 앉는 동작은 무릎 굴곡(⇨)으로 유도한다. 가볍게 굴신운동(↔)을 하도록 하여 지지 기저면과 신체의 위치 관계를 인지하게 한다.

F) 머리를 앞뒤로 움직이면서(⇨) 전두부를 천천히 후퇴(→) 시키면서 조용히 앉는다.

4) 걷기

- 보행이 가능하려면 하지의 지지 기능, 전진 기능(swing function), 균형이 요구된다. 실용적인 이동 수단이 되기 위해서는 내구성과 환경 변화에 대응하는 판단력이 필요하다.

❶ 보행 유도는 **낙상 예방**에 유의하면서 물리치료사가 학습에 방해가 되지 않도록 **최소한의 보조**로 실시한다(그림 20, 21). 이를 위해 점차적으로 지지하는 영역을 좁히고, 상대와 떨어져서 대응한다.

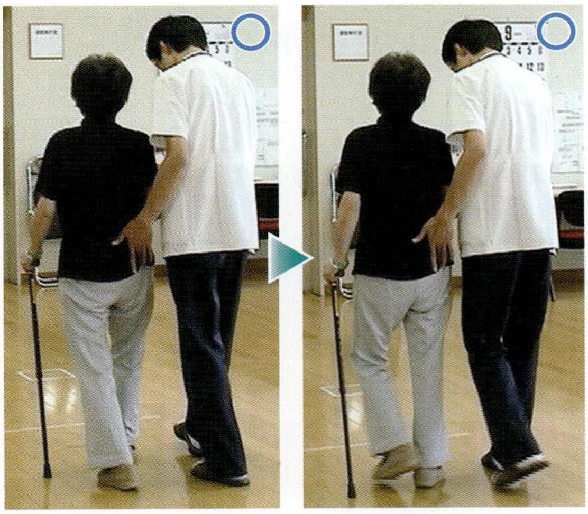

그림 20 ● 보행유도의 좋은 예(우측 편마비)
물리치료사는 환자와의 거리를 일정하게 유지하여 안정감을 준다. 처음에는 상대방의 보행 리듬에 맞추면서 적절한 리듬으로 유도해 나간다. 필요에 따라 촉진이나 운동을 보조한다. 적절하게 유도할 수 있으면 사진과 같이 물리치료사와 환자의 걸음걸이는 동조한다. 안정이 되면 전신을 관찰할 수 있도록 점차 떨어져서 운동을 전달하는 기준점을 줄여나간다.

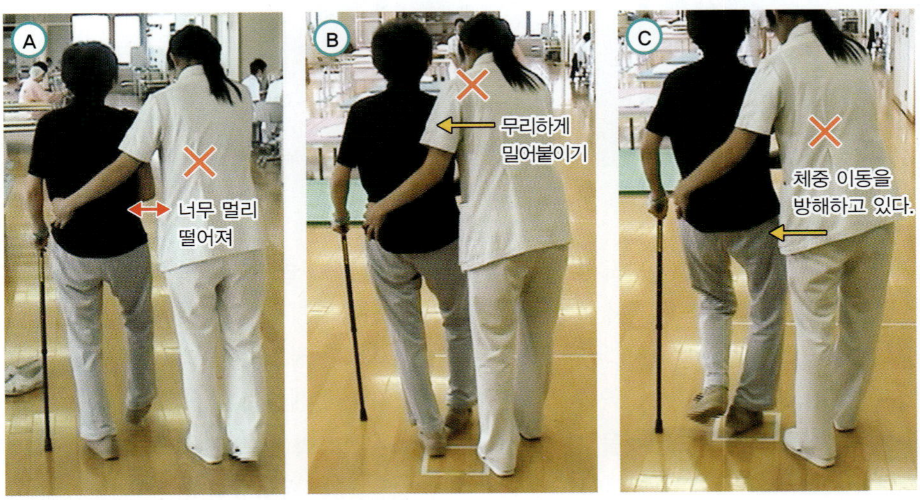

그림 21 ● 보행유도가 나쁜 예(우측 편마비)
A) 물리치료사가 너무 멀리 떨어져 있어 움직임을 전달하기 어렵고, 상대방의 운동패턴을 바꿀 수 없다.
B) 비마비측으로의 체중 이동이 과도하여 마비측의 전진 시점이 지연되고 있다.
C) 치료사가 고정된 자세를 유지하여 마비측으로의 체중 이동을 방해하고, 비마비측의 전진을 어렵게 하고 있다

❷ **유도의 핵심 포인트는 골반, 견갑골, 흉곽(제5~9흉추)** 등을 들 수 있다. 상대방에게 운동을 전달하거나 안정성을 확보할 수 있고, 가능한 한 능동적 활동을 이끌어내기 쉬운 지점을 선택한다.

❸ 하체가 지지력이 떨어지면 **스쿼트나 스텝 과제를 통해 촉진**한다.

❹ **전진의 촉진은 자세 반사**를 이용한다(그림 22). 능동적 활동에서는 복부와 고관절의 운동 연쇄를 강화한다. **주요 근육은 고관절 굴곡근군(hip flexor muscles)**이다. 하지의 전진에서는 지지다리로의 체중 이동이 충분하고, 또한 체간이 직립 자세로 안정되어 있어야 한다.

❺ 저긴장 상태인 경우에는 CPG(**중추 패턴 생성기**, central pattern generator)를 의식한 리듬 형성이 중요해진다. 체중 이동과 전진 타이밍을 맞추는 것이 필요하다.

❻ 계단 오르내리기에서는, **오를 때는 비마비측, 내릴 때는 마비측**에서 전진하는 것이 원칙이다. 그러나 마비측 하지의 지지 기능 강화를 목표로 하거나, 원심성 하체 신전 운동을 촉진하는 목적에서는 이와 반대의 패턴을 사용하면 효과적이다. 또한, 내릴 때 마비측이 내전위(adduction)로 들어가 불안정해지는 경우, **비마비측에서 전진하는 것이 안정적**일 수 있다.

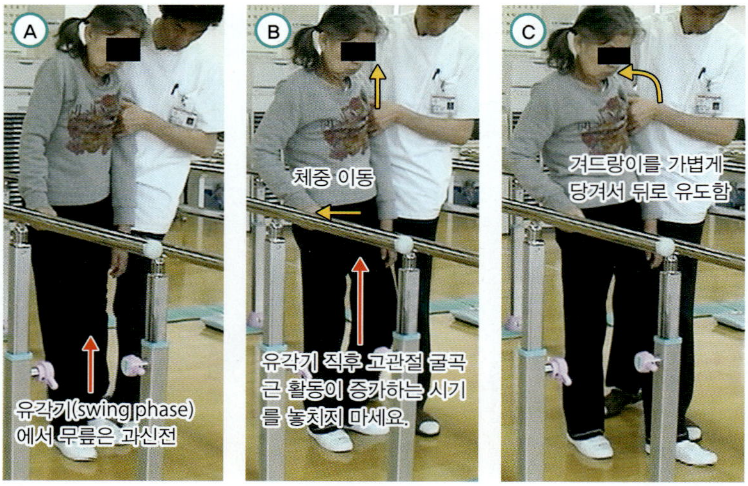

그림 22 ● 자세반사를 이용한 진동의 촉진 (좌측 편마비, BRS 상지Ⅱ-손가락Ⅰ-하지Ⅱ. 중증 감각 저하)

양성 지지 반응(positive support reaction)에 의해 하중을 받을 때 무릎이 과신전된다(A). 그 후, 전진 단계(swing phase)로 전환될 때 고관절 굴곡근(hip flexors)이 활성화되어 무릎이 굴곡된다(B). 이와 맞추어 비마비측으로 체중을 이동시키면서 체간을 뒤로 재껴 전진을 촉진한다(C). 이 시기를 놓치면 하지가 이완되어 다른 동적 이동으로 빠지기 쉬운 상태가 된다.

❼ 직진에는 문제가 없는 경우에도 **방향 전환 시 균형을 잃기 쉽다**. 특히 마비측 방향에서 문제가 나타나기 쉽다. 진행방향에 맞춰 고관절을 회전시켜 전진하지 못하는 것이 원인이다. 체간과 족부의 상대적 위치가 흐트러지지 않도록 천천히 스텝을 밟도록 지도한다. 그 외 측면 스텝이나 후퇴는 화장실과 같은 좁은 공간에서의 이동에 필수적이며, 연습을 게을리 하지 않는다(그림 23).

❽ 구덩이나 장애물 건너기, 장애물 피하기 등은 **시각적 정보와 신체 도식과의 통합적 과제**가 된다. 신체 도식 재교육을 위해서는 테이블에 잠수하는 동작이나 평행봉을 통과하는 등 시각과 신체성 감각의 통합을 도모한다.

❾ 가능하면 **점프나 도약** 과제와 같은 활동을 도입한다. 여기서는 속도와 제동을 강조한다.

❿ 공을 조작하면서 걷기, 컵을 쟁반에 올려서 운반하는 등 **이중 과제로 보행의 자동화를** 추진한다.

⓫ 지각이나 인지에 문제가 있어 **공간정위가 어려운 경우, 폐쇄적이고 좁은 공간에서 보행연습**을 실시한다.

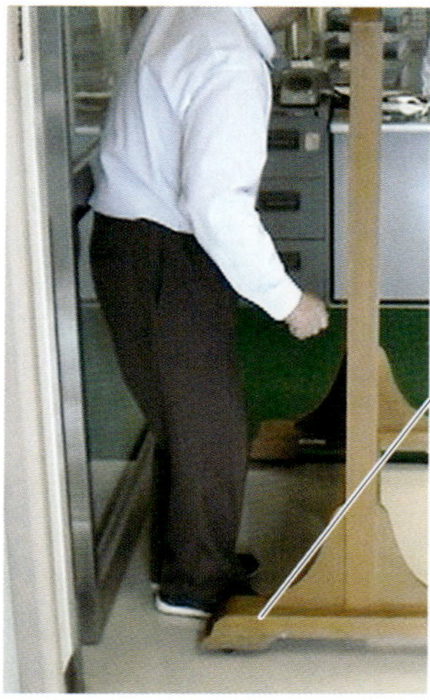
문제를 명확히 하기 위해
장애물을 넘나들게 한다.

그림 23 ● 협착로에서의 이동 (낙상을 반복하는 다발성 뇌경색)
벽을 좁힌 공간을 이용하면 신체 도식이나 균형의 문제를 깨닫게 할 수 있다. 전진뿐만 아니라 방향 전환과 측면 이동도 한다.

⚠주의 발 간격이 저하된 경우 발 부위를 등 굽힘 자세로 고정해도 문제가 개선되지 않는 경우가 있다. 비마비측으로의 체중 이동이나 마비측 복부와 고관절의 운동연쇄 등 전신적인 자세 조절의 문제로 보아야 한다.

8 환경정비

- 환경 정비는 초기부터 정보 수집을 통해 진행한다.
- 주택 개조에 대한 조언은 **가능한 한 현장에서 동작을 확인하면서** 진행해야 한다.
- 10년 후의 ADL을 상정하고, **컨디션이 나빠져도 대응할 수 있도록 제안**한다.

9 하지보조기

1) 하지 보조기의 적응 및 선택

- 하지 보조기는 기립 유지력 향상과 보행 안정성 향상을 얻을 수 있어 사용의 타당성이 제시되고 있다[2].
- **보조기 착용을 통해 지지력**을 보장하고 **운동의 자유도**를 제한함으로써 **운동 학습을 효율적**으로 진행할 수 있다.
- 적응에 대해서는 숙련된 물리치료사의 통제 하에 있는 것이 아니라, 환자나 다른 직원이 통제할 수 있는 기능으로 판단한다.
- 사용 환경에 맞게 제어하는 기능을 판단한다. 욕실에서의 사용이 어렵기 때문에 별도의 이동 수단을 검토한다.
- 그림 24는 보조기구의 적응과 선택에 대한 흐름을 나타낸다.
- 발목의 **세 가지 로커**(locker) 기능에 초점을 맞추고, 다른 신체 부위에 미치는 영향도 고려해야 한다.
- 보행 능력에 따라 보조기 기능을 선택한다(그림 25).
- **보조기**의 효과는 보행의 변화, 안정성(균형), 보행속도, 사용감 등을 종합적으로 판단한다.

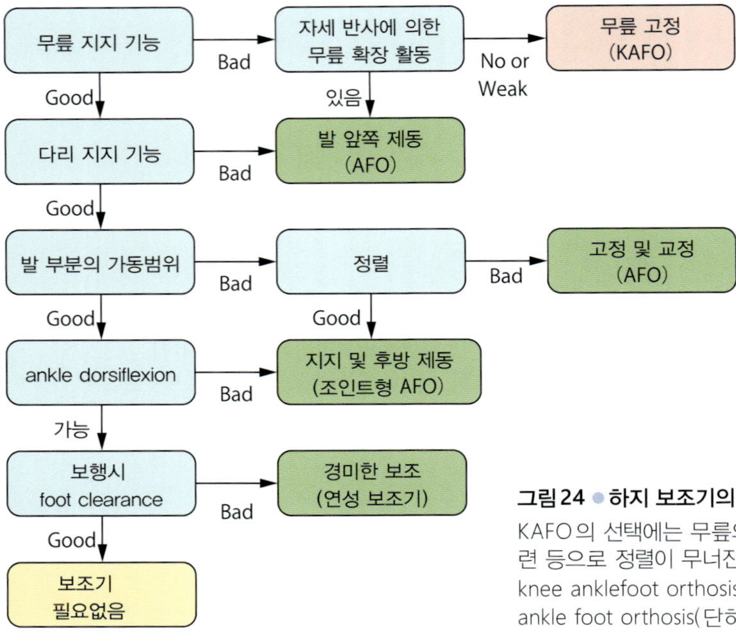

그림 24 ● 하지 보조기의 적응 및 선택

KAFO의 선택에는 무릎의 불안정성이나 굴근 경련 등으로 정렬이 무너진 곳도 포함된다. KAFO: knee anklefoot orthosis(장하지 보조기), AFO: ankle foot orthosis(단하지 보조기)

보행능력 낮음 → 높음

족관절 고정

저측굴 제한 (plantar flexion limitation)
+ 배측굴 제한 (dorsiflexion limitation)

저측굴 제한
+ 배측굴 제한 (–)

저측굴 제동 (plantar flexion control)
+ 배측굴 제한 (–)

그림 25 ● 보행 능력별 보조기 기능 및 선택 기준

memo 발 부분의 로커 기능

다리 부분에는 3개의 로커 기능(흔들 의자처럼 부드럽게 회전하는 기능)이 있다(Perry 1992).

- 힐 로커(Heel locker): 발뒤꿈치 접지부터 하중 반응기까지 등굴근군(dorsiflexor)의 원심성수축(eccentric contraction) 활동
- 발목 로커(Ankle locker): 발에 대해 하퇴가 전방으로 기울어지는 하부 굴근군의 원심성 수축 활동
- 포어풋 로커(Forefoot locker): 발차기 시 나타나는 족저굴근군(plantarflexor)의 등척성에서 구심성 수축(concentric contraction) 활동

기본적으로 보조기로 보완할 수 있는 기능으로는 **제한**(특정 각도에서 움직이지 않음), **제동**(브레이크를 밟으면서 움직임), **유동**(무저항으로 움직임)으로 근육의 구심성 활동을 보조하는 것은 어렵고 원심성 활동을 보조하는 것이 주를 이룬다. 즉, 세 가지 로커 기능 중 **앞의 두 가지 로커 기능(특히 첫 번째 발뒤꿈치 로커)**을 끌어내거나 **발목 로커 기능을 방해하지 않도록** 하여 신체의 전방으로의 무게 중심 이동을 조금이라도 원활하게 할 수 있도록 하는 것이 중요한 포인트가 된다(**그림 26**).

Ⓐ **플라스틱 보조기 제작 예시**

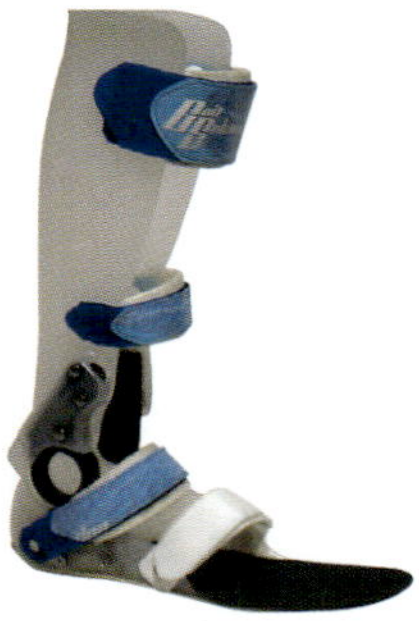

Ⓑ **금속 받침대가 있는 보조기 제작 예시**

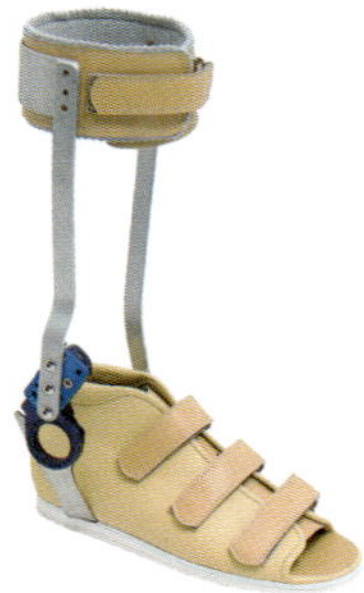

그림 26 ● 게이트 솔루션 : 유압 조정이 가능한 발목 보조기

일반적인 슈호른 브레이스는 등굴곡과 하부굴곡 모두 제한하지만, 게이트 솔루션은 하부굴곡 제동, 등굴곡이 없는 AFO이다.

초기 배굴 각도를 배굴 0° 또는 5°로 조정할 수 있으며, 유압을 조정하여 바닥 굴곡의 제동력을 변화시킬 수 있다. 유압은 1이 약하고 4가 강하며, 유압은 무단계로 조절할 수 있다. 발뒤꿈치 로커와 발목 로커를 재현하기 위해서는 바닥 굴곡 제동, 등굴곡이 없어야 한다.

(이미지 제공 : 퍼시픽서플라이 주식회사)

2) 제작 시기

- 기립-보행의 운동학습 시작에 맞추어 작성하되, **마비 회복이 예상되는 경우** 미리 맞추지 않도록 한다.
- 병동에서 보행이 시작되기 전에 완료되어 있는 것이 바람직하다.
- 보행을 어렵게 하는 요인에 발부위 경직이 있다. 보행 연습으로 경련이 악화되고, 시험용 보조기가 맞지 않는 경우 조기에 제작한다.
- 장하지 보조기(**그림 27**)는 대부분의 경우 컷다운이 이루어지고 있다. 완성까지의 기간은 3주 이상 소요되는 것을 상정하고, 이 기간 동안 개선이 예상되는 경우, 무릎 지지대(knee brace) 등으로 대체한다.

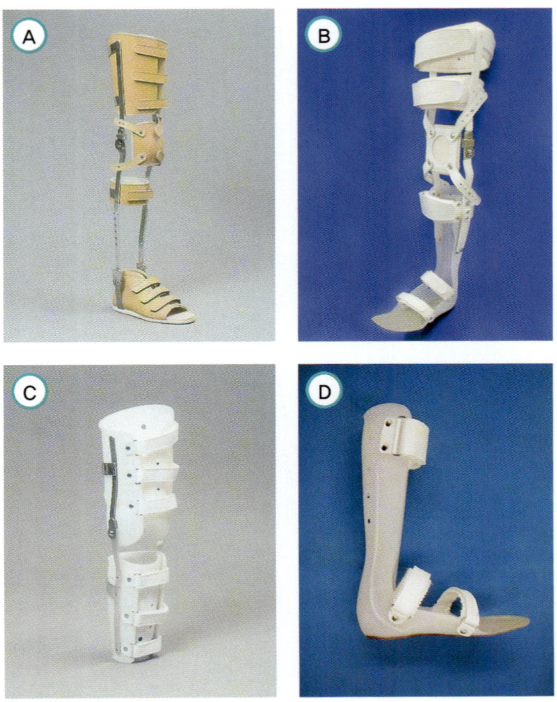

그림 27 ● 하지 보조기 선택과 대응 (근긴장 저하로 지지력이 부족한 경우 대응)

① 장하지 보조기(A, B: 짧은 하지 보조기 전환 타입)

② 무릎 보조기(C: 롱 타입) + SHB(shoe horn brace, 신발 벗기기식 짧은 하지 보조기)(D)의 사용

① 또는 ②의 도입으로, 많은 경우에서 지지력의 향상이 기대될 수 있다.

〔이미지 제공 : 주식회사 사와무라 의지 제작소(A, C), 주식회사 다무라 의지 제작소(B, D)〕

3) 보행 연습 시 주의사항

- 보행 연습에서 중요한 것은 발이 적절한 정렬로 바닥에 닿는 것이다.
- 보행 시 보조기를 통한 제어의 한계를 파악하여 훈련을 진행한다.
- 안정된 평면에서는 효과적이지만 계단이나 경사면에서는 불안정할 수 있다.
- **이동성이 있는 보조기라면 이것이 충분히 활용되고 있는지** 확인한다.
- 플라스틱 AFO에서는 배측 굴곡 각도(dorsiflexion angle) 설정이 하지의 지지기능과 **foot clearence에 영향**을 미친다. 시험용 보조기에서는 하퇴부 커프에 수건이나 가죽을 삽입하여 등굴곡 각도를 조정한다.
- **경직이 심하고 발꿈치가 들리기 쉬운 경우, 가벼운 저굴위**(plantar flexion)에서 고정한다.
- 낮은 긴장으로 인해 하지의 신전 활동이 지속되기 어려운 경우, **등굴곡 각도를 작게 하는 것이 좋다**.
- 연성 보조기로 대응할 수 있는 경미한 내반족에는 시중에 판매되는 **염좌용 발목보호대가 효과적**이다.

〈문헌〉

1) 佐藤房郎：脳卒中片麻痺がもたらす足部機能障害と理学療法．理学療法，24：677-685，2007
2) 岸本 眞，他：筋緊張障害に対する理学療法評価と治療の再考．大阪河崎リハ大紀，5：21-30，2011

1C. 뇌졸중(생활기)

요시다 츠요시(吉田 剛)

Ⓐ지식의 정리 Ⓑ재활프로그램

POINT

1 연령에 따른 기능 및 활동 수준의 변화를 예측하여 재활의 필요성을 이해한다.

2 생활 속에서 발생하는 다양한 문제에 대한 이해와 문제 해결을 위한 대응에 대해 알아본다.

3 삶의 기반이 되는 기본 동작과 이를 가능하게 하는 이동성, 근력, 균형감각, 체력 등의 연관성을 이해한다.

4 재활 과정에서의 목표 설정, QOL 향상을 위한 환경 정비에 대해 이해한다.

1 뇌졸중 생활기 병태 분석

❶ **현재까지의 기능적 변화(뇌손상으로 인한 기능장애의 회복과정 + 보상적응의 영향 + 노화 및 활동제한으로 인한 폐용증후군의 영향 + 기존 장애의 영향) 및 이로 인해 크게 영향을 받는 활동수준의 경과**를 파악한다(**그림 1**).

- 기능 수준과 활동 수준은 상호 작용하여 연령에 따른 변화에 영향을 미친다. 특히 생애주기에서는 활동수준이 기능수준의 변화에 영향을 미치는 비율이 크다고 볼 수 있다.
- 또한, 퇴원 시 기능 수준은 퇴원 후 활동 수준에 큰 영향을 미치므로 주의가 필요하다.

❷ **폐색-파열혈관에 의한 뇌손상 부위와 기존 기능장애의 괴리 여부 평가.**

- 차이가 있는 경우, 기능-능력의 개선 가능성을 파악한다.

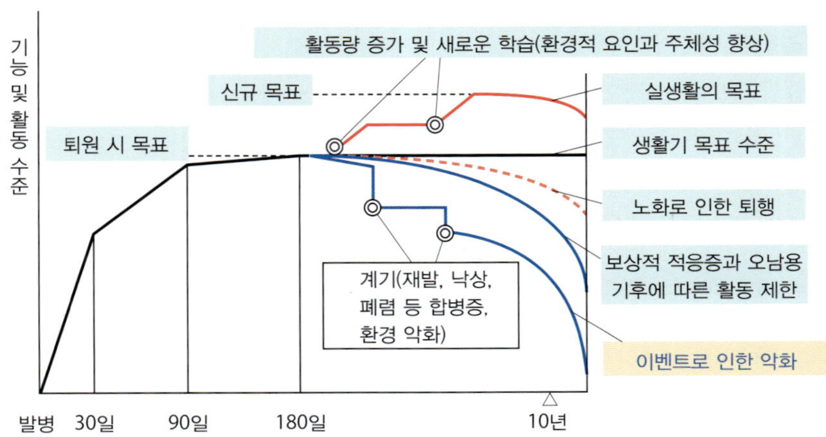

그림 1 ● 뇌졸중 환자의 기능 및 활동수준의 연령에 따른 변화

❸ **생활환경 및 생활패턴(활동량, 생활활동범위, 역할), 생활체력 유무, 생활 의욕이 기능-능력에 미치는 영향 평가.**

- 향후 생활에 영향을 미치는 기능-능력 저하 가능성을 예측한다.
- 생활환경 개선에 따른 기능-능력 향상 가능성을 예측한다.

2 평가

❶ **발병 후 경과**: 급성기 및 회복기 병원으로부터의 의뢰 및 본인 및 가족으로부터의 정보 수집

❷ **최근 뇌 영상 및 검사 자료**

❸ **현재 건강 상태**: 영양 상태, 재발 위험 여부, 통증, 동반 질환(내과적, 정형외과적) 유무, 동반 질환의 상태

❹ **생활평가**

- 생활환경: 주택 상황, 가족 상황, 경제 상황, 의료-간병 서비스 수급 상황
- ADL 상황: IADL을 포함한 자립도 및 수행 상황, 가정에서의 간병 상황(능력과 매칭)
- 하루 생활패턴 및 사회(가정 등)에서의 역할 여부
- 활동량(총 누워있는 시간, 만보계, 칼로리 측정기 등)
- 생활공간(Life-Space Assessment: LSA) 및 사회참여도(여가, 대인관계 등) 기본 동작능력 및 이동수단: 일상생활용구 및 보조기구 사용 현황
- 균형능력: 낙상의 병력, 다양한 환경에서의 균형능력(눈감기, 이중과제, 도달거리, 방향전환) 생활체력: 연속 보행거리 또는 연속 좌식시간, 이완시간
- 자기 관리 능력
- 일본 물리치료사협회가 작성한 생활평가 배터리의 평가항목은 다음과 같다.

① 일어나 앉기, 일어나 서기, 10m 실내 보행의 3가지 동작 능력과 생활 활동 수준과의 관계(**그림 2**)

② E-SAS(2006년)의 6가지 평가 항목(**그림 3**): 생활의 확장(LSA), 넘어지지 않는 자신감(넘어짐에 대한 자기 효능감 척도), 입욕 동작 능력, 보행 능력(Timed Up and Go test), 연속 보행 거리, 사람과의 연결(Lubben Social Network Scale-6)

❺ **정신-심리적 측면:**

- 지적 능력의 변화[간이정신상태검사(Mini-Mental State Examination: MMSE)], 우울증의 유무, 장애 수용, 표정(미소: 얼굴 척도)

❻ **QOL: 건강 측면(36-Item Short Form Health Survey: SF-36), 생활만족도(Life Satisfaction Index: LSI), 생활목표의 유무와 실현 가능성**

> **memo** Elderly Social Activity Scale(E-SAS)
>
> E-SAS는 개호 예방 사업 '운동기 기능 향상'의 효과 판정을 활기찬 지역 생활을 할 수 있는지의 관점에서 실시하는 것을 목표로 한 평가 세트이다. 개별 어드바이스 시트 안에는 개호도별 기준치를 반영하여 일반 고령자 80점, 특정 고령자 60점, 요지원 1이 40점, 요지원 2가 20점에 해당하는 레이더 차트가 있어 시각적으로도 파악하기 쉽도록 되어 있다.

3 치료

- 물리치료사가 생활기에 관여할 수 있는 서비스는 다음과 같은 분야로 나뉜다.
  - ① **의료**: 요양형 병동, 외래 재활 : 발병 180일 이후는 월 13 단위까지(개선이 지표로 나타나면 지속 가능)
  - ② **요양**: 통원형, 방문형, 입소형(단기입소 등) 재활서비스
  - ③ 기능훈련사업, 방문사업, 지역 내 재활교실, 간병교실 등
- 여러 물리치료사가 같은 대상자를 대상으로 하는 경우, 상호간의 적극적인 정보 전달을 통한 팀 접근이 중요하다.
- 뇌졸중 치료 가이드라인 2021[1]에서는 생활주기 재활에 대해 다음과 같이 제시하고 있다.
  - ① 재가 생활하는 생활기 뇌졸중 환자에게 보행기능을 개선하기 위해 또는 ADL을 향상시키기 위해 트레드밀 훈련, 보행 훈련, 하지 근력 강화 훈련 등의 재활훈련을 시행하는 것이 권고된다(권고등급 A, 근거수준 높음).
  - ② 지역 내 그룹 훈련이나 서킷 트레이닝을 실시하는 것이 타당하다(권고등급 A, 근거수준 높음).
  - ③ 복직을 목표로 하는 경우, 근로의욕, 근로능력, 작업환경을 적절히 평가한 후, 산업의학과 의사와의 연계 하에 직업재활을 실시하는 것이 타당하다(권고등급 A, 근거수준 낮음).
  - ④ 화상회의 시스템 등을 이용한 원격재활을 도입하는 것을 고려해 볼 수 있다(권고등급 C, 근거수준 낮음)

〈문헌〉

1) 「脳卒中治療ガイドライン2021(改訂2023)」(日本脳卒中学会 脳卒中ガイドライン委員会/編), 協和企画, 2023

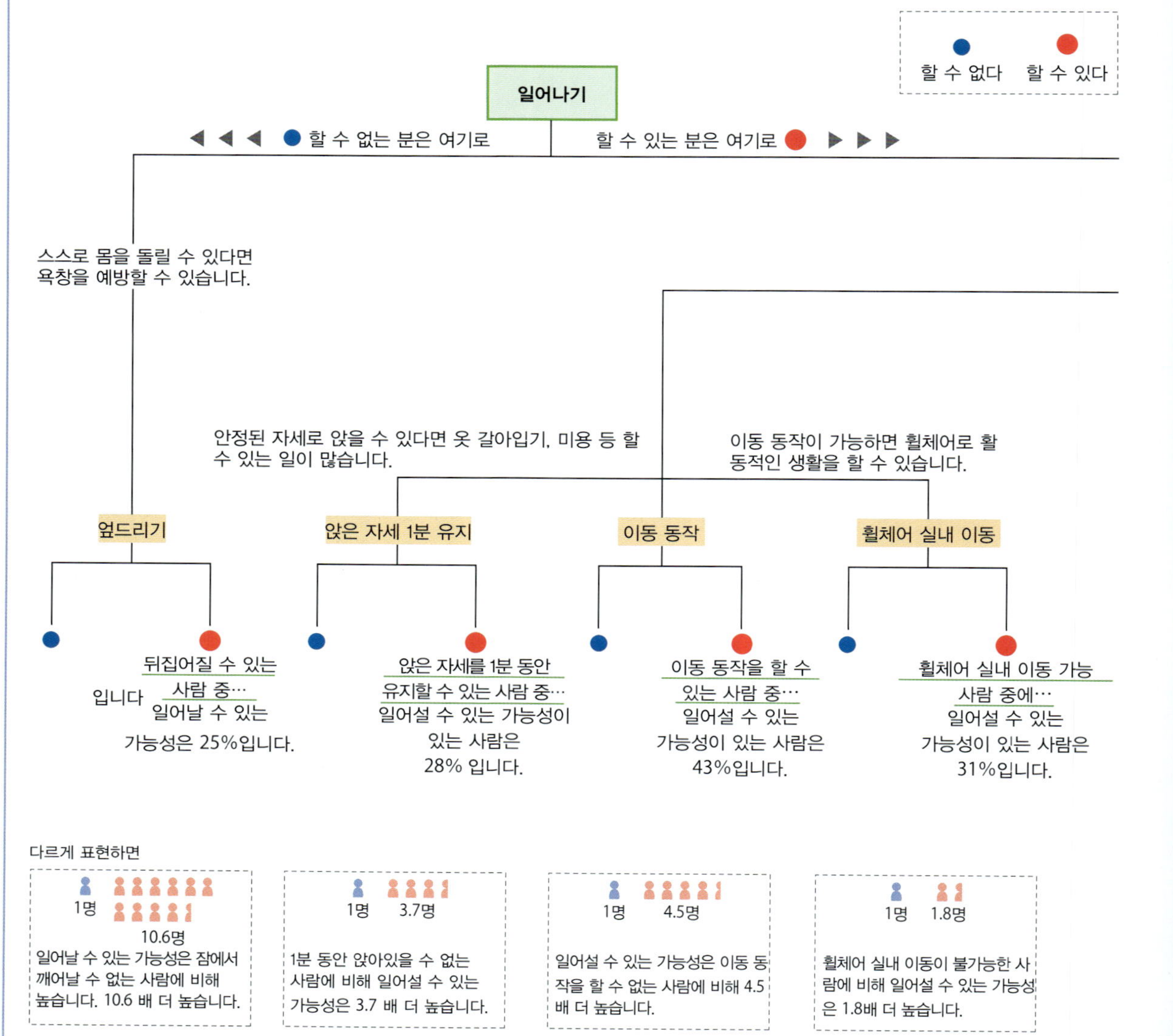

그림 2 ● 일어나기, 일어서기, 10m 보행 가능 여부와 기본 동작 능력의 관계

「그 가능성을 간과하고 있지는 않습니까? -간호가 필요한 고령자의 능력을 최대한 살린 케어를 위해…」 (사단법인 일본 물리치료사협회)에서 재인용.

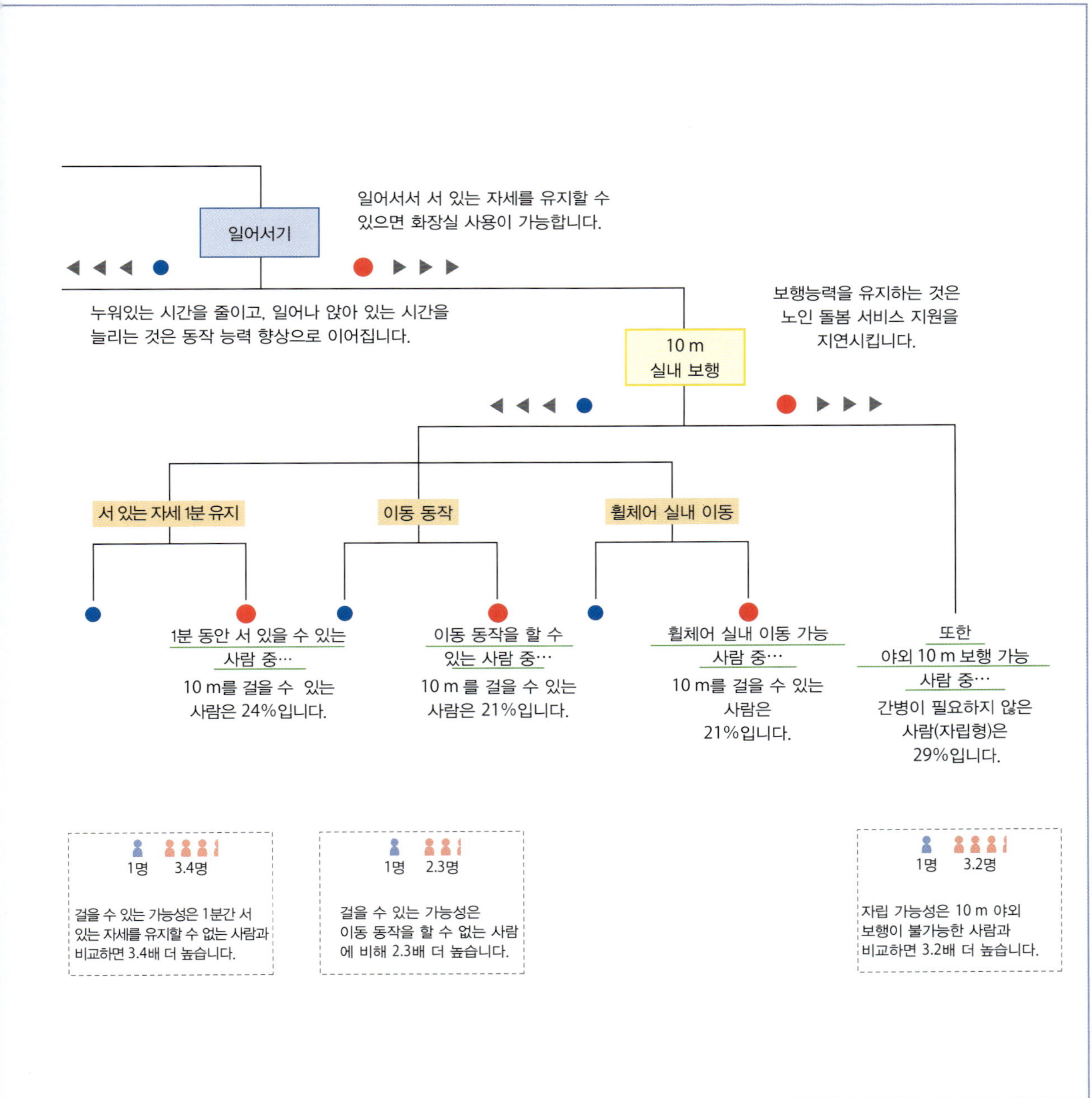

일어서기
일어서서 서 있는 자세를 유지할 수 있으면 화장실 사용이 가능합니다.
누워있는 시간을 줄이고, 일어나 앉아 있는 시간을 늘리는 것은 동작 능력 향상으로 이어집니다.
10 m 실내 보행
보행능력을 유지하는 것은 노인 돌봄 서비스 지원을 지연시킵니다.
서 있는 자세 1분 유지
이동 동작
휠체어 실내 이동
1분 동안 서 있을 수 있는 사람 중…
10 m를 걸을 수 있는 사람은 24%입니다.
이동 동작을 할 수 있는 사람 중…
10 m 를 걸을 수 있는 사람은 21%입니다.
휠체어 실내 이동 가능 사람 중…
10 m를 걸을 수 있는 사람은 21%입니다.
또한 야외 10 m 보행 가능 사람 중…
간병이 필요하지 않은 사람(자립형)은 29%입니다.
1명 3.4명
걸을 수 있는 가능성은 1분간 서 있는 자세를 유지할 수 없는 사람과 비교하면 3.4배 더 높습니다.
1명 2.3명
걸을 수 있는 가능성은 이동 동작을 할 수 없는 사람에 비해 2.3배 더 높습니다.
1명 3.2명
자립 가능성은 10 m 야외 보행이 불가능한 사람과 비교하면 3.2배 더 높습니다.

1. 삶의 확장

「Life-Space Assessment（Life-Space・LSA)」이번 4주간의 활동 범위에 대해 항목별로 각각 1개씩만 선택하고, 계산식에 대입하여 레벨 1부터 5까지 합산해 주십시오.

생활공간 레벨 1 a×b×cd=

a. 지난 4 주 동안, 당신은 집에서 자고 있는 곳 이외의 방에 간 적이 있습니까? ①예(1 점) ②아니오(0 점)
b. 지난 4주 동안 위 생활공간에 몇 번이나 가보셨나요?
① 주 1회 미만(1점) ② 주 1~3회(2점) ③ 주 4~6회(3점) ④ 매일(4점)
c. 위의 생활공간에 가기 위해 보조기구나 특수기구를 사용했습니까? ①예 ②아니오
d. 위의 생활공간에 가는데 다른 사람의 도움이 필요했습니까? ①예 ②아니오

cd점수

cd모두	「②아니오」는 2점
c만	「①예」는 1.5점
d만	「①예」는 1점
cd모두	「①예」는 1점

생활공간 레벨 2 a×b×cd=

a. 지난 4주 동안 현관 밖, 베란다, 안뜰, (아파트) 복도, 차고, 정원 또는 건물 내 통로 등 야외에 나간 적이 있습니까?
① 예(2점) ②아니오(0 점)
b. 지난 4주 동안 위 생활공간에 몇 번이나 가보셨나요?
① 주 1회 미만(1점) ② 주 1~3회(2점) ③ 주 4~6회(3점) ④ 매일(4점)
c. 위의 생활공간에 가기 위해 보조기구나 특수기구를 사용했습니까? ①예 ②아니오
d. 위의 생활공간에 가는데 다른 사람의 도움이 필요했습니까?. ①예 ②아니오

cd점수

cd모두	「②아니오」는 2점
c만	「①예」는 1.5점
d만	「①예」는 1점
cd모두	「①예」는 1점

생활공간 레벨 3 a×b×cd=

a. 지난 4 주 동안 집 마당이나 아파트 건물 외의 다른 장소에 외출한 적이 있습니까? ①예(3점) ②아니오(0 점)
b. 지난 4주 동안 위 생활공간에 몇 번이나 가보셨나요?
① 주 1회 미만(1점) ② 주 1~3회(2점) ③ 주 4~6회(3점) ④ 매일(4점)
c. 위의 생활공간에 가기 위해 보조기구나 특수기구를 사용했습니까? ①예 ②아니오
d. 위의 생활공간에 가는데 다른 사람의 도움이 필요했습니까? ①예 ②아니오

cd점수

cd모두	「②아니오」는 2점
c만	「①예」는 1.5점
d만	「①예」는 1점
cd모두	「①예」는 1점

생활공간 레벨 4 a×b×cd=

a. 지난 4 주 동안, 이웃보다 멀리 떨어진 곳(단, 마을 내)에 외출한 적이 있습니까? ①예(4점) ②아니오(0 점)
b. 지난 4주 동안 위 생활공간에 몇 번이나 가보셨나요?
① 주 1회 미만(1점) ② 주 1~3회(2점) ③ 주 4~6회(3점) ④ 매일(4점)
c. 위의 생활공간에 가기 위해 보조기구나 특수기구를 사용했습니까? ①예 ②아니오
d. 위의 생활공간에 가는데 다른 사람의 도움이 필요했습니까? ①예 ②아니오

cd점수

cd모두	「②아니오」는 2점
c만	「①예」는 1.5점
d만	「①예」는 1점
cd모두	「①예」는 1점

생활공간 레벨 5 a×b×cd=

a. 지난 4 주 동안 외출을 한 적이 있습니까? ①예(5점) ②아니오(0 점)
b. 지난 4주 동안 위 생활공간에 몇 번이나 가보셨나요?
① 주 1회 미만(1점) ② 주 1~3회(2점) ③ 주 4~6회(3점) ④ 매일(4점)
c. 위의 생활공간에 가기 위해 보조기구나 특수기구를 사용했습니까? ①예 ②아니오
d. 위의 생활공간에 가는데 다른 사람의 도움이 필요했습니까? ①예 ②아니오

cd점수

cd모두	「②아니오」는 2점
c만	「①예」는 1.5점
d만	「①예」는 1점
cd모두	「①예」는 1점

(오른쪽 페이지로 계속)

그림 3 ● 6 가지 항목
「생활의 폭을 넓히는 접근법 - 고령자의 활기찬 지역생활 만들기를 지원하는 평가 세트 E-SAS」(사단법인 일본 물리치료사협회)에서 재인용」

(그림 3의 계속)

2. 굳건한 자신감

「낙상에 대한 자기효능감 척도」 항목별로
① 전혀 자신감이 없다(1점) ② 그다지 자신감이 없다(2점)
③ 어느 정도 자신감이 있다(3점) ④ 매우 자신감이 있다(4점)
각각 1개씩만 선택해서 합산해 주세요.

a. 옷을 입거나 벗는다.
b. 간단한 식사를 준비한다.
c. 목욕을 한다.
d. 의자에서 일어서거나 앉는다.
e. 이불에 들어가거나 이불에서 일어난다.
f. 현관차임벨이나 전화에 대응한다.
g. 집 주변을 걷는다.
h. 옷장이나 서랍에서 물건을 꺼낸다.
i. 간단한 집안일(청소 등)을 한다.
j. 간단한 쇼핑을 한다.

3. 목욕 동작

「입욕 동작 능력」자택에서의 목욕에 대해 항목별
① 혼자서 하고 있다(2점)
② 관찰이 필요하다.(1점) ③ 보조가 필요(0점)
중 해당되는 것을 선택하여 합산하십시오.
*통원시설 등에서만 목욕을 하는 경우, 집에서 하는 것을 고려하여 해당되는 능력을 선택해 주십시오

a. 옷을 갈아입을 수 있습니까?
b. 화장실로 이동할 수 있습니까?
c. 몸을 씻을 수 있습니까?
d. 머리(머리)를 감을 수 있습니까?
e. 욕조에 들어갈 수 있습니까?

4. 걷는 힘

「Timed Up and Go test(TUG)」 결과를 입력해 주십시오.

(. 초)
* 초 단위 소수점 이하 1자리(2자리째 반올림)
*「걷는 힘」이란 의자에 앉은 상태에서 일어나 3 m의 거리를 왕복하고 다시 의자에 앉을 때까지의 시간을 말한다.

5.쉬지 않고 걸을 수 있는 거리

「연속보행거리」연속적으로 걸을 수 있는 거리를 아래 중에서 한 가지만 선택해 주세요(듣기만 해도 괜찮습니다).

① 10 m 미만(1점) ② 10~50 m 미만(2점)
③ 50~100 m 미만(3점) ④ 100~500 m 미만(4점)
⑤ 500~1 km 미만(5점) ⑥ 1 km 미만(6점)

6. 사람과의 관계

「Lubben Social Network Scale–6」(소셜 네트워크 6) 각 항목별 해당 인원 수에 해당하는 숫자
0명(0점) ① 1명(1점) ② 2명(2점) ③ 3~4명(3점)
④ 5~8명(4점) ⑤ 9명 이상(5점)을 각각 1개씩 선택해 합산해 주십시오.

a. 적어도 한 달에 한 번 이상 얼굴을 보거나 소식을 주고받는 친척이나 형제자매가 몇 명이나 됩니까?
b. 적어도 한달에 한 번 이상 얼굴을 맞대고 소식을 주고받는 친구는 몇 명이나 됩니까?
c. 사적인 일이라도 마음 놓고 이야기할 수 있는 친척이나 형제자매가 몇 명이나 됩니까?
d. 사적인 일이라도 부담 없이 이야기할 수 있는 친구는 몇 명이나 됩니까?
e. 당신이 도움을 요청할 수 있는 친척이나 형제자매가 몇 명이나 있습니까?
f. 도움을 요청할 수 있는 친밀감을 느끼는 친구가 몇 명 정도 있습니까?

1C. 뇌졸중(생활기)

요시다 츠요시(吉田 剛)

Ⓐ지식의 정리　Ⓑ재활프로그램

O Do!

1 생활 속에서 명확한 목표를 세우고, 목표 달성을 위한 접근 방식을 구축한다.
2 적절한 운동 방법을 지도한 후 자율적으로 운동 메뉴를 정량적으로 할 수 있는 환경을 제공한다.
3 예방 및 문제 해결에 대한 효과를 확인하면서 프로그램을 수정한다.
4 변화를 보여주고 칭찬으로 동기를 부여한다.
5 생활기에도 잠재력을 끌어낼 수 있다면 더 높은 삶을 기대할 수 있는 가능성을 생각하며 치료적 관점을 잊지않고 대응한다.

✕ Don't!

1 본인의 생활 상황과 자기 관리 능력을 고려하지 않고 자율 트레이닝 메뉴를 작성하지 않는다.
2 제대로 진행되고 있는지 확인할 수 없는 상황에서 무책임하게 운동 프로그램을 지도하지 않는다.

1 뇌졸중에 대한 생활재활의 목적과 목표(표 1,2)

- 생활환경의 영향으로 인한 **기능-능력 저하 예방** → 생활내성 체력 향상 등 생활에 필요한 기능 유지 향상
- **부적절한 보상적 적응 예방** → 자기관리 능력 향상
- **생활 속에서 발생하는 다양한 문제 해결** → 생활 활동 범위 확대를 포함한 생활 수준 향상
- **QOL 향상**으로 이어짐 → 생활 만족도 향상

2 평가에 따른 생활주기 프로그램의 기본 원칙(표 3)

- 시스템(근골격계 + 신경계: 운동조절, 예측, 적응, 내적 표상 + 내부 장애계 + 환경의 영향)으로 문제를 파악한다.
- 국제 기능 · 장애 · 건강 분류(International Classification of Functioning, Disability and Health: ICF)(총론3 참조)을 활용하여 참여수준의 향상을 중심으로 **심신기능-신체구조, 활동, 환경적 요인, 개별적 요인**에 대한 접근을 고려한다.
- 개별성(**사회배경, 생활환경, 학습능력, 자기관리능력**)을 고려한 프로그램 제작을 한다.

- **노화** 및 부적절한 **보상적 적응**의 징후를 예견하고 대응 및 지도한다.
- 현재 생활 속 **구체적인 문제** 해결에 대한 대응에서 출발한다.
- 새로운 목표를 가질 수 있도록 HOPE 실현을 위한 대응도 검토한다.

표 1 ● 뇌졸중 생활기의 접근 포인트

접근 포인트		억제인자	
기능적 측면	• 이동성 개선 • 균형 개선 • 적응력 향상 • 체력 향상 • 자기관리 능력 향상	신체적 측면	비대칭적인 자세 근육 긴장, 비마비측 우세한 근력, 경련으로 인한 근육의 점탄성 저하
		생활면	활동의 획일화, 활동 감소
		개인적 요인 -환경적 요인	낮은 자기관리 능력, 생활환경(주택, 가족), 주변 서비스 환경
정신적인 면	• 고립감 해소 및 장애 수용 → 동병상련(동료상담, 환자 모임 참여 등) • 생활 의욕 향상 → 외출 기회 제공(각종 서비스 이용) • →새로운 목표 창출	신체적 측면	악화되는 기능 및 기본 동작 능력
		생활면	변화 없는 일상 생활, 이웃 사회와의 단절(폐쇄성), 간병 부담의 증가
		개인적 요인 -환경적 요인	본인 · 가족의 사고방식, 외부의 노력 부족, 주변의 서비스 환경
환경적 측면	실내외 단차 대응(난간 등 주택 개조, 일상생활 보조기구 도입, 동작방법 변경 지도) 기거·이동 동작의 확실성 향상을 위한 대응(일상생활 보조기구 도입, 동작방법 변경 지도) 각종 서비스를 통한 유지기 재활 지원 체제(외출 기회제공, 상담-지도 창구)	개인적 요인 -환경적 요인	가족관계 변화하기 어려운 생활환경 경제 상황

표 2 ● 재활의료진의 역할

• 생활수준을 향상시킬 수 있는 기능에 대한 접근법
• 본인 및 가족에 대한 교육, 생활 상담
• 기본 동작 능력 및 주택 환경 평가 및 지도
• 보조기구 및 일상 생활 보조기구의 적응 판단
• 필요한 서비스 판단 및 조언, 서비스 기관에 대한 정보 제공

표 3 ● 뇌졸중에 대한 생활주기별 프로그램

① 기본 동작 지도	기립, 이동 동작 등 기본 동작 분석을 통해 시간 경과에 따른 변화를 평가하고 교정지도
② 노화에 대한 운동요법	ROM 운동, 균형 연습, 체력 강화, 마비 측 사용, 동작 연습
③ 자율 트레이닝 메뉴 작성 및 실시 방법 지도	—
④ 생활문제에 대한 상담 및 지도	생활환경평가, 보조기구 및 일상생활용구의 적응 상담
⑤ HOPE에 필요한 요소들에 대한 교육	—

3 생활재활 프로그램의 실제

1) 적절한 운동 처방 및 장소 제공

- 운동 강도 및 총 운동량 설정, 지속 가능한 서비스 환경 제공(외래 재활 및 통원 재활)
  - ① 가능한 방법으로 유산소 운동(recumbent-type 에르고미터, 트레드밀 이용 등)을 한다.
  - ② 시간 또는 횟수 설정된 자율 트레이닝 메뉴로 총 운동량 관리 (그림 4 ~ 6)

2) 기능 유지 관리 방법 지도

A. 자율 ROM 운동 (그림 4)

- 특히 편마비의 영향을 받기 쉬운 부위에 대한 올바른 운동 지도와 정기적인 점검을 실시한다.
  - ▸ 지속적 스트레칭은 천천히 숨을 쉬면서 40초 정도씩 1일 1회, 관절운동은 통증이 없는 범위에서 1개 부위당 3~5회/일 실시한다.
  - ▸ 하지 : 족관절 배굴-외반, 무릎 신전, 고관절 신전-외전-내회전

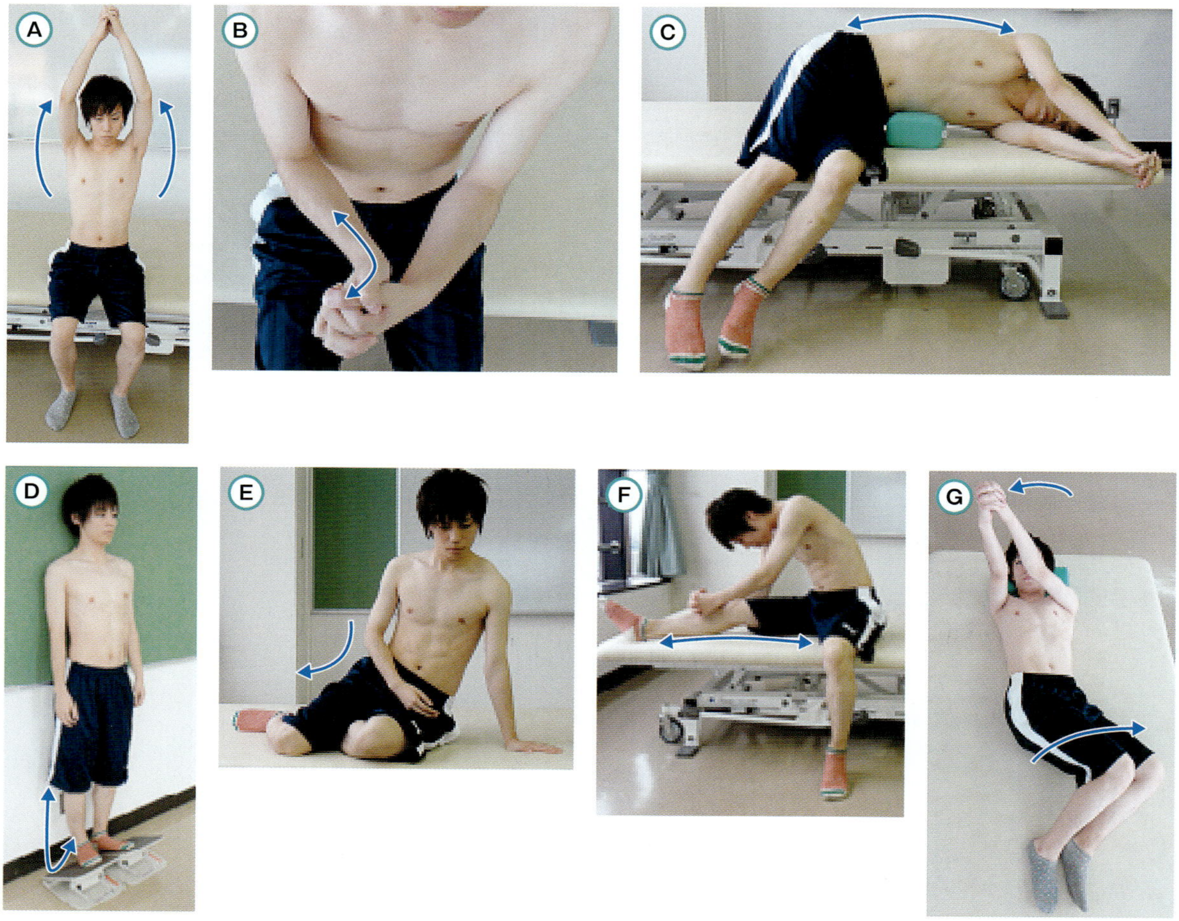

그림 4 ● ROM 유지 향상을 위한 프로그램

A) 양손 깍지 끼고 들어올리기, B) 손가락-손관절 자가 수동 운동, C) 마비측 몸통 스트레칭(견갑대-골반대 사이), D) 발등굴곡 지속적 스트레칭, E) 고관절 외회전근 지속적 스트레칭, F) 햄스트링 지속적 스트레칭, G) 몸통 회전 스트레칭.

- 상지 : 손가락 신전, 손등 굴곡, 팔꿈치 신전, 어깨 굴곡-외전-외회전, 외회전,
- 척추체간 : 척추 신전-회전, 흉곽 확장, 경부 각 방향

• 집에서도 할 수 있는 도구와 방법으로 할 수 있도록 고안한다.
  - 기립판 만들기, 막대 체조, 누운 자세와 앉은 자세에서 지속적인 스트레칭

B. 균형 연습

• 중심축 인식(midline orientation)(**그림 5**)
• 마비측으로의 하중 및 적절한 균형 반응의 촉진(**그림 6**)

C. 마비측 집중 사용 연습

• 스텝 연습(**그림 6D**)
• 테이블 물티슈를 이용한 닦기 연습

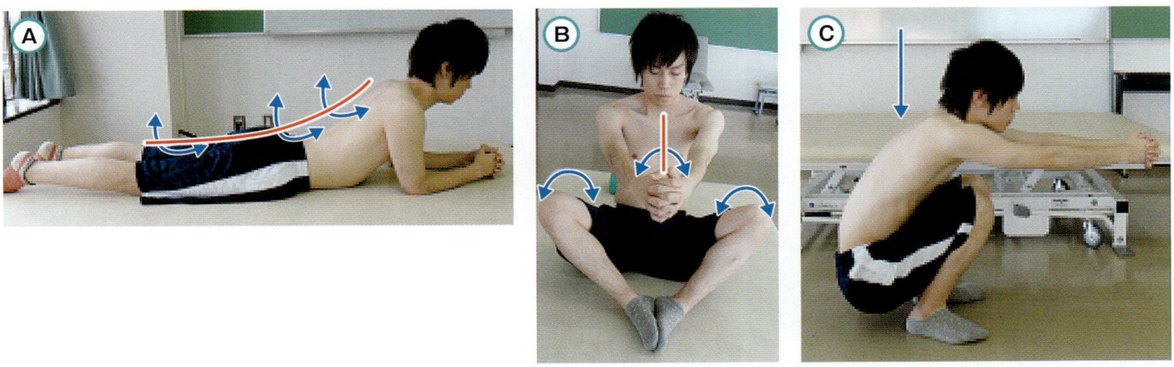

그림 5 ● 중심축 인식 향상을 위한 프로그램

A) 강아지 자세에서 좌우로 흔들기, B) 엎드린 자세에서 좌우로 흔들기, C) 스쿼트 연습.
A, B) 흔들기 운동은 정중앙을 중심으로 작은 진폭으로 좌우로 몸을 흔들며 30초~1분간 실시한다.
C) 스쿼트는 무언가를 붙잡는 등 안전한 방법으로 실시하며, 대칭을 느낄 수 있으면 횟수로 한다.

3) 생활에 필요한 기능적 동작 습득을 위한 접근법(과제 지향적 접근법)

• 동작을 방해하는 기능적 요인에 대한 작용 : 가동범위, 근력, 균형 연습
• 다양한 조건에서의 동작 연습 : 불안정한 환경, 이중 과제 등

4) 가옥조사 및 가옥환경 조정지도(후술하는 사례 1 참조)

• 계단 높이 차이 해소 : 현관까지 접근, 현관 계단 오르막 승강, 실내 계단(복도, 화장실, 욕실 등 수변공간)
• 난간 설치 검토 : 일어서기 거점(화장실, 침대 주변, 욕실 입구, 현관 계단 등)
• 일상 생활 도구의 적응 판단
  - 욕실 : 샤워 의자, 미끄럼 방지 매트, 수돗물 차단 샤워 헤드 화장실 : 비데 변기, 보조 변기, 난간
  - 거실 : 침대, 이동식 화장실, 이동식 안전 손잡이

⚠ **주의** 너무 편리함을 추구하여 활동성 저하를 증가시키면, 병상에 누워 지내는 것을 조장할 수 있다.

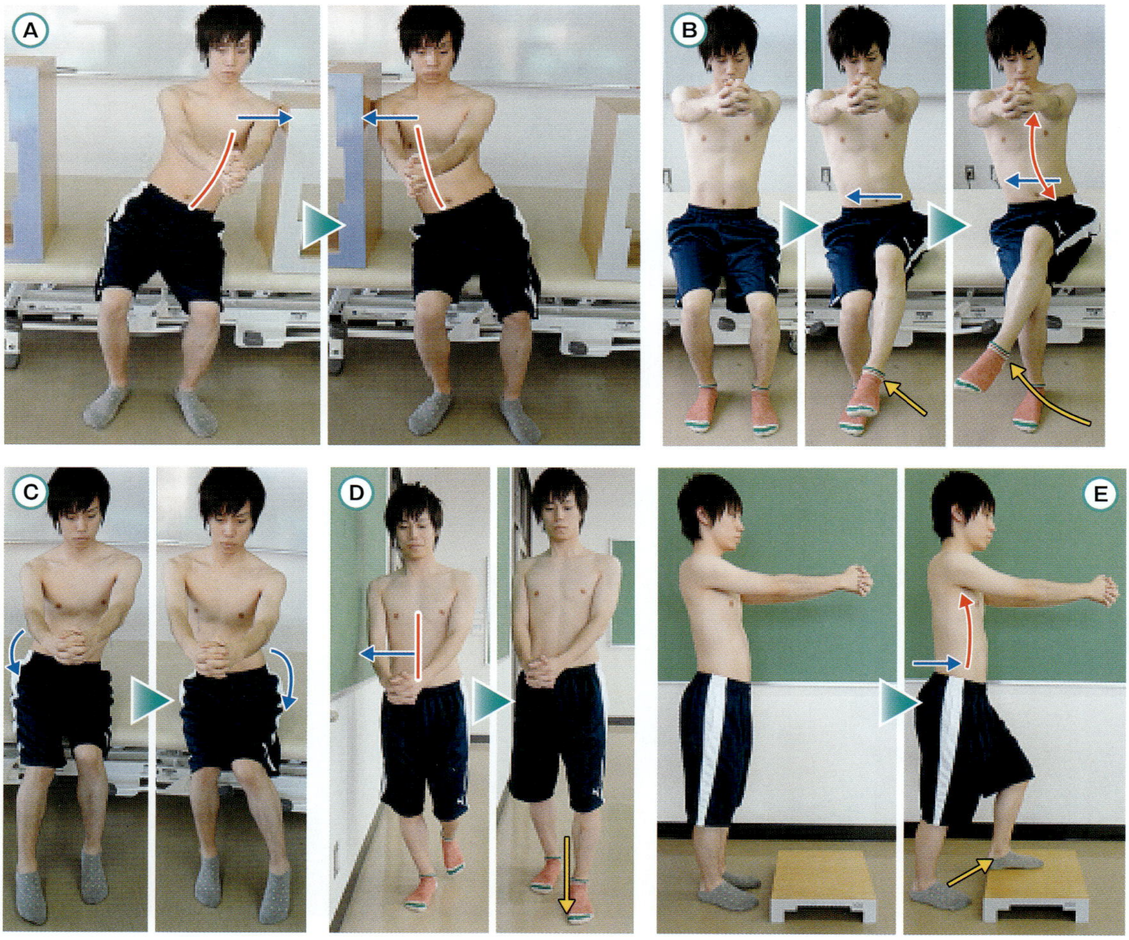

그림 6 ● 균형능력 유지 향상을 위한 프로그램(우측 편마비 환자 예시)

A) 일정한 간격으로 목표를 설정하여 좌우로 수평 이동하는 연습(→).
B) 비마비측을 마비측에 올려놓는 다리 꼬기 연습(⇨). 마비측 좌골에 하중이 실리도록 무게 중심을 이동시키면 비마비측 하반신에 힘을 주면 비마비측 하반신에 힘을 주기 쉬워지고, 활동 중에 회복이 나타나 마비측 체측이 늘어나게 된다.
C) 교대로 앉은 자세를 번갈아 가며 움직인다(→).
D) 벽 옆에서 비마비측 스텝 연습(⇨). 좋은 정렬을 유지하면서 마비측 하지에 하중을 가하고, 비마비측 하지를 천천히 흔들어준다.
E) 비마비측에서 낮은 단차로의 스텝 연습(⇨). 단차에 비마비측 하지를 천천히 올릴 수 있도록 마비측 하지에 대해 체간을 신장시키면서 골반을 올려놓는다는 이미지로 실시한다.
운동 횟수보다는 마비측에 하중을 가할 때의 자세나 운동의 정확성 등 질적인 면을 중시하여 지도한다(올바른 운동을 1일 할 수 있도록 하는 것을 목표로 한다).

5) 보조기 적응 판단 및 제작 후 집중적인 재활치료(아래 사례2 참조)

- 보행 능력의 개선으로 보행 속도 향상과 보행 거리의 연장과 동시에 마비측의 경직을 줄일 수 있는 가능성이 있는 경우, 치료용 보조기 요법으로 적극적인 보조기 치료를 고려해야 한다.
- 보조기 사용에 의해 기존의 보행 패턴에서 바람직한 보행 패턴으로 변경하기 위해서는 보조기 제작 후 운동학습에서 말하는 **자동화** 단계까지 재활의료진에 의한 보행지도가 필요하다.

6) 동료상담 및 환자들 간의 만남 지원

- 외래환자와 입원환자의 재활 시간을 맞추는 등, 환자와 그 가족들과 접촉할 수 있는 기회를 마련한다.
  - ▸ 자동차 운전 시운전, 면허 판정, 보조기 사용자의 보조기 사용 전과 후의 변화 등에 대한 이야기를 듣는 등.
- 환우회, 기능훈련 사업 등 행사 참여에 대한 정보 제공 및 지원.

7) 환자 및 가족에 대한 교육지도

- 지식 습득을 통한 자기 관리 능력 향상 → 간병교실, 환자 모임 강연 등
- 현재 상태에 대한 기록을 등을 권유하여 자신의 상황 변화를 알아차릴 수 있는 기회를 제공하고, 주치의나 물리 및 작업치료사 등 전문가의 피드백을 위한 아이템으로 활용한다.

4 사례 소개

1) 사례1 : 주택 환경과 본인의 능력 변화에 대하여

A. 증례

- 73세 남성, 뇌경색. 삼지마비, 발병 후 수년 경과.
- 휠체어 수준에서 아내 간병(2인 생활).
- 방문지도 경위 : 아내의 간병 부담 경감 상담(마을 보건소) → 침대 도입 지도 → 침대 도입으로 간병 부담 증가 → 침대에 올리는 방법에 대한 상담 → 물리치료사가 보건소 직원과 동행하여 방문지도

B. 문제점

- 일본식 이불 위에서의 간병에 대한 부담을 줄이기 위해 침대를 권유받았지만, 지금까지 큰 침대로 사용하던 다다미 위에 침대를 올려놓은 상태(그림 7A)가 되었기 때문에 휠체어를 탈 때 침대와 바닥 사이의 승강이 새로운 동작으 로 필요하게 되었다.

C. 지도포인트

- 침대와 바닥 사이의 승강 방법을 검토했으나 마땅한 방법이 없어 침대를 다다미 위에서 흙바닥으로 내려놓았다(그림 7B, C).
- 흙바닥으로 개보수하는 방안도 검토하도록 지도했다.

D. 이후 가족들의 대응

- 이웃 주민으로부터 흙바닥에 침대를 놓는 것이 부자연스럽다는 지적을 받아 현관 옆에 침대를 놓을 수 있는 공간을 추가 설치했다.
  - ▸ 계단이 남아있어 야외로 이동하는 방법에 대해 다시 한 번 상담이 있었다(그림 7D).

E. 재방문 지도 포인트

- 경사로, 의자를 이용한 승강 등을 실제로 실시하여 확인하였으나 어려웠다(**그림 7E ~ G**). 난간을 달아 계단을 뒤로 오르내리는 방법이 가능하여(**그림 7H**), 난간과 계단 설치를 지도하였다.

F. 이후 경과 청취

- 매일 오르내리다가 지팡이 보행이 가능해져 기뻐하고 있다고 한다.
  - ▸본인의 잠재력을 모르고 대응했지만, 결과적으로 긍정적 변화를 가져왔다.

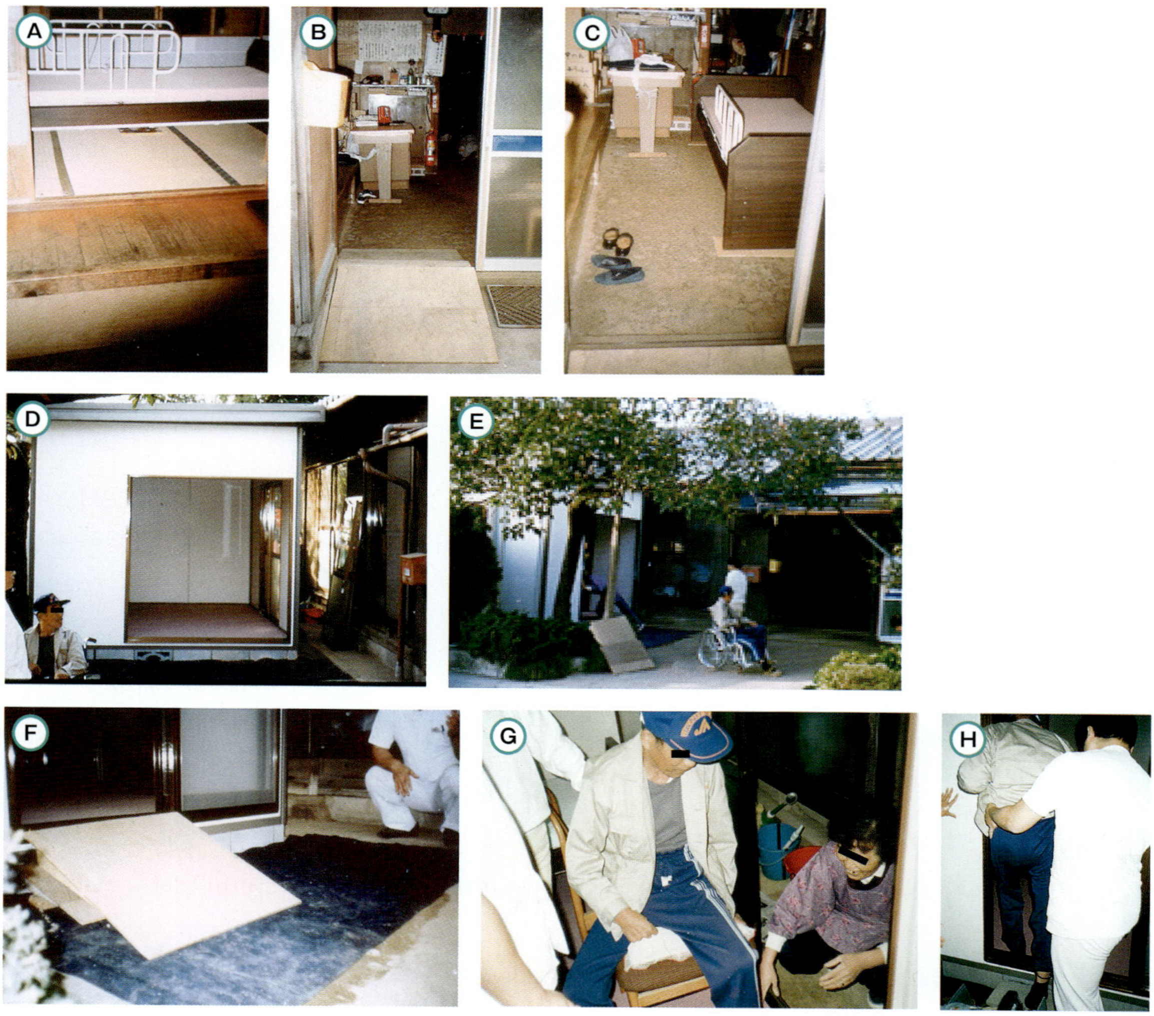

그림 7 ● 주택 환경의 변화로 동작능력이 개선된 사례

A) 큰 침대로 사용하던 다다미 위에 침대를 올려놓은 상태, B) 흙바닥, C) 어쩔 수 없이 흙바닥에 침대를 내려놓음, D) 증축했지만 승강방법을 몰라 상담, E) 현관 옆이라 슬로프 설치가 어려움, F) 위치적으로 슬로프 경사가 심해져 G) 의자를 이용한 승강을 시도, H) 계단을 뒤로 내려갈 수 있음

G. 사례에서 배운 것들

- 잠재력에 대한 평가가 필요하다.
- 불편한 환경이 오히려 능력을 향상시킬 수도 있다.

2) 사례 2 : 생활기에 적극적인 치료용 보조기를 도입한 사례

A. 증례

- 63세 여성, 뇌출혈.
- 우측 편마비 + 실어증 + 관념운동실행증(ideamotor apraxia), 운동마비는 BRS 상지Ⅱ, 하지Ⅲ. 우측 무릎 굴곡구축, 경미한 족저근막염이 있음.
- 사용한 보조기(그림 8)는 플라스틱 지지대가 있는 장하지 보조기로, 무릎 관절은 다이얼 잠금식으로 무릎 경굴곡위에서 잠글 수 있도록 설정하였다. 발끝의 상태에 맞게 발뒤꿈치를 높이고, 족부에는 더블 클렌작 조인트를 사용했다. 보조기를 착용하면 마비측 지지가 가능하여 마비측 연합반응(associated movement)의 감소가 나타났다.
- 보조기 제작 후 마비측 하중 연습을 반복하고, 보조 보행 연습에서 사점 지팡이 보행 연습으로 단계적으로 진행하였다.

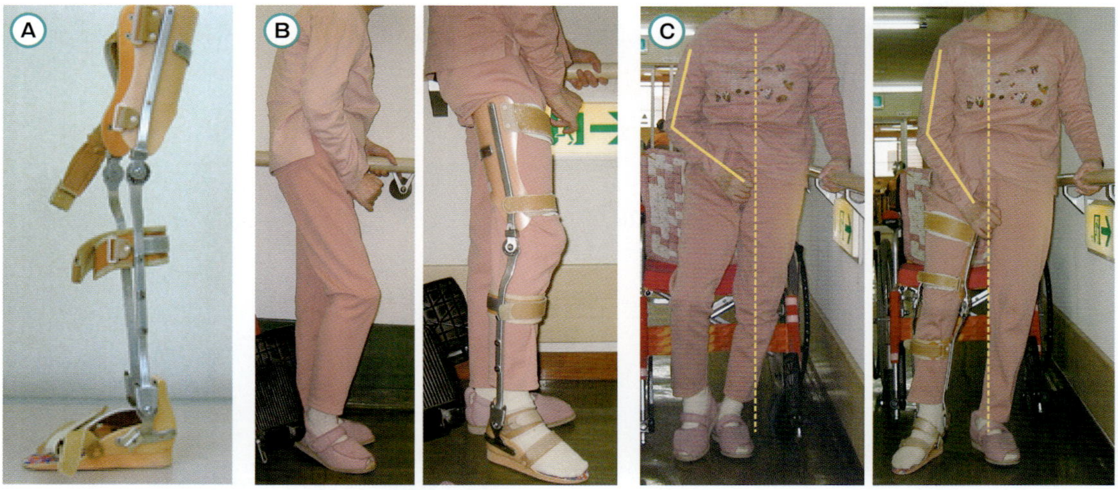

그림 8 ● 사례 2에 사용한 보조기와 자세의 변화

A) LLB 다이얼 잠금식 무릎 관절 및 발뒤꿈치 보조기 사용. B) 노력성 기립 자세에서 굴곡 경향. C) 보조기 착용으로 발바닥 접지, 연합반응 감소를 볼 수 있다.

B. 보조기 도입 후의 변화

- 발병 후 3년이 지난 후에도 적극적인 치료용 보조기 도입으로 마비측 상지 및 하지 굴곡과 족저근위축의 개선이 관찰되었다. 또한, 동작의 오류가 감소하고 앉은 자세와 서 있는 자세의 균형이 개선된 결과, 사지 보행이 가능한 수준으로 변화하였다. 이로 인해 이상 발달의 진행을 막을 수 있었을 뿐만 아니라 생활 수준은 현저히 향상되었다.

2. 지주막하출혈

타카미 아키요시(高見彰淑)

Ⓐ지식의 정리　Ⓑ재활프로그램

POINT

1 지주막하출혈은 뇌내 출혈이 아니기 때문에 급성기 위기를 넘기면 신경장애 등 후유증은 적다.

2 주의해야 할 증상은 지주막하강 내 혈종으로 인해 수액의 흐름이 원활하지 않은 급성수두증과 뇌혈관 수축 후 뇌허혈 및 그 이후에 발생하는 이차성 정상압수두증으로 발병 4일~2주 정도까지 발생하는 경우가 많다.

3 고위 뇌기능 장애를 보일 수 있으며, 섬망 등의 의식변화와 기억장애 등이 많다.

1 병태

- 일본 뇌졸중 데이터뱅크 보고서 2023 연례보고서[1]에 따르면, 지주막하출혈은 뇌졸중 전체의 4.6%를 차지하며, 연간 10만 명 중 10~20명 정도에서 발생한다(**그림 1**).
  - ▸원인으로 가장 빈도가 높은 것은 뇌동맥류 파열로 약 80%를 차지한다고 한다. 그 외에 뇌동정맥 기형에 의한 출혈 등이 있다.
  - ▸지주막하출혈의 호발 연령은 65.7 ± 15.5세로 뇌경색의 76.1 ± 12.6세, 뇌출혈의 70.6 ± 15.0세보다 연령 분포가 더 젊다[1].
- 급성기 치료 비율은 보존적 치료만 28.0%, 클리핑 32.3%, 코일색전술 38.5%, 클리핑&코일색전술 1.4%로 나타났다[1].
- 일본에서는 여성 비율이 70% 정도로 다소 높은 편이다[1].

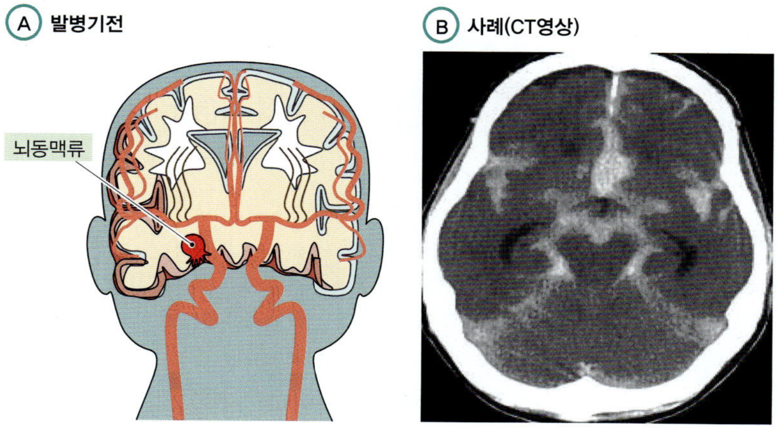

그림 1 ● 지주막하출혈

- 뇌졸중의 종류 중에서는 사망에 이르는 경우가 많다. 반면, 재발이나 심각한 합병증(수두증, 뇌혈관 수축 등)이 없다면 운동마비 등의 후유증을 남기지 않고 복직 등 사회복귀 가능성이 다른 뇌졸중 병형에 비해 높다.
- 중증도 분류는 Hunt and Hess의 분류와 Hunt and Kosnik의 분류, 좀 더 간소화된 GCS와 결합된 WFNS의 분류가 있다(**표 1~3**)[2~4].

표1 ● Hunt and Hess의 분류

학년	판단 기준
Grade Ⅰ	무증상 또는 경미한 두통 및 경부 경직(stiffness)이 있음.
Grade Ⅱ	중등도에서 중증의 두통, 항문이 경직되어 있으나 뇌신경마비 이외의 신경학적 증상은 보이지 않음.
Grade Ⅲ	기면 상태, 혼란 상태 또는 경도의 국소 신경학적 증상
Grade Ⅳ	혼수상태에서 중등도에서 중증의 편마비가 있으며, 조기 뇌경직 및 자율신경장애를 동반할 수 있다.
Grade Ⅴ	심혼수 상태에서 제뇌경직이 나타나며, 죽음에 임박한 양상을 보임.

표2 ● Hunt and Kosnik의 분류

학년	판단 기준
Grade 0	파열되지 않은 뇌동맥류
Grade 1	의식이 명료하며, 무증상이거나 경미한 두통, 가벼운 항부 강직 정도의 증상을 보임
Grade 1a	급성 증상은 없지만 고정된 신경 결손 증상이 있는 경우
Grade 2	의식이 명료하고 중등도에서 중증의 두통과 항부 경직이 있으며, 국소적인 뇌신경마비(동안신경 등) 외의 신경증상이 없는 경우
Grade 3	경미한 의식장애(기면 또는 정신착란 정도)가 있거나 경미한 국소 신경장애가 있는 경우
Grade 4	중등도에서 중증의 의식장애(혼수 또는 반혼수 정도), 중등도 또는 중증의 편마비, 또는 초기 뇌경직 및 자율신경장애가 있는 경우
Grade 5	혼수상태, 뇌경직, 임사상태, 뇌사 상태

표3 ● WFNS (World Federation of Neurosurgical Societies) 분류

학년	GCS	판단 기준
Grade Ⅰ	15	주요 국소 신경 증상 없음 (실어증 또는 편마비)
Grade Ⅱ	13-14	주요 국소 신경 증상 없음 (실어증 또는 편마비)
Grade Ⅲ	13-14	주요 국소 신경 증상 있음(실어증 또는 편마비)
Grade Ⅳ	7-12	주요 국소 신경증상은 상관없다.
Grade Ⅴ	3-6	주요 국소 신경증상은 상관없다.

지주막하출혈 환자의 치료 방침을 결정할 때 국제적으로 사용되는 중증도 분류 중 하나이다.
등급이 높을수록 예후가 좋지 않은 것으로 간주된다.

- 뇌혈관 경련을 염두에 둔다면 Fisher group 분류도 알아두면 좋다(**표 4**)[5].

표 4 ● Fisher 분류(group)

Group 1	혈액 소견 없음
Group 2	미만성 출혈 또는 혈종 두께가 대뇌 반구 간질, 섬조, 우회조 모두 1 mm 미만인 경우
Group 3	국소 혈괴 또는 혈종의 두께가 1 mm 이상
Group 4	미만성 출혈이나 지주막하출혈은 없으나 뇌내 또는 뇌실 내 혈괴가 관찰된다.

발병 후 48시간 후 CT로 판단하며, 1980년 Miller Fisher 등이 제안한 지주막하출혈의 정도를 나타내는 등급 시스템이다. 지주막하강으로의 출혈량이 많을수록 뇌혈관 경련이 발생하기 쉽다고 보고되고 있다.
문헌5에서 인용.

2 장애

- 전형적인 증상은 **메스꺼움과 구토를 동반한 갑작스러운 심한 두통**으로, 환자는 평생 경험하지 못한 극심한 두통으로 '망치로 맞은 것 같다' 고 흔히 표현한다. 발병 시간을 정확하게 말할 수 있는 경우가 많다.
- 수막 자극 증상(neck stiffness, Kernig's sign)이 양성으로 나타난다.
- 뇌출혈 등에 비해 국소 신경증상을 보이는 경우는 드물다[동안신경(oculomotor) 마비 제외].
- 30~50%에서 의식장애가 나타나지만 일시적인 경우가 많으며, 2시간 이상 지속될 경우 예후가 좋지 않은 것으로 알려져 있다.
- 뇌동맥류 파열 시 드물게 뇌내 혈종을 동반하는 경우가 있다. 이 경우 국소 신경증상이 나타날 수 있다.
- **뇌혈관경련**은 지주막하출혈 발생 후 발생하는 혈관 협착에 의한 뇌허혈 상태이다.
  - **지연성 허혈성 뇌손상(이차성 뇌경색)의 주요 원인으로** 20~55%의 빈도로 발생한다.
  - 출혈 후 4~14일 사이에 발생하며, 그 현상은 7~10일 정도 지속된다.
  - 뇌경색과 마찬가지로 운동마비, 감각장애 등 신경증상을 일으킨다. 고위 뇌기능장애를 일으키는 경우도 적지 않으며, 기억력 장애, 행동 변화, 수행기능장애 등 허혈로 인한 손상 부위의 국소적인 증상을 동반한다.
- 수두증은 뇌척수액의 순환과 흡수 장애로 인해 발생하며, 발병 직후 중증 사례에서 많이 발생하는 급성 수두증(40% 정도), 뇌혈관 수축의 위기가 지나간 후 발병 1~2개월에 발생하는 이차성 수두증(10~35%)이 비교적 흔하게 나타난다. 각성도의 저하와 요실금, 무게중심 후방 편위를 동반한 보행 장애 등이 나타난다.
- 호흡기 합병증(중추성 폐부종), 심장 기능 장애를 동반하는 경우가 많다.
- 경련 발작은 뇌경색, 뇌출혈에서도 발생하지만(약 15%), 지주막하출혈에서 더 빈번하게 발생한다(약 35%).

3 검사 및 진단

- brain CT를 먼저 시행한다. 뇌경색 등과 달리 급성기 혈종은 MRI로 알기 어렵기 때문이다. 또한, MRI 장비의 개선으로 FLAIR법 등으로 진단할 수도 있다.
- CT에서 지주막하출혈이 확인되면 **뇌혈관조영술**을 시행한다. 임상적으로 지주막하출혈이 의심되나 CT에서 확인되지 않는 경우 MRI, MRA를 시행하여 뇌동맥류가 발견되면 뇌혈관조영술을 시행한다. 또는 요추 천자에서 수액의 색조 소견(분홍색이나 황갈색)이 있으면 뇌혈관조영술을 시행한다.
- 심한 경우에는 3D-CT angiography(CD-CTA)나 MR angiography(MRA)를 이용하여 판단하기도 한다.

4 치료

- 가장 먼저 **혈압 조절과 진정**을 시행하고, 뇌혈관조영술까지 시행한다. 수술 전까지 benzodiazepine 계열의 약제 등의 투여로 환자를 관리한다. 혈압은 수축기 150~160 mmHg를 상한으로 한다.
- **개두 클리핑술**은 동맥류 근치술로, 티타늄 등의 금속 클립을 동맥류 근부에 시술하는 방법이다(그림 2).

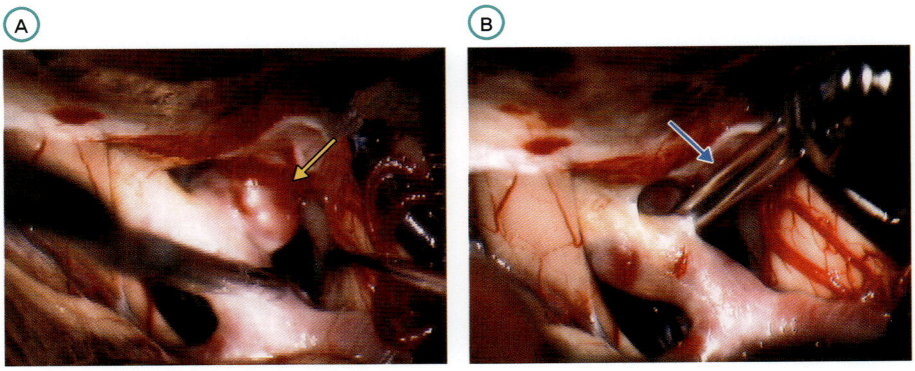

그림 2 ● 뇌동맥류에 대한 클리핑 수술
뇌동맥류(A)의 뿌리(⇨)를 금속성 클립(→)로 묶는다(B).

- **코일색전술(혈관 내 수술)**은 허벅지나 팔을 통해 천자한 카테터를 표적 뇌혈관에 삽입하여 금속 코일을 동맥류 내부로 밀어 넣어 동맥류를 안쪽에서 색전하는 방법이다. 재파열(재출혈)의 가능성이 있어 적응증에 신중을 기해야 한다.
- 수술적 치료로는 급성 수두증에는 뇌척수액을 체외로 배출하는 뇌실 배액술, 이차성 수두증에는 요추 경막하강-복강 션트술(lumbar-peritoneal shunt: L-P shunt,)이나 뇌실-복강 샨트술(ventriculoperitoneal shunt: V-P shunt) 등이 시행된다.
- 뇌부종이 현저한 경우, **외감압**을 시행한다.
- 감압술을 시행한 환자에게는 추후 상태가 안정되고 뇌의 부종이 가라앉은 후 뼈를 다시 붙이거나 결손 부위에 인공뼈를 삽입하는 두개골 성형술을 시행한다.

- 뇌혈관 수축 시기의 치료는 뇌순환 장애 개선을 위해 순환 혈액량 증가, 혈액 희석, 인위적 고혈압을 조합한 triple H 요법(hypertension, hypervolemia, hemodiluation)이나 예방을 위한 **hyperdynamic 요법**을 시행하기도 한다. 심박수 증가, 카테콜아민 투여 등으로 혈압을 높게 유지하기도 한다. 또한 탈수되지 않도록 주의한다.

〈문헌〉

1) 「脳卒中レジストリを用いた我が国の脳卒中診療実態の把握(日本脳卒中データバンク)」報告書 2023 年」 https://strokedatabank.ncvc.go.jp/f12kQnRl/wp-content/uploads/日本脳卒中データバンク報告書2023年_Fix.pdf(2023年12月閲覧)
2) Hunt WE & Hess RM：Surgical risk as related to time of intervention in the repair of intracranial aneurysms. J Neurosurg, 28：14-20, 1968
3) Hunt WE & Kosnik EJ：Timing and perioperative care in intracranial aneurysm surgery. Clin Neurosurg, 21：79-89, 1974
4) undefined, et al：Report of World Federation of Neurological Surgeons Committee on a Universal Subarachnoid Hemorrhage Grading Scale. J Neurosurg, 68：985-986, 1988
5) Fisher CM, et al：Relation of cerebral vasospasm to subarachnoid hemorrhage visualized by computerized tomographic scanning. Neurosurgery, 6：1-9, 1980

2. 지주막하출혈

타카미 아키요시(髙見彰淑)

Ⓐ지식의 정리 Ⓑ재활프로그램

○ Do!

1 지주막하출혈 환자의 조기 재활치료에서 유의해야 할 사항 중 하나는 뇌혈관 수축과의 연관성이 있다. 조기 퇴원 프로그램에서는 그 관련성이 낮다고 생각되며, 가능한 한 조기 퇴원, 폐용증후군 예방을 고려한다.

2 뇌혈관 경련을 예방하기 위해 혈압을 높게 설정하는 경우가 있으므로 혈압 수치 및 변동에 주의한다.

3 운동마비, 감각장애 등 저위 뇌기능장애의 합병증은 적지만 실어증, 수행기능장애, 방향감각장애, 기억장애 등 고위 뇌기능장애에 유의할 필요가 있다.

4 누워 있는 시간이 길어지는 상황, 폐용증후군 예방에 힘쓴다.

✕ Don't!

1 뇌실 배액이나 척추 배액 삽입 중이거나 침대 높이를 조정 중인 경우, 무분별하게 침대의 게이지 업으로 높이를 바꾸거나 끝자리 자세를 취하지 않는다.

2 외부 감압으로 두개골이 일부 제거된 경우, 그대로 훈련하지 않고 헬멧 등을 준비한다.

재활시 주의할 점

- 지주막하출혈은 뇌내 혈종을 동반하거나 뇌혈관 경련 후 뇌허혈이 아닌 이상 운동마비 등의 신경증상을 나타내지 않기 때문에 근력저하 등 **폐용증후군의 예방**이 중심이 된다.
- 조기 퇴원을 위한 재활 중재는 다기관 조사 보고에서도 뇌혈관 경련 발생과의 연관성이 낮은 것으로 보고되고 있다[1].
- 지주막하출혈의 재활을 할 때 주의해야 할 점 중 특이적인 것으로 **경련 발작 · 정상압수두증에 유의**해야 한다는 점을 들 수 있다.

  ① 경련 발작 : 사전 뇌파 소견이나 전조 증상(기분 고양감, 시야 불편감, 지속성, 상지 및 안면 경련 등)에 주의한다. 훈련 중에는 속효성 diazepam을 즉시 투여할 수 있도록 병동과 협의하여 가능한 범위 내에서 구급차 배치 등을 사전에 검토해 두는 것이 좋다[2].

  ▸뇌파 소견 : 뇌파의 파형은 좌우 비대칭이며, 날카로운 상승상과 느린 하강상으로 구성된다. 음성 또는 양성 서파가 뒤따른다.

  ▸전조증상 : 평소보다 말이 많아지거나, 공격적인 언행, 같은 말을 반복하거나, "잘 보이지 않는다"는 등의 소견과 상지나 얼굴의 불수의적 운동이 발생한다.

  ② 수두증 : 의식장애, 요실금 횟수 변동, 전두엽 증상 등에 주의한다.

  ▸전두엽 증상 : 무게중심 후방 편위 및 발동성 저하.

- 정상압수두증이 되면 **뇌실-복강션트술**(V-P shunt), **요추 지주막하강-복강션트술**(L-P shunt) 등을 시행하며, V-P 션트는 당일 경과 관찰, 다음날부터 평가 및 중재를 시작하며, L-P 션트는 중력을 이용하기 때문에 위험성을 염려해 당일부터 앉은 자세 유지 연습 등을 도입한다. 유지 연습 등을 도입한다. 또한, V-P 션트는 폐색(막힘)을 일으켜 증상이 악화되는 경우도 있으므로 주의가 필요하다.
- 고위 뇌기능장애에서는 의식변화가 많기 때문에 낙상 등에 주의한다. 또한 단기기억이나 건망증 등 기억장애도 빈도가 높기 때문에 중재를 위한 노력이 필요하다. 또한, 수행기능장애나 주의통제-분배장애, 사회 적응장애, 의욕발동성 저하, 고위 운동영역 장애, 중심 이동 후방 편위, 긴장성 족저반사(tonic plantar reflex: TPR)와 같이 증상이 복합적인 전두엽 증상을 보이는 경우도 적지 않으므로 유의할 필요가 있다.
- 혈압 관리가 중요하지만, 뇌혈관 경련 예방을 위해 혈압을 높게 설정하는 경우도 있으므로, 이 경우 중단 기준 등의 값을 다시 설정한다.
- 저나트륨혈증이나 요붕증(diabetes inspidus)이 발생할 수 있으므로 전해질 이상 상황에 유의해야 한다.
- 지속적 뇌실 배액은 뇌압 조절과 뇌실 수액 및 혈종 배출을 목적으로 삽입되며, 최적의 위치 및 침대로 설정한다(그림 3). 머리를 올린 자세로 설정하고, 외이도(external acoustic meatus)이 침대 수평 위치보다 10~20cm 위에 되도록 설정한다. 훈련을 위해 무턱대고 침대를 완전히 평평하게 하거나 게이지 업을 하지 않는 것이 좋다. 부득이하게 앉은 자세가 필요할 때는 의사와 상의하여 튜브를 일시적으로 폐쇄하고 실시한다. 이때 사이펀부와 클램프의 위치를 재확인하고, 폐쇄할 위치는 두개 내에서 사이펀부까지의 경로(그림 3A➡)를 폐쇄해야 한다. 다른 뇌관이나 척추 배액 등도 마찬가지로 취급한다.

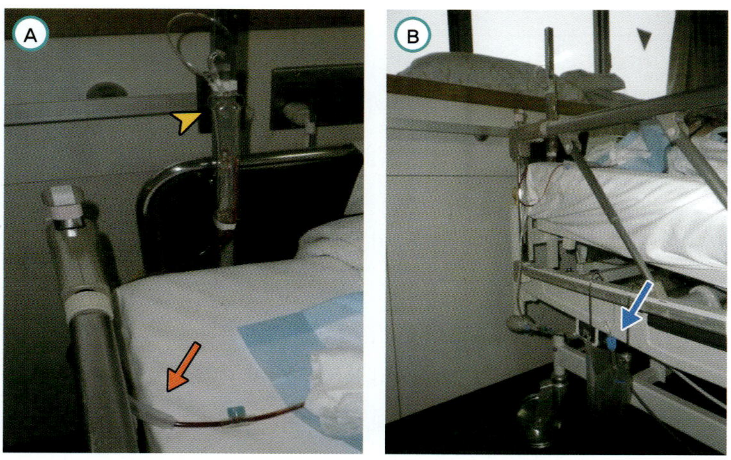

그림 3 ● 뇌실 배액 중 환경

앉은 자세로 할 때는 (A➡)와 같이 사이펀(Siphon)(➤)까지의 클램프를 닫은 후 실시한다.
B와 같이 가방 앞쪽의 클램프를 닫아도 사이펀으로 수액이 유출되는 곳이 있어 두개 내압이 과도하게 낮아진다.

〈문헌〉

1) Takara H, et al : Initiating Mobilization Is Not Associated with Symptomatic Cerebral Vasospasm in Patients with Aneurysmal Subarachnoid Hemorrhage: A Retrospective Multicenter Case-control Study. Phys Ther Res, 25 : 134-142, 2022
2) 髙見彰淑, 鈴木明文 : Stroke Care Unitでの脳卒中医療とリハビリテーションの実際. MB Med Reha, 66 : 24-30, 2006

3. 다발성 뇌경색

타카미 아키요시(高見彰淑)

POINT

1 일반적으로 다발성 뇌경색은 직경 15 mm 이하의 뇌경색이 여러 개 존재하는 다발성 뇌경색이다.

2 다발성일 경우 미세출혈을 동반하는 경우가 많다.

3 재활치료에 방해가 되는 대표적인 증상은 뇌혈관성 파킨슨병과 뇌혈관성 치매이다.

4 양측 반구가 손상된 경우 가성구마비(pseudobulbar palsy)를 일으켜 삼킴 기능저하를 보일 수 있다(1 장-6 참조).

1 병태

- 주로 관통동맥(penetrating artery)이 유리변성(hyaline degeneration)을 일으켜 막히는 기전에 기인한다.
- 고령자에게 많으며 초기에는 자각증상이 없는 경우가 많다.
- **뇌혈관성 파킨슨병**이나 **뇌혈관성 치매**를 유발하는 경우가 많다.
- **고혈압, 당뇨병** 등을 합병하여 동맥경화증의 위험이 있다.
- 가성구마비를 보이는 경우는 구음장애를 동반하기도 한다.

2 장애(증상, 이학적 소견)

- 뇌혈관 질환이지만 의식장애를 일으키지 않는 경우가 많고, 발생 기전이 뇌경색과 약간 다르기 때문에 뇌졸중과 구분하여 보는 것이 좋을 수 있다.
- 자세반사장애, 동작 둔화 등 파킨슨증을 일으키는 경우가 많지만, 안정시 진전이 없거나(있어도 자세 유지시 진전 8~12Hz), 상지의 기능장애가 적은 등 파킨슨병(특발성 파킨슨증)과는 다른 부분도 있으므로 유의해야 한다(표 1).
- 보행장애는 걸음걸이가 불안정하고 wide base가 되는 경향이 있다. 흔들거리는 보행은 존재하지만, 가속 현상이나 돌진 현상, 앞으로 기울어지는 자세는 나타나지 않을 수 있다. 또한, 후방 돌진은 있으나 낙상이 먼저 나타나기도 하므로 다른 기능장애(운동마비 등)와의 감별이 불분명하다.
- 기억장애, 정서장애 등의 인지증상은 대표적인 소견이며, 재활치료의 장애요인이 된다. 성격 변화 등의 증상은 알츠하이머와 달리 어느 정도 유지되며, 미세한 경우가 많다. 파킨슨병과 마찬가지로 다른 점을 알아두면 좋다(표 2). 다만, 치매의 중증도나 어떤 핵심 증상이 주 증상인지, 치매의 행동 심리 증상(Behavioral and psychological symptoms of dementia)이 어느 정도 영향을 미치는지에 따라 대응이 달라지므로 제한하지 않는 것이 바람직하다.

표 1 ● 뇌혈관성 파킨슨증과 파킨슨병의 차이점

	뇌혈관성 파킨슨병	파킨슨병
일중 변동	일중 변동이 적다	일중 변동 있음(up and down 현상)
경과	완만하거나 급성, 계단식으로 진행 70 대 이후 고령자에게 많음.	점진적 진행 40~50 대부터 발생한다고 알려져 있음
근긴장 이상	경직(spasticity), 근육 강직/강직, 또는 이 두 가지가 혼합된 증상 등	강직(rigidity) cogwheel rigidity, lead pipe appearance
진전	안정시 떨림은 거의 없으며, 있다면, 국소 신경학적 증상	4~6 Hz 의 안정시 진전(pill rolling tremor)
운동 감소	발병 초기부터 나타나는 경우가 있음	느린 동작(slow motion)에서 운동감소(hypokinesia)에서 무동증(akinesia)로 진행
자세 반사이상	있음. 초기부터 눈에 띄는 경우가 있음	진행한 뒤에 나타남
자세 이상	앞으로 기울어진 자세, 편마비나 운동실조 등의 영향을 받음.	몸통굽힙증(camptocormia), 무릎굴곡자세(knee flexion posture)
보행 장애	돌진, 가속보행(festinating gait)는 흔하지 않다. 보행형태는 보폭(step length)이 짧고 보행간격(step width)을 넓게 걷는 경향이 있다.	짧은 걸음걸이, 흔들 걸음걸이, 가속 현상, 돌진 현상(앞뒤)
모순 보행	흔하지 않음	비교적 흔하다.
얼굴/후각	안면운동마비/후각 이상 거의 없음	가면양 얼굴(masked face), 후각 이상은 비교적 많다.
구음	마비성 구음장애	단조로운 음색과 음량 감소
삼킴 기능	가성구마비(pseudobulbar palsy)	구강기(oral phase)에 장애가 많음
치매	병발이 많음(60 ~70%)	다소 많음(30% 정도)
불수의적 운동	별로 없다. 국소 신경학적 증상	무도증(chorea), 이상근긴장증(dyskinesia)
자율신경증상	다양하게 나타남	저혈압, 배설 장애, 지질 대사 이상
약물 반응	L-도파의 반응 불량	L-도파의 반응성 양호

표 2 ● 뇌혈관성 치매와 알츠하이머형 치매의 차이점

	뇌혈관성 치매	알츠하이머형 치매
치매의 특성	다발성 치매(부분적으로 능력이 유지됨)	전반적인 인지 능력 저하가 발생한다.
진행성	진행 속도는 느리다. 단계적으로 진행	느리지만 단조롭게 진행
성격	어느 정도 유지	성격의 붕괴, 변화가 일어날 수 있음
치매에 대한 인식	초기에는 있음	없는 경우가 많음
정신 증상	정서(감정) 불안정. 우울한 상태가 될 수 있다.	진지하지 않거나 안절부절못하는 행동
동반질환과의 연관성	고혈압, 당뇨병, 동맥경화 관련	연관이 없는 경우가 많다.
신체 증상	파킨슨병, 연하장애, 운동장애 등의 합병증이 있다.	운동 감소로 인한 폐용증후군 발생 가능성이 높음

- 양측 추체외로(extrapyramidal tract) 증상 외에 우울한 상태, 배뇨 및 배변 장애, 안구 운동 장애를 보이는 경우가 많은 것도 특징 중 하나이다.

3 검사 및 진단

- 뇌경색과 마찬가지로 신경학적 소견을 보지만, 기억력 장애, 성격검사, 파킨슨병(자세반사장애 및 강직)을 의식하고 검사한다.
- 근긴장은 근강직(톱니바퀴와 같은 현상: 건측에도 많이 나타나며, 오히려 알기 쉽다)을 동반하는 경우가 많다. 그리고 경직(spasticity)가 동반되거나 수동적으로 관절을 움직일 경우 저항을 느끼기도 한다.
- CT, MRI, SPECT, PET 등의 형태적, 기능적 영상 소견으로 확인한다. 또한, 분자 영상으로 생체 내 뇌혈류 및 대사-수용체 기능을 확인한다(**그림 1**).
- 뇌혈관성 치매의 병소는 피질(cortex), 피질하(subcortex) 이외에 기저핵(basal ganglia), 시상(thalamus), 뇌간(brain stem) 등에 산재해 있다.
- 뇌혈관성 파킨슨병은 기저핵 중심의 심부 백질(deep white matter), 시상에 미세한 다발성 뇌경색을 시사하는 MRI에서 뇌실 주변에 고신호(hyperintensity) 소견이 확인되며, Binswanger 형 백질뇌병증(leukoencephalopathy)과 유사한 광범위한 허혈성 변화가 관찰된다.
- 신경학적 소견 뿐만 아니라 생활습관 전반(수면주기, 식사시간 등)을 관찰하여 평가를 진행한다.

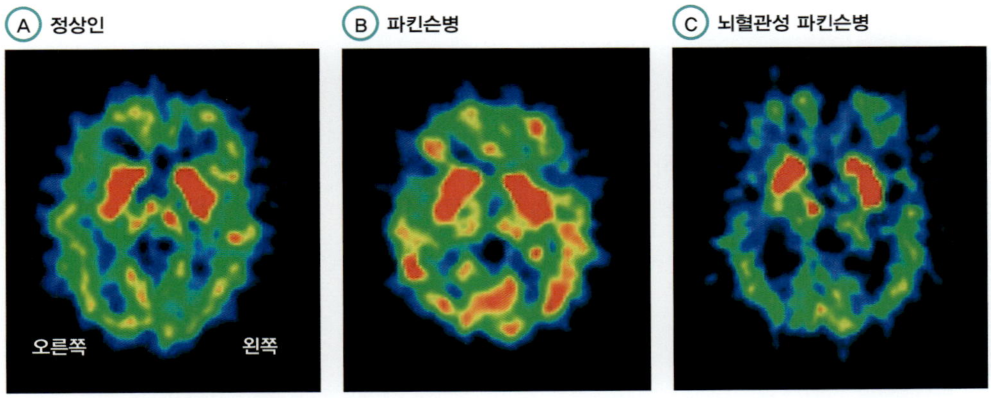

그림 1 ● 도파민 수용체를 이용한 PET 이미지
도파민 수용체와 결합하는 11C-NMSP(11C-N-methylspiperone)를 이용하여 신경 기능 전달 영상을 조사하였다. 파킨슨병은 정상인에 비해 도파민 수용체를 유지하기 위해 반응한다(B). 뇌혈관성 파킨슨병의 경우는 반응이 적고 전반적으로 저하되어 있다(C). 이를 통해 감별의 힌트를 찾는다.

4 치료

- 뇌경색 치료에 준한다(**1장-1A~1C** 참조).
- 파킨슨병에는 뇌대사 개선제나 뇌순환 개선제가 효과적인 경우도 있다. 뇌경색 환자의 경우, 항파킨슨약도 경우에 따라서는 효과적일 수 있지만, L-도파는 효과가 없는 경우가 많다.
- 뇌혈관성 치매에도 뇌대사 개선제 등이 사용되는데, 이 중 뇌혈관 확장 작용을 겸비한 약물이 사용된다.
- 항우울제도 고려한다

3. 다발성 뇌경색

타카미 아키요시(高見彰淑)

Ⓐ지식의 정리 Ⓑ재활프로그램

O Do!

1 다발성 뇌경색인 경우 파킨슨병, 뇌혈관성 치매의 증상을 자세히 평가한다.

2 다발성 뇌경색 환자에서 동작 수행의 억제 요인이 운동마비 등의 국소 신경증상이 주원인인지, 파킨슨병이나 뇌혈관성 치매가 주원인인지 판단할 필요가 있다.

3 파킨슨병이나 뇌혈관성 치매가 주원인인 경우, 각각 파킨슨병과 치매에 대한 치료적 개입을 어느 정도 참고할 수 있다(2장-1, 1장-9 참조).

4 생활리듬(기상시간, 식사, 배뇨, 배변, 레크리에이션) 등 생활습관 전반에 대한 개입을 실시한다.

5 양측성 편마비의 경우, 마비 정도가 경미하더라도 체간 기능의 저하 및 보상 기능의 이용이 어려워 동작 수준 이 향상되지 않을 수 있으므로 예후 예측에 유의해야 한다.

X Don't!

1 뇌혈관성 치매는 알츠하이머병과 달리 인격이 유지되기 때문에 환자에 대한 말투를 나쁘게 하거나 설명 후 동의를 생략하는 등 환자를 대하는 태도를 저하시켜서는 안 된다.

2 감정의 억제가 어려워지고 때로는 공격적으로 변할 수 있지만, 치료사는 이를 받아들이고 감정적으로 굴복해서는 안 된다.

1 정보 수집

- 뇌혈관성 파킨슨병도 뇌혈관성 치매도 급격한 변화가 아니기 때문에 최근 경과를 자세히 살펴본다.
- 뇌혈관성 치매의 경우, 생활습관의 변화가 힌트가 될 수 있으므로 입원 전 가족으로부터 정보를 확인한다.
- 같은 동작이라도 집과 병실 등 생활환경이 바뀌면 수행이 어려워지는 경우가 많으므로 주의한다.

2 평가

- 뇌경색과 유사한 신경학적 검사, 동작 및 ADL 평가를 시행한다(1장-1A~1C 참조).
- 뇌혈관성 인지장애에서는 의지상실증(abulia), 감정억제장애, 사회 적응장애 등의 전두엽 증상과의 차이를 고려한다.
- 뇌혈관성 파킨슨병의 평가에서는 동작 속도와 보행 양식, 자세 이상을 중심으로 파킨슨병의 임상적 특징을 참고할 수 있다. 그러나 wearing off 현상 등 약물에 대한 반응이나 안정시 진전, 불수의

적 운동 등이 나타나지 않는 것이 특징이며(**표 1**), 양자의 차이점을 미리 파악해 두어야 한다.

- 파킨슨병 척도인 UPDRS(Unified Parkinson's Disease Rating Scale) 등은 이용하기 어려운 경우가 많다. 뇌혈관성 파킨슨병의 병형 분류는 **Critchley의 5가지 분류**가 있다(**표 3**)[1].
- 뇌혈관성 파킨슨병은 마비로 인한 근력 불균형이나 몸통의 유연성 저하로 인해 허리통증을 동반하는 경우가 많으므로 이러한 평가도 함께 실시해야 한다.
- 뇌혈관성 치매도 알츠하이머병과의 차이점을 파악한다(**표 2**). 질적 평가로서 Hachinski et al.[2] 의 **뇌허혈 점수**(ischemic score)를 참고할 수 있다(**표 4**).
- 뇌혈관성 치매는 선별검사로서 MMSE, HDS-R 등의 인지기능검사와 행동관찰척도의두 가지 측면에서 평가한다(**1장-1A** 참조).

표 3 ● 뇌혈관성 파킨슨병의 병형 분류

Ⅰ형	근육 경직, 가면 같은 얼굴형, 걸음걸이가 불안정한 경우
Ⅱ형	Ⅰ형 증상에 구음장애, 연하장애, 감정실금(emotional incontinence) 등의 가성구마비 증상이 추가된 경우
Ⅲ형	Ⅰ형 증상에 치매, 요실금, 변실금이 추가된 경우
Ⅳ형	Ⅰ형 증상에 원추로 증상이 추가되지만, 가성구마비가 없는 경우
Ⅴ형	Ⅰ형 증상에 소뇌 증상이 동반된 것

문헌1에서 인용.

표 4 ● 뇌허혈 점수

특징	점수
급성 발병	2
단계적 악화	1
동요성 경과	2
야간 섬망	1
개성 유지	1
우울증	1
신체적 호소	1
감정(정서) 요실금	1
고혈압 병력	1
뇌졸중 병력	2
동맥경화 합병증의 증거	1
국소 신경증상(증상)	2
국소 신경학적 징후(signs)	2

뇌혈관성 치매: 7점 이상 해당.
알츠하이머병: 4점 이하.
문헌2에서 인용

3 치료적 개입

- 원칙적으로 뇌경색의 치료적 개입과 파킨슨병-치매의 개입을 균형 있게 병행하는 것을 원칙으로 한다.

A. 뇌혈관성 파킨슨병

- 뇌혈관성 파킨슨병은 일중 변동(up-down)이 적기 때문에 훈련이나 검사 시간을 엄격하게 할 필요는 없다.
- 모순 보행(paradoxical gait)에 대해서는 계단 등의 이용이 효과적인 사례도 관찰된다.
- 트레드밀 후진보행(뒤로 걷기) 훈련은 파킨슨병 환자나 뇌졸중 환자에게 효과가 보고[3] 도 있으며, 부하를 높이는 훈련 방법으로 고려해 볼 수 있다.
- 뇌혈관성 파킨슨병에서도 나타나는 '구음장애' 에 대해서는 외부 자극인 감각적 단서(cue, 시각-청각-체성감각)가 효과적 일 때도 있다. 다만, 청각 자극 등에 맞추는 것이 인지 기능 처리의 용량 한계나 마비 등의 영향으로 수행하지 못하고 오히려 역작용으로 작용할 수도 있으므로 주의해야 한다.
- 환경 변화에 유연하게 대응할 수 없는 경우가 많기 때문에 지도 방식을 너무 크게 바꾸지 않는 것이 좋다.
- 파킨슨병과 마찬가지로 인지 운동 전략(방향 전환 시 크게 돌아가는 사전 전략 등), 좁은 통로의 경사에 의한 통과 장애에 대한 사전 시뮬레이션[4] 을 유도하는 것이 효과적일 수 있다.

B. 뇌혈관성 치매

- 식사, 가벼운 운동, 수면 등 규칙적인 생활습관을 기르도록 한다.
- 병에 대한 인식이 부족하여 자기 신체 능력 이상의 활동을 하는 경우가 많으므로 낙상사고에 주의한다.
- 이동이나 금전 관리 등 ADL 자립에 대한 판단은 병동이나 가족과 상의하여 신중하게 결정한다.
- 경부-체간의 운동성(근긴장 및 자세 조절)에 주목하여 중재를 진행한다.

〈문헌〉

1) Critchley M : Arteriosclerotic parkinsonism. Brain, 52 : 23-83, 1929
2) Hachinski VC, et al : Cerebral blood flow in dementia. Arch Neurol, 32 : 632-637, 1975
3) Akiyoshi T & Saichi W : Effects of Partial Body Weight Support while Training Acute Stroke Patients to Walk Backwards on a Treadmill -A controlled clinical trial using randomized allocation-. J Phys Ther Sci, 22 : 177-187, 2010
4) 奥野博之,岡田洋平：Parkinson病，「標準理学療法学 神経理学療法学 第2版」(奈良 勲/シリーズ監修，吉尾雅春，他/編)，pp422-433，医学書院，2018

4. 두부외상

사토 후사오(佐藤房郎)

Ⓐ지식의 정리　　Ⓑ재활프로그램

POINT

1 두부 외상의 발생 기전에는 직접 손상, 반대측 손상, 전단 손상이 있다.

2 뇌자상(brain contusion) 호발 부위는 전두엽 기저부와 측두엽 전외측, 전단 손상 호발 부위이며 혈관성 뇌손상과 같은 전형적인 국소 뇌손상 증상이 나타나기 어렵다.

3 중증도는 의식장애의 정도와 외상후기억상실(posttraumatic amnesia) 기간으로 판단한다.

4 급성기 치료에서는 이차적 뇌손상을 예방하는 치료를 시행한다.

5 두부외상 재활치료에서 전두엽과 측두엽 장애로 인한 고위 뇌기능장애가 문제가 되기 쉽다.

1 병태

1) 병태생리

- **두부 외상**(head injury)은 머리(두피, 두개골, 두개골 내)에 외상을 입은 경우를 총칭하며, 특히 뇌에 손상을 입은 경우를 **외상성 뇌손상** 또는 **뇌외상**(traumatic brain injury: TBI)으로 구분하고 있다.
- 또한 두개골 골절의 상황에 따라 **폐쇄성 두부손상**(closed head injury: CHI)과 **개방성 두부손상**(open head injury: OHI)으로 나뉜다.
- 외상성 뇌손상의 병태생리에는 외력에 의한 **일차적 뇌손상**과 **이차적으로 발생**하는 순환장애 및 대사 이상에 의한 **이차적 뇌손상**(**표 1**)[1]이 관여한다.

표 1 ● **이차성 뇌손상을 일으키는 원인**[1]

두개내 요인	점유 병변에 의한 뇌압박 및 파괴, 뇌탈출(brain herniation)에 의한 뇌간 손상, 뇌허혈, 뇌부종, 경련, 감염
두개외 요인	저산소혈증, 저혈압, 고/저탄산혈증, 빈혈, 고열

2) 발생 기전

- 외력과의 관계에 따라 **직접 손상**(coup injury), **반대측 손상**(contrecoup injury), **전단 손상**(shear injury)으로 분류 된다(**그림 1**).
  - ▸ **직접 손상**: 뼈가 휘어지거나 뼈의 안쪽에서 부딪혀서 **충격 부위 바로** 아래에서 발생하는 뇌 손상.
  - ▸ **반대측 손상**: 급격하게 가속된 뇌는 두개골 안쪽으로 튕겨나가면서 감속한다. 이때 발생하는 마찰, 충돌, 음압과 신장 등의 스트레스로 충격을 받은 반대쪽 뇌가 손상된다. 반대측 손상은 직접

손상보다 더 큰 것으로 알려져 있으며, 두개골 내면의 요철이나 변연에 접해 있는 **전두엽 바닥면**(basal surface of frontal lobe)과 **측두엽 외측이 특히 호발 부위**이다(**그림 2**)[2].

▸ **전단 손상**: 급격한 외력에 의한 가속도(회전 가속도)로 뇌표부와 뇌심부 사이에 전단력이 발생해 확산적으로 축삭이 손상된다. 대뇌백질(cortical white matter), 뇌량(corpus callosum), 뇌간(brain stem)가 호발 부위이다(**그림 3**)[2].

3) 분류

- 두부 외상의 임상적 분류는 Gennarelli의 분류가 사용된다(**표 2**)[3].

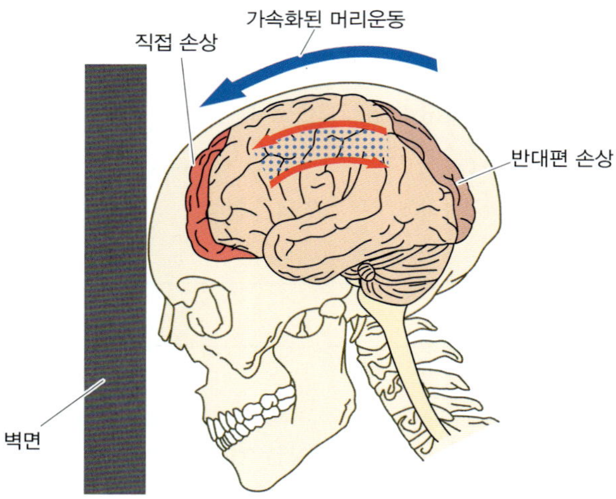

그림 1 ● 외상성 뇌손상의 기전
전진 가속된 머리가 벽면에 충격이 가해졌을 때, 바로 밑의 전두부에는 양압에 의한 직접 손상이 발생하고, 반대편 후두부에는 음압에 의한 압력차에 의한 반대측 손상이 발생한다. 뇌량부에서는 외력이 불균일하게 전달됨으로써 전단 손상(그림 ▦ 참조)이 발생하는 있다. 그림 ➡는 뇌실질이 받는 가속과 불균형을 나타낸다. 균일한 조직이 만들어내는 전단력을 나타낸다.

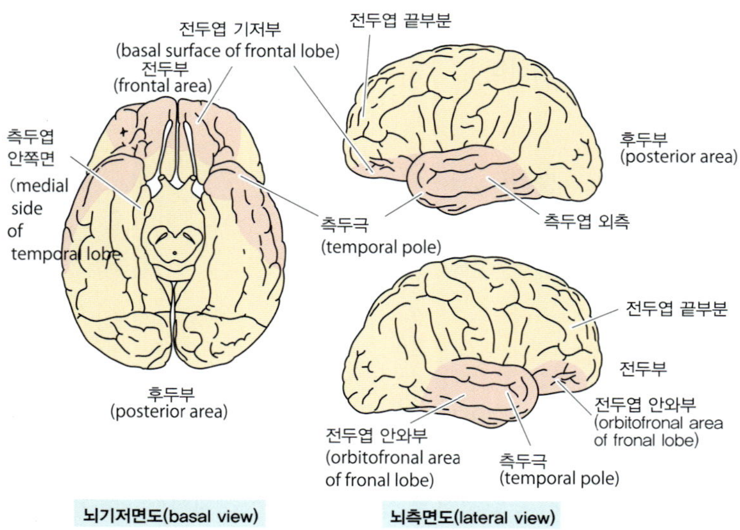

그림 2 ● 뇌좌상 발생 빈도가 높은 부위
▭가 호발 부위이다.
문헌2에서 인용.

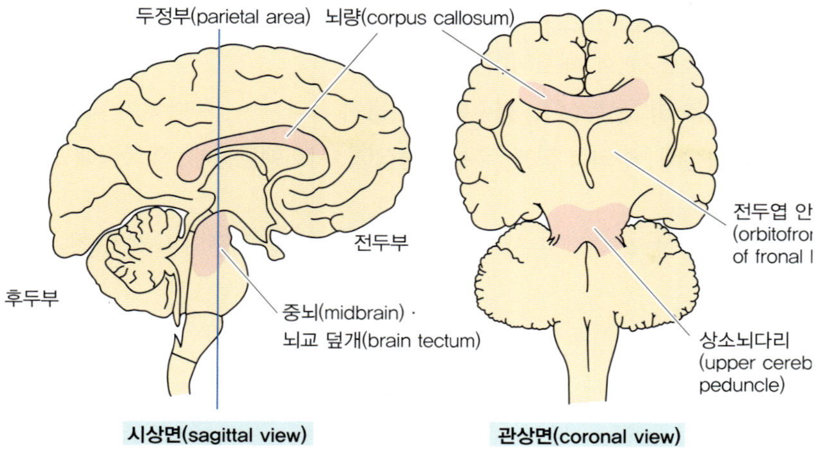

그림 3 ● 전단손상 발생 빈도가 높은 부위
(표시)가 호발하는 부위. 문헌2에서 인용.

표 2 ● Gennarelli 의 두부 외상 분류

1. 골절	1) 원추부 골절 선형 골절 함몰 골절 2) 두개저 골절	
2. 국소 뇌손상	1) 경막외 혈종(epidural hematoma) 2) 경막하 혈종(subdural hematoma) 3) 뇌좌상(intracranial hemorrhage) 4) 두개 내 혈종(intracranial hemorrhage)	
3. 미만성 뇌손상	1) 경미한 뇌진탕	일시적인 신경학적 기능장애를 인정할 수 있으나 의식소실은 인정하지 않는 경우
	2) 고전적 뇌진탕	일시적인 신경학적 기능장애가 인정될 수 있으며, 6시간이내 의식소실이 인정되는 경우
	3) 지속성 혼수상태 (미만성 축삭 손상)	• 경미한 미만성 축삭 손상 : 6~24시간의 혼수상태와 장기간 또는 영구적인 신경학적 또는 인지적 기능장애가 인정되는 경우 • 중등도 미만성 축삭 손상 : 24시간 이상 혼수 상태가 있으나 뇌간손상이 없는 경우 • 심한 미만성 축삭 손상 : 24시간 이상 혼수상태 및 뇌간 기능장애가 인정되는 경우

문헌3에서 인용.

2 증상 및 이학적 소견

- 외력에 의한 뇌손상에서는 혈관성 뇌손상과 같은 전형적인 국소 신경학적 손상은 나타나기 어렵다[2].
- 관성부하로 인한 뇌좌상이나 미만성 축삭손상에서는 전두엽과 측두엽 외에 이들로 투사하는 신경경로가 단절되기 쉬워 의식장애가 나타나기 쉬우며, 다양한 운동기능장애와 고위 뇌기능장애가 나타난다.

- 의식장애로부터의 회복 단계는 **란초-로스-아미고스 척도**(Rancho Los Amigos Levels of Cognitive and Functioning Scale: LCFS, 표 3)[4]에 제시되어 있다.
- 운동기능장애는 **편마비, 사지마비, 운동실조, 불수의적 운동**이 나타나며, 동반되어 나타나기 쉽다.
- 고위 뇌기능장애에서는 **기억장애, 주의력 장애, 수행기능장애, 사회행동장애, 의욕장애** 등이 문제가 된다[5].
- 지속적인 의식장애, 운동기 손상 및 내장 손상이 중복된 경우 **폐용증후군**의 문제가 커져 운동장애를 더욱 심각하게 만든다.

표 3 ● 란초-로스-아미고스 척도

I	반응 없음(No response)	외부 자극에 반응하지 않고 잠들어 있는 것처럼 보인다.
II	일반적인 반응 (General response)	외부 자극에 대해 때때로 목적 없는 반응을 보이기도 한다. 그러나 반응의 모습은 정형적이고 한계가 있다.
III	국소적 반응 (Localized response)	목적이 분명한 반응이 있다. 간단한 지시를 따르기도 한다. 제시된 물건에 의식을 집중할 수 있다.
IV	혼란 및 동요 (Confused/agitated)	활동성 증가가 있다. 혼란, 방향감각 상실, 공격적인 행동 등이 있다. 주변 동작을 실행할 수 없고, 현재 일어나고 있는 일에 관심을 갖지 않는다. 흥분은 정신적인 혼란의 결과인 것처럼 보인다.
V	혼란스럽고 부적절한 반응, 흥분 없음 (Confused, inappropriate, non-agitated)	의식이 명료해 보이고 지시를 잘 따른다. 그러나 주의 집중력을 잃기 쉽고, 외부에서 자극을 받으면 흥분 반응을 보이기도 한다. 대화 내용이 부적절하고 새로운 정보를 학습할 수 없다.
VI	혼란스럽지만 적절한 반응 (Confused, appropriate)	좋은 목적의식을 가진 행동을 보인다. 그러나 많은 경우 유도가 필요하다. 이전에 습득한 동작(ADL 등)은 재학습이 가능하다. 심각한 기억장애가 있지만, 자신과 주변 사람들의 상황을 어느 정도 파악할 수 있다.
VII	자동적이고 적절한 행동 (Automatic, appropriate)	적절한 행동을 보이지만, 로봇처럼 자동적으로 반응하는 것처럼 보인다. 혼란은 적다. 기억의 재생은 아직 충분하지 않다. 자신이 처한 상황에 대한 통찰력도 충분하지 않다. 스스로 행동을 시작할 수 있지만 누군가가 환경을 조성해 주어야 한다. 판단력, 문제 해결 능력, 계획 능력 등은 아직 미흡하다.
VIII	목적있는 적절한 반응 (Purposeful, appropriate)	의식이 명료하고, 방향감각이 있으며, 과거의 일들을 통합적으로 기억할 수 있다. 지도 없이도 새로운 것을 배울 수 있다. 가정 내 모든 동작을 독립적으로 할 수 있고, 자동차 운전이 가능하다. 남은 문제는 심리적 스트레스에 대한 내성이 낮고, 판단력이나 추상적 사고 능력도 아직 충분하지 않다. 사회적으로 많은 일을 할 수 있지만, 부상 전과 비교하면 분명히 수준이 떨어진다.

문헌 4에서 인용.

3 검사 및 진단

1) 중증도 판정

- 급성기 Glasgow Coma Scale(GCS, 총론 2 참조) 3~8점은 중증 손상, 9~12점은 중등도 손상, 13~15점은 경증 손상으로 분류된다[6,7].
- **외상 후기억상실증**(posttraumatic amnesia: PTA)에 의한 판단은 부상 당일부터 며칠 동안 기억이 없는지 물어 봄으로써 중증도를 추정하며, PTA가 5분 이하면 매우 경미(very mild), 5~60분이면

경증(mild), 1~24 시간이면 중증도(moderate), 1~7 일이면 중증(severe), 1~4 주이면 매우 중증(very severe), 4 주 이상이면 극심한 중증(extremely severe)으로 분류한다[8].

> **memo 외상후기억상실증**
>
> 외상성 뇌손상 환자는 혼수상태에서 깨어난 후에도 한동안 혼란스럽고 방향감각 장애가 지속된다. 이는 지속적으로 기억하는 능력이 사라졌기 때문이다. 손상 시점부터 새로운 기억을 만드는 능력이 회복될 때까지의 기간을 외상 후 건망증이라고 한다. 몸에서 일어나는 일상적인 사건을 기억할 수 있는 능력이 지속될 때를 종료 시점으로 본다. 이 판단 기준으로 GOAT(Galveston orientation and amnesia test) 등이 사용되고 있다.

2) 영상진단

- 급성기 기질적 병변의 부위와 정도를 판단하는 데는 CT 가 유용하다(**그림 4A, B**).
- MRI 는 만성기의 미세한 병변을 묘사하고 뇌 위축 정도를 평가하는데 적합하며, **T2 강조영상**과 FLAIR(fluid attenuated inversion recovery)은 미만성 뇌손상을 감지하는 데 탁월하다(**그림 4C, D**).
- 고위 뇌기능장애 지원 모델 사업에서 고위 뇌기능장애를 보이는 사례에 대한 기질적 병변 발견율은 88% 였다[5].

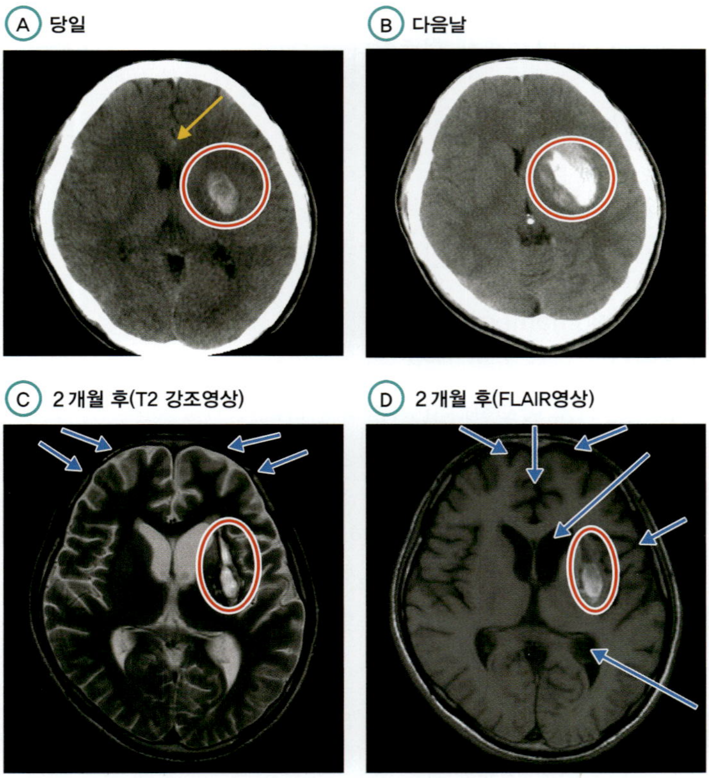

그림 4 ● 급성기 CT 소견과 회복기 MRI(T2 강조 이미지와 FLAIR 이미지)

오토바이 사고로 인한 외상성 뇌출혈, 광범위한 축삭 손상의 일례.

A) 부상 당일 CT에서 좌측 기저핵 부위에 뇌출혈로 인한 고흡수 영역(○), 반구간질에 소량의 지주막하출혈(⇨)이 관찰되었다.

B) 다음날 기저핵 부위의 혈종(○)이 증가하고 있다.

C) 2 개월 후 T2 강조영상에서 출혈 병변(○)과 더불어 전두엽을 중심으로 뇌실 및 뇌량이 뇌 전체로 확대되어(→), DAI에 따른 뇌위축 소견이 확인되었다.

FLAIR 영상에서는 출혈 병변(○)과 뇌실 및 뇌량의 확대(→)를 선명하게 확인할 수 있다.

A. 경막외 혈종(epidural hemorrhage)

- 두개골 내면과 경막 사이에 생기는 혈종. 뇌막 동맥(meningeal artery)의 파열로 인한 출혈이 원인으로 꼽힌다.
- 두개골 골절을 동반하는 경우가 많으며, 측두부, 정수리(vertex)가 호발 부위이다.
- 급성기에 의식장애가 일시적으로 회복이 나타날 수 있다.

B. 경막하 혈종(subdural hemorrhage)

- 경막하강에 형성된 혈종.
- 대측성 손상으로 인한 뇌피질(뇌표면의 소동맥 등)이나 가교정맥(bridging vein)의 출혈이 원인으로 꼽히며, 뇌좌상과 함께 형성되는 경우가 많다.
- 부상 직후부터 의식장애가 심하다.

C. 뇌자상(concussion), 뇌내 혈종(intracerebral hematoma)

- 뇌실질에 국소적 또는 미만성 손상이 발생한 상태.
- 전두엽 바닥에 접하는 전두극과 전두엽 하면 및 중두엽 바닥에 접하는 측두극과 측두엽 측면이 호발 부위이다(그림 2).
- 뇌내 혈종은 뇌좌상이나 혈관 손상 등으로 인한 뇌실질 내 혈종이다.

D. 미만성 축삭 손상(diffuse axonal injury: DAI)

- 뇌량 및 뇌간 배측의 축삭의 미만성 손상.
- 회전 가속도 충격에 의한 뇌 심부 전단 왜곡이 원인으로 추정된다.
- 부상 직후부터 의식장애가 심하지만 두개골 골절이나 뇌좌상의 합병증이 적은 것이 특징이다.

E. 외상성 지주막하출혈(traumatic subarachnoid hemorrhage)

- 머리의 충격으로 인해 지주막하강에 출혈이 발생한 것을 말한다.
- 뇌좌상 등으로 인한 출혈이 지주막하강으로 퍼져 발생한다고 알려져 있다.

3) 환자 감시

- 생체징후 사인을 통해 호흡 순환 동역학이 안정적인지, 체온이 적절하게 관리되고 있는지 판단한다.
- 뇌-신경 관련 특이적 모니터링에는 **두개내압**(Intracranial Pressure: ICP)과 **뇌환류압**(Cerebral Perfusion Pressure: CPP), **뇌온도**(경동맥 혈액온도, 뇌실질 온도 등) 등이 있다.

memo 두개내압(ICP)과 뇌환류압(CPP)

ICP는 일반적으로 뇌척수액 압력으로 표현된다. 측정은 뇌실 카테터를 통해 측정하거나 뇌실 내 또는 경막하강에서 압전 센서를 이용한 방법이 권장되며, ICP의 정상치는 기준점의 위치에 따라 달라지며, 누운 자세에서 60~180 mmH_2O로 유지된다. CPP는 뇌의 맥압으로 평균 동맥압에서 두개내압을 뺀 값이다. 가이드라인에서는 60~70 mmHg 이상으로 관리하는 것이 바람직하다고 한다[7]. 평균 동맥압은 동맥압의 한 주기 동안의 평균값으로, 이완기 혈압 + (수축기 혈압 - 이완기 혈압) ÷ 3으로 구한다.

4 치료

1) 이차성 뇌손상 예방(급성기)

- **과환기 요법**으로 저산소혈증을 예방한다.
- **혈압을 높게 조절**하여 평균 동맥압을 90 mmHg 이상으로 유지한다.
- **두개내압 상승을 예방하기** 위해 진정상태를 유지하고, **머리를 15~30°로 들어올려** 뇌정맥 울혈을 예방한다.
- 체온 1 ℃ 상승이 10~15%의 대사 항진으로 두개내압 상승의 요인이 된다. 얼음주머니 등으로 **냉각하여 체온 상승을 억제한다**.
- 내과적 치료로는 **항부종제**를 투여한다.
- 난치성 두개내압항진증에 **바르비투르산염**(barbiturate) **요법이나 뇌저온요법**이 사용되기도 하지만, 충분한 근거는 아직 확보되지 않았다.
- 급격한 두개내압 상승에 대해서는 **혈종제거술, 내감압술, 외감압술, 뇌실배액술, 션트술**을 시행한다.

memo 바르비투르산 요법

바비투레이트는 진정제, 정맥마취제, 항경련제로 널리 사용되는 약물로 뇌대사 억제, 뇌혈류 분포 개선, 두개내압 강하 등의 작용이 있다. 이러한 작용을 이용하여 외상성 뇌손상을 비롯한 두개내압항진증과 지주막하출혈 후 혈관경련에 의한 국소 뇌허혈에 응용되고 있다. 바르비투르산염은 호흡억제, 혈압강하 작용, 심실성 조기수축의 출현, 폐렴의 합병증을 초래할 가능성이 있다.

memo 뇌저온요법

뇌저온요법이란 뇌의 이차적 손상을 예방하기 위해 체온을 낮게 유지하는 요법으로 전신마취 하에 수냉식 브래킷 등을 이용하여 체온을 31~33℃ 정도로 낮추는 치료법이다. 뇌를 저온으로 낮춤으로써 대사 기능을 저하시켜 뇌내 유해 반응의 진행 속도를 억제하고 허혈 부위 및 그 주변의 신경세포 손상과 뇌부종 등을 예방하는 효과가 있다. 발병 후 6시간 이내에 시행하는 것이 원칙이다. 심방세동, 혈액응고 이상, 폐렴, 저혈압, 산증 등의 합병증 관리가 필수적이다.

2) 재활치료

- 조기 재활(48시간이내 시작) 중재, 전문성을 갖춘 다직종 팀에 의한 체계적인 재활 중재의 효과성이 입증되었다[7].
- 급성기에는 저산소혈증을 피하기 위해 호흡기 합병증 예방이 중요하다.
- 의식 회복에 맞추어 퇴원을 진행한다. 혼수상태의 기간은 가능한 범위 내에서 합병증 예방에 힘쓴다.
- 뇌실 배액술을 시행한 경우, 클램프 하에서 운동이 허용되는 경우가 있다.
- 고위 뇌기능장애에 대한 배려를 게을리 하지 않는다. 외상 후 기억상실 시기는 피곤하고 혼란스러워 적극적인 재활 치료가 어렵다.
- 고위 뇌기능 장애인을 위한 **표준 훈련 프로그램은 의학적 재활프로그램, 생활훈련 프로그램, 직업훈련 프로그램 전환하면서 진행된다**(**그림 5**). 의료적 프로그램은 6개월을 기준으로 하며, 전체 기간은 1년으로 설정되어 있다[5]

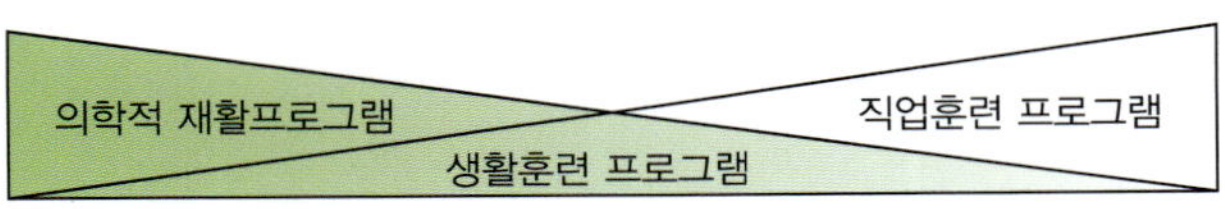

그림 5 ● 고위 뇌기능장애에 대한 표준 훈련 프로그램[5]

〈문헌〉

1) 「改訂第６版 外傷初期診療ガイドラインJATEC」（日本外傷学会，日本救急医学会／監，日本外傷学会外傷初期診療ガイドライン改訂第６版編集委員会／編），p132，へるす出版，2021
2) 片桐伯真，宮野佐年：頭部外傷による障害とメカニズム．J Clin Rehab，7：125-132，1998
3) Gennarelli TA：Emergency department management of head injuries. Emerg Med Clin North Am, 2：749-760, 1984
4) Gouvier WD, et al：Reliability and validity of the Disability Rating Scale and the Levels of Cognitive Functioning Scale in monitoring recovery from severe head injury. Arch Phys Med Rehabil, 68：94-97, 1987
5) 「高次脳機能障害ハンドブック」（中島八十一，寺島 彰／編），医学書院，2006
6) Jennett B, et al：Prognosis of patients with severe head injury. Neurosurgery, 4：283-289, 1979
7) 「頭部外傷治療・管理のガイドライン 第４版」（日本脳神経外科学会，日本脳神経外傷学会／監，頭部外傷治療・管理のガイドライン作成委員会／編），医学書院，2019
8) 「外傷性脳損傷後のリハビリテーション」(Ponsford J，他／著，藤井正子／訳)，西村書店，pp31-60，2000

4. 두부외상

사토 후사오(佐藤房郎)

O Do!

1 운동 중단 기준을 확인하고 운동 요법을 전개한다.
2 의식장애의 회복 단계에 맞춰 개입한다.
3 낙상 예방에 만전을 기한다.
4 고위 뇌기능장애에 맞춰 과제를 설정한다.
5 고위 뇌기능장애의 회복 기간을 고려하여 가족 지도 및 환경 정비 추진

X Don't!

1 위험 관리 정보를 확인하지 않고 운동 요법을 진행하지 않는다.
2 정보처리가 어려운 시기에 적극적인 운동요법(변화무쌍한 환경이나 장시간의 개입)을 하지 않는다.
3 균형에 문제가 있는 환자의 경우, 감시를 받지 않는 운동은 하지 않는다.
4 흥미가 지속되지 않거나 난이도가 높은 과제를 선택하지 않는다.
5 단기간에 예후를 판단하지 않는다.

1 두부외상 환자의 장애 구조 파악과 치료 개념

- 운동 기능 장애는 **양측성, 미만성 뇌 손상**으로 인한 징후가 나타나기 쉽다.
- 다발성 외상(**운동기 손상**)이나 **내장 손상**이 중복된 경우, 그 영향을 고려한다.
- 의식장애가 지속되는 경우 **폐용증후군**의 합병증을 고려한다.
- 두부외상 재활은 **의식장애의 회복 단계**에 맞추어 진행한다.
- **외상후기억장애** 등으로 혼란을 겪고 있는 시기에는 치료 환경과 시간에 대한 배려가 필요하다.
- 고위 뇌기능 장애는 뇌혈관장애로 인한 뇌병변 증상(실어증, 실인증, 실행장애)과는 달리 **전두엽이나 측두엽 손상으로 인한** 장애로 **주의력 장애, 기억력 장애, 수행기능장애, 성격 변화** 등이 문제가 되기 쉽다.
- **불안**이 심할 때 진정을 시도하면 기능 회복이 정체된다.
- 고위 뇌기능장애의 회복은 장기간에 걸쳐 이루어지기 때문에 **의료적 프로그램 종료 후 지원 체제를 정비**한다.

2 재활 평가

1) 기본 정보 수집

- 처방전, 진료기록부, 주치의 및 간호사로부터 다음과 같은 정보를 수집한다.
  ① **기본 정보** : 나이, 성별, 체격
  ② **사회적 정보** : 가족구성(핵심인물), 생활환경, 직업, 사회적 역할
  ③ **의학적 정보** : 진단명, 현병력, 병력, 기왕력, 부상경력, 이전 기관으로부터의 통보, **금기 및 주의 사항**, 질병 병동에서의 휴식, 투약 정보 등

2) 영상 소견

- CT, MRI 등으로 손상 부위를 확인한다.
- 급성기에는 DAI(**A 지식 정리 3** 참조)의 영상 진단이 어렵다.
  ▸ DAI가 의심되는 증상인 지속적 혼수상태, 뇌경직, 대뇌피질 경직 및 경직, 양측성 마비 등을 놓쳐서는 안 된다.
- 다발성 외상 환자에서는 **골절** 부위와 **흉부 소견**을 확인한다.

3) 의식수준 평가

- 대표적인 것으로는 Japan Coma Scale(JCS)과 Glasgow Coma Scale(GCS)이 사용된다(**총론 2** 참조).
- 급성기 **GCS 점수는 중증도 판단에 사용**된다(**A 지식 정리 3-1** 참조).
- **외상후기억상실**(PTA) 기간을 확인한다(**A 지식정리 3-1** 참조). 이 정보는 종종 의료기록에 기재되어 있지 않은 경우가 많다. 급성기 의료기관에 종사하는 재활의료진은 이를 기록하도록 노력한다.

4) 문진

- **첫인상**은 중요한 정보이다. 졸린 경향, 안절부절못함, 반응 지연 등 특이사항을 기록해 둔다.
- 주 호소, 요구사항, 직업, 생활환경, 현 병력(경과) 등의 정보를 확인한다.
- 본인이 말하는 정보가 차트 기재사항과 다를 경우, 기억력이나 인지기능의 문제를 시사한다.
- 가족으로부터 **부상 전의 성격**과 **생활 상황**에 대한 정보를 수집한다. 이는 사회적 목표와 결과에 영향을 미친다.

5) 운동 기능 평가

- **운동마비**(Brunnstrom recovery stage), **운동실조, 불수의적 운동**의 유무와 정도를 파악한다.
- 운동실조는 소뇌성 실조 증상과 달리 저긴장성 실조 증상과 달리 활동 시 떨림이나 자세 유지의 문제로 나타나기 쉽다.
- 진전(tremor)은 근력저하와의 감별이 중요하다.
  ▸ 떨림과 근력저하와의 감별 : 근력저하로 인한 떨림은 MMT 3등급 이하에서 나타나며, 폐용의 개선과 함께 사라진다.

- 중복된 운동장애의 경우 통증, 관절가동범위 제한, 근력저하가 문제가 된다. 드물게 회복기에 정렬(alignment) 이상에서 **인대 손상**이 발견되는 경우가 있다. **자세, 동작 관찰**을 게을리 하지 않는다.
- 감각장애의 등급판정은 고위 뇌기능장애가 동반된 경우 신뢰성이 떨어진다.

6) 신경증상학적 검사

- 심부건반사, 병적 반사, 뇌신경마비 유무, 근긴장도, **롬버그 검사**(Romberg test), **협응성 검사** 등을 평가한다.

7) 근력 평가

- 적응은 1장-1B 참조.

8) 가동범위 평가

- 능동 및 수동 가동범위 비교 및 좌우 차이를 확인한다.
- 인대 손상의 경우, **정렬 문제**가 나타나는 사지 위치나 체위(예 : 하중을 가했을 때)에서 측정한다.

9) 균형 평가

- 방법은 제1장-1B 참조.

10) ADL 평가

- 대표적인 것으로는 Functional Independence Measure(FIM)와 Barthel Index(BI)가 있다. 인지기능에 관한 항목이 포함된 FIM이 바람직하다.
- 활동 시 안정성과 효율성의 문제는 동작 분석으로 정성적으로 파악한다.

11) 보행능력 평가

- 10m 최대 보행 속도, 6분간 보행 검사(6MWT), Timed Up and Go test(TUG) 등 범용적으로 사용되는 평가 지표를 사용하여 시간 경과에 따라 측정한다.
- 폐좌상 등 중복 손상 사례에서는 운동 내성(운동 허용 능력)이 반영되는 6MWT가 권장된다.
- 실용적인 보행 능력 판단 및 보행 장치 사용에 대해서는 1장-1B를 참조한다.

12) 고위 뇌기능 장애 평가

- 두부 외상 환자의 고위 뇌기능 장애는 **기억력 장애, 주의력 장애, 수행기능장애**가 문제가 되기 쉽다. 이를 평가하는 검사 배터리[1]를 표4에 나타냈다.
- 기타 실행-실인증에 대해서는 제1장-1B, 제1장-8 참조.

13) 통증

- 통증의 원인은 **폐용증후군, 근골격계 장해, 뇌손상으로 인한 통증**으로 분류된다.
- 고위 뇌기능 장애로 인해 통증 내성 역치가 저하되어 있는 경우 고려가 필요하다.
- 뇌손상 후 통증과 평가에 대해서는 1장-1B 참조.

표 4 ● 두부 외상에 대한 대표적인 신경심리학적 검사

범주		검사 배터리	내 용
기억력 장애	전향성 건망증 (anterograde amnesia)	웩슬러 기억력 검사 개정판 (Wechsler Memory Scale-Revised : WMS-R)	전향적 기억의 언어성 기억과 시각성 기억의 포괄적인 검사. 일본에서도 표준화되어 일본어판이 출판되어 있다.
		Rey 의 청각적 단어 학습 과제 (Rey's Auditory Verbal Learning Test : AVLT)	언어성 기억력 검사 : 15 개의 단어를 반복적으로 청각적으로 제시하여 재생 및 지연 재생과 재인식을 평가한다.
		Rey-Osterrieth 의 복잡 도형 (Rey-Osterrieth Complex Figure : ROCF)	시각성 기억 검사. 제시된 도형을 모방한 후, 즉시 재생, 지연 재생을 평가한다.
		Benton Visual Retention Test (BVRT)	시각성 기억력 검사로 일본어판이 출판되었다.
		리버미드 행동기억검사 (Rivermead Behavioral Memory Test: RBMT)	인명, 미지의 모습, 길 찾기, 일상용품의 이름 표기, 예측 기억 등 일상생활에서 요구되는 능력을 평가하는 과제를 중심으로 구성되어 있다. 일본어판이 출판되어 있다.
	역행성 건망증 (retrograde amnesia)	자전적 기억력 검사	역행성 기억의 진술 기억 중 개인의 생활사에 대한 에피소드 기억과 의미 기억을 강화하는 검사. 공식적인 질문 항목이 있다.
		사회적 사건 검사	역행성 기억을 평가할 목적으로 사회적 사건을 질문한다. 역행성 기억상실의 기간과 시간적 구배를 감지하는 데는 우수하지만, 표준화가 어렵고 공식적인 검사는 없다.
전반적 주의력 장애		트레일 메이킹 테스트 (Trail Making Test : TMT)	두부분으로 구성된 검사 배터리로 주의력 장애를 반영하는 검사 배터리. 전두엽 기능의 검출에 채택
		정속 청각적 연속 가산 테스트 (PASAT: Paced Auditory Serial Addition Test)	테이프에서 흘러나오는 한 자리 숫자를 듣고 앞뒤 숫자를 더한다. 기억장애 환자에게는 사용할 수 없음
		선택적 소거 시험(selective cancellation test)	종이에 배열된 여러 종류의 문자나 기호 중에서 제시된 표적에만 표시를 하는 검사
방향성 주의력 장애 (반쪽시공간무시)		말소 시험	선분 지우기, 문자 지우기, 별표 지우기 등 종이에 흩어져 있는 표적에 표시를 하는 검사
		선분 이등분 시험	수평선 중간에 점을 찍는 과제
		모사 시험(copying test)	모범을 제시하고 똑같이 따라 쓰는 과제
		묘사 시험(drawing test)	시계나 사람 얼굴 등을 본보기 없이 쓰게 하는 과제
		BIT(Behavioural Inattention Test) 행동성 무시 검사	삭제 시험, 선분 이등분 시험, 모사 시험, 묘사 시험을 망라한 공식적인 검사로 국내에서도 표준화된 검사이다.
수행기능장애		Wisconsin 카드 분류 검사	128 장의 카드를 사용하여 색상, 모양, 숫자의 카테고리로 분류하는 과제
		Stroop 테스트	3 파트로 구성되어 있다. 파트 I 에서는 ○의 색을 맞추는 문제, 파트 II 에서는 단한자의 색을 맞추는 문제, 파트 III 에서는 붉은색으로 쓰여진 '청(青)' 과 같은 한자의 색을 맞추는 문제가 출제된다.
		트레일 메이킹 테스트 (Trail Making Test : TMT)	두 부분으로 구성된 검사 배터리로 주의력 장애를 반영하는 검사 배터리. 전두엽 기능의 검출에 채택
		런던 타워 테스트, 하노이 타워 테스트	문제해결력 평가로 구슬이나 원반을 움직여 목적한 모양으로 만드는 과제
		수행기능장애 증후군의 행동 평가 (Behavioural Assessment of the Dysexecutive Syndrome : BADS)	일상생활의 문제 해결에 대해 평가한다. 일본어 버전이 만들어지고 있다.
		Paced Auditory Serial Addition Test (PASAT)	테이프에서 흘러나오는 한 자리 숫자를 듣고 앞뒤 숫자를 더한다. 기억장애 환자에게는 사용할 수 없음

3 재활치료의 원리

- 두부외상 재활치료는 **의식장애의 회복 단계에 따른 포괄적인** 대응이 필요하다.
- 의식장애로부터의 회복 단계는 **란초-로스-아미고스 척도**(**표 3**)[2]에 제시되어 있다.
- 급성기, 회복기, 만성기 등 병기의 적응이 어렵고, 의식장애기, 혼란기, 각성기로 분류하여 인지 장애를 고려한 대응이 바람직하다[3,4](**표 5**).

표 5 ● 두부 외상에 대한 물리치료 진행 방법

의식장애 회복 단계	란초-로스-아미고스 척도	목표	물리치료
의식장애기	Ⅰ～Ⅲ	이차성 뇌손상 예방 합병증 예방 예방 의사소통의 확립	호흡 보조, 기도 청소 포지셔닝 및 ROM 운동 각성을 촉진하는 자극(비침해성 자극)
혼란기	Ⅳ～Ⅵ	폐용증후군 예방 불안감 해소 환경 조성	자세 유지 기본 동작 · 보행 지도 위험회피를 위한 환경정비
각성기	Ⅶ～Ⅷ	이동 능력 향상 체력 향상 ADL 자립 환경 적응	보행 연습 및 기립 동작 지도 근력 강화 및 지구력 트레이닝 ADL 트레이닝 응용 동작 교육

4 의식장애기 재활치료

1) 호흡 기능 유지

- 이차적 뇌손상 예방을 위해서도 호흡기능의 유지가 중요하다.
- 뇌손상으로 인한 호흡기계의 이상으로는 체인-스토크 호흡(Cheyne-Stokes respiration)을 비롯한 호흡 양상의 이상, 기침 반사 저하, 신경학적 폐부종(neurogenic pulmonary edema), 혀뿌리 침강(tongue base collapse), 호흡근의 근긴장 이상, 부동성에 따른 변화 등이 있다.
- 앙와위(supine) 자세에서 등쪽 횡격막이 복부 장기에 의해 압박을 받아 환기가 저하되어 **환기 혈류 비율의 불균등 분포**를 초래하기 쉽다.
- 환기혈류비 불균등분포를 예방하기 위해서는 체위변경(**그림 6**), 체위전환, 호흡보조, 가래배출 보조, 기침유도, 흉부 가동성 유지(**그림 7**) 등을 시행한다.

memo 환기 혈류비 불균등 분포 기전

마비나 근이완제로 인해 횡격막의 긴장이 저하되면 복압에 대항하여 활동하기 어려워진다. 폐의 질량으로 인해 하부 폐 부위가 물리적으로 압박을 받는다. 이 부위의 혈류 증가로 인해 폐울혈이 발생하여 폐포가 압박되어 확장하기 어려워지고, 기도 분비물이 하측에 저류하게 된다.

⚠ 주의 호흡보조술에서 두드림법은 부정맥을 유발하기 쉬우므로 스퀴징을 중심으로 시행한다. 흡인 후 두개내압(ICP) 상승을 유발할 수 있으므로 잦은 흡인은 피한다.

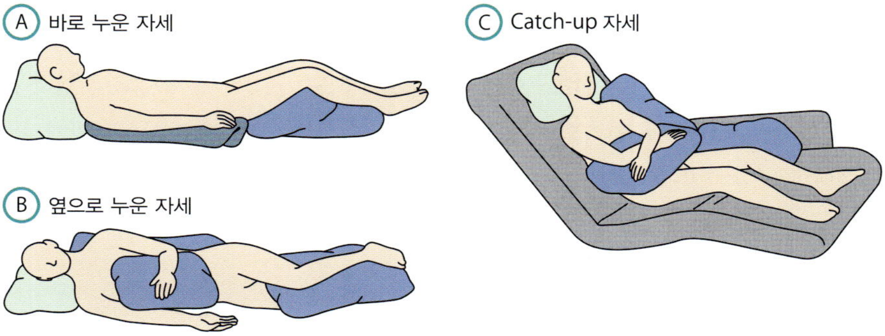

그림 6 ● 의식장애기의 자세

A) 바로 누운 자세에서는 경부의 과신전을 교정하고 대칭성 유지를 유도한다.
B) 옆으로 누운 자세에서는 어깨 관절의 보호에 힘쓰고, 가능한 한 완전 옆으로 누운 자세를 취하도록 노력한다.
C) Catch-up 자세에서는 베개나 쿠션 등으로 옆으로 벽을 만들어 안정성을 높인다.

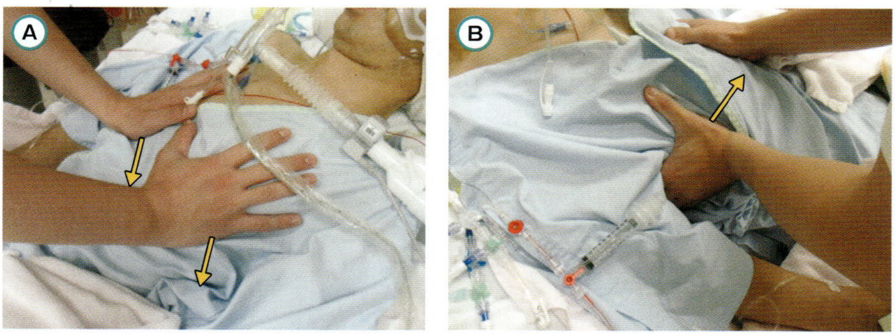

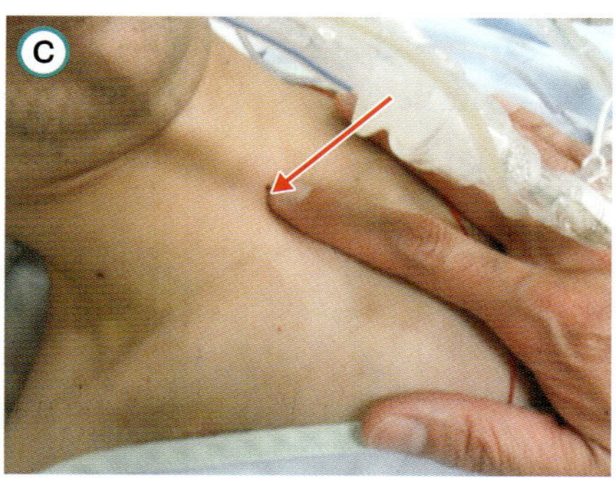

그림 7 ● 의식장애기 호흡기 관리

A) 호흡 보조는 숨을 내쉬면서 손바닥 전체로 흉곽을 압박한다. 전흉부로부터의 보조는 갈비뼈를 등 쪽 아래쪽으로 끌어내린다(⇨). 갈비뼈의 수동 운동은 갈비뼈 골절이나 폐 손상이 없는지 확인하고 허가를 받는다.
B) 흉곽을 통해 척추의 가동성을 유지하기 위해 갈비뼈를 척추 쪽으로 압박한다(⇨). 호흡 보조는 갈비뼈를 아래쪽으로 당긴다.
C) 기침 유도는 후두 하부의 기관부(→)를 누르듯이 가볍게 압박한다. 기침 유도는 ICP 상승을 유발할 수 있으므로 필요 최소한으로 중단한다.

2) 합병증 예방

- 제한된 허용 자세와 체위 변환 속에서 **구축 예방**, **욕창 예방**, **비골신경마비**(peroneal nerve palsy) **예방**을 도모한다.
- 근긴장은 의식수준이 높아짐에 따라 증가한다. 부자연스러운 사지 위치로부터의 **회피반응**과 **통증에 대한 방어적** 활동의 결과로 나타나는 긴장 증가를 이해한다. 포지셔닝에서는 근긴장 억제가 잘 되는 사지위치를 선택하고 간호사에게 설명한다.

- 경부의 과신전은 **긴장성 경부반사**(tonic neck reflex) 유발하기 쉽고 경부 굴곡근군의 활동을 억제하기 때문에 경부의 양호한 사지위확보에 노력한다(대칭적인 경미한 굴곡위).
- 바로 누운 자세는 자세 반사의 영향을 받기 쉽기 때문에 의학적으로 금기사항이 아니라면 적극적으로 옆으로 누운 자세나 틈새 앉은 자세를 취한다(**그림 6B, C**).
- 중증 손상 사례에서는 **피질제거 경직**(decorticate rigidity, 간뇌 또는 그 이상의 손상으로 발생하는 과도한 상지 굴곡, 하지 신전 사지 위치)과 **제뇌경직**(decerebrate rigidity, 뇌간 손상으로 발생하는 과도한 사지 신전 사지 위치)이 문제가 된다.
- 근긴장 항진이 심한 경우, 하지에서는 **Marie-Foix 반사**, 상지에서는 **비대칭 긴장성 경부반사**(Asymmetric Tonic Neck Reflex: ATNR)를 이용하는 것이 효과적일 수 있다(**그림 8**).

Ⓐ Marie-Foix 반사를 이용한 하반신 굴곡　　Ⓑ ATNR을 이용한 상완 굴곡근의 스트레칭

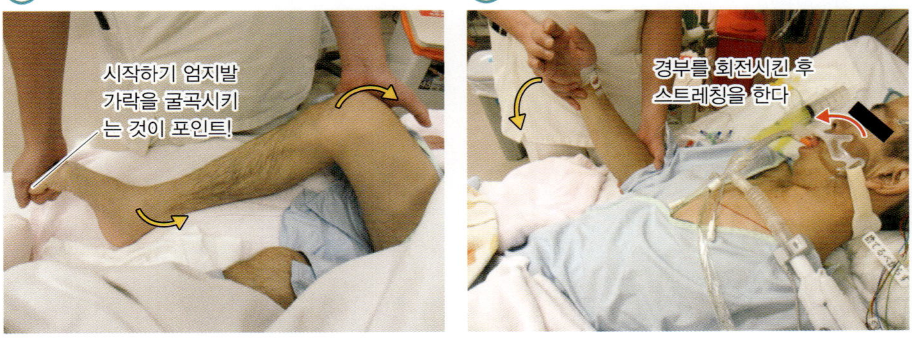

그림 8 ● 근긴장도가 높은 경우 자세반사 활용

A) Marie-Foix 반사는 하지 신전근군의 근긴장도가 현저하게 증가된 경우에 사용한다. 엄지발가락을 굴곡시켜 하지의 굴곡을 유도(⇨) 하는 시술이다.

B) ATNR은 경부선(→)에 의해 안면측에서 상하지 굴곡근의 근긴장 억제, 후두측에서 상하지 신전근의 근긴장 억제에 이용한다.

- 경직(rigidity)형 근긴장항진증이 있는 경우, 반복적인 운동보다는 지속적인 스트레칭을 하는 운동을 시행한다.
- 사지의 수동운동은 작은 범위에서 시작하여 저항이 적은 범위에서 점차적으로 가동범위를 확대한다. 폭력적인 조작이나 관절의 생리적 가동범위를 거스르는 조작은 관절 염증을 유발하고 구축을 조장할 위험이 있다.
- **골반회전 및 갈비뼈의 수동운동**을 통해 몸통의 가동성 유지는 **골반회전 및 갈비뼈의 수동운동**을 통해 실시한다(10회 1세트, 1일 2세트 이상).
- **연하장애를 예방하기 위해 후두의 가동성을 확보**한다. 먼저 경부신근(extensor muscles)의 과긴장을 억제하고, 후두와 설골을 옆에서 꼬집듯이 파악하여 설골상근군(suprhyoid muscles)과 설골하근군(infrahyoid muscles)이 늘어나도록 좌우로 움직인다(5초× 10회씩 1세트, 1일 2세트 이상 실시한다).

3) 의사소통의 확립

- 각성을 유도하고 확실한 의사소통 방법을 습득한다. '예, 아니오' 또는 '고개를 끄덕이기', '고개를 세로로 흔들기', '얼굴을 옆으로 흔들기' 등 최소한의 의사 확인이 중요하다.
- 각성이 안정되면 수동운동이 침해자극이 되지 않는지 확인하면서 진행한다.

5 혼란기 물리치료

1) 혼돈 상태 대응 원칙

- 외상후기억상실 시기의 관리가 가장 중요하다. 불안에 대한 억제대나 약물에 의한 진정은 회복을 방해한다. 호주의 전문시설에서 이 시기의 관리 원칙을 표 6에 제시하였다[5]. 국내에서는 안타깝게도 전문 시설의 정비와 관리 체계가 충분히 갖추어져 있지 않다.
- 이 시기의 물리치료는 **침대 옆에서 실시**해야 하며, 혼잡한 물리치료실로 데려가는 것은 혼란과 동요를 가중시킬 수 있으므로 피해야 한다. 또한, **운동은 단시간(20분 이내)에 끝내야 한다.**

표 6 ● 외상후기억상실 기간 관리 원칙(호주의 전문시설 사례)

소음과 자극을 최소화한다.
위험 없는 안전한 친근한 환경 유지
억제대 사용을 줄이기
감시 하에 침대 주변을 자유롭게 돌아다닐 수 있도록 허용
병실 밖으로 나가지 않기
직원 변경을 최소화
방문자 수와 체류 시간을 최소화
잦은 휴식 시간 허용
의사 소통 시도를 강화하고, 지시를 쉽게 할 수 있도록 한다.
주변 상황을 항상 확인하게 한다.
특별히 필요한 경우가 아니라면 부상자 검사나 평가는 하지 않는다.
예후를 말하지 않는다.
치료적 접촉을 짧게 한다.
집으로 돌아가는 것을 허용하지 않는다.

문헌5 을 바탕으로 작성.

2) 자세 유지력 향상

- **졸음 경향이 있는 경우, 누운 자세로 운동하는 것은 적합하지 않다.** 앉은 자세나 서 있는 자세 등 반중력 자세로 각성을 유도한다. 피로하기 쉬우므로 장시간 자세를 유지하는 것은 피하고, 10분정도부터 시작하여 단계적으로 시간을 연장한다.
- 불안정성이 강한 경우에는 **물리적으로 안정화시키는 노력**을 한다. 예를 들어, 좌골에 수건을 삽입하여 골반의 수평위치를 확보하거나 벽의 모서리로 체간을 지지하여 보상적 과활동을 억제한다(그림 9)[6].
- 자세 유지가 어려운 경우에도 **과제 지향적 접근**이 효과적인 경우가 있다. 고리 던지기나 풍선 던지기 등 **반자동적으로 반응할 수 있는 과제**가 적합하다(그림 10).
- 자발성이 저하된 경우, 서 있는 자세를 취할 수 있는 경우 적극적으로 보행 연습을 진행하여 활동성을 높인다.

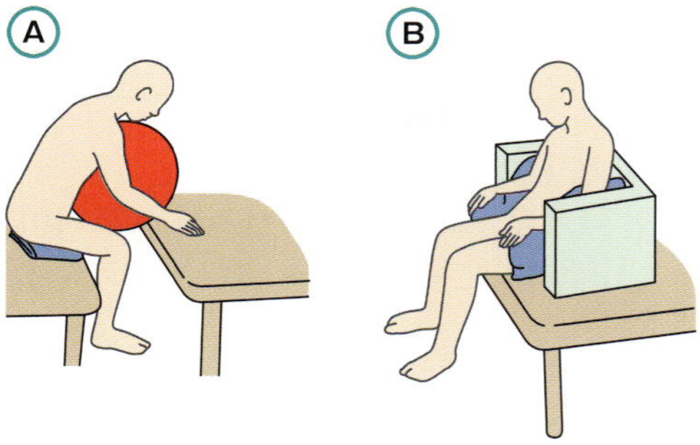

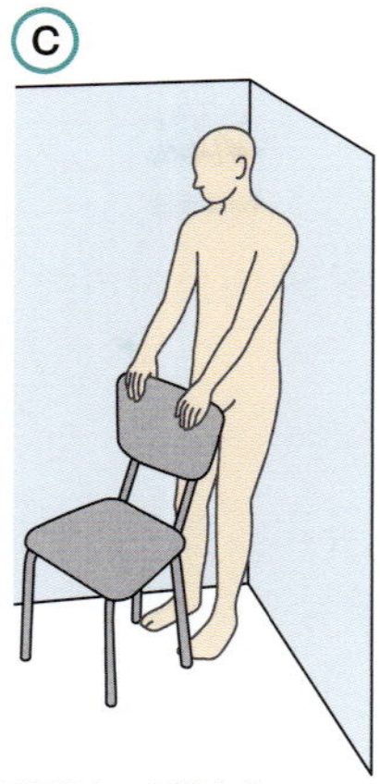

그림 9 ● 불안정성이 강한 경우의 자세 유지

A) 골반이 뒤로 기울어지기 쉽고 체간 지지가 어려운 경우, 밸런스 볼 등으로 복부 쪽에서 지지하여 자세 유지를 유도한다. 골반의 측면 경사는 수건을 삽입하여 교정한다.
B) 받침대와 베개를 이용하여 골반과 체간을 후측방에서 지지한다.
C) 벽의 모서리를 이용하여 후측방에서 체간을 지지하고, 전방에 테이블이나 의자를 설치하여 상지를 지지하여 안정성을 보완한다.

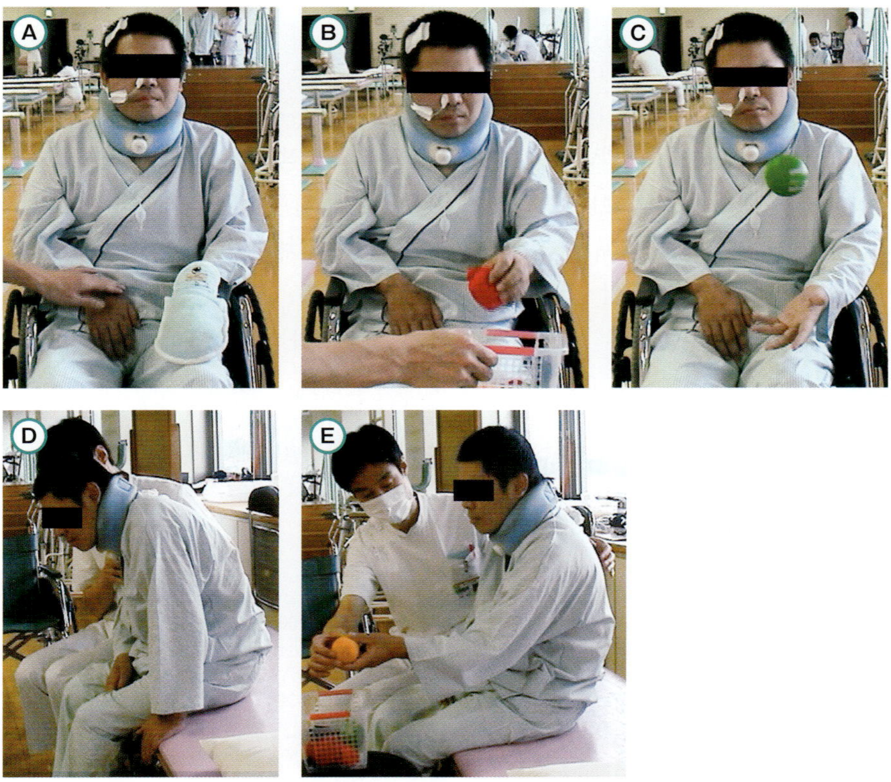

그림 10 ● 과제 지향적 접근을 통한 앉은 자세 유지력 개선

A) 음성이나 촉각 자극에 대한 반응이 미약하고 눈맞춤이 없다.
B) 공을 건네주려고 하면 손을 내미는 반응을 보였고, 그 후 다시 바구니에 넣을 수 있었다.
C) 물리치료사가 공을 정면으로 던지려고 할 때, 받는 사람이 자세를 취하고 있었다.
D) 우측에 불안정하여 지지대가 필요함.
E) 공을 바구니에 넣는 과제를 이용하여 왼쪽 앞으로의 무게 중심 이동을 유도한다. 감시 하에 끝자세 유지가 가능하도록 되어 있다.

6 각성기 물리치료

1) 자세 제어 개선

- 고위 뇌기능 장애로 인해 정보처리에 문제가 있는 경우, 과제지향적 접근이 능동적인 활동을 이끌어 내기 쉽다.
- **과제는 어디까지나 수단**일 뿐이며, 과제 달성에 필요한 운동기능을 이끌어 내면서 **바람직한 자세 제어**를 획득하는 것을 목표로 한다. 예를 들어, 동적 자세 유지가 어려운 경우 고리던지기를 이용한 리치 활동으로 무게중심 이동을 유도 한다.
- 공을 차면서 걷는 과제는 **변화에 대응하는 스텝을** 유도하고, 동적 균형을 향상시키는 효과를 기대할 수 있다.
- 좁은 공간을 통과하거나 책상 밑으로 몸을 숨기는 과제는 신체 이미지 학습에 효과적이다.
- 그 외 표 5 에 해당하는 구체적인 중재에 대해서는 1 장-1B 를 참조한다.

> ⚠ **주의** 고위 뇌기능장애가 있는 경우, 특정 과제에서 개선된 운동요소가 다른 과제로 일반화되지 않거나 과제에 대한 흥미가 지속되지 않는 문제가 있다. 또한, 상황을 고려하지 않고 목적의식적으로 반응하는 경우 과제지향적 접근은 적합하지 않다. 따라서 발전적으로 운동 프로그램을 전개하는 것이 어렵다는 것을 이해할 필요가 있다.

2) 사회복귀로의 전개

- 이동능력이 안정된 단계에서 외박을 **권유하고, 자택에서의 생활 상황을 확인한다.**
- 실제로 가정환경에서 하루를 보내보면 **병원에서는 발견하지 못했던 문제를 발견**할 수도 있다.
- 가족은 환자와 함께 생활하면서 **의료기관에서 관찰하던 문제를 구체적으로 파악**할 수 있다. 또한, 재택에서의 관리에 대해 검토할 수 있는 기회가 된다.
- 가족들이 안심하고 받아들일 수 있도록 외박 전 증상 설명과 대처방법에 대해 지도한다.

> ⚠ **주의** 고위 뇌기능장애는 눈에 보이는 운동기능장애와 달리 회복을 기대하는 가족들이 이해하기 어렵고 받아들이기까지 시간이 걸린다. 고위 뇌기능장애의 회복은 예측하기 어렵고, 장기간에 걸쳐 천천히 개선된다. 고위 뇌기능장애 표준 프로그램을 운영할 수 있는 시설이 제한적이기 때문에, 사회적으로 갈 곳을 잃은 환자들이 외래 통원을 해야 하는 경우가 많다. 적절한 정보 제공과 지원이 요구되고 있다.

〈문헌〉

1) 「高次脳機能障害ハンドブック」(中島八十一, 寺島 彰/編), 医学書院, 2006
2) Gouvier WD, et al : Reliability and validity of the Disability Rating Scale and the Levels of Cognitive Functioning Scale in monitoring recovery from severe head injury. Arch Phys Med Rehabil, 68 : 94-97, 1987
3) 加藤祝也, 他 : 急性脳外傷の理学療法. 「理学療法MOOK1 脳損傷の理学療法1」(吉尾雅春/編), pp161-168, 三輪書店, 1998
4) 佐藤房郎 : 外からの衝撃! 頭部外傷の特性と理学療法. 「理学療法のとらえ方 PART3」(奈良 勲/編), pp31-43, 文光堂, 2005
5) 「外傷性脳損傷後のリハビリテーション」(Ponsford J, 他/著, 藤井正子/訳), 西村書店, pp31-60, 2000
6) 佐藤房郎 : 脳外傷の病期別理学療法ガイドライン. 理学療法, 19 : 15-22, 2002

5. 뇌종양

사토 후사오(佐藤房郎)

Ⓐ지식의 정리 Ⓑ재활프로그램

POINT

1 뇌종양은 두개골 내에 발생한 신생물의 총칭으로 모든 조직에서 발생한다.

2 뇌종양의 증상은 국소 증상과 두개내압 상승 증상으로 나뉜다.

3 증식능이 높을수록 악성도가 높으며, 양성이라도 절제할 수 없는 경우 임상적으로 악성이 된다.

4 종양절제술은 뇌기능을 최대한 보존하고, 방사선 치료는 정상조직의 보호를 고려하여 시행한다.

5 병기에 맞는 재활치료가 요구된다. 또한 방사선 치료와 화학요법의 부작용에 대한 고려가 필수적이다.

1 병태

1) 분류

- 뇌종양은 두개골 내에 발생한 신생물의 총칭으로 뇌실질, 수막, 뇌하수체, 뇌신경, 혈관, 림프 등 두개골 내에 존재하는 모든 조직에서 발생한다.
- 신경세포와 신경세포 사이에 존재하는 신경교세포(glial cell)는 다양한 자극에 의해 분열하는 능력을 가지고 있으며, 그 수가 많기 때문에 종양을 형성하는 빈도가 높다. 신경교세포에서 발생하는 종양군을 **신경교종**(neuroglioma)이라고 한다.
  - ▸ 신경교종에는 성상신경교세포(astrocytoma), 희소돌기신경교세포(oligodendrocytoma) 등의 종류가 있으며, 각기 다른 성질의 종양이 발생한다.
- 소뇌에는 태생기의 미분화된 신경상피세포, 즉 신경세포와 신경교세포로 분화되기 전의 세포가 존재하며, 이 세포에서 **수모세포종**(medullobrastoma)이 발생한다.
- 송과체 부위나 신경-뇌하수체 부위에는 매우 미성숙한 배아세포가 존재하며, **배아세포종**(germ cell tumor)이 발생한다. 배아세포종에는 다양한 종류의 종양이 포함되어 있으며, 치료에 대한 반응도 다르다.
- 뇌하수체주변에는 **뇌하수체 선종**(pituitary adenoma), **두개인두종**(craniopharyngioma) 등의 종양도 발생한다(그림 1).

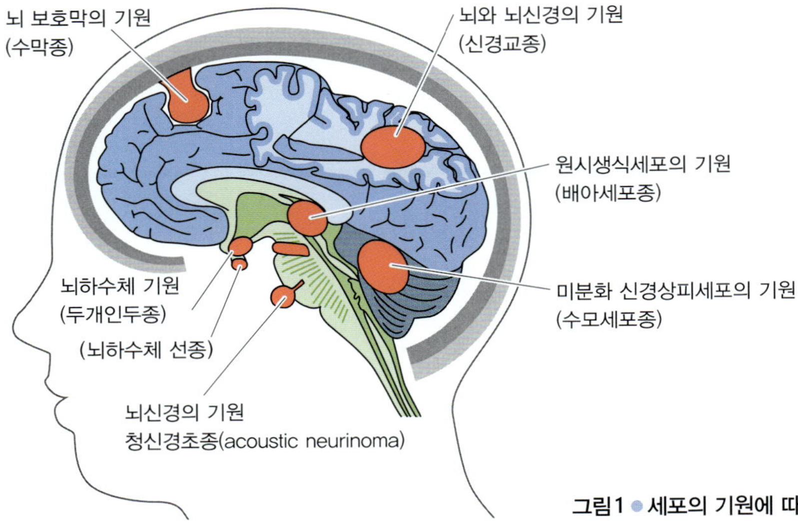

그림 1 ● 세포의 기원에 따른 뇌종양 분류

2) 발생 빈도

- 뇌종양은 크게 두개 내 조직에서 발생하는 **원발성 뇌종양**(82%)과 다른 장기암에서 발생한 **전이성 뇌종양**(18%)으로 나뉜다[1].
- 원발성 뇌종양의 발생 빈도는 연간 11~14명/10만 명이다[1].
- 원발성 뇌종양은 **수막종**(menigioma) 26%, **신경교종**(neuroglioma) 23%, **신경초종**(schwannoma) 10% 순으로 발생 빈도가 높다[2].
- 전이성 뇌종양의 원발성 뇌종양으로는 **폐암, 유방암, 대장암, 위암** 등이 많다.
- 발육 형태에 따른 분류는 **침윤성(악성)**과 **압박성(양성)**으로 크게 나뉜다. 압박성일지라도 수술로 제거할 수 없는 경우 임상적으로 악성이 된다.
- 발생 부위에 따른 분류(**표 1**)는 크게 **뇌실질 내** 종양과 **뇌실질 외** 종양으로 구분된다[3].
  - ▸뇌실질 내 종양: 신경상피 유래 종양, 림프종 및 혈액 유래 종양, 배아세포 종양, 전이성 뇌종양.
  - ▸뇌실질 외 종양: 말초신경 유래 종양, 수막 종양, 터키안장 종양
- **성인과 소아의 뇌종양 발생 빈도와 호발 부위가 다르다.**
  - ▸성인의 경우, 수막종[방시상동(Parasagittal Sinus)-대뇌 낫(falx cerebri) 등]이 가장 많고, 그 다음이 신경교종(전두엽), 뇌하수체 선종, 신경초종(소뇌교각부)의 순이다.
  - ▸소아에서는 신경교종(소뇌반구)이 가장 많고, 배아세포종(송과체), 수모세포종(소뇌충부), 두개인두종(뇌하수체 부근) 순으로 소뇌 텐트(cerebellar tentorium) 아래에서 발생하는 비율이 높다[1].

3) 증상

- 증상: 크게 국소 증상과 두개내압 상승 증상으로 나뉜다.
  - ▸국소 증상: 종양 발생 부위에 따른 기능 장애가 나타난다(**표 2**). **운동신경원 부근의 종양에서는 경련 발작에 의해 발병**하는 경우가 많다. 또한 **시상하부나 뇌하수체 근처에서는 내분비 장애**를 일으킨다.

표1 ● 뇌종양 WHO 분류

1. 신경상피 유래 종양	성상세포종 (Astrocytomas)	모양성 성상세포종(Pilocytic Astrocytoma), 상피하 거대세포 성상세포종(Subependymal Giant Cell Astrocytoma, SEGA), 다형 황색 성상세포종(Pleomorphic Xanthoastrocytoma, PXA), 미만성 성상세포종(Diffuse Astrocytoma), 퇴행성 성상세포종(Anaplastic Astrocytoma), 교모세포종(Glioblastoma, GBM)
	상피하 거대세포 성상세포종 (Subependymal Giant Cell Astrocytoma: SEGA)	희소돌기 신경교종(Oligodendroglioma) 역형성 희소돌기 신경교종(Anaplastic Oligodendroglioma)
	뇌실막세포종 (Ependymal Tumors)	뇌실상피세포종(Ependymoma), 상피하종(Subependymoma), 퇴행성 상피세포종(Anaplastic Ependymoma)
	맥락총 종양 (Choroid Plexus Tumors)	맥락막 유두종(Choroid Plexus Papilloma), 비정형 맥락막 유두종(Atypical Choroid Plexus Papilloma), 맥락막 암종(Choroid Plexus Carcinoma)
	태아기 종양 (Embryonal Tumors)	수모세포종(Medulloblastomas), 미분화 신경외배엽성 종양(Atypical Teratoid/Rhabdoid Tumor)
	신경세포 및 혼합 신경아교종 (Neuronal and Mixed Neuronal-Glial Tumors)	
	신경교종(glioma) 유래 종양	신경절교종(Ganglioglioma), 중추 신경세포종(Central Neurocytoma)
	송과체 종양	송과체세포종(Pineocytoma), 송과체모세포종(Pineoblastoma) 등
	기타 신경상피 유래 종양	
2. 말초신경 유래 종양	신경초종(Schwannoma), 신경섬유종 등	
3. 수막종양	수막종(menigioma)	수막세포형(Meningothelial Type), 섬유형(Fibrous Type), 이행형(Transitional Type), 사구형(Psammomatous Type), 비정형형(Atypical Type), 악성형(Malignant Type) 등
	간엽종양(Mesenchymal Tumor)	지방종, 골종, 연골종, 혈관종 등
	원발성 흑색종, 혈관모세포종 등	
4. 림프종 및 혈액 유래 종양	원발성 악성 림프종 등	
5. 배아 세포 종양	배아세포종, 태아기암, 융모상피종, 난황 낭암, 기형종, 혼합형 배아세포종	
6. 터키 안장 종양	두개인두종 등	
7. 전이성 뇌종양		

문헌3, 4를 바탕으로 작성.
뇌하수체선종은 내분비종양, 척삭종은 골종양으로 분류되며, WHO 분류에서는 뇌종양에 포함되지 않는다.
뇌실질 내 종양 ▇, 뇌실질 외 종양 ▇

표 2 ● 뇌종양의 국소화와 증상

뇌종양의 국소화	대표적인 증상
전두엽	전반부는 정신의 변화(기억력 저하, 우울증, 억제력 저하), 요실금, 후반부는 마비(운동영역의 장애), 정교운동장애(전운동영역의 장애), 우세반구는 운동성 실어증
측두엽	심부의 경우 시야장애, 우세반구는 감각성 실어증, 열등반구는 시각 기억력 저하, 실율증(aprosodia)
두정엽	감각장애(심부, 복합감각), 우세반구는 구성실행증(constructional apraxia), Gerstmann 증후군([좌우 실인증(right-left agnosia), 손가락 실인증(finger agnosia), 실산증(acalculia), 실어증(agraphia)]), 열등반구는 반측 공간무시, 신체 실인증
후두엽	반대편 동명 반맹, 시각 실명
제3 뇌실 전반부	치매, 기면증, 내분비 장애(시상하부 장애로 인한), 수두증
송과체부	수두증, 상방 주시 마비, Argyll Robertson 동공
터키 안장(주변부)	양측 반맹, 시력저하, 내분비 이상, 요붕증, 복시(해면정맥동 침윤으로 인한), 안면 감각 이상
소뇌교각부	어지럼증, 청력저하, 안면신경마비, 안진, 마비, 소뇌증상
뇌간부	뇌신경마비, 마비, 감각장애, 소뇌증상
제4 뇌실부	수두증, 소뇌증상, 뇌신경마비

문헌3에서 인용.
수두증은 두개내압 상승으로 인한 두통, 구토, 의식 저하를 일으킨다.

▸ 두개내압 상승 증상 : **종양의 증가와 뇌부종, 뇌수액 순환 장애**로 인해 나타난다. 대표적인 증상은 **두통, 구토, 시신경유두부종**(papilledema)이다. 뇌탈출(brain hernia)는 사망에 이를 수 있으므로 조속한 대응이 필요하다.

- 진행이 완만한 **양성형의 경우 종양이 발생한 시점에서 자각증상이 나타나는** 경우가 많으며, 수술 후 증상이 악화될 가능성이 높다.
- **악성 종양의 경우 크기가 작을 때부터 뇌부종 등에 의한 증상이 나타나는** 경우가 많으며, 수술 후 일시적으로 증상이 호전되는 경우가 많다.

4) 악성도와 예후

- 악성도 평가는 WHO 등급(**표 3**)을 사용한다.

표 3 ● 주요 뇌종양 WHO 등급

등급	종양
1등급	모양성 성상세포종(Pilocytic Astrocytoma), 상의하 거대세포 성상세포종(Subependymal Giant Cell Astrocytoma, SEGA), 상피하종, 맥락막유두종, 신경절교종, 송과체세포종, 신경초종, 신경섬유종, 수막종, 혈관모세포종, 두개인두종, 뇌하수체세포종
2등급	미만성 성상세포종, 희소돌기신경교종, 다형성 황색성상세포종, 상피세포종, 제3 뇌실척수종 유사교종, 이형성 맥락막유두종, 중추신경세포종, 뇌실외신경세포종, 소뇌신경지방종
3등급	퇴행성 성상세포종, 역형성 희소돌기 신경교종, 퇴행성 다형성 황색포도상세포종, 퇴행성 상피세포종, 맥락막 종양, 퇴행성 신경절교종, 퇴행성 수막종
4등급	교모세포종, 미만성 중교종, 송과체아세포종, 수모세포종, 다층로제트를 가진 태아성 종양, 수막상피종, 중추 신경태아성 종양

문헌4, 5를 바탕으로 작성

▸ 1등급: 양성으로 증식증이 낮고 예후가 양호하다.
▸ 2등급: 비교적 양성~약간 악성으로 증식능은 낮지만 악화될 가능성이 있으며, 평균 생존기간은 5년 이상으로 알려져 있다.
▸ 3등급: 악성이고 증식증이 높으며, 평균 생존기간은 2~3년이다.
▸ 4등급: 매우 악성이고 증식증이 매우 높으며, 평균 생존기간이 1년 미만인 경우.

2 검사 및 진단

1) 임상 증상

- 국소 증상과 두개내압 상승 증상을 보인다.
- 간질, 치매 등의 수두증 증상이 나타날 수 있다.

2) 영상 검사

- MRI: 병변을 발견하는 데 가장 효과적인 것으로 알려져 있다(그림 2, 3).
- CT: 석회화 및 종양 내 출혈을 검출하는 데 유용하다.
- **뇌혈관 촬영**(DSA, MRA, 3D-CTA): 혈관 증식 평가 및 수술 전 혈관 주행 확인에 사용된다(그림 3B).
- **핵의학 검사**(SPECT, PET): 혈류와 대사를 측정하여 **종양의 악성도를 판단**한다. 방사선 치료 후 괴사와 재발 종양을 감별하는 데도 사용된다(그림 4).

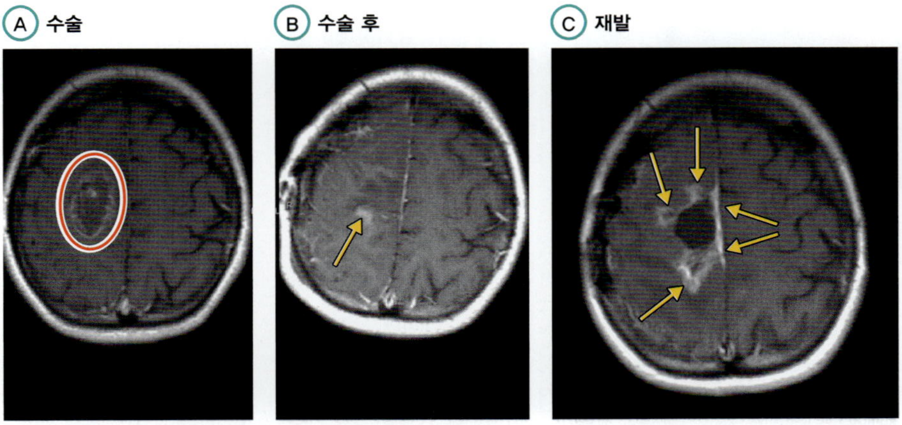

그림 2 ● 신경교종의 영상소견(MRI)
좌측 하지의 하반신 마비로 발생한 우측 운동전두엽 신경교종 1례.
A) 수술 전 영상에서 경계가 불분명한 고신호를 보이고 있다(○).
B) 절제술 후(사진 B의 ⇨은 수술 후 혈종), 좌측 편마비 BRS 상지Ⅵ-손가락Ⅵ-하지Ⅲ이 남아있으나 복직.
C) 4년 후 절제술 부위에 재발하여 모니터링 수술과 방사선 치료로 마비 악화 없이 복직. 2년 후 재발(침윤성)하여 말기에 접어들었다. 절제강 외측 주체에 고신호가 확대된 것을 확인할 수 있다(⇨)

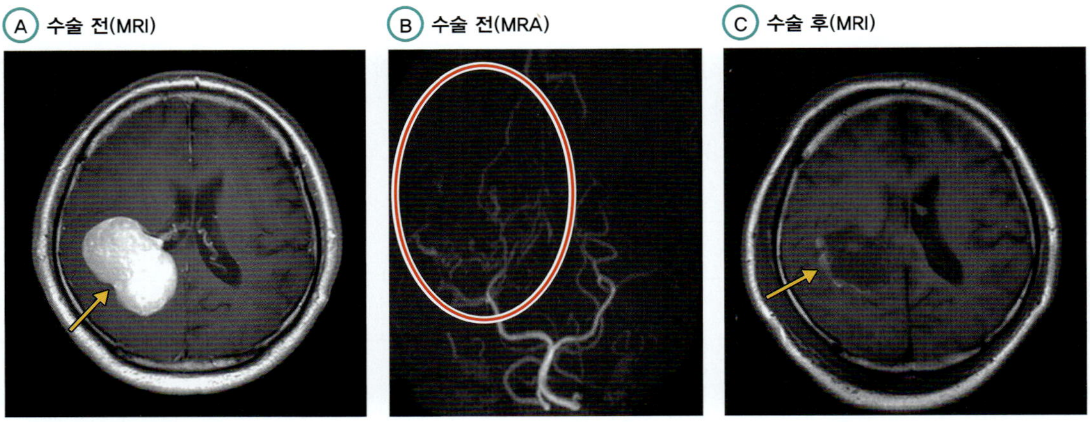

그림 3 ● 수막종 영상 소견

건강검진에서 종양성 병변이 발견되어 수막종으로 진단된 1례.

A) 수술 전 영상 소견에서 우측 뇌실 삼각부에 경계가 뚜렷한 병변(압배액성, ⇨)을 확인할 수 있다.

B) 영상에서 우측 후대뇌동맥 원위부 부근에 불규칙한 소혈관이 여러 개 관찰된다(○). 이는 종양의 주요 공급 혈관이다.

C) 수술 후 영상에서 절제강 벽을 따라 출혈 변화(⇨)가 관찰된다. 수술 후 좌측 반측 공간무시, 좌측 감각 둔화(hypoesthesia), 근긴장 저하 등의 국소 증상이 나타났다.

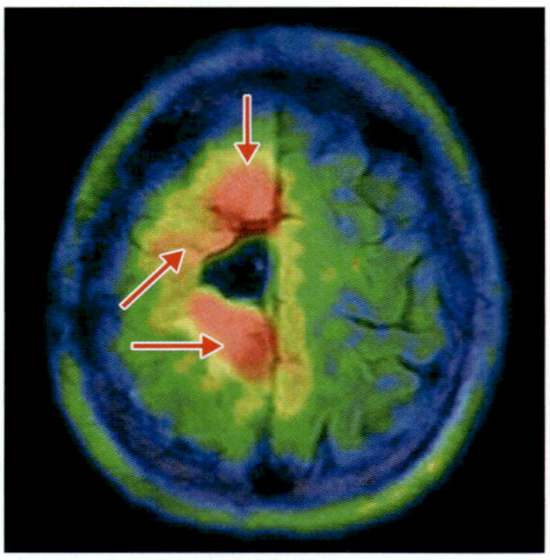

그림 4 ● 메티오닌 PET

메티오닌은 아미노산의 일종으로 정상 뇌에는 축적되지 않고 뇌종양에만 모이는 특징이 있다. 종양에 메티오닌이 축적되면 붉은색으로 선명하게 보이기 때문에(→) 작은 종양이나 재발 진단에 효과적이라고 한다(그림 2의 사례 재발시 영상).

3) 병리 검사

- 확정 진단을 위해서는 **생검을 통한 병리 검사**가 필수적이다(그림 5).
- 생검 방법에는 **개두술**과 **정위 생검**(stereotactic biopsy)이 있다.

memo 정위 생검(stereotatic biopsy)

머리를 프레임으로 고정하고 CT나 MRI 영상으로 병변의 위치를 측정하여 정확하게 천자하여 조직을 채취하는 방법. 정위적 뇌수술 장치로도 사용된다. 뇌 깊숙한 곳에 존재하는 종양 등 일반적인 개두술이 어려운 곳에 사용된다.

Ⓐ 정상 성상세포

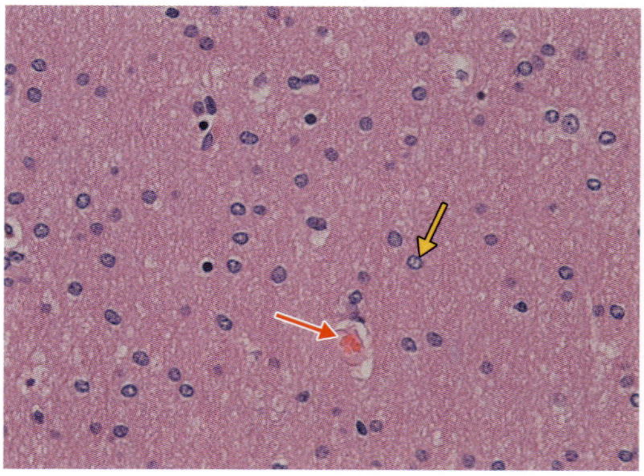

Ⓑ 모양성상세포종(WHO 등급1)

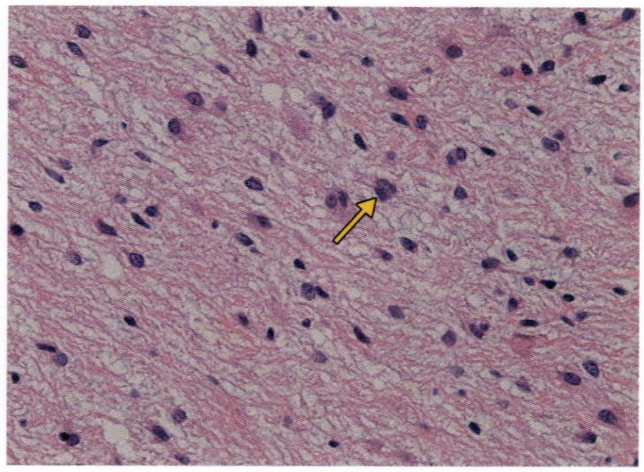

Ⓒ 교모세포종(WHO 4등급)

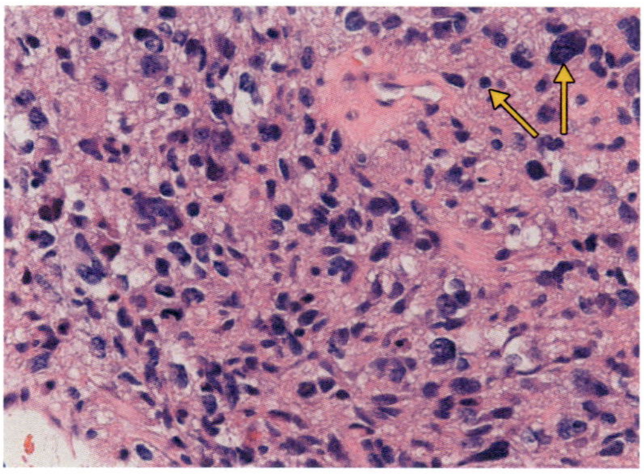

그림 5 ● 정상 성상세포와 종양세포의 병리 표본(× 40)

A) 헤마톡실린-에오신 염색(HE 염색)에 의한 정상 성상세포의 병리 표본. 세포핵은 옅은 보라색(⇨), 신경돌기는 옅은 붉은색으로 염색되어 있다. 붉은색으로 염색된 영역은 소혈관과 적혈구(→).

B) 모양성상세포종(morphological astrocytoma)에서는 세포핵이 크고 염색 농도가 높다. (⇨)가 되고, 신경돌기는 거칠고 털 모양으로 보이는 것이 특징이다. 세포 밀도는 정상과 다르지 않다.

C) 교모세포종에서는 세포핵이 더 크고 불규칙하며 염색 농도도 높다(⇨). 또한 세포 밀도가 높아 증식능의 기세를 나타낸다.

3 치료

1) 종양 절제술

- 절제술은 **뇌기능의 보존을 고려**하여 가능한 범위 내에서 종양을 제거한다.
- **내비게이션 시스템**: 영상으로 병변 부위를 측정하고, 모니터를 통해 종양의 위치를 확인하면서 수술을 진행한다.
- **내시경하 수술**: 내시경을 통해 직접 보면서 수술을 한다. 열쇠구멍 수술이라고도 한다.
- **모니터링 수술**: 자극에 의한 유도전위를 모니터링하면서 수술을 진행한다.
- **각성하 수술**: 수술 중 일시적으로 각성시켜 의사소통을 하고 언어기능과 운동기능을 보존하면서 수술한다.

2) 방사선 치료

- 방사선 치료의 목적은 크게 **근치적** 치료와 **증상 완화 치료(고식적 조사)**로 나뉜다.
- 방사선 치료에서는 **정상조직의 보호가 중요하다.**
- 크게 일반조사와 정위조사로 나뉜다(**표 4**)[1].
- 방사선 **조사 범위**는 종양의 **악성도, 발생 부위, 증식 방식에 따라 구분하여 사용한다**(**표 5**)[1].

표 4 ● 방사선 요법[1)]

	일반 조사	정위조사
개념	하나~여러 방향에서 종양을 포함한 넓은 범위의 조사	저선량의 방사선을 다방향으로 집중 조사
장비	Linac (Linear Accelerator)	감마나이프, 정위적 Lianac
사출 방향	하나~ 여러 방향	다방향
조사 범위(정확도)	광범위 (낮음)	집중(높음)
표적 병변 이외의 예방 효과	있음	없다
방사선 장애	많음	적음

표 5 ● 방사선 조사 범위[1)]

조사 범위	적합성	주요 종양
전뇌 전척수 조사	뇌척수액 파종 또는 파종 가능성이 있는 종양	수모세포종
전뇌조사	뇌 전체에 흩어져 있을 가능성이 있는 종양	악성 림프종 전이성 뇌종양
전뇌실 조사	뇌실 주변에 발생하여 뇌척수액 파종 가능성이 있는 종양	배아세포종 (송과체, 안장 상부)
확대 국소 조사	침윤성, 악성도가 높은 종양	교모세포종
국소 조사	국소적이고 분화도가 높은 종양	모세포성 성상세포종
국소 소조사 또는 정위조사	경계가 뚜렷하고 3 cm 이내의 종양	수막종 뇌하수체 선종 두개인두종

- **방사선 민감도는 종양에 따라 다르며**, 적응증과 방사선 조사량 및 횟수가 결정된다. 악성 림프종이나 수모세포종은 방사선 민감도가 높고 소실되기 쉽지만 재발률도 높다.
- 방사선 치료로 인한 부작용으로는 **급성 방사선 장애**와 **후발성 방사선 장애**가 있다(표 6)[6)].

표 6 ● 방사선 장애[6)]

<table>
<tr><td rowspan="6">뇌손상</td><td></td><td>급성 방사선 장애</td><td>방사선 조사 시작 2주 후 출현. 두통, 메스꺼움, 구토, 경련 등이 나타나지만 일시적으로 사라짐.</td></tr>
<tr><td rowspan="6">후발성 방사선 장애</td><td>조기 지연성 장애(early delayed-onset impairment)</td><td>방사선 조사 종료 후 2~6개월 후에 나타난다. 무기력, 식욕부진, 메스꺼움, 구토 등</td></tr>
<tr><td>지연성 방사선 괴사</td><td>조사 종료 후 6개월~3년 사이에 발생한 혈관 병변을 중심으로 한 응고괴사</td></tr>
<tr><td>백질뇌증</td><td>방사선 조사 종료 후 3~15개월에 출현. 성격 변화, 기억력 장애, 운동마비, 실어증 등</td></tr>
<tr><td>방사선 유발 종양</td><td>5년 이상 경과 후, 조사 전과 일치하는 조직학적으로 다른 종양이 발현되는 경우</td></tr>
<tr></tr>
<tr><td>척수장애</td><td colspan="2">방사선 조사 종료 후 수개월에서 수년 후에 나타난다. 대부분 하지에서 시작되는 사지의 감각이상으로 발병하여 해리성 지각장애를 일으킨다. 증상은 서서히 진행되어 하지의 경련, 근력저하, 감각성 운동실조 등을 나타낸다. 방사선량과 범위에 따라 다르며, 68~73 Gy에서는 50%의 비율로 나타난다.</td></tr>
</table>

3) 화학요법

- 화학요법은 수술이나 방사선 치료 후에 주로 사용된다.
- 종양의 축소 또는 소멸, 방사선 치료와의 시너지 효과가 기대되고 있다.
- **혈액뇌장벽**(blood-brain barrier)**을 통과하기 위해 분자량이 작고** 지용성 약물이 선택되는 경우가 많다.
- **테모졸로마이드**(Temodar®)는 악성 신경교종에 대한 효과가 확인되었다.
- 악성 림프종에는 **메토트렉세이트**(methotrexate®, MTX)와 방사선의 병용요법이 효과적이다[3].
- 화학요법의 부작용으로 **백질뇌증, 말초신경장애**가 있다.

memo 테모졸로마이드(Temozolomide)

2005년 Stupp 등은 초발성 교모세포종에 대한 테모졸로미드와 방사선 치료의 병용요법이 통계적으로 유의하게 생존기간을 연장시킨다는 것을 보여주었다[7]. 이에 따라 전 세계적으로 악성 교모세포종에 대한 새로운 치료법으로 각광을 받고 있다. 일본에서는 2006년에 허가되어 정맥주사로 사용되어 왔으나, 2010년에 경구투여도 가능해졌다.

memo 메토트렉세이트

1940년대 백혈병 치료제로 개발되어 1963년 경구용, 1968년 주사제가 승인되었고, 이후 백혈병 이외의 암에도 사용되기 시작했다. 이 약은 암세포가 분열-증식하는 데 필요한 엽산이라는 대사물질의 작용을 억제해 암세포를 사멸시키는 작용을 한다. 다른 항암제와 병용하면 유방암, 위암, 방광암, 육종, 악성 림프종 등의 치료에 적응증이 확대된다.

4) 재활치료

- 악성도와 예후를 고려하여 병기에 따른 대응이 요구된다.
- 악성도가 높은 경우, 기능적 개선보다 가족과 함께 보내는 시간을 확보하는 것이 우선이다.
- 컨디션과 기분 변화를 고려한다.
- 수술 전후에는 전신적인 체력 저하가 일어나기 쉬우므로 최적화(conditioning)에 힘쓴다.
- 국소 증상에 대한 재활치료는 뇌혈관 질환(1장-1B 참조) 및 두부 외상(1장-4 참조)에 준하여 시행한다.

〈문헌〉

1) 田中克之：脳腫瘍.「病気がみえる vol.7 脳・神経」(医療情報科学研究所/編), pp412-417, メディックメディア, 2011
2) 大平貴之：脳腫瘍, 脳転移.「癌のリハビリテーション」(辻 哲也/編), pp71-93, 金原出版, 2006
3) 篠浦伸禎：脳腫瘍.「がん診療パーフェクト」(佐々木常雄/編), pp158-165, 羊土社, 2010
4) Louis DN, et al：The 2021 WHO Classification of Tumors of the Central Nervous System: a summary. Neuro Oncol, 23：1231-1251, 2021
5) Louis DN, et al：The 2016 World Health Organization Classification of Tumors of the Central Nervous System: a summary. Acta Neuropathol, 131：803-820, 2016
6) 田中こずえ, 岸田修二：がん治療の副作用としての神経障害：症状と対策.「がん診療パーフェクト」(佐々木常雄/編), pp118-122, 羊土社, 2010
7) Stupp R, et al：Radiotherapy plus concomitant and adjuvant temozolomide for glioblastoma. N Engl J Med, 352：987-996, 2005

5. 뇌종양

사토 후사오(佐藤房郎)

Ⓐ지식의 정리 Ⓑ재활프로그램

○ Do!

1 운동 중단 기준을 확인하고 운동 요법을 전개한다.
2 악성도와 예후에 대응하는 목표 설정
3 방사선 치료나 화학요법의 부작용에 따라 대응한다.
4 심리적 배려를 항상 염두에 둔다.
5 병기에 따른 가족 지도 및 환경 정비 추진

✕ Don't!

1 위험 관리 정보를 확인하지 않고 운동 요법을 시행하지 않는다.
2 악성도나 예후를 고려하지 않은 목표 설정은 하지 않는다.
3 신체적 변화나 심리적 배려가 결여된 기능 우선의 개입을 하지 않는다.

1 뇌종양의 장애구조 파악과 치료의 개념

- 뇌종양은 지금까지는 뇌혈관 질환과 비슷하게 생각되어 왔으나, 최근에는 병태의 진행이 다르다는 것이 밝혀져 치료법이 완전히 달라지게 되었다. 또한, 재활치료로는 시간이 지나도 회복을 도울 수 없는 경우가 있어 그 특이성을 충분히 이해할 필요가 있다.
- 수술 전 **국소 증상**과 **두개내압 상승** 증상이 나타난다. **폐용증후군의 합병증**을 고려한다.
- 수술 후에는 종양 절제 부위에 해당하는 국소 증상이 주를 이루지만, 급성기에는 **뇌부종의 영향으로 장애**가 심해진다(수술 후 수일 내에 극적인 회복을 보이는 경우도 있다).
- 병소가 여러 군데에 걸쳐 있는 경우, 두부 외상과 같이 복잡한 병태생리를 보인다.
- **고위 뇌기능 장애**의 경우 **인지장애 발생률(80%)이 높다**[1].
- 방사선 치료나 화학요법을 시행하는 경우, **급성 장애나 지연성 장애의 합병증에 주의해야** 한다.
- 암 특유의 문제로 **재발에 대한 불안과 심리적 스트레스**를 고려한다.
  - ▸ 예를 들어, 환자의 이야기를 경청하고 목표를 부정하지 않고 지지적으로 대응하도록 노력한다. 또한, 증상이 악화되었을 때의 해석이나 예후에 관한 부주의한 발언은 삼가야 한다.
- 뇌종양의 재활치료는 **병기에 맞는 중재**가 중요하다(3 참조). 목표 설정은 **악성도가 높을수록 재검토**가 필요하다.

2 재활 평가

1) 기본 정보 수집

- 처방전, 진료기록부, 주치의 및 간호사로부터 다음과 같은 정보를 수집한다.
  ① 기본 정보 : 나이, 성별, 체격 등 기본 정보.
  ② 사회적 정보 : 가족구성(주요 인물), 생활환경, 직업, 사회적 역할.
  ③ 의학적 정보 : **진단명,WHO 등급**(**표 3**), **현재 병력, 기왕력은 예후 예측에 중요하다**. 전이성 뇌종양의 경우, 원발병 소의 진행 정도와 치유 상태 및 다른 장기로의 전이 여부 등을 확인한다. 그 외, 이전 기관으로부터의 통보, 금기 및 주의 사항, 병동에서의 휴식 정도, 투약 정보 등을 확인한다

2) 영상 소견

- MRI 등으로 **종양 부위**와 **절제 부위**를 확인한다.
- CT, 혈관조영술, 핵의학 검사를 시행한 경우 이를 확인한다.

3) 병리 검사

- 병리과의 보고서를 확인한다.
  ▸ 병리조직 진단을 통해 악성도(WHO 등급)가 명확해지며, 재활치료 기간과 목표를 검토하는 중요한 정보가 된다.

4) 의식수준 평가

- 대표적인 것으로는 Japan Coma Scale(JCS)과 Glasgow Coma Scale(GCS)이 사용된다(**총론2** 참조).

5) 문진

- **첫인상**은 중요한 정보이다. 표정, 의욕, 질문에 대한 반응 등 특기사항을 기록한다.
- 주 호소요청, 직업, 생활환경, 현 병력(경과) 등의 정보를 확인한다.
- 본인이 말하는 정보가 차트 기재사항과 다를 경우, 기억력이나 인지기능의 문제를 시사한다.

6) 운동기능 평가

- **운동마비**(BRS), **운동실조**, **불수의적 운동**의 유무와 정도를 파악한다.
- 치매, 실어증, 실어증, 실인증, 실행 등 **고위적 뇌기능장애**에 대해 파악한다.
- 병력이 긴 경우, 방사선 치료나 화학요법의 부작용을 가정한다. **중추신경계**(**백질뇌증이나 척수장애**)와 **말초신경계 장애**를 확인한다

7) 신경증상학적 검사

- 심부건반사, 병적 반사, 뇌신경마비 유무, 근긴장도(modified Ashworth scale), 롬버그 징후, 협응성 검사 등 증상에 따라 평가한다.

8) 근력 평가

- 적응은 **1 장-1B** 참조.

9) 가동범위 평가

- 능동-수동 가동범위 비교 및 좌우 차이를 확인한다.

10) 균형 평가

- 방법은 **제1 장-1B** 참조.

11) ADL 평가

- 뇌종양에서 특히 사용되는 평가방법으로 KPS(Karnofsky Performance Status)가 있다(**표 7**). 0~100%로 평가되며, 대략적인 기준으로는 80% 이상이면 어느 정도 정상적인 일상생활이 가능하고, 60% 이상이면 일상생활이 대체로 자립, 50% 미만이면 50%를 밑돌면 개호가 필요하다고 판단된다.
- 일반적인 평가법으로는 기능적 독립성 평가법(Functional Independence Measure: FIM)이나 Barthel Index(BI)가 사용된다.

표 7 ● 뇌종양 환자에서 흔히 사용되는 ADL 평가(KPS)

포인트	증상	간병의 요점, 불필요
100	정상, 임상 증상 없음	정상적인 활동 가능, 특별한 관리가 필요하지 않다.
90	가벼운 임상증상이 있으나 정상적인 활동 가능	
80	상당한 임상증상이 있으나 노력하면 정상적인 활동 가능하다.	
70	자신을 돌볼 수는 있지만 정상적인 활동과 노동은 불가능하다.	노동 불가, 집에서 요양 가능, 일상 행동의 대부분을 병세에 따라 보조가 필요함.
60	스스로 할 수 있지만 가끔은 도움이 필요하다.	
50	병세를 고려한 간호 및 정기적인 의료행위 필요	
40	움직일 수 없고, 적절한 의료 및 간호가 필요함.	스스로 일을 할 수 없고, 입원 치료가 필요하며, 질병이 급속도로 진행되는 시기
30	전혀 움직일 수 없어 입원이 필요하지만 죽음이 눈앞에 다가오지 않는다.	
20	매우 중증, 입원이 필요하고 적극적인 치료가 필요하다.	
10	임종이 임박하다.	
0	죽음	

12) 보행능력 평가

- 10m 최대 보행 속도, 6분간 보행 검사(6MWT), Timed Up and Go test (TUG) 등 범용적으로 사용되는 평가 지표를 사용하여 시간 경과에 따라 측정한다.

- 실용적인 보행능력의 판단과 보행장치의 사용에 대해서는 **1장-1B**를 참조한다.

13) 고위 뇌기능 장애 평가

- 실행-실인증에 대해서는 **제1장-1B, 제1장-8** 참조.

14) 통증

- 뇌종양 자체로 인한 통증은 거의 발생하지 않는다.
- 폐용증후군이나 운동장애로 인한 통증은 그 원인 분석과 재현성을 평가한다.

15) QOL

- 유럽암연구치료기구(European Organization for Research and Treatment of Cancer)가 개발한 **EORTC- QLQ-C30**, 미국에서 개발한 **FACT-G**(Functional Assessment of Cancer Therapy-General) 등 건강 관련 QOL이 있다. 신체적 측면, 정신/심리적 측면, 사회적 측면, 역할/기능적 측면 등의 하위 척도와 증상(변비, 설사, 피로, 통증, 불안 등)에 대한 평가항목으로 구성된다.
- 이러한 도구들은 의료인 측이 환자의 관점으로 돌아가 환자의 입장을 배려한 의료를 하는 계기로 활용될 것으로 기대 된다.

3 재활치료의 원리

- 뇌종양 재활에서는 암 특유의 문제(**표 8**)를 고려하여 **병기에 맞는 목표** 설정이 요구된다.
  - ▸수술 전 관리 : **폐용증후군의 예방**이 중요하다.
  - ▸수술 후 급성기 및 회복기 : **국소 증상에 대응하는 중재**를 시행한다.
  - ▸말기 : **심리적** 지원을 중시하여 **일상생활 활동의 유지**를 지원한다.

표 8 ● 암 특유의 문제

암 특유의 문제
암 진행으로 인한 악액질(cachexia)과 체력 저하
재발과 전이에 대한 불안과 우울증
근치적 수술로 인한 기능저하 및 기능상실(마비, 고위 뇌기능장애의 출현)
방사선 치료 및 화학요법의 부작용으로 인한 활동 제한 및 심각한 합병증 발생
재발 및 전이로 인한 장애의 중증화
폐용증후군의 높은 합병증 발생률
제한된 시간 내에 목표 설정(악성도가 높은 경우)
가족을 포함한 삶의 질 저하

4 폐용증후군 예방

1) ADL 능력 유지

- 병동에서의 기상 및 이동 동작 확인 및 지도.
- 보행 연습을 통해 지구력 향상에 힘쓴다.

2) 체력 향상

- 마비가 심하지 않은 경우 물리치료실에서 트레드밀 걷기나 자전거 에르고미터를 이용한 유산소 운동을 실시한다(20분씩 1세트, 1일 2세트 실시).
- 스트레칭 체조(**그림 6**), 저항 훈련(**그림 7, 8**), 균형 조정 운동 등(**그림 9, 10**), **전신 운동** 프로그램 실시.
- 가능하면 전신 조정 운동이나 프리 웨이트에 의한 자율 트레이닝 메뉴를 지도한다.

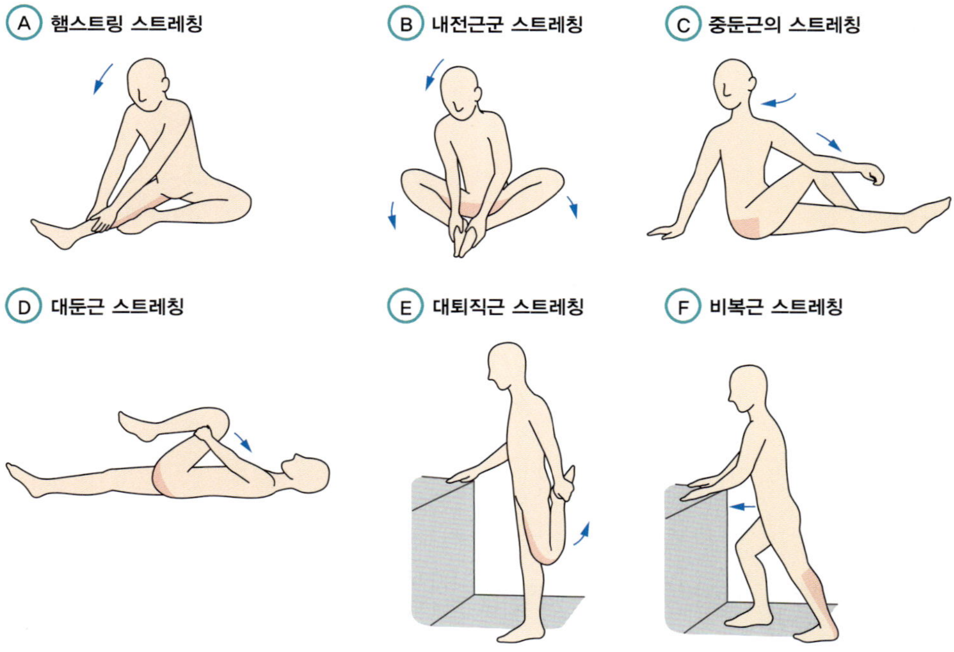

그림 6 ● 스트레칭 체조

스트레칭 체조는 반동을 주지 않고 편안한 정도로만 한다. 숨을 내쉬면서 20초×3회를 1세트로 하여 하루에 3세트 정도 실시한다.

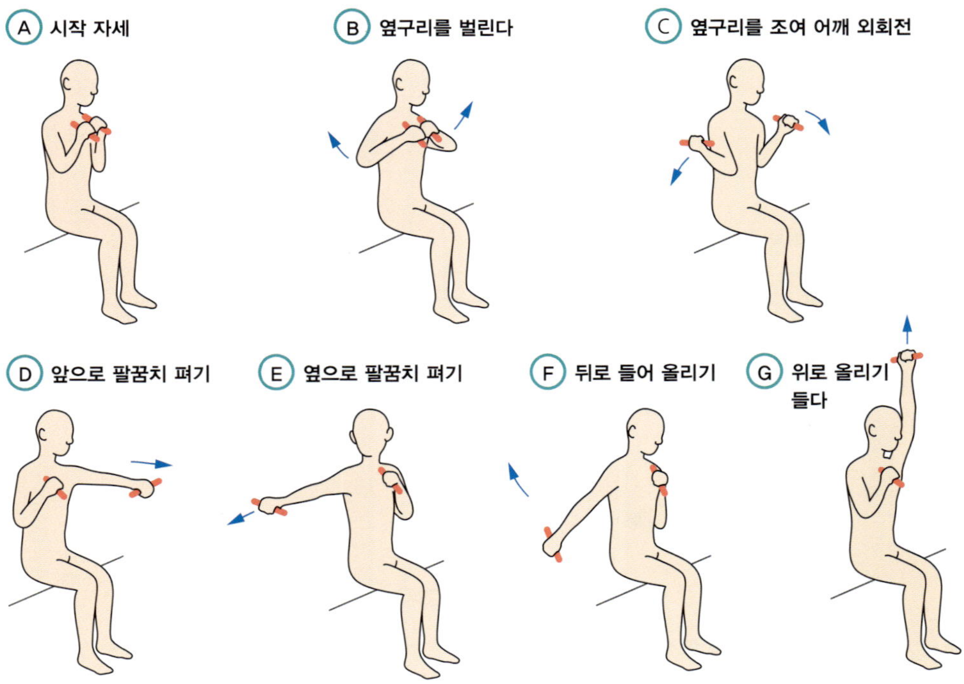

그림 7 ● 상지 저항 훈련

1~1.5kg 정도의 모래주머니나 덤벨을 잡고 실시한다. 각 방향 10회×2회를 1세트로 하여 하루에 2세트씩 실시하도록 한다.

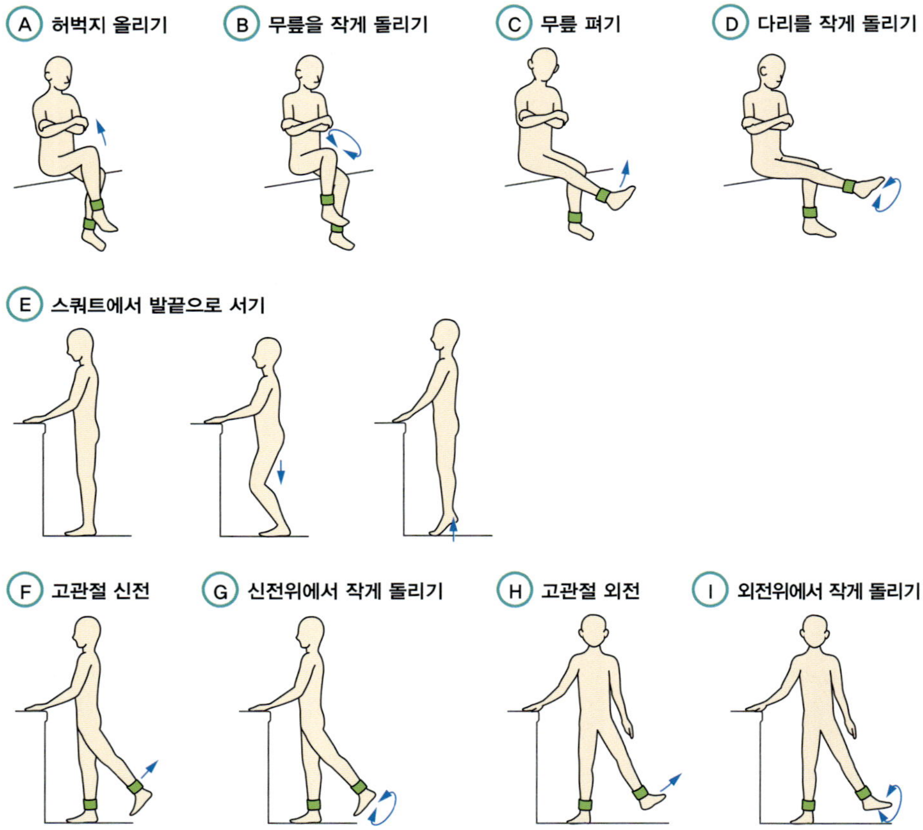

그림 8 ● 하체 저항 훈련

1.5～2kg 정도의 모래주머니를 발에 감고 실시한다. 각 방향 10회×2회를 1세트로 하여 하루에 2세트씩 실시하도록 한다.

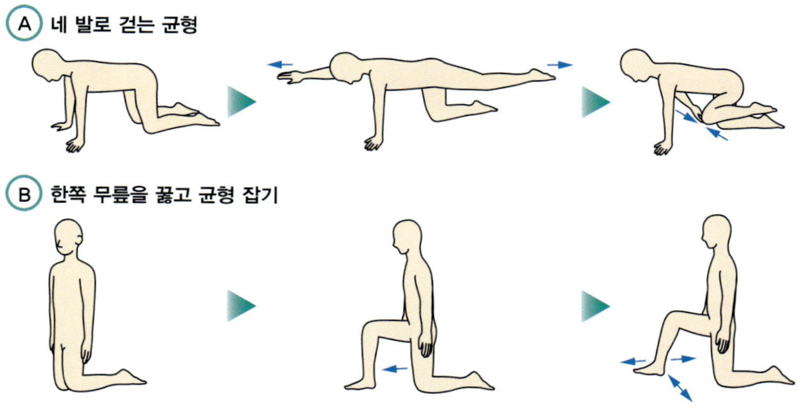

그림 9 ● 균형 조정 체조

A) 네발 균형은 한쪽 상지와 반대쪽 하지를 들어 올려 5초간 유지한다. 또한 들어 올린 상하 다리를 교차하도록 복부 앞쪽에서 터치한다.

B) 한쪽 무릎을 꿇고 서서 천천히 하지를 내딛는다. 또한 내민 다리를 앞뒤로 좌우로 작게 스텝을 밟는다. 이 동작은 5～10회를 1세트로 하여 하루에 2세트씩 실시한다.

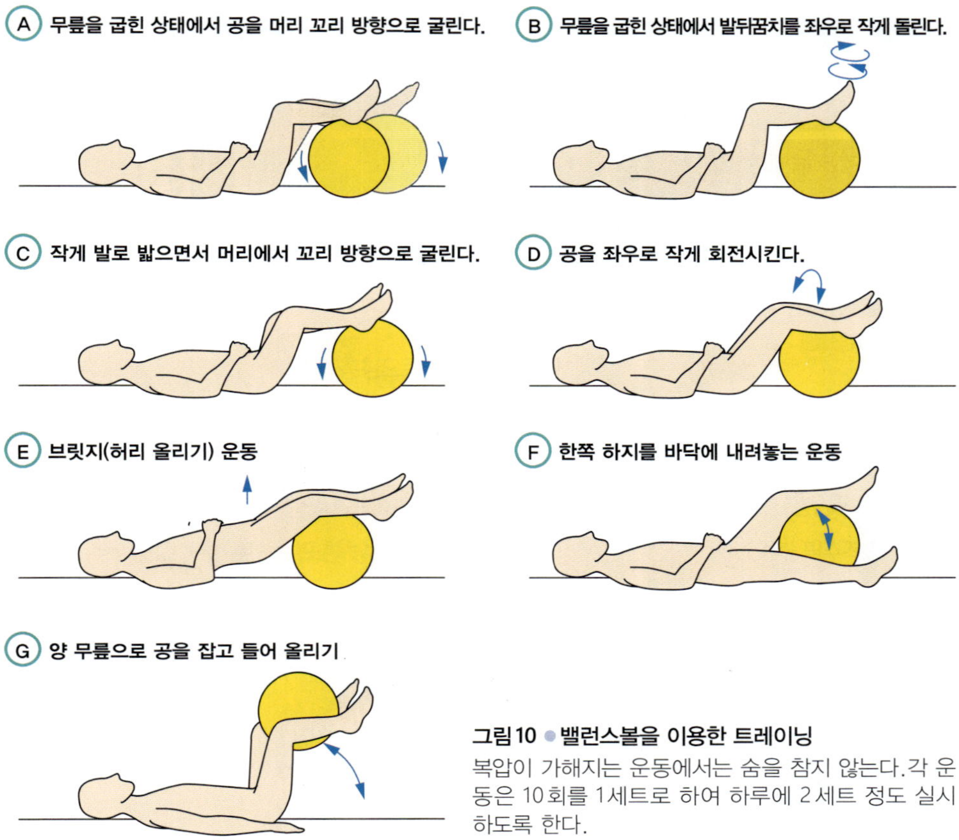

그림 10 ● 밸런스볼을 이용한 트레이닝
복압이 가해지는 운동에서는 숨을 참지 않는다. 각 운동은 10회를 1세트로 하여 하루에 2세트 정도 실시하도록 한다.

5 뇌종양 절제술 후 재활치료

1) 조기 퇴원

- 침대 옆에서 앉은 자세 유지에서 휠체어 앉은 자세, 서 있는 자세 유지, 보행으로 진행한다.
- 휠체어 이동, 기타 병동 생활에 필요한 이동 동작을 지도한다.
- 휠체어 자력 주행, 휠체어 조작을 지도한다.

2) 자세 유지력 향상

- **자세 유지의 개선은 효율적인 이동 동작을 획득하기 위해 필수적**이다. 구체적인 전략은 1장-1B-B에서 확인할 수 있다. '5 운동지각계의 재구축' 참조.
- 전두엽이나 측두엽의 손상으로 인해 언어적 지시가 전달되기 어려운 경우, **시각 경로를 이용한 과제 지향형 접근법**(그림 11E, 1장-4 그림 10 참조)이 효과적인 경우가 있다(**후두엽의 경로가 남아 있기 때문에**). 단, 탈억제적이고 시각 자극에 반사적으로 반응하는 경우에는 주의가 필요하다.
- 두정엽이 손상되거나 두정엽으로 가는 경로가 손상된 경우, 종종 **반측공간무시**(hemispatial neglect)나 contraversive pushing(Pusher syndrome)이 문제가 된다. 자세 유지력 향상을 위한 중재 사례는 그림 11에 제시되어 있다.

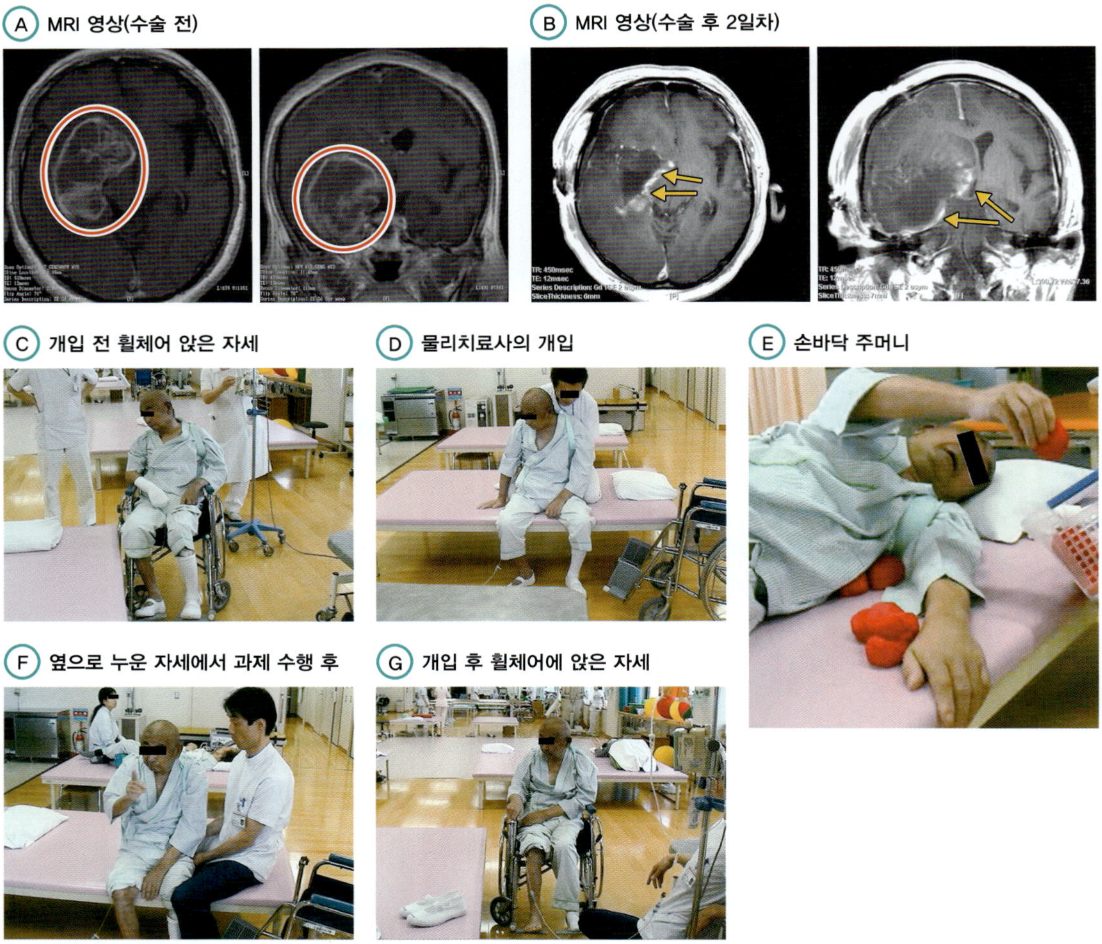

그림 11 ● 반측 공간 무시와 contraversive pushing을 보이는 환자에 대한 개입

사례는 60대 남성. 안면부 불편감으로 발병. 자동차 운전 시 한쪽으로 변위되고 젓가락도 잡을 수 없게 되어 진찰을 받았고, 악성 신경교종으로 진단(A, B). 절제술 1주일 후부터 물리치료 시작.

A) 수술 전 영상에서 경계가 불분명한 고신호를 보인다(○).

B) 수술 후 영상에서, 절제된 구멍의 벽을 따라 혈종(➡)이 보인다.

Contraversive pushing이 현저하여 앉은 자세를 유지하지 못함. 이를 개선시키기 위해 벽에 기대어 보조기립자세와 시각적으로 중앙 선을 인지시키면서 보조보행을 실시하였다. 언어적 지시를 통해 오른쪽으로 몸을 기울이도록 유도했지만 변화를 얻지 못했고, 물리치료사는 반측 공간 무시로 인한 것으로 생각하여 내용 변경을 생각하지 못했다. 단좌위 유지 시에는 보조를 떼어낼 수 없는 상황이었다(D).

그래서 마비측을 아래로 한 옆으로 누운 자세에서 손바닥 넣기를 유도해 보았다. 마비측의 체성감각 입력과 마비측에 대한 주의를 촉구하는 것이 목적이다(E). 단좌위에서는 마비측 고관절의 지지기능을 촉진하도록 체중 이동을 유도하고, 감시 하에 자세 유지와 정면을 주시할 수 있도록 하였다(F). 휠체어 앉은 자세는 중재 전(C)보다 비대칭성이 개선되었으나(G), 반측 공간 무시 현상은 여전히 남아있다. 앉은 자세 유지의 문제는 반측 공간 무시의 관여를 부정할 수 없지만, 마비측 고관절의 지지기능과 체성감각의 영향도 생각할 수 있다. 또한, 재활의 모습을 먼발치에서 지켜보던 가족들이 중재로 인한 변화를 확인한 후 적극적으로 말을 걸거나 손을 내미는 것으로 바뀌었다. 조금이라도 변화를 보여주는 것이 중요하다는 것을 깨닫게 되었다.

memo 역설적 밀기(contraversive pushing)

푸셔 증후군(Pusher syndrome), 푸셔 현상(Pusher phenomenon) 등으로도 불린다. 이는 건측 상하지로 바닥이나 좌면을 밀어서 마비측으로 쓰러져 중심에 유지하려는 타인의 도움에 저항하는 자세 조절 장애이다. 뇌졸중의 급성기에 나타나는 경우가 많으며, 책임 병소는 확인되지 않았다.

3) 마비된 사지에 대한 개입

- 1장-1B-Ⓑ「4 자율적 요소의 촉진」「6 근력 강화와 지구력 향상」 참조.

4) 기립동작 · 보행 연습

- 1장-1B-Ⓑ「7 보상 운동 및 동작 지도」 참조.

5) 보조기 치료

- 보조기 적응증에 대해서는 1장-1B를 참고한다.
- 예후가 좋지 않은 경우, 완성까지의 시간을 단축하기 위한 노력이나 **기성품 보조기를 이용한다.**

6) 연하장애

- 연하장애에 대한 접근방법은 1장-6을 참조.

7) 환경정비

- 예후가 좋은 경우의 환경 정비는 제1장-1B-Ⓑ「8 환경정비」를 참조한다.
- 진행성 암의 환경 정비에 있어서는 **복지 장비를 적극적으로** 도입하여 **최대한 편안하게 생활할 수 있도록 노력한다.**
- **가족과 함께 보내는 시간을 최대한 늘릴 수 있도록 지원한다.**

6 말기 물리치료

1) 일상 생활 활동 유지

- 자립할 수 있는 활동을 지속할 수 있도록 지원한다.
- 상태와 기분의 변동에 따라 **매일 목표를 설정한다.** 부드럽게 하는 수동 운동, 자가 운동, 기본 동작 연습 등을 준비하여 대응한다.
- 욕창 발생 위험 및 통증 관리가 필요한 경우, 병동 직원과 가족에게 편안한 사지 위치 확보를 위한 포지셔닝을 지도 한다.

2) 퇴원 지원

- 완화의료병동에서도 상태가 안정된 환자에 대해서는 자가 퇴원을 목표로 하고 있다.
- 기본 동작에 도움이 필요한 경우, 가족에게 도움의 방법을 지도한다.
- 필요한 복지 장비를 준비한다. 단기간이라면 대여도 가능하다.

> ⚠ **주의** 암환자의 재활치료는 경청과 공감을 바탕으로 운동이 부담이 되지 않도록 배려한다. 상태가 악화된 후의 폐용에 대해서는 저부하, 고빈도의 중재가 바람직하다. 가족을 포함하여 지원한다. 환자가 물리치료를 기대할 수 있게 되면 성공적으로 개입했다고 할 수 있다.

〈문헌〉
1) 大平貴之：脳腫瘍，脳転移.「癌のリハビリテーション」(辻 哲也/編)，pp71-93，金原出版，2006

6. 연하장애

요시다 츠요시(吉田　剛)

Ⓐ지식의 정리　Ⓑ재활프로그램

POINT

1 뇌졸중으로 인한 연하장애를 연하운동장애의 측면에서 바라본다.

2 자세와 경부체간 기능, 호흡과 삼킴기관 운동장애의 연관성을 이해한다.

3 삼킴 운동을 방해하는 다양한 요인(노화의 영향, 개별 요인 등)에 대해 이해한다.

4 삼킴 운동을 하기 쉬운 조건을 만들기 위한 물리치료는 자세와 호흡에 대한 접근(전신)과 삼킴근육에 대한 접근(국소)이 있다.

5 다직종(의사, 간호사, 언어재활사, 영양사 등)과의 협업이 필요하다.

1 병태

- 뇌졸중의 경우, 표 1 과 같은 원인으로 인해 연하장애가 발생한다.

표 1 ● 뇌졸중으로 인한 연하장애의 원인과 특징

원인	특징
① 의식장애를 동반한 큰 병변	의식장애의 개선과 함께 연하장애도 개선된다.
② 연수(medulla oblongata)에 있는 삼킴 중추가 장애를 받는 구마비(bulbar palsy)	삼킴반사가 소실되기 쉽고, 뇌신경마비로 인한 삼킴근육의 운동마비가 나타난다. 윤상인두근(cricopharyngeal muscle)의 이완부전으로 인한 식도 입구부 개대부전이 문제가 되는 경우도 많다. 대표적인 것으로는 외측연수증후군(lateral medullary syndrome)인 Wallenberg 증후군이 있다.
③ 양측성으로 연수 상부 운동뉴런이 손상되는 가성구마비(pseudobulbar palsy)(다발성 뇌경색에 많음)	연하장애와 함께 구음장애를 보이는 경우가 많다. 피질-피질하형(cortex-subcortex), 내포형(internal capsule), 뇌간형(brain stem)의 3가지로 나뉜다. 피질-피질하형은 고위 신경장애의 영향으로 인한 연하장애가 중심이다. 내포형은 뇌혈관성 파킨슨증을 보이는 경우가 많다. 뇌간형은 구마비 증상과 유사한 증상을 보이는 경우가 많다.
④ 의식장애를 동반하지 않는 정도의 일측성 장애	1개월이내에 연하장애가 사라지는 일시적인 장애인 경우가 많지만, 장애가 남아있는 경우도 있기 때문에 경과를 주의 깊게 관찰할 필요가 있다.

2 연하장애의 종류와 연하장애를 유발하는 운동적 요소(증상 및 이학적 소견)

- 삼킴장애의 증상은 삼키는 시기에 따라 표 2와 같이 구분할 수 있다.
- 경구 섭취하지 않은 경우에도 타액 흡인으로 인한 흡인성 폐렴을 유발할 수 있어 주의가 필요하다.

주의 기침반사가 소실되어 가래가 없는 연하곤란이 발생할 수 있다. 침상 선별검사에서는 40% 이상을 놓치기 때문에 연하가 없더라도 비디오 투시 연하 검사(video fluoroscopic examination of swallowing: VF)나 비디오 내시경 연하검사(video endoscopy: VE)를 통한 확인이 필요하다.

- 연하장애는 의식장애, 구강 및 인두의 감각장애, 고위 뇌신경장애의 영향에 의해서도 발생하며, 혀 운동, 후두 전상방거상 운동과 그에 따른 후두개 폐쇄 및 식도 입구 개대 운동, 인두수축 운동(pharyngeal peristalsis)은 삼킴의 중요한 운동 요소이며, 삼킴 시 경추의 분절적 활동, 자세 근긴장의 영향을 받은 경부 근긴장, 호흡 운동과의 타이밍, 기능적 활동 수준(functional level) 등이 이러한 운동에 영향을 미치는 것으로 생각된다.

표 2 ● 삼키는 시기에 따른 흡인의 분류와 특징

삼키는 시기에 따른 분류	특 징
① 삼키기 전 흡입 (Pre-swallowing aspiration)	삼킴반사(swallowing reflex)가 일어나기 전에 조기 인두 유입으로 인해 흡인이 발생한다.
② 삼킴 중 흡인 (During aspiration)	삼킴반사가 발생하더라도 후두개폐쇄부전(incomplete epiglottic closure), 성문폐쇄부전(incomplete closure of vocal cord) 등으로 인해 기도침입이 발생한다.
③ 삼킴 후 흡인 (Post-swallowing aspiration)	식도 입구부 개대부전(incomplete opening of upper esophageal sphincter)이나 삼킴압력 부족으로 인해 삼킴반사 후 인두 하부의 식도 입구부 부근(piriform sinus)에 삼킨 음식물이 잔류하여 기도 내로 침범하는 경우

3 검사 및 진단

- 해외에서는 앞서 언급한 이유로 침대 옆 선별 검사는 사용하지 않는 경향이 있었으나(**주의** 참조), 일본에서는 삼키는 물의 종류에 따라 반복 타액 삼킴 검사(표 3), 개정판 물 마시기 검사, 음식물 검사(표 4), 사이토(才藤) 등의 병태 중증도 분류(표 5), 후지시마(藤島) 등의 섭식 · 삼킴 등급

표 3 ● 연하장애 선별 검사

삼킨 음식물 종류별 평가		판단 기준
타액	반복적 타액 삼킴 검사 (Repetitive Saliva Swallowing Test: RSST)	30초 동안 몇 번이나 침을 삼킬 수 있는지, 호흡음이나 가래, 습성 쉰목소리 등
수분	개정판 물 마시기 검사 (Modified Water Swallowing Test: MWST) 냉수 3 mL	표4 참조
음식	식품 테스트(Food Test) 푸딩 또는 젤리 4 g	표4 참조

표 4 ● 개정판 물 마시기 검사 및 식품 테스트 판정 기준

1	삼키지 못함, 삼키기 및/또는 호흡곤란
2	삼킴이 있고, 호흡이 급박함(silent aspiration)
3	삼킴이 있고, 호흡이 좋고, 목이 쉬거나 습성 쉰 목소리 and/or 구강 내 저류 중등도
4	삼킴이 있고, 호흡이 좋으며, 숨을 쉬지 않는다.
5	4에 추가적으로 30초 이내에 2번의 추가 삼킴 운동이 가능

방법: MWST는 냉수 3 mL, FT는 푸딩 또는 젤리 4 g을 구강 전정에 넣고 삼키게 하고, 가능한 경우 2회를 추가하여 가장 나쁜 결과로 평가한다.

표 5 ● 사이토의 임상적 병태생리 중증도 분류(일부 간추림)

7	정상 범위	섭식 및 삼킴에 문제 없음. 삼킴 훈련 필요 없음
6	경미한 문제	약간의 음식물 형태 변형이 필요함. 흡인 없음
5	구강 문제	준비기 또는 구강기에 중등도에서 중증의 장애가 있는 것.
		씹는 것에 대한 음식물 형태에 대한 고안 필요. 흡인 없음
4	기회 흡인(opportunity aspiration)	일반적인 섭식 방법으로 흡인이 나타나지만, 한 입의 양 조절, 자세 효과, 삼킴 보상법 등으로 물의 흡인을 충분히 예방할 수 있는 수준
		적절한 섭식 및 삼킴 방법을 적용하면 의학적 안정성을 유지할 수 있다.
3	수분 흡인	물을 삼킬때 흡입이 있고, 삼킴방지법의 효과는 미흡하나 음식물 형태 효과는 충분히 인정하는 수준. 삼킴식이 선택됨
		적절한 섭식 및 삼킴 방법을 적용하면 의학적 안정성을 유지할 수 있다.
2	음식물 흡인	흡인이 나타남, 음식물 형태 효과 불충분한 수준
		물과 영양 관리는 경관영양법이 기본이 된다.
		경관영양법을 시행하는 한 의학적 안정성은 유지된다.
		간접 훈련의 적응. 직접 훈련은 전문 시설에서 시행
1	타액 흡인	항상 타액도 흡인하는 수준. 지속적인 경관영양법이 필요하나, 흡인으로 인해 의학적 안정성을 유지하기 어려움.
		합병증 위험이 높고, 직접적인 훈련도 시행하기 어려운 수준

표 6 ● 후지시마의 섭식-삼킴 등급

I 중증	1	연하곤란 또는 연하불능(적응증 없음)
	2	기초적 삼킴 훈련만 적응증 있음
	3	조건에 따라 흡인 감소, 섭식 훈련 가능
II 중등도	4	즐거움으로 먹는 것은 가능
	5	일부(1~2식) 경구 섭취
	6	3 경구 섭취 + 보조 영양제
III 경증	7	삼키기 식단으로 3끼 모두 경구 섭취
	8	특별히 삼키기 어려운 것을 제외한 3식 상식
	9	상식 경구 섭취 가능(관찰 및 지도 하에)
IV 정상	10	정상적인 섭식 및 삼킴 능력

(**표 6**) 등과 함께 많이 사용되고 있다. 등급(**표 6**) 등과 함께 자주 사용되고 있다.

- 원인에 대한 평가는 다음과 같은 항목으로 이루어진다.
  ① **삼킴반사-기침반사**: 구강을 통하지 않고 인두에 직접 물을 주입하는 삼킴반사 유발검사, 구연산을 이용한 기침반사 검사.
  ② **감각검사(구강, 인두)**: air pulse를 이용한 방법도 있다.
  ③ **보상법의 유효성**(자세 효과, 삼킴 방법, 음식 형태)을 확인한다. **보상법의 종류**에 대해서는 **표 8** 참조
  ④ **삼킴활동 분석**(VF, 3DCT, 초음파, 근전도, 근전도, NIRS, 삼킴음)

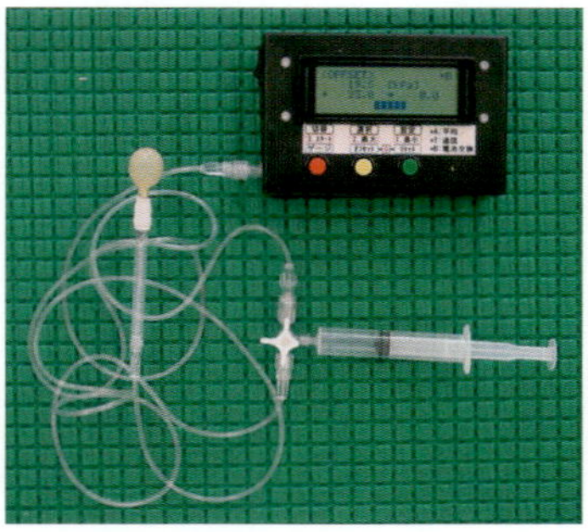

그림 1 ● 설압 측정 장치

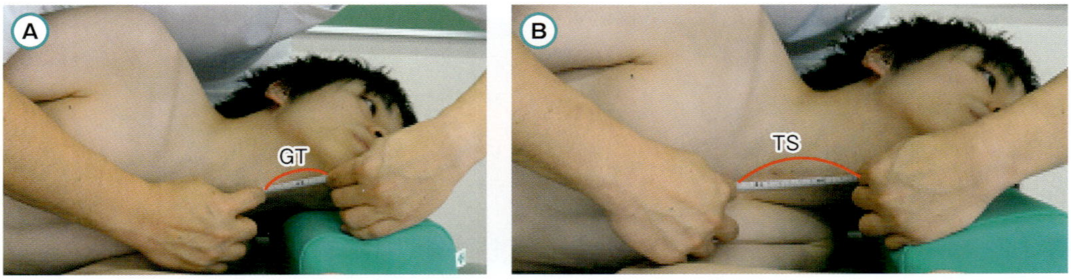

그림 2 ● 상대적 후두 위치 측정: 삼킴 운동을 위한 임상 지표

상대적 후두 위치는 옆으로 누운 자세에서 전경부 최대 신전위에서 (A)의 늑골-갑상연골 상부간 거리(GT)와 (B)의 갑상연골 상부-흉골 상부간 거리(TS)를 측정하여 GT/(GT + TS)를 계산하여 전경부 중에서 후두가 얼마나 위쪽에서의 위치에 있는지를 나타내는 지표이다. 상대적 후두 위치의 기준값은 젊은 층에서는 0.34이지만, 노년층에서는 0.41로 낮아진다.

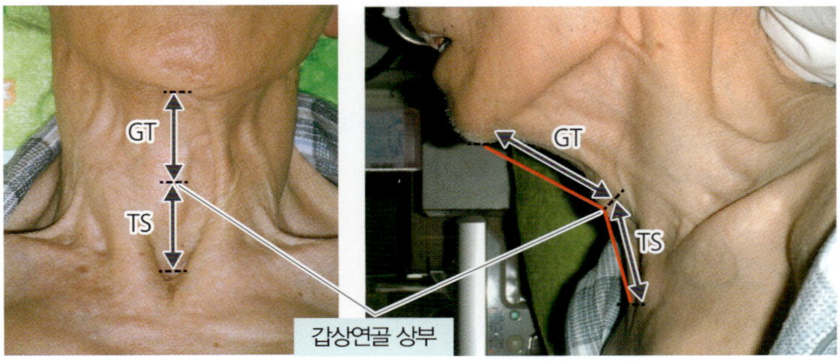

그림 3 ● 노년층에서 흔히 볼 수 있는 후두 위치 하강

상대적 후두 위치 : 0.58

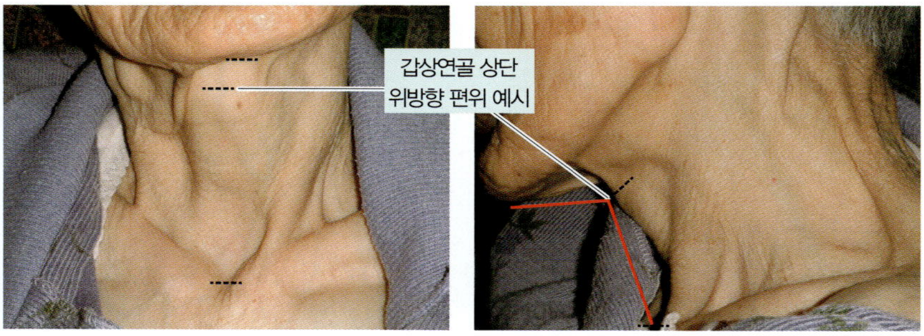

그림 4 ● 후두의 상방 및 우회전 편위 사례
상대적 후두 위치: 0.31

Ⓐ 턱을 당긴 채로 멈춘다 Ⓑ 턱이 약간 올라가지만 1/2 가동범위 이내 Ⓒ 1/2 이하로 내려가지만 떨어지지 않고 멈춘다.

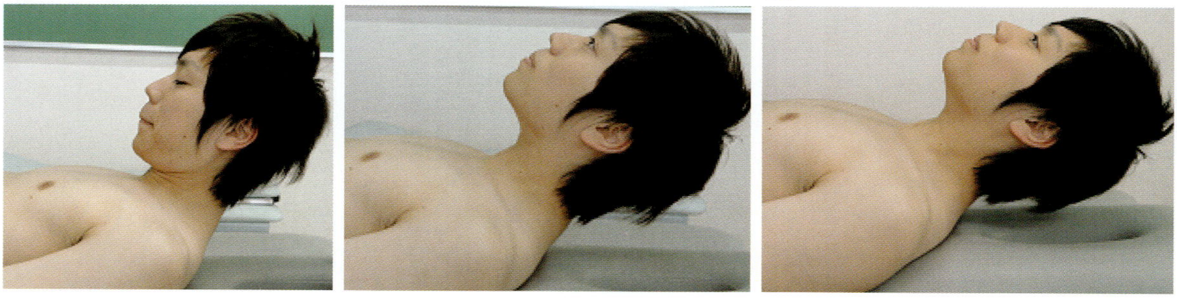

그림 5 ● 설골상근 근력 측정(GS 등급)
엎드린 자세에서 턱을 당긴 자세로 유지시켰을 때 턱을 당긴 채로 멈춤 = 4(A), 턱이 약간 올라가지만 1/2 가동범위 내 = 3(B), 1/2 이하로 내려가지만 떨어지지 않고 멈춤 = 2(C), 완전히 떨어짐 = 1.5.

⑤ **삼킴 운동 요인**: 혀의 압력(**그림 1**), 상대적 후두 위치(**그림 2~4**), GS 등급(**그림 5**).

⑥ **경부 체간 기능**: 경부 가동범위, 체간, 골반대 기능 단계[(Neurological Therapeutic Program (NTP) Stage)], 자세 정렬.

⑦ **호흡 평가**: 호흡 패턴, 가래의 엉킴[호흡음과 습성 쉰 목소리(wet voice)], 호흡 보조 근육의 활동 상태.

⑧ **구음기능**: 혀소리의 구음장애로 인한 혀운동기능과 개구음으로 인한 비인두 폐쇄기능을 확인한다. 쉰 목소리로 인한 성문상 침범 여부.

- VF에서는 삼킴 운동과 음식물 덩어리의 흐름을 시각적으로 동역학적으로 평가할 수 있다. 전 세계적으로 사용되고 있는 Robbins 등의 삼킴장애 척도인 Penetration-Aspiration Scale (PAS)(**표 7**)도 VF를 이용하여 판정한다. 액체나 고형물에 조영제를 사용하여 다양한 조건에 따른 삼킴 동역학을 평가할 수 있다.
- 특히, 저작 시에는 저작물이 입과 인두 사이의 공간인 구개인두(palatopharynx)로 유입되어도 삼킴 반사가 일어나지 않는 시기(stage Ⅱ transport)가 있기 때문에 VF 검사 시에도 저작부하 삼킴 검사를 시행할 필요성이 확인되었다.

⚠ **주의** 비디오 내시경 검사는 피폭 없이 집에서 간편하게 검사할 수 있어 보편화되어 있다. 그러나 인두의 음식물 잔류나 성문 폐쇄 상태, 흡인의 확인에는 적합하지만 삼킴 운동 전체를 평가하기는 어렵다.

표 7 ● Penetration-Aspiration Scale(Robbins)

1	기도로 침입 없이 정상적인 삼킴.
2	음식물이나 액체가 성대(vocal cord)에 닿지 않고 침투(penetraion)하였으나 바로 배출
3	음식물이나 액체가 기도로 들어가 성대까지 도달하지 않지만 기도 밖으로 배출되지 않고 남아 있는 경우
4	음식물이나 액채가 성대에 접촉하지만 기도에서 배출되는 경우
5	음식물이나 액체가 기도로 들어가 성대까지 닿지만 기도 밖으로 배출되는 경우
6	음식물이나 액체가 기도로 들어가 성대밑으로 내려가지만 기도 밖으로 배출되는 경우
7	음식물이나 액체가 기도로 들어가 성대밑으로 내려가지만 기도 밖으로 배출되지 않지만 배출하려는 노력이 있을 경우(기침을 하는 경우)
8	음식물이나 액체가 기도로 들어가 성대밑으로 내려가지만 기도 밖으로 배출되지 않지만 배출하려는 노력이 없는 경우(기침을 하지않는 경우) →VF 의 확인 필요

4 치료

- 뇌졸중 치료 가이드라인 2021[1]에서는 다음과 같은 방법을 제시하고 있다.
  - ① 연하장애를 개선하기 위해 **포괄적인 연하훈련**을 시행하는 것이 권장된다(권고등급 A, 근거수준 높음).
  - ② **머리들기 훈련(Shaker's exercise) 및 경부 저항 운동 훈련, 혀 저항 운동 훈련, 호흡근 훈련**을 하는 것이 타당하다(권고등급 B, 근거수준 중). 또한, **입벌리기 운동** 및 **멘델슨 기법**(Mendelsohn maneuver)을 시행하는 것도 고려할 수 있다(권고등급 C, 근거수준 중).
  - ③ 삼킴장애가 있는 환자에게 **간헐적 경관영양을** 시행하는 것을 고려할 수 있다(권고등급 C, 근거수준 낮음).
  - ④ 뇌간 병변이 있는 뇌졸중 환자의 연하장애를 개선하기 위해 **풍선 카테터 훈련**을 시행하는 것을 고려할 수 있다(권고등급 C, 근거수준 중).
  - ⑤ 삼킴 훈련에 **반복적 경두개자기자극**(repetitive transcranial magnetic stimulation: rTMS), **경두개 직류자극**(transcranial direct current stimulation: tDCS), **인두부 경피적 전기자극**을 병행하는 것이 타당하다(권고 B, 근거수준 높음)을 병용하는 것이 타당하다(권고등급 B, 근거수준 높음).
  - ⑥ 삼킴 훈련에 **반복적 말초자기자극**(repetitive peripheral magnetic stimulation: rPMS)을 병행하는 것을 고려할 수 있다(권고등급 C, 근거수준 C).

1) 재활치료

- 전통적으로 행해져 온 접근법은 크게 음식을 사용하는 직접적 접근법과 음식을 사용하지 않는 간접적 접근법으로 나뉜다.
  - 직접적 접근법 : 자세 효과, 보상적 삼킴법, 음식 형태에 대한 조정
  - 간접적 접근법 : 삼킴 체조, 한냉 자극, free speech therapy, 식이 덩어리 인식
- 삼킴 시 발생하는 대표적인 문제에 대한 접근법으로는 보상적 해결 방법과 치료적 접근법이 있다. 보상적인 방법으로 효과가 있는 경우, 어디가 문제인지 증명할 수 있고, 문제 자체를 해결할 수 없다는 생각으로 치료적 접근을 시도하여 효과를 확인하는 것이 중요하다(표 8).
- 지금까지는 흡인으로 인한 기도침입 시 호흡 물리치료 등으로 대처하는 것이 물리치료사의 역할의 중심이었다.

표 8 ● 삼킴 문제의 주요 원인과 대응

①조기 인두 유입(premature bolus loss) = 설구개 폐쇄(insufficient tongue palatal closure)가 충분하지 않은 경우	
보상법	증점제 등으로 음식물(bolus) 속도 조절
치료법	혀 운동 연습(하악 조절 포함)
②후두개폐쇄부전(laryngeal closure insufficiency)= 설골-후두의 전상방 상승이 불충분하다.	
보상법	경부전굴법(chin-tuck), 경부회전법(head-rotation), 노력삼킴(effortable swallowing), 상부성문삼킴법(supraglottic swallowing)
치료법	설골상부근 강화(suprahyoid muscle strengthening exercise), 경부근육 긴장조절(neck muscle tone adjustment), 설골하근 신장운동(infrahyoid muscle stretchinge exercise), 멘델슨 기법(Mendelsohn's technic), 배음발성법(falsetto vocalization)
③상부 식도괄약근 이완 부전(upper esophageal sphincter dysfunction) = 설골-후두 전상방거상 불충분(hyoid-larynx antero-superior elevation insufficiency), 윤상인두근 이완불능증(cricopharyngeal dysfunction)	
보상법	1회 섭취량 조절, 교대로 삼키기
치료법	수동적 후두 전상방거상운동, 풍선확장술, 윤상인두근 절제술, 보툴리눔 독소
④삼킴압력 부족 = 혀뿌리 후퇴(retroglossal retraction), 인두 수축 부족(pharyngeal constriction insufficiency), 혀-연구개 폐쇄(glossopalatal closure), 비인강 폐쇄 부전(nasopharyngeal insufficiency)	
보상법	경부전굴법, 노력삼키기, 입천장 덧대기(palatal floor preparation)-높은 입천장에 대한 구강내 보조기 설치(고구개에 대한 보조구강보조기)
치료법	혀를 내밀어 삼키는 연습, 빨기 운동, 불기 운동, 불어보기

- 최근에는 대상자의 문제를 개별적으로 평가(표 9)한 후, 삼킴근 근력 강화, 기능적 전기자극요법, 기능적 구강관리 등에 대한 노력이 보이고 있으며, 삼킴운동장애에 대한 물리치료로 삼킴운동 억제 요인에 대한 운동요법 등이 소개되고 있다.

표 9 ● 대상자의 문제를 개별적으로 파악하는 평가(노화변화-활동수준-자기관리능력-Body IQ)

1	질병의 영향	운동(혀, 후두), 감각, 인지
2	전신 상태의 영향	각성-발열-영양 상태
3	호흡 상태	호흡 패턴 · 호흡 보조 근육
4	환자의 특징	척추후만증(kyphosis) · 무력감 · 적응력
5	자세 근육 긴장의 영향	정렬, 위치 관계 좌우 차이, 자세 유지 능력, 전략, 전신 관계
6	삼킴 기관의 상태	후두 위치 및 삼킴근 활동
7	구강 내 상황	비위생적, 건조, 혀, 구개, 치아
8	경험의 영향	폐용 및 오반응(흡인 후 방어)

2) 약물요법

- 연하장애 자체에 대한 약물치료는 없으나, Substance-P 농도를 높여 기침반사의 민감도를 높이고 흡인성 폐렴을 예방하기 위한 목적으로 ACE 억제제인 아만타딘, L-도파 등이 사용된다.
- 반대로 원질환의 약물치료로 인한 부작용으로 연하장애가 나타나는 경우가 많으므로 환자의 사용 약물 상황을 파악할 필요가 있다

3) 수술요법

- 크게 삼킴 기능 보조 개선 수술과 흡인 방지 수술(식도기도 분리술)로 나뉜다.
- 수술 방법은 다양하지만, 기능적 보조를 위해 시행하는 수술에는 후두와 하악을 와이어로 연결하는 후두거상술, 식도 입구 부분의 윤상인두근을 절개하여 넓혀주는 수술 등이 있다.
- 식도기도 분리술로 식도와 기도를 분리하면 흡인을 완전히 예방할 수 있지만, 기본적으로 발성이 어려워지기 때문에 QOL의 관점에서도 적응증은 신중하게 검토해야 한다.

memo 근육감소증으로 인한 연하장애 [2]

최근, 삼키는 경우를 금식하게 되면 근육 활동과 영양상태가 저하되어 삼킴근의 근감소증이 생기고, 근감소성 삼킴장애로 삼킴성 폐렴으로 이행하는 것으로 보고되고 있다. 쉬운 금식을 피하고, 저영양을 방지하여 전신 근육감소증을 예방하고, 적극적인 영양요법과 삼킴근의 저항 훈련으로 대응하는 것이 필요하다.

〈문헌〉

1) 「脳卒中治療ガイドライン2021」(日本脳卒中学会 脳卒中ガイドライン委員会/編), 協和企画, 2022
2) 森 隆志：サルコペニアの摂食嚥下障害. 日静脈経腸栄会誌, 3：949-954, 2016

6. 연하장애

요시다 츠요시(吉田 剛)

Ⓐ지식의 정리 Ⓑ재활프로그램

○ Do!

1 연하장애의 원인을 평가하여 개별적인 대응을 할 수 있도록 유의한다.
2 각성, 호흡, 영양, 자세, 경부 주변 근육의 근긴장 등이 삼킴에 미치는 영향을 고려하여 대응한다.
3 효과적인 보상법도 평가의 하나로 생각하고 치료의 가능성을 모색한다.
4 삼키기 쉬운 조건을 만드는 것이 재활의료진의 사명임을 명심한다.

✕ Don't!

1 삼키지 않으면 흡인하지 않았다고 착각해서는 안 된다.
2 효과적인 보상법을 찾아 삼키는 연습을 하는 것만으로 문제가 해결되었다고 생각해서는 안 된다.
3 흡인 후 호흡 물리치료만이 재활의료진의 역할이라고 생각해서는 안 된다.

1 뇌졸중으로 인한 연하장애의 특징과 이를 바탕으로 접근 방식

- 운동마비 및 감각장애의 비대칭성으로 인해 자세, 자세근긴장 및 활동의 비대칭이 발생하여 하악편위, 후두편위, 경부 근긴장의 좌우 차이, 혀를 포함한 삼킴근의 근활동의 좌우 차이 등이 발생한다.
- 연하장애의 원인은 운동장애, 감각장애뿐만 아니라 의식장애, 고위 신경장애의 영향을 복합적으로 받는 경우가 많다.
- 일시적인 장애일 수 있으며, 시간 경과에 따른 변화를 고려하여 목표 설정이 필요하다.
- 발병 연령이 높고, 노화 변화 및 원래 삼키기 쉬운 삼킴 기관의 형태, 자세 등 개별적인 요인, 발병 후 치료 환경에서의 잘못된 자세 등의 영향을 복합적으로 받기 쉽다.
  - ▸ 접근의 기본은 삼킴 운동을 쉽게 할 수 있도록 여러 가지 조건을 마련한 후, 삼킴 기능 자체에 대한 개입을 시도하여 삼킴의 고통에서 벗어날 수 있도록 하는 동시에 보다 안전하고 즐거운 식생활을 보장할 수 있도록 하는 것이다.
  - ▸ 이러한 접근을 할 때, 영양 상태 관리는 재활 영양의 관점에서도 필수적이다.

1) 각성 향상을 위한 접근법

- 섭식 및 삼킴 시에는 **지속적인 각성상태**가 필요하다.
  - ▸ 식사 전에 역동적인 몸동작과 큰 소리로 발성(Lee Silverman voice treatment)을 하여 도파민이 분비되기 쉬운 상황을 만들어 준다.

▸ 또한 식사에 시간이 오래 걸리면 식사 후반부에 각성이 낮아져 삼키기 쉬워지므로, 낮 생활 중에도 침상에서 벗어난 시간(time out of bed)을 늘려 각성 지속시간의 향상을 도모하도록 자극을 입력한다.

2) 양측 사지 위치 유지 및 자세 정렬 조정

- 음식물(bolus)에 가해지는 중력 방향, 삼킴 통과 쪽, 이송 능력, 머리와 몸통의 정렬에 주의한다.

❶ 타액 삼킴을 위한 누운 자세나 틈새 앉은 자세에서의 양하지 자세 : 비마비측으로 음식물을 유도하기 위해 비마비측으로 목을 제끼고(half-side-lying position)를 취하고, 경부(목)는 마비측으로 회전(rotated toward the paralyzed side)하는 것이 좋다(그림 6).

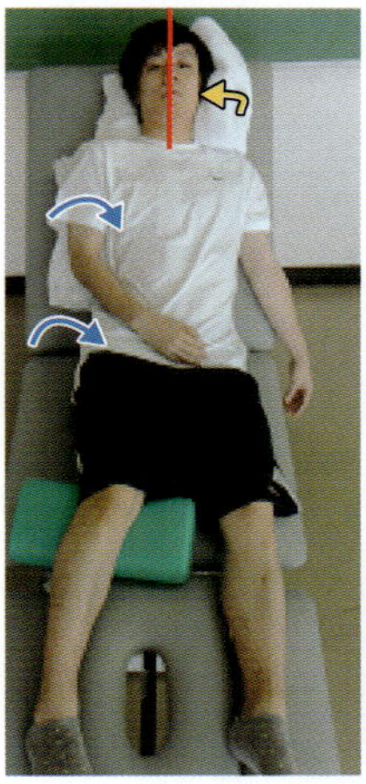

그림 6 ● 누운 자세에서의 양지위(우측 편마비 예)
삼키는 쪽을 비마비측(왼쪽)으로 유도하기 위해 비마비측 하반신반와위(➔) + 경부마비측 선위(➪)로 한다.

❷ 식사를 위한 좋은 앉은 자세 : 경부(목)를 가볍게 전굴(앞으로 숙인 상태, mild neck flexion)하며, 등받이에 대칭적으로 기대는 자세가 이상적이다. 음식 전달이 원활하지 않을 경우, 침대 등받이를 올린 앉은 자세(catch-up position)를 취하여 중력의 도움을 받아 음식 전달을 촉진할 수 있다(경부의 각도는 환자의 능력에 맞게 조정).

3) 기능적 구강 관리, 타액 생성에 대한 접근법

- 구강 관리의 필요성 : 삼킴 연습을 할 때 실제로 침이나 물을 삼킬 수도 있기 때문에, 삼킴 실수를 대비하여 구강 관리를 먼저 하는 것이 바람직하다.
  ▸ 이때 소독약을 사용하면 구강 내 세균총이 사멸되어 세균이 번식하기 쉬우므로 수분을 함유한 멸균 거즈 등을 이용하여 구강 내 및 혀 위를 청결하게 닦아준다.
- 기능적 구강관리의 필요성 : 구강관리 시 혀의 움직임을 유발하는 자극을 입력하는 것도 가능하며, 손가락 빨기, 구강 내 탐색 활동, 혀의 스트레칭 및 혀에 대한 저항 운동 등 기능적 측면의 접근이 가능하다(그림 7).
- 타액 분비가 저하되어 구강이 건조한 경우, 타액선 자극을 통한 타액 분비 촉진도 동시에 시행하는 것이 좋다(그림 8).

memo 타액선의 종류와 분비되는 타액의 성질의 차이점

- 3대 타액선은 이하선(parotid gland) · 악하선(submandibular gland) · 설하선(sublingual gland)으로 구성되며, 타액은 장액성(serous)과 점액성(mucous)으로 나뉘며 그 분비 비율이 다르다.
- 장액성 타액은 음식의 습윤화, 소화 효소, 구강 내 pH 유지, 구강 세균총 조절 역할을 한다. 반면, 점액성 타액은 구강 보습과 윤활 효과를 제공해 구강 점막 보호 및 음식물의 마찰 감소를 통해 삼킴을 돕는다.
- 구강 건조가 있는 경우에는 점액성 타액선 자극이 필요하다. 점액성 타액은 설하선(60~70%)에서 가장 많이 분비되며, 그 다음으로 악하선에서 많이 분비된다.

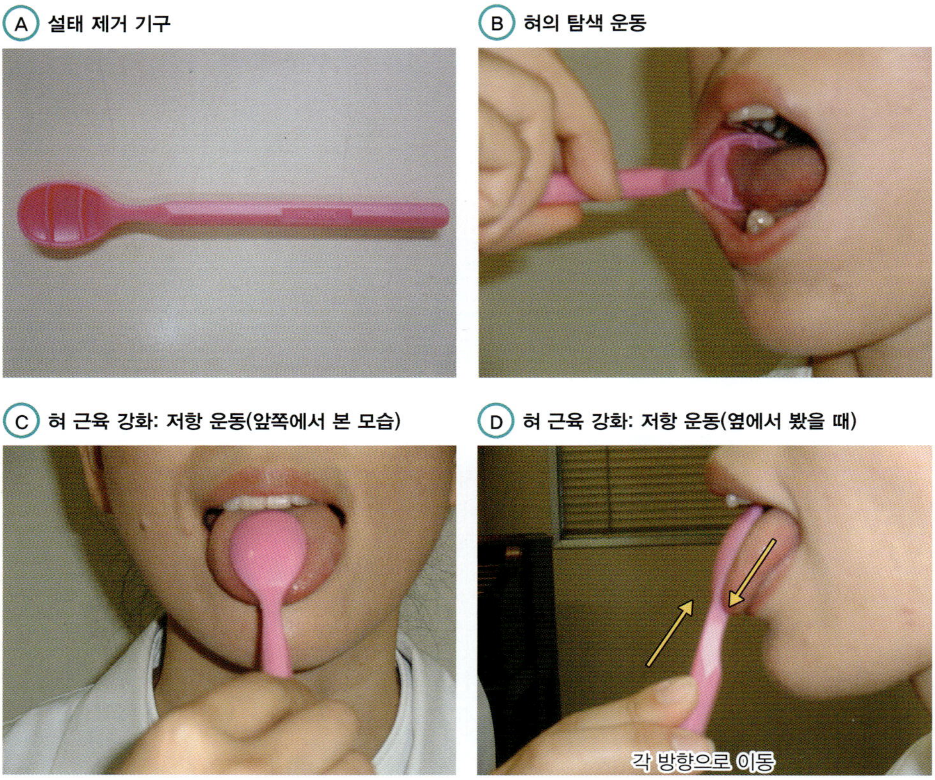
Ⓐ 설태 제거 기구
Ⓑ 혀의 탐색 운동
Ⓒ 혀 근육 강화: 저항 운동(앞쪽에서 본 모습)
Ⓓ 혀 근육 강화: 저항 운동(옆에서 봤을 때)
각 방향으로 이동

그림 7 ● 기능적 구강관리

B) 치료사는 기구의 면을 입안에서 부드럽게 변화시킨다. 설면이 기구에 밀착되도록 기구의 움직임에 따라 움직인다. C, D) 치료사는 기구의 표면에서 혀의 전방 돌출, 후퇴, 측면 등 각 방향의 움직임에 저항을 가한다. 각 방향 5회 반복한다.

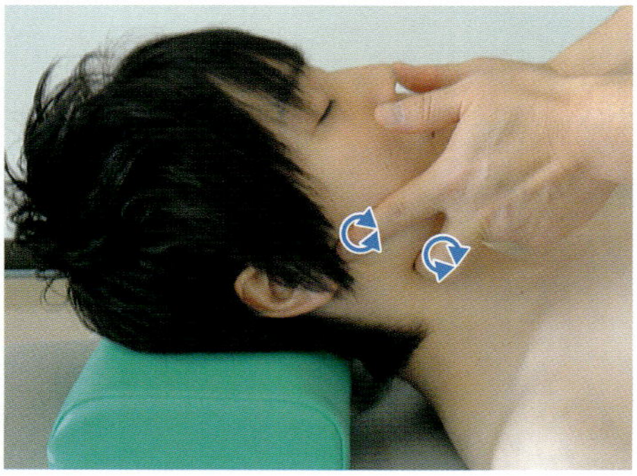

그림 8 ● 침샘에 대한 수작업 자극

악하선, 설하선의 위치에 손가락을 대고 가볍게 압박하면서 원을 그리듯 마사지하면 침이 분비된다.

4) 호흡 상태 개선

- 호흡 물리치료로 호흡 패턴을 개선하여 호흡과 삼키는 시점을 개선한다.
- 앞서 언급한 바와 같이 호흡상태 불량으로 인해 호흡보조근의 과활동이 발생하여 삼킴근의 근활성도가 저하되거나, 호흡 패턴의 교란으로 인한 삼킴과 호흡의 시점이 맞지 않아 흡인이 발생하기 쉽다.
  - 호흡 물리치료를 통해 흉곽의 확장성 개선, 구강호흡 → 비강호흡으로의 전환, 노력성 호흡의 개선을 도모한다. 이미 흡인성 폐렴 등으로 가래 제거가 필요한 경우에는 가래 제거를 중심으로 호흡 물리치료를 시행한다.

5) 앉은 자세 유지 능력 향상

- 앉은 자세 유지 시 반중력 신전 자세 유지, 경부-체간 정렬 개선을 한다.
- 척추 후만증(kyphosis)은 경부 과신전을 초래하고, 앉은 자세의 붕괴는 비대칭적인 경부 근육의 긴장을 유발하여 삼킴 시 후두 운동의 비대칭을 초래하여 연하곤란을 일으키기 쉽다.
- 섭식 활동을 하는 상지가 활동하기 위해서는 건측 상지가 앉은 자세 유지에서 벗어날 수 있을 만큼의 체간 기능이 필요하다.
- 삼킴 운동이 앉은 자세 유지에 작용하는 경부-체간근 활동이나 호흡 활동과 독립적으로 수행될 수 있도록 하는 것을 목표로 한다.
  - 마비측 하지와 골반의 지지력을 높이고, 경부-체간의 항중력 신전 활동을 촉진한다.
  - 지지면을 인지하고, 상황에 맞는 자세 근육의 긴장으로 과제를 수행할 수 있는 수준까지 동적 앉은 자세 균형 연습을 한다.
  - 마비측 상지의 활동 저하로 인한 불량한 자세를 조장하지 않도록 마비측 상지의 운동성 향상 연습을 실시한다.

6) 경부 근육 긴장 개선

- 머리를 몸통에 대해 좋은 자세를 유지하기 위해서는 경부주위근육의 작용이 중요하다.
- 경부주위근육군은 삼킴의 주요 근육인 전경부근육군의 활동에 큰 영향을 미친다.
- 경부 가동범위에 따라 경부 주변 근육의 근긴장을 평가할 수 있다. 특히 신근 및 일측성 회전근과 측굴근의 긴장이 증가하기 쉽다.
  - 지속적 스트레칭 등을 실시하여 가동성을 유지한 후 좋은 정렬로 유지하는 것이 필요하다(그림 9~14).
  - 토미타(冨田)가 제안하는 **생태심리학적인 접근법**[1]에서 경부 유도 흔들기 운동에 의한 정중축의 성립과 동적 안정화의 획득을 달성하는 방법도 유용하다(그림 15, 16).

memo 생태심리학적인 접근

신체의 운동과 지각의 순환 흐름을 개선하는 것의 중요성을 보여주고, 능동적으로 움직임 환경에 작용하여 신체 도식이나 동작 패턴을 자신이 적응할 수 있는 것으로 갱신하고, 자기조직화를 촉진하는 치료를 권장하고 있다.

Ⓐ 전굴

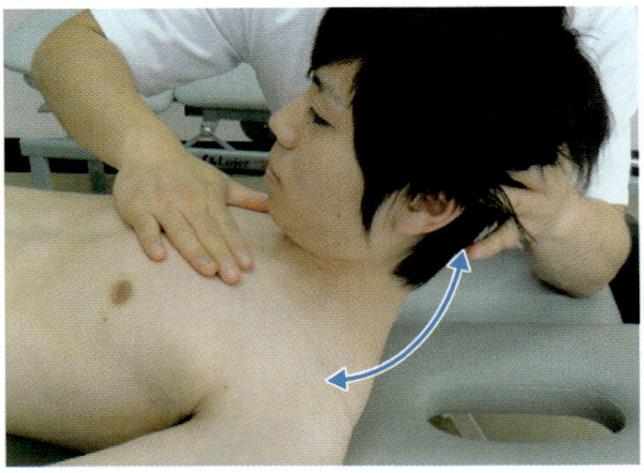

Ⓑ 측굴곡 및 회전

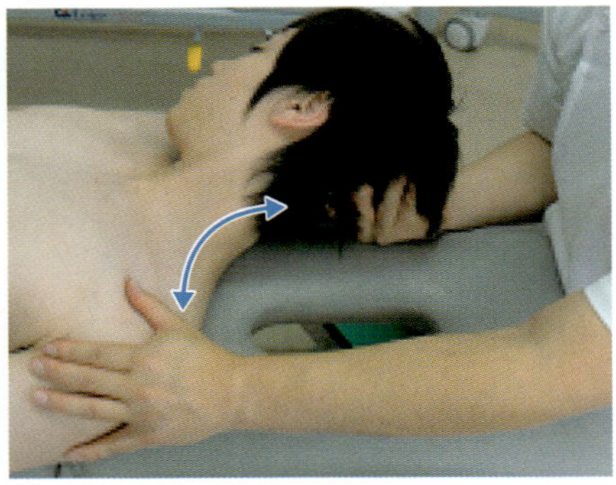

그림 9 ● 경부주위근의 스트레칭 : 전굴, 회선, 측굴 방향
시작과 멈춤 사이를 손으로 잡아당겨서 통증이 없는 범위에서 수십 초에 걸쳐 충분히 근육을 스트레칭한다.

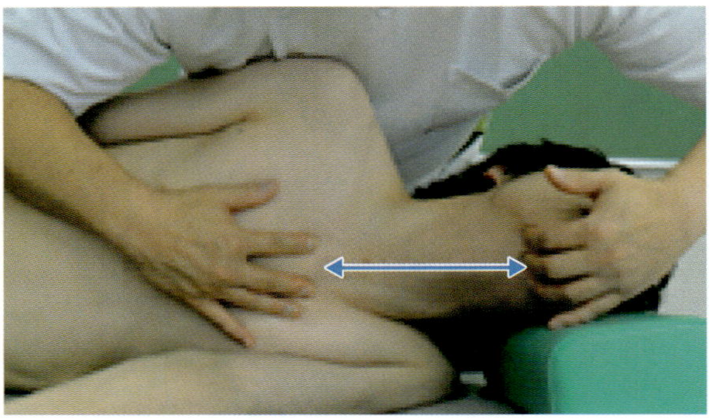

그림 10 ● 삼킴근의 스트레칭
전경부 근육을 스트레칭한다. 시작과 멈춤 사이를 손으로 잡아당겨서 통증이 없는 범위에서 수십 초에 걸쳐 충분히 근육을 스트레칭한다.

Ⓐ 상복부

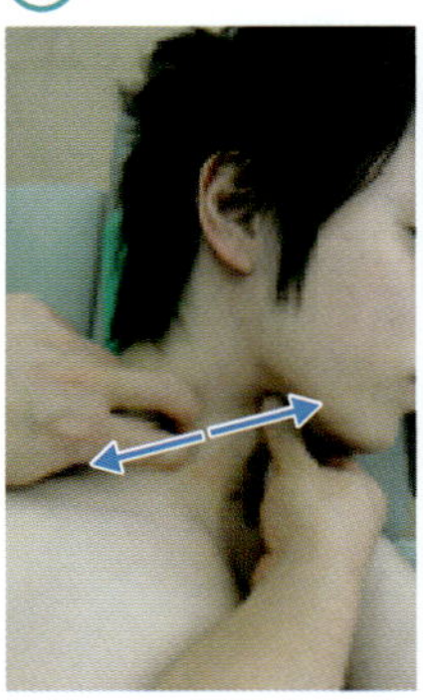

Ⓑ 하복부

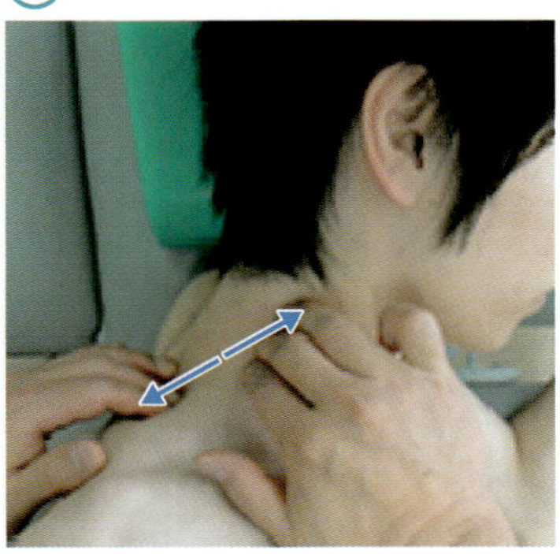

그림 11 ● 견갑설골근(omohyoid muscle)의 스트레칭
상복(superior belly)과 하복(inferior belly). 시작과 멈춤 사이를 손으로 잡아당겨서 통증이 없는 범위에서 수십 초에 걸쳐 충분히 근육을 스트레칭한다.

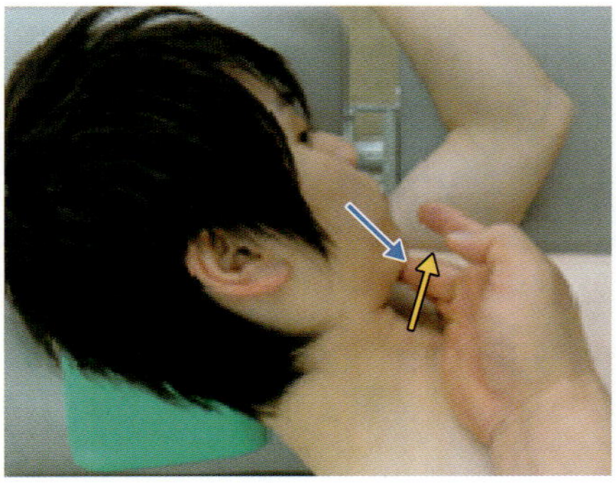

그림 12 ● 설골상근에 대한 맨손 저항 운동
옆으로 누운 자세에서 턱을 충분히 당긴 상태에서 유지(➔)하도록 지시하면서, 귀두부에 최대 저항을 가한다(➪). 숨을 내쉬면서 5초간 3~5 유지한다.

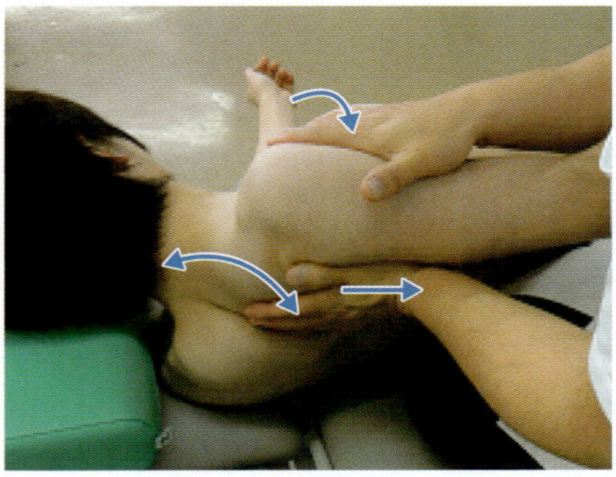

그림 13 ● 견갑골 주위 근육의 이완
자세에서 흉추의 신전과 전흉부의 확장을 측정하면서 견갑골을 각 방향으로 움직여 중립 자세로 설정할 수 있도록 한다.

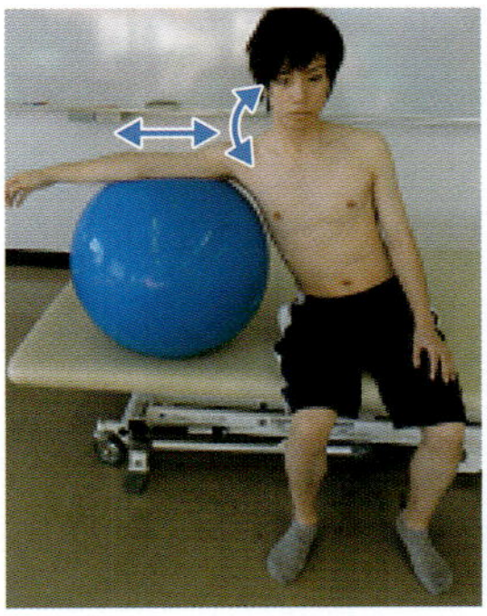

그림 14 ● 마비측 경부-체간 운동성 향상
앉은 자세에서 마비측 측면에 풍선을 놓고 옆으로 움직이면서 마비측 경부, 몸통의 운동성을 이끌어 낸다.

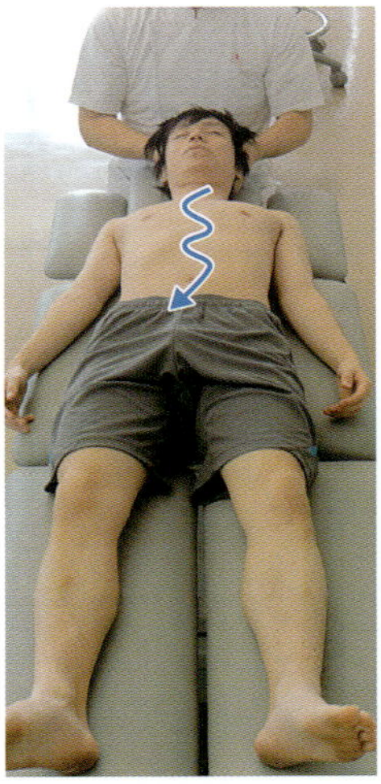

그림 15 ● 누운자세에서 수동적 흔들기 운동
등위에서 물리치료사가 머리를 잡고 수동적으로 정중앙을 중심으로 작은 진폭의 흔들기 운동을 한다.

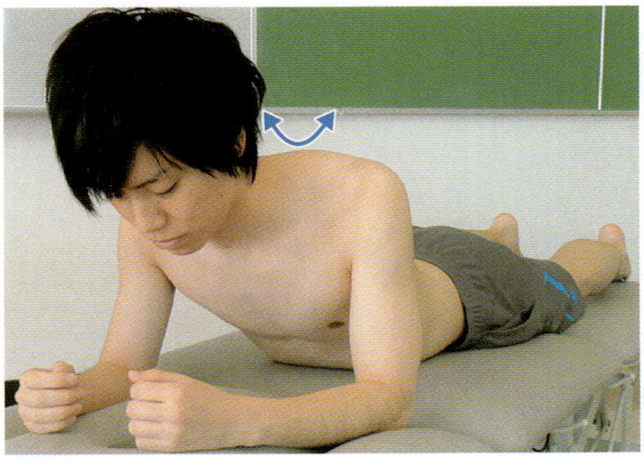

그림 16 ● 스스로 중앙을 중심으로 한 흔들기 운동
puppy position에서 중앙을 중심으로 작은 진폭으로 몸을 좌우로 흔든다.

7) 하악 안정화

- 하악은 씹을 때 8자 운동을 하며, 혀의 운동과 협동하여 씹기, 음식물 덩어리 형성, 먹이 공급을 수행한다.
- 하악과 설골(hyoid bone)은 설골근(geniohyoid muscle), 전두이복근(anterior belly of digastric muscle), 악설골근(mylohyoid muscle) 등으로 단단히 연결되어 있기 때문에 (**그림 17**), 혀 운동에도, 후두 전상방 거상 운동(anterosuperior laryngeal elevation)에도 하악의 안정화가 중요하다.
- 장기간 와상상태로 지내면, 하악의 하방 변위(downward displacemen) 및 후퇴(retraction)가 일어나고, 혀뿌리의 침하(glossoptosis)도 발생하기 쉬우므로 주의가 필요하다.
  - 하악의 위치를 정상화하기 위해 단축된 근육의 신장과 하악의 이동화가 중요하다(**그림 18, 그 림 19**).

8) 혀와 후두의 위치 및 이동성 개선

- 운동 시작 시 삼킴 기관의 위치와 운동 범위는 삼킴 운동의 시점과 크기에 영향을 미친다.
  - 특히 후두가 전상방으로 상승하는 것이 후두개 폐쇄 및 식도 입구부가 열리는데 중요한 역할을 하므로, 설골 상하근군의 수동적 스트레칭, 후두 및 설골의 운동화를 시행하여 운동성을 개선할 필요가 있다(**그림 19~21**).

9) 혀와 후두의 근육 활동 촉진

- 혀와 후두의 운동에 관여하는 근육군은 앞서 언급한 바와 같이 전신의 영향을 받지만, 그 영향을 최소화하기 위해 접근한 후, 삼킴근 자체에 직접적으로 접근해야 한다.
  - 삼킴근의 기능이 불충분한 경우, 저항운동 등을 이용하여 근활동 촉진 및 근력 강화를 시행한다(**그림 12**). 자발적 운동이 부족한 경우 저주파 전기 자극이 효과적일 수 있지만, 표면 전극으로 자극하면 반드시 목표 근육을 자극할 수 없는 경우도 있기 때문에 충분한 관찰이 필요하다.

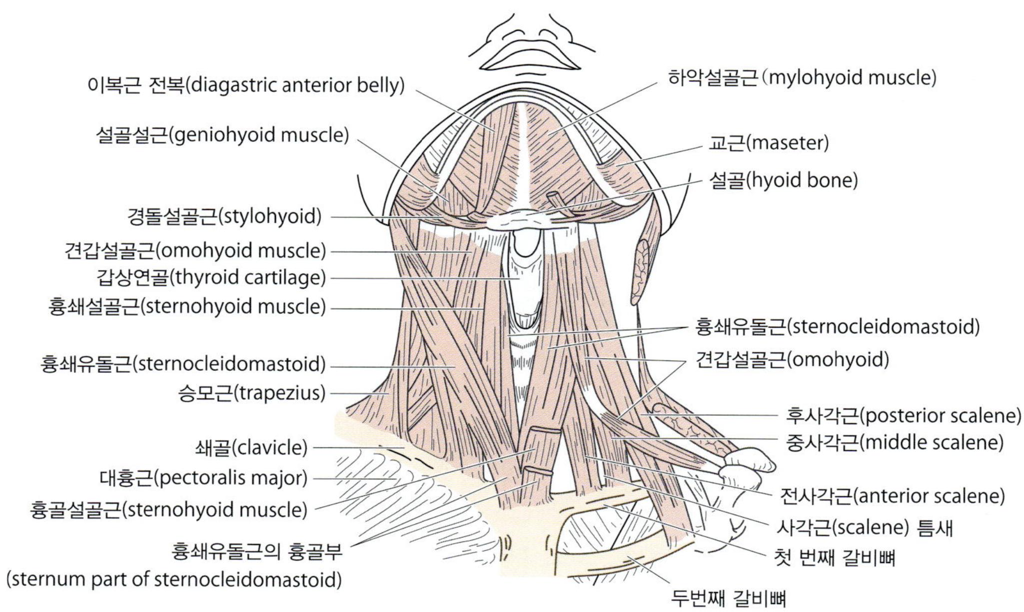

그림 17 ● **전경부 설골-후두와 설골 상-하부 근육군의 위치 관계**

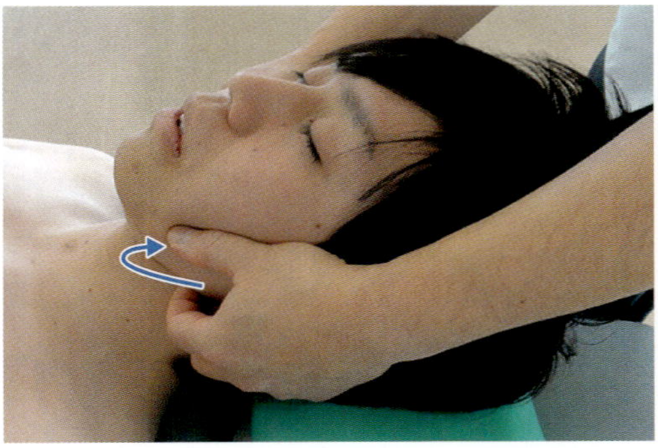

그림18 ● **하악 위치 수정**
하악골을 양손으로 쥐고 관절와에 안착하여 대칭이 되는 방향으로 이동을 시행한다.

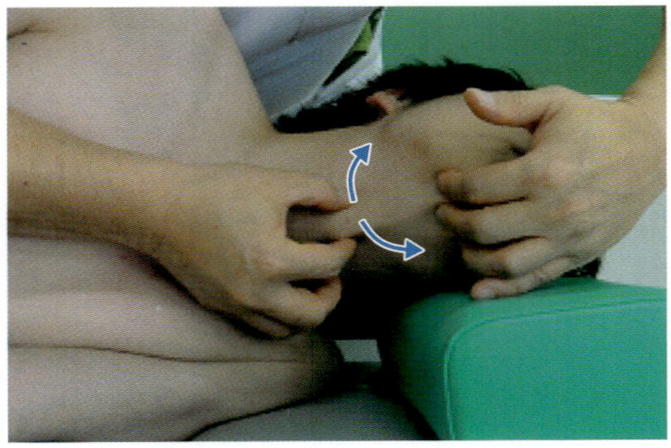

그림19 ● **후두의 이동화**
하악을 고정하고 갑상연골을 파악하여 좌우 및 전방으로의 움직임을 유도한다.

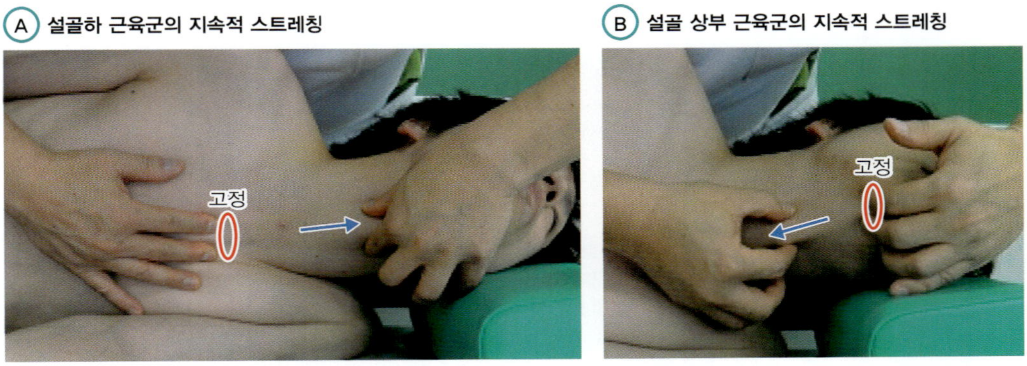

그림20 ● **후두 위치 개선을 위한 접근법(설골 상-하부 근육군의 개별적인 스트레칭)**
근육의 정지부인 흉골과 늑골을 고정한 상태에서 갑상연골이 정지부로부터 멀어지도록 움직이고, 필요에 따라 설골상근과 설골하근을 스트레칭한다.

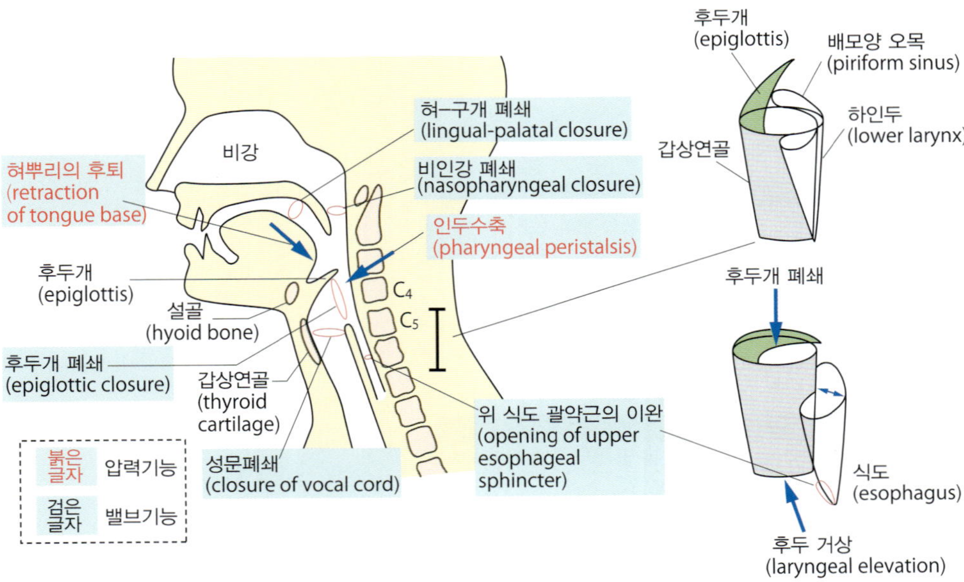

그림21 ● **삼킴 시 각 부위의 기능과 역할**
문헌2에서 인용.

2 사례 소개

A. 사례

- 54세 남성, 9년 전 우측 피각(putamen) 출혈로 발병.
- 아내의 간병으로 자택에서 방문 재활 및 방문 간호를 받고 있었다.
- 구강관리가 충분히 이루어지고 있음에도 불구하고 5년간 8번의 흡인성 폐렴으로 인한 입원을 반복하고 있었다

B. 연하장애에 대한 중재

- 물리치료사가 기존에 시행하던 호흡 물리치료, ROM 운동, 앉은 자세 연습 등으로는 흡인성 폐렴을 예방하지 못하고 대증요법이 되었기 때문에 연하장애에 대한 개입으로 프로그램을 변경하였다(그림 22, 23).

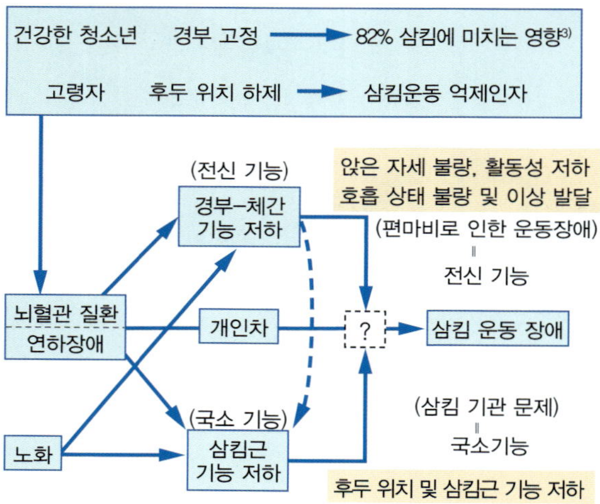

그림 22 ● 뇌졸중으로 인한 연하운동장애의 문제 구조
뇌졸중 환자는 편마비로 인한 운동장애의 요소와 연하장애, 노화로 인한 요소를 겸비하고 있다.

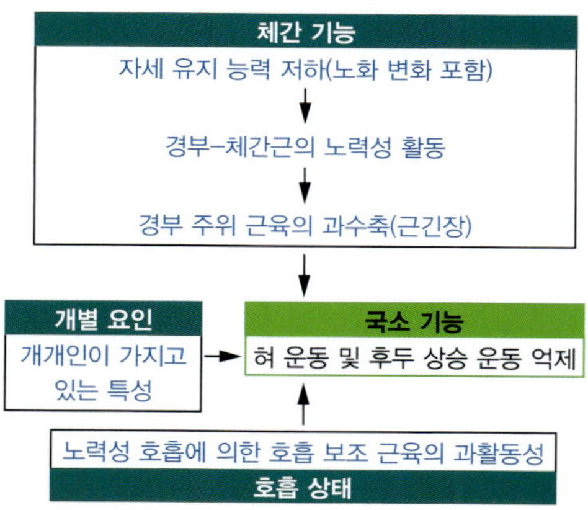

그림 23 ● 연하운동장애의 구성요소

- 항시 누워서 입을 벌리고 누워있던 상태(그림 24)에서 하악 정렬 교정(그림 25A), 설골-후두의 이동화(그림 25B), 설골 상-하부 근육군 스트레칭(그림 25C) 등을 시행하고, 아내에게도 앞서 설명한 입닫기를 유도하는 접근법을 지도한 결과, 입을 닫고 있는 상태로 개선되었다(그림 26B). 그 후 2년 이상 흡인성 폐렴이 발생하지 않았다.

Ⓐ 누운 자세(상시 개방 상태)

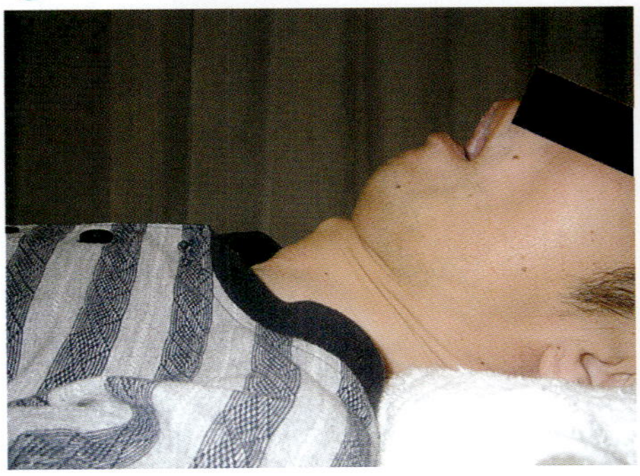

Ⓑ 전신 모습(비대칭 사지 위치)

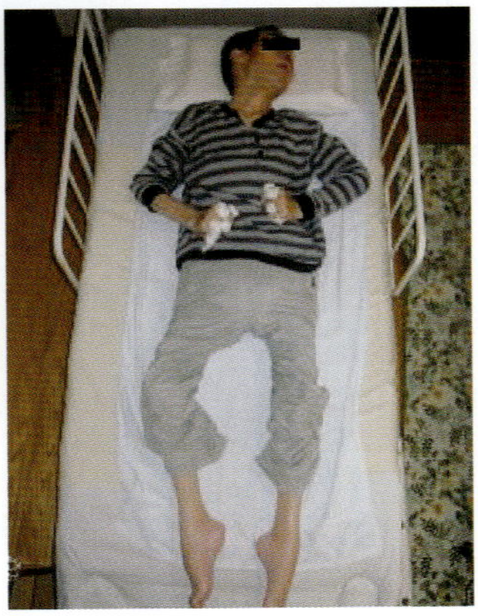

그림 24 ● **사례 소개(개입 전)**
54세 남성, 9년 전 외피출혈 발생. 주 1회 방문재활 시행(호흡 물리치료, ROM운동), 5년간 8회 폐렴으로 입원.

Ⓐ 하악의 부정교합 교정

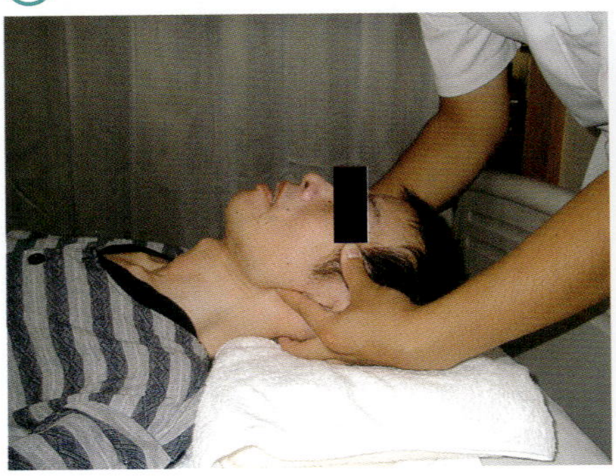

Ⓑ 설골-후두 이동화

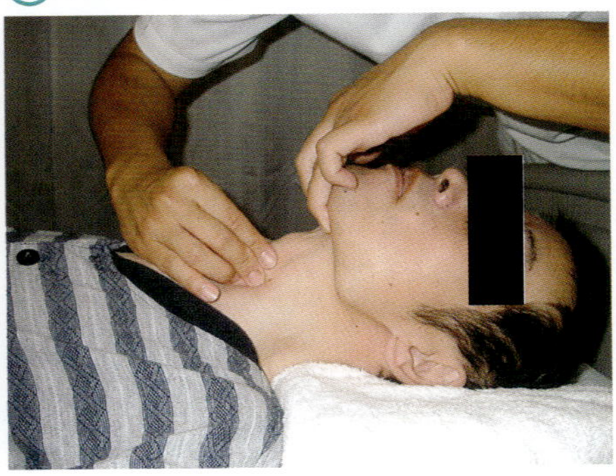

Ⓒ 설골 상-하부 근육군 스트레칭

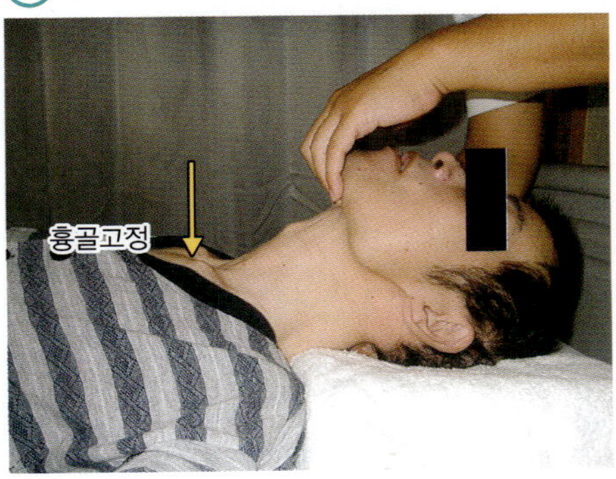

그림 25 ● **치료 장면**

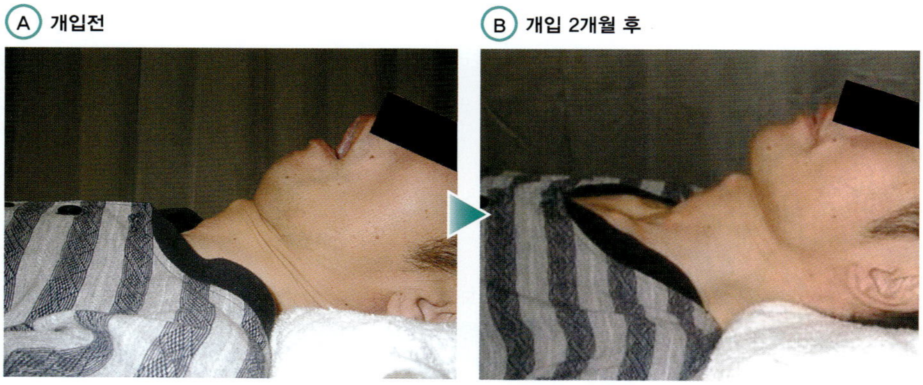

그림 26 ● 개입 내용 변경에 따른 변화
하악의 후하방 후퇴가 개선되어 입을 다물 수 있게 되었다. 중재 후 2년 이상 흡인성 폐렴이 발생하지 않았다.

〈문헌〉

1) 冨田昌夫：生態心理学的アプローチ．理学療法学，36：402-405，2009
2) 吉田 剛：実践編 11 噛むことや飲み込むことがうまくできないときにはどうしたらよいか？「脳卒中に対する標準的理学療法介入」（潮見泰藏/編），pp118-133，文光堂，2007
3) Stambolis V, et al：The effects of cervical bracing upon swallowing in young, normal, healthy volunteers. Dysphagia, 18：39-45, 2003

7. 어깨 손 증후군

요시다 츠요시(吉田 剛)

Ⓐ지식의 정리 Ⓑ재활프로그램

POINT

1 역사에 비추어 어깨 손 증후군(shoulder hand syndrome)의 병태를 이해한다.

2 어깨 손 증후군의 증상은 시간이 지남에 따라 변화하는 통증 과민성, 이질통(allodynia), 부종, 자율신경증상 등이 있다.

3 어깨 손 증후군의 진단은 SHS 점수 및 보조 검사를 통해 진단한다.

4 물리치료가 치료의 중심이지만, 발병 원인 중 하나가 될 수 있음을 이해하고 발병 예방에 중점을 둔다.

1 병태

- 어깨 손 증후군(shoulder hand syndrome: SHS)은 신경병증성 통증의 하나이다. 복합부위통증증후군(complex regional pain syndrome: CRPS) 중 신경손상이 없이 통증과 자율신경증상을 나타내는 type1에 해당하며, 통각변조성 통증(nociplastic pain)의 요소를 포함한다고 알려져 있다.
- 뇌졸중 편마비 중증 환자 중 50세 이상의 중장년층에서 많이 발생하며, 상지 Brunnstrom Recovery Stage(BRS) Ⅲ 다음 사항을 수반하기 쉽다.
- 외상 후 비정상적인 교감신경 항진 상태로 인해 국소 혈류가 저하되어 악순환이 발생한다고 알려져 있지만, 반드시 교감신경 차단 등의 치료가 효과적인 것은 아니며, 비의존적 유형, 반대로 악화되는 유형도 있다.
- **외상으로** 인한 골절, 탈구, 타박상, 염좌, 의료행위인 주사, 수술, 깁스 고정, **관절가동범위**(ROM) **운동으로 인한 충돌**(impingement) 등도 유발 요인이 될 수 있다. 그 외 **심근경색, 뇌혈관질환, 대상포진** 등의 질환에 동반되어 발병하기도 한다. 유발 요인에 이어 한달 정도 늦게 발병하는 경우가 많다.

memo **RSD와 CRPS, SHS의 정의의 역사적 경위**

1867년	Mitchell이 말초신경 손상 후 참을 수 없는 통증의 상태를 작열통(causalgia)이라고 명명했다.
1900년	Sudeck은 경미한 외상 후 발생하는 고통스러운 뼈 위축을 골위축증(Sudeck's atrophy)이라고 명명했다.
1946년	Evans가 위의 병태에 교감신경의 관여를 강조하여 반사성 교감신경이영양증(reflex sympathetic dystrophy: RSD)이라고 명명하였다.
1947년	Steinbrocker가 어깨의 유통성 운동장애에 부종을 동반한 병태를 발견하고 어깨 손 증후군(SHS)이라고 명명하였다.
1977년	Lankford가 반사성 교감신경이영양증을 5가지로 분류 [causalgia(major & minor), traumatic dystrophy: (major & minor), shoulder hand syndrome] 했다.
1986년	국제통증학회(IASP)의 만성통증 분류 제1판 발표.
1994년	국제통증학회(IASP)는 만성통증분류 제2판에서 위의 RSD 분류를 복합부위통증증후군(CRPS)으로 통일하고, 기존의 RSD를 type1(SHS는 여기), 카우걸증을 type2로 분류하여 판정기준을 작성하였다.
2020년	IASP는 국제질병분류(ICD-11) 개정에 따라 만성통증분류 3판을 발표하면서 복합부위통증증후군(CRPS)을 7개의 만성 일차성 통증 증후군 중 하나로 분류하였으며, 어깨 손 증후군은 만성 이차성 통증 중 만성 수술 후 및 외상 후 통증 중 하나로 분류하였다. 외상후 복합부위통증증후군(CRPS)으로 다루어지고 있다.

2 증상과 병기 분류

- 염증 증상 : 강한 통증, 부종, 피부색 변화.
- 신경증상 : 이질통(allodynia)
- 영양장애 증상 : 피부, 손톱, 뼈, 근육의 위축성 변화.
- 교감신경증상(혈관운동장애) : 피부온도, 발한 이상.
- 운동 기능 장애 : ROM 제한 및 기능적 동작 제한.
- 심리-정신적 영향 : 우울-통증에 대한 예측 방어적 반응, 폐용화.
- 병기와의 관계 : Steinbrocker의 병기 분류는 다음과 같다.
  - 1기 : 급성기(3개월) : 외상 부위 국소 통증 → 작열감, 감각과민, 피부 발적, 발한 증가, 국소 부종, 6주 후 불시적 골 위축.
  - 2기 : 아급성기(3~9개월) : 통증이 심하고 광범위하며, 경직된 부종과 관절 수축, 피부-손발톱-체모 변화, 골 위축 균일화, 근육 위축.
  - 3기 : 만성기(9개월~2년) : 관절구축과 피부 위축 및 손발톱 변화 진행, 환부 전체 폐용화.

memo 이질통(allodynia)

일반적으로 통증을 유발하지 않는 자극으로 통증이 발생하는 상태로 정의된다. 자극의 종류에 따라 피부에 닿기만 해도 통증이 발생하는 곳을 mechanical allodynia, 움직임에 따라 통증이 발생하는 곳을 dynamic allodynia, 압력 자극 등 움직임을 동반하지 않고 통증이 발생하는 곳을 static allodynia, 온열에 의한 것을 heat allodynia, 추위에 의한 것을 cold allodynia로 구분한다. 온열에 의한 것을 heat allodynia, 한랭에 의한 것을 cold allodynia라고 한다.

3 검사 및 진단

- 어깨 손 증후군의 진단과 중증도 판단을 위해 Braus 등의 어깨 손 증후군(SHS) 점수[1]가 자주 사용된다(**표 1**).
  - SHS 점수는 12점 만점으로 점수가 높을수록 중증도가 높다는 것을 의미한다.
- 보조적으로 이루어지는 검사
  - 통증의 정도 : Visual Analog Scale(VAS), Face Scale(**그림 12**)
  - 감각검사 : 포괄적인 감각기능평가(Quantitative Sensory Testing: QST), 신경계(감각신경 자동검사장치)
  - 부종-부종 정도 : 둘레 길이, 압흔, 손가락 정점파
  - 발한 정도 : 발한량 측정 장치
  - 국소 혈류 상태 : 피부온도(체온 측정) 뼈 위축 : 뼈
  - 단순 X-선 촬영, 뼈 신티그래피

표1 ● 어깨 손 증후군(SHS) 점수

통증	0: 없음	1 : 경증	2: 중등도	3 : 중증
붓기	0: 없음	1 : 경증	2: 중등도	3 : 중증
어깨 관절 외전	0 : 정상	1 : 90 °이하	2 : 60°이하	3 : 30°이하
어깨 관절 외회전	0 : 정상	1:30°이하	2 : 15°이하	3 : 0 °이하

4 치료

- 약물요법 : 초기 스테로이드 요법, 뉴로트로핀 요법, 칼시토닌 요법, 교감신경차단제, 항우울제, 항경련제(간질약) 등이 보고되고 있다.
- 침습적 치료 : 성상신경절 차단술, 경막외 차단술, 교감신경절제술, 척수자극술 등.
- 물리치료 : 물리치료, 운동치료.
- 심리치료 : 인지행동치료.
- 이 중 특히 물리치료가 통증 완화 및 ROM 제한으로 인한 생활상의 문제 해결에 중심적인 역할을 하고 있다.

memo

뇌졸중 치료 가이드라인 2015[2] 까지는 마비측 어깨의 문제로 항목이 있었으나, 2021 년 개정판[3] 에서는 언급이 없어졌다.

〈문헌〉

1) Braus DF, et al : The shoulder-hand syndrome after stroke: a prospective clinical trial. Ann Neurol, 36 : 728-733, 1994
2) 「脳卒中治療ガイドライン2015」(日本脳卒中学会 脳卒中ガイドライン委員会/編), 協和企画, 2015
3) 「脳卒中治療ガイドライン2021」(日本脳卒中学会 脳卒中ガイドライン委員会/編), 協和企画, 2022

7. 어깨 손 증후군

요시다 츠요시(吉田　剛)

O Do!

1 운동요법의 준비로 물리치료를 병행하여 교감신경 억제 상태를 만든다.
2 통증이나 부종이 심해지지 않도록 천천히 애호적으로 움직여 과잉반응을 줄인다.
3 철저한 부종 제거, 지속적인 스트레칭을 통해 ROM 확보
4 적절한 포지셔닝 등 24시간 자기관리 방법을 지도한다.

✕ Don't!

1 의료진이 관절에 미세한 손상을 입힐 수 있는 계기를 만들지 않는다.
2 부주의하게 통증을 유발하여 과도한 방어 반응을 유발하지 않는다.
3 부동 상태를 만들지 않는다.

- 이 장에서는 임상에서 흔히 접하는 SHS에 대한 물리치료적 접근법을 중심으로 설명한다.
- 노화로 인한 회전건개 파열, 이완성 마비로 인한 아탈구 등으로 발생하는 관절낭과 같은 연부조직의 지속적 신장에 의한 염증과 유착, 조기 치료나 ROM 운동으로 인한 충돌 등의 오용 증후군이 복합적으로 통증의 원인을 형성하는 경우가 많다.

1 포지셔닝

- 보조기: cock-up splint, 외전 보조기, Arm-Sling 등(그림 1~3)
  - ▸통증이 심한 경우, 국소적인 안정을 유지하기 위해 착용한다. 착용 시 착용으로 인한 통증의 변화가 있는지, 시간경과에 따른 변화는 없는지 확인한다.
- 누워있을 때
  - ▸바로 누운 자세: 상완골 후면의 공간을 채우고, 팔뚝의 위치에 따른 어깨 관절의 영향을 고려한다.
  - ▸옆으로 누운 자세(마비측 상부): 어깨 내전-내회전을 방지한다(그림 4).
  - ▸옆으로 누운 자세(마비측 하부): 어깨가 끼지 않도록 한다.
- 앉은 자세 시: 통증이 있으면 Arm-Sling 등을 착용한다(삼각대는 간편하지만 어깨 내전, 내회전이 되고 아탈구 교정 효과도 불충분할 수 있으며, 체형에도 영향을 줄 수 있으므로 주의해야 한다). 휠체어 위에서는 쿠션 등으로 상지의 무게를 충분히 지지할 수 있도록 적절한 포지셔닝을 한다(그림 5).

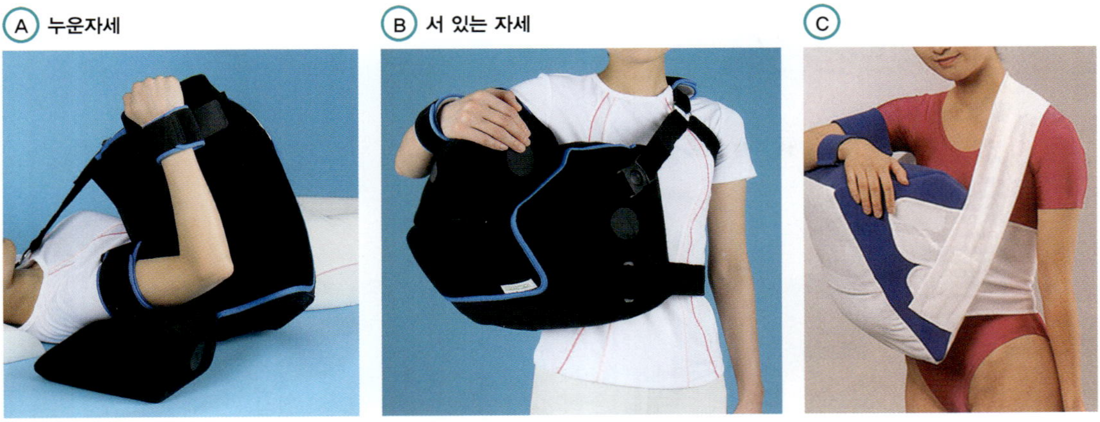

그림 1 ● 어깨 외전 보조기

A, B) REHABITECH Kenbag(이미지 제공: 주식회사 리하비텍). C) 에어백(이미지 제공: 나카무라 브레이스 주식회사).
A, B는 고정력이 높고, C는 가볍다.

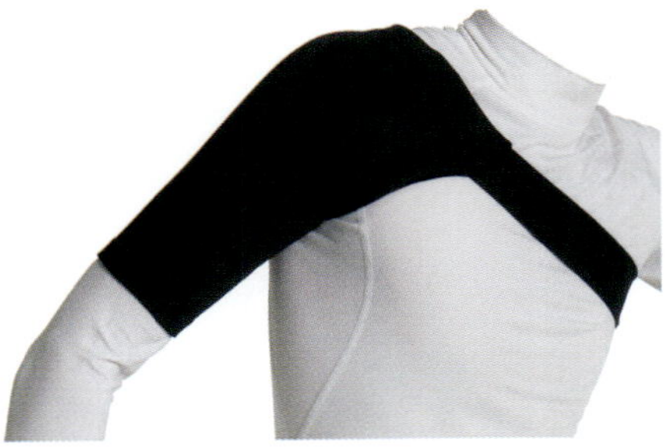

그림 2 ● 어깨 압박 서포터

상완골두를 관절와 방향으로 끌어당겨 준다.(이미지 제공: 아스메디 서포터 레벨4, 주식회사 디앤엠)

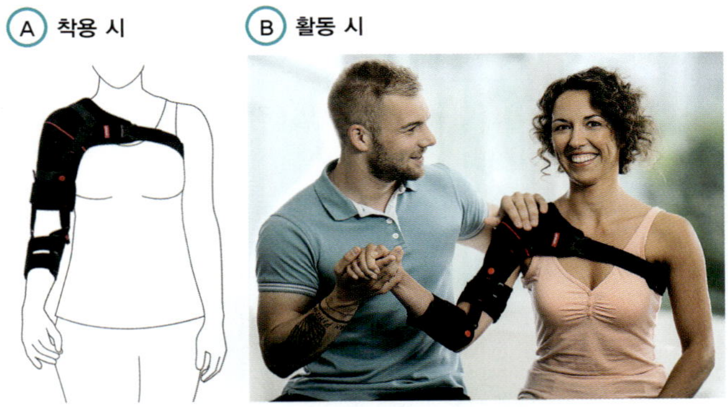

그림 3 ● 어깨 서포터(오모뉴렉사 플러스)

(이미지 제공: 오토복)

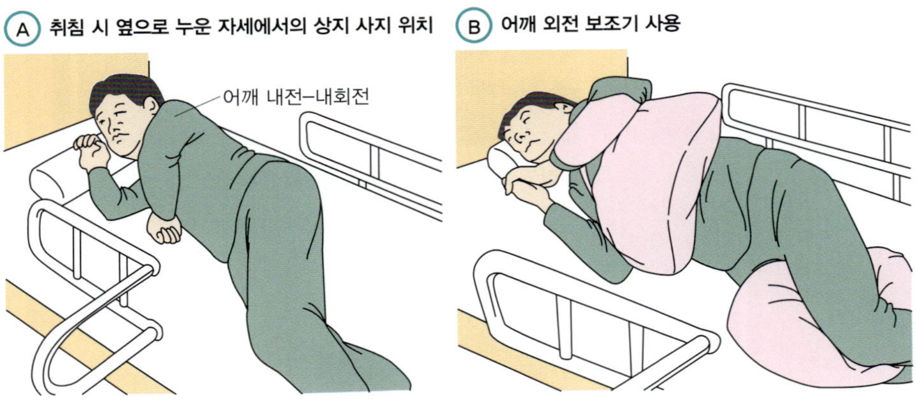

그림 4 ● 어깨 외전 보조기를 이용한 포지셔닝

A) 상지의 무게로 인해 어깨 내전-내회전이 일어나기 쉬워 통증을 유발하기 쉽다.
B) 옆으로 누운 자세에서도 어깨 관절 정렬은 양호하게 유지되어 통증이 발생이 줄어든다.

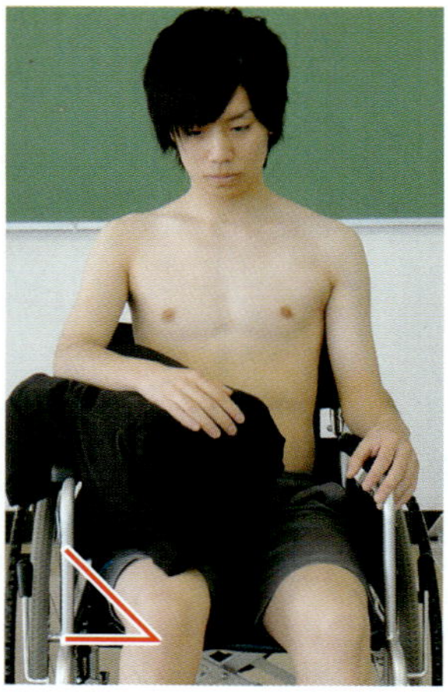

그림 5 ● 휠체어 상부 쿠션(우측 편마비측)
허벅지 바깥쪽에 웨지를 넣어 골반 대칭을 유지한다(그림 참조 ↘).
마비측 상지는 큰 쿠션에 올려놓고 상완골두가 관절와에 안착할 수 있는 높이로 설정하여 자세의 대칭을 맞춘다.

2 물리치료

- 핫팩이나 교대욕, 광선요법(직선 편광 근적외선 등, 그림 6), 경피적 신경자극(TENS) 등을 사용하는 경우가 많다.
- 성상신경절에 물리치료를 하면 교감신경 차단 효과도 기대할 수 있다(그림 6, 7).

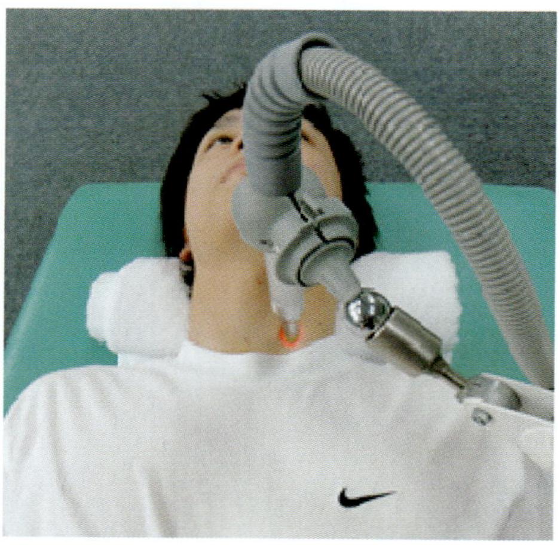

그림 6 ● 선형 편광 근적외선 요법
조용한 환경에서 경부 경부 경신전위 자세를 취한 후, 직선 편광 근적외선 치료기를 이용하여 제7경추 횡돌기 옆에 있는 성상신경절에 조사한다. 최대 출력 10W 모델의 경우 5분간 시행한다.

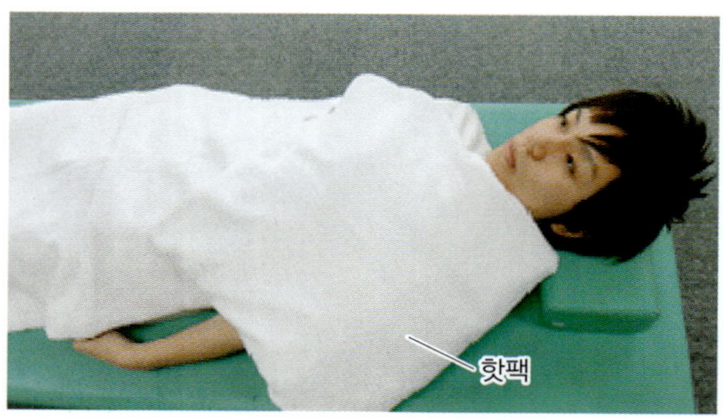

그림 7 ● 핫팩을 이용한 성상신경절 온열요법
경부 앞쪽에 대형 핫팩을 15~20분 정도 올려놓는다.

3 자세에 대한 접근

- 전신의 굴곡 및 내전 경향에서 벗어나기 위해 척추 신전 및 견갑골 상방 회전을 시행한다(그림 8C).
- 관절와(subglenoid)와 골두의 정렬을 교정한다(그림 1~5).

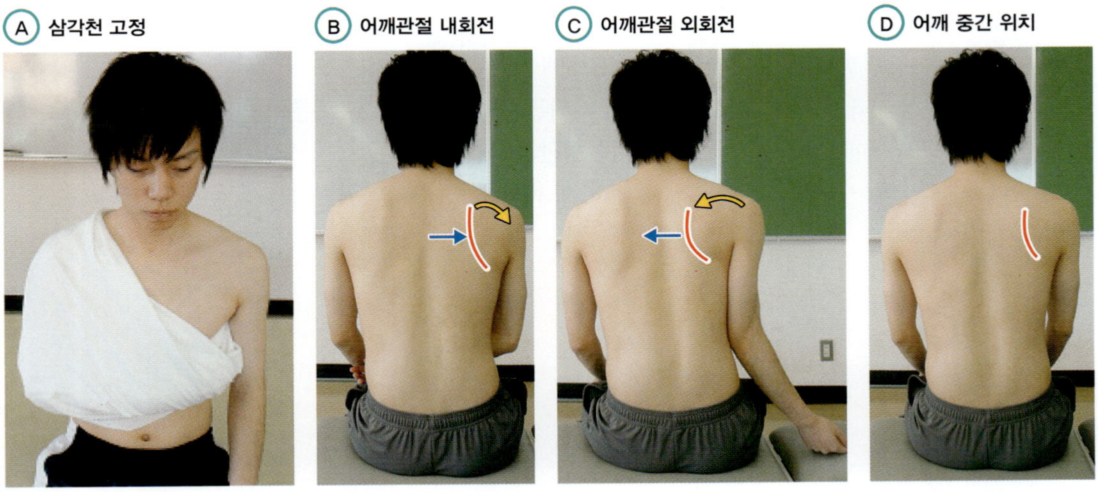

그림 8 ● 삼각대 사용 시 견갑골 위치 변화

A) 견갑골 내전-내회전이 되지만 이리타빌리티가 높을 때 필요, B) 견갑골 외전-하방 회전, C) 견갑골 내전-상방 회전 (견관절 아탈색 방지를 위해 필요), D) 본래의 위치.

4 부종 제거

- 손가락과 손관절에 대해 위치시킨 상태에서 구심성 마사지, 탄성 붕대나 끈을 이용한 말초에서 중추로 향하는 압박(그림 9), 자발적 운동을 이용한 정맥 환류 촉진 등을 시행한다.

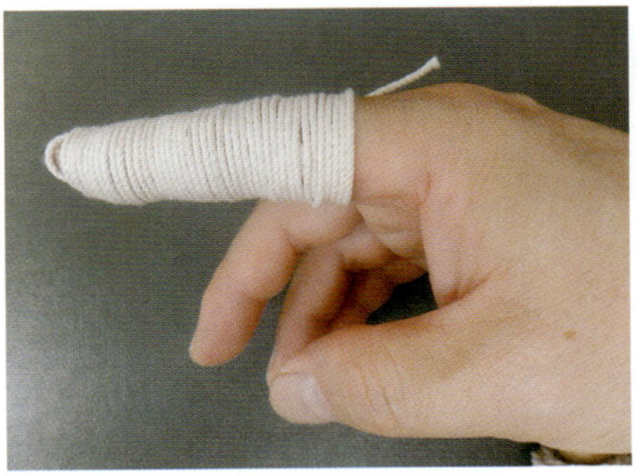

그림 9 ● 끈을 이용한 랩핑법으로 압박하는 방법(원위에서 근위까지)

5 ROM 운동

- 수동 및 능동보조운동(active assistive exercise)으로 움직일 때는 통증이나 과도한 근긴장을 유발하지 않는 속도로, **충돌이 발생하지 않도록 올바른 견갑상완 리듬을 유지하면서 부드럽게 움직인다**(그림 10, 11).
- 견갑골 상방 회전(scapular upward rotation), 견관절 외회전(shoulder external rotation), 전완 외회전(forearm supination), 수부 배굴(wrist dorsiflexion), 수지 중수지관절 굴곡 및 신전(MP joint flexion & extension) 통증을 유발하지 않는 범위에서 실시한다.
- 능동운동 시 운동연쇄의 영향으로 통증이 유발되는 경우, 수동적으로 움직임을 이끌어낸 후, 연쇄하는 경로의 근육군에 압박을 가하여 **연쇄를 차단하면서** 능동운동을 하도록 한다. 또한 올바른 운동 패턴을 재학습할 수 있도록 목표에 도달하게 하는 등의 **복합 운동 과제** 등을 섞어 관절 운동을 수행하게 한다.

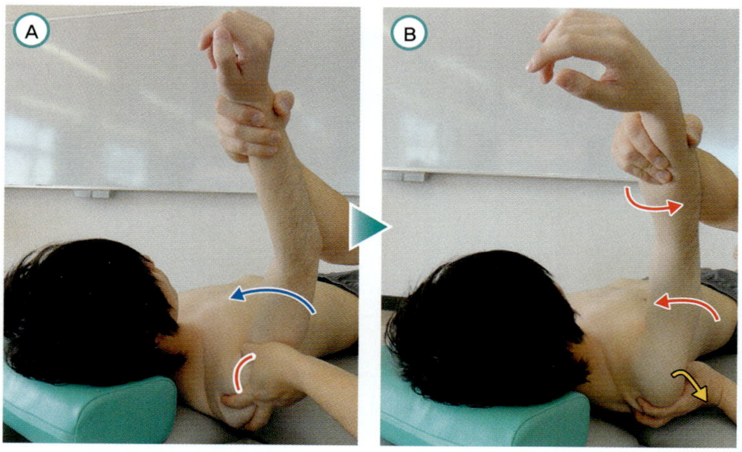

그림 10 ● 어깨 관절을 보호하는 ROM 운동

견갑골의 움직임을 동기화하여 어깨 관절 운동을 한다. 부드럽게 천천히 가동범위의 1/2 정도를 기준으로 한다.

A) 상완골두(—)를 수작업으로 관절와에 고정시키면서 견관절의 수동적 ROM 운동을 실시한다.(→은 어깨 굴곡 방향).

B) 어깨 관절의 움직임에 따라 발생해야 하는 견갑골의 움직임을 수작업으로 끌어내면서 (⇨) 수동적 ROM 운동을 실시한다(→은 어깨 굴곡 시 어깨 외회전 방향으로의 유도가 필요함을 나타낸다).

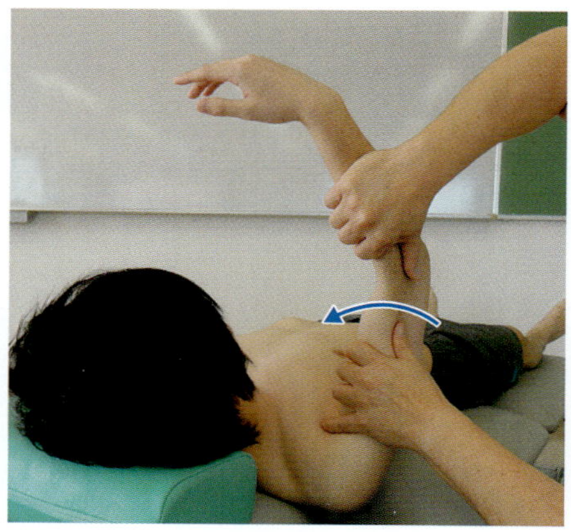

그림 11 ● 굴근군의 연쇄를 차단한 자동 보조 운동

치료사의 손은 상완과 전완의 굴근군을 감싸듯이 파악하여 원위부(손)에서의 운동이 어깨에 직접적으로 작용하여 통증을 유발하는 경험을 주지 않도록 가벼운 출력으로 어깨거상운동을 실시하게 한다.

6 일상생활 지도(오용 및 폐용 예방)

- 일상 생활에서 통증을 유발하지 않는 동작 방법을 사용하여 환자 측의 활동 참여를 유도하고, 자세 개선과 오용 및 폐용을 예방한다.

7 심리-행동학적 접근(이완, 상담)

- 통증으로 인한 두려움은 과도한 방어반응을 불러일으키고, 국소적인 스트레스를 강화시킬 수 있으므로, 통증이 없는 범위에서 움직일 수 있는 경험을 많이 하게 하면서 상황에 맞는 근긴장 상태에 가깝게 이완을 도모한다.
- 또한, 통증에 대한 느낌(정서)을 파악한다(그림 12). 통증에 대처하는 방법에 대해, 예를 들어 옷을 갈아입는 동작에서는 상지를 사용하는 일상적인 장면을 상정하여 몸의 사용법이나 힘을 주는 방법 등을 구체적으로 지도하여 적응적 행동을 이끌어 낸다.

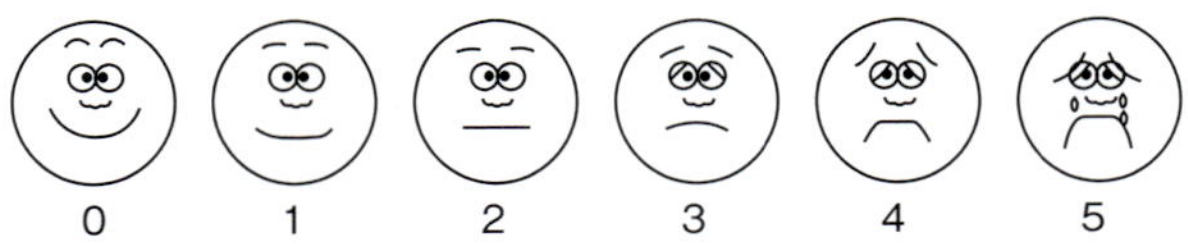

그림 12 ● 페이스-척도(Wong-Backwer faces pain rating scale)

8. 고위 뇌기능장애

타카스기 준(高杉 潤)

Ⓐ지식의 정리　　Ⓑ재활프로그램

POINT

1 고위 뇌기능장애 정의와 병태를 이해한다.
2 고위 뇌기능장애 평가의 중요성을 이해한다.
3 재활치료 현장에서 영향을 미치는 고위 뇌기능장애의 병태와 검사방법을 이해한다.

1 병태

1) 고위 뇌기능장애의 정의

- 고위 뇌기능장애는 예전에는 실어증, 실행증, 실인증 등을 의미했으나 최근에는 기억력, 주의력, 의욕, 의식, 운동 유지의 장애, 치매를 포함한 뇌기능 전반의 장애를 말한다.
- 고위 뇌기능장애라는 용어는 고유의 용어이며, 유럽과 미국에서는 이에 해당하는 용어는 인지기능 장애(cognitive dysfunction), 신경심리학적 장애(neuropsychological dysfunction) 등이 있다.

2) 재활치료에서 고위 뇌기능장애 평가의 중요성

- 고위 뇌기능장애 중에는 운동-동작에 직접적인 장애가 없어도 행위의 장애로 나타나는 것도 존재한다(예를 들어, 보행은 잘 할 수 있지만 길을 잃어 목적지에 도착하지 못하는 경우 등).
- 이처럼 동작이나 이동 중에 발생하는 고위 뇌기능장애는 물리치료 장면에서 발견되는 경우가 많다. 따라서 물리치료사는 고위 뇌기능의 장애의 특징을 알고 적절히 평가할 필요가 있다.

3) 발생기전(대뇌반구의 계층성과 측성화)(그림 1)

- 대뇌에는 기능적 계층성이 있으며, 낮은 단계인 일차 영역과 고차원적인 연합 영역으로 나뉘어져 있다. 1차 영역(1차 운동영역, 1차 체성감각영역, 1차 청각영역, 1차 시각영역)은 좌우 반구 간에 거의 동일한 기능을 갖지만, 연합피질은 기능적 좌우 차이(**측성화: lateralization**)가 있다.
- 또한, 대뇌의 측성화에는 오른손잡이와의 연관성이 있다.
  - ▸ 오른손잡이의 경우 우반구는 시공간 정보처리와 주의력, 비언어적 기억과 의사소통 등이 우세하고, 좌반

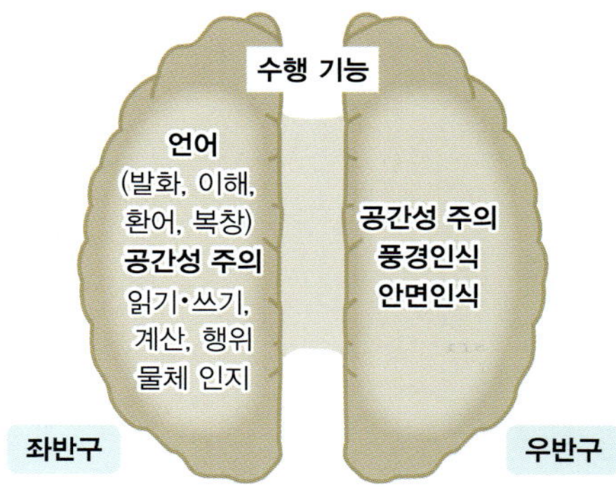

그림1 ● 대뇌반구 기능의 측성화

구는 언어적 기억과 의사소통, 계산, 읽기, 쓰기, 쓰기, 행위(운동학습) 등이 우세하다(**그림 1**).

- 따라서 우반구의 연합피질이 손상되면 좌반구의 공간이나 신체에 무시나 주의력 장애 등이 발생하고, 좌반구의 연합피질이 손상되면 실어증이나 실행증상이 나타난다.
- 한편, 왼손잡이나 양손잡이의 경우, 우반구 손상에서도 좌반구 공간무시 없이 실어증이 발생하거나, 좌반구 손상에서도 실어증이나 실행증이 없이 우반구 공간무시가 장기간 지속되는 경우가 있다.

- 우세손의 조사는 고위 뇌기능장애의 감별 및 예후 판단에 있어 필요하다. 우세 손잡이 판정에는 오래전부터 국제적으로 사용된 에든버러 우세손 검사(Edinburgh Handedness Inventory)나 일본인을 대상으로 고안된 H.N. 우세손 검사 등이 있다. 최근에는 현대적이면서도 국제적 비교 가능성이 높은 FLANDERS 우세손 검사가 개발되었으며, 그 일본어판(**표 1**)[1]도 보고된 바 있다.

표1 ● FLANDERS 우세손 검사

	항목	왼쪽	양쪽	오른쪽
1	글씨를 쓸 때, 펜을 어느 손으로 잡으시나요?			
2	식사할 때 숟가락을 어느 손으로 잡으시나요?			
3	양치질할 때 칫솔을 어느 손으로 잡으시나요?			
4	성냥을 사용할 때, 성냥개비는 어느 손으로 잡습니까?			
5	지우개로 글자를 지울 때, 지우개는 어느 손으로 지우개를 잡고 지우나요?			
6	바느질을 할 때 바늘을 어느 손으로 잡으시나요?			
7	빵에 버터를 바를 때, 칼을 어느 손으로 잡습니까?			
8	못을 박을 때, 양손 중 어느 손으로 망치를 잡으시나요?			
9	사과를 깎을 때 칼은 어느 손으로 잡습니까?			
10	그림을 그릴 때 펜이나 붓을 어느 손으로 잡습니까?			
	합계			

사용하는 손이 왼쪽이면 -1점, 오른쪽이면 +1점, 양쪽이라면 0점.
※「양쪽」이란 좌우의 손을 같은 정도로 사용하는 경우에만 해당한다.
판단은 합계점이 -5점 이하이면 왼손잡이, -4 ~ +4점이면 양손잡이, +5점 이상이면 오른손잡이로 판정한다.
점수가 높을수록 오른손잡이, 낮을수록 왼손잡이임을 나타낸다.
문헌1에서 인용.

4) 우반구 증상

- 우반구 손상 후에 나타나는 주요 고위 뇌기능장애로는 무시 증후군(neglect syndrome), 운동 유지 곤란(motor persistence), 시각실인증(visual agnosia) [얼굴인식장애(prosopagnosia), 지형실인증(topographical agnosia)], 길 찾기 장애(wayfinding impairment) 등이 있다. 무시 증후군에는 반측 공간 무시(hemispatial neglect), 반측 신체실인증(asomatognosia), 병태 실인증(anosognosia) 등이 포함된다.
- 무시 증후군의 특징은 환자 스스로 병의식이 낮고 적극적으로 본 증상을 호소하지 않기 때문에 낙상 등의 위험이 매우 높다는 것이다. 재활치료중 결코 간과해서는 안 되는 증상 중 하나이다.

5) 좌반구 증상

- 좌반구 손상에서는 실어증(aphasia)과 실행증(apraxia)이 나타난다. 실행증은 경험이나 학습을 통해 습득한 동작을 할 수 없게 되는 장애로, 운동마비나 감각장애, 실인증이나 실어증과 같은 고차적인 뇌기능 장애로 인한 것이 아니다.
- 하두정소엽(inferior parietal lobule) 앞쪽의 변연상회(anterior part of the supramarginal gyrus)의 손상에서는 관념운동실행증(ideomotor apraxia)이, 각회의 뒤(posterior part of the angular gyrus)에서는 관념실행(ideational apraxia)이 발생한다고 알려져 있다.
  - ▸이러한 실행을 보이는 사례는 다양한 동작 습득의 학습 시 혼란을 일으키기 쉽고, 재활치료중에서도 대응에 어려움을 겪기 때문에 검사를 통해 실행의 유무와 정도를 파악하는 것이 필요하다.
- 또한, 좌반구의 후두엽, 측두엽 병변에서는 순수 실독증(alexia)이 발생한다. 문자나 숫자를 읽지 못해 이동이 어려워지는 경우도 있다(엘리베이터의 층수를 읽을 수 없고, 층수 버튼을 누를 수 없는 등).

6) 전두엽 증상

- 전두엽은 크게 ① 운동 관련 영역, ② 변연계(limbic system) 영역, ③ 전전두엽(prefrontal lobe)의 3가지 영역으로 나뉜다. 이 중 어느 영역이 손상되더라도 엄밀히 말하면 전두엽 증상이 되지만, 일반적으로 ② 또는 ③의 손상으로 발생하는 증상을 말한다.
- 전두엽의 주요 기능 중 하나인 수행기능은 일상생활에서 어떤 문제에 부딪혔을 때 이를 해결하기 위해 동원되는 일련의 복잡한 인지 및 행동 기능의 총칭으로, 전전두엽과 깊은 관계가 있다(**그림 1**).
  - ▸전전두엽이 손상되면 수행기능장애가 발생하여 스스로 목표를 설정하고 계획을 세우고 실제로 행동하며, 일상생활이나 업무 등의 작업을 효율적이고 효과적으로 수행하는 능력에 장애가 생긴다.
- ②의 변연계 영역은 전두엽 내측에 해당하며, 행위의 조절에 작용한다. 이 영역이 손상되면 병적 파악 현상(pathological grasp reflex)이나 도구의 강박적 사용 등이 발생한다(**2-3** 참조).

7) 주의력(attention) 장애

- 주의기능은 모든 인지활동과 행동의 심리적 기반이 되기 때문에 장애가 생기면 다양한 행동에 영향을 미친다. 뇌손상에 따라 주의력 장애는 크고 작은 장애가 발생한다고 알려져 있기 때문에 물리치료 평가에서는 초기 단계부터 일상적으로 검사하여 주의력 기능 상태를 파악하는 것이 필요하다.
- 신경심리학에서는 임상적 관점에서 주의력을 방향성과 일반성의 두 가지로 분류하고 있다.
- **방향성 주의**(orienting attention)는 외부 세계나 신체에 대한 방향 특정적 주의를 의미하며, 반측 공간 무시는 이 방향성 주의의 장애에 해당한다.
- **전반적 주의**(sustained attention)는 그 구성 요소에 따라 ① 각성(각성도)-경계성 또는 지속성, ② 선택성, ③ 주의에 의한 조절 기능(control functions of attention)의 세 가지로 분류된다[2]. 이 세 가지 요소는 각각 상대적으로 독립적인 기능으로 간주되고 있다.
  - ▸③의 주의에 의한 통제기능은 보다 의도적, 자발적으로 목적지향적인 행동을 통제하는 기능으로 전전두엽의 기능과 밀접한 관련이 있다.
  - ▸두 개 이상의 자극이나 과제에 동시에 주의를 기울여 수행하는 기능(분배적 주의, distributed

attention)과 한 가지 인지 활동을 일시적으로 중단하고 다른 정보나 과제에 반응하고 수행하는 기능(주의 전환, shifting attention)이 이에 해당한다.

▸ 전두엽의 손상으로 인해 주의 전환이 어려워져 보속증(perseveration)나 두 가지 이상의 일을 동시에 또는 교대로 인식하거나 수행하는 것이 어려워지는 경우가 많다.

2 검사 및 평가

1) 우반구 증상

A. 반측 공간 무시(USN: unilateral spatial neglect)

【증상의 특징 및 검사 개요】

- USN은 대뇌반구 손상측 반대편 공간에서 제시된 자극에 대해 보고 및 반응을 하지 않아 자극의 정위가 불가능한 증상이다.
- 우반구 손상 후 고위 뇌기능장애 중 좌측 USN이 가장 높은 빈도로 나타난다.
  ▸ 지면 검사에서는 지면의 왼쪽을 간과하거나 빠뜨리는 것이 관찰될 수 있다(그림 2, 3).
- 검사는 여러 차례의 책상 검사, 행동 장면의 관찰을 통해 복합적으로 판단한다.
- 좌측 편측무시의 경우, 주의의 방향성이 우측 상방으로 강하게 향하는 반면, 좌측 하방으로는 약하게 향하는 경향이 있다. 따라서 지우기 과제(cancellation task)에서는 좌측 하방의 지표(target)가 남아 있는 경향이 나타난다
- 표준화된 검사로는 행동성 무시 검사(behavioral inattention test: BIT)가 있다(그림 2).
- 동작 장면에서 USN이 두드러지는 경우도 있기 때문에 휠체어 조작, 보행, ADL 등의 행동 관찰도 실시한다.
- USN의 심각도 분류는 여러 가지가 있지만, 간단하게는 5단계로 분류할 수 있다(표 2)[6].

【검사 시 유의사항】

- USN을 보이는 경우, 모든 검사에서 양성으로 나타나는 것은 아니다.
- 검사는 한 종류만 하는 것이 아니라 여러 종류의 검사를 실시하여 누락된 부분이 없도록 해야 한다.

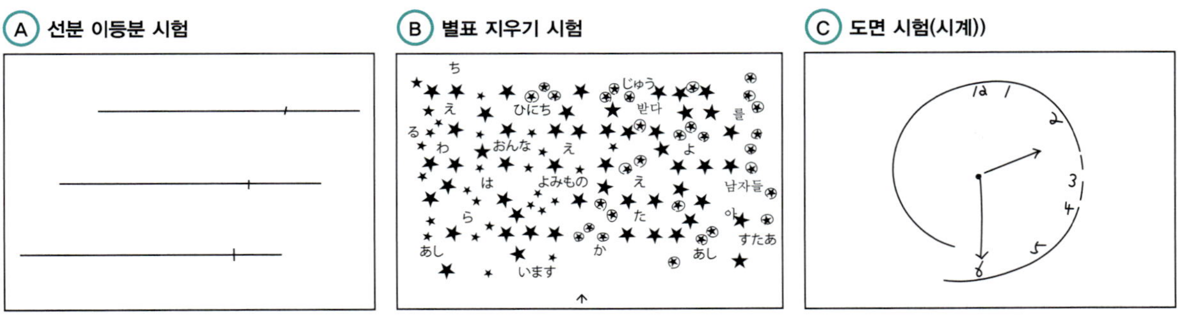

그림 2 ● 좌반측 공간무시 검사(behavior inattention test: BIT)와 소견

A) 선의 중심에 점을 찍게 하는 과제. 실제 중심에서 크게 오른쪽으로 치우쳐 있다. 문헌3을 바탕으로 작성.
B) 작은 별표 표시를 지운다. 왼쪽의 지표가 남아 있다. 문헌4에서 인용.
C) "큰 시계의 다이얼을 그리고 숫자와 바늘도 그려주세요" 라고 지시한다. 그림은 다이얼 왼쪽의 숫자가 누락되어 있다.

Ⓐ 선분 지우기 과제 Ⓑ 두 개의 데이지(double daisy) 모사 과제

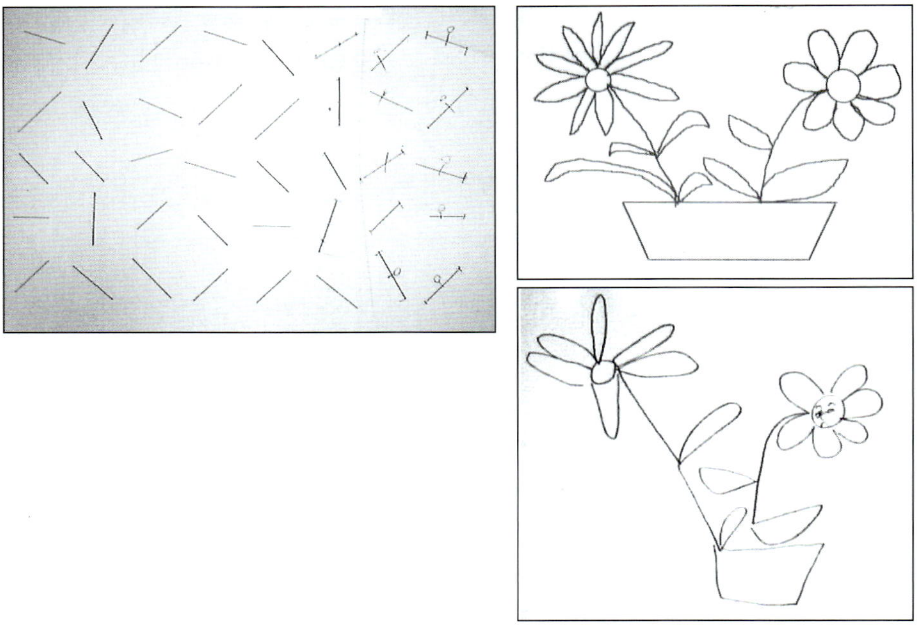

그림 3 ● 좌측 공간무시 검사(BIT)와 소견

A) 65세, 여성, 오른손잡이, 우측 중대뇌동맥 경색(발병 후 6개월).
세로 8열의 선분 중 오른쪽 3열의 위쪽 4줄까지만 지울 수 있었다. USN 중증 사례로 판단할 수 있다. 특징은 한번 체크한 선분을 다른 형태로 필요 이상으로 반복적으로 체크한 것이다(선분 양 끝에 체크와 중앙에 0표 표시를 한 것). 이러한 덧쓰기 행위는 "과서(paragraphia)" 이다.

B) 59세 남성, 오른손잡이. 우측 피질하 출혈(발병 2년 9개월 후).
본보기(위 그림)를 모방했다(아래 그림). 화분의 왼쪽이 극단적으로 짧고, 왼쪽 꽃의 왼쪽 잎과 꽃잎이 결여되어 있었다. 또한, 오른쪽 꽃의 왼쪽 아래 잎도 결여되어 있어 '중첩 현상' 이 나타났다. 오른쪽 꽃잎 중앙에 과제와 무관한 사람의 얼굴 '헤노헤모헤지(へのへもへじ)' 가 그려져 있어 '과서' 가 발견되었다.

표 2 ● 반측 공간무시 심각도 분류

학년	증상
1	간혹 한쪽 공간의 물체를 인식하지 못하는 경우도 있지만, ADL은 거의 지장이 없음.
2	양측 자극에 의한 소거현상이 나타나지만, 한쪽 자극은 인지 가능
3	한쪽 자극에서도 말단 부분을 무시하는 경우
4	한쪽만 자극을 주어도 모두 무시하며, 공간축 변위 및 붕괴 현상을 동반하는 경우가 많음.
5	한쪽을 완전히 무시하고 경부 우측 회전(right neck rotation), 공간축 변위 및 붕괴현상을 동반함

문헌6에서 인용.

- 왼쪽 USN이 심할 경우 오른쪽 공간에 대한 주의가 과도하게 집중되어 얼굴과 시선이 항상 오른쪽을 향하게 되고, 정중위 유지도 어려워질 수 있으므로 자세에 주의한다.
- USN은 왼쪽 공간뿐만 아니라 오른쪽 공간 내에서도 주의를 기울인 대상의 왼쪽을 무시하는 '중첩 현상' 이 관찰된다(그림 3B).

【물리치료 현장에서 실시할 수 있는 간편한 검사】

❶시각적 소거 현상(visual extinction)

- 검사자는 대상자와 마주 앉아 대상자의 얼굴에서 50cm 정도 떨어진 곳에 자신의 좌우 검지 손가락을 제시한다. 그 다음 좌우측 시야에 굴곡된 검지손가락의 시각 자극을 제시하여 지각되는 것을 확인한다. 양측 시야에 동시에 자극을 제시했을 때 양측 모두 인지되면 음성, 한쪽만 인지하고 다른 쪽을 놓친 경우를 양성으로 한다(**그림 4**).
- 다른 USN 검사에서 이상이 없고, 본 현상만 인정되는 경우, ADL이나 보행의 자립도가 높은 경우가 많아 예후가 좋은 USN 경증으로 판단된다. 그러나 많은 시각적 자극이 동시에 병렬적으로 요구되는 상황(실외 보행이나 자동차 운전 등)에서는 좌측 시공간 자극을 간과하기 쉬워 위험이 발생하므로 충분한 주의와 정밀한 검사가 필요하다.

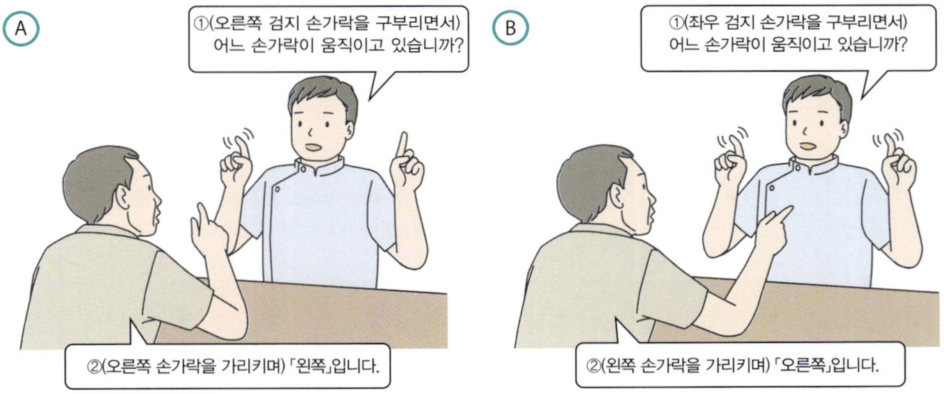
A
①(오른쪽 검지 손가락을 구부리면서)
어느 손가락이 움직이고 있습니까?
②(오른쪽 손가락을 가리키며) 「왼쪽」입니다.
B
①(좌우 검지 손가락을 구부리면서)
어느 손가락이 움직이고 있습니까?
②(왼쪽 손가락을 가리키며) 「오른쪽」입니다.

그림 4 ● 시각적 소거 현상(visual extinction phenomenon)의 검사(양성반응의 예)

A) 피험자가 보기에 왼쪽 단일 자극에 대해서는 대답할 수 있다.
B) 좌우 동시 자극에 대해서는 대상자가 왼쪽을 무시하고 오른쪽만 대답할 수 있다.

❷ 선분 이등분 과제(line bisection test)

- 용지에 그려진 수평 직선의 선분 중앙에 표시를 하는 과제이다. 선분 길이를 200 mm로 설정했을 때, 실제 중앙에서 10 mm 이상의 편위를 양성(陽性, positive)으로 간주한다. BIT(선분 203 mm, **그림 2A**)[3]에서는 정상 범위가 실제 중심에서 12.75 mm 이내로 규정되지만, 10 mm 이상의 편향도 편측무시로 간주할 수 있다고 보고 있다..

❸ 선분 지우기 과제(line cancellation test)(**그림 3A**)

- Albert(1973)에 의해 처음 고안되었다. A4 용지(원래 방법에는 20 × 26 cm) 위에 임의의 방향으로 배열된 40개의 선분에 표시를 하고 소거해 나가는 과제이다. 하나라도 무시하면 양성으로 간주한다. 경증의 경우는 왼쪽 하단에서만 일부 무시가 관찰된다.

❹ 기호 삭제 과제(symbol cancellation task)

- Weintraub & Mesulam 기호 지우기 과제(**그림 5**)[7]는 60개의 표적 기호를 지워야 하며, 한 개라도 놓치거나 실수하면 이상이라고 간주한다. 제한 시간은 2분 이내이다.
- BIT의 별표 지우기 과제(**그림 2B**)는 작은 별표(54개)를 지우고, 3개 이상을 놓치면 이상이라고 판단한다. 소요 시간 상한은 약 1분 40초이다. 경증의 경우, 선분 소거 과제와 마찬가지로 왼쪽

하단에 간섭자극이 많이 나타나며 난이도가 높아진다. 간섭 자극도 많아 난이도가 높아져 선택적 주의 기능 검사로도 동시에 실시할 수 있다.

❺ 도형모사·그리기 과제

- 예시의 관찰하는 방법이나 그리는 방법(절차나 필압) 등으로 판단한다(**그림 2C, 3B**). USN의 영향이 세세한 부분까지 반영되기 쉽기 때문에 지우기 과제나 선분 이등분 과제보다 USN의 검출력이 높다고 알려져 있다.

❻자세 및 행동 관찰

- 식사시에는 배식대 왼쪽에 남은 음식이 눈에 띄고, 심한 경우 오른쪽에 줄지어 있는 다른 사람의 접시에 젓가락을 뻗어 먹는다.
- 휠체어의 브레이크나 발판의 왼쪽 조작을 간과하거나 잊어버리는 일이 잦아진다.
- Catherine Bergego Scale 일본어판[8]은 평가자의 관찰과 환자의 자가 평가로 ADL상의 USN 상태를 판단한다. 두 점수의 차이에 따라 (USN의) 병적 실인증도 판단할 수 있다(**표 3**).

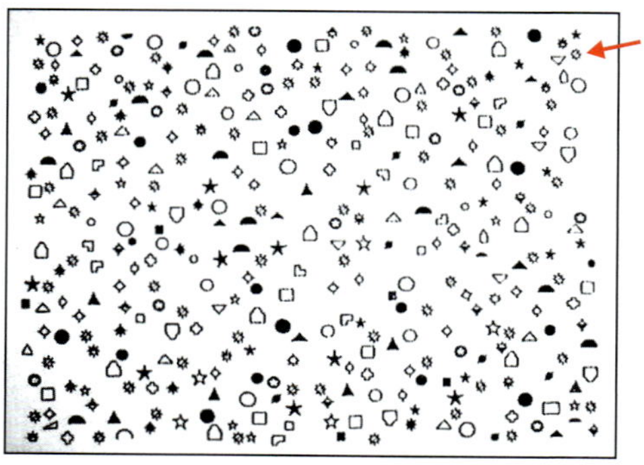

그림 5 ● Weintraub & Mesulam 기호 지우기 과제
표적 기호(→)는 총 60개이며, 2분이내에 모두 지우면 정상으로 간주하고, 하나라도 놓치거나 오류가 있으면 비정상으로 판단한다.
오른쪽 상단의 표적 기호(→)를 하나 지우고 시범을 보인 후 시작한다. 원래 반측 공간 무시 검사에 고안된[3]가 선택성 주의 기능도 동시에 검사할 수 있다.
문헌7에서 인용.

표 3 ● Catherine Bergego Scale 일본어판

각 항목과 점수(0 : 어려움 없음, 1 : 가끔 있음, 2 : 분명히 있음, 3 : 왼쪽 탐색 불가	0	1	2	3
1. 왼쪽의 정돈을 잊어버린다(머리 손질, 면도 등).				
2. 왼쪽 옷 입기 어려움(왼쪽 소매를 꿰매거나 왼쪽 신발을 신기가 어려움)				
3. 왼쪽에 있는 음식을 먹는 것을 잊는다.				
4. 왼쪽 이빨을 닦는 것을 잊는다.				
5. 왼쪽을 주시하기 어려움(왼쪽을 바라보기 어려움)				
6. 좌측 상하지에 대한 인식의 어려움(좌측 상하지의 배치 이상 또는 좌측 상하지를 사용하지 않음)				
7. 왼쪽에 대한 청각 주의력 저하(왼쪽에서 들려오는 소리나 목소리에 주의를 기울이지 못함)				
8. 이동 시 왼쪽으로 충돌				
9. 왼쪽 공간 파악이 어려움(알려진 장소에서도 왼쪽 길을 찾지 못함)				
10. 왼쪽에 있는 물건도 찾을 수 없다(방이나 욕실에서 왼쪽에 있는 물건을 찾을 수 없다).				
각 항목 0~3 점으로 평가 합계(0~30 점)				

평가자의 관찰과 환자의 자가 평가로 판단할 수 있다. 두 점수의 차이(평가자 점수-자가 평가 점수)가 클수록 (USN에서) 병태생리학적 실인증의 중증도가 높아진다.
문헌8에서 인용.

B. 신체에 대한 무시 증후군

【증상의 특징 및 검사 개요】

- 신체에 대한 무시 증후군은 마비된 사지의 자기 소속감 상실을 기반으로 하는 증상이다.
- 대부분 우반구 손상 후 좌측 상지에 발생한다.
- 증상은 특징에 따라 다음과 같은 4가지 증상으로 분류된다[9].

❶ 반측 신체실인증(asomatognosia)

▸ 반측 신체실인증의 기본은 마비된 팔다리를 자신의 것으로 인정하지 않는(단, 타인의 손이라고 호소하지 않는) 증상이다.

▸ 행동 장면에서는 반측 신체를 무시하고 마치 존재하지 않는 것처럼 행동하거나, 마비측 상하지의 배치 반응의 이상(부적절한 위치에 배치)을 보인다. 예를 들어, 침대나 휠체어에서 마비측 상지가 떨어져도 신경 쓰지 않는 등의 행동이 나타난다.

❷ 신체 파라프레니아(somatoparaphrenia)

▸ 마비된 쪽의 상하지(특히 상지)를 자신의 것이 아니라 다른 사람의 것이라고 주장하는 반측 신체실인증(hemispatial neglect)에 망상적 오인(delusional misidentification)이 결합된 증후.

▸ 마비된 팔다리에 대해 "다른 사람의 손이 올라가 있어서 무겁다" 고 말하거나, 의료진이나 가족의 손이라고 주장할 경우, 신체 파라프레니아(somatoparaphrenia)로 판단한다.

❸ 마비된 사지의 인격화

▸ 마비측 상지를 독립된 개체로 취급하는 증상.

▸ 예를 들어, 마비된 사지에 대해 애완동물이나 장난감, 타인의 인격, '●●님' , '이 아이' 라는 별명을 붙여 부르기도 한다.

❹ 편마비 혐오증

▸ 마비된 쪽 팔다리에 대해 극심한 증오와 혐오를 보이는 증상.

▸ 마비된 상지를 담요로 감추거나 눈을 돌린다.

- 일반적으로 급성기 증상으로 여겨지지만, 수개월까지 지속되는 경우도 있다.

【검사 시 유의사항】

- 반측성 신체 실인증은 행동으로 의심하고 질문으로 판단한다. 신체적 반신불수는 환자 스스로의 호소에 의해 발견되는 경우가 많다.

  ▸ 임상에서는 Somatoparaphrenia가 제3자에게 더 쉽게 발견되지만, 양자는 동등하게 존재한다고 알려져 있다.

【검사의 실제】

- 신체에 대한 무증후군의 검사방법을 제시한다(**표4**)[10].
- 그 반응에 따라 4가지 증상으로 분류된다.

C. 병태생리

【증상의 특징 및 검사 개요】

- 명백한 병적 상태가 보이는데도 이를 인지하지 못하는 현상을 말한다.
- 대부분 좌측 편마비 마비 상하지에 발생한다.

- 병적 실인증은 자발적인 호소가 없다. 검사자의 질문에 대한 환자의 언어적 표현에 의해 그 존재가 드러난다.
- 신체의 부분적인 장애를 인정하지 않을 뿐만 아니라 질병 자체를 부정하는 경우도 있다.
- 간단한 평가 척도로는 Bisiach의 중증도 점수(**표 5**)[11] 가 있다.

표 4 ● 반측성 신체실인증 검사 방법

1. 검사자는 환자의 오른쪽에서 접근한다. 오른쪽 상지를 들어 올리며 "이것은 무엇입니까?" 라고 묻는다. 질문에 대해 환자는 건강한 오른쪽 상지를 자신의 것으로 정확하게 인식해야 한다.
2. 다음으로, 병소와 반대쪽의 왼쪽 상지를 팔꿈치에서 들어 올리고, 손과 전완을 병소와 같은 쪽(오른쪽)의 반측 공간에 가져온다. 그리고 다시 "이것은 무엇인가요?" 라고 질문한다(이때, 검사자의 손과 전완이 환자의 오른쪽 반측 공간에 들어가지 않도록 주의해야 한다). 질문에 대해 환자가 왼쪽 상지를 자신의 것이라고 인식할 수 없는 경우 신체실인증(asomatognosia)으로 판별한다.
3. 왼쪽 상지에 대한 오인으로 망상(delusion)이나 작화증(confabulation)이 보인다면, 그것을 기록한다.

문헌10 에서 인용.

표 5 ● 병적 실인증의 중증도 점수(Bisiach 중증도 점수)

0점	환자가 자발적으로, 또는 "몸은 어떠세요?" 와 같은 일반적인 질문에 환자가 편마비를 언급한다.
1점	환자의 왼쪽 상하지의 근력(힘)에 관한 질문에 대해서만 자신의 장애를 호소한다.
2점	일반적인 신경학적 검사에서 운동마비가 있는 것으로 나타나면 그 존재를 인정한다.
3점	운동마비를 인정하지 않는다.

처음부터 편마비나 병증에 대해 언급하지 않고, 질문 내용을 "어딘가 불편한 곳이 있습니까?" 등 ① 일반적 질문, ② 상하지의 움직임과 관련된 특이적 질문, ③ 움직이지 않는 것을 나타내고 문제를 제시한 후, 질문의 순서대로 단계적으로 편마비에 대해 언급한다.
〈판정 기준〉
① 일반적 질문과 ② 상하지 움직임과 관련된 특이적 질문 시 마비를 언급하는 응답을 얻지 못하는 경우 (Bisiach 점수 2점 이상)을 병적 실인증이 있는 것으로 간주한다.
문헌11에서 인용.

D. 지리적 장애

- 잘 알고 있는 장소에서 '길을 잃는 증상' 을 지리적 장애라고 하며, ① 지형실인증(topographical agnosia)과 ② 길 찾기 장애가 있다. 이들은 지리적 실조, 환경 방향감각 장애, 넓은 의미의 지리적 실인증 등과 거의 동의어이다[12].
- 단, 의식장애, 치매, 건망증, 반측공간무시 등 다른 신경증상이나 신경심리증상으로 설명 가능한 경우는 제외한다.

【증상의 특징】

- 지리적 장애(geographic disorientation)는 해당 병소에서 운동 마비없이 나타난다. 그로 인해 걷는 능력에는 문제가 없지만, 병동 내나 병원 내에서도 길을 잃고, 자립하기 어려운 현상이 나타날 수 있다.
- 각 증상의 특징은 다음과 같다. 드물게 이 두 가지 증상이 복합적으로 나타나는 경우도 있으며, 이 경우 심각한 지리적 장애를 나타낼 수 있다.

❶ 지형실인증(topographical agnosia)

- 잘 알고 있을 법한 거리 풍경(건물, 풍경)을 봐도 어떤 건물인지, 어느 풍경인지 알 수 없다. 따라서 그것들이 길을 따라가는데 지표가 되지 않기 때문에 길을 잃게 된다.
- 책임 병소는 해마측회 후방(posterior parahippocampal gyrus), 설상회 전반부(anterior part of the lingual gyrus)와 이에 인접하는 방추상회(fusiform gyrus)에 위치한다(**그림 6**). 원인으로는 후대뇌동맥 영역(posterior cerebral artery territory)에서의 뇌경색이 많다.

❷ 길 찾기 장애

- 한 번에 볼 수 없는 비교적 넓은 범위(지역) 내에서 자신이나 다른 지점의 공간적 위치를 파악하는 것이 어려워진다. 따라서, 눈앞의 건물을 기준으로 했을 때 자신의 위치나 자신이 향하고 있는 방향, 멀리 떨어진 목적지의 방향이나 거리를 알지 못해 길을 잃는다.
- 책임 병소는 오른쪽 반구의 뇌량 팽대 후위(posterior corpus callosum)에서 두정엽 내측부(medial parietal lobe)에 이르는 부위에 위치한다(**그림 6**).

【검사 소견】

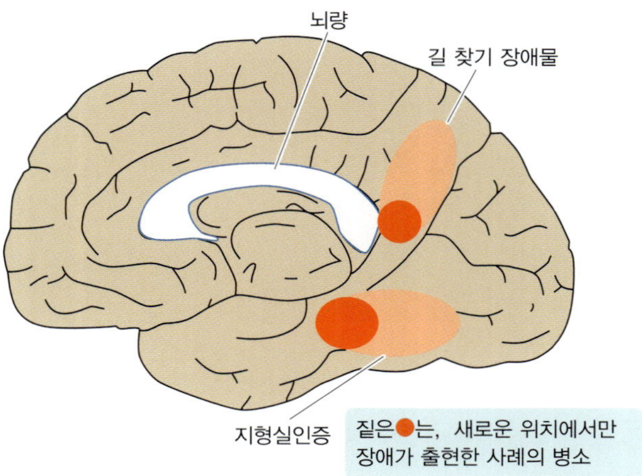

그림 6 ● 지형실인증과 길 찾기 장애 병소 모식도
• 지형실인증: 병소는 우반구 측두후두엽 내측(medial part of the right hemisphere's temporo-occipital region)의 해마옆 후방(the posterior part of the parahippocampal gyrus)에서 혀모양 전반부(he anterior part of the lingual gyrus)와 이에 인접한 방추형 뇌이랑(fusiform gyrus)에 위치함. **• 길 찾기장애**: 병소는 우반구의 뇌량의 광대 후반 영역(the posterior part of the splenium of the corpus callosum)부터 두정엽 내측부(medial part of temporal lobe)에 이르는 부위에서 뇌량 광대후 피질 [retrosplenial cortex (isthmus of the cingulate gyrus, Brodmann areas 29 and 30)]에서 후대뇌피질[(posterior cingulate cortex (Brodmann areas 23 and 31)] 후방을 거쳐 쐐기앞소엽 하부(lower part of the precuneus)에 이르는 부위에 위치한다. 문헌12를 바탕으로 작성.

❶ 지형실인증

- "집이나 가까운 역의 사진을 보여주면 어디인지 알 수 있겠느냐" 는 등의 질문을 한다. 사진을 준비할 수 없더라도 구글맵의 스트리트뷰를 이용하여 환자의 집 주변 이미지를 보여주는 것도 가능하다.
- 지형실인증에서는 보통 기존 장소와 신규 장소 모두 식별 장애가 나타나며, '모르겠다', '본 적이 없다' 는 반응이 많다. 드물게 신규 장소의 사진에만 식별 장애를 보이는 경우도 있다.
- 길 찾기 장애 사례에서는 이러한 증상이 나타나지 않는다(**표 6**).

❷ 길 찾기 장애

- 이른바 "방향 감각 상실" 의 상태가 된다. 집 현관에 섰다고 가정했을 때, 그곳에서 멀리 떨어진 지점의 방향을 파악하는 데 어려움을 겪는다. 새로운 장소에서는 병원 내 현관이나 엘리베이터의 위치를 파악하거나 병원 내 특정 위치에서 개별 방의 방향을 파악하는 것도 어려워진다.
- 길 찾기 장애는 위와 같은 소견이 두드러지며, 따라서 건물의 위치가 잘못되어 방위를 파악할 수

없다. 또한, 익숙한 장소에서는 환자의 집 주변 등 잘 알고 있는 지역(한 번에 볼 수 없는 범위 내)의 지도를 보여주고, 그 지도에 개별 건물의 위치를 파악하거나 전체 지도를 그리는 것도 어려워진다. 또한, 서로 다른 두 지점을 지정하여 그 사이의 경로를 구술하거나 묘사하게 하는 것도 어렵다.

▸ 집 내부(익숙한 환경)와 병원 내부(새로운 환경)의 평면도 그리기에도 장애가 있는 경우가 많다. 지형실인증에서는 이러한 증상은 나타나지 않는다(**표 6**).

표 6 ● 지형실인증과 길 찾기 장애 소견 비교

	지형실인증	길 찾기 장애물
A. 숙지된 도시경관(건물, 풍경) 식별 "집이나 가까운 역의 사진을 보고 어디인지 알아볼 수 있는가?"	×	○
B. 도시경관 인식 및 식별 "빌딩 사진을 보고 빌딩, 바다 사진을 보고 바다라고 인식할 수 있는가?"	○	○
C. 숙지된 도시 풍경의 기억		
① 옛 지명 "집이나 역의 외관의 특징을 설명할 수 있는가" ② 신규 장소 "병원 내 지정된 위치에서 보이는 풍경을 설명할 수 있는가?"	○ 또는 × ×	○○
D. 숙지된 지역 내(시야가 확보되지 않는 범위)에서의 방향 정위		
① 건물 위치 파악 "집, 가까운 역, 슈퍼의 위치를 그릴 수 있는가?"	○	×
② 방향(길 찾기) 정위 「자신의 방에서 화장실이나 로비의 방향을 정위할 수 있는가?	○	×
E. 개략도 묘사		
① 집 내부 ② 병원 내부	○ ○ 또는 ×	○ 또는 × ×

○ : 가능, × : 불가능.
A, B, C의 장애는 가로망각장애의 특징적인 소견이다. D, E의 장애는 길 찾기 장애의 특징적인 소견이다.
문헌 12을 바탕으로 작성

2) 좌반구 증상

- 동작-행위에 직접적으로 영향을 미치는 대표적인 좌반구 증상으로 **관념운동실행증**(ideomotor apraxia), **관념실행증**(ideational apraxia)가 있다.
  ▸ 이러한 실행은 대상자 본인이 호소하는 경우가 거의 없어 검사하지 않으면 알아차리기 어렵다. 또한 실어증을 동반하는 경우가 많기 때문에 검사의 의도를 충분히 이해하지 못해 혼란을 주거나 실어증 증상을 과대평가할 위험성이 있다.
- 언어 이해 장애가 현저한 경우, 언어 지시는 하지 않고 모방 지시와 물품 사용 검사를 중심으로 하는 것이 좋다.

⚠ 주의 대부분의 사례에서 우측 편마비를 동반하기 때문에 비우세손으로 검사를 수행하는 경우가 많다. 그러나 비우세손으로 인한 서투름과 실행증을 혼동하지 않도록 주의해야 한다.

- 관념운동실행증은 사지뿐만 아니라 구강 및 안면 운동 시에도 나타날 수 있다. 이 경우 '구강안면실행증(orofacial apraxia)' 이라고도 한다.

- 실어증은 좌반구 손상에서 높은 빈도로 나타나는 '뇌의 언어 영역의 병변으로 인한 후천적인 언어 기능 장애' 이다.
- 언어적 측면으로 '듣기' , '말하기' , '읽기' , '쓰기' 가 장애가 있기 때문에 어떤 양식이 장애가 있고 유지되고 있는지를 알면 의사소통을 할때 유용하다.

A. 관념운동실행증

【증상의 특징】

- 관념운동실행증은 언어지시, 모방지시에 의해 요구되는 목표운동을 달성하지 못하는 현상으로, 운동마비나 감각장애, 운동실조 등에 의한 행동장애가 아니다.
- ① 사회적 관습에 의해 의미가 정해져 있는 신호적인 동작(제스처)이나 ② 일상적인 물건을 다루는 동작을 물건 없이 흉내 내는 것(마임)을 할 수 없는 상태이다.
- 가장 큰 특징은 지시된 내용을 이해하더라도 지시 아래(의도적)에서는 어려움을 겪지만, 자연 상황에서는 원활하게 수행할 수 있는 **의도성과 자동성의 괴리를 보인다는 점**에 있다. 예를 들어, '손으로 안녕 제스처를 명령하면 수행이 어렵지만, 헤어질 때 인사를 하면 자연스럽게 안녕이 나온다' 는 식이다.
- 책임 병소는 좌반구 하두정소엽의 연상회(supramarginal gyrus of the inferior parietal lobule)로 간주되지만, 하전두회(inferior frontal gyrus)의 사례도 보고된 바 있다. 정확한 운동 학습 기억(engram)은 좌반구의 연상회(supramarginal gyrus)에 저장되며, 이 engram은 운동영역과 연결된다. 따라서 이러한 연결 경로 중 어느 부분이 손상되더라도 증상이 나타날 것으로 생각된다

【검사의 실제】

- 표준 실어증 검사 배터리로 표준 고위 운동성 검사[13], WAB 실어증 검사[14]의 행위의 하위 검사로 등이 있다.
  - ▸ 모든 과제는 언어적 지시와 시각적 모방 모두 좌우 상지에서 실시한다. 기본적으로 언어 지시부터 실시한다(**그림 7**). 전신적인 거친 운동부터 손가락 끝 운동까지 여러 종류를 실시한다. 손가락

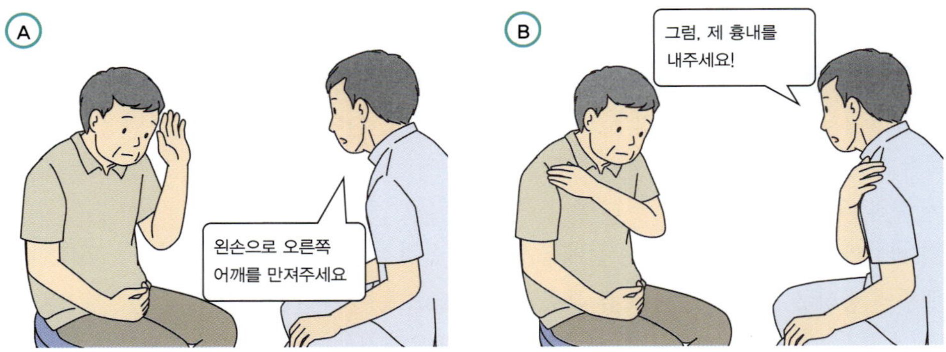

그림 7 ● 관념운동실행증 검사 장면(좌측 중뇌동맥경색, 우측 편마비-실어증 사례)

A) 언어지시과제
  ① 검사자: "왼손으로 오른쪽 어깨를 만져주세요".
  ② 대상자: 왼손을 든 상태를 유지(오반응).
B) 모방 지시 과제
  ① 검사자: "그럼, 제 흉내를 내주세요(검사자는 자신의 오른손을 왼쪽 어깨에 대고)".
  ② 대상자: 검사자를 보면서 왼손을 자신의 오른쪽 어깨에 닿게 한다(정답).
※오른쪽 상지는 심한 운동마비로 인해 과제 수행이 어려워 왼쪽 상지만 실시함.

끝 운동은 상대적으로 난이도가 높아지는 경향이 있다. 구체적인 과제는 다음과 같다.

> 예시 :
> "손을 흔들며 "안녕히 가세요" 라고 인사해 주세요"
> "머리를 긁어주세요" , "손으로 (병사에게) 경례를 해주세요"
> "손가락을 울려주세요" , "원코츠(구)를 만들어주세요"
> "손가락으로 코를 꼬집어주세요" , "손가락으로 여우를 만들어주세요"
> '가위바위보 '초키' 를 만들어 주세요' 등 ....
>
> 1차 지시에서 오/무반응일 경우, 5초 후 2차 지시를 한다. 그래도 무반응인 경우 10초 후에 종료한다[13) .

B. 관념실행증

【증상의 특징】

- 관념실행증은 단일 또는 여러 가지 일상용품의 사용 장애이다. 사용해야 할 물건에 대한 인지나 운동수행능력은 유지되고, 이상이 없는데도 불구하고 실제 사용 시 잘못 사용하는 증상이다.
- 따라서 특히 ADL 장면에서 큰 지장을 초래한다. 예를 들어, '양치질 동작을 설명하거나 흉내를 낼 수는 있지만, 실제로 칫솔을 들게 하면 양치질이 아닌 빗으로 머리를 빗는 행위를 한다' , '식사 시 젓가락과 숟가락을 적절히 사용하지 못하고 손으로 먹는다' 등이 있다.
- 책임 병소는 좌반구 하두정소엽의 각회(angular gyrus of the left hemisphere's inferior parietal lobule)로 알려져 있다. 급성기에 나타나기 쉬우나 비교적 조기에 호전 및 소실된다.

【검사의 실제】

- 대상자의 ADL을 관찰하거나 다른 직종의 정보를 바탕으로 물품의 사용 상황을 확인하는 것이 좋다. 구체적인 검사 절차는 일상 물품을 사용하여 단수 및 복수 물품으로 실시한다(**그림 8**). 기본적으로 좌우 각 손으로 실시한다. 표준적인 실행 검사 배터리를 사용한다[13,14].

❶ **제스처** : 물건 없이 동작을 언어적으로 명령한다.
"빗으로 머리를 빗는 흉내를 내주세요" , "숟가락으로 먹는 흉내를 내주세요" 등등.

❷ **모방** : 물품 없이 검사자의 시각성을 모방하는 것(❶에서 오반응, 무반응인 경우에만 실시).

❸ **물품 사용** : 실제로 물품을 사용한다. 동작을 언어적으로 지시한다.
"이 빗으로 머리를 빗어주세요" , "이 칫솔로 이를 닦아주세요" 등등.

- 1차 지시에서 오/무반응인 경우, 5초 후 2차 지시를 한다. 그래도 오/무반응인 경우 10초 후에 종료[13].

【검사시 유의사항】

- 어떤 물품에 대해 어떤 상황에서 장애를 인정할 것인지, ADL에 미치는 영향을 파악한다.
- 실행증의 동작 분석과 관련된 오류 분류로 De Renzi 등이 제안한 카테고리 분류가 있다. 이는 ① 당혹 ② 서투름(clumsiness), ③ 생략(omission), ④ 오배치(mislocation), ⑤ 오용(misuse), ⑥ 순서 오류(disorder of sequence)로 나뉜다. 여러 개의 물품을 다루는 경우 장애가 더욱 쉽게 나타나는데, 이때 관념 실행증 외에도 다양한 요인이 영향을 미칠 수 있어 감별이 어렵다.

C. 실어증

【실어증의 특징과 책임 병변】

- 실어증은 전통적으로 Broca 실어증(motor aphasia), 전도성 실어증(conduction aphasia), Wernicke

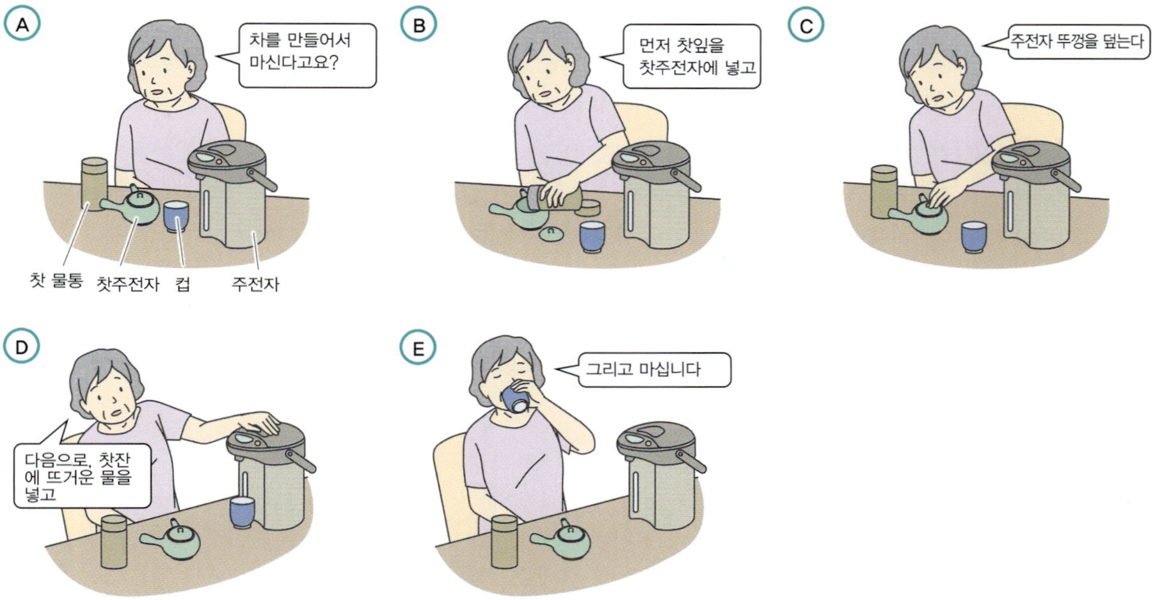
A
차를 만들어서 마신다고요?
찻 물통
찻주전자
컵
주전자
B
먼저 찻잎을 찻주전자에 넣고
C
주전자 뚜껑을 덮는다
D
다음으로, 찻잔에 뜨거운 물을 넣고
E
그리고 마십니다

그림 8 ● 관념실행증의 여러 물체 검사 장면 (좌측 두정엽(parietal lobe) 피질하 출혈 사례)

A) 물품 사용 지시 및 확인
검사사 "여기 찻잎이 담긴 찻병, 주전자, 찻잔, 냄비를 준비했습니다. 지금부터 차를 만들어서 마셔주세요."
대상자 "알겠습니다. 차를 만들어 마시면 되는군요.
찻주전자 뚜껑을 열고 찻주전자에 찻잎을 부드럽게 넣고(B), 곧바로 찻주전자 뚜껑을 닫았다(C). 찻주전자가 아닌 찻잔에 주전자에 물을 붓고(D), 그 물을 마셨다(E).
검사 중 수시로 구두로 설명을 들으면서 실시하였다.
본 사례의 오반응은 오순서를 중심으로 한 관념실행으로 생각된다(각 물품의 조작 자체에 이상은 발견되지 않았다).

실어증(sensory aphasia) 등 이른바 고전적 실어증 분류가 이루어지고 있다. 이 분류에는 WAB 실어증 검사[14]와 흐름도(**그림 9**)를 참고하면 된다[16].

- 선별검사에는 ① '스스로 말하기' 가 유창한지, 유창하지 않은지, ② '이해하기' 가 심한지, 중등도 이하인지, ③ '언어장애'는 WAB 실어증 검사는 모든 항목을 실시하면 시간이 오래 걸리기 때문에 과제를 발췌하여 '스스로 말하기', '이해하기', '따라말하기', '명칭' 의 각 항목을 확인하는 것이 좋다[16].

❶ **초피질성 운동실어증**(transcortical motor aphasia): 발화장애 중 '단어 열거의 장애' 가 두드러진다. 책임 병소는 좌측 전두엽 내측이다.

▸ **명칭 실어증**(anomic aphasia) 는 단어 회상 장애로 '이름이 잘 기억나지 않아 말이 나오지 않는' 증상이다.

❷ **브로카 실어증**: 실어증에 발성장애가 추가된 것.

▸ 언어 실행증(apraxia of speech)은 말할 때 원하는 대로 발음하지 못하며, 비유창성(non-fluent speech)과 노력성 발화(effortful speech)가 나타난다. 책임 병소는 좌측 중심 전회(left precentral gyrus)의 중 · 하부(middle and lower parts)에 위치한다.

❸ **전도성 실어증**(conduction aphasia): 단어의 잘못된 발음을 나타내는 음운성 착어(phonemic paraphasia)가 두드러진다. 책임 병소는 좌측 상측두회(superior temporal gyrus), 연상회(supramarginal gyrus), 중심후회(postcentral gyrus)이다.

▸ 음운성 착어(phonemic paraphasia)는 문자성 착어라고도 한다. 단어의 '말실수'인 착어중, 예를 들어 '시계' 라고 말하려다가 '시간' 라고 말하는 등 음운의 치환이 발생하는 장애. 참고로 '시계' 를 말하려다 '팔찌' 와 같은 단어의 치환이 일어나는 착어는 **의미성착어**(semantic paraphasia)라고 한다.

❹ **초피질성 감각실어증**(transcortical sensory aphasia) : 단어 이해 장애와 발화 장애가 복합적으로 나타나는 것. 병소는 좌측 상측두회와 중측두회의 후방[posterior part of the left superior and middle temporal gyri(Wernicke's area)]과 좌측 중전두회(left middle frontal gyrus)이다.

❺ **베르니케 실어증**: 베르니케 실어증(Wernicke' s aphasia): 초피질성 감각 실어증에 음운성 착어(phonemic paraphasia)가 동반된 상태를 말한다. 책임 병소는 좌측 상 · 중측두회 후부(posterior superior and middle temporal gyri, Wernicke's area)에 위치한다.

【검사의 실제】

❶ **스스로 말하기**

- 실어증 중에서도 중요한 소견인 '발화 장애' 를 평가한다. 대상자에게 가능한 한 자유롭게 길게 말하게 한다. 인사나 자기소개를 겸하면서 "오늘 컨디션은 어떠세요?", "불편하신 부분을 자세히 말씀해 주세요." "불편한 부분을 자세히 말씀해 주세요." 등의 질문을 하면 좋다.
- 대화 중 말하기 속도, 운율, 발음, 구의 길이, 노력, 끊어짐, 언어 충동, 지속성, 단어 선택, 복합어 상태를 확인한다. 유창성 또는 비유창성을 판단하기 위해 대상자가 원활하게 말할 수 있는 부분을 평가한다.

▸ 유창성 실어증이라 하더라도 환어장애나 착어를 자기 수정하는 장면에서는 비유창하게 들릴 수 있으므로 주의한다.

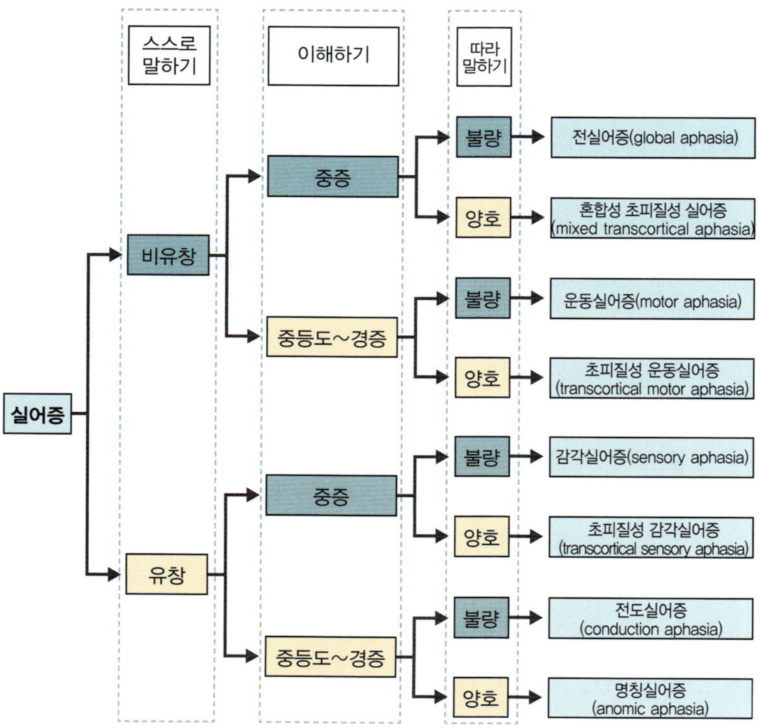

그림 9 ● 실어증 분류 흐름도
문헌16을 바탕으로 작성.

❷ 이해하기 평가

- 들은 말의 내용을 어느 정도 이해하고 있는지를 평가한다. "몸은 괜찮으세요?" "밥은 먹었습니까?" 등의 질문에 대한 반응을 본다. 이때 환자가 고개를 끄덕인다고 해서 그 말을 이해했다고 판단하지 않는 것이 좋다. 실제로는 이해하지 못하면서 이해한 척 대답하는 경우가 많기 때문이다.
- 가끔은 "당신은 드레스를 입고 있습니까?" "당신은 영화배우입니까?" 등 명백히 부정할 수 있는 질문을 섞어서 확인하는 것이 좋다.
- 다음으로 '손을 들어주세요' , '왼손으로 오른쪽 귀를 만져주세요' 와 같은 구두 지시에 대해 올바르게 동작할 수 있는지 확인한다. 청각 이해력이 떨어지는 경우는 시각적 정보를 단서로 상황을 파악하려고 한다. 따라서 검사자는 일부러 자신의 손을 들면서 "입을 벌려주세요" 라고 지시하는 것이 좋다. 환자가 입을 열지 않고 손을 들면 말을 제대로 이해하지 못한다고 판단한다.
- 심한 청각 이해 장애의 경우, 환자의 이름과 다른 이름을 모두 불러보고 그 반응의 차이로 약간의 청각 이해의 잔존 기능을 판단할 수 있다.

❸ 따라 말하기

- 검사자의 말을 앵무새처럼 따라 하라고 지시한다. 단어, 단문, 복잡한 문장으로 점차 난이도를 높인다. 예를 들어보자.

> - 단어 예시: '엄마' ,' 치약' ,' 똑딱-똑딱'
> - 단문 예: "오늘은 날씨가 좋다" , "오빠는 아직 돌아오지 않았다"
> - 복잡한 분의 예: "비가 계속 내리고 있어서 오늘도 산책을 갈 수 없습니다."

- 이해장애가 심한 경우에는 복창의 의미를 이해하지 못하고 당황하는 경우가 있다. 이 경우, 검사자는 주변 사람(가족이나 직원)에게 복창 과제를 시키면 이해력을 보여 주고, 과제를 수행할 수 있는 경우가 있다.

❹ 물품명칭 평가

- 여러 가지 물품을 제시하고 명칭을 답하게 한다. 고빈도 단어에서 저빈도 단어로 점차적으로 제시를 바꾸어 과제의 난이도를 높인다.
  - ▸고빈도 단어(난이도 낮음): 안경, 시계, 책상, 의자, 가위, TV, 열쇠, 컵, 넥타이, 휴대전화 등
  - ▸저빈도 단어 : 휴지, 달력, 스테이플러, 점적기, 청진기, 도장, 인감, 주홍색 고기 등

【검사 시 유의사항】

- 마비성 '구음장애' 는 실어증이 아니다. 그러나 '비유창성 실어증' 과 발화의 양상이 유사하여 실어증으로 오인하기 쉽기 때문에 구분이 필요하다.
- 구음장애와 실어증을 감별하는 포인트는 실어증에는 구음장애에는 없는 환어장애와 착어를 동반한다는 점을 들 수 있다. 또한 실어증의 유형에 따라서는 구어 이해나 문자언어의 이해에 장애가 있기 때문에 구음장애와 구별된다.
- 실어증과 치매는 질문에 제대로 대답하지 못한다는 점에서 유사하며, 양자는 혼동하기 쉽다. 그러나 실어증은 방향감각이나 비언어적 지능은 손상되지 않기 때문에 행동 이상을 동반하지 않는다는 점에서 치매와 구별된다.

3) 전두엽 증상

◆ 병적 파악 현상 및 도구의 강박적 사용

- 병적 파악 현상(pathological grasp phenomenon)이나 도구의 강박적 사용은 '할 수 없는 행위 장애'가 아니라, "행위를 억제하지 못하는 행위장애"이다.
- "손으로 만지거나 본 것에 대해 손이 마음대로 움켜쥐거나 도구를 조작하게 된다."
- 각종 동작이나 물품 조작 등의 검사 장면에서는 비교적 쉽게 원활하게 이루어지기 때문에 의료진도 모르고 지나치는 경우가 많다.
- 동작 수행 중 본인의 의사에 반하는 필요 이상의 파악 행동으로 인해 동작이 방해되거나 위험한 상황으로 이어질 수 있으므로 주의가 필요하다[17].
- 병적 파악 현상은 **파악반사**(grasp reflex)와 **본능적 파악 반응**(grasp reaction)의 두 가지로 분류된다.
  - ▸파악 반사는 손바닥의 촉각 자극에 대해 파악이 유발되는 강직성 반사이다.
  - ▸본능적 파악 반응은 비강직적이며, 물체의 형태나 위치 관계에 따라 적절한 촉각 자극이나 시각 자극에 반응하여 손을 적절한 위치로 이동시켜 물체를 쥐는 반응을 보인다.
- 도구의 강박적 사용은 환자가 눈앞에 놓인 도구를 집어 들고 강박적으로 사용하는 탈억제 이상행동을 말한다.
- 책임 병변은, 파악 반사는 반대측의 보조운동영역(supplement motor area: SMA)과 전보조운동영역(pre-supplement motor area: pre-SMA)이다. 본능적 파악 반응은 전대상회의 중부에서 후부(뇌량체 부근)[middle to posterior part of the anterior cingulate gyrus (around the corpus callosum body)]에 위치한다. 도구의 강박적 사용은 병소가 더 앞쪽으로 진행되어 뇌량슬부(genu of corpus callosum) 부근을 포함하는 전대상회(anterior cingulate gyrus around the genu of the corpus callosum)의 손상에 의해 발생한다.

4) 주의력 장애

- 표준 주의력 검사법(Clinical Assessment for Attention: CAT)[18]은 임상에서도 널리 사용되는 평가지표이다. 일반적 주의력의 구성요소를 포괄하는 7가지 하위 검사로 구성되어 있으며, 연령별 기준치가 설정되어 있다. 물리치료에서도 실시할 수 있는 각 구성 요소에 해당하는 간단한 검사를 표로 정리했다(표 7).

5) 기타 고위 뇌기능장애

- 좌우 반구 모두에 손상을 입었을 때 발생하는 고차 뇌기능장애도 많이 존재한다. 여기서는 물리치료 현장에서 자주 접할 수 있는 대표적인 증상의 예를 들어보겠다.

◆ 푸셔 현상(pusherr phenomenon)

- **푸셔 현상**은 푸셔 증후군(pusher syndrome), contraversive pushing 등으로도 불리며, 뇌졸중 후 나타나는 자세조절 장애 중 하나이다.
  - ▸앉거나 서 있는 자세에서 자신의 건측 상하지를 사용하여 바닥이나 앉은 면을 마비측으로 밀어서 기울어지고, 심한 경우 넘어지게 된다.
  - ▸다른 사람이 자세의 경사를 수정하면 상하지로 밀어내어 저항한다는 특징이 있다.

▸ 이 현상은 뇌졸중 발병 초기에 흔히 나타나며, 심한 경우 ADL의 자립도에 큰 영향을 미친다. 운동요법(앉기, 서기, 걷기 연습)의 지속으로 비교적 예후가 좋은 것으로 알려져 있다.

- 발병 빈도는 좌우 반구 손상 간에 차이가 없으나, 우반구 손상으로 인한 무시 증후군을 동반하는 등 회복이 느리고 오래 지속되는 경우가 많다고 한다.
- 평가에는 SCP(Scale for Contraversive Pushing)가 널리 사용되고 있다(**표 8**)[19]

표 7 ● 일반성 주의의 구성 요소와 해당 검사 및 개요

구성요소	검사	검사 개요
각도 지속성	숫자 주의력 검사(digit span test)	1초당 1개의 리듬으로 숫자를 무작위로 들려준 후, 따라 말하게 한다. 6자리 이상(통계상 40세 이하는 7자리, 70세 이상은 5자리)의 정답이 정상범위이다. 단기기억의 대표적인 검사이기도 하다.
	① Audio-Motor Method(지속성) ②연속수행과제 (Continuous Performance Task, CPT)	①, ②는 CAT 과제이다. ①는 청각자극 '토', '도', '포', '코', '고'의 5가지 음이 무작위로 제시되고 '토'의 소리에만 반응하는 선택적 주의 과제이다. 과제를 5분간 지속시켜 성적의 변화를 본다. ②는 시각성 반응시간 과제이지만, 400개의 연속된 제시 화면이 나오기 때문에 지속성 주의력 기능도 볼 수 있다.
선택성 (selective)	기호 삭제 과제 가나 와이드 테스트(무의미한 철자)	무작위로 배치된 다수의 간섭 자극 중에서 한 종류 또는 여러 종류의 표적(문자나 기호)을 선택, 삭제한다. (**그림 5**의 기호 지우기 과제 사용 가능)
	Trail Making Test part A(TMT-A)	무작위로 배치된 1부터 25까지의 숫자를 1부터 순서대로 최대한 빨리 선을 긋고 연결하는 과제. 완료하기까지의 시간을 측정한다.
주의에 의한 제어 기능	Trail Making Test part B (TMT-B) 분산주의력(devided attention) + 전환주의력(alternating attention)	TMT-A에 히라가나를 추가하여 숫자(13개)와 가나(12개)를 번갈아 가며 연결하는 과제(① → 가 → ② → 나 → ③ → 다 → ④ .....). 완료하기까지의 시간을 측정한다.
	가나(仮名) 이야기 글자 검사 분산주의력	이야기를 읽고 내용을 기억하면서 표적이 되는 글자를 동시에 선택 및 지우는 과제. 이야기 내용의 이해도를 나중에 질문한다.
	Stroop Test (분산주의력)	습관적인 행동이나 인지적 경향(고정관념)을 억제하면서 적절한 답을 도출하는 과제로, Modified Stroop test, 가위바위보를 해서 검사대상자는 상대방이 먼제 제시하면, 반드시 지도록 하는 "후발주자 패배 가위바위보" 등이 있다.

표 8 ● Scale for Contraversive Pushing(SCP)

A. 자세 (자연스럽게 자세를 유지했을 때의 좌우 대칭에 대해)			앉은자세	서 있는 자세
점수	1.00 =	낙상과 함께 마비측으로 심하게 기울어짐		
	0.75 =	낙상에는 이르지 않으나, 심한 마비 쪽으로 기울어짐		
	0.25 =	가볍게 마비 쪽으로 기울어지지만 넘어지지 않는다.		
	0 =	기울어지지 않음. 중앙(또는 비마비측)에 있다.		
			합계 /2	
B. 신전(비마비측 상지/하지의 접지면에 대한 신전 및 누르는 반응)				
점수	1.00 =	움직이지 않을 때부터 이미 스트레칭이 보인다.		
	0.50 =	자세를 바꿀 때만 볼 수 있다.		
	0 =	상지 및 하지에 의한 신전은 나타나지 않는다.		
			합계 /2	
C. 저항(자세를 타동적으로 정중위로 수정했을 때의 저항)				
점수	1.00 =	저항이 보인다.		
	0 =	저항은 보이지 않는다.		
			합계 /2	
			전체 항목 합계 /6	

문헌19 에서 인용.
SCP는 pusher 현상의 특징을 바탕으로 ① 마비측으로 자세 기울기, ② 비마비측 상하지로 누르는 반응, ③ 자세를 교정하는 타인의 도움에 대한 저항 등 3가지 하위 항목으로 구성되어 있다[14]. 컷오프 기준은 각 하위 항목의 점수가 0점 이상이면 푸셔 현상이 있는 것으로 간주하는 것이 타당하다[20].

〈문헌〉

1) 大久保街亜，他：日本語版FLANDERS利き手テスト—信頼性と妥当性の検討—．心理学研究，85：474-481，2014
2) 加藤元一郎：注意の概念－その機能と構造．PTジャーナル，37：1023-1028，2003
3) 石合純夫：半側空間無視と右半球症状の検査．神経心理学，30：125-134，2014
4) 「半側空間無視：左のほうを見てくれません」（石合純夫），日本神経心理学会 http://www.neuropsychology.gr.jp/invit/s_hansokukukan.html（2023年12月閲覧）
5) 「BIT 行動性無視検査 日本版」（BIT日本版作製委員会，石合純夫/代表），新興医学出版社，1999
6) 福井圀彦：失行・失認の診断と治療．医学のあゆみ，16：392-398，1981
7) Weintraub S & Mesulam MM：Right cerebral dominance in spatial attention. Further evidence based on ipsilateral neglect. Arch Neurol, 44：621-625，1987
8) 大島浩子，他：半側空間無視（Neglect）を有する脳卒中患者の生活障害評価尺度 -the Catherine Bergego Scale（CBS）日本語版の作成とその検討．日本看護科学会誌，25：90-95，2005
9) 「高次脳機能障害学 第3版」（石合純夫/著），医歯薬出版，2022
10) Feinberg TE, et al：Verbal asomatognosia. Neurology, 40：1391-1394, 1990
11) Bisiach E, et al：Unawareness of disease following lesions of the right hemisphere: anosognosia for hemiplegia and anosognosia for hemianopia. Neuropsychologia, 24：471-482, 1986
12) 高橋伸佳：街並失認と道順障害．BRAIN and NERVE，63：830-838，2011
13) 「標準高次動作性検査」（日本高次脳機能障害学会/編），新興医学出版社，1999
14) 「WAB失語症検査 日本語版」〔Kertesz A/原著，WAB失語症検査（日本語版）作製委員会/編〕，医学書院，1986
15) De Renzi E, et al：Imitating gestures. A quantitative approach to ideomotor apraxia. Arch Neurol, 37：6-10, 1980
16) 小野内健司：ベッドサイドの神経心理学入門．認知神経科学，20：149-156，2018
17) 高杉 潤：本能性把握反応と道具の強迫的使用．「脳機能の基礎知識と神経症候ケーススタディ 改訂第2版」（脳機能とリハビリテーション研究会/編），メジカルビュー社，pp54-61，2022
18) 「改訂版 標準注意検査法・標準意欲評価法」（日本高次脳機能障害学会 Brain Function Test委員会/編著），新興医学出版社，2022
19) Karnath HO, et al：The origin of contraversive pushing: evidence for a second graviceptive system in humans. Neurology, 55：1298-1304, 2000
20) Baccini M, et al：Scale for contraversive pushing: cutoff scores for diagnosing "pusher behavior" and construct validity. Phys Ther, 88：947-955, 2008

8. 고위 뇌기능장애

타카스기 준(高杉 潤)

○ Do!

1 고위 뇌기능장애는 개선하기 위해 뇌졸중 생활기에도 적극적으로 관여한다.
2 뇌 영상을 적극적으로 활용하여 병변을 확인하고 평가 및 치료에 활용한다.
3 유산소 운동의 효과와 범용성이 높기 때문에 물리치료에 적극적으로 도입한다.

✕ Don't!

1 고위 뇌기능장애를 소홀히 해서는 안 된다.
2 우반구 손상으로 인한 무시증후군 환자는 낙상 위험이 있으므로 주의 깊게 살펴야 한다.
3 실어증 환자에게는 빠른 말, 장문, 오십음표를 사용하지 않는다.

1 고차 뇌기능장애 평가의 의의

- 재활치료전에 고위 뇌기능에 대한 평가를 시행하고, 그 결과를 환자와 가족에게 설명하는 것은 좋은 효과를 가져온다.
- 뇌졸중 치료 가이드라인 2021(개정 2023)[1]에서는 인지기능장애의 유무와 정도를 평가하는 것을 중요시하고 있으며(권고등급 A, 근거수준 중), 평가결과를 환자 가족에게 전달하는 것은 가족의 간병부담을 경감시킬 수 있다는 점에서도 타당하다고 판단하고 있다[2](권고등급 B, 근거수준 중).

2 일반적인 평가의 흐름과 포인트

- 사전에 일반 정보(우세손 등), 의학적 정보 수집과 함께 뇌 영상을 확인한다.
- 초진 시에는 관찰과 문진, 간단한 선별검사를 실시한다.
  - ▸관찰에서는 자세나 경부, 시선의 방향이 한쪽으로 치우치지 않는지, 상황에 맞는 자세를 취할 수 있는지 등을 확인한다.
  - ▸문진에서는 대화를 통해 언어 의사소통 능력과 자신의 장애에 대한 자각(병의식)이 어느 정도인지를 듣는다.
  - ▸의식수준과 주의력 및 각성 상태, 지적 수준도 동시에 확인한다.
- 이러한 장애가 없거나, 있어도 그 정도가 경미하여 다른 고위 뇌기능장애 검사에 영향을 미치지 않는 경우, 특정 장애에 대한 검사를 진행하게 된다.

3 오른쪽 반구 증상에 대한 접근법

1) 반측 공간 무시(USN)에 대한 접근법

A. USN의 접근 방식

- 반측 공간 무시(Unilateral Spatial Neglect: USN)의 접근법은 무시하는 쪽에 주의를 환기시켜 행동 변화를 유도하는 **top-down 기전**과 말초에서 자극을 주어 고위 중추의 작용을 기대하는 **bottom-up 기전**으로 크게 두 가지로 나눌 수 있다.
  - ▸ 전자는 시각 탐색 훈련이 포함되며, 후자는 프리즘 순응, 일측성 **감각자극**으로 대표되는 **칼로리(caloric) 자극**, **진동자극**(vibration stimulation), 전기 자극, 반복적 경두개자기자극(rTMS), 경두개 직류자극(tDCS) 등이 포함된다.
  - ▸ 뇌졸중 치료 가이드라인[1]에 따르면, 권고등급 B(근거수준 중간)로 시각탐색훈련, 프리즘 순응, rTMS, tDCS가, 권고등급 C(근거수준 낮음)로 거울치료, 칼로리 자극, 진동자극, 전기자극, 눈패치 훈련이 제시되어 있다.

B. USN 접근 방법론

【❶(시각적) 탐색 훈련】

- USN 환자는 무시측(좌측) 공간을 무시하고 탐색하려 하지 않고, 비무시측(우측) 공간의 자극에 주의가 집중되기 쉽다. 따라서 무시측에 대한 (시각적) 탐색 훈련을 일상적으로 연습에 도입하거나 실제 생활 장면에 가까운 환경 조건에서 실시하는 것이 중요하다고 한다.
- 구체적인 진행 방법은 **표 9**[3]에 제시되어 있다.

표 9 ● USN에 대한 탐색 훈련 진행 방법

- 중증도에 따라 자극의 밀도 및 표적 선택의 난이도 조절
- 간과한 부분에 대한 피드백 제공
- 탐색해야 할 공간적 프레임의 왼쪽 가장자리에 표시를 한다.
- 왼쪽의 표지판 등을 기준으로 왼쪽을 보도록 지시한다.
- 왼쪽을 본 후 시각적 스캐닝이 오른쪽으로 도약하지 않도록 고안한다.
  (예 : 글자 지우기 시험 등에서는 글자를 차례로 읽으면서 표적을 지우는 시험)
- 오른쪽부터 순차적으로 왼쪽으로 진행하여 왼쪽 끝까지 모두 찾는 훈련도 중요하다.
- 오른쪽의 표적에서 주의를 돌리기 어렵다면, 발견한 표적을 시야에서 제거하여 왼쪽으로 이동하기 쉽도록 한다.
- 즉시 탐색을 멈추지 않게 하는 방법(예 : 목표물의 수를 세어보고, 숫자를 알려주는 등 더 많은 가능성을 생각하게 하는 방법)
- 과제에 적합한, 무작위적이지 않고 규칙적인 탐색을 지도한다.
- 식사 장면 등 의욕이 높아지기 쉬운 상황에서 일찍부터 실생활에 적용하는 것

문헌3에서 인용.

【❷ 일측성 감각자극】

❶ 칼로리 자극

- 온도안진(caloric nystagmus)을 응용한 접근 방법이다. 무시측 외이도에 냉수를 주입하거나 비무시측 외이도에 온수를 주입하여 무시측에 안진을 유발할 수 있다(수온은 냉수 30℃, 온수 44℃, 양은 0.2 mL로 한다).
- 안진이 발생하는 동안 USN 검사를 시행하면 일시적으로 성적이 개선되지만 효과가 지속되지 않았다는 보고가 있다[4].
- USN 환자는 방형성 운동저하(directional hypokinesia)를 동반하기 때문에 안구를 무시측으로 이동시키는 것이 어려운 경우가 있다. 수동적이라도 무시측으로 안구 운동을 유도할 수 있다는 점에서 흥미롭다.

❷진동 자극

- 좌측 후경부 근육에 진동자극을 주면 근방추를 통해 근육이 늘어났다는 구심성 감각 입력이 발생하여 머리 대비 몸통이 상대적으로 왼쪽으로 향하는 착각이 발생한다. 이로 인해 신체 중심 좌표계의 우측 편위가 교정된다.

【❸ 프리즘 적응(프리즘 적응)】

- 외계가 10° 오른쪽으로 이동되어 보이는 프리즘 안경(**그림 10**)을 착용하고, 표적을 오른손 검지로 빠르게 가리키는 동작(도달 운동)을 50회 정도 반복하면, 어긋나게 보이는 상태에 도달 운동이 적응한다. 그 다음 안경을 벗으면 표적보다 왼쪽에 도달하게 되고, 이것이 왼쪽 USN의 개선 효과로 이어진다고 생각된다(**그림 11**).
- 매일 2회, 2주 동안 프리즘 적응 훈련을 실시한 결과, USN의 개선이 5주 동안 지속되었다는 보고가 있다[5].
    - ▸ 건강한 사람이라도 그 영향은 개인차가 있으며, 그 효과는 일시적이며 일정하지 않다는 견해도 있다.

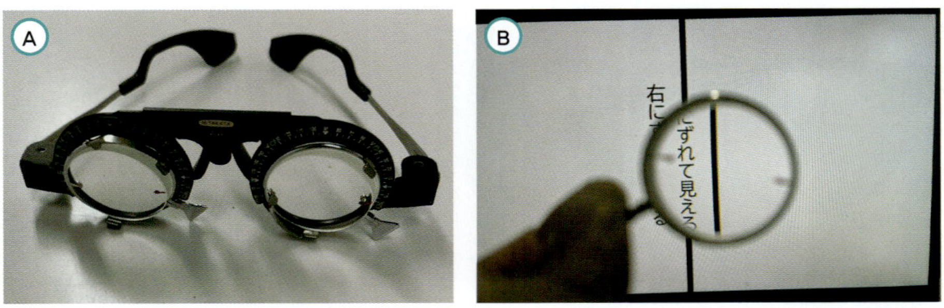

그림 10 ●프리즘 안경과 보는 방법

A: 프리즘 안경: 쐐기 모양의 프리즘 렌즈를 프레임에 장착하는 타입(다카다 안경 제작).

B: 프리즘 렌즈를 통해 본 그림: 실상보다 오른쪽으로 치우쳐 보인다. 본 렌즈 한 장으로 10 프리즘 지오옵트리(5.7°)의 편차가 발생한다. 양안 사용 시 2배인 20 프리즘 지오옵트리(11.4°)의 편차가 발생한다.

※ 1 프리즘 지오옵트리: 눈에서 물체까지의 거리 1m에 대해 물체의 그림이 1cm 옆으로 어긋나는 편각의 단위.

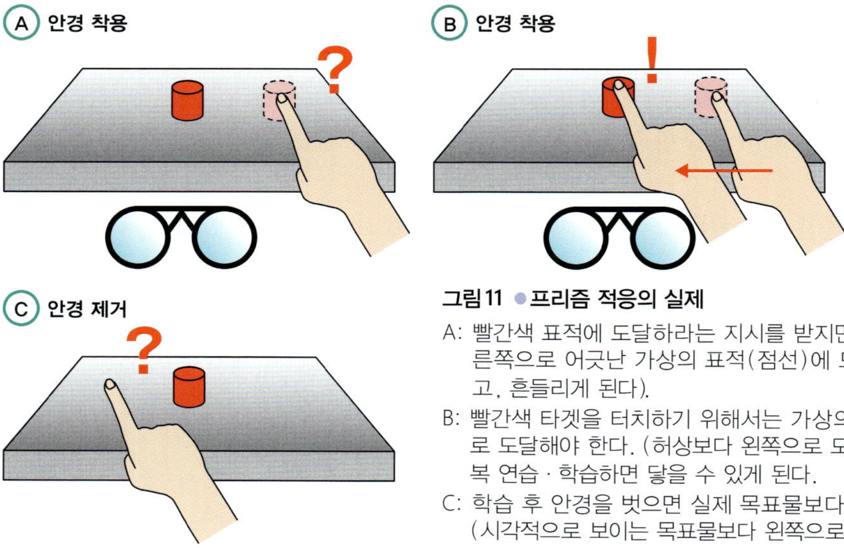

그림 11 ● 프리즘 적응의 실제

A: 빨간색 표적에 도달하라는 지시를 받지만, 프리즘 안경에 의해 오른쪽으로 어긋난 가상의 표적(점선)에 도달하게 된다(만질 수 없고, 흔들리게 된다).
B: 빨간색 타겟을 터치하기 위해서는 가상의 타겟(점선)보다 왼쪽으로 도달해야 한다. (허상보다 왼쪽으로 도달하는 것을) 50 정도 반복 연습 · 학습하면 닿을 수 있게 된다.
C: 학습 후 안경을 벗으면 실제 목표물보다 왼쪽으로 도달하게 된다(시각적으로 보이는 목표물보다 왼쪽으로 도달하는 것을 배운다).

【❹ 반측 시야 또는 한쪽 눈의 차단】

- 안대나 안경의 오른쪽 반쪽 시야를 가리는 눈 패치(eye patch)를 몇 달간 지속한다.
- 왼쪽 USN 환자는 오른쪽에서 오는 자극에 반응하기 쉽고, 안구와 머리가 오른쪽으로 향하기 쉽다. 따라서 좌우렌즈의 오른쪽 절반을 덮은(왼쪽 시야만 볼 수 있는) 아이패치 안경(**그림 12**)을 사용하여 시선이 강제로 왼쪽 방향으로 향하도록 하여 무시측에 대한 인식을 촉진시킨다.

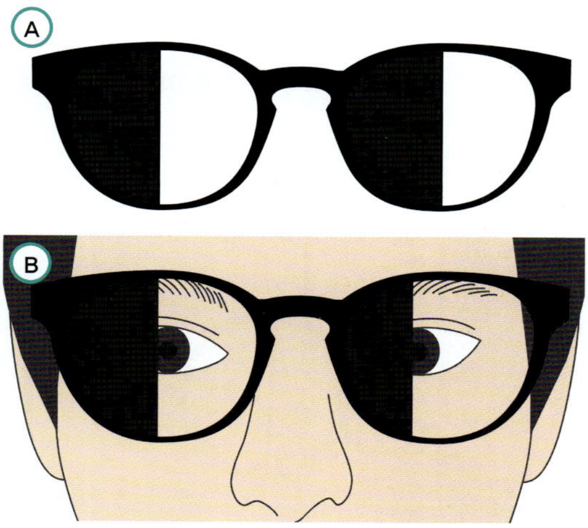

그림 12 ● 아이패치 안경

오른쪽 반쪽 시야를 가린 아이패치 안경과 이미지 그림

【저주파 반복적 경두개자기자극(repetitive transcranial magnetic stimulation: rTMS)】

- 좌측 USN은 좌반구의 탈억제(즉, 과활동) 상태로 인해 우측 공간으로 주의가 편향되어 발생한다고 알려져 있다. 이러한 불균형 상태가 건측(좌측) 반구에 대한 rTMS의 억제 효과에 의해 시정되어 USN이 개선되는 것으로 추정된다.

memo rTMS의 효과

- 건측 반구의 좌측 두정부 후방에 8자형 코일을 이용하여 1Hz, 500회의 rTMS를 1세션으로 격일로 2주간, 총 7세션 시행한 결과, 개선 효과가 2주간 지속되었다는 보고도 있다[6].

【❻ 운동 요법】

- 유산소 운동은 인지기능에 영향을 미치며, USN에도 효과가 있는 것으로 나타났다[7].
- 평소 물리치료에서 실시하는 것과 같은 **기립-보행 연습**이 **주의력-각성** 수준을 높이거나 좌측 공간의 주의집중력을 높이는 데 효과적이라는 견해가 많다.
- 단시간의 보행 연습 후 반응시간 과제나 숫자 따라 말하기의 성적이 향상되거나 USN의 증상이 부분적이지만 일시적으로 호전되는 경우도 있다.
- 거의 걸을 기회가 없던 생활기 중증 USN 환자가 거의 매일 집중적인 보행 연습 중재를 지속한 결과, 몇 개월 단위로 USN 증상이 호전된 사례도 있다.
- 중증 운동마비가 동반된 USN의 경우, 발병 초기부터 장하지 보조기를 적극적으로 활용한 보행 중심의 프로그램이 효과적일 것으로 생각된다.

2) 지리적 장애에 대한 접근

A. 지형실인증에 대하여[8)]

- 언어적 수단의 활용이 중심이 된다. 병원 내와 같이 비교적 좁은 범위 내에서는 언어적으로 순서대로 돌아가면서 길목까지의 거리와 방향을 기억하는 것만으로도 효과적일 수 있다. 더 넓은 지역 내에서는 지도를 가지고 이동하는 것이 좋다.
  - ▸지도에는 교차로 등 포인트가 되는 곳에 표시를 해 둔다.
  표지판이나 눈에 띄는 간판 등 글자로 쓰여진 것이 가장 좋지만, '녹색 담장' , '빨간 지붕' 등 특징적인 표식이 있으면 그것 또한 기재한다. 사진도 함께 첨부하면 더욱 이해하기 쉽다.

B. 길 찾기 장애에 대하여[8)]

- 지도 활용은 효과적이지 않다(지도상에서 자신이 어디에 있는지 알 수 없어 지도를 활용하지 못하기 때문).
- 길 찾기 장애에 대해서도 언어적 메모의 활용이 효과적이다.
  - ▸표지판과 그 위치, 그리고 그곳에서 나아갈 방향을 언어적으로 기술한 메모를 가지고 이동하는 것이 좋다.
  - ▸예를 들어 '병동을 나오면 오른쪽이 복도, 왼쪽에 매점이 있다. 오른쪽 방향으로 20 m 정도 직진하면 왼쪽에 엘레베이터가 있다.

4 좌반구 증상에 대한 접근법

1) 실행에 대한 접근 방식

A. 관념운동실행증 환자에 대한 접근의 유의점

- 목적하는 운동이나 동작이 의도적으로 이루어지면 어려워지고, 자동화된 상황에서는 쉽게 가능해진다.
- 따라서 환자가 익숙한 자동 과제부터 도입하는 것이 좋다. 구체적인 방안은 다음과 같다. 실행에 대해서는 전반적으로 질 높은 연구가 없다는 지적도 있다[1)].

❶기립 동작, 지팡이를 사용하지 않는 보조 보행은 비교적 수용도가 높기 때문에 초기부터 시작한다.

❷지시나 정보의 양을 적게 한다.

❸언어의 이해가 어려운 경우가 많으므로 지시 방식은 몸짓이나 제스처 등을 통해 시각적으로 하는 것이 좋다(거울을 이용하면 쉽게 수정할 수 있음).

❹시각적 피드백을 통해 새로운 운동의 학습된 기억의 흔적(engram)을 재학습할 수 있도록 한다.

❺훈련 · 동작 과제는 구분하지 않고 연속적으로 진행한다. 일일이 구체적이고 세세한 지시를 하지 않는다. 목적 · 목표를 먼저 지시하는 것이 효과적이다(동작을 보다 의도적으로 만들지 않는다).

> 일어나서 연습할 때
>
> - 나쁜 예: "왼쪽으로 돌아누워, 여기에 왼손을 얹고, 다리를 내리고, 일어나서 침대 가장자리에 앉으세요."
> - 좋은 예: "그럼 일어나서 거기 앉으세요."

❻지팡이 보행이나 계단 오르내리기는 지팡이와 발의 순서를 더 의식하기 때문에 실수가 많아져 혼란을 초래한다. 따라서 가능하면 지팡이를 사용하지 않고 보조 보행부터 시작한다. 계단 오르내리기는 절차가 복잡한 두 발로 한 계단씩 올라가는 것보다 간단한 한 발로 한 계단씩 올라가는 것이 더 원활하고 환자의 수용도가 높기 때문에 가능하면 후자부터 연습을 시작하는 것도 한 방법이다.

B. 관념실행증 환자에 대한 접근 시 유의점

- 관념실행증은 물건의 조작을 잘못하는 증상인데, 어떤 물건에 대해 어떤 상황에서 장애가 나타나는지, ADL에 미치는 영향을 파악한다.
- 실행증의 동작 분석에 관한 오류의 분류로 De Renzi 등의 범주 분류(**A 지식의 정리 2-2-B**)를 활용하면 좋다.
- 동작에서 틀린 부분을 반복적으로 수정하고 재학습한다.
- 시각적 정보를 도입하거나 사용하기 쉬운 도구로 변경하는 것도 효과적이다.
  - ▸예를 들어, 컵을 투명하게 만들어 내용물을 볼 수 있게 하면 마시기 쉬워진다. 또한, 식사는 숟가락이나 젓가락에서 조작이 쉬운 포크로 바꾸면 좋다.

2) 실어증에 대한 접근

- 실어증에 대한 접근법으로는 원칙적으로 언어청각훈련이 권장되고 있다(권고등급 A, 근거수준 높음)[1].
- 구어에 의한 의사소통 수단을 강제로 사용하게 하는 것도 효과가 있는 것으로 나타났다(말할 기회를 주고, 많은 언어를 사용하게 하는 원리).
- USN의 항목 **3-1**에서도 언급했지만, 건강한 쪽 대뇌반구에 대해 과활동을 억제시키는 rTMS를 시행하는 것도 타당하다고 여겨진다(권고도 B, 근거수준 높음)[1]

◆ 실어증 환자 유의사항

【❶ 비언어적 의사소통을 활용한다】

- 실어증 환자는 언어 이외의 정보도 의사소통에 활용하고 있다. 따라서 상대방의 눈을 잘 보면서 제스처나 눈맞춤, 표정, 그림 기호나 포인팅 등 시각적 자극을 많이 사용하면 의사소통이 잘 이루어지기 쉽다(외국인과 대화하는 것을 상상하면 이해하기 쉬울 것이다).
- 음운성 착어의 경우, 문자[특히 소리로 표기하는 가나(仮名)]나 키보드 입력에서도 오류가 나타난다.
- 따라서 의미를 나타내는 한자(漢字)나 그림으로 표현하는 것이 의사소통이 쉬워지고, 가나로 된 문장은 사용하기가 어려워진다.

【❷ 언어는 단문으로 천천히】

- 듣기에 이해가 어려운 실어증 환자의 경우, 대화에서 한 문장이 길거나 말이 빠르면 환자가 알아듣기 어렵고, 이해하지 못한 채로 대화가 진행된다.
- 가급적 문장은 짧게, 그리고 천천히 말하도록 노력한다.

【❸ 답변하기 쉬운 질문으로 만들기】

- 표현이 어려운 운동실어증은 발화장애와 실어증이 그 원인이 된다. 오답이 많아지지 않도록 과제나 질문의 내용을 조절한다.
- 발화에 어려움이 있는 경우, 선택지 중에서 답변을 선택하게 하면 의사소통이 더 쉬워진다.
  - ▸ 예를 들면, 개방적인 질문이 아니라 '예' '아니오' 로 회답할 수 있는 질문을 전개하여 환자의 의사를 듣는 것이 좋다.

> • 나쁜 예 : "오늘 컨디션은 어때요?"
> • 좋은 예 : "오늘 컨디션이 좋으세요?"

- 환자도 자신의 의사가 상대방에게 잘 전달되지 않으면 스트레스를 받거나 대화를 거부하게 되므로 주의해야 한다.

5 전두엽 증상에 대한 접근법

1) 병적 파악 현상, 도구 강박적 사용에 대한 접근법

- 잡은 물체나 물건을 쉽게 놓지 못하는 병적 파악 현상이 심한 환자의 경우, 검사자가 환자의 손에서 억지로 빼내려고 하면 더 강하게 잡혀 역효과가 발생한다.
- 그 대응의 한 가지 방법으로는 파악한 물체-물품과 관련된 환경을 제시하면 쉽게 놓을 수 있다[9]. 예를 들어, 파악한 물건이 공이라면 바구니나 상자, 손수건이라면 검사자의 주머니, 펜이라면 필통을 제시하면 환자는 적극적으로 물건을 내려놓으려고 한다.
- 또한, 병적 파악이나 도구의 강박적 사용은 일단 나타나면 환측 손만으로 물체를 떼어내거나 제지하는 것이 어려워진다. 그러나 양손에 의한 협응 동작에서는 파악이나 도구 사용의 반응이 약화되는 예가 있다[9].
  - ▸ 예를 들어, 오른손이 환측 손인 경우, 오른손만으로 옷을 접거나 물건을 교체하는 동작을 할 때 오른손으로 잡은 채로 놓지 못한다. 그러나 양손으로 조작하면 파악 반응은 거의 나타나지 않고

행위가 원활하게 진행된다. 젓가락을 집는 동작에서도 오른손만으로는 젓가락을 집는 동작이 반복적으로 나타나거나 놓을 수 없게 되지만, 왼손으로 작은 접시를 잡으면 과도한 집는 동작이 억제되어 원활해진다(그림 13).

【신경학적인 근거】

- 제시 조건에 따라 파악한 물품이 쉽게 손을 뗄 수 있었던 이유는 단지 손을 놓도록 설정된 환경에 적응된(유발된) 결과일 뿐이며, 행위의 억제 장애를 역으로 응용한 접근법이다. 양손 협응 동작에 의한 행위 억제 장애의 감소(억제)에 대해서는 반대측 반구(contralateral hemisphere)에서의 행동 제어 조절 기전의 관여가 시사되고 있다[10].

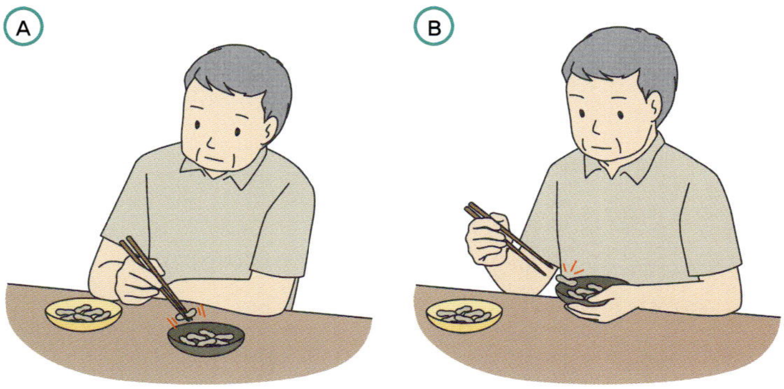

그림 13 ● 오른손 젓가락의 강박적 사용과 억제된 장면(오른손에 발생한 도구의 강박적 사용 사례)

A) 오른손만 사용 시: 왼쪽의 노란 접시에서 오른쪽의 검은색 접시로 껍질을 벗긴 땅콩을 젓가락으로 옮기는 과제를 실시하였다. 젓가락으로 땅콩을 젓가락으로 집는 동작과 검은색 접시로 옮기는 동작까지는 순조롭게 이루어졌다. 그러나 집은 땅콩을 검은색 접시에 쉽게 놓지 못하고 집은 상태가 계속되었다. 마침내 땅콩을 놓아도 그 직후에 다시 집어넣는 등 젓가락의 강박적 사용이 두드러지게 나타났다.

B) 양손 사용 시: 다음으로 왼손으로 검은색 접시를 잡으면서 같은 과제(양손 협동 동작)를 하면, 쉽게 땅콩을 검은색 접시에 놓을 수 있게 되었다. 또한, 땅콩을 놓아도 바로 꼬집지 않고 부드럽게 옮기는 작업이 가능해졌다.

6 주의력 장애에 대한 접근법

- 뇌졸중 치료 가이드라인 2021(개정 2023)[1]에 따르면, 주의력 장애에 대한 재활치료로 컴퓨터를 이용한 훈련, 주의력 과정 훈련(APT), 보상법 지도, 신체활동 및 여가활동을 실시하는 것이 타당하다고 한다(권고등급 B, 근거수준 중). 근거수준 중)
- 또한, 인지기능장애에 대해서는 유산소 운동과 신체활동 증가를 권장하고 있다(권고등급 B, 근거수준 중).

1) 장애 유형별 대응 방법

- 주의력 장애가 있는 뇌졸중 환자에게는 주의력 장애의 종류에 따라 작업 시간을 단축하거나 휴식을 취하게 하거나, 주변의 청각적, 시각적 간섭 자극(방해 자극)을 제거하는 등의 환경 조정을 하는 것이 좋다. 주의력 장애 유형에 따른 기본적인 접근 방법을 소개한다.

A. 주의 - 각성 수준(각성도)이 낮은 사례에 대한 접근법

- 이른바 '멍하다', '반응 시간이 느린' 증상이 특징이다. 주의 기능의 전체 양은 이 각성도의 높이에 따라 결정된다[11].
- 따라서 항상 감각계의 자극 입력을 늘리고, 각성도를 높이는 것을 염두에 두어야 한다.
- 서거나 걷는 등의 자세와 동작은 그 자체로 각성도를 높이는 효과가 있다.
- 누워있는 시간, 안락한 의자에 앉아있는 휴식 시간을 최대한 줄이고, 앉은 자세나 서 있는 자세를 유지하는 시간을 늘리고, 가능한 한 역동적인 동작 연습이나 보행 연습으로 전환하는 것이 좋다.

B. 지속적 주의력(sustained attention) 장애 사례에 대한 접근법

- 과제를 수행하더라도 주의가 지속되지 않고 중단되거나 실수가 눈에 띄는 것이 특징이다.
- 우선 피로를 고려한다. 예를 들어, 물리치료의 운동 과제에서는 피로가 적은 시간대를 선택하고, 적당한 휴식을 취하면서 점차 운동량을 늘려 나간다.
- 운동량을 늘리고 운동시간을 늘리면 기초체력이 향상되고, 쉽게 피로해지지 않으며, 주의력 지속력도 향상된다.

C. 선택적 주의력(selective attention) 장애 사례에 대한 접근

- 주의가 산만해지기 쉽고, 간섭 자극(방해 자극)에 쉽게 신경이 쓰이는 것이 특징이다.
- 따라서 처음에는 한 가지 과제에 집중할 수 있는 환경(시각적, 청각적 간섭 자극이 적은 환경)에서 실시하는 것이 좋다.
  - ▸ 특히 사람이 붐비는 재활치료실이 아닌, 사람들의 왕래가 적은 복도나 개인실과 같은 조용한 환경에서 연습을 하는 것이 좋다.
  - ▸ 하나의 과제를 수행할 수 있게 되면, 점차 간섭 자극이 많은 환경으로 연습 장소를 옮기게 된다.

D. 분리 주의력(divided attention) 장애 사례에 대한 접근법

- 절차와 절차가 복합된 복잡한 동작-행위에서 오류가 두드러지는 특징을 보인다(절대로 절차를 잊어버리거나 무시해서 발생하는 것이 아니다). 이 경우, 어디서 오류가 발생하는지 파악하는 것이 좋다.
- 중증 사례에 대해서는 과제를 복합화하지 않고, 수행 가능한 하나의 과제부터 시작한다. 복합적인 동작을 할 때는 연속적으로 하지 말고, 하나하나를 분할하여 시작하여 점차 연속성을 갖도록 한다. 우선은 그 동작이나 과제를 반복적으로 반복 연습하여 익숙해지는(학습하는) 것이 우선이다.
  - ▸ 보행 연습에는 인지 과제를 결합한 이중(다중) 과제를 사용하는 방법도 있다.
- 보행 연습 중 환자의 능력 수준에 따라 간단한 대화, 계산, 기억 등 복잡한 과제를 동시에 수행하게 한다.
- 보행 연습 장소의 경우, 시설 내 평탄한 복도에서 보다 주의분산성이 요구되는 실외(병원 실내에서 실외)로 이동해 나간다.
  - ▸ 야외에서는 발판이 좋지 않은 울퉁불퉁한 지형도 많기 때문에 발밑에 주의를 기울이면서 주변 환경에도 주의를 기울여야 하기 때문에 단순히 걷는 것만으로도 좋은 연습 장소가 될 수 있다.
- trail making test(TMT)의 보행 버전으로 trail waking이라는 과제도 고안되어 있다[12]. 이것은 5m 사

각형 안에 1부터 15까지 무작위로 배치된 숫자(타겟)를 걸어서 순서대로 탐색하는 과제이다.

▸ 전두엽 연합 피질을 단련하는 동시에 게임을 즐기면서 할 수 있는 효율적인 보행 연습이라고 할 수 있다.

2) 주의력 과정 훈련(APT)

- APT는 Sohlberg 등[13]이 고안한 주의력 장애에 대한 재활 프로그램이다.
- 주의 기능을 지속적 주의력(sustained attention), 선택적 주의력(selective attention), 전환 주의력(alternating attention), 분리 주의력(divided attention)의 4가지 구성요소로 나누고, 장애가 있는 주의 기능에 대해 특이적인 훈련을 반복적으로 실시하여 반복적으로 훈련을 실시하여 기능 개선을 도모하는 것이다.
- 일본어판 APT: modified attention process training(MAPT)[14]은 APT를 일부 수정한 것으로, divided attention의 항목을 삭제하고 과제를 총 13종류에서 9종류로 축소했다(**표 10, 그림 14**).

표 10 ● MAPT의 훈련 과제

1. 지속적 주의력(sustained attention)
① 숫자 지우기 테스트 ② 숫자 계열 테스트
2. 선택적 주의력(selective attention)
① 시트커버를 부착한 도형 지우기 테스트 ② 시트커버를 부착한 숫자 지우기 테스트
3. 전환 주의력(alternating attention)
① 목표 도형이 변화하는 도형 지우기 테스트 ② 목표 도형이 변화하는 도형 지우기 테스트 ③ 짝수, 홀수 소거 테스트 ④ 덧셈, 뺄셈 테스트 ⑤ 고-중-저 테스트, 한자-히라가나 테스트

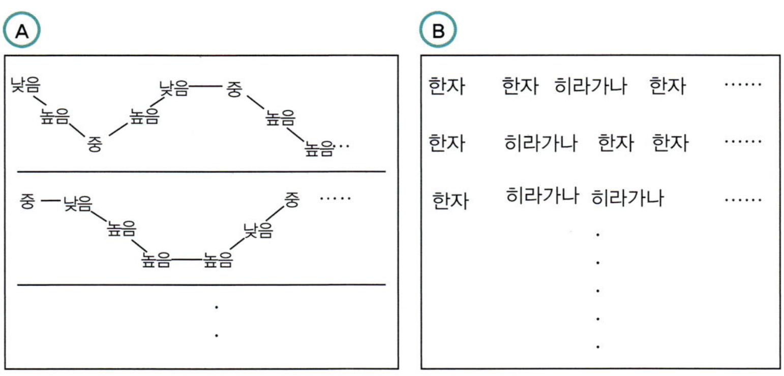

그림 14 ● MAPT와 일본어판 '고-중-저 테스트' 와 '한자-히라가나 테스트'

A: 문자(한자)를 읽는 것이 아니라, 문자의 위치를 답하는 position stroop test이다.
B: 문자를 읽는 것이 아니라 한자 또는 히라가나 중 어느 쪽에 기재되어 있는지를 답한다.

7 인지기능 전반에 대한 접근

운동요법(유산소 운동)

- 습관적인 신체 운동, 달리기, 조깅, 걷기 등 유산소 운동은 건강 유지 및 증진, 생활습관병, 심장병, 뇌졸중, 골다공증 등의 예방 및 치료로 널리 권장되고 있다.
- 또한 주의력, 기억력 등 인지기능과 정신기능에도 좋은 영향을 미치는 것으로 많이 보고되고 있다[15~17].
- 특별한 장비나 도구, 기술도 필요하지 않기 때문에 고위 뇌기능장애에 대한 물리치료의 한 방법으로 유산소 운동을 도입하는 것은 효과적이다.

A. 유산소 운동으로 인한 인지기능 향상 근거

- 건강한 성인을 대상으로 한 연구[18]에서는 하루 30분씩 주 3회 정도 조깅을 하면 조깅군에서 전두연합 영역(association cortex area) 테스트의 공간성 지연반응 과제와 Go/No-Go 과제를 결합한 Branching 과제[19][전두엽연합피질 중에서도 상위 전두엽극(superior frontal pole)에 위치한 Brodmann 10 피질이 특이적으로 활동하는 과제]에서 성적이 향상되었음을 표시했다.
- 또한, 러닝머신에서 달리기를 하면 걷기에 비해 전두엽 연합피질(frontal association cortex)이 특이적으로 활성화된다는 것[20], 10분간의 자전거 에르고미터 운동으로도 즉각적인 좌측 배외측전전두엽(dorsolateral prefrontal cortex) 활성화와 전두엽기능검사 성적이 향상된다는 것[21], 저부하 운동(30%의 운동강도)에서도 전두엽기능검사 결과가 향상되는 것으로 밝혀지고 있다[22].

> **memo 뇌손상 사례, 정신질환 사례, 노인에 대한 운동치료의 근거**
>
> - 우울증 환자를 대상으로 한 습관적 유산소 운동의 치료 효과[15,16], 노인의 신체운동에 의한 인지기능 유지 및 향상에 대한 보고[17,23] 등이 있다.
> - 또한, 뇌졸중 환자의 인지기능장애에 대한 유산소 운동의 효과를 조사한 체계적 고찰[7]에서는 유산소 운동이 전반적인 인지 능력을 향상시키고 주의력, 기억력, 시공간 인지 장애에 효과가 있는 것으로 나타났다.
> - 이상과 같이 유산소 운동을 도입한 운동요법은 전두엽을 포함한 뇌의 광범위한 영역을 활성화시켜 전두엽과 관련된 주의력 기능 향상에 영향을 미칠 수 있음을 시사한다.

B. 원칙・흐름

❶ 기본적으로 지속적인 유산소 운동을 습관적으로 지속하는 것에 주안점을 둔다. 따라서 생체징후가 안정되는 시기부터 서서히 시작하는 것이 바람직하며, 운동 전, 도중, 후에 생체징후 등의 측정은 필수적이다.

❷ 두부 외상 환자를 포함하여 운동마비가 없거나 경미한 경우에는 조깅이나 빠른 걸음으로 실시한다. 좁은 재활실 밖에 연습 공간이 없는 경우, 트레드밀이나 에르고미터 등으로 대체할 수 있다.

❸ 보행이 불가능한 경우에는 난간을 이용한 기립 반복 연습이나 지속적인 휠체어 구동 등으로 시작해도 좋다.

❹ 운동부하량의 지표는 본인의 주관적으로 '다소 힘들다' 고 느끼는 정도까지로 한다. 처음에는 짧은 시간부터 시작하여 점차 부하량, 시간을 늘려가되, 맥박이 120회/분 이내가 되도록 조정한다. 최종적으로는 하루 30분 이상, 주 3일 이상 유산소 운동을 습관적으로 할 수 있도록 한다.

❺ 다소 힘들다고 느끼는 운동 부하를 실시하는 것은 전두엽 연합피질의 활성화에도 도움이 된다. 그러나 이 부하가 정신적 스트레스가 되지 않도록 절대 강요해서는 안 된다. 흥미와 관심을 가지고 과제를 수행하도록 하는 것이 바람직하며, 대상자를 칭찬하고 격려하는 등 '보상 시스템'을 잘 도입하면 좋다.

- 마찬가지로 정량적인 데이터(보행 시간, 걸음 수, 거리 등)를 피드백하는 것도 보상 시스템으로 효과적이다. 이는 대상자뿐만 아니라 치료자의 동기부여에도 도움이 된다.
- 또한 주의력이나 인지기능이 얼마나 개선되었는지 정기적인 검사를 실시하여 그 결과를 본인에게 보여주는 것도 효과적이다.

❻ 근력 및 체력 저하와 같은 폐용성 문제나 이로 인한 동작상의 장애를 최대한 줄인다. 충분한 운동기능과 체력의 유지 및 향상은 주의력 장애의 접근에 있어 중요한 관점이라고 할 수 있다.

- 발휘할 수 있는 주의 기능에는 일정한 용량이 있기 때문에[11] 운동 기능에 장애가 있는 환자는 운동 자체에 상당한 주의를 기울여야 하기 때문에 외부 세계나 다른 인지 활동에 기울여야 할 주의 용량이 상대적으로 감소하게 된다.
- 운동기능을 향상시키는 것은 주의력 장애가 있는 환자가 일상 활동을 원활하게 수행하는 데 도움이 된다.

〈문헌〉

1) 「脳卒中治療ガイドライン2021〔改訂2023〕」（日本脳卒中学会 脳卒中ガイドライン委員会/編），協和企画，pp279-284，2023
2) McKinney M, et al：Evaluation of cognitive assessment in stroke rehabilitation. Clin Rehabil, 16：129-136, 2002
3) 石合純夫：脳血管障害（右半球損傷）ー半側空間無視と関連症状ー．Jpn J Rehabil Med，53：266-272，2016
4) Rubens AB：Caloric stimulation and unilateral visual neglect. Neurology, 35：1019-1024, 1985
5) Frassinetti F, et al：Long-lasting amelioration of visuospatial neglect by prism adaptation. Brain, 125：608-623, 2002
6) 井上雄吉：半側空間無視に対する低頻度反復経頭蓋磁気刺激（rTMS）の効果と局所脳血流量（rCBF）の変化について．Jpn J Rehabil Med，47：542-553，2007
7) Zheng G, et al：Aerobic Exercises for Cognition Rehabilitation following Stroke: A Systematic Review. J Stroke Cerebrovasc Dis, 25：2780-2789, 2016
8) 高橋伸佳：街並失認と道順障害．BRAIN and NERVE，63：830-838，2011
9) 高杉 潤：本能性把握反応と道具の強迫的使用．「脳機能の基礎知識と神経症候ケーススタディ 改訂第2版」（脳機能とリハビリテーション研究会/編），メジカルビュー社，pp54-61，2022
10) 田中康文：他人の手徴候．脳と神経，48：229-238，1996
11) 國澤佳恵：注意障害を有する患者への理学療法士のかかわり．理学療法，31：490-498，2014
12) Yamada M & Ichihashi N：Predicting the probability of falls in community-dwelling elderly individuals using the trail-walking test. Environ Health Prev Med, 15：386-391, 2010
13) Sohlberg MM & Mateer CA：Effectiveness of an attention-training program. J Clin Exp Neuropsychol, 9：117-130, 1987
14) 豊倉 穣，他：注意障害に対するAttention process trainingの紹介とその有用性．リハビリテーション医学，29：153-158，1992
15) Blumenthal JA, et al：Effects of exercise training on older patients with major depression. Arch Intern Med, 159：2349-2356, 1999
16) Babyak M, et al：Exercise treatment for major depression: maintenance of therapeutic benefit at 10 months. Psychosom Med, 62：633-638, 2000
17) Colcombe S & Kramer AF：Fitness effects on the cognitive function of older adults: a meta-analytic study. Psychol Sci, 14：125-130, 2003
18) Harada T, et al：Jogging improved performance of a behavioral branching task: implications for prefrontal activation. Neurosci Res, 49：325-337, 2004
19) Koechlin E, et al：The role of the anterior prefrontal cortex in human cognition. Nature, 399：148-151, 1999
20) Suzuki M, et al：Prefrontal and premotor cortices are involved in adapting walking and running speed on the treadmill: an optical imaging study. Neuroimage, 23：1020-1026, 2004
21) Yanagisawa H, et al：Acute moderate exercise elicits increased dorsolateral prefrontal activation and improves cognitive performance with Stroop test. Neuroimage, 50：1702-1710, 2010
22) Byun K, et al：Positive effect of acute mild exercise on executive function via arousal-related prefrontal activations: an fNIRS study. Neuroimage, 98：336-345, 2014
23) Kramer AF, et al：Ageing, fitness and neurocognitive function. Nature, 400：418-419, 1999

9. 치매

요시다 츠요시(吉田 剛)

A지식의 정리 B재활프로그램

POINT

1 치매는 다양한 유형이 있다(퇴행성 치매, 뇌혈관성 치매, 뇌내 병변, 전신질환에 동반된 치매).
2 알츠하이머형 치매의 주요 증상을 이해하고, 치매에 따른 행동장애와 심리증상을 파악한다.
3 치매 평가 척도와 그 특징 이해하기
4 경도인지장애에 대한 이해와 예방에 도움을 준다.

1 병태

1) 치매의 분류

- 미국정신의학회가 2013년에 만든 정신질환 진단 및 통계 매뉴얼 제5판(DSM-5)[1]에 따르면, 치매의 하위 분류로 알츠하이머병(Alzheimer's disease), 전두측두엽 치매(frontotemporal dementia), 루이소체병(Lewy body dementia), 혈관성 질환, 외상성 뇌손상, 물질-의약품 사용, HIV 감염, 프리온병, 파킨슨병, 기타 의학적 질환, 원인불명으로 구분했다. 파킨슨병, 헌팅턴병, 기타 의학적 질환, 여러 병인, 원인불명 등으로 나뉜다고 하였다.
- 이 중 **알츠하이머형 치매, 혈관성 치매, 전두측두엽 치매, 루이소체형 치매**의 4가지 질환이 많은 비율을 차지한다. 원인 질환의 약 50%가 알츠하이머병(AD)이지만, 비알츠하이머병이 약 절반을 차지하기 때문에 감별이 필요하다.

A. 알츠하이머 치매

- 특징적인 영상 소견으로는 특징적인 영상 소견으로는 해마(hippocampus)와 해마 주변 회(측두엽 내측부)[parahippocampal gyrus(medial temporal lobe)], 측두두정엽의 위축(temporal-parietal lobe), 후부 대상회(posterior cingulate gyrus)와 쐐기전두엽(precuneus), 하두정소엽(연상회, 각회)[inferior parietal lobule(supramarginal gyrus, angular gyrus)]의 혈류 감소가 관찰된다.

memo

한글어 판에서는 "치매(dementia)라는 말을 사용하지만 일본에서는 "인지증(認知症)이라고 하고, DSM-5에서도 도구적 일상생활동작 수행이 어려운 경우에는 경도인지장애(mild cognitive impairment)라고 하고 기본일생생활동작 수행이 어려울 경우에는 중증인지장애(major cognitive impairment)라고 하며, dementia라는 용어를 사용하지 않고 있다. 추후 우리나라도 정신분열증, 전간이라는 질병의 이름을 조현병, 뇌전증으로 바꾸었던 예가 있듯이 치매 대신에 좀 더 순화된 말을 사용할 것으로 예상이 된다

B. 혈관성 치매

- 영상 소견에 따라 T2 영상에서 대뇌백질에 다수의 점상 고신호 또는 뇌실주변의 미만성 고신호가

보이는 유형, 대뇌피질 병변이 동반되는 유형, 단일 병변이라도 인지기능 저하를 일으키는 부위인 해마(hippocampus), 시상(thalamus), 미상핵(caudate nucleus) 등에 병변을 보이는 유형, 대뇌의 여러 부위에 미세출혈성 병변이 산재하는 유형 등으로 분류된다.

- 구음장애, 연하장애, 요실금 등의 신경증상이 나타난다.

C. 전두측두엽 치매

- 전두측두엽 치매의 특징적인 영상 소견으로는 전두엽 (medial surface, cingulate gyrus, and basal part)의 위축과 혈류 저하가 나타난다. 병의식 결여, 모방행동이나 반복행동, 반사회적 행동, 수행기능 장애와 같은 행동 이상이 두드러지게 나타나는 것이 특징이다.

D. 루이소체 치매

- 형태적 특징은 거의 없지만, 파킨슨 증상(파킨슨병)이 나타나기 쉽다. 초기부터 환각(hallucination), 렘수면 행동이상(REM sleep disorder), 우울증, 착각 등의 정신 증상 외에 기립성 저혈압, 배뇨-배변 장애, 발한 이상 등이 나타날 수 있다. 주의력 장애와 수행기능장애, 시공간 인지 장애가 두드러지고, 그림 검사 성적이 떨어지는 등의 특징이 있다.

2) 알츠하이머 치매의 원인

- 아밀로이드 베타(Amyloid β-protein: A β)의 축적에 의해 노인반(Senile plaque)이 형성되고, 비정상적인 인산화 타우가 축적되어 신경원섬유 변화가 일어나 신경계 네트워크가 감소하는 것으로 생각된다(그림 1). 이때 신경세포 사멸로 인해 뇌 위축도 발생한다.

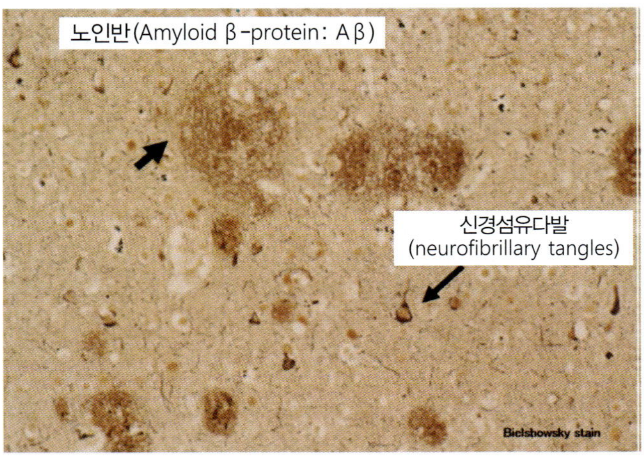

그림 1 ● A β의 축적에 의한 노인성 반점의 형성과 타우 단백질에 의한 신경원성 변화
이하라 야스오 선생님 촬영, 문헌2에서 재인용.

3) 병태에 영향을 미치는 노화로 인한 요인

- 아래 요인의 영향으로 실패 → 불쾌감, 불안 → 문제 행동의 원인이 발생한다.

  ① 기억력 장애

  ② 감각장애(특히 시력, 청력 저하) → 착각, 오판

  ③ 집중력 저하

  ④ 자신감 저하

⑤ 높은 자존감

2 증상 및 이학적 소견

1) 알츠하이머형 치매 증상

A. 인지 증상(핵심 증상)

- 기억력 장애, 방향감각 장애, 사고-판단-수행 장애, 주의집중-분산 장애, 실행-실인증-실어증, 내성적 능력 저하.

B. 행동-심리증상(주변증상) (behavioral and psychological symptoms of dementia: BPSD)

① 심리 증상 : 불안, 우울, 망상, 환각, 착각

② 행동 증상 : 배회, 과잉행동, 불결한 행동, 수집 습관, 폭언-폭력, 간병에 대한 거부감

2) 증상의 시간적 변화

- 전조기 : 초기에 들어가기 15년 이상 전부터 **경도인지장애**(mild cognitive impairment: MCI)를 보인다.
- **초기**(경증: HDS-R 18~25점, FAST stage 4): **IADL 장애** 수준.
  - 주요 증상: 기억력 장애(최근 에피소드 기억), 방향감각 장애(시간), 수행장애, 단어 건망증.
  - 주변 증상: 불안, 우울증, 도둑질, 망상.
- **중기**(중등도: HDS-R 11~17점, FAST stage 5): **BADL 장애**(경증~중등도 보조) 수준.
  - 주요 증상: 기억장애(순간 기억장애), 방향감각장애(장소), 수행장애, 감각성 실어증.
  - 주변 증상: 배회, 과잉행동, 환각, 거울 현상, 폭력 행위.
- **후기**(중증: HDS-R 0~10점, FAST stage 6 이상): **BADL 장애**(완전 보조) 수준.
  - 주요 증상: 기억장애(절차기억, procedural memory), 방향감각장애(인물), 중증 수행장애, 실어증, 경련, 경직.
  - 주변 증상: 요실금, 불결한 행동, 활동성 저하.
- **말기**(최중증: HDS-R 측정 불가, FAST stage 7 이상): **병상에 누워있는 상태**.
  - 주요 증상: 자기 관리능력 상실, 탈피질 자세(관절구축), 연하장애.
  - 주변 증상: 무표정, 무동작, 무표정, 무음.
- MCI의 시간적 변화
  - MCI(경도인지장애)에서 치매로의 진행(전환, conversion): 연간 5~15%, MCI에서 정상으로의 회복(역전, reversion): 연간 16~41%
  - 뇌척수액 내 Aβ42, 인산화 타우(phosphorylated tau), 총 타우(total tau)의 이상 수치, APOE 유전자의 ε4 다형성(ε4 allele) 존재, 아밀로이드 PET(amyloid PET), FDG-PET의 이상 소견이 있는 경우 진행 가능성이 높은 것으로 예측할 수 있다.

3 검사 및 진단

1) 진단

- 국제질병분류 제11판(ICD-11)[3]이 2022년 1월에 발표되면서, 치매의 진단 기준도 새롭게 발표되었는데, ICD-10에서 변경된 점으로는 기억력 장애가 필수적이지 않게 된 점, 사회인지 장애 및 정신운동 속도 지연이 포함되게 된 점을 들 수 있다. 현재는 치매 진단 가이드라인 2017[4]에 근거하여 진단하고 있으며, 2013년에 발표된 DSM-5를 아래에 제시한다.

[알츠하이머병 진단 기준: DSM-5 미국정신의학회의 진단 기준]

A. 치매 진단 기준에 부합
B. 적어도 두 개 이상의 인지기능 영역에서 장애가 잠복적으로 발생하여 서서히 진행되는 경우
C. 거의 확실한 알츠하이머형 치매: 1 또는 2 중 하나에 해당한다.
  1. 가족력이나 유전자 검사에서 알츠하이머병의 원인이 되는 유전자 돌연변이의 증거가 있다.
  2. 다음 세 가지가 모두 존재한다.
    a. 기억력, 학습력 저하 및 다른 인지기능 영역 중 하나 이상의 저하
    b. 꾸준히 점진적, 점진적인 인지기능 저하로 진행이 멈추지 않는다.
    c. 혼합성 원인 없음(다른 신경퇴행성 질환이나 뇌혈관질환, 다른 신경질환, 정신질환, 전신질환 등)
알츠하이머형 치매가 의심되는 경우: 1 또는 2를 충족하지 않는 경우
D. 뇌혈관 질환, 다른 신경 퇴행성 질환, 물질의 영향, 기타 정신 및 신경 질환, 전신 질환으로 잘 설명할 수 없다.

⚠ **주의** 위의 진단 기준에 따라 진단되지만, 섬망과의 감별이 중요하다. 정신적 스트레스가 높아진 상태나 저영양, 탈수, 약물의 부작용으로도 섬망에 의한 치매와 유사한 증상이 나타날 수 있다는 점에 유의할 필요가 있다.

[경도인지장애(MCI)의 진단 기준]

- DSM-5에서는 mild neurocognitive disorder로 한 가지 이상의 인지 영역([복잡한 주의(complex attention), 실행 기능(executive function), 학습 및 기억(learning and memory), 언어(language), 지각-운동(perception-motor), 사회적 인지(social cognition)])에서 이전보다 경미한 저하가 있는 것을 들고 있다. 인지 결손이 일상 활동의 자립을 저해하지 않고, 섬망이나 우울증과 같은 정신질환이 없는 것으로 정의하고 있다.
- 2021년에 물리치료학회연합에서 나온 「물리치료 진료지침 제2판」[5] 19장 경도인지장애 물리치료 가이드라인에서는 MCI가 건망형(단일영역, 다중영역), 비건망형(단일영역, 다중영역)의 4가지 유형으로 나뉜다고 하였다. 확립된 진단 기준은 없지만, ① 본인이나 가족으로부터 인지기능 저하를 호소하는 경우, ② 인지기능저하가 정상이라고는 할 수 없으나 치매 진단기준을 충족하지 않는 경우(표준치의 1.5 SD 이상 저하), ③ 복잡한 일상생활 활동에 최소한의 제한이 있지만 기본적인 일상생활 활동은 정상이라는 세 가지를 꼽았다.

2) 검사

❶ 영상 검사

- 치매 진단을 위해 모든 환자에서 MRI를 시행하고 측두엽 내측부의 위축 등 형태학적 평가를 시행한다(그림 2).

- 해마 부근의 위축을 객관적으로 평가하기 위해 VSRAD(voxel-based specific regional analysis system for Alzheimer's disease)로 분석한다.
- 뇌혈류 저하를 평가하기 위해 뇌혈류 SPECT(**그림 2**) 또는 FDG-PET(F-fluorodeoxy glucose-positionemission tomography)를 시행하며, FDG-PET나 아밀로이드 PET, 타우 PET와 같은 뇌 대사를 보는 평가는 감별 능력이 높은 것으로 알려져 있다.
- 아밀로이드 베타 42 (Aβ 42)는 발병 예측 연령 25년 전부터 뇌척수액에서 감소하여 뇌신경세포에 침착된다. 따라서 아밀로이드 PET로 평가하고, 타우 단백질은 총 타우(15년 전부터 증가)와 인산화 타우의 조합으로 예측 정확도가 높아지기 때문에 타우 PET로 평가할 수 있다(**그림 3**).

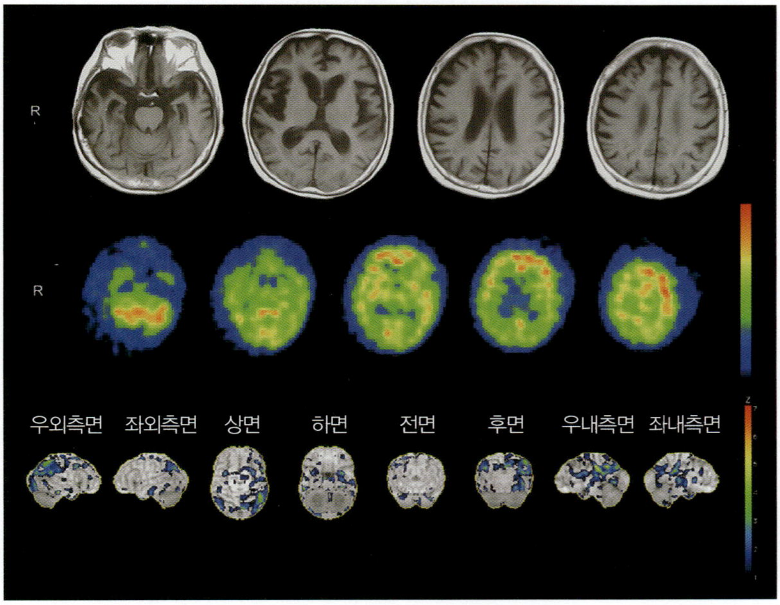

그림 2 ● 알츠하이머형 치매의 영상검사
MRI에서 위축상, 뇌혈류 SPECT에서 혈류 저하가 확인된다.
문헌 6에서 재인용.

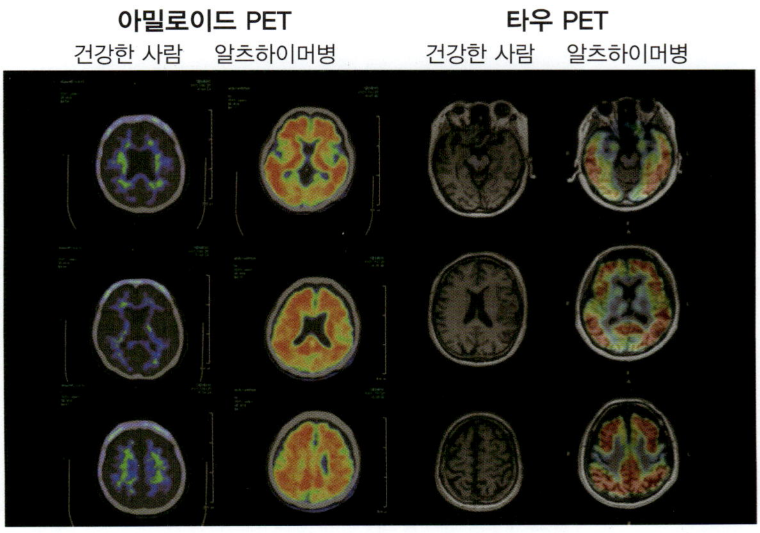

그림 3 ● 아밀로이드 PET와 타우 PET
문헌7에서 재인용.

❷평가척도

▸ 인지척도(**표1**) 및 행동관찰척도(**표2**)가 사용된다.

▸ MCI의 평가는 MMSE만으로는 불충분하며, Montreal Cognitive Assessment-Japanese version (MoCA-J)가 권장된다.

표1 ● 인지척도

1	전반적인 인지 기능	① 하세가와식 간이치매척도 개정판(HDS-R) ② 간이정신상태검사 ③ COGNISTAT(일본어판) : 각성수준, 지남력, 주의력(digit span), 언어(그림설명, 지시이해, 암송, 호칭), 구성(도형), 기억(단어 지연 재생), 계산, 추리(유사성, 판단)
2	전두엽 증상	① 가나히로 ② 전두엽 기능검사(Frontal Assessment Battery: FAB) ③ Trail Making Test (TMT)
3	두정엽 증상	① 입방체 모사 ② 시계 그리기
4	기억	① 웩슬러 기억력 검사(Wechsler Memory Scale - Revised: WMS-R) ② Rivermead 행동 기억 검사

표2 ● 행동 관찰 척도

1	전반적인 평가	① 임상 치매 평가 척도(CDR) ② 행동 관찰에 의한 진행도 평가(Functional Assessment Staging Test: FAST)
2	행동-심리 증상	치매행동장애척도(DBD 척도) 등
3	우울증	코넬 치매 우울증 척도(Cornell Scale for Depression in Dementia: CSDD)
4	간병 부담	Zarit 간병 부담 척도

〔문제해결형 평가의 관점〕

- 키워드: 불안-불쾌감 제거=본인이 안심하고 생활할 수 있는 환경이란?
  - ① 일상생활 장애는 어떤 점에서 나타나는가?
  - ▸ 어떤 부분이 실패하는가? 그 이유는? (기억력, 판단력, 주의력, 운동기능) 항상? 변동 요소는?
  - ② 문제 행동의 원인은?
  - ▸ 어떤 계기로 문제행동이 시작되기 쉬운가? 어떻게 대응하면 진정되는가?
  - ③ 개선해야 할 환경은?
  - ▸ 물적 환경 및 인적 환경 중 원인 요소를 줄일 수 있는 것은 무엇인가?

〔불편-불안감을 유발하기 쉬운 요소들〕

- 본인 주변에 어떤 요인이 있는지 평가한다.
  - ▸ 신체적 요인: ① 컨디션 불량, ② 피로, ③ 불면증, ④ 운동기능 장애, ⑤ 질병 진행.
  - ▸ 감각적 요인: ① 통증, ② 배뇨-배변(기저귀 오염), ③ 주변 환경 변화, ④ 추위와 더위, ⑤ 오인.
  - ▸ 심리적 요인: ① 외로움, ② 기억의 혼돈, ③ 인간관계(공격-추격), ④ 행동 목적 상실, ⑤ 욕구불만.

4 치료 (치매질환 치료 가이드라인 2017)

- 경도인지장애(MCI)에서 치매로의 진행을 예방하기 위해서는 고혈압, 당뇨병, 지질 이상 등의 관리와 적당한 운동의 지속이 권장된다. 또한 다음과 같은 항치매약물의 사용도 효과적이다.

1) 약물요법

- 알츠하이머형 치매에 대한 근본적인 치료제는 노인성 반점의 주요 구성요소인 아밀로이드 β와 신경원섬유 변화를 구성하는 타우 단백질을 표적으로 연구가 진행되고 있지만, 현재 실용화까지는 아직 이르지 못하고 있다.
- 치매의 진행을 억제하는 치료제로는 acetylcholine esterase(ACE) 억제제인 염산 도네페질(donepezil), 갈란타민(galantamine), 리바스티그민(rivastigmine)과 NMDA 억제제인 메만틴(memantine)이 국내에서 승인되어 있으며, ACE 억제제와 NMDA 억제제의 병용 효과 등에 대해서도 연구되고 있다.

memo 레카네맙(Lecanemab)

2023년 레카네맙이 아밀로이드 β를 제거하여 경증 인지장애 및 경증 알츠하이머병 환자의 증상 진행을 지연시키는 효과로 승인되었다.

2) 재활 접근법

- 특히 치매에 따른 행동-심리 증상(BPSD)에 대해 행동적 측면, 정서적 측면, 인지적 측면, 필요한 자극이라는 측면에 접근하는 것은 증상에 따른 그 사람다운 삶을 살기 위해 필요한 치료로 인식되고 있다. 인지적 측면에 대한 RO(reality orientation)나 정서적 측면에 대한 회상법, 음악치료 등도 시행되고 있지만 증거 수준은 낮다. 한편, 운동요법은 신체기능과 ADL 수준뿐만 아니라 인지기능 저하를 완만하게 하는 효과가 인정되고 있다.
- 일본인의 경도인지장애 노인을 대상으로 한 RCT에서 신체운동과 주의력과 기억력을 자극하는 인지과제(계산, 암산 등)를 결합한 Cogniceize를 실시한 결과, 논리적 기억력과 MMSE 점수의 개선, 해마 위축의 진행을 억제하는 것이 확인되었다[8].

〈문헌〉

1) 「Diagnostic & Statistical Manual of Mental Disorders, 5th ed（DSM-5)」（American Psychiatric Association, ed), American Psychiatric Association Publishing，2013
2) 池川雅哉：アルツハイマー病脳に蓄積するアミロイドベータの網羅的解析をイメージングマススペクトロメトリー法を用い世界で初めて成功．同志社大学プレスリリース，2017年
https://cdn.kyodonewsprwire.jp/prwfile/release/M103774/201710186967/_prw_PA1fl_uW50l8Jy.pdf（2023年12月閲覧）
3) World Health Organization：International Classification of Diseases 11th Revision（ICD-11）
https://icd.who.int/en（2023年12月閲覧）
4) 「認知症疾患診療ガイドライン2017」（日本神経学会/監，「認知症疾患診療ガイドライン」作成委員会/編），医学書院，2017
5) 「理学療法ガイドライン 第2版」（公益社団法人日本理学療法士協会/監，一般社団法人日本理学療法学会連合理学療法標準化検討委員会ガイドライン部会/編），医学書院，2021
6) 高村好実：認知症の画像診断．医学検査，66：22-38，2017
7) Shimohama S, et al：Impact of Amyloid and Tau PET on Changes in Diagnosis and Patient Management. Neurology, 100：e264-e274, 2023
8) Suzuki T, et al：A randomized controlled trial of multicomponent exercise in older adults with mild cognitive impairment. PLoS One, 8：e61483, 2013

9. 치매

요시다 츠요시(吉田　剛)

Ⓐ지식의 정리　Ⓑ재활프로그램

Do!

1 운동요법을 통해 경도인지장애의 진행을 예방하고 체력, 기본 동작능력, 인지기능의 유지를 도모한다.
2 소통이 원활하게 이루어진 상태에서 안심하고 과제에 임할 수 있도록 배려한다.
3 좋아하는 것, 즐거운 것, 잘하는 것, 역할을 할 수 있는 것을 과제로 선택하여 쾌적하게 자극을 준다.
4 물적 환경 및 인적 환경을 고려하여 적응적 행동을 할 수 있는 환경을 개별적으로 고려한다.
5 문제행동에는 반드시 원인이 있다고 생각하고, 원인을 탐색하고 제거하는 케어를 생각한다.

Don't!

1 강한 피로와 실패, 통증 등의 불쾌한 자극을 주지 않는다.
2 기억력과 판단력을 요구하는 과제를 주어 당황하게 만들지 않는다.
3 적응하기 어려운 조건으로 과제를 주어 불안을 조장하지 않는다.
4 문제 행동에 대해 본인을 질책하는 등의 행동 억제적 대응을 하지 않는다.
5 치매로 인한 행동장애나 심리증상을 치료할 수 없는 것으로 포기하고 대응하지 않는다.

1 재활 접근의 원칙

1) 사람 중심의 돌봄[1,2)]

- 언제 어디서나 그 사람답게 생활할 수 있도록 배려하는 것이 기본이다.
- 치매에 따른 행동장애나 심리증상(BPSD)을 문제행동이 아닌 마음의 표현으로 보고 그 이유를 이해하면서 대응하는 것이 중요하다.
- 여기서는 요코이(横井) 등[3)]이 제안한 BPSD의 해석 모델을 참고하여 그 단계에 맞는 대응을 생각해보자.

◆ BPSD 해석 모델

- 마음의 이론-성찰-자아의식의 순서로 상실되어 퇴행하는 과정에서 특유의 BPSD가 존재한다는 생각이다(Lewis, Wimmer와 Perner 등의 이론을 바탕으로 요코이 등이 제창한 이론).

【❶ 마음의 이론】

- 타인의 마음 상태를 추정하는 능력(4세 수준).
  - ▸ 타인의 생각과 감정, 행동의 의미를 알 수 없게 된다.

【❷ 성찰(자기평가)】

- 어떤 규칙이나 기준과 비교하여 자신이 옳은지 아닌지를 평가하는 능력(2세 반~3세 수준).
  - ▸수치심이나 죄책감을 잃어 사회 규범에 어긋나는 행위를 하는 것에 대한 거부감이 없어진다.

【❸ 자아 의식】

- 자기 자신을 주시하고 타인과 자신을 구별할 수 있는 능력(1세 후반 수준).
  - ▸슬픔, 공감 등의 감정을 잃고 원초적 감정(기쁨, 놀람, 슬픔, 분노)만으로 행동한다.

2) 적응적 행동과 안정된 심리 상태를 촉진할 수 있는 환경 설정

- 환자는 노화로 인한 다양한 기능 저하(특히 기억력 장애와 감각 기능)로 인해 일상생활에서 실패 경험이 증가하고, 자신감을 상실하고 있으며, 외부 환경 변화에 적응하지 못하고 불안과 불쾌감을 느끼면서 부적응 상태에 빠지기 쉽다.
- 자기다움을 발휘하기 위해서는 다양한 스트레스를 해소하고, 감정을 중시하는 대응, 즐겁고, 편안하고, 안심할 수 있는 환경을 개별적으로 고려하여 대응하는 것이 중요하다.
- 여기서는 야마구치[2]가 제창한 뇌 활성화 재활의 개념을 참고하여 접근한다.

◆ 뇌 활성화 재활치료 시행 원칙

- 기분 좋은 자극=미소, 칭찬=동기부여, 소통=안심, 역할 수행=살아야 할 이유, 잘못된 과제=올바른 방법을 이끌어 내도록 개별적으로 대응한다.

3) 기본 동작에 필요한 기능 및 인지 기능의 유지를 위해 운동 자극과 적절한 과제를 선택한다.

A. 재활 프로그램

【❶ 생활환경설정】

- 물적 환경 : 실내 비품, 음악, 화장실, 공용 공간 배치, RO(reality orientation) 보드, 행사, 휴식 시간(취미 활동, 레크리에이션).
  - ▸생활환경으로서, 거실 및 건물 전체의 분위기가 편안하고 알기 쉽도록 배려한다.
- 인적 환경 : 주요 인물, 방 배정(동거인), 그룹 소속, 외부(유치원생, 자원봉사자). 원활한 의사소통을 유지하고, 적당한 자극과 안정감을 주는데 필요한 환경을 조성한다.

【❷ 적당한 운동요법 및 레크리에이션】

- 치매에 대한 운동요법 : 운동은 기분전환의 의미뿐만 아니라 뇌 기능에도 효과가 있는 것으로 알려 있다.
  - ▸유산소 운동과 근력 강화 운동을 결합한 저강도 운동이 인지기능, 특히 수행기능 향상에 효과적이라고 알려져 있다(동물실험에서 해마의 신경세포 활성화와 국소 혈류량 증가가 확인됨).
- 적절한 운동량이 되도록 조정하고, 상쾌감, 성취감, 운동 효과에 대한 피드백을 적시에 받을 수 있도록 배려한다.
  - ▸단체를 이용한 레크리에이션 활동 : 풍선 밸리(**그림 4A**), 바퀴달리기(**그림 4B**), 야외 산책 등.
  - ▸운동 강도는 예측 최대 심박수의 55~65%, 하루 20~60분, 지속적 또는 간헐적으로, 주 3~5회 정도 실시할 것을 권장한다.
- 집단을 이용할 때는 그룹을 나누고, 집단의 장점을 살릴 수 있도록 직원이 개입하는 것이 필요하다.

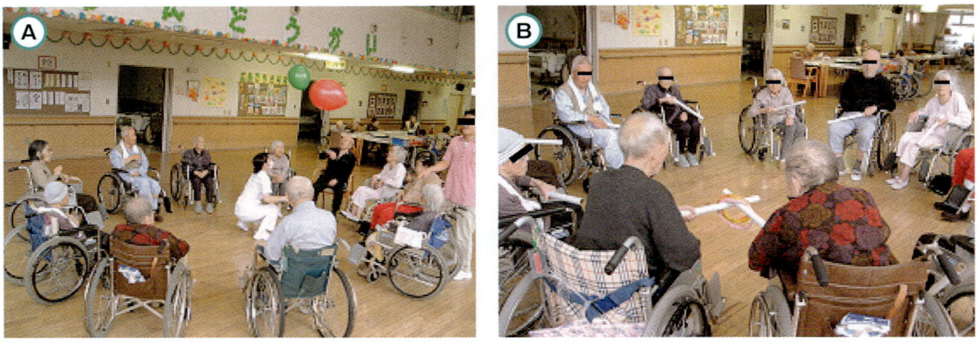

그림 4 ● 집단을 이용한 레크리에이션

A) 풍선 밸리.
B) 차례가 돌아오는 고리던지기.
직원들은 모두가 실패하지 않고 즐거운 분위기가 지속될 수 있도록 격려와 지원을 아끼지 않는다.

- 코그니사이즈(일본국립장수의료연구센터에서 개발)
  - 운동과 인지과제(계산, 암산 등)를 결합한 치매 예방을 위한 획기적인 운동요법이다. 코그스텝(CogStep), 코그니워크(CogniWalk), 코그니래더(CogniLadder), 코그니댄스(CogniDance), 코그니(CogniBike) 등 다양한 종류의 운동을 통해 무리 없이 지속적으로 할 수 있도록 안내서를 제작하고 지도자를 양성하는 등 보급에 힘쓰고 있다.

【❸ 심리치료】

- 회상법, 현실감각, 동물치료, 어린이와의 교감, 음악치료, 원예치료.
  - 쾌감을 통한 심리적 안정은 부적응 행동을 감소시킬 수 있으므로, 직원은 쾌감을 느낄 수 있도록 지원하여 미소와 안도감을 이끌어 낼 수 있도록 배려한다.

【❹ 취미활동(그림 5,6)】

- 그림 그리기, 도자기 만들기, 노래방, 옛날에 하던 간단한 놀이 등.
  - 좋아하는 일에 몰입할 수 있다는 것은 집중력을 높이고, 적당한 피로와 만족감으로 이어지기 때문에 좋아하는 것을 선택할 수 있는 것이 바람직하다.

【❺ 생활 측면에서의 접근(그림 7)】

- 적응을 촉진하는 돌봄은 행동, 정서, 인지, 자극을 위한 접근으로 이어진다.
  - 간병 장면에서의 대응은 일상 생활에 큰 영향을 미치므로, 그때그때 상황에 맞게 융통성 있게 본

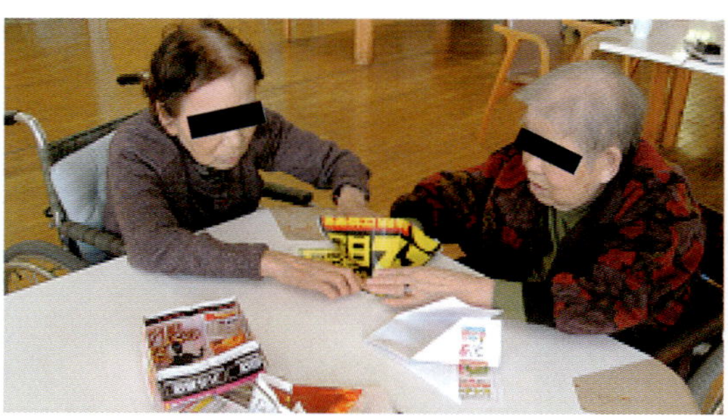

그림 5 ● 능력이 높은 사람이 가르치는 쪽이 되어 지원

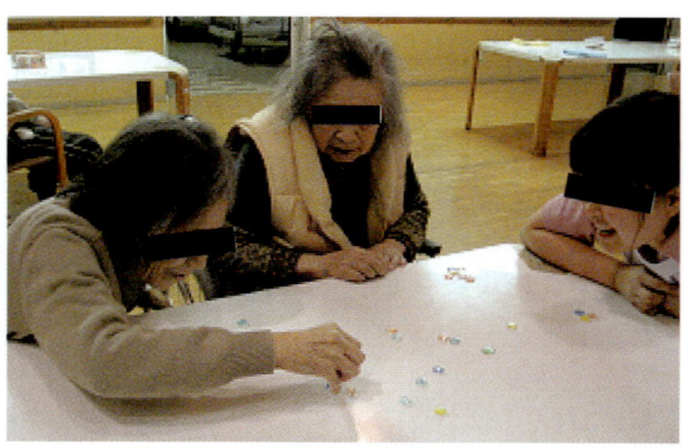

그림 6 ● 이해하기 쉽고 재미있는 과제를 적절한 목소리로

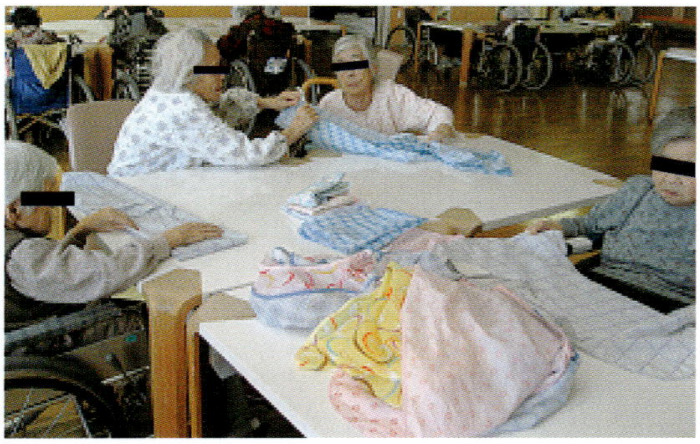

그림 7 ● 작업에 몰입하여 일하는 역할(서로 돕는 역할도 있음)

인의 능력을 끌어내어 적응적인 활동으로 연결하고, 가능하면 칭찬을 통해 미소와 자신감을 줄 수 있도록 배려한다. 이때, 재활의료진과 간병인의 협력이 중요하다.

B. 생활 속 커뮤니케이션의 원칙

① 안심감을 주는 것 : 웃는 얼굴로 밝고 부드럽게 접촉한다.

② 이해하기 쉽도록 배려 : 이야기는 짧고, 명확하며, 기억을 요구하지 않는다.

③ 불안감 제거를 위한 배려 : 오인하더라도 부정하지 않고 납득할 수 있도록 대응하고 기분 전환을 도모한다.

④ 기분 좋은 감정을 불러일으킨다 : 칭찬하고, 옛날이야기를 잘 들어준다.

memo 오인(misperception) 및 대응

- 인물 오인식(인적 환경) 긍정적 오인 : 익숙한 사람→역할이 생긴다.
  부정적 오인 : 모르는 사람, 무서운 사람 → 부적응적 행동
- 공간 오인식(물적 환경) 긍정적 오인 : 익숙한 공간→안정을 찾는다.
  부정적 오인 : 모르는 곳, 감옥 → 도망치기
- 잘못된 인식은 바로잡아야 하는가? : 긍정적인 오인을 유도하는 방식의 상호작용이 필요하다.
  인적 환경 = 24시간 대응을 고려하면 핵심 인물이 여러 명 필요하다.
  물적 환경 = 어떤 환경적 배려가 필요한지, 개별 상황에 따라 검토가 필요하다

memo 사회심리학적 지식의 활용

- 개인 공간 : 남성은 넓고, 여성은 좁음 → 안정된 생활환경은 성별에 따라 다르다.
- 친숙함의 관계 : 대물 = 친숙한 물건(오랫동안 사용한 물건), 대인 = 친숙한 사람(관계형성)
- 흥분 전파 : 한 사람의 흥분은 주변 사람에게도 전파되기 쉬우므로, 흥분 상태의 사람을 방치하지 말고 주변 사람에 대한 배려가 필요하다

C. 생활 현장에서 대응할 때 유의해야 할 사항

① 고령자에서는 감각장애가 더 많은 오인(misperception)을 증가시키고 있다.

② 감정은 남아있기 쉽다.

③ 행동에는 계기(이유)가 있다.

④ 불안과 불쾌감은 부적응 행동의 계기가 된다.

⑤ 적당한 운동과 기분 전환이 좋은 효과를 가져온다(물리치료 중에도 할 수 있는 대처법).

⑥ 개별 대상자에게 적응할 수 있는 환경 설정(안심할 수 있는 물적 환경과 인적 환경)을 고려한다.

⑦ 일상생활에서 치매로 인한 위험에 유의한다(낙상, 이식, 폐용, 실종, 폭력 등).

2 사례 소개

1) 사례 1

- 문제점 : 오른쪽 아래쪽으로의 과주의도 영향을 미쳐 자세가 오른쪽으로 흐트러지기 쉽고, 자세 불량으로 인한 불편감이나 체간신전 활동의 어려움이 증가하기 쉬웠다. 이로 인해 같은 행동을 반복하여 식사에 집중하지 못하고 식사 보조에 시간이 걸려 섭취에 어려움을 겪었다(**그림 8, 9**).
- 대 응 : 상지 양측 활동을 과제로 한 앉은 자세 균형 향상 연습 중 풍선 치기, 고리 끼우기에 집중하도록 했다(**그림 10A, B**). 휠체어에 앉은 자세를 수정하고, 구동으로 전진하여 목적 행동을 달성하도록 유도하였다(**그림 10C**).
- 변화 : 식사에 집중할 수 있게 되어 식사 시간이 단축되고, 충분한 영양 섭취가 가능해졌다(**그림 11**).

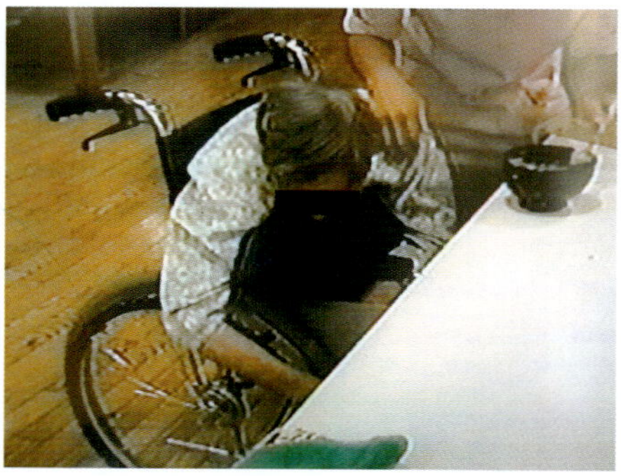

그림 8 ● **사례 1의 문제점 1: 부적절한 자세로 인해 아래쪽이 신경 쓰여 식사 유도가 어렵다.**

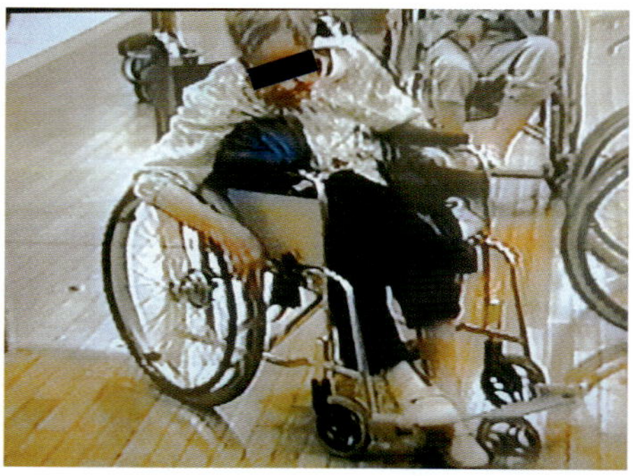

그림 9 ● **사례 1의 문제점 2: 휠체어를 움직이지만 한 곳에서 벗어나지 못하고 계속 반복하는 상태이다.**

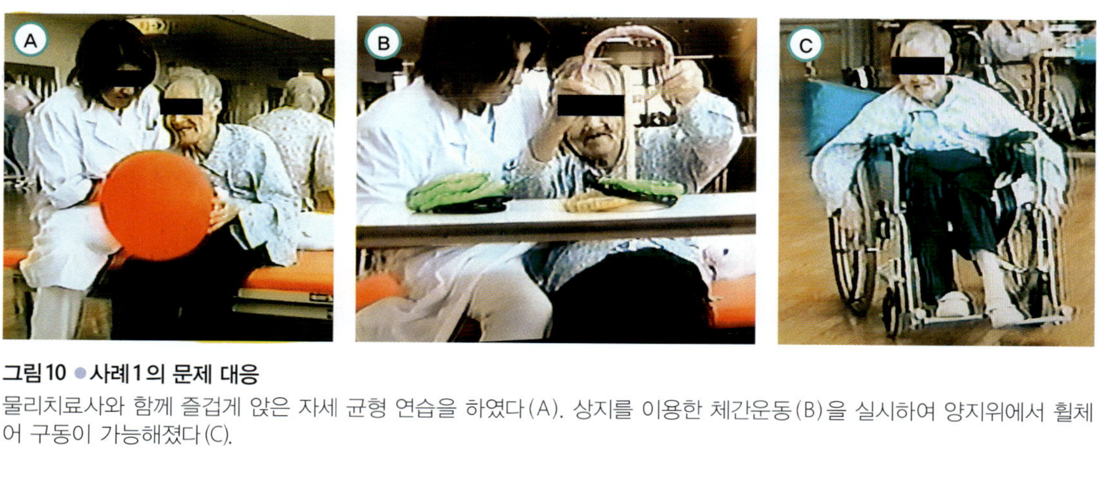

그림 10 ● **사례1의 문제 대응**

물리치료사와 함께 즐겁게 앉은 자세 균형 연습을 하였다(A). 상지를 이용한 체간운동(B)을 실시하여 양지위에서 휠체어 구동이 가능해졌다(C).

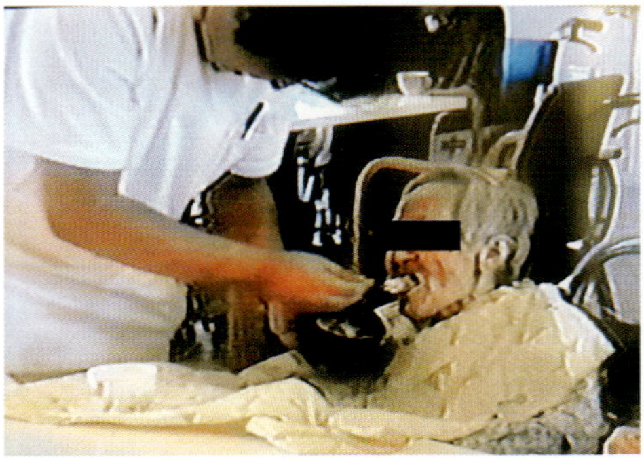

그림 11 ● 사례 1 의 개입 후 변화
식사에 집중할 수 있게 되었다.

2) 사례 2

- 문제점 : 저녁이 되면 집으로 돌아가야 한다고 느끼고 집으로 돌아가려는 행동밖에 할 수 없었다 (**그림 12**). 방황으로 인해 실종될 가능성도 높았기 때문에 항상 지켜보는 것이 필요했다.
- 대응 : 차를 제공하고 테이블로 안내한 뒤, 본인이 좋아하는 찢기 그림 활동을 권유하여 몰두하게 하였다(**그림 13A**). 이를 통해 집에 가고 싶어 하는 관심을 찢기 그림 활동으로 전환시켰다. 찢기 그림이 잘 완성되고 칭찬받음으로써 만족감을 얻을 수 있도록 도왔다(**그림 13B**).
- 변화 : 미소를 짓고, 작업으로 인한 만족감으로 스스로 방으로 가서 잠자리에 들 수 있게 되었다(**그림 13C**).

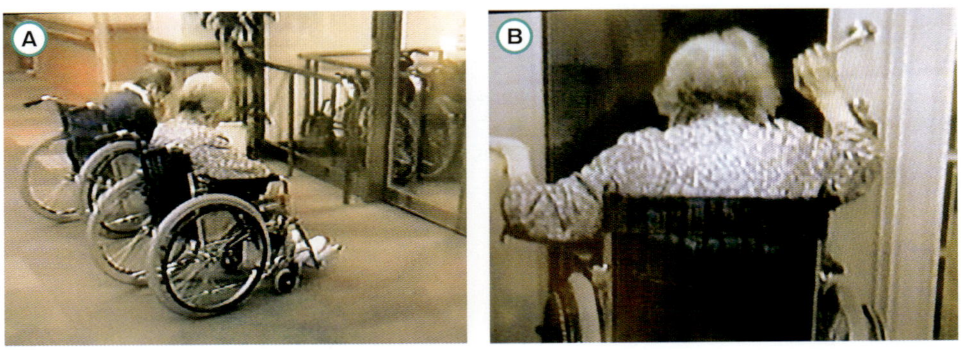

그림 12 ● 사례 2 의 문제점
어두워지면 불안해져서, 어떻게든 집으로 돌아가기 위해 연결고리를 형성하고 있었다.
A) 자동문 앞에서 문이 열리기를 기다리고 있다.
B) 뒷문으로 돌아가서 어떻게든 돌아가려고 한다.

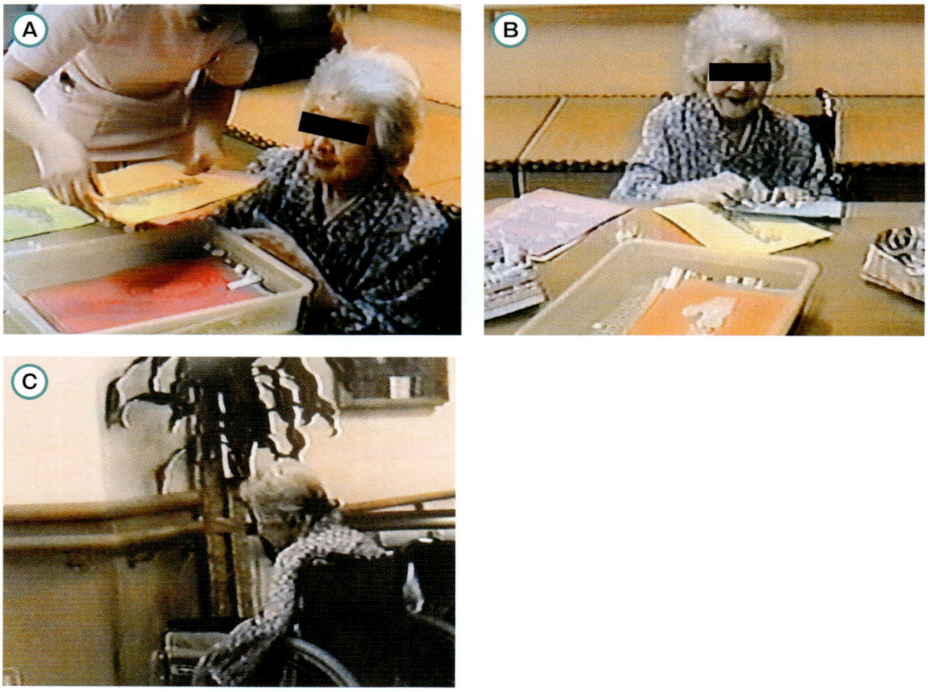

그림 13 ●사례 2의 문제 대응과 개입 후 변화
좋아하는 작업인 찢기 그림에 몰두하고(A), 미소를 짓고(B), 그 후 스스로 거실로 이동하여(C) 잠자리에 들었다.

〈문헌〉

1) 「Dementia Reconsidered：The Person Comes First」(Kitwood T, ed), Open University Press, 1997
2) 「認知症の正しい理解と包括的医療・ケアのポイント 第2版」(山口晴保/編著, 佐土根朗, 他/著), 協同医書出版社, 2010
3) 横井輝夫, 岡村 仁：認知症者のBPSDの解釈モデルについての検討. 老年精医誌, 19：997-1008, 2008

10. 파킨슨병

하시다테 히로유키(橋立博幸)

Ⓐ지식의 정리　　Ⓑ재활프로그램

POINT

1. 파킨슨병은 만성 진행성 중추신경 퇴행성 질환으로 신경 기전의 균형이 깨지면서 다양한 운동 장애가 발생하는 질환이다.
2. 주요 증상은 진전(tremor), 강직(rigidity), 무동증 혹은 서동증(akinesia or bradykinesa), 자세반사의 장애(postural instablity) 등이다.
3. 생활기능장애가 다양하기 때문에 다양한 증상에 대해 여러 검사를 통해 평가한다.
4. 파킨슨병의 다양한 증상, 장기적인 악화, 변동성 등의 특성을 이해한다.

1 병태

- 파킨슨병(Parkinson's disease)은 중뇌 흑질의 멜라닌 함유 신경세포의 변성 및 탈락을 병변으로 하는 만성 진행성 중추신경 퇴행성 질환으로 신경계 난치병 중 하나이다.
- 흑질선조체(sustantia nigra)에서 도파민 대사가 저하되면 대뇌 기저핵의 억제성 출력이 증가하고 대뇌피질의 흥분성 입력이 감소하여 신경 기구의 흥분성과 억제성의 균형이 깨지면서 다양한 운동 장애가 발생한다.

2 증상 및 이학적 소견

- 파킨슨병은 양성 증상인 **안정시 진전**(tremor), **강직**(rigidity)과 음성 증상인 , **무동증**(akinesia), **자세반사 장애**(postural reflex impairment)를 4대 증상으로 하며, 운동장애 외에도 **자율신경증상**, **정신증상** 등 다양한 장애를 나타낸다.

1) 진전(tremor)

- 정지 시 4~6 Hz의 빈도로 규칙적으로 나타난다. **상지**, **다리**, **하악**에 나타나기 쉬우며, 동작 및 수면 시 약화 및 소실되고, 정신적 긴장에 의해 강화된다.

2) 강직(rigidity)

- 근긴장도의 증가이며, 사지체간의 각 관절을 안정 시 수동적으로 움직일 때 **납관처럼 끝까지 균일한 저항감**(lead pipe appearance) **또는 기어처럼 간헐적인 저항감**(cogwheel rigidity)을 느낄 수 있다.
  - ▸상지에서는 톱니바퀴 모양, 하지에서는 납관 모양인 경우가 많다.
- 사지 신근군보다 굴근군에서, 체간 굴근군보다 체간 신전-회전근군에서 더 많이 나타난다.

- 전신의 근육군에 강직이 나타나기 때문에 에너지 소비의 증가로 인해 쉽게 피로해진다.

3) 무동

- **동작 시작의 지연, 동작 수행 시간의 지연으로** 나타난다. 관절가동범위(ROM)가 큰 운동일수록 시간이 오래 걸리고, ROM이 작은 반복운동은 비교적 빠르게 수행할 수 있다.
- 또한, 단순하고 간단한 동작 과제(예 : 손을 앞으로 들어 손을 입에 가까이 가져가는 등)는 비교적 쉽게 수행할 수 있지만, 계획적이고 선택적이며 복잡한 동작 과제(예 : 손을 앞으로 들어 뜨거운 물이 담긴 컵을 손에 들고 입에 가까이 가져가는 등)이 요구되는 경우 동작 지연이 현저하게 나타난다.
- 얼굴에는 표정이 거의 없어 **가면 같은 얼굴**(masked face)이 된다.

4) 자세 반사 장애

- 자세유지, 평형반응, 정위반응(righting reaction)에 장애가 생기며 병기가 진행됨에 따라 현저하게 나타난다.
- 또한 비정상적인 자세로 경부신전(neck extension), 척추후만, 측만, 몸통 굴곡(trunk flexion), 골반 후방 경사(pelvic posterior tilting), 고관절 및 무릎 관절 굴곡(hip and knee joint flexion), 족관절 저굴(plantar flexion), 발가락 굴곡이라는 전형적인 자세(**그림 1**)를 취하며, 근긴장 이상의 영향도 더해져 요통이 발생하기 쉽다.

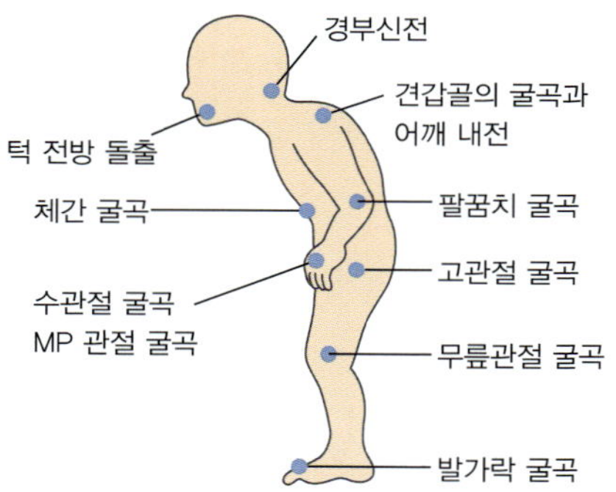

그림 1 ● 파킨슨병에서 취하기 쉬운 자세
문헌1에서 인용.

- 어깨관절, 척추, 흉곽의 가동성도 저하되고, 근긴장 이상, 비정상적인 자세의 지속으로 인해 제한성 환기장애로 발전한다.

5) 보행 장애

- 보행 시작 시 움직임이 완전히 멈추고, 그 자리에서 발을 딛지만 한 걸음을 내딛지 못하거나, 작은 걸음으로 한 걸음을 내딛는 경직된 걸음걸이, 흔들림 보행, 미끄럼 보행, 가속 보행(돌진 현상), 앞으로 기울어진 자세, 손 흔들림과 몸통 회전을 적게 하는 보행과 같은 특징적인 장애를 일으킨다.
- 특히 이러한 보행장애는 보행 시작 시, 방향 전환 시, 목표물에 접근 시(예를 들어 보행 중 의자에 앉으려고 의자에 접근했을 때 등), 공간적으로 좁은 장소를 통과할 때, 두가지 과제를 수행하던 중

(예를 들어 물건을 들고 걸을 때, 자신에게 접근하는 다른 행인을 피하면서 걸을 때 등), 시간적으로 급박한 상황(횡단보도를 서둘러 건너려고 할 때 등)에 나타나기 쉽다.

- 또한, 근강직으로 인해 주동근(agonist)과 길항근(antagonist)의 근긴장이 동시에 높아져 유각 초기(early swing phase)의 고관절 및 무릎관절의 굴곡과 유각 후기의 무릎관절 신전이 부족해져 하지 운동의 속도 저하, 보행 속도 저하, 한 걸음 또는 중복 보행 거리의 단축이 나타난다.

6) 이차적 증상

- 자율신경증상(기립성 저혈압, 변비, 배뇨장애, 성기능장애, 이상발한), 인지기능장애(수행기능장애, 기억장애, 치매), 정신증상(우울증, 불안장애, 환각, 망상, 망상, 수면장애, 행동이상, 피로), 연하장애, 운동이상증, 운동이상증, 근긴장이상증, 폐용증후군 등을 나타낸다.

7) Wearing-off 현상

- L-dopa 1회 투여 후 약효 지속 시간이 점차 짧아지고, 일반적으로 4시간 이내로 단축되는 증상 발현의 **일중 변동**을 말한다. 보통 L-도파를 1일 3~4회 복용하고도 L-도파의 혈중농도 변동에 따라 증상이 변동하는 것을 말한다.
- 신체 기능의 증상 변동뿐만 아니라 감각 기능, 정신 기능, 자율신경 기능에도 변동을 일으킬 수 있다.

8) On-off 현상

- 약물 복용 시기나 혈중 농도에 관계없이 예측할 수 없는 갑작스러운 증상 악화를 나타내는 증상의 **일중 변동성**을 말한다.
- on기에는 파킨슨병의 여러 증상이 일시적으로 호전되는 반면, off기에는 파킨슨병의 여러 증상이 나타나면서 신체 움직임이 갑자기 힘들어진다. 이 현상은 하루에 여러 번 반복될 수 있다.

9) 낙상

- 운동장애 및 증상 변화로 인해 이동(보행, 방향전환) 및 이동 시 낙상을 일으키기 쉽다.
- 파킨슨병 환자의 연간 낙상률은 약 80%에 달하며, 증상의 중증도가 증가할수록 낙상 횟수도 증가하는 경향을 보인다.

3 검사 및 진단

- 파킨슨병의 주요 진단기준은 **표 1**, 생활기능 평가항목은 **표 2**, 기능적 제한 평가지표의 낙상위험을 예측하는 참고치는 **표 3**에 제시되어 있다. 파킨슨병의 생활기능 장애는 다양하며, 병기에 따라 중요하게 평가하는 항목이 다르기 때문에 그 전체상을 파악하기 위해서는 다양한 증상에 대해 여러 검사를 통해 평가한다. 특히, 파킨슨병에 특이적인 평가지표는 여러 가지가 제시되고 있지만, 일반적으로 Hoehn & Yahr의 중증도 분류(**표 4, 5**)가 임상적으로 많이 사용된다.
- 그 외 파킨슨병의 특이적 평가지표로 통합 파킨슨병 평가척도(Unified Parkinson's Disease Rating Scale: UPDRS)를 들 수 있다. **부록 1)**, PDQ-39(**표 6**)가 있다[17].
  - ▸ UPDRS는 4개의 Part, 42개 항목으로 구성되어 있으며, 정신기능, 행동 및 기분에 관한 Part Ⅰ 4개 항목, 일상생활 동작에 관한 Part Ⅱ 13개 항목, 운동기능에 관한 Part Ⅲ 14개 항목, 치료 합

표 1 ● 파킨슨병의 주요 진단 기준

- 파킨슨병이 있다※1
- 뇌 CT 또는 MRI에 특이적인 이상 소견이 없다.※2
- 파킨슨증을 유발하는 약물 및 독성 물질에 노출되지 않음
- 항파킨슨병 약물로 파킨슨증 개선 효과 확인 가능※3

위의 4가지 항목을 충족하는 경우, 파킨슨병으로 진단한다.
또한, 1, 2, 3을 만족하지만 약물반응이 미검토된 경우는 파킨슨병이 의심되는 경우로 간주한다.
※1 파킨슨병의 정의는 다음 중 하나에 해당하는 경우로 한다.
(1) 전형적인 좌우 차이가 있는 안정시 진전(4~6Hz)이 있다.
(2) 톱니바퀴 같은 근육 경직, 동작 둔화, 자세 반사 장애 중 두 가지 이상이 존재한다.
※2 뇌 CT 또는 MRI에서 특이적 이상이란 다발성 뇌경색, 피질 위축, 뇌간 위축, 현저한 뇌실 확대, 현저한 대뇌 위축 등 다른 원인에 의한 파킨슨병임을 명백히 나타내는 소견의 존재를 말한다.
※3 약물에 대한 반응은 가급적 도파민 수용체 자극제 또는 L-도파 제제로 판단하는 것이 바람직하다.
문헌2에서 인용.

표 2 ● 파킨슨병의 주요 평가 항목

질환별 평가지표	• Hoehn & Yahr의 중증도 분류(표 4) 또는 수정된 Hoehn & Yahr의 중증도 분류(표 5) • Unified Parkinson's Disease Rating Scale (UPDRS, 부록 1) • 파킨슨병 설문지(Parkinson's Disease Questionnaire: PDQ-39, 표 6)	
기능 장애 관련 평가지표	근육 긴장	경부, 사지, 체간을 수동적으로 움직일 때 받는 저항감 정도, 강직의 국소성 및 좌우 차이에 대해 평가한다.
	근력	사지-체간의 큰 근육의 근력을 도수근력검사 또는 맨손 근력계를 이용하여 평가한다. 부동의 영향으로 한 번의 짧은 시간으로는 본래의 충분한 근력을 발휘하지 못하고 최대 근력에 도달하기까지 시간이 소요될 수 있으므로 여러 번 시도한 후 측정하는 것이 좋다.
	관절가동범위(ROM)	ROM 검사에서 수동적 ROM과 능동 ROM을 모두 측정하고 그 차이를 평가한다. 흉곽의 가동성에 대해서도 측정기를 사용하여 흡기 시와 호기 시 흉부 및 복부 둘레의 차이를 평가한다.
기능적 한계에 대한 평가지표	보행 속도, 보폭, 보 행 속도	보행 속도는 16m 직선 보행 시 중간 10m 보행 시간을 측정하여 속도에 계산한다.
	Timed Up and Go test (TUG)	의자에 앉은 자세에서 일어서서 3m 전방의 표식까지 왕복 보행하고 다시 앉을 때까지의 시간을 측정한다.
	6분간 보행 검사 (Six-minute Walking Test : 6 MWT)	10~20m 정도의 직선 보행로를 왕복 6분 동안 걸었을 때 총 보행거리를 측정한다. ※ 보행 시 동결보행 현상(freezing of gait)이 있는 경우 유발되기 쉬운 조건을 확인한다. 보행 시작, 방향전환, 목표물 접근, 좁은 장소 통과, 이중과제 등의 조건에서 어느 정도 동결보행이 출현하는지를 평가한다.
	Berg Balance Scale(BBS)	14개 항목의 자세유지 및 기본동작 과제를 수행했을 때의 완성도를 0~4점으로 채점하여 합산한 후, 합산점수 총 0~ 56점으로 평가한다.
	기능적 도달 범위 (FR)	정자세에서 한쪽 상지를 90°전방으로 들어 올리고, 발부의 위치를 바꾸지 않고 가능한 한 멀리(전방)로 제3손가락끝을 이동시켰을 때 제3손가락끝의 이동거리를 측정한다.
	한발로 서 있는 자세 유지 시간	눈을 뜨고 혹은 감았을 때 한쪽 다리 기립 자세를 유지했을 때 가장 긴 유지 시간을 측정한다.
	기본 동작	엎드린 자세에서 일어서기까지의 일련의 동작을 평가한다. 눕기, 일어나기, 일어서기에 대해 각각의 소요시간을 측정하고, 각 동작의 문제점을 기술한다. 대상자의 실제 생활환경에 맞게 바닥에서 엎드린 자세로 하는 경우와 침대에서 엎드린 자세로 하는 경우로 나누어 평가한다.
활동 제한 관련 평가지표	활동 제한은 기본적인 일상생활 동작(ADL)에 대해 기능적 독립성 평가법(Functional Independence Measure: FIM) 또는 바텔 지수(Barhel index)를 사용하여 평가한다. 또한, 이미 낙상 경험이 있는 경우에는 낙상의 장소, 시간대, 상황, 방향, 외상의 유무를 확인하여 재낙상 예방을 위한 정보를 수집한다. 낙상에 대한 두려움이 있는 경우에는 낙상 효능 척도(Fall Efficacy Scale: FES)를 사용하여 낙상에 대한 자기 효능감의 정도를 평가한다	

표 3 ● 기능적 제한 평가지표의 낙상 위험 예측을 위한 참고치

평가지표	고령자	파킨슨병
Timed Up and Go test	13.5초 이상[3] 10 ～ 12초 이상[4,5]	16.0초 이상[11]
Berg Balance Scale	49점 이하[6] 45점 이하[7~9]	54 점 이하[12] 47 점 이하[13] 46 점 이하[14,15]
기능적 도달 범위	15.3cm 이하[10]	31.7cm 이하[12] 25.4cm 이하[16]

표 4 ● Hoehn & Yahr의 중증도 분류

Stage Ⅰ	일측성 장애. 기능장애가 없거나, 있더라도 경미하다.
Stage Ⅱ	양측성 장애. 자세유지 장애는 없고, 일상생활이나 업무에 약간의 불편함이 있으나, 수행이 가능함.
Stage Ⅲ	자세 유지 장애가 나타난다. 활동은 어느 정도 제한적이지만 직종에 따라서는 일할 수 있다. 기능장애는 경증 또는 중등도이지만 혼자서 생활이 가능하다.
Stage Ⅳ	심각한 기능 장애. 보행과 기립은 어느 정도 가능하지만, 일상 생활에 도움이 필요하며, 노동 능력은 상실됨.
Stage Ⅴ	기립불능. 도움 없이는 침대나 휠체어에 앉아서 생활할 수 없다.

표 5 ● 수정판 Hoehn & Yahr의 중증도 및 분류 각 단계의 주요 재활 목적

	Ⅰ기				Ⅱ기		Ⅲ기
생활기능 장애 정도	일상생활, 통원 시 거의 도움이 필요 없음				일상생활, 통원 시 부분적인 도움이 필요함		일상 생활에 전폭적인 도움이 필요하며, 혼자서는 보행, 기립불능
수정판 Hoehn & Yahr 중증도 분류	Stage 1	Stage 1.5	Stage 2	Stage 2.5	Stage 3	Stage 4	Stage 5
	한쪽만 장애. 기능장애가 경미하거나 없음	한쪽 장애에 체간 장애가 추가됨	양측성 장애이지만 신체 균형 장애는 동반하지 않는다.	양측의 장애에 스스로 회복할 수 있는 정도의 돌진현상(festination)이 더해진다.	자세 반사 장애가 나타난다. 일어설 때나 보행 시 방향을 바꿀 때 균형을 잃기 쉽다. 신체적으로는 거의 독립적인 생활이 가능하다.	증상이 진행되어 기능 장애가 심하다. 간신히 도움 없이 일어서고 걸을 수 있지만, 일상 생활에 큰 장애가 있다.	부축을 받지 않으면 침대에 누워있거나 휠체어 생활을 할 수 밖에 없다.
재활의 목적	• 활동량 감소 예방 • 낙상 공포 예방 • 신체 능력 향상				Ⅰ기의 목적과 더불어 다음과 같은 동작을 유지 및 개선한다. • 자세 • 손을 뻗어 물건을 집어들다 • 균형 • 보행 등		Ⅱ기 목적에 더해 다음 세 가지 • 생체 징후 유지 • 욕창 예방 • 구축 예방

표 6 ● Parkinson' s Disease Questionnaire (PDQ-39)

1	하고 싶은 여가 활동을 하는 데 방해가 된다고 느끼셨나요?	21	걱정(불안)이 되셨나요?
2	집안일을 하는 데 어려움을 느끼셨나요? (DIY, 집안일, 요리 등)	22	자신의 미래가 걱정되시나요?
3	쇼핑 짐을 들고 다니는 데 불편함을 느끼셨나요?	23	파킨슨병 환자라는 사실을 숨겨야 한다고 느낀 적이 있나요?
4	1,000m를 걷는 데 어려움을 느끼셨나요?	24	사람들 앞에서 먹고 마시는 상황을 피하셨나요?
5	100m를 걷는 데 어려움을 느끼셨나요?	25	파킨슨병으로 인해 사람들 앞에서 부끄러움을 느낀 적이 있나요?
6	집 주변을 마음대로 돌아다니는 데 불편함을 느끼셨나요?	26	타인의 반응에 대해 걱정이 되셨나요?
7	인파 속에서 이동하는 데 불편함을 느끼셨나요?	27	인간관계에 문제가 있었나요?
8	외출 시 동행이 필요하셨나요?	28	아내/남편이나 동거인으로부터 필요한 지지를 받지 못한 적이 있나요?
9	사람들 앞에서 쓰러질까봐 두렵거나 걱정되신 적이 있으신가요?	29	가족/친한 친구로부터 필요한 지지를 받지 못한 적이 있나요?
10	원했던 것보다 더 많이 집에 갇혀 있어야 했나요?	30	낮에 자신도 모르게(예기치 않게) 잠이 든 적이 있나요?
11	몸을 씻는 데 불편함을 느끼셨나요?	31	주의력에 문제가 있었나요? (독서 · 텔레비전을 볼 때)
12	옷을 갈아입는 데 불편함을 느끼셨나요?	32	기억력이 나빠졌다고 느끼셨나요?
13	단추를 끼우거나 신발 끈을 묶는 데 어려움을 겪었나요?	33	끔찍한 꿈이나 환각을 보셨나요?
14	글씨를 예쁘게 쓰는 데 어려움을 겪으셨나요?	34	대화하는 데 지장이 있었나요?
15	음식을 자르는 데 어려움을 겪으셨나요?	35	다른 사람과 제대로 대화할 수 없다고 느끼셨나요?
16	음료를 흘리지 않기 위해 음료를 들고 있는 데 어려움을 겪으시나요?	36	다른 사람에게 무시당했다고 느끼셨나요?
17	기분이 우울한가요?	37	고통스러운 근육 경련이나 근육통이 있으신가요?
18	소외감, 외로움을 느꼈나요?	38	관절이나 몸에 통증을 느끼셨나요?
19	눈물이 나거나 울고 싶었던 적이 있으신가요?	39	추위나 더위가 불편하셨나요?
20	화를 내거나 분노를 느꼈나요?		

병증에 관한 Part Ⅳ 11개 항목의 각 항목을 '증상이 없다 : 0점' 에서 '증상이 가장 심하다 : 4점' 까지 5단계(일부 0점)로 평가한다. 증상이 가장 심하다 : 4 점」 까지 5 단계(일부 0 점)로 평가한다. 또는 1 점의 2 단계)로 평가하는 지표이다.

- 평가 결과는 Part Ⅰ 0~16점, Part Ⅱ on 시 0~52점, off 시 0~52점, Part Ⅲ 0~108점, Part Ⅳ 0~23점, 총 42개 항목 0~251점으로 수치화되며, 값이 클수록 장애가 심하다는 것을 나타낸다.
- UPDRS는 파킨슨병의 다양한 생활기능장애 중 장애가 심한 항목부터 전체 장애상을 파악하고, 실제 재활치료에서 중재할 초점 및 중재 효과를 종합적으로 확인하는 데 도움이 된다.
- 또한, UPDRS는 설명 문구에 모호한 부분이 있고, 비운동 증상에 관한 질문이 불충분하다는 지적에 따라 2008년 국제운동장애학회(Movement Disorder Society: MDS)에 의해 UPDRS의 개정판인 MDS-sponsored revision of the unified Parkinson's disease rating scale(MDS-UPDRS)이 발

표되었다. MDS-UPDRS는 이미 일본어판으로 일본어로 번역되어 MDS의 홈페이지[18]에서 열람 가능하며, 사용허가의 신청 절차에 대해서도 제시되어 있다.

- 파킨슨 증상의 일중 변동이나 주간 변동, 약물치료의 약효에 따라 대상자의 생활기능이 변화하기 때문에 약물치료상황을 확인하고, 검사 및 진단 시에는 평가시간, 투약 후 경과시간 등을 함께 확인한다. 생활기능장애의 평가는 증상이 가벼울 때와 무거울 때를 구분하여 평가하고 그 차이를 비교한다. 평가는 매번 동일한 시간이나 타이밍에 실시하는 것이 바람직하다.
- 또한, 증상의 변동에 대해서는 일기 형식으로 변동 패턴을 파악하고, 병동이라면 간호사나 간병인, 재택이라면 가족으로부터 증상의 변동에 관한 정보를 수집한다.

4 치료

- 파킨슨병의 치료는 각 병기(그림 2)에 따라 약물치료, 수술적 치료, 재활치료(표 5)를 들 수 있다. 약물치료는 파킨슨병 치료의 주축이며, ADL 및 QOL에 크게 관여하므로 각 치료약물의 효과와 부작용, 장기 복용으로 인한 문제점에 대해 충분히 이해해야 한다.
- 각 병기별 재활치료의 내용은 **ROM 운동, 스트레칭 운동, 근력 강화 운동, 자세 균형 연습, 보행 연습, 기본 동작 연습, ADL 지도** 등 다양하다(B 재활치료 프로그램 표 7). 실제로 파킨슨병 진단 후 재활치료가 시작되기까지 수 년의 기간이 소요되며, 낙상이나 ADL에 장애를 초래하는 보행장애나 자세반사장애가 나타난 후에 시작하는 경우가 많다.

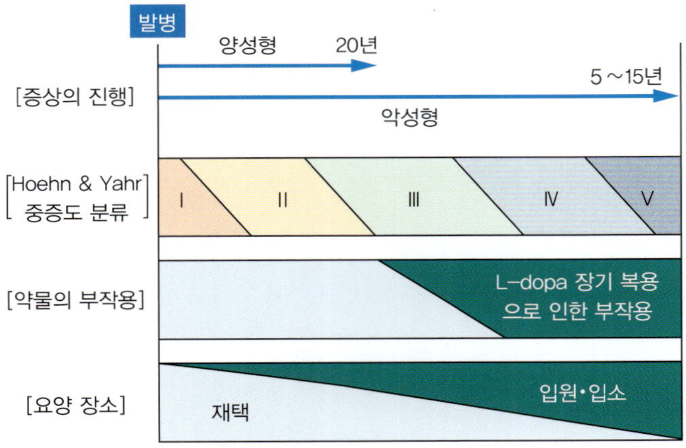

그림 2 ● 파킨슨병의 발병부터 병기 진행
문헌1에서 인용

- 현재로서는 어떤 치료도 근본적인 치료법이 아니기 때문에 약물의 장기 사용으로 인한 부작용의 출현과 노화에 따른 영향도 더해져 기능 장애는 서서히 진행된다.

〈문헌〉

1) 野尻晋一，他：病期別理学療法ガイドライン パーキンソン病の病期別理学療法ガイドライン．理学療法，19：23-30，2002
2) 厚生労働省：概要・診断基準等6 パーキンソン病
https://www.mhlw.go.jp/file/06-Seisakujouhou-10900000-Kenkoukyoku/0000089954.pdf（2023年12月閲覧）
3) Shumway-Cook A, et al：Predicting the probability for falls in community-dwelling older adults using the Timed Up & Go Test. Phys Ther, 80：896-903, 2000
4) Boulgarides LK, et al：Use of clinical and impairment-based tests to predict falls by community-dwelling older adults. Phys Ther, 83：328-339, 2003
5) Rockwood K, et al：Feasibility and measurement properties of the functional reach and the timed up and go tests in the Canadian study of health and aging. J Gerontol A Biol Sci Med Sci, 55：M70-M73, 2000
6) Shumway-Cook A, et al：Predicting the probability for falls in community-dwelling older adults. Phys Ther, 77：812-819, 1997
7) Bogle Thorbahn LD & Newton RA：Use of the Berg Balance Test to predict falls in elderly persons. Phys Ther, 76：576-83; discussion 584, 1996
8) Berg KO, et al：Measuring balance in the elderly: validation of an instrument. Can J Public Health, 83 Suppl 2：S7-11, 1992
9) Wood-Dauphinee S, et al：The balance scale：responsiveness to clinically meaningful changes. Can J Rehabil, 10：35-50, 1997
10) Duncan PW, et al：Functional reach: predictive validity in a sample of elderly male veterans. J Gerontol, 47：M93-M98, 1992
11) Mak MK & Pang MY：Balance confidence and functional mobility are independently associated with falls in people with Parkinson's disease. J Neurol, 256：742-749, 2009
12) Dibble LE & Lange M：Predicting falls in individuals with Parkinson disease: a reconsideration of clinical balance measures. J Neurol Phys Ther, 30：60-67, 2006
13) Leddy AL, et al：Functional gait assessment and balance evaluation system test: reliability, validity, sensitivity, and specificity for identifying individuals with Parkinson disease who fall. Phys Ther, 91：102-113, 2011
14) Brusse KJ, et al：Testing functional performance in people with Parkinson disease. Phys Ther, 85：134-141, 2005
15) Qutubuddin AA, et al：Validating the Berg Balance Scale for patients with Parkinson's disease: a key to rehabilitation evaluation. Arch Phys Med Rehabil, 86：789-792, 2005
16) Behrman AL, et al：Is the functional reach test useful for identifying falls risk among individuals with Parkinson's disease? Arch Phys Med Rehabil, 83：538-542, 2002
17) 折笠秀樹，他：Parkinson病の重症度を測る日本語版unified Parkinson's disease rating scale（UPDRS）の信頼性評価．神経治療，17：577-591，2000
18) International Parkinson and Movement Disorder Society：MDS-Unified Parkinson's Disease Rating Scale（MDS-UPDRS）
https://www.movementdisorders.org/MDS/MDS-Rating-Scales/MDS-Unified-Parkinsons-Disease-Rating-Scale-MDS-UPDRS.htm（2023年12月閲覧）

10. 파킨슨병

하시다테 히로유키(橋立博幸)

O Do!

1 현재 대상자에게 어떤 약물요법이 시행되고 있는지 사전에 파악한다.
2 병기 및 중증도 진행 정도에 따라 중재 항목 조합
3. 눈에 보이는 효과는 미세한 변화라도 대상자와 함께 확인한다.
4 안전을 고려하여 앉은 자세에서 넘어지거나 서 있는 자세에서 넘어질 위험에 유의한다.

X Don't!

1 치료 효과를 포기하는 경우

1 운동요법 조합 방법

- 파킨슨병에 대한 물리치료는 다양한 운동요법을 복합적으로 시행하는 것이 신체기능(근력, 자세 균형, 보행) 및 건강관련 QOL 개선에 도움이 되며, 대상자 개인의 병기, 중증도, 목표에 따라 다양한 운동중재를 조합하여 시행한다(표 7, 8).
- 운동요법의 일반적인 원칙은 다음과 같다.
  ❶ 적절한 이완을 이용한다.
  ❷ 원위부보다 근위부의 장애가 강하기 때문에 말초에서 중추로 접근한다.
  ❸ 앉은 자세에서 누운 자세 또는 서 있는 자세로 접근하기
  ❹ 대칭적 운동에서 대각선 회전을 포함한 운동으로 접근하는 것
  ❺ 음악이나 구호와 함께 한다.
  ❻ 약이 효과가 있을 때 또는 on 기에 시행한다.

2 ROM 운동

- ROM 제한 예방을 위해 사지 체간의 ROM 운동을 수동적, 능동적 조건에서 시행한다.
  - 사지의 신전 방향, 몸통의 회전 방향으로 ROM 운동을 충분히 실시한다(그림 3, 4).
  - 특히 일상적으로 동일한 사지 자세를 취하기 쉬운 부위에 대해서는 세심하게 실시한다.
  - ROM 제한의 원인에 따른 **물리치료**(관절낭-연부조직: 초음파 치료, 근육-힘줄: 극초단파 치료)의 병행도 고려한다.

표 7 ● 각 단계별 주요 프로그램 조합

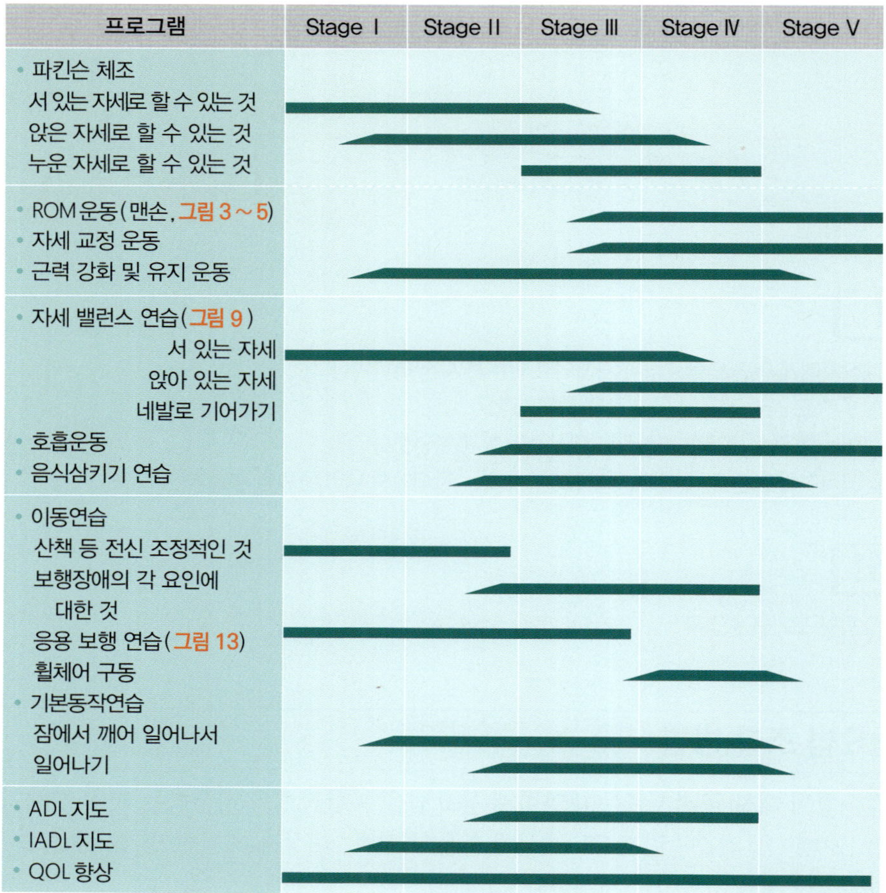

문헌1,2 를 바탕으로 작성.

- 스트레칭은 한 근육에 대해 5~20초 정도, 3~5회 정도 스트레칭을 한다(**그림 5**). 반동을 주지 않고, 호흡을 멈추지 않고 실시하도록 지도한다.
- 또한 흉곽의 가동성이 저하되어 호흡기능 저하가 나타나는 경우 경부, 체간, 흉곽의 ROM 운동을 시행하고, **호흡연습, 심호흡, 발성연습**을 시행한다.

3 근력 강화 운동

- 사지 체간 근력 강화 운동을 실시한다. **무게추를 이용한 대근육군 운동, 일어서기 동작 반복, 스쿼트 운동, 계단 오르내리기** 등 유지-향상을 도모하는 근군 강화에 적합한 방법을 선택한다(**그림 6~8**).
- 충분한 근출력을 얻기까지 시간이 걸리므로 ROM 운동 등의 준비운동을 충분히 한 후 근력강화 운동을 실시하는 것이 좋다.
- 각 운동은 10회 1세트, 1일 1~3세트, 주 2회 이상 실시한다.
- 또한, **기구나 훈련 장비**가 있는 경우 기계를 이용한 체간근, 하지근에 대한 고부하 근력강화 운동을 실시할 수 있다.

표 8 ● 각 단계별 재활치료 방침

stage Ⅰ · Ⅱ	• 일상생활에 지장을 줄 정도의 생활기능 장애가 경미하고 뚜렷하게 나타나지 않으며, 약물치료로 조절되는 경우가 많아 재활처방을 할 기회가 적은 시기.
	• 잔존능력의 이용, 보상방법을 획득하여 높은 수준의 신체기능을 유지하고, 각종 증상의 완화 및 ADL 유지를 도모한다. • 신체 활동의 비활성화, 낙상 공포감 증가, 폐용으로 인한 자세 조절 기능 저하 등을 예방하고, 능력장애의 진행을 가능한 한 지연시켜 QOL 향상을 도모하는 것이 방침이다.
	• 근력 및 ROM의 유지, ADL에서의 부동성에 대한 대응, 취업 및 가사활동 등 사회생활의 지속이 물리치료의 주요 목표가 된다.
stage Ⅲ · Ⅳ	• 기능장애가 뚜렷해져 일상생활과 사회생활에 제한이 생기고 낙상 위험이 증가하는 시기. 일상생활에서 비활동적인 상태에 빠지기 쉽고, 폐용성 근력저하를 동반하는 경우가 많다.
	• 약물치료로 충분한 효과를 얻지 못하고, 내복량 증가 및 장기 복용으로 인한 문제가 발생하며, 다양한 증상이 발현 및 변동하여 장애 구조가 복잡해진다. 신체활동의 비활성화, 낙상 공포감 증가 등의 예방과 함께 이동 동작, 자세 균형, 보행 등의 신체 기능 유지 및 개선이 중요하다.
	• 사지-체간 ROM 운동 및 근력 강화 운동, 자세 균형 연습, 보행 연습을 중심으로 실시한다. 운동과 연습은 약효가 좋은 온 기간에 실시한다. 피로감을 느끼기 쉬우므로 매일의 컨디션에 따라 운동량을 조절하고, 운동 중 정기적인 휴식을 취한다.
stage Ⅴ	• 장기간의 약물 복용으로 항파킨슨병 약물의 약효가 저하되고, on-off 현상의 오프 기간이 하루 중 많은 시간을 차지하며, 일상생활 동작의 대부분에 보조가 필요하게 되어 주로 침상생활(와상)을 하게 되는 시기이다. 신체 기능 및 활동의 유지 및 개선과 더불어 관절구축, 욕창 등의 폐용증후군을 최대한 예방하 는 것이 중요하다.
	• on 기의 시간대를 미리 파악하여, on 기에 일상생활에 필요한 기본 동작을 연습한다. 어떤 동작이 수행이 어렵더라도 대상자 본인이 가능한 동작요소를 찾아내어 본인의 노력으로 수행할 수 있는 동작을 최대한 도움 없이 반복 실시하여, 전후 수행이 어려운 동작요소의 시도 · 연습으로 전개한다. • stage Ⅴ라도 보조 방법이나 환경 조정에 따라 보행이 가능한 경우가 있다. 보행이 가능하다면 아무리 짧은 거리라도 적극적으로 보행 연습을 한다.
	• 기본 동작은 대상자 본인이 수행할 수 있는 동작 요소가 무엇인지를 파악하여, 필요한 최소한의 간병 방법을 수시로 간병인이나 가족에게 지도한다. • 동작이 매우 느리더라도 대상자 본인이 할 수 있는 동작은 최대한 본인이 할 수 있도록, 간병하는 가족에게는 본인의 동작 발현을 기다리는 것의 중요성과 한 번에 많은 지시 정보에 본인은 대응할 수 없음을 적절히 설명한다.
	• ROM 유지를 위해 침대 옆에서 ROM 운동을 주로 수동적으로 시행한다. 사지-체간의 많은 근육군이 전반적으로 단축이나 경축을 일으키는 경우가 많으므로 전신의 관절을 대상으로 움직일 필요가 있다. • 흉곽의 가동성 저하 및 경직으로 인해 구속성 환기장애를 일으켜 가래가 어려운 대상자에게는 흉곽-체간 및 상지(어깨 및 견갑골)의 ROM 운동과 함께 체위변환을 통한 배담 및 호흡 보조를 시행한다.
	• 관절구축이나 경직으로 인해 앉은 자세에서도 좌우로 기울어지는 비정상적인 자세를 취하기 쉽다. 의자, 쿠션, 타월 등을 이용하여 앉은 자세가 가능한 한 정중위치를 취하도록 설정한다. 그리고 침대 및 휠체어를 이용하여 눕지 않고 앉아 있는 시간을 길게 유지하도록 한다. • 욕창 예방을 위해 최소 2시간마다 정기적인 체위변환을 실시한다. • 가정에서는 가족에게 정기적인 체위변경, 욕창 발생 부위, 베개 높이, 매트리스의 두께, 매트리스의 무게에 대해 수시로 지도한다. 베개와 침대의 높이, 매트리스의 견고함, 이불의 무게에 대해 수시로 지도한다.
	• 연하장애가 있는 경우 경부신전, 척추후만, 좌우로 체간 측방측굴곡으로 인해 연하가 어려운 경우가 있으므로 자세 개선을 위해 ROM 운동과 적절한 자세를 취한 후 본인의 취향을 고려하면서 식사형태를 조정(걸쭉한 식사, 소량 다회 식사 등)하여 식사를 시도하는 등 식사 시 자세에도 유의한다.

Ⓐ 앉은 자세

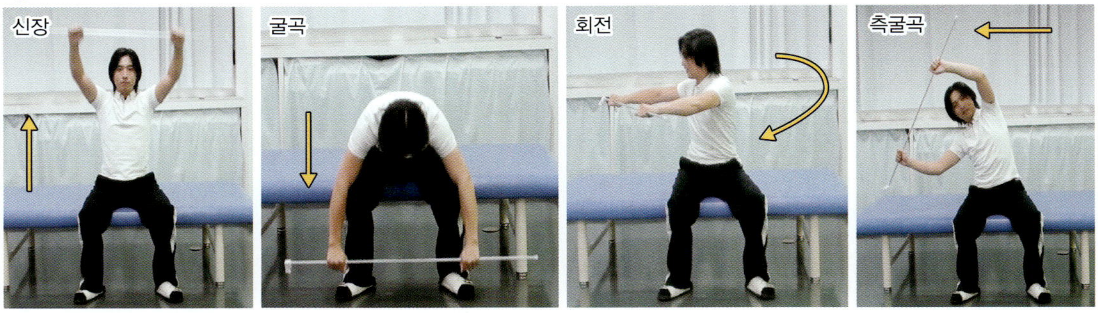

Ⓑ 서 있는 자세

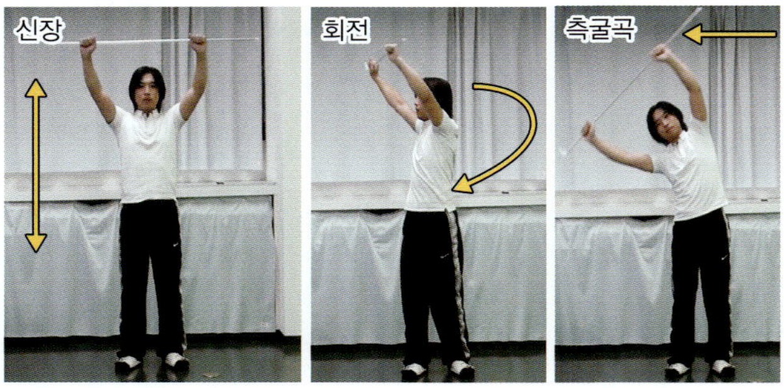

그림 3 ● ROM 운동(앉은 자세-서 있는 자세)

A) 앉은 자세에서 스틱을 이용한 몸통 ROM 자동 운동.

B) 서 있는 자세에서 스틱을 이용한 체간ROM 자동 운동.

10회 1세트로 하여 1일 1~3세트 실시한다.

Ⓐ 누운 자세에서 치료사에 의한 체간회전 ROM 수동 운동

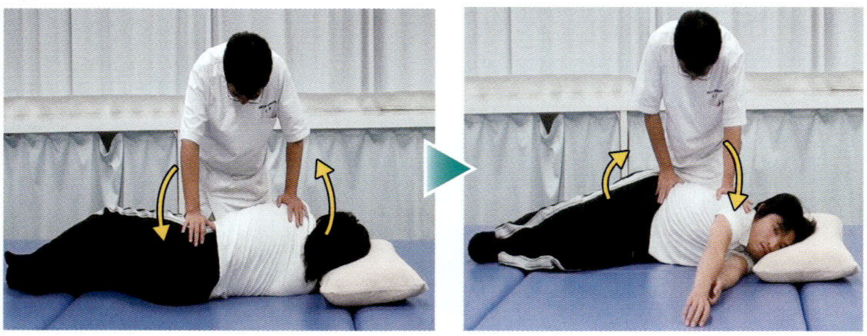

Ⓑ 누운 자세에서 몸통회전 ROM 능동운동

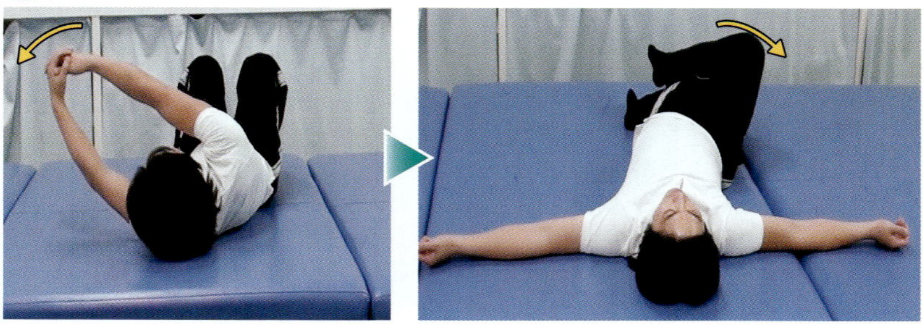

그림 4 ● ROM 운동(누운 자세)

A) 통증에 유의하면서 최종 영역감이 느껴질 때까지 충분히 움직인다.

B) 회전 방향을 주시하면서 실시한다.

10회 1세트, 1일 1~3세트, 마지막 구간에 가벼운 스트레칭을 추가한다.

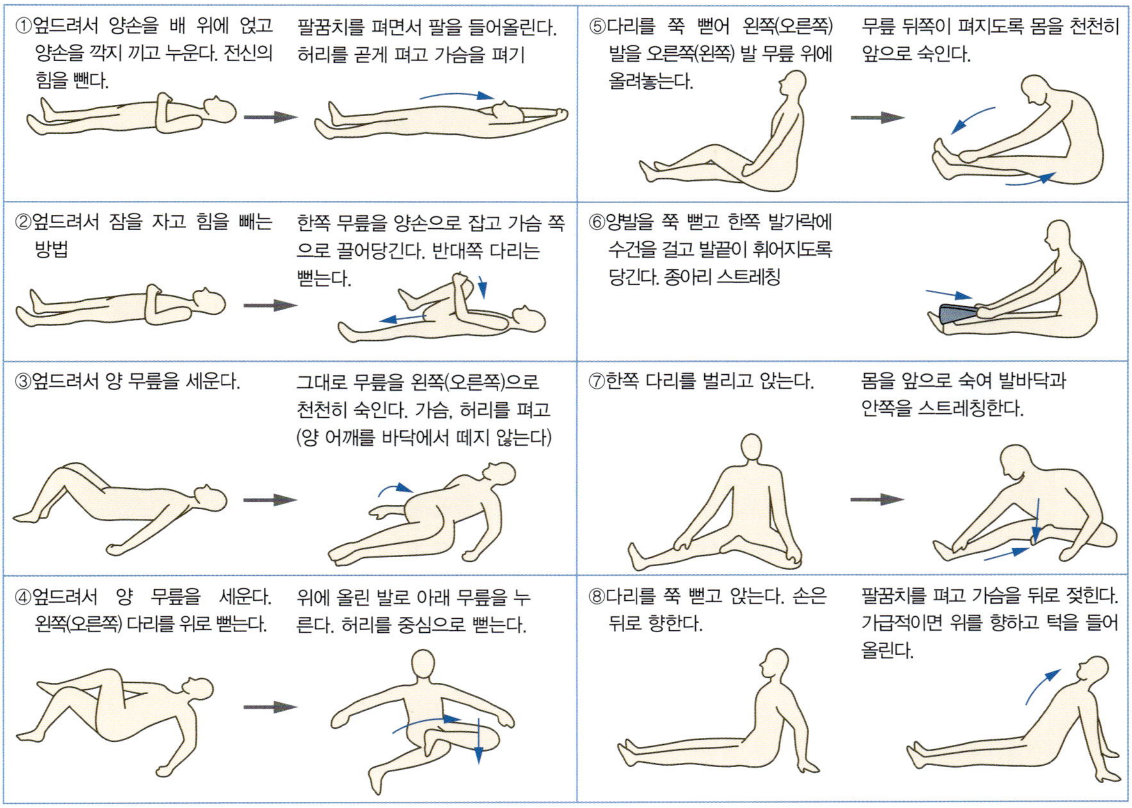

그림 5 ● ROM 운동 : 스트레칭

스트레칭은 한 근육에 대해 5~20초 정도, 3~5회 정도 스트레칭을 한다. 문헌2에서 인용.

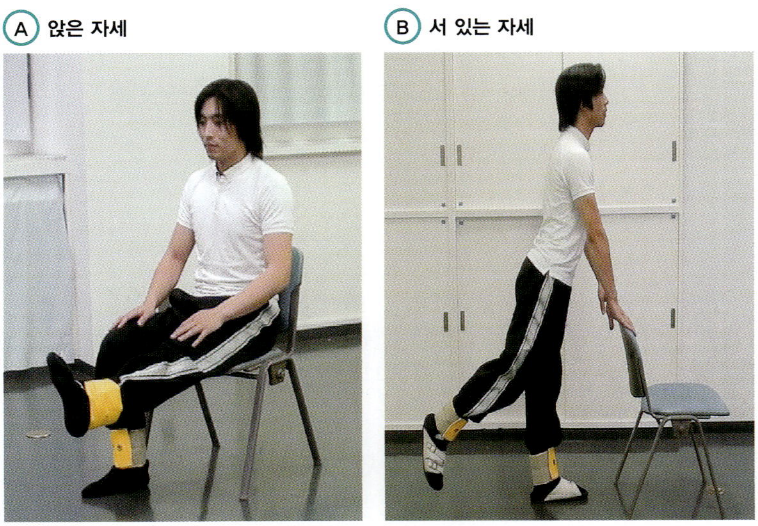

그림 6 ● 추를 이용한 하지신전근군 근력강화 운동의 예

A) 앉은 자세에서 무릎관절신전근 근력강화 운동.
B) 서 있는 자세에서의 고관절 신전근 근력강화 운동.
10회 1세트로 1일 1~3세트를 실시한다

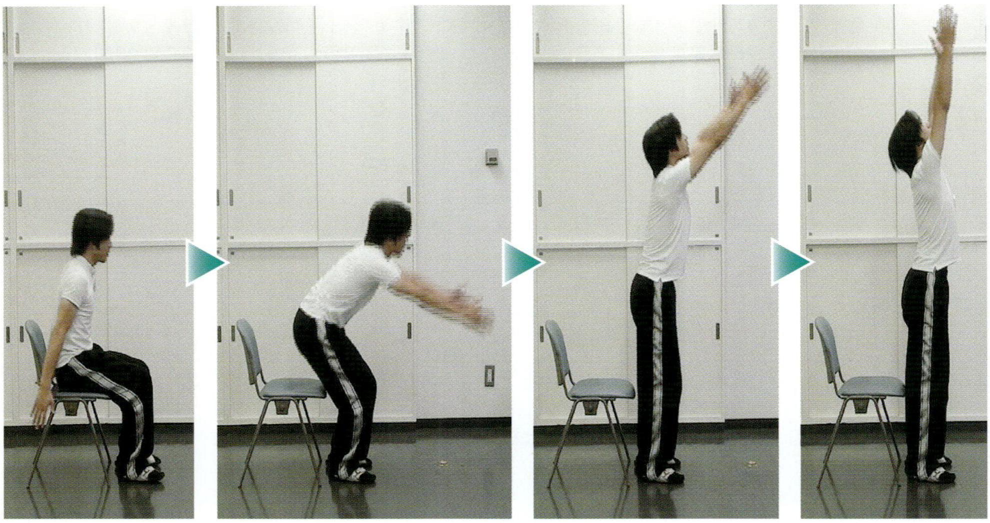

그림 7 ● 일어서기 동작 반복 연습을 통한 하체 신전 근육 강화 운동의 예
양팔을 앞으로 들어 올리며 동시에 손가락을 주시하면서 일어서기 동작을 수행한다. 이를 통해 목 신전과 몸통 신전을 촉진한다. 10회를 1세트로 하여 하루에 1~3세트를 실시한다

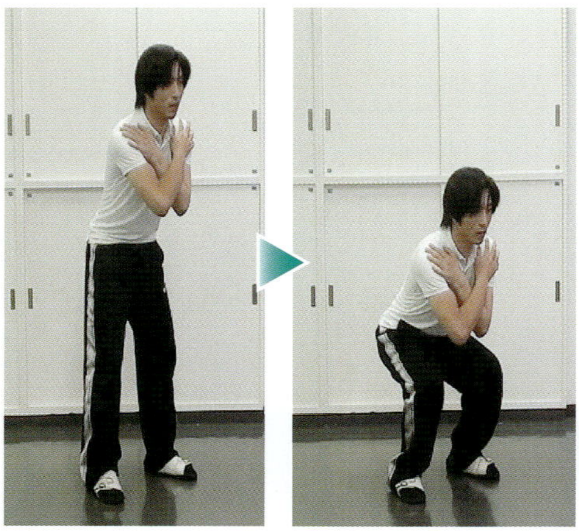

그림 8 ● 스쿼트 운동을 통한 하지 신전근군 근력 강화 운동 예시
10회 1세트로 1일 1~3세트를 실시한다.

4 자세 균형 연습

- 자세 균형 연습은 **정적 자세 유지, 외부 혼란 자극**(외력을 가해 균형을 무너뜨리는 자극)에 대한 반응, 지지 기반 내외에서의 자발적 운동을 각각 간단한 단계부터 시작해 점진적으로 난이도를 높여 진행한다.
- 정적 자세 유지 연습에서는 **다리를 벌린 자세, 다리를 모은 자세, 발을 겹친 자세, 한쪽 발로 서기, 발끝 서기**를 각각 5~30초 정도 유지하는 것을 목표로 한다. 거울을 사용해 자세를 확인하며 진행하면 좋다.
- 외부 혼란 자극 반응 연습에서는 어깨 주위 또는 골반 주위 근육에 손으로 **전후좌우의 혼란 자극을 가하여** 스텝 반응을 유도한다.

- 지지 기반 내외에서의 능동적 운동은 **전후좌우 방향으로의 서 있는 상태에서 중심 이동 또는 뻗는(reach) 동작, 전후좌우 방향으로의 스텝 동작**을 수행한다(**그림 9**).

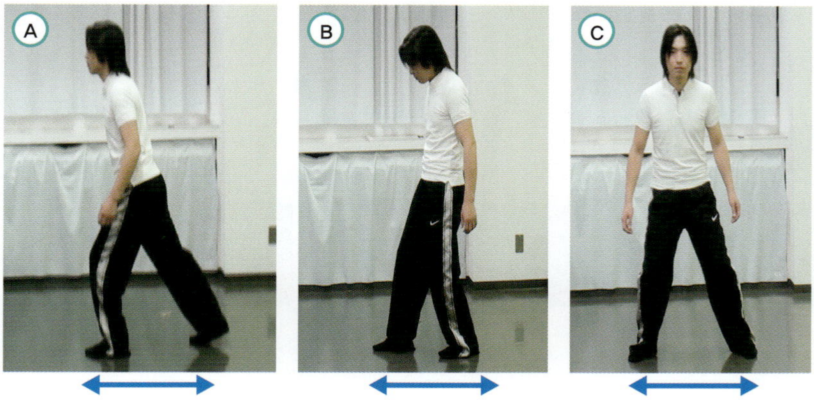

그림 9 ● 전후좌우로 입체적인 스텝 동작 연습

A) 전진 스텝 동작
B) 후진 스텝 동작
C) 측면 스텝 동작

넘어지지 않도록 충분히 주의한다. 필요에 따라 난간, 평행봉, 보행 보조 기구를 사용한다. 작은 보폭으로 시작하여 가능한 한 보폭이 커지도록 진행하며, 10회 1세트, 1일 1~3세트를 실시한다.

5 기본 동작 연습

- 실생활에 가까운 상황에서의 기본 동작(의자에 앉고 서기, 걷기 시작-종료-방향전환, 침대에 눕고 일어나기-엎드리기 운동)을 연습한다.
- 누워있기, 일어나기, 일어나기 등의 기본 동작에 대해 하나의 동작을 세분화하여 할 수 없는 동작 요소에 대해 의식하지 않고 할 수 있을 때까지 반복적으로 연습한다. 그런 다음, 못하는 동작 요소의 앞뒤 동작 요소와 연결하여 연습한다.
  - 예를 들어, 의자에서 일어서는 동작은 앉은 자세에서 일어설 때 무게중심이 뒤쪽에 머물러 앉은 자세에서 몸통의 굴곡이 불충분한 경우가 많다. 또한, 몇 번을 일어서려고 하다가 겨우 일어서거나 양측 하퇴 후면을 앉은 면의 가장자리에 대고 앉았다가 일어서는 경우도 흔히 볼 수 있다.
  - 전완부 이탈까지의 동작이 어렵고, 이후 하체-체간의 신전운동에 의한 일어서기 동작의 완성은 비교적 쉽다. 따라서 앉은 자세에서 몸통의 굴곡을 충분히 유도하고, 무게 중심을 발부위까지 전방으로 이동시킨 후 전완부 이립을 하도록 연습한다.
  - 체간 굴곡 및 전굴을 유도하는 방법으로는 치료사가 양측 견갑대에 체간 굴곡에 저항하는 약간의 저항을 가하여 유도하는 방법(**그림 10**), 본인의 전방에 상지 지지대 등을 설치하여 전방으로 무게 중심 이동을 유도하는 방법(**그림 11**), 본인에게 양손을 깍지 끼게 하여 전방으로 무게중심 이동을 유도하는 방법(**그림 12**) 등이 있다.

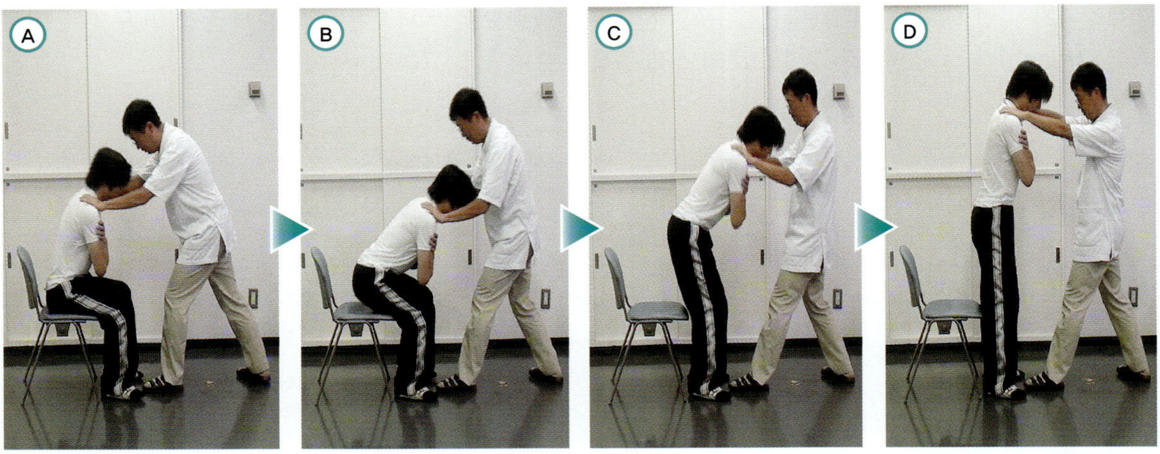

그림 10 ● 일어서기 동작 연습 예시①
치료사가 양측 견갑골에 체간 굴곡에 저항하는 약간의 저항을 가하여 유도하며, 10회 1세트로 1일 1~3세트 실시한다.

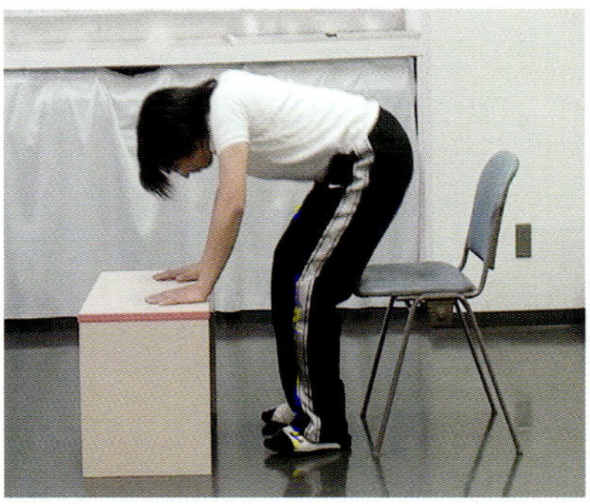

그림 11 ● 일어서기 동작 연습의 예②
본인의 전방에 상지 지지 가능한 받침대를 설치하여 전방으로 무게중심 이동을 유도한다. 10회1세트로 하여 1일 1~3세트 실시한다.

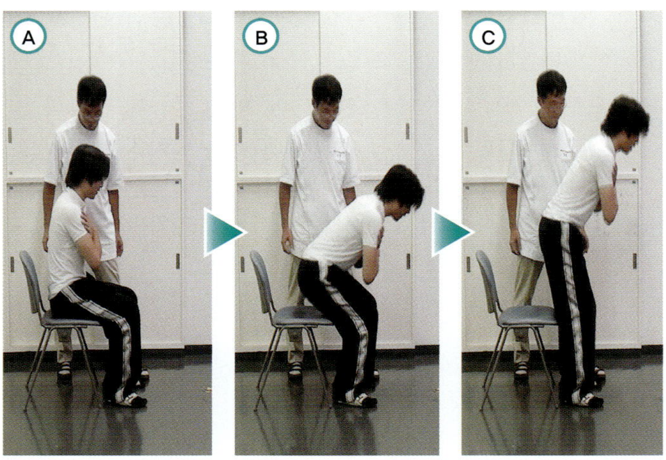

그림 12 ● 일어서기 동작 연습의 예③
본인에게 양손을 깍지 끼게 하여 앞으로 무게 중심 이동을 유도한다. 10회 1세트로 하여 1일 1~3세트 실시한다.

6 보행 연습

- 보다 정상에 가까운 보행 연습을 반복 연습한다. 보행을 소뇌 수준에서 자동화하고, 기대한 대로 걸을 수 있었다는 보상 경험과 보상 예측을 통해 대뇌 기저핵 수준에서 도파민 분비를 통한 강화학습을 도모한다.
- 주 3회 이상, 1회 40분 정도 실시한다. 체조, ROM 운동, 스트레칭을 통해 사지체간의 가동성을 충분히 확보한 후 시행하는 것이 좋다.
- 보행 연습 시 보폭(step length)과 양발 간 거리를 크게 하도록 인식시킨다.
  - ▸ 이때, 보행 시 여러 가지 사항을 동시에 신경 쓰게 하면(예: "상체를 세우고, 보폭을 넓히고, 앞을 보고, 손을 흔들어" 등), 보행이 불안정해지기 쉽다.
  - ▸ 보폭을 크게 하는 것만을 의식하는 등 **한 가지에만 집중하여 주의를 기울이는 것부터 시작한다**. 양측 하지가 아닌 한쪽 하지의 보폭만 늘리도록 지시하면 양측의 보폭이 비교적 오랫동안 유지되는 경우가 많다.
- 보행거리가 길어질수록 보폭이 좁아지고 걸음걸이가 가늘어지며, 가속보행이나 돌진현상이 나타날 수 있다. 보행 중 보폭이 감소하여 본인의 보폭으로 대응할 수 없을 정도로 무게중심이 지지 기저면을 벗어나기 전에 멈춰서서 한 번 멈추고 휴식을 취한 후 보행을 재개한다.
- 응용 보행 연습으로서, 슬라롬 보행(slalom walking), 경사로 보행, 계단 오르내리기, 좁은 공간에서의 보행, 불균일한 지면에서의 보행, 군중 속에서의 보행, 장애물 넘기, 갑작스러운 정지, 방향 전환 등을 조합하여 실시한다(그림 13).
- 장애 정도에 따라 보행 보조기구를 사용하여 보행 시 새로운 지지 바닥면을 확보하는 것도 고려한다. 보행기를 선택할 경우, 보행기를 들어 올리는 동작을 보행 패턴에 통합하는 것이 어려운 경우가 많으므로 바퀴가 달린 보행기를 사용한다.

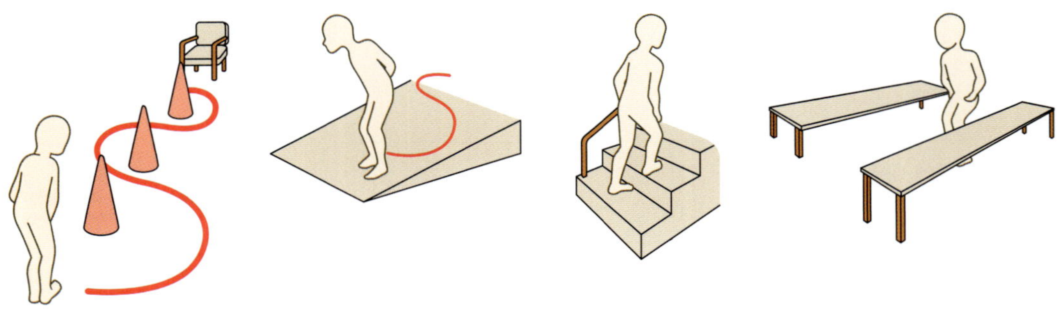

일정 간격으로 설치한 표식의 그 사이를 슬라롬 보행하기

일정한 경사의 경사면 또는 언덕길을 직선 보행 또는 슬라롬 보행하기

계단 방향을 향하여 오르막과 내리막길, 내리막 방향을 향하여 걸어서 하강하기

좁은 통로를 직선 보행 또는 옆으로 걷기

그림13 ● 응용 보행 연습

1회 5분, 1일 1~3회 실시. 문헌1에서 인용.

7 동결보행에 대한 보행 연습 (그림 14)

- 보행 시작 시 동결 현상(Freezing of Gait, FOG)이 발생하면, 먼저 한쪽 하지로 체중을 측면 이동시킨 후 발을 내딛도록 유도한다. 또한, 앞으로 걷기 전에 옆으로 또는 뒤로 한 걸음 밟고 나서 앞으로 내딛도록 유도할 수도 있다.
- 방향전환 시에는 갑자기 방향을 바꾸지 말고 넓은 장소라면 큰 반원을 그리며 보행하면서 방향전환을 하도록 지도한다. 좁은 장소에서의 방향전환 시에는 발로 밟으면서 방향전환을 하도록 유도하는 것이 좋다.
- 보행 연습 전에 미리, 보행에 대한 좋은 이미지를 심어준 후 보행, 동작 순서를 소리내어 말하면서 걷는 것도 효과적이다.

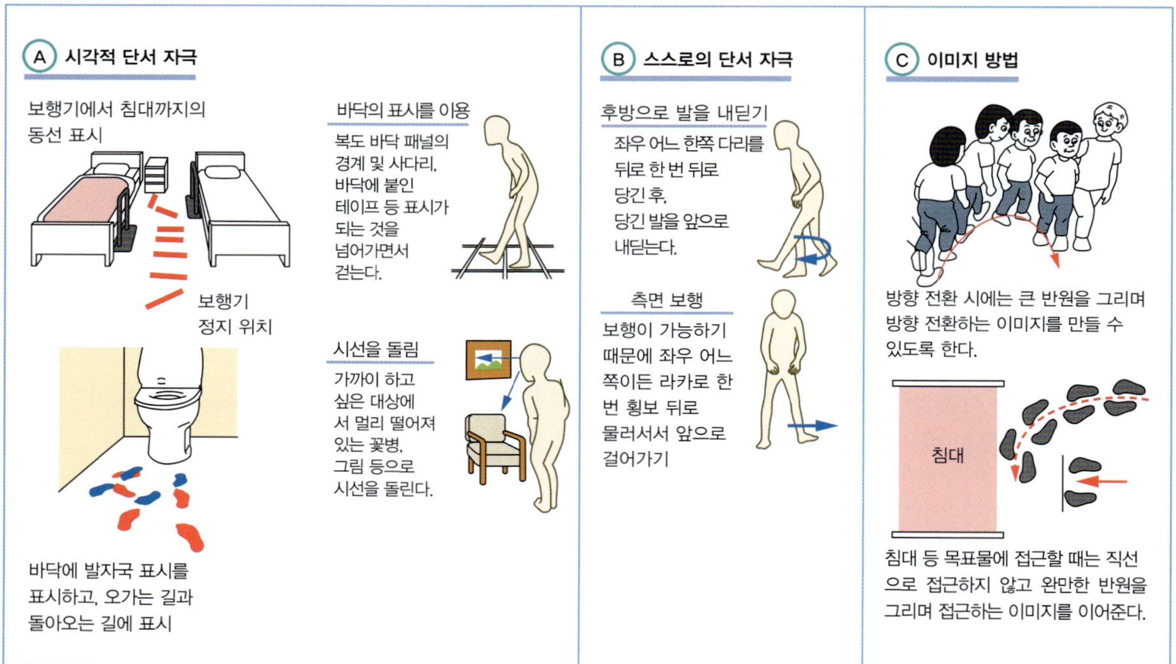

그림 14 ● 동결 보행에 대응하는 보행 연습
1회 5분, 1일 1~3회 실시한다. 문헌1, 3을 바탕으로 작성.

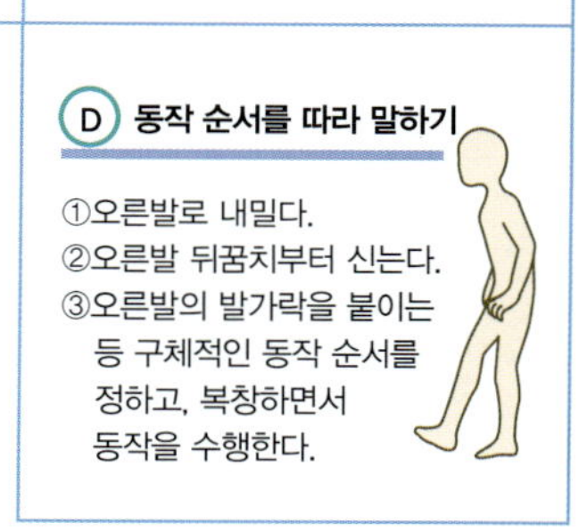

8 시각적, 청각적 자극 [단서(cue)를 이용한 보행 연습]

- 시각적 자극을 이용한 보행 연습은 바닥의 선을 이용한다.
  - ▸ 대비가 뚜렷한 색상의 테이프 등으로 선을 긋고 사다리 모양의 표식을 설치하여 진행 방향에 수직으로 대상자의 평상시 보행 시 보폭보다 조금 더 큰 간격으로 등간격으로 설정한다(그림 15).
  - ▸ 실제로 바닥의 선을 시각적으로 확인하면서 선마다 보폭을 맞추고, 보폭을 결정하기 위한 시각적 정보를 제공하여 보행연습을 함으로써 중복보행거리의 연장을 도모한다.
- 청각 자극을 이용한 보행 연습은 전자 메트로놈 소리나 '1, 2, 1, 2' 와 같은 리드미컬한 음성을 이용하여 보폭과 보행 리듬을 개선한다. 평상시 보행보다 조금 빠른 속도로 설정한다.

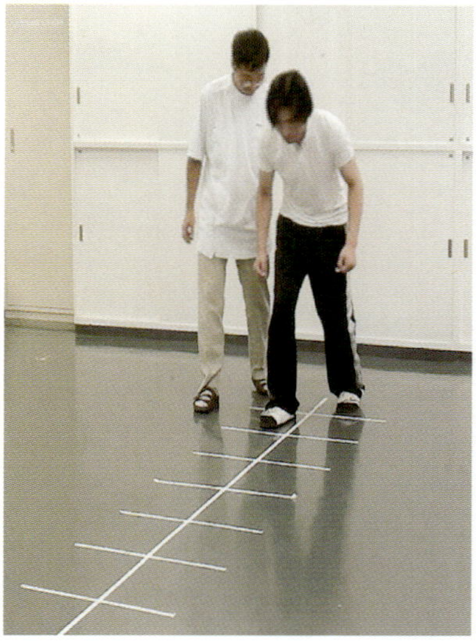

그림 15 ● 시각적 자극을 이용한 보행 연습

- 보행로에 대비가 뚜렷한 색상의 테이프 등으로 바닥에 선을 긋는다. 진행 방향에 수직으로 대상자의 보통 보행 시 보폭보다 조금 더 큰 간격으로 사다리 모양의 표식을 등간격으로 설정한다.
- 바닥의 선을 시각적으로 확인하면서 선마다 보폭을 맞춰 보행 연습을 한다. 가능하면 일상생활의 거실에서도 같은 환경설정을 한다. 필요에 따라 청각 자극을 병행한다.

9 트레드밀 보행 연습

- 기구를 이용한 보행 연습에서는 트레드밀을 이용한 보행 연습이 보행 능력 및 자세 균형 능력, 낙상 공포감, 최대 산소 섭취량 및 6분 보행 거리 개선에 효과적이라고 알려져 있다.
- 체중 면하중을 이용한 트레드밀 보행 연습도 보행 능력 및 자세 균형 개선 효과가 인정되고 있으므로, 설비가 있는 경우 이를 적극 활용한다.
  - ▸ Yahr stage I~III가 주 대상이다.
  - ▸ 1일 30~45분, 주 3~4회, 4~8주 이상.

10 자율연습 (그림 16)

- 가능한 한 자율연습 프로그램을 설정하여 지도한다. 자율연습은 ROM, 근력, 협응력, 기본 동작의 유지 및 개선을 주된 목적으로 하는 파킨슨 체조와 실제 동작 연습, ADL 연습을 처방한다. 이때, 자율연습 중 낙상의 위험성을 고려한 내용으로 고안한다.
- 자율연습 내용은 종이로 작성하여 본인의 방 등에 게시해 둔다.
- 자율연습을 할 경우 on-off 현상에 유의하여 on 기간에 운동을 실시하도록 지도한다.

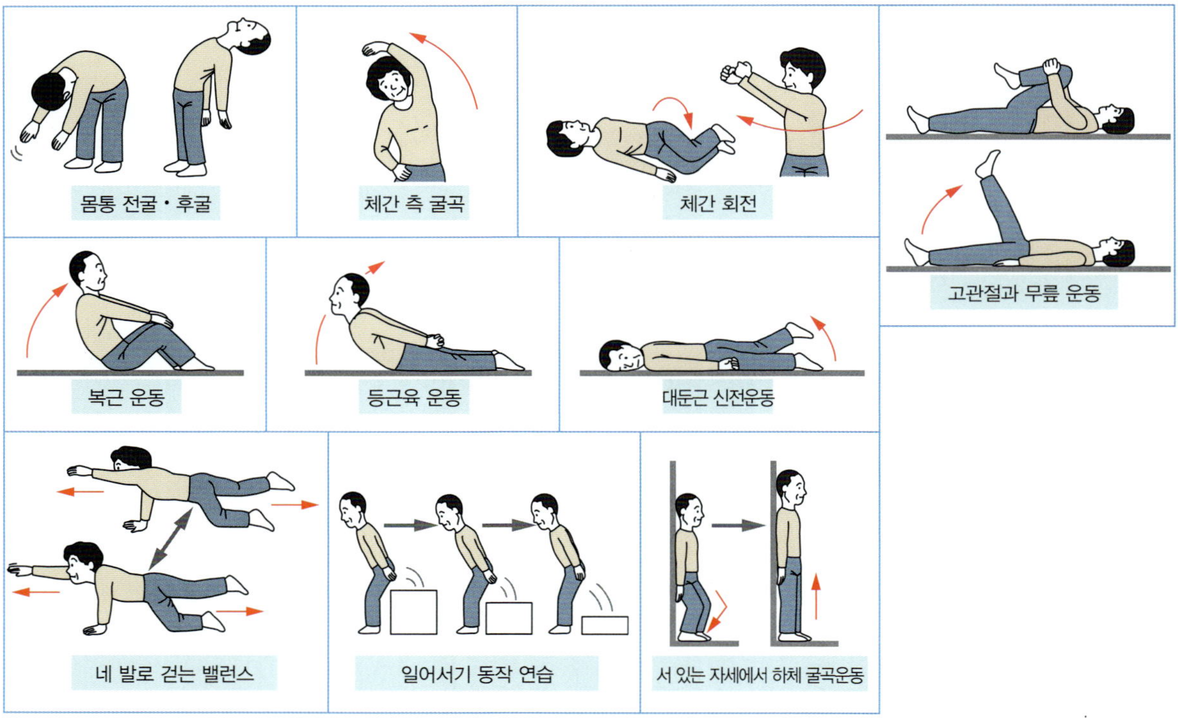

그림 16 ● 자율연습 프로그램 예시
문헌 4에서 인용.

11 환경 조정 지도 (그림 17)

- 집안의 환경 정비를 필요에 따라 지도한다. 낙상 예방을 위한 실내 환경 조정에 대한 조언을 한다. 예를 들어, 넘어지기 쉬운 곳에 난간이나 난간을 대신할 수 있는 받침대 등을 설치한다.
  - 가능하면 생활동선 진행 노면에 진행방향에 수직으로 등간격으로 테이프 등으로 선을 설치하여 일상생활 중 보행 시 시각적 단서가 될 수 있도록 한다.
  - 또한, 문을 열거나 닫을 때, 서랍을 당길 때는 발을 맞댄 자세가 아닌 발을 앞뒤로 움직일 수 있도록 지도한다.

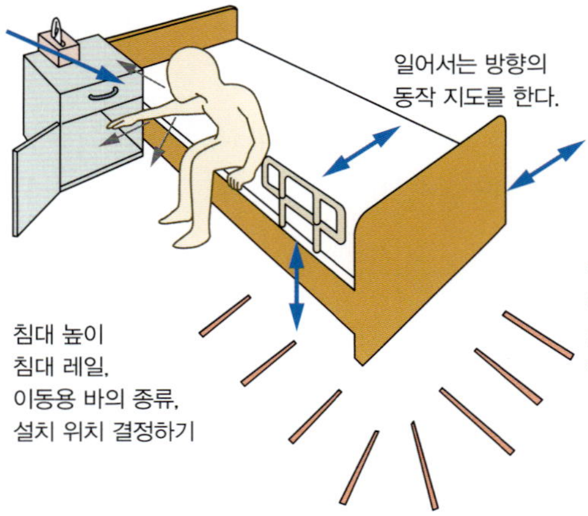

그림 17 ● 거실 환경 정비 예시
문헌1에서 인용.

〈문헌〉

1) 野尻晋一, 他：病期別理学療法ガイドライン パーキンソン病の病期別理学療法ガイドライン. 理学療法, 19：23-30, 2002
2) 長澤 弘：パーキンソン病の理学療法最前線. 理学療法ジャーナル, 43：493-500, 2009
3) 竹内睦雄, 他：パーキンソン病患者の歩行障害に対する教示法の実際. 理学療法, 26：1448-1455, 2009
4) 菊本東陽, 他：パーキンソン病Yahr分類Ⅰ～Ⅱの理学療法. 理学療法, 25：1520-1527, 2008
5) 大沼 剛, 阿部 勉：パーキンソン病Yahr分類Ⅴの理学療法. 理学療法, 25：1537-1543, 2008
6) 眞野行生, 他：パーキンソニズムのリハビリテーション.「神経疾患のリハビリテーション 第2版」(平井俊策, 江藤文夫／編), pp97-112, 南山堂, 1997

11. 척수소뇌변성증

모치즈키 히사시(望月 久)

Ⓐ지식의 정리 Ⓑ재활프로그램

POINT

1. 척수소뇌변성증은 소뇌와 척수를 주 병변으로 하는 진행성 질환의 총칭이다.
2. 주요 증상은 운동실조이며, 그 외 다양한 증상이 나타난다.
3. 소뇌성 운동실조만을 보이는 순수 소뇌형은 진행이 느린 경향이 있다.
4. 다계통 위축증은 넓은 의미의 척수소뇌변성증에 포함된다.

1 병태

- **척수소뇌변성증**(spinocerebellar degeneration: SCD)은 척수소뇌실조증(spinocerebellar ataxia: SCA)이라고도 불리며, 주로 소뇌의 병변으로 인해 운동실조가 서서히 진행되는 질환이다.
- 소뇌성 운동실조와 더불어 추체신경계 증상, 추체외로 증상 등 다양한 증상을 동반하는 **다계통 장애형** SCD에 비해 소뇌성 운동실조만을 보이는 **순수 소뇌형** SCD는 진행이 느린 경향이 있다.
- 넓은 의미의 SCD의 유병률은 인구 10만 명당 18.6명으로 추정되며, 유전성과 특발성(idiopathic) 병형이 있는데, 약 2/3가 특발성, 약 1/3이 유전성이다(**표 1**).

1) 유전성 SCD

- SCD에는 상염색체 현성(우성), 상염색체 잠복성(열성), X 연쇄성 등의 유전 형태가 있으며, 유전성 SCD의 약 70%는 상염색체 현성 유전이다(결손도 있지만, 2022년 현재 50여 개의 병형이 확인되고 있다).
- 상염색체 현성 SCD의 병형(SCA1, 2, 3, 6, DRPLA)에는 DNA의 번역 영역 내에서 글루탐산을 지정하는 3염기(코돈) CAG의 반복 서열이 정상인에 비해 많은 것이 있다(**삼중 반복병**, **그림 1**).

2) 특발성 SCD

- 주요 특발성 SCD에는 **피질소뇌위축증**(cortical cerebellar atrophy: CCA)과 **다계통위축증**(multi-systematrophy: MSA)이 있다.
- MSA는 신경교세포와 신경세포 내에 α-synuclein이 축적되는 독립적인 질환이지만, 넓은 의미의 SCD에 포함된다.
- MSA는 주요 증상이 소뇌성 운동실조인 MSA-C와 주요 증상이 파킨슨 증상인 **MSA-P**로 분류된다.
- MSA-C는 올리브교소뇌위축증(olivopontocerebellar atrophy: OPCA), MSA-P는 선조체 흑질변성증(striatonigral degeneration: SND)에 해당하며, 자율신경증상이 전면에 나타나는 경우 Shy-Drager 증후군(SDS)이라고 한다.

표1 ● 척수소뇌변성증의 주요 병형 및 특징

		병형	주요 특징
유전성	상염색체 우성	SCA-1	다계통 장애형. 원추로 장애, 원추외로 장애, 안구 운동 장애, 안면근력 저하 등이 나타난다.
		SCA-2	다계통장애형. 느린 안구운동, 말초신경장애, 파킨슨 증상 등이 나타난다.
		SCA-3 Machado-Joseph 병	다계통 장애형. 상염색체 현성 SCD 중 가장 빈도가 높다(약 30%). 원추체 장애, 원추외로 장애, 놀란 눈, 말초신경장애 등이 나타난다.
		SCA-6	순수 소뇌형. 진행이 느리고, 일본에서의 빈도가 비교적 높다.
		SCA-31	순수 소뇌형. 고령 발병(평균 60세), 일본에서의 빈도가 비교적 높다.
		치상핵-적색핵-담청색구-루이체 위축증(DRPLA)	다계통 장애형. 일본에서의 빈도가 비교적 높으며, 간질 발작, 근간대발작, 무도(chorea)-무정위운동(athetoid) 등의 불수의적 운동, 지능저하 등이 나타난다.
	상염색체 열성	Friedreich 운동실조증	다계통 장애형. 젊은 나이(20~25세)에 발병하며, 척수후부 척수장애로 인한 감각 운동실조, 원추로 장애, 오목발 등이 나타난다. 일본에서의 증례 보고는 없다.
		조발성 운동실조증(EAOH1)	안구 운동 실조, 저알부민혈증을 동반한다.
		피질소뇌위축증(CCA)	순수 소뇌형. 고령 발병이 많고, 진행이 느리다.
특발성		다계통위축증(MSA)	다계통장애형. 넓은 의미의 SCD 중 가장 빈도가 높으며(약 절반), 소뇌성 운동실조(MSA-C), 파킨슨 증상(MSA-P), 자율신경장애, 인지기능장애 등이 나타난다.

SCA : spinocerebellar ataxia, DRPLA : dentatorubropallidoluysian atropy, EAOH : early-onset ataxia with oculomotor apraxia and hypoalbuminemia

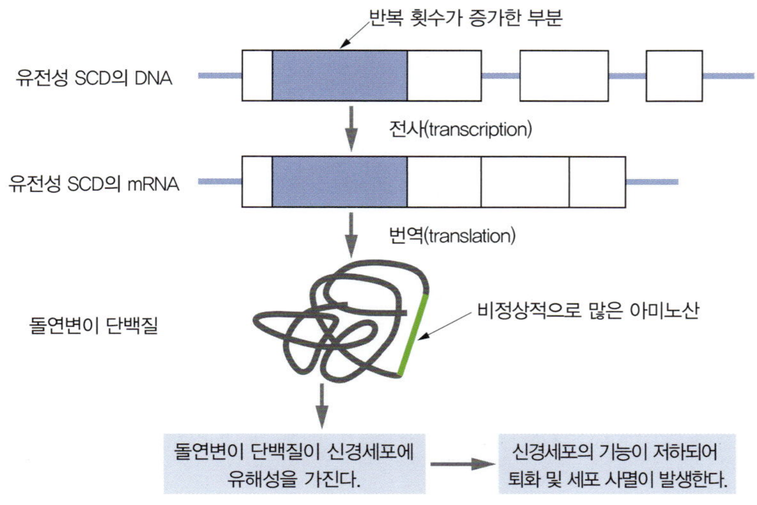

그림1 ● Triplet repeat disease(TRDs)의 발병 기전

2 증상 및 이학적 소견

- 주요 증상은 소뇌성 운동실조이지만, 병형에 따라 파킨슨 증상, 자율신경증상, 추체신경장애, 심부감각장애, 불수의적 운동, 인지장애 등 다양한 증상을 동반한다.

1) 소뇌성 운동실조증

- 명백한 근력저하나 운동마비가 없음에도 불구하고 운동이 정확하고, 시기적절하고, 원활하게 수행되지 못하는 상태를 운동실조라고 한다.
- 운동실조에는 **소뇌성 운동실조**(cerebellar ataxia), **전정성 운동실조**(vestibular ataxia), **감각성**(posterior column sensory ataxia) **운동실조**가 있다.
- 전정성 운동실조는 전정감각, 감각성 운동실조는 체성감각의 정보가 피드백되지 않아 발생하는 운동실조이다.
- SCD에서는 소뇌의 퇴행으로 소뇌성 운동실조(cerebellar ataxia)가 발생한다. 소뇌성 운동실조는 사지 및 몸통의 운동실조, 소뇌성 구음장애, 안구운동장애, 근긴장저하 등이 나타난다.

2) 소뇌성 운동실조 이외의 증상

- 다계통장애형 SCD에서는 병형에 따라 소뇌성 운동실조 이외의 다양한 증상이 나타난다.

A. 감각 장애

- Friedreich 운동실조증은 척수 후부 병변으로 인해 심부 감각 장애가 발생하여 감각성 운동실조증이 나타난다.
- SCA3에서는 말초신경병증으로 인한 감각장애가 나타난다.

B. 추체외로 증상(주로 파킨슨 증상)

- 추체외로 증상으로 주로 파킨슨 증상이 나타난다. 무도병(chorea), 근긴장이상(dystonia), 근간대(myoclonus) 등 비자발적 운동이 나타날 수도 있다. MSA에서는 진행됨에 따라 파킨슨 증상이 심해진다.

C. 원추로 증상(pyramidal symptoms)

- 원추신경로에 병변이 생기면 심부반사 항진, 병적 반사 출현 등의 원추신경로 증상이 나타난다.

D. 말초신경장애

- SCD의 말초신경장애는 비교적 흔하다. 운동신경, 감각신경의 장애로 인해 근력저하와 감각장애가 나타난다.

E. 자율신경장애

- 자율신경장애는 다계통위축증에서 많이 나타나며, 기립성 저혈압, 배뇨 배변 장애, 발한 장애 등이 있다.

F. 인지기능장애

- 대뇌에 병변이 생기면 인지기능장애가 발생하지만, 소뇌의 병변에서도 수행기능장애, 시공간 인지

장애, 언어기능장애, 성격장애 등의 **소뇌성 인지정서증후군**(cerebellar cognitive affective syndrome: CCAS)이 나타난다.

3 검사 및 진단

1) 임상 증상

- 유전성 SCD에 대해서는 유전자 진단이 확정 진단이 된다. 임상적으로 병형 진단을 위해서는 순수 소뇌형과 다계통장애형을 구분하여 특징적인 증상, 질병 경과 등을 자세히 검토한다.

2) 영상 검사

- MRI나 CI 영상에서 소뇌와 뇌간 부위의 위축상이 관찰된다(**그림 2**). 다계통위축증(MSA-C)에서는 교량 수준의 T2 강조영상에서 십자가 징후(hot cross bun sign)가 관찰된다(**그림 3**). 뇌의 혈류 상태를 평가하는 뇌혈류 SPECT도 시행한다.

3) 유전자 검사

- 유전성이 추정되는 경우 유전자 검사를 시행한다. 유전자 진단에 따라 SCD의 병형이 확정된다.
- 유전자 검사를 시행할 때는 그 결과가 환자 본인뿐만 아니라 혈족에게도 큰 영향을 미치기 때문에 환자 및 가족에게 충분한 설명을 하고 동의를 얻어야 한다.

Ⓐ 발병 1년 후　Ⓑ 발병 5년 후

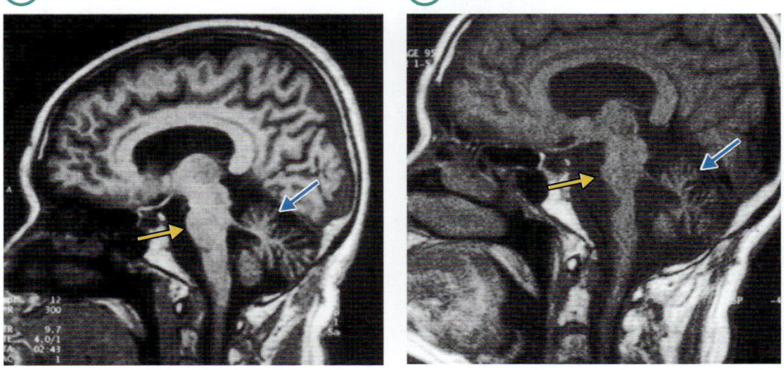

그림 2 ● SCD 올리브교소뇌위축증(olivopontocerebellar atrophy: OPCA) MRI 이미지
다리(⇨)와 소뇌(➡)에 강한 위축이 보이며, 발병 후 5년이 지나면 위축이 더 진행되었다.

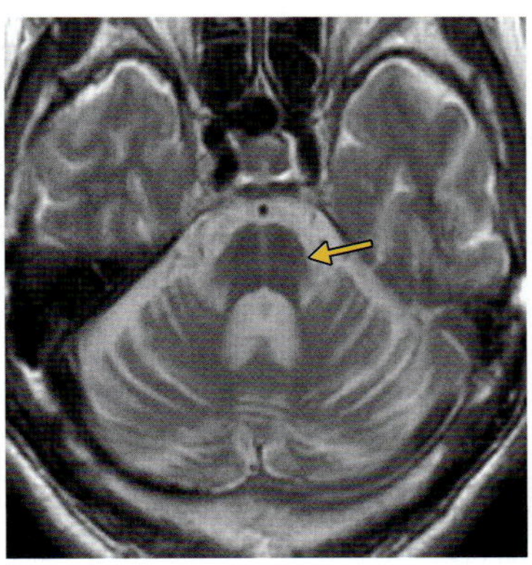

그림 3 ● 십자가 징후(hot cross bun sign)
문헌1에서 재인용.

4) 기타 검사

- SCD는 운동실조를 중심으로 다양한 증상을 보이기 때문에 배제진단을 목적으로 신경이비인후과적 검사(안진검사, 중력동요검사 등), 자율신경검사(체위변환검사, 기립검사, 방광기능검사 등), 전기생리학적 검사(말초신경전도 검사, 근전도, 체성감각유발전위 등) 등을 시행한다.

5) 중증도 분류

- SCD의 중증도 분류에는 일본 후생노동성 특정질환 조사 연구반의 SCD 중증도 분류(표 2)가 있으며, ADL의 중증도를 보는 modified Rankin Scale(표 3)도 사용된다.
- 핵심 장애인 운동실조 평가에는 Scale for the Assessment and Rating of Ataxia: SARA(표 4), 국제 소뇌성 운동실조 평가 척도(International Cerebellar Ataxia Rating Scale: ICARS) 등이 사용된다.

표 2 ● SCD의 중증도 분류(후생노동성 특정질병 조사 연구반, 1992)

	하지 기능 장애	상지 기능 장애	대화 장애
I기(미도)	독립 보행 혼자서도 가능 보조기구나 타인의 도움이 필요 없음	발병 전(정상인)과 비교하면 비정상적이지만 매우 경미한 장애	발병 전(정상인)과 비교하면 비정상적이지만 매우 경미한 장애
II기(경증)	수시보조 · 보조보행 혼자서 보행은 가능하나 일어서기, 방향전환, 계단 오르내리기 등 주요한 부분에서 벽이나 난간 등 지지 보조기구 또는 타인의 도움이 필요함.	미세한 동작은 서툴지만 식사 시 숟가락 등 보조기구가 필요하지 않다. 글씨를 쓸 수 있지만, 분명히 서툴다.	가벼운 장애가 있지만, 충분히 이해할 수 있다.
III기(중등도)	상시 보조 · 보조 보행 — 전이 보행. 보행이 가능하나 거의 항상 보행기 등의 보조기구 또는 타인의 도움이 필요하며, 보조기구가 없을 때는 전 보행이 주를 이룬다.	손동작이 전반적으로 서툴고, 숟가락 등 보조기구가 필요하다. 글씨를 쓸 수는 있지만 읽기 어렵다.	장애는 경미하지만 약간 이해하기가 어렵다.
IV기(중증)	보행불능 — 휠체어 이동 기립은 가능하나 타인의 도움을 받아도 거의 보행이 불가능하다. 이동은 휠체어를 이용하거나 네발로 걷거나 기어 다니며 이동한다.	손동작이 서툴고 다른 사람의 도움을 받아야 한다. 글씨를 쓸 수 없다.	상당히 장애가 있어 잘 이해할 수 없다.
V기(최고등급)	누워있는 상태 부축을 받아도 일어서지 못하고 누워있는 상태이며, 일상생활은 모두 타인에게 의존한다.	손 끝뿐만 아니라 상지 전체의 움직임이 미숙하여 타인의 도움이 필요함.	고도의 장애가 있어 거의 이해할 수 없다.

주) 하지기능장애, 상지기능장애, 대화장애를 5단계로 분류하고 있으나, 이들 장애가 반드시 병행하는 것은 아니다.
장애 정도가 가장 심한 곳을 (그 환자의 그 시기의) 중증도로 한다.

표 3 ● modified Rankin Scale

0. 전혀 증상이 없다.
1. 증상은 있지만 명백한 장애는 없다: 일상적인 업무와 활동을 할 수 있다.
2. 경증 장애: 발병 전의 모든 활동을 할 수 있는 것은 아니지만, 주변을 돌보는 일은 혼자서 할 수 있다.
3. 중등도 장애: 약간의 보조가 필요하지만 보행은 보조 없이 할 수 있다.
4. 중등도에서 중증의 장애: 보행 및 신체적 요구는 보조가 필요하다.
5. 중증 장애: 와상상태, 요실금 상태, 지속적인 간병과 보살핌이 필요하다.

표 4 ● Scale for the Assessment and Rating of Ataxia (SARA)

① 걷기

다음 2 가지로 판단한다. ① 벽에서 안전한 거리를 두고 벽과 평행하게 걸어서 방향을 전환하고, ② 돌아갈 때는 보조 없이 계족보행(발가락과 발 뒤꿈치를 연결하여 걷는 것)을 한다.

0: 정상. 보행, 방향전환, 양반다리 보행에 어려움 없이 10 보 이상 걸을 수 있다. (1 회까지 발을 떼는 것은 가능)
1: 다소 어려움. 10 보 이상 걸을 수 있지만, 정상 보행은 아니다.
2: 명백한 이상. 보행을 할 수 있지만 10 보 이상 걸을 수 없다.
3: 정상적인 보행에서 무시할 수 없는 비틀거림이 있다. 방향 전환이 어렵지만 지지가 필요하지는 않다.
4: 심한 흔들림이 있다. 가끔 벽을 타고 넘어진다.
5: 심한 비틀거림이 있다. 항상 지팡이 1 개 또는 한쪽 팔에 가벼운 부축이 필요하다.
6: 확실한 보조를 받으면 10 m 이상 걸을 수 있음. 2 지팡이 또는 보행기 또는 보조자가 필요함.
7: 확실한 보조가 있어도 10 m 까지 도달할 수 없음. 2 지팡이 또는 보행기 또는 보조가 필요함.
8: 보조를 받아도 걸을 수 없다.

② 입식

피검자에게 신발을 벗고, 눈을 뜨고, ① 자연스러운 자세, ② 발을 나란히 하고(엄지발가락을 맞댄다), ③ 양발을 일직선으로 하고, 발뒤꿈치와 발가락 사이에 간격을 두지 않고 서게 한다. 각 사지 위에서 3 회까지 재시행 가능, 최고점을 기재한다.

0: 정상. 10 초 이상 서 있을 수 있다.
1: 발을 정렬하고, 흔들리지 않고 세우되, 10 초 이상 서있지 않도록 한다.
2: 다리를 나란히 하고 10 초 이상 서 있다가 흔들린다.
3: 다리를 나란히 세울 수는 없지만, 도움 없이 10 초 이상 자연스런 사지 자세로 서 있을 수 있다.
4: 간헐적인 가벼운 도움(간헐적)을 받으면 10 초 이상 자연스러운 사지 자세로 서 있을 수 있다.
5: 항상 한쪽 팔을 받쳐주면 자연스런 사지 자세로 10 초 이상 서 있을 수 있다.

③ 앉은 자세

눈을 뜨고 양 상체를 앞으로 뻗은 자세로 다리를 띄워 침대에 앉는다.

0: 정상. 어려움 없이 10 초 이상 앉아 있을 수 있다.
1: 경미한 어려움, 간헐적으로 동요한다.
2: 항상 동요하지만, 도움 없이 10 초 이상 앉아 있을 수 있다.
3: 가끔씩 보조만 해주면 10 초 이상 앉아 있을 수 있다.
4: 계속 지지하지 않으면 10 초 이상 앉아 있을 수 없다.

④ 언어장애

일반적인 대화로 평가한다.

0: 정상.
1: 약간의 언어장애가 의심된다.
2: 언어장애가 있지만 쉽게 이해할 수 있다.
3: 때때로 이해하기 어려운 단어가 있다.
4: 많은 단어가 이해하기 어렵다.
5: 간신히 단어를 이해할 수 있다.
6: 단어를 이해할 수 없다. 말이 나오지 않는다.

⑤ 손가락 추적 시험

피검자는 편안한 자세로 앉게 하고, 필요한 경우 다리나 몸통을 받쳐주면 된다. 검사자는 피검사자 앞에 앉는다. 검사자는 피검자의 손가락이 닿을 수 있는 거리의 중간 위치에 자신의 검지손가락을 보여준다. 피검자에게 검사의 검지 손가락으로 검사의 검지 손가락의 움직임을 최대한 빠르고 정확하게 따라가도록 지시한다. 검사자는 피검자의 예측할 수 없는 방향으로 2 초 동안 약 30cm 정도 검지 손가락을 움직인다. 이를 5 회 반복한다. 피검자의 검지손가락이 검사자의 검지손가락을 정확하게 가리키는지 판단하고, 5 회 중 마지막 3 회의 평균을 평가한다.

0: 측정 장애 없음.
1: 측정 장애가 있음. 5 cm 미만.
2: 측정 장애가 있음. 15 cm 미만.
3: 측정 장애가 15 cm 보다 크다.
4: 5 번 할 수 없다.

$$점수 = \frac{오른손\ 점수 + 왼손\ 점수}{2}$$

(주) 원질환 이외의 이유로 검사 자체를 할 수 없는 경우는 5 로 하고, 평균값, 총점에는 반영하지 않는다.

⑥ 코-손가락 검사

피검자는 편안한 자세로 앉게 하고, 필요하다면 다리나 몸통을 받쳐주면 된다. 검사자는 그 앞에 앉는다. 검사자는 피검자의 손가락이 닿을 수 있는 거리의 90% 위치에 검지손가락을 위치시킨다. 피검자에게 검지손가락으로 피검자의 코와 검사의 손가락을 보통 속도로 반복적으로 왕복하도록 지시한다. 운동 시 손가락 끝의 진전 진폭의 평균을 평가한다.

0: 진전 없음.
1: 진전이 있다. 진폭은 2 cm 미만.
2: 진전이 있다. 진폭은 5 cm 미만.
3: 진전이 있다. 진폭이 5 cm 보다 크다.
4: 5 번 할 수 없다.

$$점수 = \frac{오른손\ 점수 + 왼손\ 점수}{2}$$

(주) 원질환 이외의 이유로 검사 자체를 할 수 없는 경우는 5 로 하고, 평균 값, 총점에 반영하지 않는다

⑦ 손의 회내-회외 운동

피검자는 편안한 자세로 앉게 하고, 필요하다면 다리와 몸통을 지지해주도록 한다. 피검자에게 피검자의 허벅지 위에서 손의 내 · 외회전 운동을 가능한 한 빠르고 정확하게 10 회 반복하도록 지시한다. 검사자는 같은 일을 7 초 동안 동작을 수행하여 본보기로 삼는다. 운동에 소요된 정확한 시간을 측정한다.

0: 정상. 10 초 이내로 규칙적으로 수행할 수 있다.
1: 약간 불규칙한, 10 초 이내에 할 수 있다.
2: 명백히 불규칙한 운동, 한 번의 회내/회외 운동을 구분할 수 없거나 중단한다. 그러나 10 초 이내로 할 수 있다.
3: 매우 불규칙적으로 10 초보다 오래 걸리지만 10 회 이상 실행할 수 있다.
4:10 회는 할 수 없다.

$$점수 = \frac{오른손\ 점수 + 왼손\ 점수}{2}$$

(주) 원질환 이외의 이유로 검사 자체를 할 수 없는 경우는 5 로 하고, 평균 값, 총점에 반영하지 않는다

⑧ 발뒤꿈치-정강이 시험

피검자를 침대에 눕혀서 하지가 보이지 않게 한다. 피검자에게 한쪽 다리를 들어 올리고 발뒤꿈치를 반대쪽 무릎으로 이동시켜 1 초 이내에 정강이를 따라 발뒤꿈치까지 미끄러지도록 명령한다. 그 후 발을 원래 위치로 되돌린다. 한쪽씩 3 회 연속으로 실시한다.

0: 정상.
1: 약간 이상하다. 발뒤꿈치가 정강이에서 떨어지지 않음
2: 명백한 이상. 정강이에서 멀어짐(최대 3 회)
3: 매우 이상하다. 정강이에서 멀어짐(4 회 이상)
4: 할 수 없음(세 번 모두 정강이를 따라 발뒤꿈치를 미끄러뜨릴 수 없음)

$$점수 = \frac{오른발\ 점수 + 왼발\ 점수}{2}$$

(주) 원질환 이외의 이유로 검사 자체를 할 수 없는 경우는 5 로 하고, 평균 값, 총점에 반영하지 않는다.

⑤~⑧은 좌우 모두 측정하여 점수의 평균값을 계산한다.

memo 국제 소뇌성 운동실조 평가 척도(ICARS)

ICARS는 ① 자세 및 보행장애(7개 과제), ② 운동기능(7개 과제), ③ 언어장애(2개 과제), ④ 안구운동이상(3개 과제)의 19개 과제로 구성된다. 각 과제에 대해 정상(0)에서 최중증(1~8로 과제에 따라 다름)으로 평가한다. 계점으로 0점은 무증상, 100점은 최중증을 나타낸다.

4 치료

- SCD에 대한 근본적인 치료법은 없지만, 소뇌 증상에 대한 갑상선자극호르몬 방출호르몬(TRH) 사용이 허용되었다. [Protirelin tartrate hydrate (Hiltomin®)은 주사제, Taltirelin (Ceredist®)은 내복약].
- 소뇌 증상 이외의 증상에 대해서는 증상별로 항파킨슨병 치료제, 기립성 저혈압 개선제, 배뇨 개선제, 항경련제 등이 사용된다.
- 유전자 치료, 소뇌성 운동실조증에 대한 경두개 자기자극요법, 심부뇌자극요법 등이 시도되고 있다.
- 운동실조와 같은 기능장애, 보행장애나 ADL 장애와 같은 활동제한에는 재활치료가 중요하며, 집중적인 재활치료에 대해서는 단기적인 개선효과가 보고되고 있다.

〈문헌〉

1) 森　墾：多系統萎縮症. 「頭部画像診断のここが鑑別ポイント改訂版」（土屋一洋・大久保智之/編, 土屋一洋/監）, p214, 羊土社, 2011
2) 「脊髄小脳変性症・多系統萎縮症診療ガイドライン2018」（日本神経学会/監）, 南江堂, 2018 https://www.neurology-jp.org/guidelinem/sd_mst/sd_mst_2018.pdf（2023年8月閲覧）
3) OMIM®：An Online Catalog of Human Genes and Genetic Disorders. 2023 https://www.omim.org/（2023年8月閲覧）
4) 「理学療法ガイドライン 第2版」（日本理学療法士協会/監）, 医学書院, 2021 https://www.jspt.or.jp/guideline/2nd/（2023年8月閲覧）

11. 척수소뇌변성증

모치즈키 히사시(望月　久), 반도 교타(板東杏太)

Ⓐ지식의 정리 Ⓑ재활프로그램

○ Do!

1 다양한 증상과 장애가 복합적으로 나타나기 때문에 간과하지 않도록 평가한다.
2 운동요법으로는 균형 능력의 유지・향상이 중요하다.
3 진행성 질환이므로 보상적 동작의 지도, 자조기구의 사용, 환경 정비도 중요하다.

✕ Don't!

1 척수소뇌변성증 = 운동실조증은 아니다.
2 균형 능력이 떨어지므로 낙상에 대한 배려를 게을리 하지 않는다.
3 기립성 혈압을 동반하는 경우, 급격한 체위 전환 등에 주의한다.

1 재활치료 평가

- 운동실조와 관련된 검사를 중심으로 평가하지만, 파킨슨병이나 자율신경증상, 근긴장 이상 등을 동반하는 병형도 있으므로 선별적으로 운동기능 전반에 걸쳐 검사할 필요가 있다(**표 5**).
- 진행성 질환이므로 진행에 따른 중증도 변화 및 장애 구성의 변화를 확인하기 위해 시간 경과에 따른 평가가 필요하다.
- SCD는 병형에 따라 증상의 진행 속도가 크게 다르며, 5년 생존율은 SCA3/MJD에서 87%, SCA6에서 98%, 10년 생존율은 SCA3/MJD에서 73%, SCA6에서 87%이다[1].
- 한편, MSA는 발병 후 평균 9.8년 만에 사망에 이른다는 보고가 있다[2]. 이처럼 MSA는 다른 SCD에 비해 증상 진행이 빠르다. 따라서 평가 시기도 당연히 짧아질 것이다. 또한, 증상의 진행에 따라 필요한 재활 중재의 내용도 크게 달라진다.

2 재활치료

- SCD는 운동실조를 주축으로 하는 진행성 질환으로, 주로 균형능력 저하로 인한 기거이동 동작능력의 저하를 완화하고 ADL 능력수준을 유지하도록 한다.
- 운동요법으로는 **균형운동, 동작연습, 근력강화운동, 지구력 운동** 등을 실시한다.
- 운동실조에는 **프렌켈 체조, 중량부하, 탄성긴장대, 고유수용성 신경근촉진법(PNF)** 등이 시도된다.
- 파킨슨증에 대해서는 파킨슨병의 물리치료에 준하는 물리치료를 시행한다(**2장-1** 참조).
- 진행 단계에서는 연하장애, 호흡장애도 심해지기 때문에 호흡 물리치료를 시행한다.

표 5 ● SCD의 물리치료 평가

	평가항목	주요 검사 방법
기능 장애 평가	협응성(운동실조)	상지 : 코-손가락-코 검사(nose-finger-nose test, finger-nose test), 손회내외검사(hand pronation-supination test), 선긋기 검사(line drawing test), 글쓰기 검사(handwriting)
		하지 : 발뒤꿈치 무릎 검사(heel to sheen test), 발가락 손바닥 검사(toe-finger test)
		체간 : 일어서기 검사(sit-up test), 체간 기능단계 평가(trunk function staging), 운동관찰(movement observation)
	균형 능력	직립 검사, 롬베르그 검사(Romberg test), 평형 반응 검사, Balance Evaluation Systems Test(간이 버전인 Mini-BESTest, Brief-BESTest 포함), Berg 균형 척도, 기능적 팔 뻗기 검사(functional reach test), Timed Up and Go test (TUG), 중심 동요 검사
	근력	도수 근력 검사(manual muscle test, MMT), 간이 근력 측정기(handheld dynamometer), 토크 머신(torque machine)
	운동지구력	6분 보행 검사(6-minute walk test), 2분 보행 검사(2-minute walk test), 운동 부하 검사(exercise stress test), 무산소성 작업 역치(anaerobic threshold), 최대 산소 섭취량(maximal oxygen uptake), 생리적 비용 지수(physiological cost index:PCI)
	관절가동범위(유연성)	관절가동범위 측정
	근육 긴장	수동적 관절 운동 시 저항감, modified Ashworth scale
	호흡 기능	호흡기능검사, 호흡양식, 흉곽 가동성 검사
	기립성 저혈압	경사대 시험(혈압 측정)
	구음장애	구음장애 검사(파타카 복창 등), 호기시간 측정
	연하장애	물 마시기 검사, 삼킴 조영 검사(VF)
활동 제한 평가	거주 · 이동 동작	10m 보행 검사, 기능적 동작 척도(FBM), 동작 관찰 · 분석
	ADL	Barthel index, 기능성 독립성 평가법(FIM)
참여 제한 평가 및 QOL 평가	IADL	IADL 스케일
	생활환경	가족 상황, 주택 상황, 직업
	QOL	SF-36

PCI : physiological cost index, VF : videofluorography, FIM : functional independence measure.

1) 중증도에 따른 물리치료

- Functional Ambulation Category(FAC, 표 6) 및 modified Rankin Scale(mRS, 표 3)에 근거한 이론적 근거.

A. 보행 자립기(FAC 4~5, mRS 1~2)

- 경미한 균형 능력의 저하가 나타나지만, 보행은 독립적으로 할 수 있는 시기이다. 위험하지 않다면 일과 사회적 역할을 계속한다.
- 환자와 가족의 질병에 대한 이해가 중요하다. 운동실조가 서서히 진행되어 낙상하기 쉬워지는 것, 물리치료법으로 질병의 진행 자체는 막을 수 없지만 장애의 진행을 늦출 수 있다는 점, 장애에 대한 다양한 대응 방법이 있다는 점 등을 설명한다.

표6 ● Functional Ambulation Category

분류	정의
0: 보행 불가	보행이 어렵거나 평행봉 안에서만 보행이 가능하지만, 평행봉 밖을 안전하게 보행하기 위해 2명 이상의 보조가 필요하다.
1: 보조 보행 레벨 2	평지 보행 시 넘어짐을 방지하기 위해 한 명의 보호자가 필요하다. 보호자는 균형 유지와 동작 보조뿐만 아니라 체중을 지지하기 위해 지속적인 도움을 제공해야 한다.
2: 보조 보행 레벨 1	평지 보행 시 넘어짐을 방지하기 위해 한 명의 보호자가 필요하다. 보호자는 균형 유지와 동작 보조를 위해 지속적 또는 간헐적으로 신체에 접촉하는 정도의 도움을 제공한다.
3: 감시 보행	보조 없이 평지 보행이 가능하지만, 판단력 저하, 심장 기능의 문제, 동작 수행을 위한 구두 지시가 필요하기 때문에 안전을 위해 한 사람의 근위부 감시가 필요하다.
4: 자립 평지 보행	평지에서는 독립적인 보행이 가능하지만 계단이나 경사면, 불규칙한 지형에서는 구두 지시나 도움이 필요하다.
5: 보행 자립	평지, 불규칙한 지형, 계단, 경사면을 가리지 않고 독립적인 보행이 가능하다.

문헌3에서 인용.

- 물리치료로는 균형 운동, 보행 연습 등 보행 기능의 유지를 목적으로 하는 운동요법을 실시한다.

B. 붙잡고 걷는 시기(FAC 3, mRS 2~3)

- 혼자 걷기가 어려워지고, 보행 시에는 붙잡을 수 있는 물건이나 보행기가 필요하게 된다. 폐용성 근력저하, 지구력 저하 등이 발생하기 시작하므로 균형 운동, 기본 동작 연습, 보행 연습, 근력 유지 및 강화 운동, 지구력 운동 등을 실시한다.
- 일어나 앉기 및 보행 동작이 불안정해지면서 낙상의 위험이 높아진다. 낙상 예방을 위해 실내에서 환자의 이동 경로를 따라 고정된 가구를 배치하거나 손잡이를 설치하는 등의 환경 조정을 한다.

C. 네발로 걷는 시기(휠체어 시기, FAC 1~2, mRS 4)

- 붙잡고 걷는 것만으로는 실용적인 보행이 어렵고, 네발로 기거나 휠체어 이동이 주가 되는 단계이다. 실내 이동 능력 유지, 앉은 자세 유지, 물체를 잡고 서 있기, 폐용증후군 예방, 이차적 합병증 예방 등을 목표로 물리치료를 시행한다.
- 화장실이나 휠체어 이동 등에 도움이 필요하므로 가족이나 간병인에게 도움 방법을 지도한다. 서 있는 자세도 불안 정해지기 때문에, 서 있는 자세를 유지하거나 일어서서 이동하는 장소에 난간을 설치한다.

D. 이동불능기(FAC 0~1, mRS 4~5)

- 앉은 자세 유지도 어려워지고, 자력으로 이동이 불가능해진다. 앉은 자세 유지 능력의 유지, 보조량의 감소, 폐용증후군의 예방, 이차적 합병증의 예방이 중요해진다.
- 침대에서 생활하는 경우가 많기 때문에 휠체어에 앉은 자세나 외출을 유도하여 QOL을 유지하도록 한다.
- 연하장애, 호흡장애, 의사소통 장애 등도 두드러지게 나타난다. 영양관리, 호흡관리, 의사소통 보조기구의 이용 및 고안 등이 중요하다.

2) 재활치료 내용

A. 균형 운동

- 균형 능력은 **지지 기저면**과 신체 무게중심의 관계를 적절히 조절하는 신체적 능력이다. 지지 기저면 내에 신체 무게 중심선이 들어맞는 것이 자세 유지의 조건이 된다.
- 균형은 지지 기저면과 무게중심선의 관계에 따라 ① 자세유지, ② 무게중심 이동, ③ 이동 동작의 세 가지 레벨이 있다(**그림 4**).

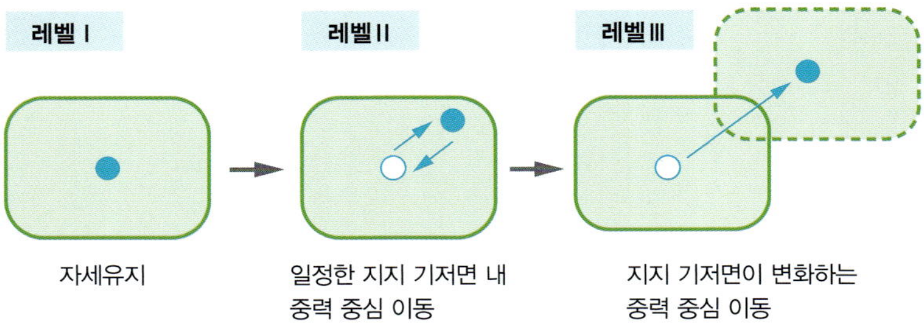

그림 4 ● 지지 기저면과 무게 중심선의 관계에서 본 균형 능력 수준[4]

안정된 자세 유지와 동작 수행을 위해서는 지지 기저면과 신체 중심선과의 관계를 적절히 조절할 필요가 있다. 이 조정 능력을 균형 능력이라고 한다. 균형 능력을 지지 기저면과 신체 중심선과의 관계에서 레벨 I (자세 유지), 레벨 II (무게 중심 이동), 레벨 III로 구분한다. (이동 동작)으로 나눌 수 있다.

- 균형 운동에서는 앉은 자세, 네발로 기어가는 자세, 무릎을 꿇고 서 있는 자세, 서 있는 자세의 세 가지 균형 수준에 따라 자세 유지와 동작 연습을 한다(**그림 5~8**).

I 자세 유지 능력 향상

- 넓은 지지면에서 좁은 지지면으로 이동하기(다리 벌린 선 자세 → 다리 모은 선 자세 → 한쪽 발로 서기 등)
- 무게중심 이동 범위 확대(앉은 자세, 서 있는 자세, 네발로 기어 다니기 등 무게중심 이동 연습)
- 정교한 무게중심 조절 (일정한 위치를 중심으로 위 · 아래, 앞 · 뒤, 좌 · 우로의 작은 무게중심 이동)
- 외부 자극 부여 (작은 외부 자극에서 큰 외부 자극으로 점진적 변화)

↓

II 동작 안정성 향상

- 동작의 시작, 종료, 중간 자세의 자세 유지 능력을 높인다(I 의 방법).
- 부분적인 동작에서 전체적인 동작으로 (동작상 문제가 있는 부분의 연습을 중심으로)
- 적응성 향상 (동작 속도, 이중 과제, 변화하는 환경, 중량 부하 등)

재활의료진의 역할

- 과제 선정(필요성, 포괄성, 난이도)
- 적절한 개입 및 유도, 과제에 대한 조건화, 결과 피드백

그림 5 ● 자세와 동작의 안정성 향상을 위한 연습 방법

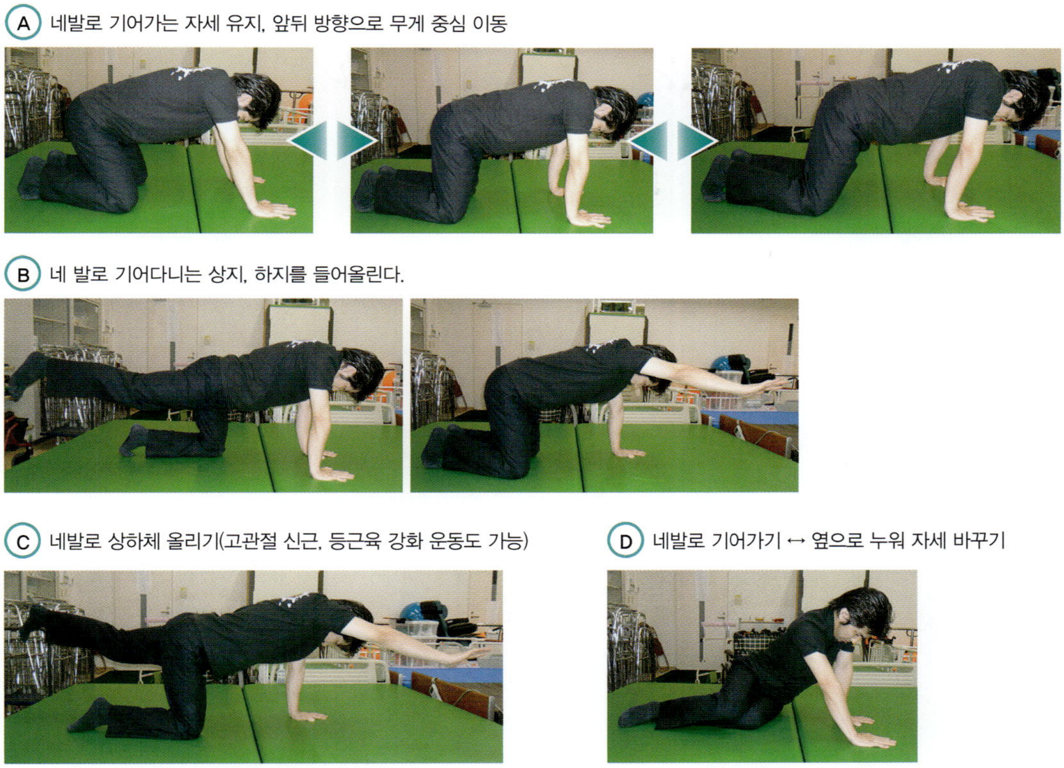
A 네발로 기어가는 자세 유지, 앞뒤 방향으로 무게 중심 이동
B 네 발로 기어다니는 상지, 하지를 들어올린다.
C 네발로 상하체 올리기(고관절 신근, 등근육 강화 운동도 가능)
D 네발로 기어가기 ↔ 옆으로 누워 자세 바꾸기

그림 6 ● 네발로 기어다니며 균형 잡기 연습하기
자세 유지 및 무게중심 이동은 5~10초간 정지하고, 각 과제를 3~5회 실시한다.

B. 동작 연습

- 안정된 동작을 습득하기 위해서는 적절한 방법과 타이밍에 따라 반복적으로 동작을 연습할 필요가 있다.
- 재활의료진은 환자의 필요, 신체적 능력을 고려하여 적절한 운동 과제를 선정하고, 운동 중 적절한 보조, 유도, 지시 및 결과 피드백을 제공한다. 안전에도 주의를 기울인다.
- 동작은 자세의 연속으로 생각할 수 있다. 동작에는 시작 자세, 포인트가 되는 중간 자세(여러 개일 수 있음), 종료 자세가 있다.
    - 동작을 자세로 나누면 ① 시작자세, 중간자세, 종료자세의 안정성 향상, ② 각 자세를 연결하는 부분적인 동작 연습, ③ 전체 동작의 반복 연습이 동작 연습의 기본 방법이 된다.
    - 동작 연습의 보조 수단으로 중량부하, 탄성긴장대, 고유수용성 신경근촉진법(Proprioceptive Neuromuscular Facilitation: PNF) 등이 사용된다.

C. 근력 강화

- SCD에서는 소뇌성 운동실조의 증상인 근력저하, 폐용증후군에 의한 근력저하, 운동실조의 영향으로 인한 특정 근육군의 근력저하가 발생할 수 있다.

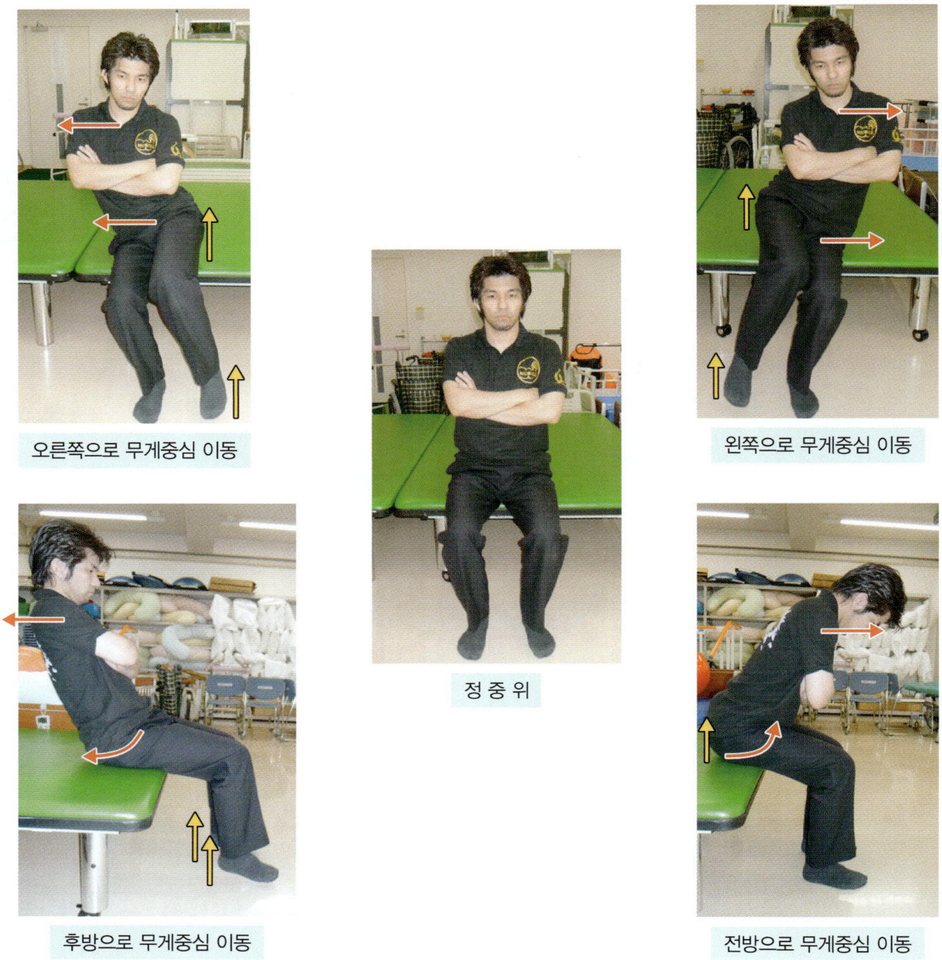

그림 7 ● 앉은 자세에서 전후좌우로 무게 중심 이동 연습

→ : 어깨, 골반의 이동 방향을 표시하고, ⇨ : 발, 허리를 약간 띄우는 것을 표시한다. 무게 중심을 이동하여 5~10초간 정지한다. 각 방향위 5~10회 실시한다.

- 보행이 불안정해지고 보행 기회가 줄어들면 하지 근력저하가 현저하게 나타난다. 저하되기 쉬운 근육군은 복근군, 고관절 외전-신전근군, 무릎관절 굴근군, 족관절저굴근군 등이다.
- 근력 유지 및 향상은 균형 능력 저하를 보상하고 기본 동작 능력과 ADL 능력을 유지하기 위해서도 중요하다.
- 아령이나 추를 이용하여 개별적인 근력 강화 운동을 하는 것보다 동작 속에서 균형 운동과 기본 동작 연습을 겸한 근력 강화 운동을 하는 것이 좋다(**그림 6**).

D. 지구력 운동

- SCD는 증상이 진행되어 보행이 어려워지면 운동할 기회가 줄어들고, 운동 내성이 저하되기 쉽다.
- 운동 지구력을 유지-향상시키기 위해 안정성에 주의하면서 지구력 운동을 한다. 운동요법 중 보행 연습을 많이 하거나, 손잡이가 있는 트레드밀이나 자전거 에르고미터를 이용한 운동을 한다.

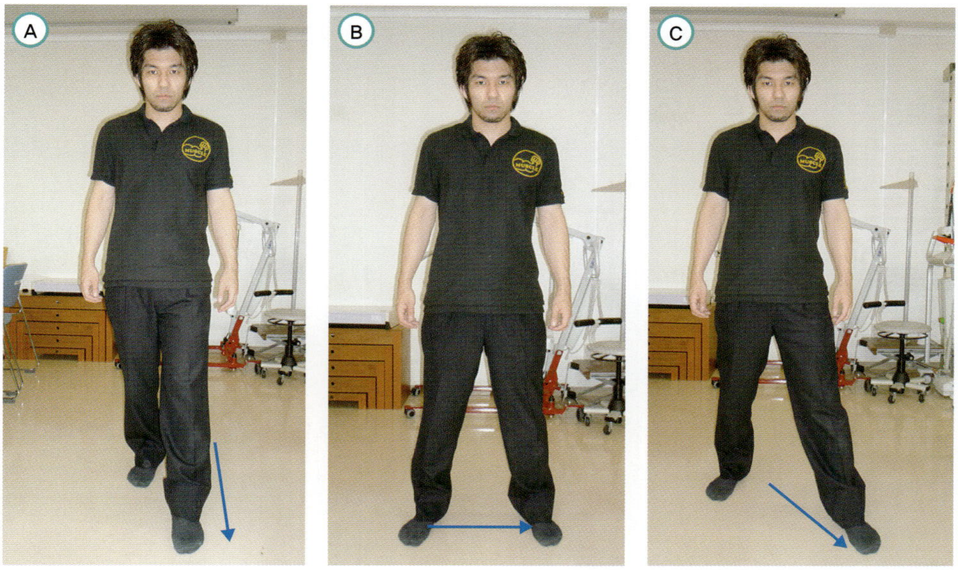

그림 8 ● 전후방향(A), 좌우방향(B), 대각선 방향(C)으로의 스텝 운동
방향으로 10~20회 실시한다. 익숙해지면 스텝 폭을 넓게 한다.

memo SCD・MSA 표준 재활 프로그램

「운동실조증의 의료기반에 관한 조사 연구반」 SCD・MSA 표준 재활 프로그램에는 Functional Ambulation Categories에 따른 보행 수준 별로 근력강화운동과 지구력 운동 등 기본 연습과 동작 연습이 정리되어 있다(부록 2)[5]

E. 프렌켈 체조(Frenkel Exercises)

- 원래는 척수염으로 인한 감각장애성 운동실조에 대한 운동요법으로 개발되었으나, 운동실조에도 적용된다.
- 누운 자세 → 앉은 자세 → 선 자세 → 걷기, 한쪽 하지 굴곡 신전운동 → 양측 하지 교대 굴곡 신전운동 등 쉬운 운동 과제에서 어려운 운동 과제로 진행한다.
- 운동 연습을 할 때는 눈으로 운동을 확실히 확인하고 정확한 운동을 하는 것이 중요하다. 시각적 피드백을 이용한 운동의 반복 수정 연습에 해당한다

F. 중량 하중

- 손목, 발목, 허리 등에 중량 밴드나 추를 부하하면 운동실조로 인한 균형장애나 협응력 장애가 개선될 수 있다. 상지는 200~400 g, 하지는 300 g~1 kg 정도의 무게를 사용한다.
- 운동실조가 심한 부위나 실제로 추를 부하했을 때의 변화를 관찰하여 가장 효과적인 추의 장착 부위나 무게가 가장 효과적인 부위 및 무게를 결정한다.
- 환자의 신체 부위가 아닌 보행기나 신발에 추를 달아 안정성을 높이기도 한다.

G. 신축성 있는 긴장감 있는 밴드

- 무릎관절, 대퇴부, 허리, 팔꿈치 관절, 어깨 관절 등에 탄력붕대를 감아줌으로써 운동실조로 인한

균형장애나 협응력 장애가 개선될 수 있다.

- 서포터, 압박성이 있는 기능성 속옷 등으로 대체하기도 한다.

H. 고유수용성 신경근촉진법

- PNF는 저항과 스트레칭 자극 등을 가하여 고유 감각에 작용하면서 근육의 기능적 수축을 촉진하는 시술로, 협응력과 균형의 개선에도 적용된다(**그림 9**).
- PNF 시행 후 효과는 즉각적이고 30분 정도만 지속되는 것으로 알려져 있으나, PNF를 이용한 운동요법을 지속적으로 시행하면 자세와 동작의 안정성이 향상될 수 있다.

I. 보조기구 사용

- 보행 불안정성에 대해 다양한 보조기구의 적용을 시도한다. 보행기, 신발형 보조기, 무릎 보조기, 각종 지팡이, 머리 보호모(낙상 시 머리 보호), 고관절 보호대(낙상 시 대퇴 경부 골절 예방) 등이 사용된다(**그림 10**).

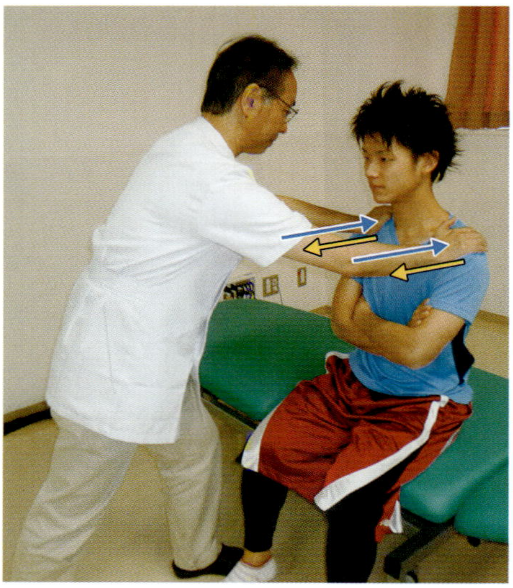

그림 9 ● 자세 안정을 목적으로 하는 rhythmic stabilization

치료사는 비스듬한 방향과 회전 방향으로 번갈아 가며 저항을 가한다(→). 대상자는 저항에 대해 운동이 일어나지 않도록 밀어낸다(⇨). 이 운동을 반복 함으로써 기능적인 동시 수축과 심부근의 근활동을 촉진하여 자세의 안정성을 얻을 수 있도록 의도적으로 시행한다.
대상자가 치료사에게 저항에 저항할 수 있을 때까지 실시한다. 그러나 너무 많은 횟수는 피로를 유발할 수 있으므로 10회 정도를 기준으로 한다.

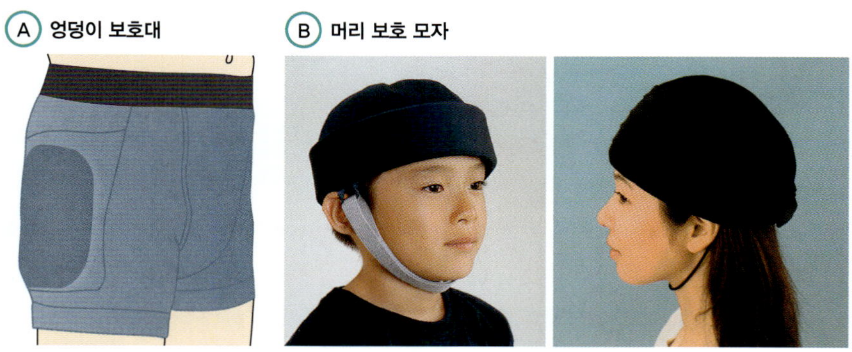

그림 10 ● 낙상 부상을 예방하는 보조기구

사진 제공: 외출용 헤드 가드, 기요타 주식회사

J. ADL의 개선

- ADL상의 자세나 동작의 불안정성에 대해 주택 내 동선을 따라 난간이나 고정성이 높은 가구를 배치하고, 화장실과 같은 좁은 장소에서는 벽에 기대어 동작을 하는 등 다양한 대응이 고안되고 있다.
  - ▸주택 내 이동 동선에 난간을 설치함으로써 잡지 않은 상태에서 불안정한 보행을 보이는 경우에도 전진보행으로 이동이 가능한 상태로 만들 수 있다.
  - ▸또한, 적절한 보행기의 선정도 중요하다. 예를 들어, 자세 유지 장애가 심한 경우, 감속 브레이크가 장착된 보행기를 선택하면 보행기가 앞으로 가속되는 것을 방지할 수 있다.
  - ▸어느 쪽이든, 낙상 위험을 고려하면서 적절한 보조기구, 환경 설정을 진행할 필요가 있다.

K. 기립성 저혈압 대응

- MSA는 기립성 저혈압을 동반하기 쉽고, 기립성 저혈압은 의식 소실로 이어질 위험이 있다.
- 약물치료와 병행하여 하반신에 탄력붕대나 탄력스타킹을 착용하도록 지도한다.
- 급하게 일어나거나 일어서는 것은 급격한 혈압 강하를 유발할 수 있으므로 천천히 동작을 지도한다.
- 중증인 경우 휠체어를 리클라이닝식으로 만들어 혈압 저하 증상이 나타나면 즉시 등받이 각도를 조절할 수 있도록 한다. 가족이나 간병인에게 기립성 저혈압 증상이 발생했을 때 대처법을 지도하는 것도 중요하다.

L. 심리적 지원과 직원 간 협력

- 증상의 진행에 따라 다양한 심리적 문제가 발생한다. 환자 본인뿐만 아니라 가족에 대한 심리적 지원도 중요하다.
- 병이 진행되면 섭식, 배설, 호흡 등 다양한 문제가 발생한다. 따라서 환자의 요양생활을 유지하기 위해서는 많은 관련 직종과의 협력이 필수적이다.

M. 하지실조증에 대한 대응

- ▸SARA 점수를 운동실조 정도의 평가 척도로 사용한 연구에서, 에어로바이크(에르고미터)를 이용한 유산소 트레이닝의 효과가 입증되었다[6].
- ▸예측 최대 심박수의 65%를 목표로 5분의 준비운동, 30분의 운동, 5분의 정리운동을 주 5회 6개월간 실시하면 SARA가 평균 1.9점 향상되는 것으로 나타났다.
- ▸증상이 하지실조증으로 인한 것으로 추정되는 경우, 에어로바이크 훈련을 프로그램의 첫 번째 선택으로 처방하는 것이 좋다.

〈문헌〉

1) Diallo A, et al：Survival in patients with spinocerebellar ataxia types 1, 2, 3, and 6 (EUROSCA): a longitudinal cohort study. Lancet Neurol, 17：327-334, 2018
2) Wenning GK, et al：The natural history of multiple system atrophy: a prospective European cohort study. Lancet Neurol, 12：264-274, 2013
3) Holden MK, et al：Clinical gait assessment in the neurologically impaired. Reliability and meaningfulness. Phys Ther, 64：35-40, 1984
4) 星 文彦：失調症の理学療法．理学療法，5:109-117，1988
5) 運動失調班の医療基盤に関する調査研究班：リハビリテーションプログラム．http://ataxia.umin.ne.jp/rehabilitation/（2023年9月閲覧）

6) Barbuto S, et al：Home Aerobic Training for Cerebellar Degenerative Diseases: a Randomized Controlled Trial. Cerebellum, 22：272-281, 2023
7) 曽我一將，他：脊髄小脳変性症の症状の理解．臨床リハ，17:422-428，2008
8) 西澤正豊：脊髄小脳変性症の概念と分類．臨床神経科学，27:18-19，2009
9) 西澤正豊：脊髄小脳変性症（SCD).「病気がみえるvol.7脳・神経」，pp292-298，メディックメディア，2011
10) 望月 久：脊髄小脳変性症.「姿勢調節障害の理学療法」(奈良 勲，内山 靖/編)，p223-235，2004
11) 菊本東陽，眞野行夫：脊髄小脳変性症の病型理学療法ガイドライン．理学療法，19:31-38，2002
12) 和田義明：各事例での症例検討．「脊髄小脳変性症のすべて」(水澤英洋/監)，pp119-136，日本プランニングセンター，2006
13) 平島富美子：事例に応じての生活指導.「脊髄小脳変性症のすべて」(水澤英洋/監)，pp137-140，日本プランニングセンター，2006
14) 田原邦明：家庭でできる方法.「脊髄小脳変性症のすべて」(水澤英洋/監)，pp141-146，日本プランニングセンター，2006
15) 朝日達也：日常生活をしながら.「脊髄小脳変性症のすべて」(水澤英洋/監)，pp147-150，日本プランニングセンター，2006
16) 久保田久仁子：日常生活に便利な用具.「脊髄小脳変性症のすべて」(水澤英洋/監)，pp151-154，日本プランニングセンター，2006
17)「脊髄小脳変性症のリハビリテーション」(管田忠夫 編)，MB Med Reha，93，2008

1. 근위축측삭경화증

모치즈키 히사시(望月 久)

Ⓐ지식의 정리 Ⓑ재활프로그램

POINT

1 운동신경세포의 퇴화로 인해 전신 골격근의 근력이 저하되는 진행성 질환이다.
2 대부분 호흡부전으로 인해 인공호흡기를 사용하지 않으면 3~5년 내에 사망에 이르는 심각한 질환이다.
3 인공호흡기 사용으로 ALS 환자 생존기간 대폭 연장
4 감각기능, 자율신경기능의 장애가 적고 안구운동도 비교적 잘 유지된다.
5 근본적인 치료방법은 없으며, 잔존기능의 유지, 자조기구의 활용, 환경조절이 중요하다.

1 병태

- **근위축측삭경화증**(amyotrophic lateral sclerosis: ALS)은 상부 및 하부 운동 뉴런이 퇴화되어 전신의 근력이 점진적으로 감소하는 질환이다. 근력저하는 호흡근에도 영향을 미치며, 인공호흡기를 사용하지 않으면 호흡부전으로 인해 3~5년 내에 사망에 이르게 된다. 반면, ALS의 약 10%는 진행이 느리게 진행되어 인공호흡기를 사용하지 않고 10년이상 생존한다.
- 척수의 측삭을 상부 운동뉴런의 축삭인 **피질척수로**(corticospinal tract)가 지나가고, 척수의 전각에는 하부 운동뉴런의 세포체가 존재한다. 척수의 측삭에 퇴화되고 탈락한 운동신경세포가 섬유성 교세포로 대체된 경화상을 보이며, 하부 운동신경세포의 장애로 인해 근위축이 나타나기 때문에 근위축측상경화증이라고 한다(**그림 1**).
- 루게릭병의 일부(5~10%)는 유전성을 보이지만, 대부분은 특발성으로 발병하며, 40세 이상에서 발병하는 경우가 많고 60~70세에 발병이 최고조에 달한다. 유병률은 10만 명당 9.9명으로 추정되며, 남성에게 다소 많다(1.5배).

2 증상 및 이학적 소견

- 주요 증상은 사지 체간의 근력저하 및 근위축, 구마비(bulbar palsy), 호흡근 마비이다. 상부 운동 뉴런의 장애로 건반사 항진, 병적 반사 등이, 하부 운동 뉴런의 장애로 근력저하, 근위축, 근반사 약화 및 소실, **섬유다발성 수축**(fasciculation) 등이 나타난다.
- 발병 양상에 따라 소근육의 근력저하에서 시작하여 전신으로 퍼지는 **상지형**, 하지 원위근의 근력저하에서 시작하여 전신으로 퍼지는 **하지형**, 연하장애나 구음장애 등의 **구마비**에서 시작하여 전신으로 퍼지는 **구마비형**으로 나뉜다(**그림 2**).

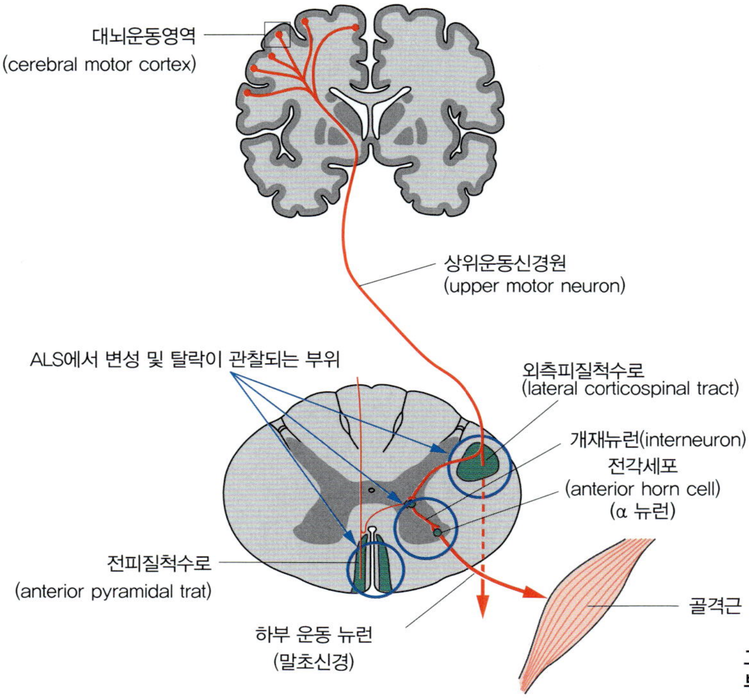

그림 1 ● 루게릭병으로 손상되는 신경 부위

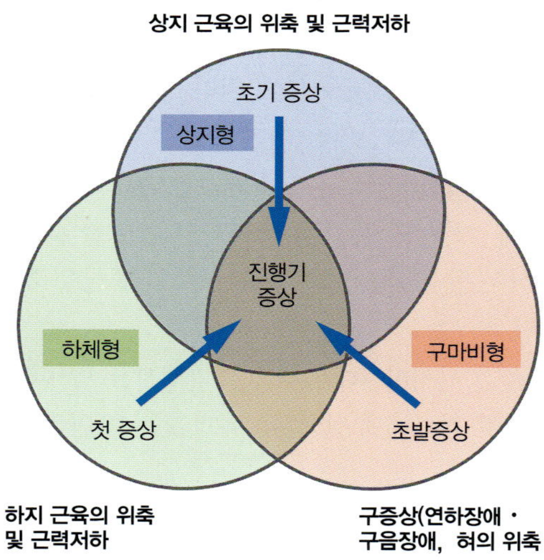

그림 2 ● ALS 의 발병양상

- 진행되면 얼굴을 포함한 전신의 근력이 저하되고, 의지는 있지만 의지적으로 몸을 전혀 움직일 수 없는 상태인 **완전 감금 증후군**(Totally Locked-in Syndrome: TLS)에 빠지게 된다.
- 운동 뉴런이 선택적으로 퇴화-탈락하기 때문에 감각 장애나 자율신경 장애가 잘 생기지 않고 안구 운동도 비교적 잘 유지되는 경향이 있다.
- 전신 근력저하 외에 경미한 인지기능 저하, 정서조절장애, 우울증, 통증, 수면장애, 변비 등이 나타난다.

주요 기능 장애

A. 사지 및 체간 근력저하

- 전신에 걸친 근력저하는 ALS의 핵심적인 기능장애로 일상생활 전반에 지장을 초래한다. 상지형의 경우 젓가락을 사용하기 어렵고, 하지형의 경우 걸을 때 발가락이 들리지 않는 등 사지 원위부 근육의 근력저하로 인한 문제로 발병을 알아차리는 경우가 많다.
- 근력저하가 서서히 진행되어 인공호흡기를 사용하는 장기 생존자의 경우 안구운동을 포함한 자발적 운동이 전혀 불가능할 수도 있다(TLS).

B. 관절가동범위 제한

- 근력저하로 인한 운동제한과 근력 불균형으로 인해 전신의 관절가동범위가 제한된다. 흉곽의 가동성 저하는 **제한성 환기 장애**로 이어진다.

C. 연하 · 구음장애

- 구마비형 ALS에서는 발병 초기부터 연하장애와 구음장애가 나타난다. 진행되면 연하장애로 인한 영양섭취 문제, 흡인성 폐렴의 동반, 구음장애로 인한 의사소통 문제에 대한 대응이 중요해진다.

D. 호흡 기능 장애

- 호흡근의 근력저하와 흉곽의 가동성 저하가 더해져 제한성 환기 장애가 발생하여 호흡부전 상태에 빠지게 된다. 저환기 상태에서는 이산화탄소가 축적되고, 기침력이 저하되면 흡인이나 질식의 위험이 있다. 호흡부전이 진행되면 인공적인 환기 보조가 필수적이다.

E. 통증

- 자발적인 운동이 불가능해져 스스로 몸을 움직일 수 없기 때문에 특정 부위에 압력과 스트레스가 가해지기 쉽고, 혈류가 저하되어 통증을 호소하는 정도가 심해진다. 운동 뉴런 장애로 인한 경련이나 경련이 통증을 유발하기도 한다.

F. 인지 - 정신적 문제

- 치매를 동반한 병형(ALS with dementia: ALS-D)을 제외한 ALS에는 고위적인 뇌기능 장애가 동반되지 않는다 고 알려져 왔으나, 경미한 인지기능의 저하는 절반 이상에서 나타난다. 정신적인 문제로는 강제 울음, 웃음 등의 감정 조절 장애, 우울 경향이나 불면증 등도 나타난다.
- ALS와 전두측두엽 변성증(frontotemporal lobar degeneration: FlD)은 경미한 인지기능 저하, 수행기능 장애, 정서조절 장애, 언어기능 장애 등 공통된 병태를 보이는 것으로 알려져 있다.

3 검사 및 진단

- ALS의 진단은 임상 소견과 보조 진단을 종합하여 이루어지며, ALS의 진단 기준으로는 일본후생노동성 진단 기준(2015년, 표 1), Gold Coast 진단 기준(세계신경학회, 국제임상신경생리학회, 미국 ALS협회, 운동신경질환협 회의 협력으로 2020년에 제창) 등이 있다.
- 보조 진단에는 신경전도 검사, 근전도 검사, MRI, 혈액 검사, 뇌척수액 검사 등이 있다.

표1 ● 루게릭병 진단 기준 〔후생노동성(2015 년)〕

〈진단 기준〉

1. 주요 항목

(1) 다음 ①～④를 모두 만족하는 것을 근위축성 측삭경화증으로 진단한다.

① 성인 발병이다(생년월일 기준으로 판단).

② 경과가 점진적이다.

③ 신경학적 소견 · 검사 소견으로 아래 1 또는 2 중 하나를 만족하는 경우.

신체를 a. 뇌신경 영역, b. 경부 - 상지 영역, c. 체간 영역(흉수 영역), d. 요추 - 하지 영역의 4개 영역으로 구분한다. (영역 구분은 2 참고사항 참조).

하부 운동신경세포 징후는 (2) 바늘 근전도 소견(① 또는 ②)으로도 대체할 수 있다.

1. 1개 이상의 영역에서 상부 운동신경세포 징후가 관찰되고, 2개 이상의 영역에서 하부 운동신경세포 징후가 있다.
2. SOD1 유전자 돌연변이 등 가족성 근위축성 측삭경화증과 관련된 알려진 유전자 이상이 있고, 신체의 한 부위 이상에서 상부 및 하부 운동신경세포 징후가 있다.

④ 감별진단에서 제시한 질환 중 어느 것도 해당되지 않는다.

(2) 침 근전도 소견

① 진행성 탈신경화 소견 : 섬유다발성 연축 전위(Fasciculation potential), 양성 예파(positive sharp wave), 섬유 자발 전위(fibrillation).

② 만성 탈신경화 소견 : 운동단위 전위 감소 및 동원 지원(decreased motor unit potentials and delayed recruitment), 고진폭 - 지속시간 - 다상 전위(high amplitude, prolonged duration, polyphasic potential)

(3) 감별진단

① 뇌간 - 척수 질환 : 종양(tumor), 다발성경화증(multiple sclerosis), 경추증(cervical spondylosis), 후종인대골화증(ossification of posterior longitudinal ligament) 등.

② 말초신경질환 : 다발성 운동신경병증(multifocal motor neuropathy, 유전성 신경병증(hereditary neuropathy) 등.

③ 근육질환 : 근이영양증(muscular dystrophy), 다발성 근염(polymyositis), 봉입체 근염(inclusion body myositis) 등.

④ 하부 운동신경세포의 장애만을 나타내는 퇴행성 질환 : 척수성 진행성 근위축증(spinal muscular atrophy) 등.

⑤ 상부 운동신경세포의 장애만을 나타내는 퇴행성 질환 : 원발성 측삭 경화증(primary lateral sclerosis) 등.

2. 참고사항

(1) SOD1 유전자 이상 사례 외에도 유전성을 나타내는 사례가 있다.

(2) 드물게 초기부터 치매를 동반하는 경우가 있다.

(3) 감각장애, 방광직장장애, 소뇌증상이 없다. 단, 일부 사례에서 이러한 증상이 나타날 수 있다.

(4) 하지에서 발병하는 경우, 초기부터 하지의 힘줄 반사가 저하되거나 소실될 수 있다.

(5) 신체 영역의 구분과 상부 및 하부 운동 뉴런 징후는 다음과 같다.

	a. 뇌신경 영역	b. 경부 및 상지 부위	c. 체간 영역 (흉수 부위)	d. 허리 및 하체 부위
상위 운동 뉴런 징후	• 하악 반사 항진(Exaggerated jaw reflex) • 입 오므리기 반사 항진 (Exaggerated pout reflex) • 가성 구마비 • (Pseudobulbar palsy) • 강제 울음 및 웃음 (Pathological laughing and crying / Emotional lability)	• 상지 건반사 항진 (Exaggerated upper limb tendon reflex) • 호프만 반사 항진 (Exaggerated Hoffmann reflex) • 상지 경직 (Spasticity of the upper limbs) • 위축된 근육의 건반사 잔존 (Preservation of tendon reflexes in atrophied muscles)	• 복벽 피부 반사 소실 (Absence of abdominal skin reflex) • 체간부 건반사 항진 (Exaggerated tendon reflexes in the trunk)	• 하지 건반사 항진 (Exaggerated lower limb tendon reflex) • 하지 경직 (Spasticity of the lower limbs) • 바빈스키 징후 (Babinski sign) • 위축된 근육의 건반사 잔존 (Preservation of tendon reflexes in atrophied muscles)
하부 운동 뉴런 징후	턱, 얼굴, 혀, 인후두, 후두	경부, 상지, 상완, 전완	흉복부, 등	허리띠, 허벅지, 허벅지, 종아리, 다리

- 병리 소견으로는 척수 전각세포 내 Bunina 소체, TDP-43 양성 봉입체 등이 관찰된다.
- 근육 생검에서 골격근 섬유의 군집 위축이 관찰된다.
- ALS의 중증도 분류에는 후생노동성의 중증도 분류(2015년, **표 2**), 질병 특이적 종합 평가 지표로는 **ALS 기능평가척도**(amyotrophic lateral sclerosis functional rating scale-revised: ALSFRS-R, **표 3**)가 있다.

표 2 ● 근위축측삭경화증의 중증도 분류 〔후생노동성(2015년)〕

1. 가사 및 취업은 대체로 가능.
2. 가사나 취업은 어렵지만, 일상생활(주변 생활)은 대체로 자립할 수 있다.
3. 식사, 배설, 이동 중 하나 이상을 스스로 할 수 없어 일상생활에 도움이 필요하다.
4. 호흡곤란, 가래를 뱉기 어렵거나 연하장애가 있다.
5. 기관절개, 비경구적 영양섭취(경관영양, 중심정맥영양 등), 인공호흡기 사용.

표 3 ● ALS 기능평가척도 개정판(ALSFRS-R)

1. 언어	7. 침대에서 체위 변환 및 시트 걸기
4. 정상 3. 경미한 언어장애 2. 반복하면 이해할 수 있다. 1. 언어 이외의 전달법 병행 0. 말로 표현할 수 없다.	4. 장애 없이 할 수 있다. 3. 노력이 필요하고 느리지만 자립 2. 드디어 할 수 있다. 1. 시작 동작만 가능 0. 아무것도 할 수 없다.
2. 타액	**8. 걷기**
4. 정상 3. 입안에 침이 고여 밤새 새는 경우 2. 적당히 타액이 많고 약간 새어 나온다. 1. 타액이 분명히 새어 나온다. 0. 종이나 손수건을 계속 올려놓는다.	4. 정상 3. 바로 걷기 어려움 2. 보조 보행 1. 보행불능 0. 의도한 하반신 움직임이 불가능하다.
3. 삼키기	**9. 계단 오르내리기**
4. 무엇이든 삼킬 수 있다. 3. 가끔씩은 삐걱거린다. 2. 식단 구성에 대한 고민이 필요하다. 1. 경관영양은 보조적으로 필요 0. 전면 비경구 섭취	4. 정상 3. 느린 2. 약간 불안정하고 쉽게 피곤하다. 1. 도움이 필요함 0. 전혀 할 수 없다.
4. 서예	**10. 호흡곤란**
4. 정상 3. 느리고 조악하지만 읽을 수 있다. 2. 읽을 수 없는 문자가 있다. 1. 펜을 잡을 수 있어도 쓸 수 없다. 0. 펜을 잡을 수 없음	4. 없다. 3. 걸을 때 나오는 2. 식사-목욕-몸단장 중 하나 이상에 나선다. 1. 앉은 자세 또는 누워있을 때 나온다. 0. 호흡기 필요
5a. 음식물 절단 및 기구 사용(위루가 없는 경우)	**11. 기좌호흡(Orthopnea)**
4. 정상 3. 조금 느리고 서툴러도 도움 없이 할 수 있다. 2. 느리고 서툴러도 도움 필요 없음 1. 잘라서 먹으면 천천히 먹을 수 있다. 0. 전면 보조	4. 없다. 3. 보통 두 개 이상의 베개가 필요하지 않다. 2. 수면을 위해 두 개 이상의 베개가 필요하다. 1. 앉은 자세가 아니면 잠을 잘 수 없다. 0. 잠을 잘 수 없다.
5b. 음식물 절단 및 기구 사용(위루가 있는 경우)	**12. 호흡부전**
4. 정상 3. 미숙하지만 모든 동작은 독립적임 2. 닫고 닫을 때 부분적인 도움 1. 간병인에게 약간의 간병 부탁하기 0. 어떤 작업도 할 수 없다.	4. 없다. 3. 간헐적으로 BiPAP를 사용한다. 2. 밤에는 BiPAP를 계속한다. 1. 밤낮으로 BiPAP을 계속한다. 0. 기관 삽관 또는 기관 절개에 의한 호흡기 장착
6. 몸단장 및 신체 청결	
4. 장애 없이 정상적으로 착용 3. 노력하여 늦어도 완전 자립 2. 때때로 도움이나 노력이 필요하다. 1. 도움이 필요함 0. 전면 보조	

4 치료

- 현재로서는 ALS의 원인은 불명이며, 효과적인 치료법도 존재하지 않는다. 릴루졸(riluzole, glutamate release inhibitor)과 에다라본(edaravone, antioxidant)이 병의 진행을 억제하기 위한 치료제로 승인되어 있다.
- 경련, 통증, 불면증 등에 대해서는 증상별로 근이완제, 항우울제 등이 사용된다. 호흡곤란이나 통증에 대해서는 2011년부터 강력한 opioid인 모르핀의 사용이 공적 보험으로 인정되고 있다.
- 연하장애, 호흡부전에는 경관영양, 위루술, 인공호흡기 등이 사용된다.
- 적당한 운동을 통한 잔존 기능의 유지, 보행-ADL-의사소통 등을 보조하는 기기나 기구 활용, 생활환경의 조정을 통한 생활기능의 유지와 QOL의 향상 등을 목적으로 하는 재활치료가 중요하다(**표4**).

표4 ●주요 장애 대응 방법

신체, ADL 문제	재활, 하지 보조기, 자조기구, 휠체어, 전동휠체어, 리프트 등의 사용
영양 섭취 문제	식사 형태, 경관영양, 경피내시경적 위루술(PEG)의 고안
소통의 문제	다이얼, 의사 전달 장치
호흡 문제	비침습적 양압 환기(NPPV, % FVC 50% 이하), 기관절개 양압 환기(TPPV, % FVC 40% 이하)
간병, 요양 문제	노인 장기요양 보험, 의료비 보조, 복지제도

〈문헌〉

1) 「筋萎縮性側索硬化症（ALS)診療ガイドライン2023」（日本神経学会/監）, 南江堂, 2023
2) 「理学療法ガイドライン 第2版」（日本理学療法士協会/監）, pp79-90, 医学書院, 2021
3) 「Neurologic Rehabilitation」（Nichols-Larsen DS, et al, eds）, pp323-380, McGraw-Hill, 2016

1. 근위축측삭경화증

요시모토 케이스케(寄本恵輔)

Ⓐ지식의 정리 Ⓑ재활프로그램

○ Do!

1 협력적 의사결정 지원자의 한 사람으로서 물리치료를 한다.
2 ALS 기능평가척도(ALSFRS-R), 체중, 호흡기능 평가를 통해 병의 진행을 파악한다.
3 Lung Volume Recruitment Therapy(LVRT)를 조기에 시행한다.
4 다양한 장치(보행 보조 로봇, 확대 및 대체 의사소통, 인공호흡기, 가래 제거 장치 등)를 장착할 수 있도록 한다.

✕ Don't!

1 진행 속도는 개인마다 완전히 다르기 때문에 획일적인 개입은 하지 않는다.
2 다양한 증상과 더불어 사회적, 윤리적 문제가 있어 재활의료진만으로는 대응할 수 없다.

1 재활치료 평가

- 근위축측삭경화증(ALS)이 진행되면 상지 기능 장애, 보행 장애, 구음 장애, 연하 장애, 호흡 장애 등이 발생한다. 또한, 위축이 진행된 근육에서는 경련성이 증가하기도 한다. 증상이 더 진행되면 호흡근 마비가 나타난다.
- 사망 원인으로는 호흡부전이나 폐합병증에 의한 경우가 많다.
  - ▸그러나 호흡근마비에 따른 호흡장애에 대해 환자의 의사결정에 따라 비침습적 인공호흡기(Non-Invasive Ventilation: NIV)의, 호흡부전 진행에 따라 기관절개 침습적 인공호흡기(Tracheostomy Invasive Ventilation: TIV)의 장착을 선택한 경우 장기 생존한 사례도 있다[1].
- 한편, 본인의 신체적, 정신적 부담과 더불어 가족의 간병 부담이 문제가 되는 경우가 있다.
- 또한, 지금까지 음성 증상으로 여겨졌던 감각장애, 배뇨장애, 안구운동장애, 치매가 장기 생존 환자에서는 양성 증상으로 나타나는 경우도 있으며, TIV를 장착한 ALS 환자의 8~13%는 모든 의사소통 수단을 박탈당한 상태, 이른바 완전 감금증후군(Totally Locked-in Syndrome: TLS)에 빠질 수 있어 사회적, 윤리적 관점에서의 치료 지원이 필요한 질환이다[1].
  - ▸진단, 고지 후의 요양생활 지원과 대처적 치료의 선택을 위한 협력적 의사결정 지원을 포함한 다직종 팀에 의한 포괄적인 케어를 실시한다. 그 중 물리치료사는 협업 의사결정 지원자의 한 사람으로서 물리치료를 담당한다. ALS는 다양한 증상을 나타내며, 진행 속도도 다르기 때문에 타각적 평가를 지속적으로 실시한다(**표 5**)[1,2]. 병의 진행을 파악하기 위해서는 ALS 기능평가척도(ALS-FRS-R), 체중, 호흡기능 평가가 중요하다. 호흡기능 평가로 폐활량 VC, 기침력 평가로 Cough Peak Flow(CPF)를 측정한다[1,2]. CPF는 270 L/분 이상이면 유효한 기침이 되지만 160 L/분 이하

표 5 ● ALS 평가

	평가	주요 검사 방법
사회참여 제한 / QOL	취업	근무형태(상근, 비상근, 장애인 고용), 출퇴근 시간 및 방법, 노동환경, 근무시간, 근무에 따른 부담 파악
	생활환경	주 간병인, 가족 상황(동거), 간병 부담, 주택 평가, 경제 상황, 친구, 이웃, 가족, 친지 등 이웃 주민 등 파악
	제도 : 사회보장제도, 난치병 의료비 지원제도, 장애인 종합지원법, 기타	연금, 의료보험, 고용보험, 개호보험(지원필요, 간병필요, 지역포괄센터) 등의 이용 현황, 보건소(난치병 담당 보건사)와의 연계 의료비 지원(특정 의료비), 지정 난치병(의료수급자증), 장애인복지서비스(보조기구, 일상생활용구 급여 등 사업, 중증 방문요양) 중증 심신장애인 의료비 보조제도, 경제적 지원(특별장애수당) 민간보험, 주택 등 대출 상황, 이웃 주민과의 관계
	QOL: 건강 관련 QOL, 개인의 삶의 질, 건강 관련 QOL	MOS 36-항목 단문 건강 상태 조사(SF-36), EuroQol 5Dimension(EQ- 5D) 개인 삶의 질 평가 일정(Schedule for the Evaluation of Individual Quality of Life: SEIQoL) 근위축성 측삭경화증 평가 설문지(ALSAQ)
활동제한	ADL: 일상생활 평가, 질환별 ADL	Barthel Index(BI), 기능적 자립도 평가법(Functional Independence Measure : FIM) 후생노동성 신경퇴행성 질환 조사 연구반에 의한 중증도 분류 루게릭병 환자의 일상 활동 기능 평가 척도(ALS Functional Rating Scale : ALSFRS) 개정 ALS 기능 평가 척도(Revised ALSFRS : ALSFRS-R)
기능장애	근력	도수근력검사(Manual Muscle Test: MMT), 악력 기구를 이용한 최대 자발적 등척성 근력(maximum voluntary isometric contraction: MVIC) 악력계(Hand held dynamometer : HHD)
	호흡	저환기 증상(Low ventilation symptoms): 수면 장애, 이른 아침의 두통, 주간 졸음 여부. 호흡 보조근의 과활동 여부, 호흡 양상, 흉곽 확장 차이. 호기말 이산화탄소 분압(End-tidal carbon dioxide pressure: $EtCO_2$), 경피적 이산화탄소 분압(Transcutaneous carbon dioxide pressure:$TcCO_2$), 경피적 산소포화도(Transcutaneous oxygen saturation: SpO_2)의 시간에 따른 측정(특히 야간). 동맥혈 가스 분석(Arterial blood gas analysis: ABGA): 산염기 균형(pH), 동맥혈 이산화탄소 분압($PaCO_2$), 동맥혈 산소 분압(PaO_2), 중탄산염(HCO_3), 염기 과잉(BE). 좌위와 와위에서의 호흡기능 검사(Pulmonary function test:PFT): 폐활량(Vital Capacity: VC), 노력성 폐활량(Forced Vital Capacity: FVC), 1초율(Forced Expiratory Volume in 1 second: $FEV_{1.0\%}$), 최대 기침 유속(Cough Peak Flow:CPF). 앉은자세와 누운 자세에서 간이 유량계 측정(Simple flow meter): 노력성 폐활량(FVC), 분시 환기량(Minute Ventilation: MV), 최대 유량계(Peak Flow Meter: PFM)를 이용한 최대 기침 유속(Cough Peak Flow CPF). 최대 흡기압(Maximum Inspiratory Pressure: MIP), 최대 호기압(Maximum Expiratory Pressure: MEP), 비강 흡기압(Sniff Nasal Inspiratory Pressure: SNIP). 폐 용적 동원(Lung Volume Recruitment: LVR): 최대 강제 흡기량(Maximum Insufflation Capacity: MIC), 일방향 밸브를 이용한 최대 강제 흡기량(Locked-In Capacity: LIC). 영상 평가 : 흉부 CT, MRI, 초음파, 인공호흡기를 이용한 흉곽 가동성(Chest wall mobility), 흉곽 유연성(Chest wall compliance), 흉곽 저항성(Chest wall elastance)
	운동내성	6분 도보 거리(6MD), 2분 도보 거리(2MD)
	근육 긴장	수동적 관절운동, modified Ashworth scale
	통증	안정 시, 운동 시, 기기(인공호흡기, 위루 등) 사용 시의 완충 통증(buffering pain) 및 호흡 곤란(dyspnea)을 포함한 전인적 고통 평가(holistic pain assessment)
	관절가동범위	사지, 체간, 경부, 턱(개구부 및 폐구부)
	인지 및 고위 뇌 기능	간이정신상태검사(MMSE), 전두엽 기능 검사(Frontal Assessment Battery: FAB), 트레일 메이킹 테스트(Trail Making Test: TMT), 레이븐 색채 매트릭스 검사(Raven's Colored Progressive Matrices: RCPM)
	의사소통	구음장애 평가, 확대 및 대체 의사소통(Augmentative and Alternative Communication: AAC)의 이용 상황
	삼키기	신경-근육 질환 삼킴 상태 척도(the Neuromuscular Disease Swallowing Status Scale: NdSSS)[4] 구강내 분비물 연하장애 척도(Oral Secretions Scale: OSS)
	질병 특이적 기능	Modified Norris Scale 사지 증상 척도 Modified Norris Scale 구 증상 척도 기관절개 인공호흡기[기관절개술 및 침습적 인공호흡기(TIV)]를 시행한 후 ALS에서 의사소통 능력 장애
기타		체중 ALS 완화의료척도(ALS Palliative Care Scale: ALSPCS)[6] THAKNs 평가[7]

에서는 기침이 불충분하다고 판단한다.

- 기침이 불충분하여 LVRT(Lung Volume Recruitment Therapy)를 160 L/분 미만으로 시행하는 경우 기침이 효과가 없으므로 기계적 가래배출 보조장치(Mechanical Insufflation-Exsufflation: MI-E)를 시행하여 CPF270 L/분 이상을 얻을 수 있도록 한다.

2 물리치료

1) ALS 환자의 물리치료 과정

- 근력저하로 인한 기립 및 이동 동작 장애에 대해서는 운동 요법, ADL 지도, 보조기기 요법 및 휠체어 선택 등이 시행된다(**그림 3**)[8~10].

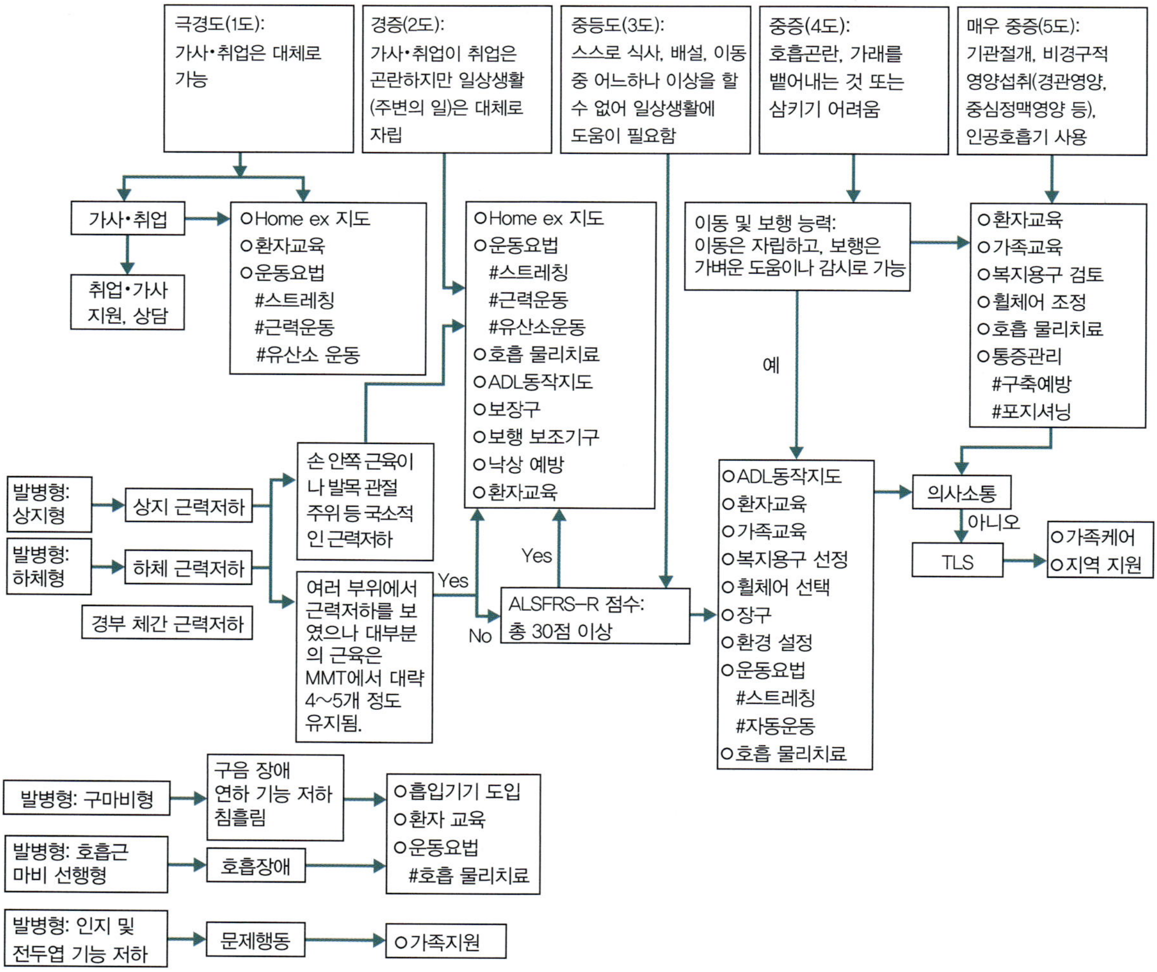

그림 3 ● ALS 환자의 물리치료 진료 알고리즘

문헌 8 ~ 10을 바탕으로 작성.

후생노동성 중증도 분류와 ALSFRS-R을 참고하여 알고리즘으로 물리치료 중재 내용을 검토한다.

- 일본에서는 다기관 공동연구를 통해 자율훈련(home ex)의 유용성[11)]을 보여주고 있다.
- 최근에는 하체 근력저하를 위한 보행보조 로봇이 보험 적용을 받아 로봇을 이용한 보행훈련이 이루어지기도 한다(그림 4)[12)].
- 또한, 관절가동범위 유지와 통증 관리에는 신전운동과 자세관리 등이 효과적이다. 호흡장애에 대해서는 발병 초기부터 폐와 흉곽의 유연성을 유지하기 위한 LVRT가 되는 호흡 물리치료를 시행한다(그림 5)[2,3)].
- 또한, 가래의 객담 배출이 어려워진 경우 MI-E를 사용한다(그림 6)[2,3)].

2) 재활치료의 실제

A. ROM, 스트레칭 운동(그림 7)

- 근력저하, 경련성 마비에 따른 관절구축 등 이차적 장애를 예방한다.
- 발병 초기에 근육 경련에 따른 통증이 발생하며, 침대에 누워 있는 시간이 많아지면 관절구축의 요인이 되므로 사지의 가동범위를 유지해야 한다.
- 또한, 경부, 턱, 흉곽, 척추의 가동성을 유지함으로써 삼킴과 호흡에 대한 접근도 가능하다.

B. 서기 및 서 있기 연습(그림 8)

- 항중력근의 저하에 따라 기립과 서기가 어려워지지만, 경사대(tilt table)를 사용함으로써 관절 구축 예방뿐만 아니라 탈최적화(deconditioning) 개선에도 도움이 된다.

C. 호흡 물리치료(그림 9)

- ALS의 호흡 재활치료는 외부에서 경부 호흡보조근 스트레칭이나 흉곽가동범위 연습으로는 충분한 흉곽가동범위를 얻을 수 없다.
- ALS에 효과적인 호흡 재활치료는 LVRT가 있으며, 스스로 숨을 참아야 하는 최대 강제흡입 Maximum Insufflation Capacity(MIC) 연습과 외부 숨을 참는 장치가 있는 Lung Insufflation Capacity(LIC) 연습이 있다[1~3)].
  - ▸ 후자는 구마비 증상의 진행, 기관 삽관 및 기관 절개, 소아 및 치매, 의식장애 등 숨을 참을 수 없는 환자가 적응증이다.

D. 근력유지연습

- 근력 강화 훈련의 효과는 아직 결론이 나지 않았다.
- 임상에서는 과용에 따른 근력저하를 주의해야 하지만, 폐용성에 따른 근력저하가 더 큰 문제로 대두되고 있다.
- 걷기나 자전거 에르고미터로 근지구력 유지 연습을 하는 것이 바람직하다.
- 일차적으로는 다음날 피로가 쌓이지 않을 정도의 운동량으로 간주되지만, 혈액검사로 근육 파괴 정도를 알기 위해 혈청 Creatine Phosphokinase(CPK) 수치를 확인한다.
- 장기 예후에 혈청 크레아티닌(creatinine) 저하가 관여한다는 보고가 있다[12)].

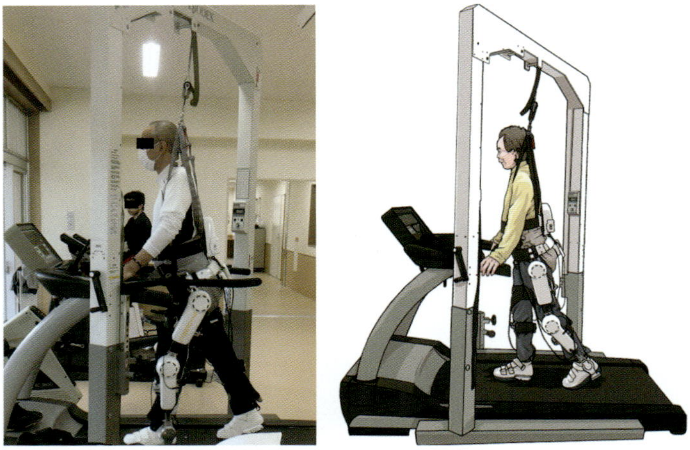

그림 4 ● 로봇슈트 HAL®(주)사이버다인을 활용한 보행 훈련

루게릭병은 보험이 적용되기 때문에 프로토콜을 따른다. 일반적인 운용으로 1회 40~60분 정도의 보행 연습을 9회(주 2~3회), 5주 정도 실시한다. 피팅 및 설정 조정, HAL® 장착시 보조 방법 등 기술이 필요하며, 안전 강습을 수강하고 시험에서 사용 동의를 얻어야 한다.

Ⓐ 최대 인슐레이션 용량(Maximum Insufflation Capacity : MIC)

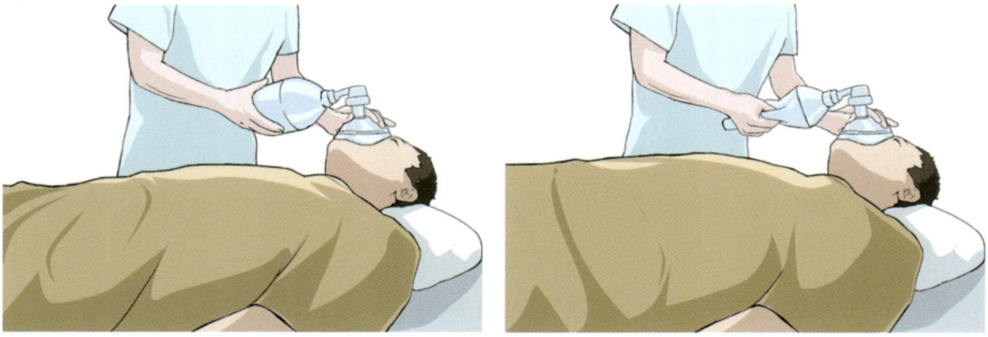

Ⓑ Lung Insufflation Capacity : LIC 트레이너

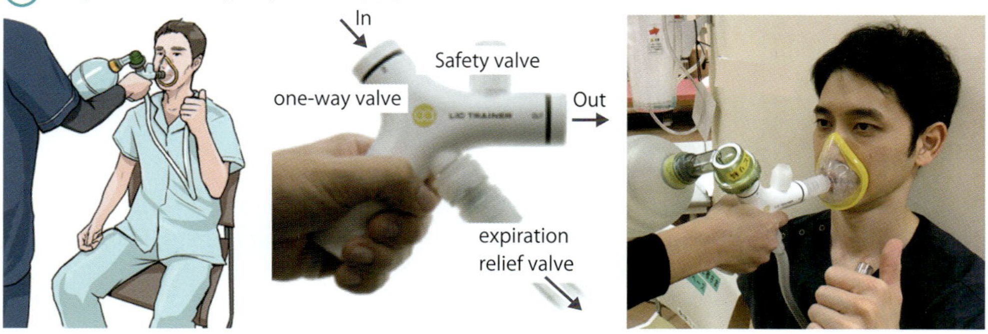

그림 5 ● Lung Volume Recruitment Therapy (LVRT)

A) 최대 주입 용량 : MIC
B) Lung Insufflation Capacity : LIC 트레이너(LIC TRAINER®, 성의의료기사)
LVRT는 누적 호흡에 의한 보조 팽창 기술이다. 백밸브 마스크를 이용해 2~5회 가압하여 폐에 최대한의 양압을 강제적으로 밀어 넣는다.
자신의 성문 제어(air stack)가 가능하면 MIC(A)가 되고, 불가능하면 LIC가 되며, LIC는 국내에서는 LIC 트레이너(B)를 사용할 수 있다.

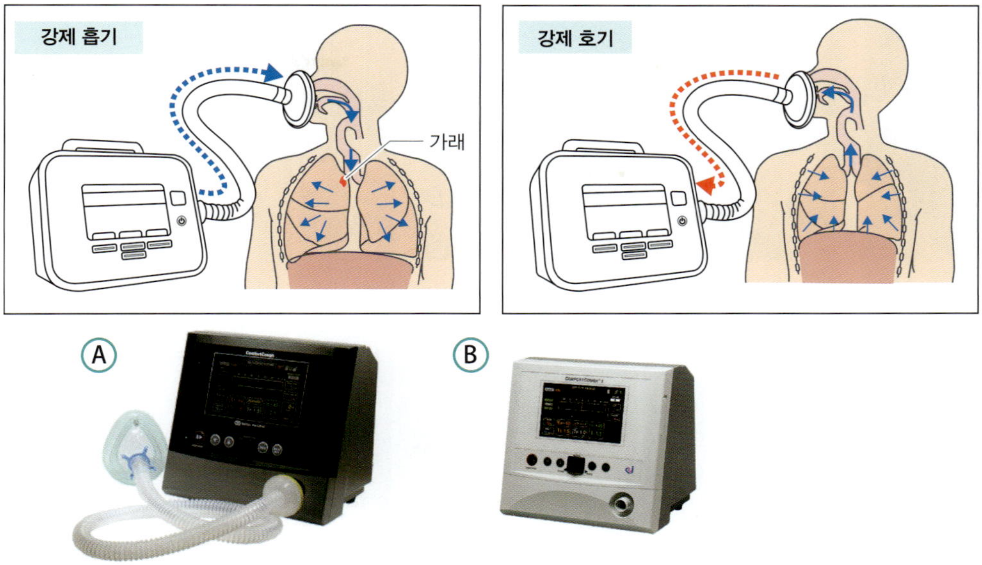

그림 6 ● 기계적 가래배출 보조장치(Mechanical Insufflation Exsufflation: MI-E)
A) 전동식의료용흡인기 CC20/CC20P 이미지 제공: (주)서일퍼시픽 (한국)
B) Comfort cough II (이미지 제공: 카프벤텍 재팬)
흡기압(양압), 호기압(음압), 흡기 시간, 호기 시간, 휴지 시간을 설정하여 CPF> 270 lpm을 초과하는 설정을 목표로 한다.

E. ADL 지원 및 생활환경 정비

- 진행에 따라 식사, 배설, 이동, 옷 갈아입기, 정돈 동작 등 전반에 걸쳐 가속적이고 동시적인 보조가 필요하다.
- 루게릭병 환자의 의사와 가족의 의사를 파악하여 공동의사결정 지원 하에 다학제 팀으로 ADL을 지원하여 후유증이 발생하지 않도록 한다.
- 물리치료는 주로 이동, 이송에 있어서 보조기구(하지보조기, 지팡이, 보행기, 휠체어 등) 선택, 이송방법 지도(Transfer board 사용 포함), 이송지원기기(리프트 등) 사용 지도를 한다.
- 이동 제한으로 인해 일본식 생활에서 서양식 생활로의 변경, 2층에서 1층으로 거실 이동, 이동식 화장실 이용 등 효율적인 생활방식을 권장하는 한편, 환자 가족의 가치관이나 동거가족의 생활공간 침해에 대해서도 검토한다.

F. 가족-간병인 등에게 지도

- 진행에 따라 신체적 간병량이 증가하고 가족에 대한 간병 의존도가 높아진다. 환자 가족과의 관계가 파탄나지 않도록 사회 자원을 활용하고, 가족 이외의 간병인 등에 의한 타인 간병으로도 요양생활이 가능하도록 지원한다. 가족-간병인에게도 진행을 억제하기 위해 환자의 체중 유지, 초기부터 LVRT, 복지기기 사용법을 지도한다.
  - ▸ 의료적 치료(위루, 인공호흡기 등)가 필요한 ALS 환자의 경우, 신체적 간호 외에 경관영양, 인공호흡기, 흡인, 백 밸브 마스크 환기, 기계식 기침 등의 조작법을 지도한다.

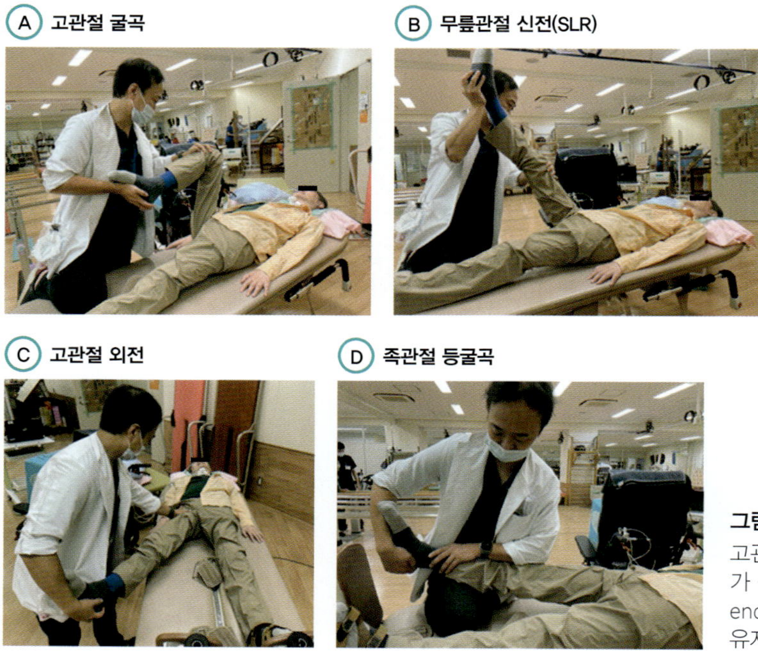

그림 7 ● ALS 환자에 대한 하지 ROM 운동

고관절 굴곡, SLR, 외전 시 반대쪽 하지가 움직이지 않도록 고정한다.
end feel(최종 가동범위)에서 20초 정도 유지하는 것을 3~5회 반복한다.

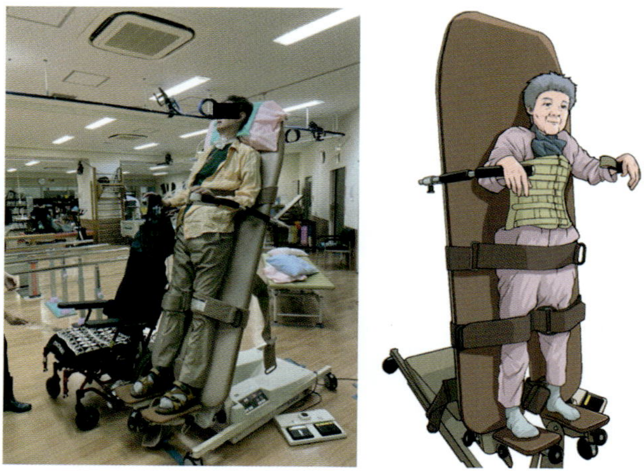

그림 8 ● ALS 환자를 위한 경사대(tilt table) 서 있기 훈련

체간 및 무릎관절 신전 고정, 족관절 각도 조절(하부배굴 및 내반, 외반 조절)을 실시하며 10~20분 정도 실시한다.

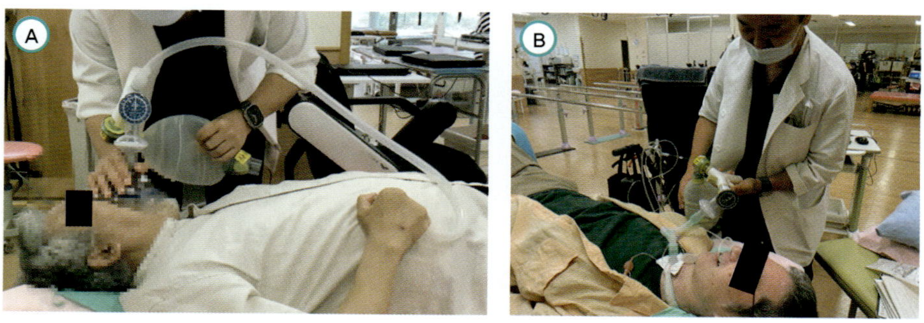

그림 9 ● Lung Insufflation Capacity(LIC)에 따른 LVRT

A) 에어쿠션 마스크를 사용하여 환기한다(릴리프 밸브는 환자가 조작하여 개방한다).
B) 기관 절개 부위에서 환기(릴리프 밸브는 환자의 그림에서 작업자가 열어야 함).

G. 사회참여 지원

- ALS으로 인해 사회적으로 고립되지 않도록 지원한다. 필요시 환자단체를 소개한다.
- 최근에는 발병 후에도 학업, 취업, 출산, 육아, 사회활동 등 다양한 분야에서 활약하고 있는 ALS 환자들이 있다.
- 또한, 대체 · 확대 의사소통 기기(Augmentative and Alternative Communication: AAC)를 활용하여 사회활동의 폭을 넓히기 위해 일찍부터 정보를 제공한다.

H. QOL과 완화의료

- ALS 환자가 지속적으로 겪는 신체적, 정신적 상실은 엄청난 슬픔이지만, 적절한 지원을 통해 상당 부분 완충할 수 있다[13].
- 발병 초기에 예기치 못한 슬픔이 강한 경우, 현재의 과제를 명확히 한 후 무엇을 해야 할지를 함께 고민한다.
- 또한, 상실감을 반복하는 ALS 환자라도 긍정적인 마음을 가질 수 있도록 지원하는 것이 완화의료가 된다. 즉, 완화 의료란 말기 치료나 마약성 진통제 사용에 국한되지 않고, 진단 직후부터 지속적으로 긍정적으로 살아갈 수 있도록 다학제팀으로 지원하는 것이다[13].
- 재활의료진은 ALS 환자의 몸을 직접 만지고 구체적인 조언으로 도움을 줄 수 있는 완화의료에서 큰 역할을 하는 직종이다[14].

〈문헌〉

1) 日本神経理学療法学会：第3章 神経難病理学療法ガイドライン 筋萎縮性側索硬化症.「理学療法ガイドライン 第2版」(日本理学療法士協会/監, 日本理学療法学会連合 理学療法標準化検討委員会ガイドライン部会/編), pp132-157, 医学書院, 2021
2) 「筋萎縮性側索硬化症 (ALS)診療ガイドライン2023」(日本神経学会/監, 筋萎縮性側索硬化症診療ガイドライン作成委員会/編), 南江堂, 2023
3) Yorimoto K, et al：Lung Insufflation Capacity with a New Device in Amyotrophic Lateral Sclerosis: Measurement of the Lung Volume Recruitment in Respiratory Therapy. Prog Rehabil Med, 5：20200011, 2020
4) Wada A, et al：Development of a new scale for dysphagia in patients with progressive neuromuscular diseases: the Neuromuscular Disease Swallowing Status Scale (NdSSS). J Neurol, 262：2225-2231, 2015
5) 中山優季, 他：ALS療養者における唾液嚥下障害スコアの信頼性に関する検討. 日呼ケアリハ学誌, 23：96-102, 2013
6) 清水俊夫, 他：筋萎縮性側索硬化症における新たな緩和ケアスケールの提唱と苦痛症状の解析. 臨床神経学, 61：361-367, 2021
7) 坪内綾香, 寄本恵輔：ALS患者を担当するリハビリ専門職のためのリハビリテーション評価⊠の紹介. 難病と在宅ケア, 22：48-53, 2017
8) Dal Bello-Haas V, et al：Physical therapy for a patient through six stages of amyotrophic lateral sclerosis. Phys Ther, 78：1312-1324, 1998
9) Lewis M & Rushanan S：The role of physical therapy and occupational therapy in the treatment of amyotrophic lateral sclerosis. NeuroRehabilitation, 22：451-461, 2007
10) Majmudar S, et al：Rehabilitation in amyotrophic lateral sclerosis: why it matters. Muscle Nerve, 50：4-13, 2014
11) Kitano K, et al：Effectiveness of Home-Based Exercises Without Supervision by Physical Therapists for Patients With Early-Stage Amyotrophic Lateral Sclerosis: A Pilot Study. Arch Phys Med Rehabil, 99：2114-2117, 2018
12) Guo QF, et al：Decreased serum creatinine levels predict short survival in amyotrophic lateral sclerosis. Ann Clin Transl Neurol, 8：448-455, 2021
13) 中島 孝：ALSをめぐる問題－倫理から緩和ケアへ. 臨床神経, 48：958-960, 2008
14) 寄本恵輔：「今を生きる」を支援する緩和ケアとしての訪問リハビリテーション－セントクリストファー・ホスピスの研修を受けて. 訪問看護と介護, 15：889-894, 2010

2. 다발성경화증

모치즈키 히사시(望月 久)

Ⓐ지식의 정리　Ⓑ재활프로그램

POINT

1 중추신경계에 염증성 탈수초가 발생하여 완화와 재발을 반복하며 진행되는 경우가 많다.
2 병변 부위에 따라 시각장애, 운동마비, 운동실조 등 다양한 증상이 나타난다.
3 내열성이 있어 고온 환경에서는 증상이 악화되거나 재발할 수 있다.
4 쉽게 피로해지며, 피로로 인해 증상이 악화되거나 재발할 수 있다.
5 피로에 주의하면서 다양한 기능장애, 활동제한에 따른 재활치료를 실시한다.

1 병태

- **다발성경화증**(multiple sclerosis: MS)은 중추신경의 축삭이 염증성 **탈수초**를 일으키는 질환이다(그림 1). 원인은 불분명하지만, 유전적 및 환경적 요인에 의한 자가면역적 이상과 관련이 있는 것으로 알려져 있다.
- 탈수초 병변은 대뇌백질, 시신경, 소뇌, 뇌간, 척수 및 병변 부위에 따라 다양한 신경증상이 나타난다(그림 2, **공간적 다발성**) 수막의 탈수초와 회복을 반영하여 증상의 악화와 완화를 반복하면서 진행되는 경우가 많다(**시간적 다발성**).
- MS와 증상이 유사한 질환으로 **시신경척수염 스펙트럼 장애**(neuromyelitis optica spectrum disorder: NMOSD)가 있다.
- 북미와 유럽, 미국에서는 유병률이 높지만, 일본에서의 MS 유병률은 10만 명당 14.3명으로 알려져 있다(2017년 조사)[1,2]. 남녀 비율은 1:2로 20~40대 여성에게 많이 발병한다.

  참조 : 2010년 발표된 한국의 유병율은 10만명당 3.5명으로 알려져 있다.

memo 시신경척수염 스펙트럼 장애(neuromyelitis optica spectrum disorder: NMOSD)

이전에는 다발성경화증의 일부로 포함되었으나, 병태에 수분 채널인 아쿠아포린4(aquaporin-4: AQP4)에 대한 항체가 관여하고, 천체 세포에 대한 침범이 수초 등에 더 강해 MS와 독립된 질환으로 분류되었다. 중증 시신경염과 횡단성 척수염이 특징이며, 시신경염이 다발성경화증보다 더 심하며, 여성의 발병이 90%를 차지한다.

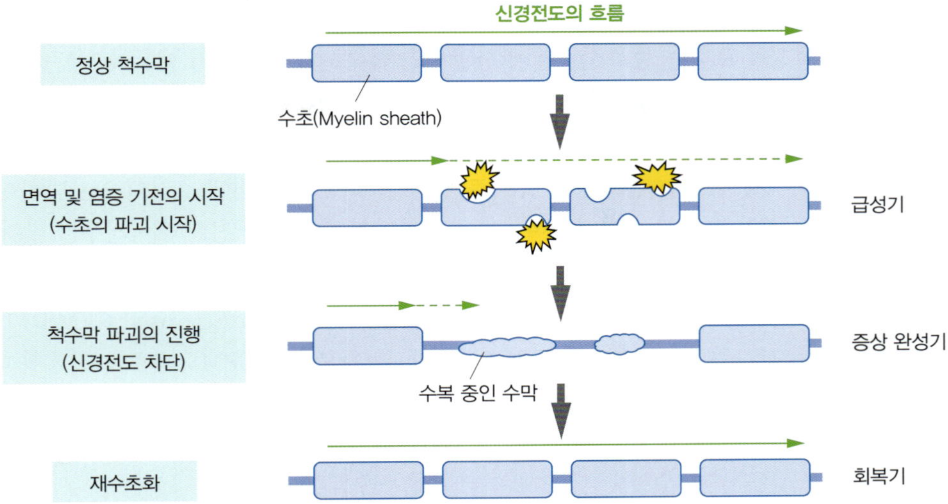

그림 1 ● MS의 병태

수초가 신경 주위를 덮고 있어 정상적인 도약전도가 이루어지는데, MS에서는 면역체계의 이상으로 인해 자기 신경의 수초가 공격받아 염증이 생기고 수초가 파괴된다. 따라서 신경전도가 차단되어 신경증상이 나타난다. 희소돌기아교세포(oligodentrocyte)에 의해 새로운 수초가 만들어지면(재수초화) 신경전도가 가능해져 증상이 호전된다. 재수초화가 불충분하면 완전히 회복되지 않고 후유증이 남는다.

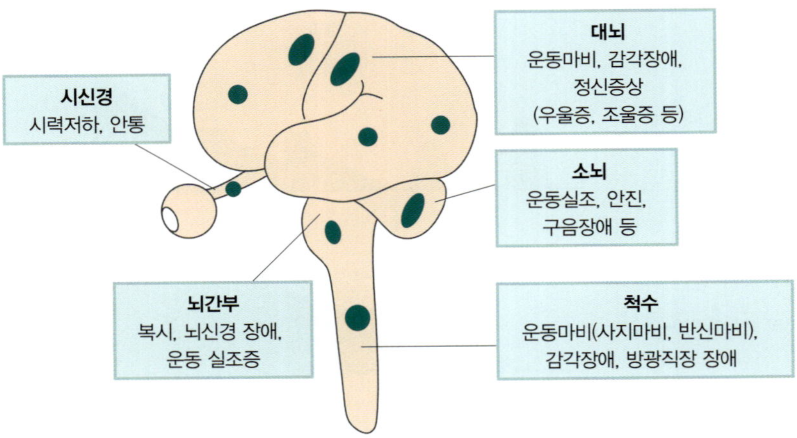

그림 2 ● MS의 병소 부위

2 증상 및 이학적 소견

- MS에서는 시신경을 포함한 중추신경계에 산발적인 탈수초가 발생하기 때문에(공간적 다발성) 탈수초 부위에 따라 중추성 운동마비로 인한 근력저하, 경직, 감각장애, 시각장애, 소뇌성 운동실조, 고위 뇌기능장애 등이 나타난다.
- 급격한 시력저하, 시야흐림, 중심암점 등으로 발병하며, 1, 2주 내에 호전되나 재발하여 쇠약, 근력저하, 마비 등 다양한 증상이 나타나며, 재발과 완화를 반복하며 진행되는 경우가 많다.
- MS의 임상 경과 양상은, 재발-완화형 다발성경화증(Relapsing-Remitting Multiple Sclerosis: RRMS)과 만성 진행형 다발성경화증(Chronic Progressive Multiple Sclerosis: CPMS)이 있으며, 2차 진행형 다발성경화증(Secondary Progressive Multiple Sclerosis: SPMS)과 1차 진행형 다발성경화증(Primary Progressive Multiple Sclerosis: PPMS)으로 나뉜다(그림 3).
- 일본에서는 다발성경화증의 80~90%가 RRMS로 시작되며, 그 후 SPMS로 진행하는 경우가 많다.

재발 완화형

발병 후 재발과 관해를 반복한다.
회복은 좋지만, 간혹 증상이 악화됨

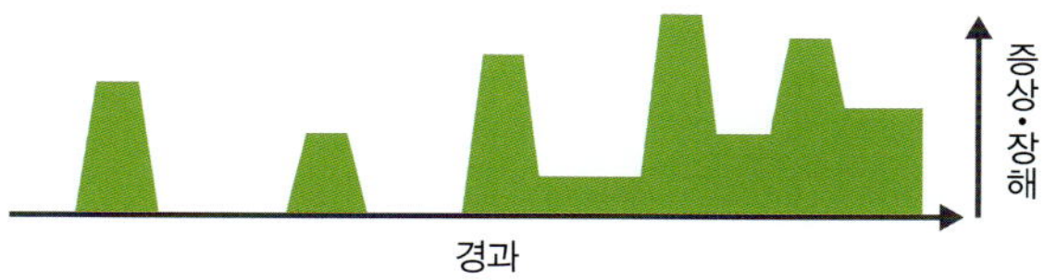

2차 진행형

초기에는 재발과 완화를 반복하지만, 시간이 지날수록 뚜렷한 재발은 없지만 간혹 증상이 악화되는 경우가 있다.

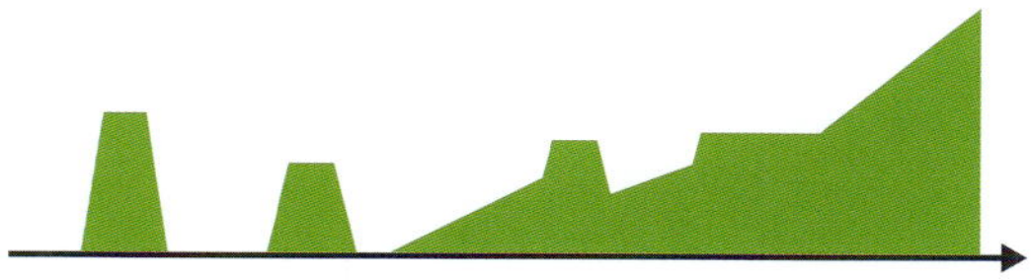

1차 진행형

뚜렷한 재발은 없고, 초기부터 증상이 악화되어 간다.

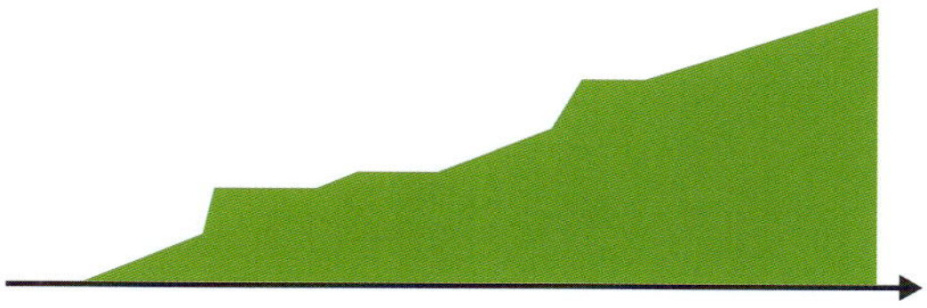

그림 3 ● MS의 대표적인 진행양상

주요 증상

A. 시각장애, 안구운동장애

- 구후신경염은 시력저하, 안통, 중심시야의 색각저하 등의 시각장애를 일으킨다.
- 뇌간(brain stem) 탈수초에서는 복시(diplopia), 안진(nystagmus) 등 안구 운동 장애가 나타난다.

B. 중추성 운동마비에 따른 근력저하 및 경직

- 상위운동뉴런(upper motor neuron)의 장애로 경직을 동반한 운동마비로 인한 근력저하가 발생한다.

- 대뇌, 뇌간 병변의 경우 편마비나 사지마비, 척수 병변의 경우 사지마비나 반신마비가 나타난다.
- 경직은 건반사 항진 및 병적 반사를 동반하며, 피로, 근육통, 운동 패턴 이상 등을 초래할 수 있다.

C. 방광-직장 기능 장애, 성기능 장애

- 자율신경 중추가 있는 척수 부위에 병변이 생기면 방광 및 직장 장애, 발기부전 등의 성기능 장애가 나타난다. 빈뇨, 절박뇨, 배뇨 지연, 요실금 등의 방광 및 직장 장애는 배뇨 및 배변 조절 장애로 인한 업무 및 일상생활의 문제, 요로 감염의 발병으로 이어진다.

D. 협응성 장애, 평형기능 장애

- 소뇌와 뇌간부의 소뇌로 입출력하는 신경로에 병변이 생기면 소뇌성 운동실조증으로 인해 협응장애와 평형기능 장애가 발생한다.

E. 쉽게 피로해짐(easy fatigability)

- 탈수로 인한 신경 기능 저하 외에도 빈뇨, 불면증, 통증으로 인한 수면 부족, 영양 부족 등이 원인이 되어 환자는 쉽게 피곤함을 호소하는 경우가 많다.
- 쉽게 피로감을 느끼는 환자에게 과도한 운동을 시키면 증상을 악화시키거나 재발을 유발할 수 있으므로 운동량이나 운동 강도에 주의가 필요하다.

F. 열 불내증(heat intolerance)

- 고온, 발열, 뜨거운 목욕 등으로 체온이 올라가면 증상이 일시적으로 악화되고 체온이 내려가면 회복되는 현상을 우토프 현상(Uhthoff's phenomenon)이라고 한다.
- 운동에 의해서도 체온이 상승하기 때문에 가정이나 직장, 재활치료 중 온도 환경에도 주의한다.

G. 감각장애, 통증, 이상감각

- 감각 영역이나 감각신경 경로가 침범되면 감각 장애가 발생한다.
- 탈수초화로 인한 감각신경의 과민성 때문에, 몸통의 압박감이나 저림, 작열감, 이상감각 및 특정 감각의 부분적인 소실이 흔히 관찰되며, 종종 국소적으로 나타난다(예 : 한쪽 손 또는 하지, 혹은 양쪽).
- 심한 통증을 동반하는 증상으로, **Lhermitte's sign**나 **통증성 강직성 경련**(painful tonic spasms)이 나타날 수 있다.

> **memo** Lhermitte's sign
>
> 수막자극증상 중 하나로, 경부를 구부릴 때 허리를 아래쪽으로 흩어지는 전기가 흐르는 듯한 통증이 발생한다.

> **memo** 통증성 강직성 경련(painful tonic spasms)
>
> 능동 및 수동 운동에 의해 유발되는 근경직성 발작으로 사지에 심한 통증과 경련이 발생한다.

H. 구음장애, 연하장애

- 소뇌성 구음장애, 운동마비, 경련 등으로 구음장애와 연하장애가 나타난다.

I. 고위 뇌기능장애

- 경미한 치매 증상이 흔히 나타나며, 주의력 장애, 수행기능장애, 정보처리 기능 저하, 장기 기억력 저하 등이 발생한다.

J. 정신 증상

- MS는 우울증, 정서 불안정, 행복감 등 정서적 장애를 나타낸다.

3 검사 및 진단

- MS(다발성경화증)의 진단에는 일본 후생노동성의 다발성경화증 진단 기준(표 1)과 McDonald 진단 기준 등이 사용된다.
- 영상 소견: MRI에서 크기가 다양한 다수의 반상 탈수초 병변이 관찰된다. T1 강조영상에서는 저신호 영역(검은색), T2 강조영상 및 FLAIR 영상에서는 고신호 영역(흰색)으로 나타난다(그림 4).
- 뇌척수액 검사: γ-글로불린(특히 IgG) 증가, **올리고클로날 밴드(oligoclonal band) 양성**, 미엘린 염기성 단백질(Myelin basic protein) 증가가 관찰된다.
- MS의 질환 특이적 종합 평가 지표로는 Kurtzke의 **확장 장애 상태 척도**(Expanded Disability Status Scale: EDSS)가 가장 널리 사용된다(표 2, 3).

표1 ● 다발성경화증 진단기준(후생노동성 2021)

A) 재발성 완화형 다발성경화증(RRMS) 진단
다음의 a) 또는 b)를 충족해야 한다. a) 중추신경 내 염증성 탈수초로 인한 것으로 생각되는 임상적 발작이 2회 이상 있고, 객관적인 임상적 증거가 있는 2개 이상의 병변을 가지고 있어야 한다. 단, 객관적인 임상적 증거는 의사의 신경학적 진찰에 의한 확인, 과거 시력장애를 호소하는 환자에서 시각유발전위(VEP)에 의한 확인 또는 과거 신경증상을 호소하는 환자에서 해당 부위에서 MRI를 통한 탈수초 소견의 확인이 있어야 한다. b) 중추신경 내 염증성 탈수초에 기인하는 것으로 생각되며, 객관적인 임상적 증거가 있는 임상적 발작이 1회 이상 있고, 중추신경 병변의 시간적, 공간적 다발성이 임상증상 또는 아래 정의된 MRI 소견에 의해 입증되는 경우. MRI를 통한 공간적 다발성 증명 : 4개의 MS의 전형적인 중추신경 영역(뇌실 주위, 피질 또는 피질 바로 아래, 텐트 아래, 척수) 중 적어도 2개 이상의 영역에 T2 병변이 1개 이상 존재함(조영증강 병변일 필요는 없음. 증상이 있는 병변도 포함). MRI를 통한 시간적 다발성 증명 : 무증상 가돌리늄 조영 병변과 무증상 비조영 병변이 동시에 존재하는 경우(어느 시점이라도 상관없다). 또는 기준 시점의 MRI와 비교하여 그 이후(어느 시점이든 상관없다)에 새롭게 나타난 증상이 있거나 무증상인 T2 병변 및/또는 가돌리늄 조영 병변이 있는 경우. 발작(재발, 악화)은 중추신경의 급성 염증성 탈수초성 사건에 전형적인 환자의 증상(현재 증상 또는 한 번은 병력상 증상일 수 있음)으로 24시간 이상 지속되어야 하며, 발열이나 감염이 없는 시기에도 나타날 수 있어야 한다. 돌발적인 증상은 24시간 이상 반복적으로 나타나는 것이어야 한다. 독립적인 재발로 인정받기 위해서는 1개월 이상의 간격이 있어야 한다. 그러나 진단을 위해서는 다른 질환을 배제하는 것이 중요하다. 특히 소아 급성 산발성 뇌척수염(ADEM)이 의심되는 경우, 위 b)는 적용되지 않는다..
B) 일차 진행성 다발성경화증(PPMS) 진단
1년 동안 병의 진행(과거 또는 전향적 관찰로 판단) 및 다음 세 가지 기준 중 두 가지 이상 충족 : a)와 b)의 MRI 소견은 반드시 증상이 있는 병변일 필요는 없다. a) 뇌에 공간적 다발성의 증거가 있다(MS의 특징적인 뇌실 주위, 피질 또는 피질 바로 아래 또는 텐트 아래에 하나 이상의 T2 병변이 있다.). b) 척수에 공간적 다발성의 증거가 있다(척수에 2개 이상의 T2 병변이 있다). c) 등전점 전기영동법에서 올리고클로널 IgG 밴드 양성 단, 다른 질환과의 엄격한 감별이 필요하다.
C) 이차성 진행성 다발성경화증(SPMS) 진단
재발관해형으로 일정 기간 경과 후 뚜렷한 재발이 없는데도 불구하고 병이 서서히 진행되는 경우이다.

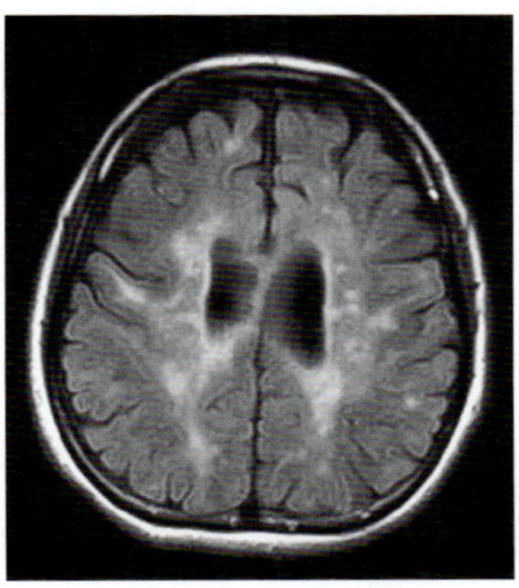

그림 4 ● MS의 MRI 영상(FLAIR 영상)
측뇌실 주변, 대뇌 전체 백질 부위의 탈수초화상(흰 반점)이 다수 발견된다. 문헌3에서 재인용.

표 2 ● 종합장애정도척도(expanded disability status scale: EDSS) 평가 기준

EDSS	0.0	1.0	1.5	2.0	2.5	3.0	3.5	4.0	4.5	5.0	5.5	6.0	6.5	7.0	7.5	8.0	8.5	9.0	9.5	10
	보행 가능(무보조 보행)											보조기구 보행		휠체어 생활		침대생활				죽음 (MS로 인해)
	신경학적 소견																			
	정상	아주 가벼운 증상		경미한 장애			중등도 장애	비교적 고도의 장애		고도 장애										
						ADL	보행 가동범위(약)							휠체어 승하차		하루의 대부분		기력이 없어서 침대에 누워있기만 함		
							보조 없이, 쉬지 않고					보조기구 필요								
							> 500 m	500 m	300 m	200 m	100 m	100 m (편측)	100 m (양측)	혼자서 할 수 있음	보조자가 필요할 때 있음	침상밖	침상밖			
								하루 종일 충분한 활동						(보조가 있어도 5m 이상 걷지 못함)	(두 세 걸음 이상 걷지 못함)	자신의 일상적인 일 / 자기 주변 일		의사소통 · 섭식		
								할수 있다.			할수 없다									
								할 수 있다	최소한 보조 장비 필요	특별한 장비가 필요						많은 것을 할 수 있다.	어느 정도 할수 있다	할 수 있다	할 수 없다	

EDSS (Expanded Disability Status Scale)와 FS (Functional Systems) 조합

EDSS	0.0	1.0	1.5	2.0	2.5	3.0	3.0	3.5	3.5	3.5	4.0	4.0	4.5	4.5	5.0	5.0	5.5	5.5	6.0	6.5	7.0	7.5	8.0	8.5	9.0	9.5	10	
FS0	8점	7점	6점	7점	6점	7점	4~5점	5~6점	6점	3점	7점	8점 조합	7점	8점 조합	7점	8점 조합	7점	8점 조합										FS0
FS1	*	1점*	2점*																									FS1
FS2				1점	2점		3~4점	1~2점		5점		3.5 초과 ↑		4.0 초과 ↑		4.0 초과 ↑		4.0 초과 ↑										FS2
FS3						1점		1점	2점																			FS3
FS4											1점		1점						↓ 3점 이상 조합 わせ	↓ 3점 이상 조합 わせ	** ↓ 2점 이상 조합	↓ 2점 이상 조합	↓ 수개의 조합	↓ 수개의 조합	↓ 거의 조합	↓ 거의 모든 조합		FS4
FS5															1점		1점											FS5
FS6																												FS6

*그 외 정신기능은 1(FS)도 가능** 매우 드물지만 원추신경로 기능 5(FS)만 가능

〈EDSS 평가 시 유의사항

EDSS는 다발성경화증으로 인해 장애가 있는 환자 개개인의 최대 기능을 신경학적 검사 결과를 바탕으로 평가한다.

EDSS 평가에 앞서 기능별 장애 정도(FS)를 아래 표에 따라 평가한다.

EDSS의 각 등급에 해 당 하 는 FS 등급의 일반적인 조합 은 중간 표에 제시되어 있다. 보행 장애가 없는(500 m 이상 보행 가능) 단 계 의 EDSS는 FS 등급 조합 에 의해 규정된다.

FS 및 EDSS의 각 등급에 적합한 카테고리가 없는 경우 가장 가까운 적절한 등급을 채택한다. 문헌4 에서 인용.

표 3 ● 기능별 장애도(functional system: FS)의 평가 기준

FS	추체로기능	소뇌기능	뇌간기능	감각기능		방광 직장 기능	시각적 기능	정신기능	기타
0	◎ 정상	◎ 정상	◎ 정상	◎ 정상		◎ 정상	◎ 정상	◎ 정상	◎ 없음
1	① 이상소견은 있으나 장애없음	① 이상소견은 있으나 장애없음	① 이상소견만	① 1～2지(limb)	진동감 또는 필기감 저하	① 경미한 지연, 절박, 요폐	① 암점이 있고, 교정시력 0.7 이상	① 감정의 변화만	① 있음
2	② 아주 가벼운 장애	② 경미한 실조증	② 중등도의 안진	② 1～2지	경도의 촉감 · 통증 · 위치감각 저하	② 중등도 지연, 절박함, 소변이 막히는 정도	② 나쁜 쪽 눈에 암점이 있고 교정 시력 0.7 ～ 0.3	② 경미한 지능 저하	
			경미한 기타 뇌간 기능장애		중등도의 진동감 감소				
				3～4지	진동감만 감소	드문 빈뇨			
3	③ 경증～중등도 하반신 마비, 편마비	③ 중등도의 체간 또는 사지 실조증	③ 고도의 안진	③ 1～2지	중등도의 촉각, 통증, 위치 감각 저하	③ 잦은 요실금	③ 나쁜 쪽 눈에 큰 암점	③ 중등도 지능 저하	
			고도의 외안근 마비		완전한 진동감 감소		중등도 시야 장애 교정 시력 0.3 ～ 0.2		
	고도의 단마비		중등도의 기타 뇌간 기능 장애	3～4지	경미한 촉각 및 통증 감각 저하				
					중등도의 고유 감각 저하				
4	④ 고도의 반신마비, 편마비	④ 고도의 사지 전체 실조	④ 고도의 구음장애	④ 1～2지	고도의 충치 및 통증 감소	④ 대부분 도뇨가 필요하지만, 직장 기능은 유지되고 있다.	④ 나쁜 쪽 눈의 고도 시야 장애 교정 시력 교정 0.2 ～ 0.1	④ 고도의 지능 저하(중등도의 만성 뇌증상)	
	중등도 사지마비		고도의 다른 뇌간 기능 장애		고유 감각의 소실(단독 or 합병)				
	완전 단마비			2지 이상	중등도의 촉각 및 통증 감각 저하		나쁜 눈은 [grade 3]으로 양호한 시력 0.3 이하		
				3지 이상	고도의 고유감각 소실				
5	⑤ 전신마비, 편마비	⑤ 실조로 인해 협응운동이 전혀 불가능	⑤ 삼킴 또는 구음 전혀 불가능	⑤ 1～2지	전감각 소실	⑤ 방광 기능 소실	⑤ 나쁜 눈의 교정시력 0.1 이하	⑤ 고도의 치매	
	고도 사지 마비			턱 아래	중등도의 촉각 및 통증 감각 저하		나쁜 눈은 [grade 4]로 양호한 시 력 0.3 이하	고도의 만성 뇌증상	
					대부분의 고유 감각 소실				
6	⑥ 완전 사지 마비			⑥ 턱 아래	전 감각 소실	⑥ 방광-직장 기능소실	나쁜 눈은 [grade 5]로 양호한 시 력 0.3 이하		
?	? 알수없음	? 알수없음	? 알수없음	? 알수없음		? 알수없음	? 알수없음	? 알수없음	? 알수 없음
×		소뇌기능 : 소뇌기능의 약화(원추로 기능[grade 3] 이상)로 판단이 어려운 경우, grade와 함께 체크한다.					시각 기능 : 귀측 창백이 있는 경우, grade와 함께 확인한다.		

4 치료

- MS의 치료는 급성 악화의 치료, 재발 예방(진행 억제) 치료, 대증요법으로 나뉜다(**표 4**).
- 급성 악화기에는 스테로이드제 대량 투여 및 혈장교환요법, 재발 예방에는 질병조절제(disease-modifying drug: DMD), 경련-통증 등 개별 증상에 대한 대증요법을 시행한다.
- MS로 인한 기능장애나 활동제한에 대해서는 재활치료가 중요하다.

표 4 ● MS의 주요 치료법

급성 악화기 치료	스테로이드 펄스 요법, 경구 스테로이드 요법, 혈장 교환 요법(plasma exchange therapy)
재발 예방 및 진행 억제 치료	IFN-β, 글라티라머 아세트산염(Glatiramer Acetate), 핑골리모드(Fingolimod), 나탈리주맙(Natalizumab)
개별 증상 및 장애에 대한 치료	항경련제, 근육이완제, 진통제 등 재활치료제

〈문헌〉

1) 「多発性硬化症・視神経脊髄炎スペクトラム障害診療ガイドライン2023」(日本神経学会/監), 医学書院, 2023
2) 吉良潤一, 他:第5回多発性硬化症・視神経脊髄炎全国臨床疫学調査結果第2報. 令和2(2020)年度厚生労働科学研究費補助金(難治性疾患政策研究事業)神経免疫疾患のエビデンスに基づく診断基準・重症度分類・ガイドラインの妥当性と患者QOLの検証分担研究報告書, 29-31, 2021
3) 五明美穂, 土屋一洋:正常でみられる構造.「頭部疾患画像アトラス」(土屋一洋, 山田 惠, 森 墾/編), p414, 羊土社, 2014
4) 「多発性硬化症・視神経脊髄炎診療ガイドライン2017」(日本神経学会/監), 医学書院, 2017
https://www.neurology-jp.org/guidelinem/koukasyo_onm_2017.html (2023年8月閲覧)
5) 難病情報センター:多発性硬化症/視神経脊髄炎(指定難病13).
https://www.nanbyou.or.jp/entry/3807 (2023年8月閲覧)
6) 「Neurologic Rehabilitation」(Nichols-Larsen, et al, eds), pp257-281, McGraw-Hill Education, 2016

2. 다발성경화증

콘도 유키(近藤夕騎)

○ Do!

1 증상이 다양하기 때문에 포괄적인 물리치료 평가를 실시하여 간과하지 않도록 한다.
2 재발과 가재발을 이해한 후 물리치료를 시행한다.
3 쉽게 피로하고 열에 대한 내성을 이해한 후 물리치료를 시행한다.

✕ Don't!

1 급성 악화기에 고강도 운동은 피해야 한다.
2 고온 환경에서의 운동이나 운동요법은 증상 악화로 이어질 수 있으므로 피하는 것이 좋다.

1 재활치료 평가

- 탈수초가 발생하는 위치와 그 조합은 사람마다 다르며, 그 증상도 다양하기 때문에 포괄적인 물리치료 검사 및 측정이 필요하다(표 5).
- 목적하는 재활치료의 결과를 나타내는 결과 평가지표와 그 결과(현상)가 발생하는 요인을 탐색하기 위한 재활치료 검사-측정을 구분함으로써 결과와 요인의 해석이 용이해진다.
- 적절한 운동 강도인지 확인하기 위해 Borg Scale(표 6)을 대표적으로 사용하는 주관적 운동 강도(ratings of perceived exertion: RPE)의 사용을 권장한다.

2 재활치료

- 운동 강도 조절은 MS에서 가장 중요한 관점이다.
- 재발과 관해 상태에 따라 운동기능의 개선 및 예방을 목적으로 한 물리치료를 시행한다.

1) MS의 특징을 고려한 재활치료의 포인트

A. 재발과 완화

- 재발이란 '새로운 증상이 나타나거나 원래 있던 증상이 분명히 악화되어 24시간 이상 지속되고, 휴식을 취해도 체온이 떨어져도 회복되지 않는' 상태를 말하며, 이 중 치료가 필요한 시기를 **급성악화기**라고 한다. 이에 반해 재발도 발병도 아닌 시기를 **관해기**라고 한다.
- 급성 악화기는 염증 증상으로 인해 수초가 파괴되는 시기이므로 폐용증후군에 주의하면서 과도한 운동 강도가 되지 않도록 주의가 필요하다. 한편, 관해기에는 충분한 운동 강도를 가할 필요가 있다.

표 5 ● MS의 물리치료 검사-측정

결과 평가 지표		물리치료 검사 및 측정
심신기능-신체구조		
관절가동범위	관절가동범위 측정	
근력	도수근력검사, 간이 근력 측정기	
반사	심부건반사, 병적 반사	
근육 긴장	수동적 관절 운동, 수정된 애쉬워스 척도	
협업 기능	손가락 코 시험(Finger-to-Nose Test) 손 회내외 검사(Hand Pronation-Supination Test) 발뒤꿈치-정강이 검사(Heel-to-Shin Test)	
감각	표재성 감각, 심부감각, 통증, 마비감	
피로	주관적 기술(빈도, 강도, 지속시간, 패턴, 회복 방법 등), MFIS, FSS	
활동		
걷기	MSWS-12, 10m 보행 시험, T25FW, 2분 보행 시험, 6분 보행 시험, TUG	• 관절가동범위 검사 • 근력 검사 • 힘줄 반사 및 병적 반사 검사 • 근긴장도 검사 • 협동기능 평가 • 감각 검사 • 통증 평가
밸런스	MSWS-12, TUG, CTSIB, BBS, DGI, FGA, FGA, MSWS-12 ABC 스케일	
ADL	BI, FIM	

MFIS : Modified Fatigue Impact Scale, FSS : Fatigue Severity Scale, Multiple Sclerosis Walking Scale-12 : MSWS-12, T25FW : timed 25-foot walk, TUG : Timed Up and Go test, CTSIB : Clinical Test of Sensory Interaction in Balance, BBS : Berg Balance Scale, DGI : Dynamic Gait Index, FGA : Functional Gait Assessment, ABC scale : Activity-specific Balance Confidence Scale, BI : Barthel Index, FIM : Functional Independence Measure

표 6 ● Borg Scale

점수	운동 강도의 주관적 느낌
6	아주 편안함 (운동을 전혀 하지 않음)
7	매우 약함
8	
9	약함 (가벼운 산책 정도)
10	
11	약간 힘듦
12	
13	조금 힘듦 (평소보다 약간 빠른 걸음)
14	
15	힘듦
16	
17	매우 힘듦
18	
19	극도로 힘듦
20	최대치 (더 이상 할 수 없는 상태)

• 운동으로 인해 재발은 발생하지 않는다고 알려져 있다[1]. 그러나 재발에 이르지 않더라도 마치 재발한 것처럼 보이는 가성 재발이 발생할 수 있다. 가성 재발이라면 실시하고 있는 운동 강도에 문제가 없다고 판단한다. 아래는 재발과 가성 재발의 차이를 기술한 것이다.

재발(재발-악화)

- 최소 24시간 이상 지속되는 새로운 또는 악화되는 증상이 있을 것
- 보통 중추신경계(뇌, 척수, 시신경)의 염증과 탈수초를 동반한다.
- 마지막 악화 후 최소 30일 이상 경과한 경우

가성 재발

- 일시적인 증상의 재발로 24시간 미만으로 지속되는 것
- 중추신경계 염증이나 손상과 무관한 증상들
- 유발 요인(감염, 더위, 습도, 운동, 방광 및 장의 팽만감, 스트레스로 인한 체온 상승 등)을 최소화하거나 제거하면 증상은 기준선으로 돌아간다.

B. 열 불내증(heat intolerance)

• 일상생활을 수행하는 것만으로도 피로가 쉽게 쌓이는 피로성 질환으로도 볼 수 있기 때문에 다른 질환에 비해 운동 중 더 자주 휴식을 취해야 하는 경우가 있다.

• 피로는 통증으로 인한 수면 부족과 우울증의 영향에 의해서도 유발될 수 있다는 점을 고려해야 한다.

• 한편, 과도한 휴식은 폐용증후군을 유발할 수 있으므로 적당한 운동이 필요하다.

• 우토프 현상(Uhthoff's phenomenon)에 대해 운동 중이나 생활 활동 중 냉각 전략이 효과적인 경우가 있다(그림 5).

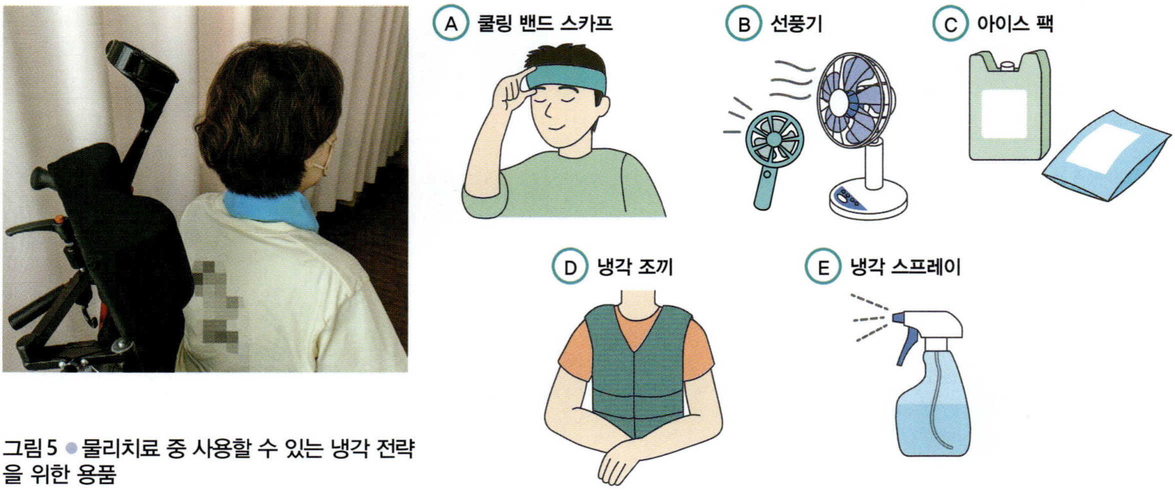

그림 5 ● 물리치료 중 사용할 수 있는 냉각 전략을 위한 용품

2) 재활치료의 실제

A. 각 장애에 대한 물리치료

• 물리치료를 하기 전에 충분한 약물치료로 관리되고 있는지 확인한다.

• Borg Scale의 10을 하한으로 하고, 대상자에 따라 운동 강도를 높인다.

- 운동으로 인해 증상이 악화된 경우 '2시간 규칙'을 권장하고 있다[2]. 2시간 이내에 증상 악화가 회복되었다고 느끼지 못하면 과도한 운동이었다고 판단하고 다음부터는 운동 강도를 조절할 필요가 있다.
- 운동 강도 측면을 제외하고는 다른 질환에서 시행하는 일반적인 물리치료와 차이가 없다.

B. 운동요법 예시

- 여기서는 보행이 불가능한 환자와 보행이 가능한 환자에서 실시할 수 있는 운동요법의 예를 각각 소개한다. 가능한 한 환자 스스로 할 수 있는 운동을 도입한다.

【❶ 관절가동범위 운동, 스트레칭 운동】

- 운동마비나 경직으로 인해 운동범위 제한이 발생하기 때문에 관절가동범위 운동과 근육 및 연부조직 스트레칭을 시행한다(**그림 6**).

【❷ 근력운동】

- 자중을 이용하여 동작 속에서 근력 유지 및 강화를 도모한다(**그림 7**).

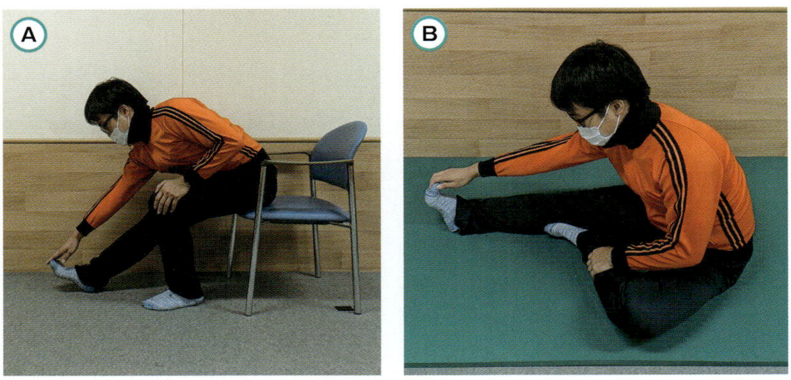

그림 6 ● 햄스트링 스트레칭

A) 보행이 불가능한 사람에게 권장하는 의자에서 실시하는 방법.
B) 보행이 가능한 사람에 한해 바닥에서 실시하는 것을 권장한다.
스트레칭이 끝나면 20~30초간 유지한다. 좌우로 같은 동작을 반복한다.

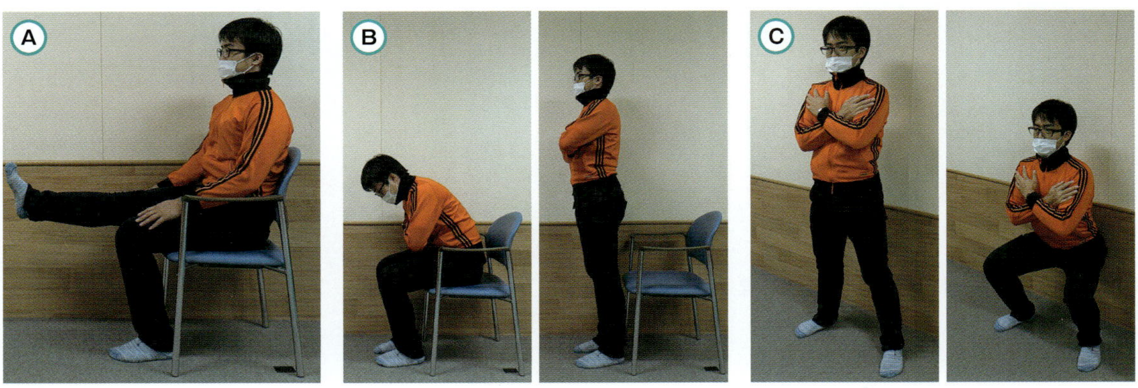

그림7 ● 하지 근육군 근력 훈련

A) 보행불능자에게 권장하는 의자에서 실시하는 방법.
B) 보행가능~보행불능의 전환기 실시 방법.
C) 보행이 가능한 사람에서의 실시 방법.
8~12회 반복(1RM의 약 60%)으로 하고, 3세트 실시 가능한 강도로 설정한다.

【❸ 코디네이션 트레이닝】

- 운동실조증에 대한 운동요법에 준하여 대응한다(**그림 8**).
- 발에 모래주머니나 무게추를 장착하면 운동 실조를 줄일 수 있다.

【❹ 유산소운동】

- 걷기, 수중 걷기, 발판 오르내리기, 자전거 타기 등 대상자의 신체 상황을 고려하여 지속 가능한 방법을 제안한다.
- 최대 심박수의 40~60%에서 시행하는 것이 바람직하다.

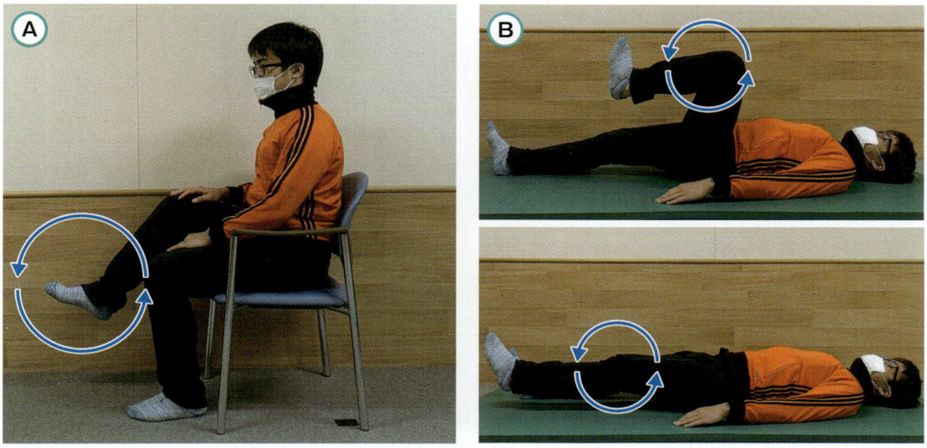

그림 8 ● 사이클링 동작에 의한 하체 협응 훈련

A) 보행이 불가능한 사람에게 권장하는 의자에서의 실시 방법.
B) 보행이 가능한 사람에게 권장하는 바닥에서의 실시 방법.
천천히 일정한 속도로 하는 것을 의식하게 한다. 발뒤꿈치로 도형이나 숫자, 글자를 그리기도 한다. 좌우로 같은 것을 반복한다.

〈문헌〉

1) Waschbisch A, et al : Physical activity in multiple sclerosis: a comparative study of vitamin D, brain-derived neurotrophic factor and regulatory T cell populations. Eur Neurol, 68 : 122-128, 2012
2) 「Physical Therapy in Multiple Sclerosis」(Rohrig M), pp14-15, National MS Society, 2018

3. 진행성 근이영양증

마세 교시(間瀬教史)

Ⓐ지식의 정리 Ⓑ재활프로그램

POINT

1 근이영양증의 개념, 병태생리, 임상 경과에 대한 이해한다.

2 근이영양증의 특징적인 동작 패턴 파악한다.

3 과용성 근력저하의 원인을 이해하고 근력저하, 근통, 근피로성에 주의해야 한다.

1 병태

1) 근이영양증(Duchenne형)의 질병 개념

- 근이영양증의 정의는 '**근섬유의 괴사-변성을 주 병변으로 하며, 임상적으로 진행성 근력저하와 근위축을 보이는 유전성 질환**'으로 정의된다.
- 대표적인 **Duchenne형 근이영양증**(Duchenne muscular dystrophy: DMD)은 유전학적으로 성염색체 열성 유전형으로 남자아이에게만 발병하지만, 돌연변이가 많아 1/3을 차지한다(**표 1**).

표 1 ● 근디스트로피의 주요 유형

질병 유형	성별	증상이 나타나는 나이	유병률(인구 10만 명당)
뒤셴형 근디스트로피 (Duchenne Muscular Dystrophy: DMD)	주로 남성	유아(3~5세 전후)	4.8명[2]
베커형 근디스트로피 (Becker Muscular Dystrophy: BMD)	주로 남성	소아~성인	1.5명[3]
선천성 근디스트로피(Congenital Muscular Dystrophy, 예: Fukuyama type)	남성 · 여성	신생아~영아	0.4~0.8명[4]
사지대형 근디스트로피(Limb-girdle Muscular Dystrophy: LGMD)	남성 · 여성	소아~성인	1.5~2.0명[4]
안면견갑상완형 근디스트로피(Facioscapulohumeral Muscular Dystrophy: FSHD)	남성 · 여성	소아~성인	2.0명[4]

문헌1에서 인용

2) 병태

- DMD에서는 세포막의 고정 역할을 하는 단백질 중 하나인 디스트로핀(dystrophin)이 결핍되어 있다. 디스트로핀이 결손된 상태에서 근수축에 의해 세포막에 강한 장력이 가해지면 세포막에 공극

이 생겨 크레아틴 키나아제(creatine kinase: CK)와 같은 근내 효소의 유출과 세포외 칼슘 이온이 세포 내로 유입되어 근세포질에 있는 칼슘 의존성 단백질 분해 효소가 활성화되어 근세포가 괴사한다(**그림 1**)[5].

- DMD의 근육 병리학적 소견은 근섬유 파괴에 의한 괴사와 재생이다.

3) 기능장애 분류

- 기능장애 분류로 **표 2**에 제시된 stage 분류가 있다[6].

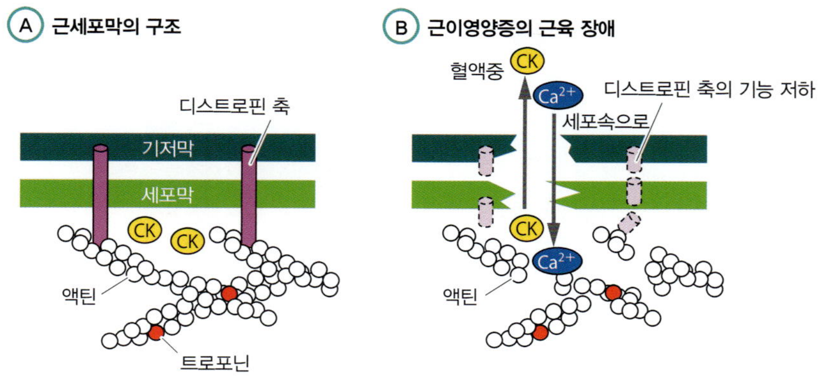

그림 1 ● 근디스토피아의 근육 장애

근세포막은 기저막과 세포골격(액틴)으로 둘러싸여 있으며, 이 막을 연결하는 역할을 하는 것이 디스트로핀이다(A). 이 디스트로핀의 기능이 저하되면 근수축에 의해 강한 부하가 걸리는 막에 공극이 생겨 세포막 내 크레아틴키나아제(CK)의 유출과 세포외에 있는 Ca^{2+}의 세포 내로의 대량 유입이 일어나고, 혈중 CK 상승, 칼슘 의존성 단백질 분해효소의 활성화로 근육세포가 근육세포가 괴사하여 근육장애가 발생한다(B).

표 2 ● 후생성 기능장애 정도 분류

stage Ⅰ	계단 오르내림 가능 a. 손의 도움 없이 b. 손의 무릎을 눌러서 올라갈 수 있음
stage Ⅱ	계단 승강 가능 a. 한손 난간 b. 한손 난간, 무릎 손 c. 양손 난간
stage Ⅲ	의자에서 일어서서 가능
stage Ⅳ	보행 가능 a. 독보적으로 5m 이상 b. 1 사람으로는 걸을 수 없지만, 물건을 잡으면 걸을 수 있다. (5 m 이상). i) 보행기 ii) 난간 iii) 보조 손잡이
stage Ⅴ	기립 보행은 불가능하지만, 네 발로 기는 것은 가능하다.
stage Ⅵ	네 발로 기는 것도 불가능하지만, 엉덩이를 끌고 기는 것은 가능
stage Ⅶ	기어다니기는 불가능하나, 앉은 자세 유지 가능
stage Ⅷ	앉은 자세 유지도 불가능하며, 항상 침상에 누워 있는 상태.

• 상지 기능 장애는 상지 운동 기능 장애 분류가 사용된다(그림 2)[6,7].

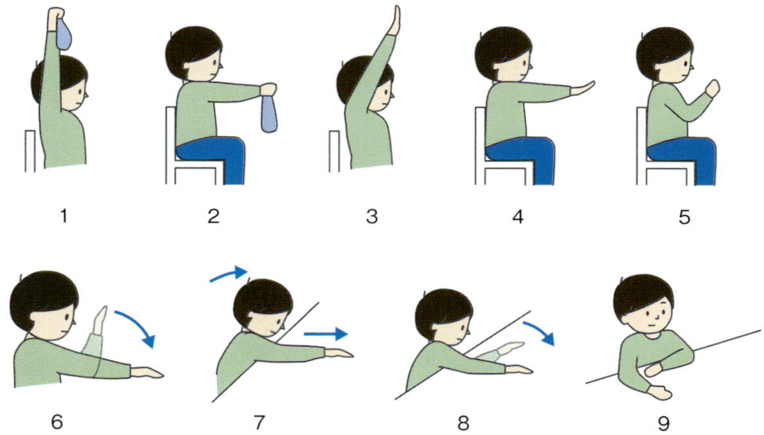

그림 2 ● 상지 운동기능장애 정도 분류(9 단계법)

1. 500g 이상의 무게를 오른손으로 잡고 앞으로 똑바로 들어 올린다.
2. 500g 이상의 무게를 오른손으로 잡고 앞으로 90°까지 들어 올린다.
3. 무게 없이 오른손을 앞으로 똑바로 들어 올린다.
4. 무게 없이 오른손을 앞으로 90°까지 들어 올린다.
5. 무게 없이 오른손을 팔꿈치 관절을 90° 이상 굴곡시킨다.
6. 책상 위에서 팔꿈치를 펴서 손을 수평으로 앞으로 움직인다.
7. 책상 위에서 몸통의 반동을 이용하여 팔꿈치 신전에 의한 손의 수평 전방 이동.
8. 책상 위에서 몸통의 반동을 이용하여 팔꿈치 신전을 한 후, 손의 움직임으로 수평으로 앞으로 이동한다.
9. 책상 위 손의 운동만으로 수평 전진 이동. 문헌6에서 재인용, 그림은 문헌7에서 인용.

2 증상 및 이학적 소견

1) 임상 경과

- 근력저하가 3~5세부터 나타나기 시작한다[8].
- 2세경부터 대퇴 삼두근의 보상적 비대가 관찰된다.
- 운동기능은 6세를 정점으로 저하되며, 9~10세 전후로 보행이 불가능해진다.
- 30~40세 전후에 호흡부전, 심부전으로 사망한다.
- 각 동작의 장애 과정은 다음과 같다.

A. 일어나기(누운자세에서)

- 누운 자세에서 체간을 굴곡시켜 일어나는 방법은 경부체간 굴근과 하지 신전거상근의 근력저하로 인해 불가능해지고, 상지로 침대를 밀고 일어나는 방법으로 변화한다. 더 진행되면 엎드린 자세에서 하지를 굴곡하여 팔꿈치 기립 자세가 되고, 그 사지 자세에서 팔꿈치를 펴서 일어나게 된다[9].
- 12세 이후부터는 일어나기 위해 도움이 필요하다[10].

B. 앉은 자세

- 13~16세 정도가 되면 척추 변형이 더해져 앉은 자세의 균형이 나빠지고, 16~18세에는 보조가 필요하게 된다[10].

C. 일어서기

- 6~7세에 Gowers' sign이 나타나기 시작한다(그림 3)[11].
- 10세 전후로 바닥에서 일어나는 것이 불가능해진다[11].

> **memo Gowers' Sign**
>
> Gowers' Sign은 대퇴사두근, 고관절 신전근의 근력저하를 보상하는 동작으로, 쪼그리고 앉은 자세에서 손을 잡고 머리를 앞으로 숙인 반동으로 전완부를 들어 올려 양 무릎을 신전 자세로 고정한다. 그 후, 손을 발바닥에서 허리 사이를 오르듯이 걸으면서 몸을 일으켜 세운다(그림 3)[12].

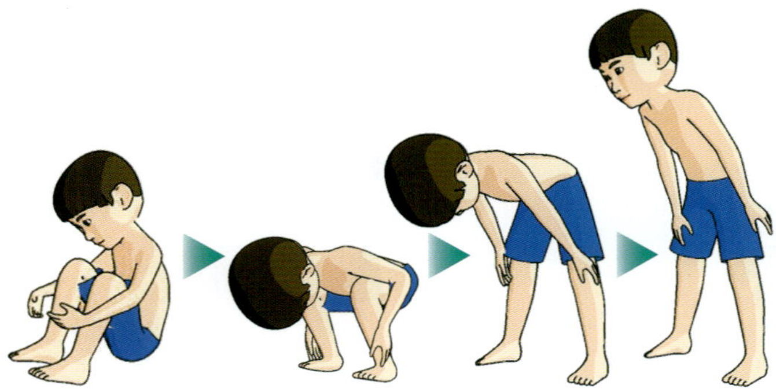

그림 3 ● Gowers' Sign

D. 서기

- 스스로 설 수 있는 시기는 평균 10세경까지이다[10]. 서 있는 자세는 요추전만증 강화를 위해 상체를 뒤로 젖힌 골반 전만, 고관절 및 무릎관절 신전위, 양발 간격 확대, 하지 내회전, 발끝으로 서는 자세가 된다.

E. 걷기

- 보행양식은 다리를 좌우로 벌리고 내회전, 내반족 내반위에서 양 어깨를 뒤로 돌리고 요추전만증 증강으로 복부가 앞으로 튀어나오고 턱을 당기고 몸통을 좌우로 흔들면서 걷는 특유의 동요성 보행(waddling gait)을 보이며(그림 4)[10], 점차 심해져 발뒤꿈치도 지면에 닿지 않게 된다.

2) 근력저하

- 근력 저하가 가장 먼저 나타나는 근육은 항중력근, 즉 몸통과 중추 관절의 근육군이다[8].
- 또한, 운동장애의 진행에 따른 폐용 근위축, 약화된 근육의 과사용 및 과신장에 의한 근손상이 더해져 이차적인 장애로 근위축 및 근력저하가 발생한다.
- DMD의 근육 장애는 일정한 순서로 진행된다[13].
  - **초기에 손상되는 근육:** 대둔근(gluteus maximus), 중둔근(gluteus medius), 대퇴근막장근(tensor fasciae latae), 대퇴이두근(biceps femoris), 대퇴사두근(quadriceps femoris), 고관절 내전근(hip

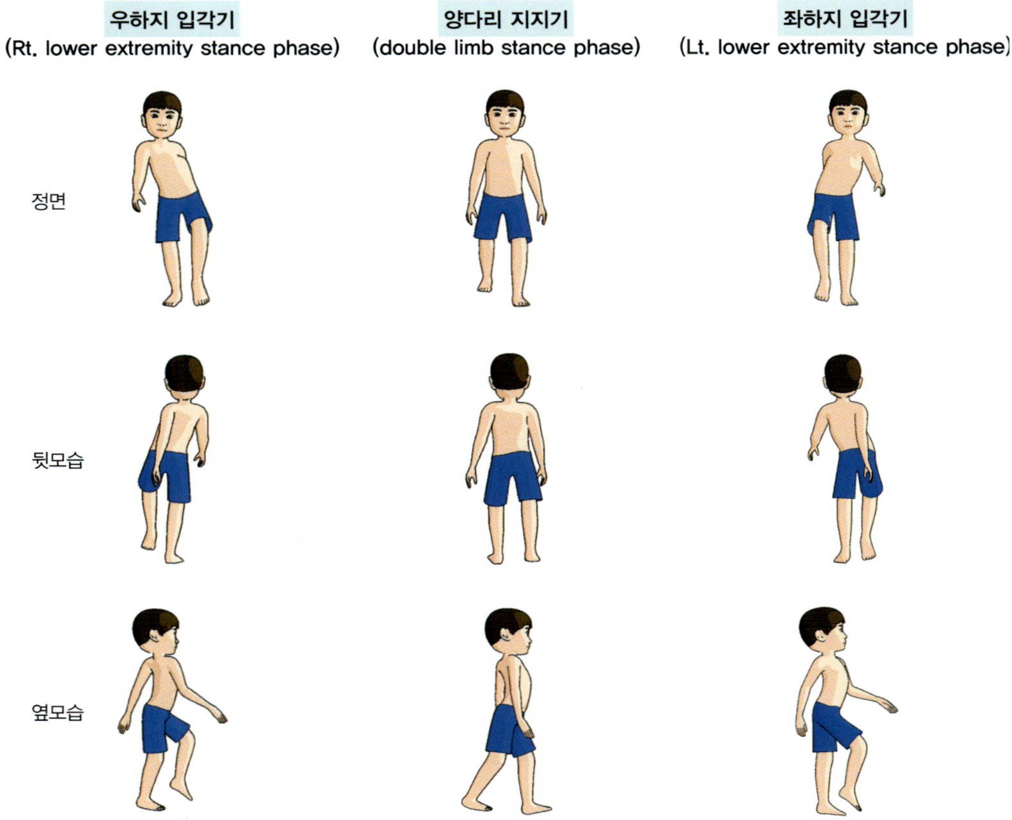

그림 4 ● **뒤뚱거리는 걸음걸이(waddling gait)**

adductors), 비복근(gastrocnemius), 비골근(fibularis muscles or peroneal muscles), 승모근(trapezius), 광배근(latissimus dorsi), 견관절내회전근(internal rotators of the shoulder), 경추굴곡근(cervical flexors)

- **중기에 장애가 발생하는 근육 :** 장요근(psoas major), 요방형근(quadratus lumborum), 척추주위근(erector spinae), 반건형근(semitendinosus), 반막형근(semimembranosus), 전경골근(tibialis anterior), 가자미근(soleus), 견관절 굴곡-외전-내전근(shoulder flexors, abductors, adductors), 삼두근(triceps brachii)
- **후기에 손상되는 근육 :** 복직근(rectus abdominis), 복사근(obliques), 봉공근(pectineus), 박리근(serratus posterior), 후경골근(tibialis posterior), 전완근군(forearm muscles), 손내근(intrinsic hand muscles), 경추신전근(cervical extensors)

3) 관절 구축과 변형

- 근섬유의 결합조직 증식으로 인해 근육의 신전성이 저하되어 관절가동범위 제한이 발생한다. 또한 근력 불균형, 자세 이상, 폐용, 통증으로 인해 이차적인 장애로 관절가동범위 제한 및 과도한 가동범위 제한이 나타난다[8].

4) 호흡기 질환

- 호흡근 마비, 흉곽의 변형 및 수축과 같은 폐실질 외의 장애와 폐포의 허탈에 따른 폐 순응도 저하로 인해 구속성 장애가 발생한다.
- 기침 기능 저하, 인두-후두 기능 저하와 함께 호흡기 감염이 발생할 가능성이 높아진다.
- 호흡기 장애는 보행이 불가능해지기 전후로 나타나게 된다.

5) 순환기 장애

- DMD 환자의 심근 손상은 심근 세포의 디스트로핀 단백질 결핍으로 인해 발생한다.
- 10대부터 좌심실 수축력 저하가 발생하는 경우가 많으며, 그 이후에는 만성 심부전을 나타낸다.
- 예후가 좋아지면서 심부전으로 인한 사망률이 증가하고 있으며, 심근 손상 시 조기에 치료를 시작하는 것이 권장되고 있다[7].

6) 기타 주의해야 할 증상

- 과용성 근력저하와 근피로에 대해서는 **제2장-4**를 참고한다.

3 검사

1) 혈액검사

- 크레아틴키나아제(CK)는 질병의 활동 정도를 반영하여 상승하며, 운동으로 쉽게 상승한다[7]. 근원성 효소 관련에 대해서는 **제2장-4**를 참조한다.
- 뇌 나트륨 이뇨 펩타이드(Brain Natriuretic Peptide: BNP)는 DMD 환자의 심장 기능 장애에서도 상승한다.

2) 영상검사

- **척추 단순 방사선 사진**: 보행불능이 되기 전과 후의 진행성 측만증을 평가한다.
- **CT-MRI**: 장애의 진행에 따른 골격근의 근육량 감소 및 지방 치환에 의한 변화를 평가할 수 있다.
- **심초음파**: 심근 손상으로 인한 심장 기능 장애를 평가한다.

3) 심전도

- 부정맥으로는 부비동 빈맥이 많이 나타난다[7].
- 그 외 12유도 심전도상 전기적 흥분 저하를 반영하는 높은 R파, 깊은 Q파가 관찰된다.

4 일반 치료

- 효과적인 근본적인 치료법은 없지만 약물치료, 재활치료, 호흡관리, 영양관리 등 포괄적인 치료를 통해 예후와 삶의 질이 개선되는 것을 볼 수 있다.
- 운동기능의 발달이 멈추거나 저하되기 시작하는 시기부터 스테로이드 치료가 권장되며, 근력, 보행능력의 개선 효과가 인정되고 있다[7]. 또한, 엑손 스키핑 치료제(exon skipping therapeutic drugs)가 2020년에 승인되었다[14].

〈문헌〉

1) DMDを知る：筋ジストロフィーとは
https://www.nippon-shinyaku.co.jp/healthy/dmd/about/md.html（2023年12月閲覧）
2) LaPelusa A & Kentris M：Muscular Dystrophy. StatPearls Publishing, 2023
3) Mah JK, et al：A systematic review and meta-analysis on the epidemiology of Duchenne and Becker muscular dystrophy. Neuromuscul Disord, 24：482-491, 2014
4) 難病情報センター：筋ジストロフィー
https://www.nanbyou.or.jp/entry/4522（2023年12月閲覧）
5) 中野 智：筋疾患：筋ジストロフィー症「わかりやすい内科学 第3版」（井村裕夫/編），pp395-401，文光堂，2008
6) 松家 豊，他：筋ジストロフィー症の上肢機能障害の評価に関する研究.厚生省神経疾患研究委託費「筋ジストロフィー症の疫学，臨床および治療に関する研究（昭和57年度研究報告書）（祖父江逸郎/班長），pp116-121，1983
http://carecuremd.jp/book/data/1/d1_s57.pdf
7) 「デュシェンヌ型筋ジストロフィー診療ガイドライン」（日本神経学会，他/監，「デュシェンヌ型筋ジストロフィー診療ガイドライン」作成委員会/編），pp32-147，南江堂，2014
8) 三浦 元：筋ジストロフィーの運動療法．「標準理学療法学専門分野 運動療法 各論」（奈良 勲/シリーズ監修，吉尾雅春/編），pp817-824，医学書院，2010
9) 里宇明元：デュシェンヌ型進行性筋ジストロフィー症における代償運動.臨床リハ，8：536-544，1999
10) 野々垣嘉男，堂前裕二：Duchenne型筋ジストロフィー症のADLとその対応.理学療法ジャーナル，23：615-625，1989
11) 松家 豊：筋萎縮性疾患（進行性ジストロフィーを中心に).「日常生活活動（動作）第3版」（土屋弘吉，他/編），pp258-278，医歯薬出版，1992
12) 風間忠道，佐藤智恵子：筋ジストロフィー.「ADLとその周辺」（伊藤利之，鎌倉矩子/編），pp158-174，医学書院，1994
13) 里宇明元，浅野 賢：デュシェンヌ型ジストロフィー症（DMD）の在宅リハビリテーション.総合リハ，23：569-579，1995
14) 「最新ガイドラインに基づく神経疾患診療指針 2023-'24」（鈴木則宏/編），pp421-426，総合医学社，2023

3. 진행성 근이영양증

마세 교사(間瀨教史)

O Do!

1. 단계별로 적절한 목표를 설정하고 단계별 리스크를 관리한다.
2. 호흡장애의 진행에 따라 적절한 호흡 물리치료를 시행한다.
3. 보조기 치료, 휠체어 등을 적절한 시기에 처방한다.

X Don't!

1. 과도한 스트레칭에 주의하자.
2. 높은 근육의 피로도에 충분히 주의하고, 과도한 부하나 강한 긴장이 따르는 운동은 하지 않는다.

1 단계별 프로그램 목적

- stage Ⅰ~Ⅳ(표 2): 보행이 가능하며, 그 능력 유지가 목적이다.
- stage Ⅲ~Ⅵ: 보행 및 기립 시 **보조기**가 필요하게 된다. 보조기를 이용하여 보행 및 기립 능력을 유지함으로써 폐용성 근력저하 예방, 관절구축 및 변형의 예방이 목적이다.
- stage Ⅳ~Ⅷ: 이동이 **휠체어**에 의존하게 된다. 이 시기에는 이동 능력의 재획득, 앉은 자세 유지 능력의 유지가 목적이다.
- stage Ⅴ~Ⅷ: **호흡기 장애**가 진행되는 단계. 흉곽 및 폐의 순응도 유지 및 개선, 가래배출 능력의 유지가 목적이다.

2 과사용성 근력저하가 발생하기 쉽고, 근피로가 높은 상태에서 운동요법 진행방법

- DMD는 그 병태생리학적 특성으로 인해 과도한 부하, 특히 강한 장력 부하가 가해지면 쉽게 근육 장애가 발생한다.
- 기본적인 내용은 제2장-4 참조.

3 프로그램

1) 근력 강화 트레이닝

- 원칙은 **저부하, 고빈도** 훈련이다.
- 근이영양증 근력 강화 훈련에서 원심성 수축이나 고부하 강도 훈련은 근섬유에 높은 기계적 스트레스를 가하여 근섬유 붕괴의 위험이 높기 때문에 피해야 한다.
- 그러나 고강도의 근력강화 훈련이 모두 부정되는 것은 아니다[1,2]. ① 발병 초기에 근력 강화 훈련이 효과적일 것, ② 근력이 유지되고 있는 것일수록 효과가 나타나기 쉬울 것, ③ 근력 강화 훈련이 효과적일 것, ④ 근력이 유지되고 있는 것일수록, ③DMD는 다른 근이영양증에 비해 근력 강화 효과가 잘 나타나지 않는 점 등이 보고되고 있다[2].

2) 관절가동범위 연습 및 변형 방지

- 과도한 스트레칭은 근육 손상을 일으키기 쉬우므로 주의한다.
- 제한 요인으로는 관절낭, 인대, 근육, 힘줄의 단축을 들 수 있다.
- 햄스트링(hamstring), 대퇴근(thigh muscles), 막장근(tensor fasciae latae: TFL), 비복근(gastrocnemius). 경부신근(cervical extensors), 족부내반근(inverting muscles of the foot)에 단축이 발생하기 쉽다. 또한, 과도한 가동성을 보이는 부위도 보인다.
- 보행이 불가능해지면 상하지, 척추, 흉곽의 관절가동범위 제한, 변형이 빠르게 진행된다[3]. 그 예방을 위해 장하지 보조기를 사용하여 적극적으로 기립 및 보행 연습을 한다.

3) 호흡 물리치료

A. 호흡법 익히기

- 특징적인 호흡법으로 설인두 호흡(glossopharyngeal breathing: GPB)[4]이 있다.

> **memo 설인두 호흡**
>
> GPB는 ① 혀와 아래턱을 내리고 구강과 인두 전체에 공기를 흡입하고, ② 입을 다물고 연구개를 들어 올려 공기를 흡입하고, ③ 아래턱과 혀 등 구강 하부, 후두를 들어 올리는 동시에 혀를 움직여 공기를 후두에서 기관으로 밀어 넣고, ④ 공기를 밀어 넣은 후 후두개를 닫는 것을 한 번의 gulp로 한다. 한 번의 gulp로 약 60 mL를 흡입하고, 이를 10~20회 반복한다. 숨을 내쉴 때는 폐와 흉곽의 탄성 수축에 의해 호흡한다. 이 호흡법을 익히면 분당 5~6 L/분의 분당 환기량을 얻을 수 있다.

B. 폐-흉곽 가동성, 순응도 저하 방지

- 폐-흉곽 순응도의 지표로 최대 강제흡입량(maximum insufflation capacity: MIC)이 사용된다[5].
- 폐 및 흉곽의 순응도, 가동성을 유지하기 위해 GPB, 언뷰백에 의한 가압, 비침습적 양압환기(non-invasive positive pressure ventilation: NPPV)를 이용하여 강제로 흡기를 시키고 공기를 쌓아두는 에어 스태킹(air staking)을 시행한다.
- 폐활량이 1,500 mL 이하인 경우에 적응증이 되며, 1일 2~3회 시행한다[6].
- 흉곽 스트레칭, 흉곽 변형 예방을 위해 양측 사지 위치 유지를 시행한다.

C. 가래 배출 연습

- 기침의 최대 유량(cough peak flow: CPF)이 가래 배출 능력의 지표로 사용된다.

【❶ 손을 이용한 기침 보조(assisted cough)】

- 가능한 한 많이 숨을 들이마시게 한 후, 내쉬는 숨에 맞춰 환자에게 기침을 하도록 지시한다. 숨을 내쉬기 직전에 보조자가 환자의 하부 흉곽 또는 흉골과 복부를 수기로 압박하여 기침 시 호기 유속을 증가시켜 가래 배출을 돕는 방법이다.
- ambu bag, NPPV 등으로 흡기를 보조한 후 실시하면 더 높은 호기 유량을 얻을 수 있다.

【❷ 기계적 가래배출 보조】

- 기기(Mechanical Insufflation Exsufflation: MI-E, 일명 cough machine)의 원리는 마스크를 통해 기도에 +40 cmH_2O 정도의 양압을 가하여 흡기를 시킨 후 빠르게 -40 cmH_2O 정도의 음압으로 변화시켜 높은 호기 유속을 발생시켜 배설을 돕는 것이다. 높은 호기 유속을 일으켜 가래 배출을 돕는 것이다[7].
- CPF가 160 L/분 이하로 가래배출이 어려운 경우에 적응증이 된다[5].

D. 환기 보조

- 저산소혈증, 고탄산혈증을 보이게 되면 어떤 종류의 환기 보조가 필요하다.
- NPPV는 환기 보조를 할 때 첫 번째 선택으로 사용된다.

4) 휠체어, 보조기 치료

- 보행이 불안정해지면 장하지 보조기를 사용한다.
- 휠체어(리클라이닝, 전동) 처방을 통해 이동 능력을 유지한다.
- 고도의 척추 변형은 앉은 자세의 균형을 악화시키기 때문에 체간 보조기를 통해 예방한다.
- 이동방법으로 휠체어를 처방하는 경우, 사례에 맞게 좌위유지 보조기(분리형, 간이형)를 고려한다[3].
- 휠체어 구동이 실용성이 없어지면 전동휠체어를 이용하여 이동능력 확보, QOL 향상을 도모한다.

〈문헌〉

1) Kilmer DD, et al: The effect of a high resistance exercise program in slowly progressive neuromuscular disease. Arch Phys Med Rehabil, 75: 560-563, 1994
2) Vignos PJ Jr & Watkins MP: The effect of exercise in muscular dystrophy. JAMA, 197: 843-848, 1966
3) 里宇明元, 浅野 賢: デュシェンヌ型ジストロフィー症 (DMD)の在宅リハビリテーション. 総合リハ, 23: 569-579, 1995
4) Dail CW, et al: Clinical aspects of glossopharyngeal breathing; report of use by one hundred postpoliomyelitic patients. J Am Med Assoc, 158: 445-449, 1955
5) 三浦 元: 筋ジストロフィーの運動療法. 「標準理学療法学専門分野 運動療法 各論」(奈良 勲/シリーズ監修, 吉尾雅春/編), pp817-824, 医学書院, 2010
6) 花山耕三, 石原傳幸: 筋ジストロフィー. 臨床リハ (別冊 呼吸リハビリテーション): 230-241, 1999
7) 石川悠加: 神経筋疾患の呼吸管理. 小児科臨床, 54: 803-810, 2001

4. 다발성근염 및 피부근염

마세 교시(間瀨教史)

A 지식의 정리

B 재활프로그램

POINT

1 다발성근염 및 피부근염의 병태는 골격근의 염증성 변화이다.

2 일반적인 치료에 대한 이해와 파악하기

3 예후에 영향을 미치는 간질성 폐렴, 심근 장애에 주의해야 한다.

4 근력, 혈중 효소(크레아틴키나아제)의 변화에 충분히 주의를 기울인다.

1 병태

1) 다발성근염 및 피부근염의 개념

- 골격근의 염증에 따른 근력저하, 근육통을 주 증상으로 하는 포괄적인 질환 개념으로 **특발성 염증성 근육질환**(idiopathic inflammatory myopathies: IIMs)이 제시되고 있다. **다발성근염**(polymyositis: PM)-**피부근염**(dermatomyositis: DM)은 그 일부로 여겨지고 있다[1].
- PM과 DM은 모두 **자가면역질환**으로 여겨지고 있다.
- 주로 체간 및 사지 근위근의 **대칭적 근위축**, **근력저하**가 나타난다.
- **특징적인 피부 증상**을 동반할 때 피부근염이라고 한다.
- 남녀 비율은 1:2로 여성에게 많으며, 40~50대에 발병하는 경우가 많으며, DM은 소아에게 많이 나타난다.
- **간질성 폐렴, 심근장애, 악성종양**을 합병할 수 있으며, 예후에 영향을 미친다.

2) 병태

- PM의 근섬유의 조직상에서는 **각 근섬유의 굵기**는 **크고 작은 차이**가 있으며, **퇴행성, 괴사, 재생 소견**을 보인다. 또한, 간질과 혈관 주변에 림프구를 중심으로 한 **염증성 세포 침윤**이 관찰된다.
- 근섬유의 위축 및 파괴에 따라 전각세포가 지배하는 근섬유의 절대적인 수의 감소와 지배하는 개별 근섬유가 위축되어 하나의 운동 단위가 작아지고, 운동 단위의 단수축으로 출력되는 근력이 감소한다. 또한 근전도 진폭도 감소한다(그림 1).

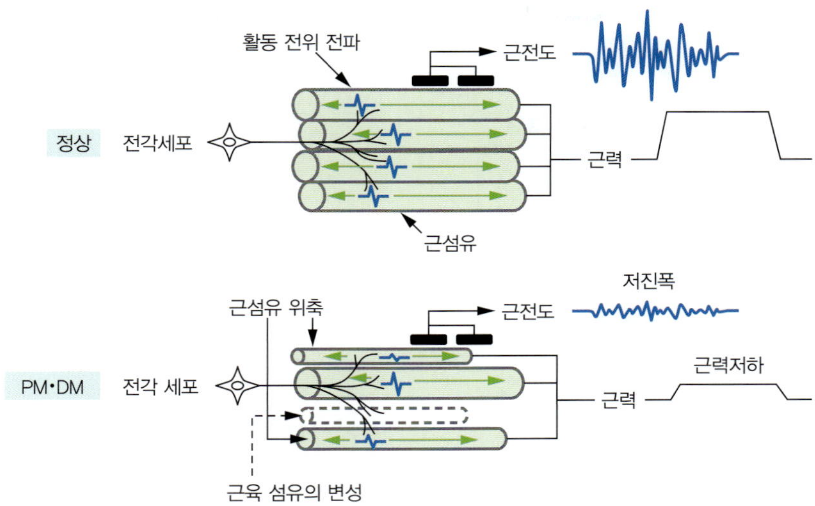

그림1 ● 근육질환의 운동단위 변화

3) 분류

- PM, DM 의 병형에 따라 치료법, 예후가 다르다.
- 1977 년에 작성된 Bohan 분류(Wortmann 개정판)[2] 에서는 PM, DM, 소아 DM, 악성종양을 동반한 근염, 다른 결체조직 질환을 동반한 근염, 봉입체 근염의 6가지로 분류하고 있다.
- 새로운 분류는 확립되지 않았지만 PM, DM, 봉입체 근염(inclusion body myositis: IBM), 면역 매개성 괴사성 근병증(immune-mediated necrotizing myopathy: IMNM), Antisynthetase syndrome(ARS)의 5가지 유형으로 나뉜다[1]. IBM은 잠복성으로 서서히 발병하며, 근위부 근육과 원위부 근육이 비대칭적으로 장애를 일으킨다.

2 증상 및 이학적 소견(그림 2)

1) 근력저하

- 경부, 체간, 사지 근위부 근육의 위축, 근력저하가 나타난다.

2) 피부 증상

- DM 에서는 **헬리오트로프 발진**(heliotrope rash, 양 눈꺼풀 부위의 자색 부종성 홍반), **고트론**(Gottron) **징후**가 나타난다(손 관절 뒤쪽의 각질 증식 및 피부 위축을 동반한 자홍색 홍반), 피부의 색소 탈색 및 침착 등의 특징적인 피부 증상과 함께 동반된다[3].
- 헬리오트로프 발진은 햇빛에 노출되면 악화된다.

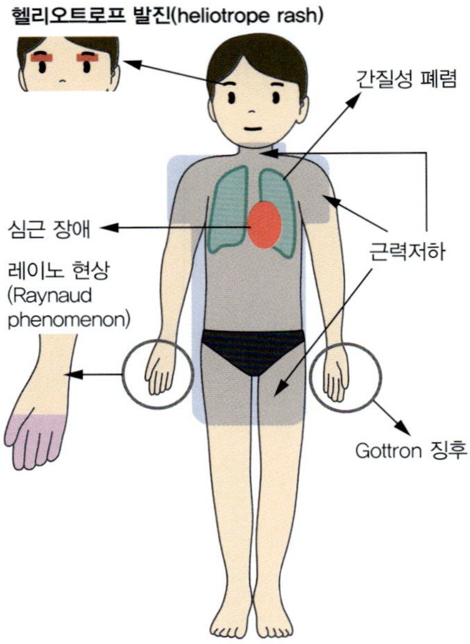

그림 2 ● PM-DM의 임상 증상
헬리오트로프 발진: 양 눈꺼풀 부위의 보라색 부종성 홍반, Gottron 증상: 손 관절 뒤쪽의 각질 증식과 피부 위축을 동 반한 보라색 홍반, 레이노 현상: 손과 발가락 끝의 혈류 부족으로 인한 냉감 및 피부색 변화(보라색).

3) 호흡기 증상

- 간질성 폐렴 및 호흡근 근력저하로 인한 **제한성 환기 장애**가 나타난다.

4) 순환기 증상

- 심근염이 진행되면 **심부전, 부정맥**(조기수축, 차단 등), 심근염으로 인한 심부전 등이 나타날 수 있다[2].

5) 소화기 증상

- 인두주위 근육의 근력저하로 인한 **연하장애**가 관찰된다.

6) 운동장애

- 운동 장애는 근력저하가 주요 원인이다.
- 보행은 경부-체간의 근력저하로 인해 신전위 유지가 불가능하고 경부-체간은 굴곡위가 된다.
- 일어나기 동작은 경부, 몸통, 어깨 관절 주위의 근력저하로 인해 몸통과 경부 일어나기가 어려워진다.

7) 관절증상

- 다발성 관절통, 관절염이 나타나지만 증상은 가벼운 경우가 많다.

8) 레이노 현상(Raynaud phenomenon)

- 추위나 정신적 긴장 등으로 발생하는 혈관 경련에 따른 손가락 등의 피부 색조 변화이다. 창백, 청색증에 의한 자색, 발적 등의 피부 색조 변화가 나타난다.

9) 기타 주의해야 할 증상 : 과용성 근력저하와 근육피로

- PM, DM, 근이영양증(**2장-3**)과 같은 근육 질환과 길랑-바레 증후군, 근위축측삭경화증(**2장-1**) 등의 신경원성 질환에서는 거의 공통적으로 근력저하가 발생하여 그 회복이 운동요법의 큰 목적이 된다. 그러나 이러한 질환의 근력강화를 생각할 때, 그러나 이러한 질환에서 근력 강화를 고려할 때, 거의 공통적으로 문제가 되는 것은 과사용성 근력저하(overwork weakness) 및 높은 피로도이다[4].
- **PM · DM에서는 단수축으로 얻을 수 있는 장력이 감소**한다. 근력저하를 보완하기 위해 정상보다 낮은 근력으로 많은 운동 단위가 동원되고, 방전 빈도의 증가도 관찰된다.
- **운동 단위의 빠른 동원과 높은 방전 빈도**는 각 운동 단위에 대해 더 높은 활동 수준을 강요하여 근육 피로를 유발할 수 있다.
- PM · DM에서도 특히 염증 증상이 강한 **급성기나 근력저하가 현저한 시기에는 근피로가 발생하기 쉽다.**
  - ▸ **그림 3**은 근피로가 발생하기 쉬운 PM, DM 등의 근원성 질환과 신경원성 질환에 1분간 지속적 최대 등척성 수축을 시켰을 때 근력-근전도 적분값(IEMG)의 변화를 나타낸 것이다.
  - ▸ 정상인에 비해 수축을 지속할 때 근력 및 근전도 적분값이 현저하게 감소하여 근피로가 발생하기 쉽다는 것을 알 수 있다[4].

memo 과사용으로 인한 근력저하와 근피로

과사용성 근력저하는 일정 기간 동안 근육의 사용으로 인한 근력과 지구력 저하가 지속되는 상태이며[5], 운동요법에서는 이 예방이 매우 중요하다. 생리적 피로는 운동의 지속으로 인해 발생하는 근육 기능의 일시적인 기능 장애이다[6]. 이 두 가지는 서로 다른 개념이지만, 피로도가 높은 시기에 과사용성 근력저하가 발생하기 쉽다는 점에서 관련성이 높은 것으로 여겨지고 있다.

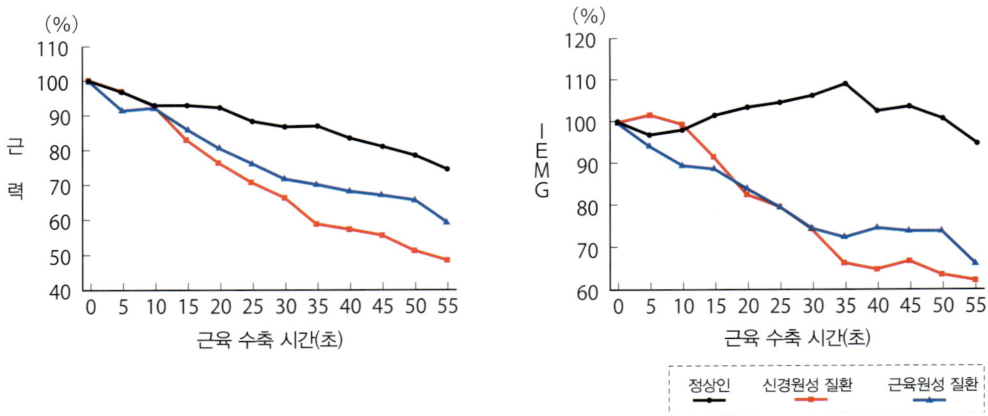

그림 3 ● 1분간 무릎 관절 신전 최대 등척성 수축 중 근력, IEMG의 변화
정상인 13명, 신경원성 질환 환자 13명, 근원성 질환 환자 5명의 평균을 나타낸다. IEMG: integrated electromyography: 정상인보다 근육 피로가 더 쉽게 발생한다는 것을 알 수 있다.

3 검사 소견

1) 혈액 검사

A. 혈중 효소

- **크레아틴 키나아제**(creatine kinase: CK), **젖산 탈수소효소**(lactate dehydrogenase: LDH), **알돌라제**(aldolase: ALD) 등이 증가한다.
- 이들은 근육세포 안에 있는 효소(근원성 효소)로, 세포 파괴에 의해 세포 내에서 혈중으로 방출되어 근육 장애의 확산과 정도를 반영하여 혈중에서 상승한다. 따라서 근염의 활성도 지표 및 치료 효과 판단에 이용된다[2].

  ▸ 기준치는 아래와 같다(기준치는 기관에 따라 다를 수 있음).

  CK : 남자 = 60~250 IU/L
  　　 여자 = 50~190 IU/L
  LDH : 120~242 IU/L
  ALD : 2.7~5.9 IU／L

B. 면역혈청학적 검사

- 근염 특이적 자가항체(myositis-specificautoantibodies: MSAs), 근염 관련 자가항체(myositis-associated autoantibodies: MAAs)가 발견되었고, 이것이 특이적인 임상양상과 연관되어 **질병 유형 분류, 예후 추정**에 유용하다[7].

C. 염증 소견

- C-반응성 단백(C-reactive protein), 백혈구 증가, 혈침 상승 등의 염증 소견은 급성기에 양성으로 나타나는 경우가 많다.

2) 근전도

- 침근전도(needle electromyography)에서는 **저진폭**(low amplitude), **다상성 방전**(polyphasic discharge) 등의 **근원성 변화**가 나타난다.
- 섬유성 연축(fibrillation, fibrillation potentials), 양성 예파(positive sharp wave, positive sharp waves: PSWs) 등의 자발성 방전(spontaneous discharges)이 관찰된다.

3) 근육 생검

- 근섬유의 크기 불균등, 근섬유의 괴사 및 재생, 염증세포 침윤, 중심핵 섬유의 증가, 간질의 섬유화가 관찰된다.

4) 영상진단

- **사지 영상진단**: MRI에서는 근육의 염증으로 인한 근내 수분량 증가를 영상화함으로써, 염증 부위 및 정도를 가시화할 수 있다. T2 강조영상(T2WI) 및 지방 억제 영상(short tau inversion recovery, STIR)에서의 고신호(high signal)가 염증을 시사하는 소견이다[7].
- **흉부 영상 진단**: **간질성 폐렴**(interstitial pneumonia)의 흉부 X선 소견에서는 폐야 축소 및 중 · 하

폐야 외측에 양측 미만성 음영(bilateral diffuse opacities)이 관찰된다. 흉부 CT 소견에서는 양측 폐 기저부 및 흉막 직하부(subpleural region)에 우세하게 벌집허파(honeycombing)** 라고 불리는 낭포성 병변(cystic lesions)이 나타난다.

4 일반치료(약물치료)

1) 스테로이드 치료

- 스테로이드가 1차 선택 약물로 투여된다.
- 중증인 경우 3일간 정맥주사하는 스테로이드 펄스 요법을 시행할 수 있다.
- 점진적 감량 시에는 리바운드에 의한 증상 악화에 주의한다.
- 부작용으로는 내당능 이상, 고혈압, 골다공증, 쿠싱증후군, 백내장, 감염, 근력저하 등이 있다.

2) 면역억제제

- 스테로이드 치료에 내성을 보여 효과가 별로 없는 경우, 부작용으로 인해 사용이 제한되는 경우에 사용된다.

3) γ-글로불린 대량 정맥주사 요법

- 난치성 근염, 재발성 근염에 적응증[1].

〈문헌〉

1) 「最新ガイドラインに基づく神経疾患診療指針 2023-'24」(鈴木則宏/編), pp400-403, 総合医学社, 2023
2) 平形道人：多発性筋炎・皮膚筋炎.「わかりやすい内科学 第3版」(井村裕夫/編), pp395-401, 文光堂, 2008
3) 新・病態生理委員会：筋疾患.「新・病態生理できった内科学7 神経疾患」(村川裕二/総監修), pp257-276, 医学教育出版社, 2006
4) 間瀬教史, 他：神経筋疾患患者の廃用症候群と運動療法. 理学療法ジャーナル, 29：846-851, 1995
5) Fowler WM Jr：Importance of overwork weakness. Muscle Nerve, 7：496-499, 1984
6) Gandevia SC：Spinal and supraspinal factors in human muscle fatigue. Physiol Rev, 81：1725-1789, 2001
7) 「多発性筋炎・皮膚筋炎診療ガイドライン (2020年暫定版)」(厚生労働科学研究費補助金難治性疾患等政策研究事業 自己免疫疾患に関する調査研究班 (班長：藤本 学)/編), 2020
http://www.aid.umin.jp/achievement/PMDMGL2020.pdf (2023年9月閲覧)

4. 다발성근염 및 피부근염

마세 교시(間瀬教史)

Ⓐ지식의 정리 Ⓑ재활프로그램

O Do!

1 저부하, 저빈도 운동요법부터 시작한다.
2 높은 근피로도에 충분히 주의하여 과용성 근력저하를 예방한다.
3 CK 수치가 기준치 이내가 된 후 적극적인 운동요법을 시행한다[남자 60~250 IU/L, 여자 50~190 IU/L(기준값은 시설에 따라 다를 수 있음)].

X Don't!

1 염증이 심하고 CK 수치가 기준치 이상인 시기에는 과도한 스트레칭을 하지 않는다.
2 염증이 심하고 CK 수치가 기준치 이상인 시기에는 강한 긴장이 요구되는 근력 강화 훈련은 하지 않는다.

1 재활치료 평가의 요점

1) 정보 수집 시 요점

- 언제 발병했는지, 증상의 진행기인지, **회복기**인지 확인한다. 재발이 반복되는 사례에서는 현재까지 치료, 근력을 중심으로 한 증상 경과를 파악한다.
- 치료 내용(약물의 종류, 용량) 및 **치료에 대한 반응성을 확인**한다. 현재 약물 등의 치료에 잘 반응하고 향후 근력 회복을 충분히 기대할 수 있는지 확인한다.

2) 재활치료 평가

❶ **근력**: 경부-체간, 사지 근위부 근육인 고관절-견관절 주위 근육을 중심으로 평가한다.

❷ **관절가동범위**: 관절통, 근육통, 과도한 관절가동범위에 주의한다.

❸ **쉬운 피로성**: 운동 시 피로감 호소, 다음날의 피로감, 근육통, 연습 전후 또는 연습 다음날의 근력을 비교한다.

❹ **호흡기능**: 간질성 폐렴(interstitial pneumonia)에서는 호흡음에서 마찰음(fine crackles)을 들을 수 있다.

2 프로그램 목적

- 급성기 목표: **근력 유지, 관절가동범위 유지, 호흡기능 회복**을 들 수 있다.

- 회복기의 목표 : **근력 강화, 관절가동범위 개선, 지구력 향상, 기본 동작 및 보행 능력의 회복**을 들 수 있다.

3 과사용성 근력저하가 발생하기 쉽고, 근피로가 높은 상태에서 운동요법을 어떻게 진행해야 하는가?

- 과용성 근력저하를 예방하기 위해서는 적절한 지표를 사용하여 부하량을 설정해야 한다.
- 가장 적절한 지표는 **근력**이다. 운동요법중, 후, 다음날 자주 근력평가를 시행하여 근력저하가 지속적으로 관찰되는 경우, 과사용성 근력저하가 발생했을 가능성이 높다고 생각된다.
- 그 외 운동요법을 시행한 다음날 **피로감을 호소**하거나 운동 후(대부분 다음날) 나타나는 **근육통** 등은 과도한 부하에 의한 생체의 반응으로, 이 경우 부하의 강도 및 빈도를 낮추고 증상의 변화를 관찰한다.
- PM · DM 등의 근육질환에서는 특히 **CK 수치**가 부하 지표로 사용된다[1]. CK 수치는 ① 운동요법 시작 시기, ② 과도한 부하의 유무, 두 가지 지표로 사용된다.
- PM, DM의 발병 급성기에 CK 수치가 높은 시기에는 적극적인 운동부하를 하지 않으며, CK 수치가 기준치가 된 후 적극적인 운동요법을 시행한다(**그림 4**)[1].

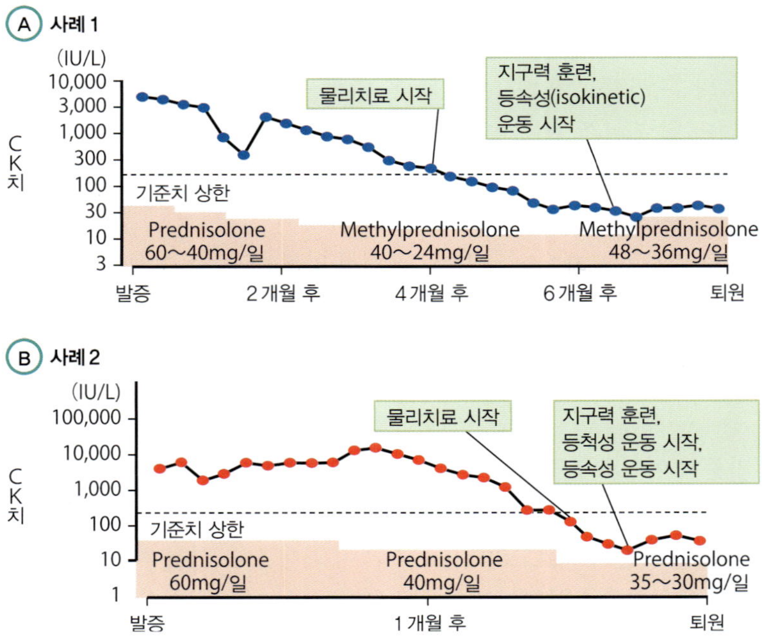

그림 4 ● 운동요법을 시행한 PM 환자 2명의 CK 수치, 약물치료, 운동 시작 시기

CK 수치가 기준치 이내로 안정된 후, 자전거 에르고미터를 이용한 지구력 훈련(부하 강도는 혐기성 대사 역치 수준), 최대 근수축을 유발하는 등속성 운동(각속도 60~180도/초, 10회씩 1세트, 5세트~10세트)을 실시하였다. 5~10세트)를 시행한 2명의 증례이다. 이 증례는 과사용성 근력저하가 발생하지 않고 근력, 지구력 회복이 이루어졌다.

- CK 수치는 근염에 의한 근손상 뿐만 아니라 과도한 부하에 의한 근손상에서도 상승한다.
- 실제로는 대상자가 운동 중 **피로감을 호소하지 않는 저부하, 저빈도** 훈련을 처방하고, 근력, 근육통, 피로감 등의 변화를 관찰하면서 과도한 부하로 인한 부작용이 없으면 빈도를 높이고, 이후 부하 강도를 증가시킨다.
- 시작 후 1~2 일간 지속되는 피로감, 다음날 심한 근육통, 뚜렷한 근력저하가 나타나지 않으면 부하를 점진적으로 증가시키고, 나타나면 과부하 가능성이 있다고 판단하여 부하량을 감소시키거나 부하를 중단한다.
- 부하량 조절은 반복이다[2].

4 프로그램

1) 근력 강화 훈련

- 급성기 CK 수치가 기준치 이상인 시기에는 근력 강화 효과를 기대하기 어려우므로 자동 운동 정도로만 시행하고, CK 수치가 기준치 이하로 안정된 후 점차적으로 부하 강도 및 빈도를 점진적으로 증가시킨다.
- 근육 질환의 근력 강화 훈련에서 근육 조직에 대한 과도한 기계적 스트레스는 근육 장애를 조장할 수 있다고 지적되고 있다[3].
- 따라서 **원심성 수축이나 고강도 근력 강화 훈련은 피해야 할 훈련**으로 알려져 있다.
- 따라서 **저부하, 고빈도의 근력강화 훈련이 원칙**이며, 근수축 형태로는 구심성 수축과 등척성 수축이 권장되고 있다.
- 근력 강화 훈련의 빈도는 **주 3~5 회** 실시한다. 하루에 실시하는 근력강화 훈련은 연속적으로 실시하지 말고 여러 번 나누어 실시해야 근육의 피로를 줄일 수 있으므로 **적절한 휴식**을 취하면서 실시해야 한다.
- 근질환에 대한 근력강화 트레이닝은 시기, 적절한 강도, 근수축 형태에 주의하면 연습으로 인한 부작용(근력저하, 근막투과성 상승, 근통증 증가, 피로감 악화)을 일으키지 않으면서 효과를 얻을 수 있다. 그러나 MMT 에서 3 이하의 근력저하가 현저한 경우 효과가 없었다는 보고도 있다[4].

2) 지구력 훈련

- CK 수치가 기준치 이하로 안정된 후 근통, 근피로감 등의 자각증상이나 근력저하를 충분히 주의하면 과사용성 근력저하를 일으키지 않으면서 **전신지구력 향상에 효과적인 지구력** 훈련이 가능하다[5].
- 지구력 운동 방법은 **자전거 에르고미터**를 이용하여 최대 산소 섭취량의 60%의 운동 강도로 **주 3~5 회, 주 3 회 이상** 운동하고 **1 일** 15~30 분으로 한다.

3) 관절가동범위 훈련

- 급성기, 염증이 심한 시기에는 과도한 스트레칭은 근육 손상을 유발할 수 있으므로 충분히 보호적으로 실시한다.

4) 기본 동작, 보행 훈련

- 급성기 CK 수치가 높은 시기에는 적극적인 훈련을 하지 않는다. 근력 회복, CK 수치 감소에 맞춰 서서히 시작한다.

〈문헌〉

1) 小室 透, 他：多発筋炎に対する理学療法の積極的適応. 理学療法科学, 10：20-34, 1995
2) 間瀬教史, 他：神経筋疾患に対する筋力増強. 理学療法ジャーナル, 44：297-304, 2010
3) Fowler WM Jr & Taylor M：Rehabilitation management of muscular dystrophy and related disorders: I. The role of exercise. Arch Phys Med Rehabil, 63：319-321, 1982
4) de Lateur BJ & Giaconi RM：Effect on maximal strength of submaximal exercise in Duchenne muscular dystrophy. Am J Phys Med, 58：26-36, 1979
5) 間瀬教史, 他：神経筋疾患患者の廃用症候群と運動療法. 理学療法ジャーナル, 29：846-851, 1995

5. 중증근무력증

마세 교시 (間瀨教史)

Ⓐ지식의 정리

Ⓑ재활프로그램

POINT

1 중증근무력증의 병태, 분류, 특징적인 임상 증상에는 중증근무력증 위기(myasthenic crisis), 일중변동 (diurnal fluctuation), 쉽게 피로해지는 증상(easy fatigability) 대해 이해한다.

2 중증근무력증 치료(약물치료와 흉선 절제술)에 대한 이해와 파악하기

3 쉬운 피로성에 충분히 주의한다.

1 병태

1) 중증근무력증의 개념

- 중증근무력증(myasthenia gravis: MG)은 **신경근접합부에서 아세틸콜린의 화학적 전달 장애**로 인해 골격근의 **근력저하 및 쉽게 피로해지는** 자가면역질환으로, **호전과 악화**를 반복하며 하루중 **변동이 심한 질환**이다.
- 유병률은 10만 명당 5명 정도이며, 남녀 비율은 1:2로 여성이 더 많다. 여성은 20~30세, 남성은 50대에 발병하는 경우가 많다[1].
- MG는 **흉선의 이상**[**과형성**(hyperplasia), **흉선종**(thymoma)]을 동반하는 경우가 많다.

2) 병태

- MG는 **운동 종판(motor endplate)의 기능 장애로 신경근 접합부의 화학적 전달에 장애가 발생하여 발병**한다.

A. 정상적인 신경근 접합부의 화학적 전달 (그림 1A)

- 정상적으로는 활동전위가 운동신경 말단에 도달하면 신경 말단에 있는 시냅스 소포(synaptic vesicle)에서 아세틸콜린(acetylcholine: ACh)이 접합부 틈새로 방출된다.
- ACh가 종판에 있는 아세틸콜린 수용체(ACh-R)에 일정량 결합하면 종판에 활동전위가 발생하여 근막에 활동전위가 흐르고 근수축이 일어난다.

B. MG의 신경근 접합부의 화학적 전달 장애 (그림 1B)

- MG에서는 운동 종판의 기능 장애로 인해 Ach를 받을 수 없게 된다.
- ACh-R에 대한 자가항체항 ACh-R 항체(anti-ACh-R antibody)가 만들어지고, 이 항ACh-R 항체가 ACh-R에 결합한다. 이로 인해 시냅스 소포에서 방출된 ACh가 ACh-R에 결합하지 못하거나 운동 종판의 파괴가 일어나 근막에 활동전위가 발생하기 어렵게 된다.

- 항 ACh-R 항체가 결합된 ACh-R은 근세포 측으로 회수되거나 파괴되어 ACh-R 수 또한 감소하기 때문에 활동 전위는 더욱 발생하기 어려워진다.
- 근력저하, 쉽게 피로해지는 것은 이 화학적 전달 장애로 인해 발생한다[2].

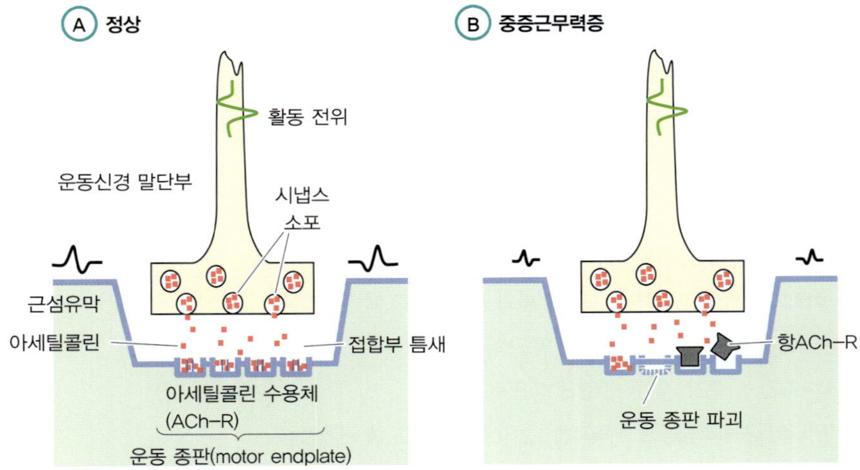

그림 1 ● **신경근접합부에서의 화학적 전달, 정상과 중증근무력증**

3) 병형 분류

- 중증근무력증의 병형 분류는 **안구근형**(Ocular type)과 **전신형**(Generalized type)** 으로 크게 나뉜다(**표 1**)[3].
- 전신형 중증근무력증에서는 항아세틸콜린 수용체 항체(Anti-Acetylcholine Receptor Antibodies: Anti-AChR antibodies)의 유무에 따라 나뉘며, AChR 항체 양성일 경우, 흉선종을 동반하지 않는 초기 발병(50세 미만) MG(Early-Onset Myasthenia Gravis: EOMG), 후기 발병(50세 이상) MG (Late-Onset Myasthenia Gravis: LOMG), 흉선종을 동반한 MG(Thymoma-associated Myasthenia Gravis: TAMG)로 구분된다.
- 항AChR 항체 음성일 경우, 항근특이적 수용체형 타이로신 키나제 항체 양성 MG(MuSK-positive Myasthenia Gravis: MuSK MG)와 항체 음성 MG(Seronegative Myasthenia Gravis: SNMG)로 나뉜다.

표 1 ● **CQ3-3 성인 MG는 어떤 하위 유형으로 분류되는가?**

분류			
안근형(ocular: O) MG	병원성 자가항체 유무, 흉선 조직형 불문, 흉선 조직형 불문		①
전신형(generalized : g) MG	AChR 항체 양성인 비흉선종 전신형	조기 발병 MG (g- EOMG): 발병 연령 50세 미만	②
		후기 발병 MG (g- LOMG) : 발병 연령 ≥ 50세	③
	AchR 항체 양성인 흉선종 전신형	흉선종 관련 MG (g-TAMG)	④
	AchR 항체 이외의 병원성 자가 항체 양성인 전신형	MuSK 항체 양성 MG (g-MuSKMG)	⑤
	병원성 자가항체 미검출 전신형	항체 음성 MG (g-SNMG)	⑥

문헌 3에서 재인용.

- **안구근형**은 고령자에서 흔하며, 주로 안구근의 근력저하(weakness of ocular muscles)로 인해 안검하수(ptosis)나 복시(diplopia)가 나타난다.
- **조기 발병형은 유일하게 젊은 연령층에서 많이 발생한다.**

4) 증상 및 기능 장애의 심각성

- MG 증상의 중증도 분류는 MG Foundation of America (MGFA) 분류(표 2)[4,5] 가 사용된다.
- 기능장애의 중증도 평가에는 MG-ADL 점수(표 3)[6] 또는 The Myasthenia Gravis Composite Scale (MG composite, 표 4)[3] 가 사용된다.

표 2 ● MGFA 분류

Class Ⅰ	안근형, 안륜근의 근력저하를 포함한다. 다른 모든 근력은 정상
Class Ⅱ	눈 이외의 근육의 경미한 근력저하. 눈의 증상의 정도에 관계없음
Ⅱ a	사지-체간 > 구강-인두-호흡근의 근력저하
Ⅱ b	사지-체간 ≦ 구강-인두-호흡근의 근력저하
Class Ⅲ	눈 이외의 근육의 중등도 근력저하. 눈의 증상의 정도에 관계없음
Ⅲ a	사지-체간 > 구강-인두-호흡근의 근력저하
Ⅲ b	사지-체간 ≦ 구강-인두-호흡근의 근력저하
Class Ⅳ	눈 이외의 근육의 고도의 근력저하. 눈의 증상의 정도에 관계없음
Ⅳ a	사지-체간 > 구강-인두-호흡근의 근력저하
Ⅳ b	사지-체간 ≦ 구강-인두-호흡근 근력저하
Class Ⅴ	기관 삽관 중인 자, 인공호흡기 착용 여부와 상관없이 안구 증상의 정도와 상관없이(통상적인 수술 후 관리로 삽관된 경우는 이 분류에 넣지 않는다. 기관삽관은 하지 않고 경관영양관을 삽입하고 있는 경우는 Class Ⅳ b로 분류한다.)

문헌5에서 인용.

표 3 ● MG-ADL 점수

	0점	1점	2점	3점
대화	정상	간헐적으로 불분명하거나 비음	항상 불분명하거나 코맹맹이 소리지만 들을 수 있는 소리.	듣고 이해하기 어렵다
씹기	정상	고형물로 인한 피로	부드러운 음식으로 피로 회복	경관영양
삼키기	정상	가끔	잦은 구토로 인해 식단 변경 필요	경관영양
호흡	정상	운동 시 호흡곤란	휴식 시 호흡곤란	인공호흡 필요
칫솔질 및 빗 사용 장애	없음	노력은 필요하지만 휴식은 필요 없다	휴식이 필요하다	할 수 없다
의자에서 일어나기 장애	없음	경증, 가끔 팔을 사용함	중등도, 항상 팔을 사용	고도, 도움이 필요함
복시	없음	있지만 매일은 아니다	매일이지만 지속적이지 않다	항상 있다
눈꺼풀 처짐	없음	있지만 매일은 아니다	매일이지만 지속적이지 않다	항상 있다

문헌6에서 인용, 일본어 번역은 문헌7을 바탕으로 작성.

표4 ● The Myasthenia Gravis Cmposite Scale

상방시 안검하수 출현까지의 시간(의사 관찰)	＞45초 이상	0	11 ~ 45초	1	1~10초	2	상시	3
측방시 복시 출현까지의 시간(의사 관찰)	＞45초 이상	0	11 ~ 45초	1	1~10초	3	상시	4
폐안근력(의사 관찰)	정상	0	경미한 저하(눈 감고 유지 가능)	0	중등도 저하(폐안 유지 곤란)	1	중증도 저하(눈 감을 수 없음)	2
회화, 발음(환자 보고)	정상	0	때때로 불분명하거나 코맹맹이 소리	2	항상 불분명하거나 비음이지만 알아들을 수 있는 목소리	4	불분명하고 이해하기 어렵다	6
물기 동작(환자 보고)	정상	0	딱딱한 음식으로 인한 피로	2	부드러운 음식도 피로감	4	영양 튜브 사용	6
삼키는 동작(환자 보고)	정상	0	드물게 나타남	2	잦은 가래로 인해 식사에 신경을 써야 한다.	5	영양 튜브 사용	6
MG에 의한 호흡 상태	정상	0	활동 시 호흡곤란	2	휴식 시 호흡곤란	4	호흡 보조 장치 사용	6
경부 전굴/등굴곡근력(약한 쪽을 선택, 의사의 관찰)	정상	0	경미한 저하	1	중등도 저하(대략 절반 정도)	4	중증도 저하	4
상지 거상근력(의사 관찰)	정상	0	경미한 저하	2	중등도 감소(대략 절반으로 감소)	4	중증도 저하	5
하체 상지 근력(의사 관찰)	정상	0	경미한 저하	2	중등도 저하(대략 절반 정도)	4	중증도 저하	5
합계(0 ~ 50점)								

문헌8에서 인용, 일본어 번역은 문헌3을 바탕으로 작성.

2 증상 및 이학적 소견

1) 일반적인 증상

- 눈꺼풀 처짐으로 발병하는 경우가 많다.
- 운동으로 증상이 악화되고 휴식을 취하면 근력저하가 회복되는 것을 볼 수 있다.
- 증상은 오전에는 눈에 띄지 않다가 오후부터 두드러지게 나타난다(일교차가 심하다).
- 근육 위축을 동반하지 않는 경우가 많다.
- MG는 **골격근 질환**으로 **심근이나 평활근의 근력저하, 피로감은 발생**하지 않는다.
- 증상의 급성 악화를 위기(crisis)라고 한다.
- 증상을 악화시키는 요인으로는 정신적 스트레스, 바이러스 감염, 임신, 생리주기, 고열 등이 있다.

memo Crisis

MG에서 나타나는 증상의 급성 악화를 Crisis라고 한다. 기관 삽관, 인공호흡기 관리가 필요한 상태를 말한다. Crisis는 MG의 증상 악화로 인한 근무력증 Crisis와 치료제로 사용되는 항콜린에스테라아제 약물의 과량 투여로 인한 콜린성 Crisis가 있다.

2) 근력저하

- 근력저하에는 호발 부위가 있는데, **안근(외안근)이 가장 많고**, 그 다음이 혀, 인두 등의 구근, 경부 및 사지 중추관절 근육군 순이다.
- 외안근 근력저하로 안검하수와 복시를 호소한다.
- 혀, 인두 등 구근의 근력저하로 연하장애와 구음장애가 나타난다.
- 사지 중추 관절근군의 근력저하는 하반신보다 상지에 더 심한 경우가 많다.
- 호흡근 마비가 동반될 수 있다.

3) 호흡기 질환

- 호흡근의 근력저하로 인한 **제한성 폐기능 장애**를 나타낸다.

4) 쉽게 피로해짐(easy fatigability)

- 쉽게 피로해지는 것은 근육을 지속적 또는 반복적으로 수축시키면 정상인에게서는 볼 수 없을 정도로 근력이 감쇠하는 것을 말한다.
- MG의 중심 증상이다.

3 검사 및 진단

1) Edrophonium (Tensilon) test

- 항콜린에스테라아제인 Edrophonium(상품명 : Tensilon)을 정맥주사하여 수 십초~5분 정도 근력저하 증상이 지속적으로 개선되면 텐실론 검사 양성, 즉 MG를 의심한다.

2) 유도 근전도

A. 반복 자극 시험

- MG는 신경근 접합부의 장애로 인해 **반복적인 근수축을 부하할 때 근막에 발생하는 전기적 활동**의 감소세가 뚜렷하다.
- 반복 자극 시험은 말초 신경을 전기적으로 자극하여 그 지배 근육에서 근전도를 도출한다. 이때 얻어지는 것이 복합 근활동전위(M파)이다. M파는 각 근섬유의 활동전위를 합산한 파형이라고 볼 수 있다.
- 전기 자극하는 빈도는 저주파와 고주파가 있다. 저주파 자극은 1초당 3회(3Hz), 총 5회 자극한다. 고주파 자극은 10~50 Hz로 한다[9].
- 그림 2는 4개의 근섬유를 지배하는 신경을 3Hz로 5회 전기 자극했을 때 각 근섬유의 활동전위와 M파를 나타낸다.
  - ▸ 정상에서는 이 주파수로 신경을 자극해도 근육에 피로가 생기지 않고 근섬유 활동전위의 진폭이 변하지 않기 때문에 M파의 진폭은 거의 변하지 않는다.
  - ▸ 그러나 MG에서는 신경근 접합부 장애로 인해 이 정도의 전기 자극을 반복해도 근피로가 발생하여 활동전위가 발생하지 않는 근섬유를 볼 수 있다. 따라서 M파의 진폭은 점진적으로 감소한다.

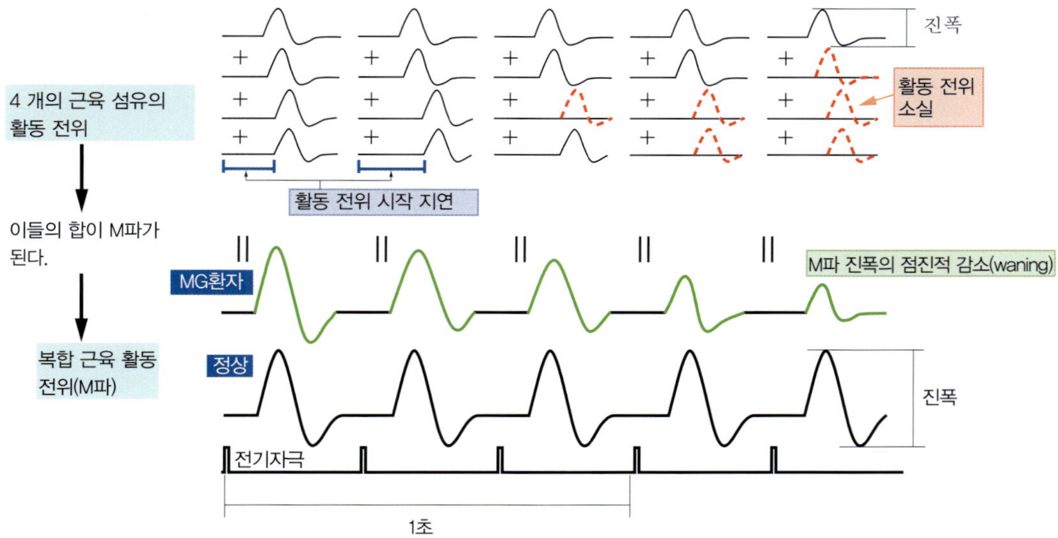

그림 2 ● MG 에서 반복 자극 시험 시 단일 활동전위와 복합근 활동전위(M 파)의 변화
정상에서는 신경을 1초에 3회(3Hz)의 빈도로 전기 자극을 주어도 각 근섬유 활동전위의 진폭에 변화가 없으므로 M 파의 진폭에도 변화가 없다. 그러나 MG에서는 신경근 접합부 장애로 인해 전기 자극을 반복하면 활동전위의 시작이 늦어지거나 활동전위가 소실되는 근섬유가 나타난다. 따라서 M 파의 진폭은 점진적으로 감소한다.

이를 waning **현상**이라고 하며, **1 회와 5 회 자극으로 얻은 M 파 진폭을 비교하여 8% 이상 점진적으로 감소하면 양성으로 판단한다**[9].

B. 침 근전도

- 같은 운동 단위가 지배하는 근섬유라도 ① 신경전도 시간의 변동, ② 신경근 접합부에서의 전달 시간의 변동, ③ 근섬유 전도 시간의 변동 등으로 인해 그 활동전위의 발화 시간에 약간의 시간차가 발생한다.
- 단일 근섬유 근전도(single fiber electromyography: SFEMG)를 이용하여 동일한 운동 단위가 지배하는 두 근섬유의 활동전위를 도출하고, 활동전위 발화의 시간차를 구한다(**그림 3**). 이 시간차(inter-potential interval: IPI) 의 변동을 **jitter 현상**이라고 한다.
- jitter 현상의 정도는 인접한 IPI 의 차이를 구하여 측정한 IPI 의 평균값(mean consecutive difference: MCD)으로 나타내며, 정상은 5~ 50 μsec 이며, MG 에서는 신경근 접합부의 장애로 인해 jitter 현상이 현저하여 IPI 의 변동이 현저하게 나타나며(**그림 3**), 활동전위가 없어지는 blocking 현상이 나타난다 (**그림 3**)[10].

3) 자가 항체

- **항 ACh-R 항체**는 MG 에서 특이적인 소견이며, 그 값은 상태 변화를 어느 정도 반영한다[2].

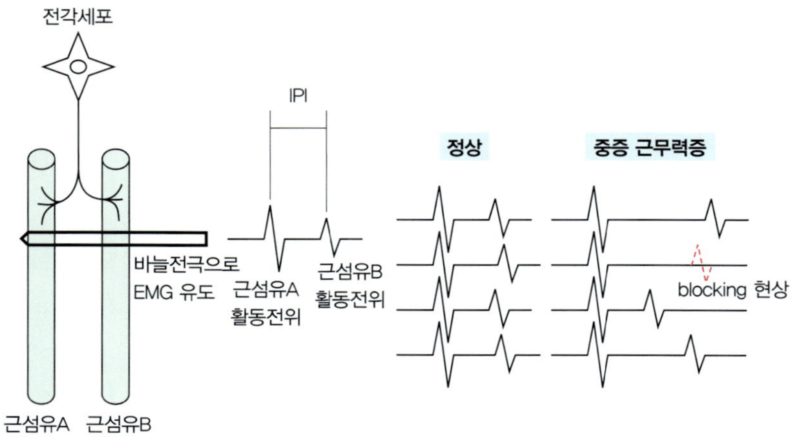

그림 3 ● 정상과 MG의 jitter 현상

동일한 운동 단위가 지배하는 두 근섬유 활동 전위의 발사 시간차(inter-potential interval: IPI)의 변동을 jitter 현상이라고 하는데, MG에서는 jitter 현상이 현저하게 나타나며, 한쪽 근섬유의 활동이 나타나지 않는 blocking 현상도 나타난다[10].

4 일반 치료

- 기본적인 치료는 면역요법(약물치료와 흉선 절제술)이다.
- MG는 완전 관해가 어렵고, 치료 목표는 환자의 ADL과 QOL에 중점을 두고, 경미한 증상(minimal manifestations: MM) 및 Prednisolone 5 mg/일 이하(MM - 5 mg) 달성을 치료 목표로 하는 치료 전략이 권장되고 있다[3].
- 위기(crisis) 등의 상태가 급격하게 악화된 경우에는 혈장교환요법, 스테로이드 펄스요법(steroid pulse therapy), 면역글로불린 대량 투여 등을 시행한다.

1) 약물요법

A. 항콜린에스테라아제 약물

- 표적 요법이다.
- 콜린에스테라아제(ChE)는 신경 말단에서 방출되어 ACh-R에 결합된 후 ACh를 분해하는 효소이다. 이 작용을 통해 ACh-R에서 ACh가 분리되어 다음 근육 수축을 준비할 수 있다.
- MG에서는 항ACh-R 항체에 의해 ACh-R이 기능하기 어렵게 되어 있다. 따라서 항콜린에스테라아제 약물로 ACh 분해를 억제하면 접합부 간극의 ACh 농도가 상승하여 ACh-R에 결합하기 쉬워져 증상이 개선된다[1].

B. 스테로이드

- 중등도 이상의 경우 중추적 면역치료제로서 중등도 이상의 경우에 적응증이 된다.

C. 면역억제제

- 항체 생성의 원인이 되는 T 세포의 증식과 이에 관여하는 사이토카인의 억제 작용이 있다.
- 장기간 사용하면 감염 및 종양에 대한 면역 기능 억제가 발생한다.

D. 분자 표적 약물

- 보체 표적치료제[에쿨리주맙(Eculizumab) 등], CD20 표적치료제[리툭시맙(Rituximab)]가 사용된다[3].
- 기존 치료로 효과가 불충분한 난치성 MG에 효과적이라는 평가를 받고 있다[4].

2) 흉선 절제술

- 흉선종 관련(g-TAMG) 적응증, 조기 발병(g-EOMG) 일부 적응증[4].

3) 혈장 교환 요법

- 순환 혈장 내 ACh-R 항체, MuSK 항체 등의 병인물질을 제거하여 증상 개선을 도모한다.

〈문헌〉

1) 松井 真：神経筋接合部疾患. 「わかりやすい内科学 第3版」（井村裕夫/編），pp811-815，文光堂，2008
2) 新・病態生理編集委員会：神経筋接合部の疾患．「新・病態生理できった内科学7 神経疾患」（村川裕二/総監修），pp271-276，医学教育出版社，2006
3) 「重症筋無力症/ランバート・イートン筋無力症候群診療ガイドライン2022」（日本神経学会/監，重症筋無力症/ランバート・イートン筋無力症候群診療ガイドライン作成委員会/編），pp2-123，南江堂，2022
4) 「最新ガイドラインに基づく神経疾患診療指針2023-'24」（鈴木則宏/編），pp400-403，総合医学社，2023
5) 厚生労働省：概要・診断基準等11 重症筋無力症 https://www.mhlw.go.jp/file/06-Seisakujouhou-10900000-Kenkoukyoku/0000089912.pdf（2023年12月閲覧）
6) Wolfe GI, et al：Myasthenia gravis activities of daily living profile. Neurology, 52：1487-1489, 1999
7) 鎌倉恵子：神経筋接合部疾患. 「神経内科学テキスト 改訂第2版」（江藤文夫，飯島 節/編），pp231-237，南江堂，2005
8) Burns TM, et al：The MG Composite：A valid and reliable outcome measure for myasthenia gravis. Neurology, 74：1434-1440, 2010
9) 「筋電図・誘発電位マニュアル 第4版」（藤原哲司/著），pp78-82，金芳堂，2004
10) 「神経生理を学ぶ人のために 第2版」（柳澤信夫，柴崎 博/著），pp34-36，医学書院，1997

5. 중증근무력증

마세 교시(間瀨教史)

Ⓐ지식의 정리

Ⓑ재활프로그램

○ Do!

1 피로가 적고 약이 잘 작용하는 시간대에 프로그램을 진행한다.
2 유지 운동(conditioning or maintenance exercise) 중심으로 한다.
3 위기(crisis) 시에는 호흡 물리치료를 한다.

✕ Don't!

1 쉽게 피로해지거나 과용성 근력저하가 발생하기 쉬우므로 과도한 부하에 주의해야 한다.

1 물리치료 평가

1) 근력 검사

- 도수근력검사(Manual Muscle Test: MMT), 근력 측정 장비를 이용하여 평가한다.
- 쉽게 피로해지기 쉬우므로 주의하고, 피로가 심할 때는 하지 않는다.

2) 운동 지구력

- 6분 보행 테스트를 통해 평가한다.

3) 쉽게 피로해짐

- 피로도를 간단하게 평가하는 방법으로는 다음과 같은 방법이 있다.
  ① 앉은 자세 또는 선 자세에서 어깨관절 90° 외전위를 유지하게 한다. 피로로 인해 외전 각도가 감소한다.
  ② 누운 자세에서 경부 굴곡 자세를 유지하게 한다. 피로로 인해 유지가 불가능해진다.
  ③ 누운 자세에서 한쪽 하지를 들어 올린다. 피로로 인해 상승 각도가 낮아진다.

4) 연하기능 기능

- 저작근, 표정근의 근력과 피로도를 평가한다.
- MG 환자에서는 삼킴장애에 대한 불안으로 인해 삼킴 시 과도한 긴장, 불필요한 근육 수축이 발생하여 피로를 유발하고, 이로 인해 삼킴장애가 더욱 악화되는 악순환이 관찰된다[1].

5) 기타

- 안검하수나 복시를 호소하는 경우, 시야에 문제가 생길 수 있으므로 주의 깊게 평가한다.

2 프로그램

1) 근력 운동

- 쉽게 피로해지기 쉬우므로 주의하고, 강할 경우 훈련을 자제한다.
- 맨손이나 중량을 이용한 훈련이 아닌 ADL 동작을 이용한 보행, 일어서기 반복 등의 방법을 권장하고 있다[2].
- 운동 시 피로감 호소, 다음날의 피로감, 연습 전후 및 연습 다음날의 근력을 비교한다.
- 피로감 증가, 근력저하가 관찰되면 부하량을 줄이거나 중단한다.
- **일교차가 있기 때문에 훈련은 피로가 적은 시간대에 실시한다**. 일반적으로 오후보다 오전에 피로를 덜 느낀다.
- 적당한 부하량의 기준은 ① 운동 후 증상 악화(특히 근력저하)나 피로감이 없고 ② 근육통이 없는 경우이다.

2) 지구력 훈련

- 보행 또는 저부하 상태에서 자전거 에르고미터 구동으로 수행한다. 쉽게 피로감이 심한 경우에는 하지 않는다.
- 내과적, 외과적 치료가 끝나고 증상이 어느 정도 안정된 MG 환자에게 혐기성 대사 역치 수준의 부하 강도로 지구력 훈련을 시행한 결과 전신 지구력이 개선된 것으로 보고되고 있다[3].
- 적당한 부하량의 기준은 근력 운동과 비슷하다.

3) 생활지도, 환경정비

- 피로를 느끼면 휴식을 취하게 한다. 가족들에게도 지도하는 것이 필요하다[2].
- 보행에 대한 내구성이 저하된 경우 적절한 휠체어를 처방한다. 상지 피로가 심한 경우 전동 휠체어도 고려한다.

4) 위기 시 대응

- 호흡곤란의 악화, 구음장애, 연하장애 등의 악화, 근육 피로감 악화, 기도 내분비물 증가 등의 전조증상에 주의를 기울여야 한다.
- 위기를 유발하는 요인으로는 상기도 감염, 폐렴, 과도한 운동, 월경, 임신 등이 있으므로 주의해야 한다.
- 위기 시에는 관절가동범위 확보를 위한 관절가동범위 연습과 환기 유지 및 개선을 위한 호흡 물리치료를 시행한다.

〈문헌〉

1) 山脇正永：重症筋無力症と飲み込みの障害．難病と在宅ケア，10：52-55，2004
2) 道山典功，他：神経筋接合部疾患.「系統理学療法学 神経障害系理学療法学」（丸山仁司/編），pp138-144，医歯薬出版，2005
3) 池永康規，他：重症筋無力症に対するリハビリテーション効果．J Clin Rehabil，8：902-905，1999

6. 다발성 신경염

하시다테 히로유키(橋立博幸)

POINT

1 대표적인 다발성 신경염인 Guillain-Barré 증후군에서는 말초 운동장애 및 감각장애가 발생한다.

2 길랑-바레 증후군의 병형에는 탈수초형, 축삭형 등이 있으며, 병형에 따라 증상의 중증도, 발병 후 경과 및 예후가 다르다.

1 병태

- **다발성 신경염**(polyneuritis) 또는 다발성 신경병증(polyneuropathy)은 일반적으로 척추 신경의 뿌리(전근 및 후근)와 뇌신경근에서 말초로 이어지는 신경섬유(축삭 및 수초)의 장애이며, 대표적인 질환으로 **길랑-바레 증후군**(Guillain-Barré syndrome: GBS)이 있다.
- GBS는 바이러스나 세균(Campylobacter jejuni, Cytomegalovirus 등)의 감염 등이 계기가 되어 각종 항당지질 항체가 출현하고, 이 중 일부가 말초신경을 구성하는 당지질과 특이적으로 결합하여 장애를 일으키는 자가면역성 말초신경 탈수초 질환으로 추정되고 있으며, 운동신경과 감각신경의 전도장애가 발생한다. 운동신경 및 감각신경에 전도장애가 발생한다(**그림 1**).
  - ▸따라서 **말초성 운동장애(이완성 마비, 근력저하)** 및 **감각장애(표재성 감각 및 심부감각의 둔화 또는 소실)**가 나타난다.
  - ▸결절성 탈수초(슈반세포와 수초의 변성)가 주요 병변이지만, 심한 경우 축삭의 변성이 나타난다.

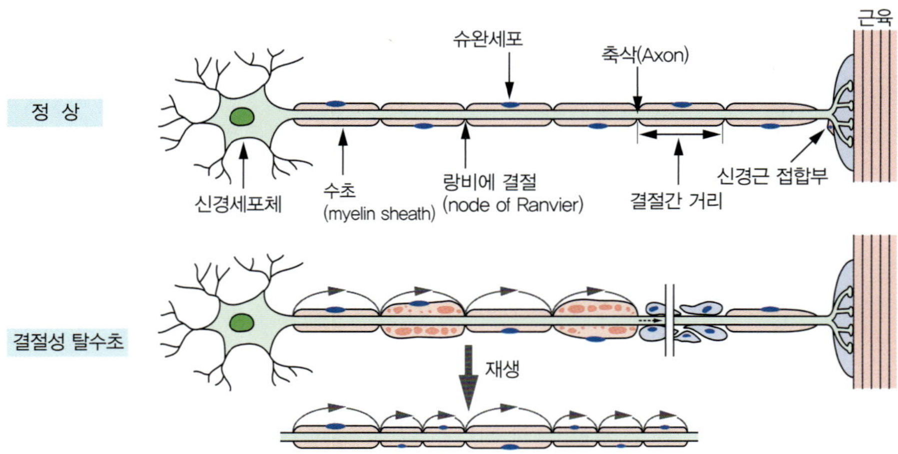

그림1 ● 말초신경의 결절성 탈수초화
문헌1에서 인용

2 증상 및 이학적 소견

1) 주요 증상 경과

- GBS의 일반적인 증상 경과를 **그림 2**에 나타내었으며, 60~70%에서 증상 발생 1~2주 전에 감염에 의한 상기도염, 급성 장염 등 감기와 유사한 증상과 소화기 증상이 전조증상으로 나타난다.
- 신경증상은 1~3주 내에 아급성으로 나타나서 빠르게 진행하며, 4주 이내에 극기에 도달한 후 서서히 호전된다.
  - ▸ 증상이 빠른 경우 수일에서 1주일 정도면 임상양상이 최고로 도달하며, 완만하게 진행되는 경우에도 4주 이내에 극기에 도달 한다.
- 급성기에는 30% 정도가 호흡부전을 보이며, 심한 경우 중환자실 관리가 필요하다.
- 급성기를 지나면 회복이 시작되지만, 회복에 소요되는 기간은 중증도나 합병증에 따라 다르다.
- 증상의 경과가 2~3개월 이내에 회복되는 경우가 많으며, 발병 후 80%의 경우 4~6개월이면 거의 회복되는 경우가 많다. 그러나 축삭변성을 동반한 중증 사례에서는 1~4년 정도의 경과로 서서히 회복되거나, 회복이 지연되어 영구적인 장애를 남기는 경우도 적지 않다.
- 중증인 경우 사망하는 경우도 있지만, 사망률은 2~18%이며, 고령자에서 인공호흡기가 필요하고 폐렴을 동반한 경우 사망하는 경우가 가장 많다.

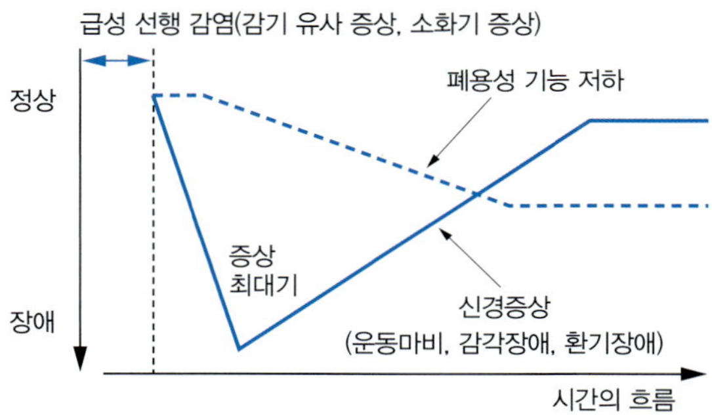

그림 2 ● 전형적인 GBS 경과
문헌2에서 인용.

2) 이완성 마비

- 발병과 함께 좌우 대칭적인 심부 건반사의 소실을 동반한 근육의 이완성 마비가 빠르게 진행된다. 마비는 하지에서 시작하여 하지 원위부에서 상행하여 점차 상지 및 중추측으로 확대되는 경우가 많다.
- 일반적으로 병변 부위 부근의 심부 건반사의 저하 또는 소실이 초기부터 나타나며, 반사의 회복도 느리지만 발병 초기에 소실되지 않는 경우도 있다.

3) 호흡 기능 장애

- 호흡근 마비로 인한 호흡 장애로 인해 **제한성 환기 장애**를 나타내어 인공호흡기를 필요로 하는 경우가 있다.
- 심한 경우 발병 후 수일 내에 호흡부전으로 이어지며, 가장 큰 사망원인인 **기도 감염**을 유발한다.

4) 감각 장애

- 많은 경우 근력저하보다 며칠 전에 사지 말초에 **양말 장갑 형태의 감각장애**나 이상감각(무감각)이 발생한다(**그림 3**).
- 완전히 소실되는 경우는 드물다.
- 사지, 특히 대퇴부, 전완부, 요추에 자발적인 통증이 발생할 수 있다.

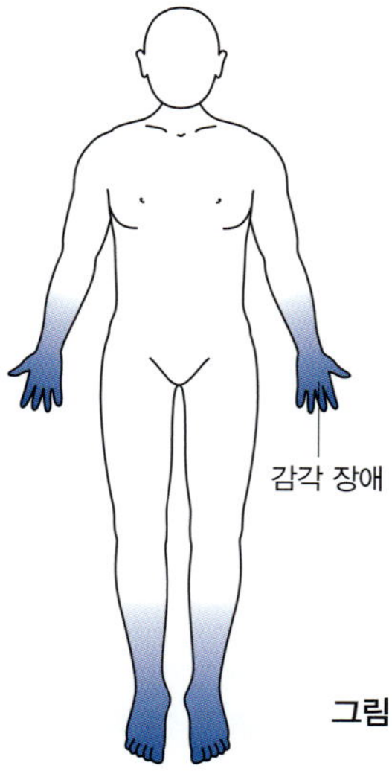

그림 3 ● 양말-장갑형 감각 장애
(Stocking-Glove Sensory Loss)

5) 뇌신경마비

- 약 50%에서 **안면신경**(facial nerve palsy; 종종 양측성으로 나타남)가 발생하며, 약 30%에서 **연수마비**(bulbar palsy), 약 10%에서 **외안근마비**(extraocular muscle palsy)가 관찰된다
- 눈 관련 증상으로는 **정중고정**(median fixation), **동공산대**(pupillary dilation), **안구운동장애**(eye movement disorder)가 나타날 수 있다. 그 외에 **인두근마비**(pharyngeal muscle paralysis)로 인한 **삼킴장애**(dysphagia) 및 **조음장애**(dysarthria) 등이 발생할 수 있다.

6) 자율신경장애

- **기립성 저혈압**(orthostatic hypotension), **일과성 고혈압**(transient hypertension), **동성 서맥** 또는 **빈맥**(sinus bradycardia or tachycardia), **국소적 무한증**(localized anhidrosis), **부종**, **방광 및 직장 장애**(bladder and rectal dysfunction) 등이 약 50%에서 관찰된다.

3 검사 및 진단

- 진단은 National Institute of Neurological and Communicative Disorders and Stroke(NINCDS) 의 기준[3](**표 1**), 중증도 분류는 Hughes 등이 제안한 기능적 중증도 분류[4] (**표 2**)가 있다.
- 전기생리학적 검사에서는 발병 초기에는 전도 속도의 지연이 관찰되지 않지만, 발병 후 약 2주가 경과하면 다음과 같은 특징적인 소견이 나타난다 : **운동신경 전도 속도의 현저한 감소(지연)** (significant reduction in motor nerve conduction velocity), **말단 잠복기 연장**(prolonged distal latency), **시간적 분산 현상**(temporal dispersion): 복합근활동전위(compound muscle action potential: CMAP)의 다상화 및 지속시간 연장, **전도 차단**(conduction block): 차단 부위보다 원위부를 자극했을 때 근위부 자극에서 복합근활동전위 진폭이 현저히 감소, 이러한 소견은 특징적이며(**표 3**), 감각신경 전도속도(sensory nerve conduction velocity)는 대부분 정상 범위에 있다.
- 심한 경우를 제외하고는 일시적이며, 적절한 치료를 받으면 일반적으로 예후가 좋은 경우가 많다.

표 1 ● GBS의 주요 진단 기준(National Institute of Neurological and Communicative Disorders and Stroke :NINCDS)

I 진단을 필요로 한 소견	A. 한쪽 다리 이상의 진행성 운동마비 : 경미한 실조는 있을 수도 있고, 없을 수도 있으며, 운동마비의 정도는 하지의 아주 경미한 근력저하에서 사지근육의 완전마비, 몸통, 구, 안면마비, 외안근 마비까지 다양하다.
	B. 심부건반사 소실 : 일반적으로 전반적으로 소실되지만, 원위부에서 소실된 경우 이두근이나 무릎에서 감소할 수 있다.
II 진단을 강력하게 지지하는 소견	A. 임상소견(중요한 순서대로 제시) 1) 진행성 : 운동마비는 빠르게 진행되어 4주 이내에 멈춘다. 2) 비교적 대칭성 3) 경미한 지각 장애 4) 뇌신경장애 : 안면신경마비는 약 50%에서 발생하며, 양측성인 경우가 많다. 5) 회복 : 진행이 멈춘 후 2~4주 후 회복 시작 6) 자율신경장애 : 빈맥 및 기타 부정맥, 기립성 저혈압, 고혈압 등 변동이 있을 수 있다. 7) 신경증상 발생 시 발열이 없음 (비정형적 예) 1) 발병시 발열 2) 통증을 동반한 강한 지각 장애 3) 4주 이상 진행 4) 괄약근 장애 5) 중추신경장애 : 강한 소뇌실조, 구음장애, 바빈스키
II 진단을 강력히 지지하는 소견	B. 척수액 소견 1) 척수액 단백질 : 발병 1주일 이후 단백질 증가 2) 척수액 세포 : 단핵구 10/μL 이하 (비정형적 예) 1) 발병 후 1~10주 후에도 단백질이 증가하지 않는 경우(드물게) 2) 세포수가 단핵구로 11~50/μL
	C. 전기진단학적 소견 약 80%의 환자에서 신경전도 지연이나 차단이 발생한다. 전도 속도는 보통 정상의 60% 이하이지만, 그 과정은 다양하며, 모든 신경이 장애를 받는 것은 아니다. 원위 잠복기는 정상보다 3배까지 연장될 수 있으며, F파는 종종 신경줄기의 근위부나 신경근에서 지연이 나타난다. 약 20%의 증상에서 정상 전도 소견을 보인다. 전도검사는 발병 후 몇 주 동안 이상 소견을 보이지 않을 수도 있다.
III 진단에 의문을 제기하는 소견	1) 현저하고 지속적인 비대칭적 근력저하 2) 지속적인 방광 직장 장애 3) 발병부터 존재하는 방광 직장 장애 4) 수액 단핵백혈구 50/μL 이상 증가 5) 수액에 다형핵 백혈구가 존재 6) 명확한 경계를 가진 지각 장애 수준
IV 진단을 부정하는 소견	1) 최근 헥사카본 남용 이력 2) 급성 간헐적 포르피린증 3) 최근 디프테리아 감염 병력 또는 소견이 있는 경우 4) 납 신경병증 5) 순수 감각 장애 6) 소아마비, 보툴리눔 중독, 니트로플라이트인이나 유기인 중독으로 인한 중독성 신경병증, 종종 Guillain-Barré 증후군으로 오인되는 소아마비, 보툴리누스 중독 등

표 2 ● GBS 의 기능적 중증도 분류(Hughes 등)

Grade 0	건강
Grade 1	약간의 징후와 증상
Grade 2	보행기 등의 도움 없이 5m 보행 가능
Grade 3	보행기 등의 도움을 받아 5m 보행 가능
Grade 4	누워있거나 휠체어(보행기 등의 도움을 받아도 5m 보행이 불가능함)
Grade 5	보조 환기 필요 (적어도 하루 중 일부)
Grade 6	사망

표 3 ● GBS 의 신경전도 검사 소견

소견	탈수초형 (demyelinating type)	축삭손상형 (axonal degeneration)
MCV 하락	+ (< 60 %)	-~ ± (> 60 %)
원위 잠복시간 연장	+ (> 150 %)	-~ ± (< 150 %)
CMAP 진폭 감소	—	+ (때로는 크게 감소)
	+ : 전도 차단	
CMAP 지속시간 연장	+ : 분산 현상	—
CMAP 파형의 다상화	+	—
SCV 하락	+ (< 60 %)	-~ ± (> 60 %)
SNAP 진폭 감소 및 소실	+	+

+ : 명백한 감소 또는 연장, - : 정상범위, ± : 정상 하(상)한도 이하로 감소 또는 연장. ( ) 안은 정상 평균값에 대한 비율. MCV : motor nerve conduction velocity(운동신경전도속도), CMAP : compound muscle action potential(복합근활동전위), SCV : sensory nerve conduction velocity(감각신경전도속도), SNAP : sensory nerve conduction velocity(감각신경전도속도) SNAP : sensory nerve action potential(감각신경활동전위).

일반적으로 탈수초형 (demyelinating type) GBS 는 예후가 비교적 좋고, 축삭손상형 (axonal degeneration) GBS는 예후가 좋지 않다. 약 10%에서 불완전 회복 후 재발을 보이며, 2~3%에서 회복 후 재발이 일어난다. 중증인 경우 폐렴이나 폐색전증과 같은 호흡기 합병증과 부정맥과 같은 심혈관계 자율신경장애의 심정지로 사망에 이르는 경우도 있다. 연령, 기립-기립의 자립도, 악력을 설명 인자로 한 예후 추정 기준이 제시되고 있으며(**표 4**), 그 외 여러 학자들에 의해 예후 불량 추정 인자가 여러 가지로 고려되고 있다(**표 5**).

- 생활기능에 관한 장애상을 파악하기 위해 다양한 증상에 대해 여러 검사를 통해 평가한다(**표 6**).

표 4 ● GBS 의 예후 추정 기준

1. 발병 초기	1) 발병 연령이 30 대 이하, 중증 사지마비	→	조기 회복군이 될 가능성이 크다
	2) 발병 연령이 40 대 이상, 중증 사지마비	→	회복 지연군이 될 가능성이 큼
2. 발병 후 1 개월	1) 일어나 앉기와 일어서기가 자립적으로 가능하며, 또한 악력이 회복됨	→	조기 회복군이 된다.
	2) 일어나 앉기 및 일어서기가 불가능하고 악력 회복이 없음	→	회복 지연군이 될 가능성이 큼
3. 발병 후 2 개월	1) 일어나 앉기 및 일어서기가 가능하고 악력 회복이 현저하다.	→	조기 회복군이 된다.
	2) 일어나 앉기 및 일어서기가 가능하고 악력 회복이 없다.	→	중간 그룹이 된다.
	3) 일어서기가 불가능하고, 악력 회복이 없음	→	회복 지연군이 된다.

조기 회복군: 발병 후 6개월 이내에 거의 완전히 회복된 환자군.
중간 군: 발병 후 1년 이내에 거의 완전히 회복된 환자군.
회복 지연군: 발병 후 1년 이상 경과한 후에도 근위축을 동반한 뚜렷한 근력저하가 남아있는 환자군

표 5 ● GBS 의 예후 불량 추정 인자

1	고령자
2	*Campylobacter jejuni* 의 선행 감염
3	급속한 발병
4	(발병 시 및 극심한 시기에) 완전 사지마비 또는 중증 운동 마비
5	인공호흡기를 사용해야 하는 호흡근 마비
6	발병 후 4일 이내에 중증도 4등급(누워있거나 휠체어 수준) 이상
7	발병 후 1주일 이내에 최고도에 도달
8	발병 1개월 후 일어나 앉기 및 일어서기 불가능, 악력 회복 없음
9	발병 2 개월 후 일어서기 불가능, 악력 회복 없음
10	증상 고정 기간이 1주일 이상
11	구마비(bulbar palsy)
12	말초 유발 근활동 전위의 진폭이 현저하게 감소하거나 소실

표 6 ● GBS 의 주요 평가 항목

기능장애 관련 평가 지표	근육 긴장	경부, 사지, 체간을 수동적으로 움직일 때 받는 저항감 정도, 이완의 국소성 및 좌우 차이에 대해 평가한다.
	근력	사지 및 몸통의 대근육군의 근력을 맨손 근력검사 또는 맨손 근력계를 이용하여 평가한다. 근력저하 또는 근위축이 있는 경우 사지의 둘레를 측정한다.
	관절가동범위(ROM)	ROM test 에서 수동적 ROM 과 능동적 ROM 을 모두 측정하여 그 차이를 평가한다. 흉곽의 가동성에 대해서도 측정기를 이용하여 흡기 시와 호기 시 흉부 및 복부 둘레의 차이를 평가한다.
	감각 검사	표재성 감각(촉각, 냉온감각, 통각), 심부감각(운동감각, 위치감각, 진동감각)을 검사한다. 감각장애의 정도를 visual analog scale 로 평가한다.
	심부 힘줄 반사	상지(이두근 힘줄, 삼두근 힘줄 등), 하지(슬개골 힘줄, 아킬레스건 등)의 반사를 검사한다.
기능적 제한에 대한 평가지표	보행 속도, 보폭, 보행 속도	보행 속도는 16m 직진 보행 시 중간 10m 보행 시간을 측정하여 속도에 계산한다.
	Timed Up and Go test (TUG)	의자에 앉은 자세에서 일어서서 3m 전방의 표식까지 왕복 보행 후 다시 앉을 때까지의 시간을 측정한다.
	기능적 도달 범위(FR)	정자세에서 한쪽 상지를 90°전방으로 들어 올리고, 발부의 위치를 바꾸지 않고 가능한 한 멀리(전방)로 제3손가락 끝을 이동시켰을 때 제3손가락 끝의 이동거리를 측정한다.
	한발로 서 있는 자세 유지 시간	눈을 뜨거나 감은 상태에서 한쪽 다리 기립 자세를 유지했을 때 가장 긴 유지 시간을 측정한다.
	기본 동작	엎드린 자세에서 일어서기까지의 일련의 동작을 평가한다. 눕기, 일어나기, 일어서기에 대해 각각의 소요시간을 측정하고, 각 동작의 문제점을 기술한다. 대상자의 실제 생활 환경에 맞게 바닥에서 엎드린 자세에서 하는 경우와 침대에서 엎드린 자세에서 하는 경우로 평가한다.
활동제한 관련 평가 지표	활동 제한은 기본 ADL 에 대해 기능적 독립성 측정 또는 Barthel index 를 사용하여 평가한다.	

4 치료

- GBS에 대한 치료법은 표 7에 제시되어 있다. 면역글로불린 대량 정맥주사 요법(intravenous immunoglobulin: IVIg), 단순 혈장교환요법(plasma exchange: PE)의 유효성이 확인되었다.
  - ▸ IV Ig와 PE의 효능은 동등하다고 알려져 있지만, 치료법이 간편하고 적응증이 넓어 IVIg가 치료의 첫 번째 선택으로 여겨지는 경우가 많다. 특히 IVIg는 중증 축삭장애형 GBS와 소아 GBS에서도 효과가 인정되고 있다. 또한, IVIg나 PE와 동등한 효과가 있다고 여겨지는 이중막 여과 혈장교환요법이나 면역흡착요법을 시행하기도 한다.
  - ▸ 과거에는 원인 치료가 확립되지 않은 상태에서 스테로이드가 단독으로 사용되었으나, 현재는 내복요법 및 정맥 주사 요법 모두 그 효과가 부정되고 있다.
- 치료로 증상이 호전된 후 증상이 재발한 경우, 첫 번째 치료와 상관없이 동일한 치료를 시행하여 다시 호전을 도모한다.
- 발병 초기부터 이차적 장애를 예방하기 위해 **급성기 및 증상 최대기**의 중환자실이나 **호흡관리 하에 있을 때부터 폐용증후군 예방 및 호흡기능 유지를 위한 재활치료를 시행한다**. 또한, 회복기에 접어든 경우에는 회복 정도에 따라 ADL의 향상을 긍정적으로 도모한다. 기능장애가 남아있을 수 있으므로 인적 및 물적 환경의 조정과 사회복지 자원의 활용을 수시로 검토한다.

표 7 ● GBS의 주요 치료법

1) GBS의 치료	면역글로불린 대량 정맥주사 요법(intravenous immunoglobulin: IVIg)	인간 면역 글로불린 400 mg/kg/day를 4~6 시간에 걸쳐 투여한다. 매일 5일간 점진적인 정맥주사를 통해 면역글로불린으로 자가항체를 중화시키고, 새로운 자가항체 생성을 억제한다.
	단순 혈장교환요법(plasma exchange: PE)	40 mL/kg/회 혈장 처리를 실시하여 혈액 내 GBS 발병에 관여하는 액상 인자를 제거한다. 발병 후 7일 이내에 가능한 한 빨리 시행하는 것이 중요하며, 예후를 결정한다고 알려져 있다. 적정 횟수는 5m 이상 보행이 가능한 경증인 경우 2회, 5m 이상 보행이 불가능한 중등도 이상의 경우 총 4회라고 알려져 있다.
2) 이차적 장애에 대한 치료	기관 삽관	노력성 폐활량 20 mL/kg 이하, PaO_2 60 mmHg 이하 또는 $PaCO_2$ 50 mmHg 이상
	인공호흡기	노력성 폐활량 10~15 mL/kg 이하
	기관절개술	인공호흡 관리 1개월 이상
	경관영양	연하장애가 심한 경우
	맥박 조정기	부정맥
	도뇨	배뇨장애
	탄성 스타킹	장기 침상에 의한 심부정맥혈전증
	진통제, 경막외 차단, 항우울제	대퇴부, 전완부, 요추부 등의 통증

〈문헌〉

1) 甲斐健児：末梢神経疾患.「系統理学療法学 神経障害系理学療法学」(丸山仁司/編), pp110-122, 医歯薬出版, 2005
2) 有馬慶美：28. ギラン-バレー症候群―歩行不能で入院したギラン-バレー症候群と診断された27歳男性.「ケースで学ぶ理学療法臨床思考 臨床推論能力スキルアップ」(嶋田智明/編), pp384-394, 文光堂, 2006
3) Asbury AK & Cornblath DR：Assessment of current diagnostic criteria for Guillain-Barré syndrome. Ann Neurol, 27 Suppl：S21-S24, 1990
4) Hughes RA, et al：Controlled trial prednisolone in acute polyneuropathy. Lancet, 2：750-753, 1978

6. 다발성 신경염

하시다테 히로유키(橋立博幸)

O Do!

1 급성기에는 관절구축 및 근력저하 예방, 호흡기를 포함한 전신 관리 실시
2 급성기에는 회복을 서두르지 않고 환자의 심리적 측면을 충분히 고려하여 신중하게 접근한다.
3 회복기에는 기능 장애 및 활동 제한에 대한 접근을 한다.
4 재활 중 피로가 느껴지면 반드시 휴식을 취한다.
5 중증의 경우에도 1~5년 이상의 장기적인 관점에서 기능 및 동작을 개선한다.

X Don't!

1 과사용 증후군을 유발하는 과도한 운동은 하지 않는다.
2 증상의 재발을 유발하는 과부하를 피한다.

1 급성기~극기

1) 관절가동범위(ROM) 운동

- 관절구축 예방을 위해 **수동적 ROM 운동**을 1일 2회 각 관절을 3~5회, 전 가동범위를 천천히 스트레칭하면서 애호적으로 움직인다(**2장-1 그림 3~5** 참조).
- 말초신경 부종이 심한 급성기에는 수동적 ROM 운동으로 말초혈류가 증가하여 대사가 항진되어 말초신경 섬유의 허혈성 변화를 유발할 수 있다. 말초신경의 재생을 방해할 수 있으므로 과도한 운동이나 과도한 신전을 하지 않도록 주의한다.

2) 근력 강화 운동

- 경증인 경우 사지 근력강화 운동을 **저부하, 고빈도**로 시행한다. 근력강화운동은 국소적인 강한 근육피로를 유발하지 않고, 가능한 전신운동에 가까운 운동방식으로 시행하는 것이 좋다.
- 예를 들어 대퇴사두근의 근력 강화 운동은 중량 부하 운동을 하는 것보다 일어서서 앉는 동작을 연습하는 방식을 사용한다(**그림 4**).
- 한편, 장기간에 걸쳐 사지의 근수축이 확인되지 않는 중증 환자에서는 급성기 근력 강화 효과를 기대하기 어렵다. 적어도 MMT 3 정도로 근력이 개선되는 등 극기를 지나 명확한 회복기를 맞이할 때까지는 신중하게 대응한다.
- 특히 **증상이 진행 중인 시기에는 관절구축 예방을 위주**로 하고, **근력강화 운동은 증상 진행이 멈춘 후에 시작**하는 것이 바람직하다.

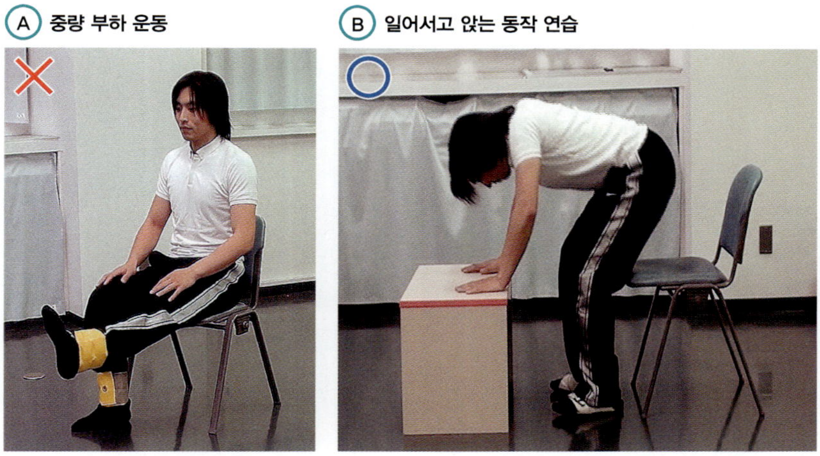

그림 4 ●근력 강화 운동의 예
국소적인 강한 근피로를 유발하지 않고, 가능한 전신운동에 가까운 운동방식으로 실시한다. 대퇴사두근의 근력증강 운동은 일측 중량부하 운동보다는 일어서서 앉는 동작의 연습방식을 사용하는 것이 좋으며, 10회 1세트로 하여 1일 1~3세트 실시한다.

3) 호흡 관리

- 호흡부전으로 인한 **무기폐와 폐렴을 예방**한다.
- 호흡근 마비로 인한 환기 장애로 인공호흡기 관리가 필요한 경우, 인공호흡기에 의한 동기식 강제 환기(synchronized intermittent mandatory ventilation: SIMV) 또는 압력지지 환기(pressure support ventilation)환기를 시행한다. 호흡기능의 회복이 보이면 호흡운동을 확인하면서 위닝을 시행한다. 인공호흡기 이탈을 유도하고 **체위변환을 통한 가래배출과 복식호흡**을 지도한다.
- 호흡운동은 상흉식 호흡, 하흉식 호흡, 복식 호흡을 모두 동원하여 흉곽 전체의 흡기와 호기를 지도한다(그림 5).
- 호흡근의 근력저하 상태에 따라 수동 호흡 보조를 추가하여 호흡 운동을 연습한다.
- 국소 호흡근의 사용으로 인한 노력성 호흡으로 피로와 호흡곤란을 유발하지 않도록 주의한다.

4) 체위 변환 및 자세

- **욕창 예방**을 위한 체위 변환 및 자세 변경을 시행한다.

2 임상양상 최고도기~회복기

1) 기본방침

- 일반적으로 증상의 진행은 발병 후 2~4주 후에 멈추고 점차적으로 증상의 회복이 시작된다. 재활치료는 **ROM 운동, 근력강화 운동, 지구력 운동, 협응력** 운동을 중심으로 기능장애에 대한 접근을 시작하며, 점차 **기본 동작 연습**과 **ADL 연습**을 중심으로 한 활동제한에 대한 접근으로 비중을 옮겨가면서 실시한다.
- 급성기 때와 마찬가지로 **증상이 재발할 수 있는 과부하가 걸리지 않도록** 주의해야 한다.

Ⓐ 상부 흉식 호흡

Ⓑ 하부 흉식 호흡

Ⓒ 복식 호흡

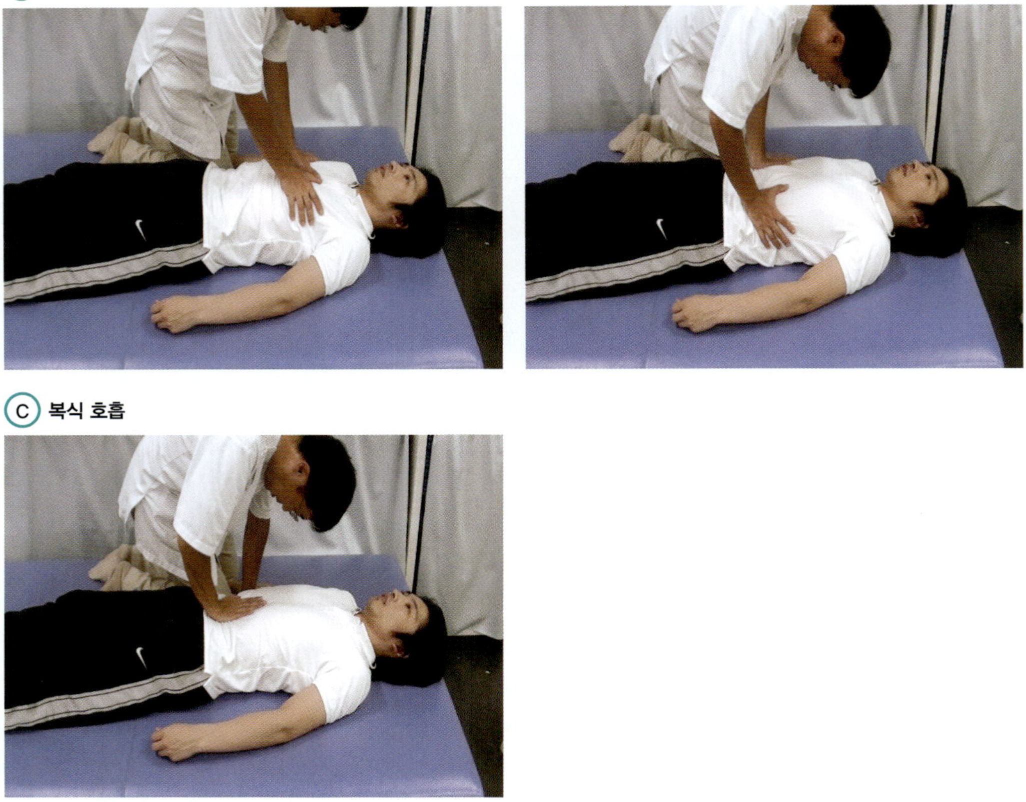

그림 5 ● 호흡운동 지도 방법

호흡 운동은 상부 흉식 호흡(upper chest breathing)(A), 하부 흉식 호흡(lower chest breathing)(B), 복식 호흡(diaphragmatic breathing)(C)을 각각 확인하며, 호흡 패턴을 점검한다. 최종적으로 모든 호흡 운동을 활용하여 흉곽 전체의 흡기(inspiration)와 호기(expiration)를 지도한다. 치료자가 진행할 경우, 호흡 운동 연습 초기에는 환자의 자연스러운 호흡 운동에 손을 살짝 얹는 정도의 압력을 가하며, 점차 더 큰 호흡 운동이 일어나도록 하고, 호기 시간(expiration time)이 연장될 수 있도록 환자에게 구두로 지도한다. 호흡 운동이 조금씩 커지기 시작하면, 치료자는 호기에 맞춰 손으로 압력을 점차 가하고, 호기 말기(end-expiration)에 최대 압력이 가해지도록 압박한다. 깊은 호기를 수행하면 더 큰 흡기를 얻기 쉬워진다.

A) 치료자의 손을 환자의 쇄골 또는 상부 늑골에 올리고, 환자가 손을 얼굴 쪽으로 밀어 올리는 듯한 느낌으로 (상부 흉곽이 전방으로 팽창하도록) 의식하여 흡기를 수행한다.

B) 치료자의 손을 하부 늑골(lower ribs)에 올리고, 손을 전외측(anterolateral)으로 밀어 올리는 듯한 느낌으로 (하부 흉곽이 전방 및 외측으로 팽창하도록) 의식하여 흡기를 수행한다.

C) 치료자의 손을 복부에 올리고, 환자가 손을 복부로 들어 올리는 듯한 느낌으로 복부를 팽창시키며 흡기를 수행한다. 환자가 직접 시행할 경우, 자신의 양손을 복부에 올려 놓고, 손을 들어 올리는 듯한 느낌으로 흡기를 수행한다.

- 1회당 운동 및 연습 시간을 단축하고, 통증, 피로, 뻣뻣함이 심해지지 않고 다음날까지 남지 않도록 운동량을 조절한다.
- 환자에게도 무리한 운동으로 인해 증상이나 기능이 악화될 위험이 있다는 것을 정기적으로 설명할 필요가 있다.
- 또한, GBS에서는 **통증**이 물리치료 진행에 방해가 되는 경우가 있다. 온열요법 등 물리치료의 병용을 시도하는 동시에 통증의 특성과 치료방법에 대해 환자 본인에게 신속하게 알려줌으로써 안심감을 주고 물리치료를 진행함에 있어 신뢰관계를 구축하는 것도 좋다.

2) 기능 장애에 대한 접근

- 전신 지구력 운동은 자전거 에르고미터, 걷기 등의 방법을 이용하여 실시한다. 주관적 운동 강도(Borg scale)로 11(쉬움)에서 13(약간 힘듦)의 강도를 기준으로 진행하면 좋다.
- 관절구축이 일어나고 있을 가능성이 있기 때문에 ROM 운동은 능동적 및 수동적 운동으로 시행한다(**1장-10 그림 3, 4** 참조). 특히 능동적 ROM 운동은 자발적 연습으로도 지도한다(**1장-10 그림 5** 참조).
- 근력강화운동은 **저부하, 고빈도의 반복운동**을 실시하여 근력 및 기타 증상의 호전을 평가, 확인하면서 점차적으로 부하 강도를 높인다. 특히 증상 최고기를 지나 증상 진행이 멈추는 회복기에 이르렀을 경우, 의사와 경과와 위험성을 확인하면서 서서히 적극적으로 근력강화운동을 진행한다. 근력강화운동은 급성기~증상 최고기와 마찬가지로 가능한 한 기본 동작 및 ADL의 과제 맞는 전신운동에 가까운 운동방식으로 시행하는 것이 좋다.
  - ▸근력은 하지근보다 상지근, 원위근보다 근위근, 굴근보다 신근이 더 잘 회복되는 경우가 많다. 이때 근피로, 근육통, 근육의 뻣뻣함은 과부하의 기준으로 자주 확인하고, 이러한 증상이 나타나면 반드시 휴식을 취해야 한다. 근력강화 운동은 집중적으로 실시하지 않고, 하루중 짧은 운동시간과 충분한 휴식시간을 확보한다.
  - ▸근력저하가 현저한 경우, 과용에 의한 신경증상이 재발하지 않도록 주의한다.

3) 활동 제한에 대한 접근 방식

- 기능장애의 정도를 확인하면서 누운 자세에서 엎드리기, 뒤집기, 일어나기, 앉은 자세 유지, 일어서기, 서기, 서 있는 자세 유지(tilt table 사용), 보행(평행봉, 보행기, lofstrand crutch, monocane 지팡이, Quadcane, T자 지팡이, 장하지 보조기, 무릎 보조기, 단하지 보조기 등을 적절히 사용)으로 순차적으로 가능한 자세 유지 및 동작이 저부하와 저부하로 가능한 자세 유지 및 동작을 전제로 연습한다.
- 보행 시에는 무릎 골절에 따른 전방십자인대 손상이나 낙상으로 인한 골절 등의 위험을 충분히 고려하여 단계적이고 조심스럽게 동작 연습을 진행해야 한다.
- 증상이 안정되고 과용 예방이 정착되면 필요한 ADL 연습을 순차적으로 실시한다.
- 축삭손상형 GBS의 중증 환자에서도 시간이 걸리지만 1~5년 이상의 장기간에 걸쳐 기능・동작・활동이 개선되어 보행의 자립, 재택근무, 직장복귀가 가능해진 사례도 보고되고 있으므로 장기적인 관점을 가지고 끈기 있게 대응할 필요가 있다.

〈문헌〉

1) 新井一夢, 他：ギランバレー症候群に対する理学療法経験 独歩可能となり在宅復帰した一症例. みんなの理学療法, 20：14-16, 2009
2) 中川哲朗, 他：ギランバレー症候群の2症例の経験を通して. 理学療法福井, 10：154-158, 2006
3) 小山内澄江, 山内茂寛：回復遅延型ギランバレー症候群の一症例に対するリハビリテーション. 青森県作業療法研究, 15：13-16, 2006
4) 賀好宏明, 他：軸索型ギランバレー症候群に対する急性期理学療法の経験. 産業医科大学雑誌, 31：71-79, 2009
5) 本白水 博, 他：長期間にわたり運動機能回復を認めたギランバレー症候群の一症例. 理学療法湖都, 28：39-43, 2008
6) 岡本隆嗣, 他：長期間の入院リハビリテーションを必要としたギランバレー症候群の1例. J Clin Rehabil, 13：92-96, 2004
7) 間嶋 満, 他：ギラン・バレー症候群の予後推定因子. リハ医学, 18：357-358, 1981
8) 山鹿真紀夫, 高木克公：ギランバレー症候群のリハビリテーション リハ・アプローチ. J Clin Rehabil, 3：390-395, 1994
9) 居村茂幸：Guillain-Barré 症候群10例の機能回復について. 臨床理学療法, 8：53, 1981

1. 뇌성마비

시바하라 미유키(芝原美由紀), 타케모토 사토시(竹本　聡)

Ⓐ지식의 정리　Ⓑ재활프로그램

POINT

1 뇌성마비의 위험 요인과 원인은 다양하다.

2 증상은 운동장애, 지적장애, 지각장애 등 다양하며, 그 장애의 정도는 일상생활에 지장이 없는 경증부터 생명 유지를 위협하는 중증까지 다양하다.

3 성장에 따른 장애상의 변화가 생활에 영향을 미치는 것을 이해하고 재활치료를 시행해야 한다.

4 장애를 평가하기 위해서는 진단과 치료 과정을 알아야 한다.

1 뇌성마비의 정의

- 1968년 후생성 뇌성마비 연구반 회의[반장 : 다카스 타다오(高津忠夫)]에서 뇌성마비가 다음과 같이 정의되었다.
  - 「뇌성마비는 임신부터 신생아기(생후 4주 이내) 사이에 발생한 뇌의 비진행성 병변에 근거한 영구적이지만 변화할 수 있는 운동 및 자세의 이상이다. 그 증상은 만 2세 이전에 나타난다. 진행성 질환이나 일시적인 운동장애 또는 향후 정상화될 것으로 보이는 운동발달 지연은 제외한다.」
- 외국도 거의 비슷한 정의를 내리고 있지만, 생후 몇 년까지의 뇌손상을 포함하는 경우도 있다.
- 뇌성마비의 정의와 분류에 대한 국제적인 검토가 2004년 미국 메릴랜드주 베데스다에서 개최되었으며, 이 워크숍에서 기본적인 개념의 공통화가 이루어졌다[1].
- 뇌성마비는 소아기 신체장애 중 널리 알려져 있지만, 이러한 정의에서 알 수 있듯이 **증상은 다양**하고 그 장애 양상도 일상생활에 지장이 없는 경미한 마비 증상이 나타나는 경증부터 운동장애에 호흡장애, 순환장애, 간질(경련발작 증상)을 동반하여 생명유지를 위협하는 중증까지 다양하다.
- '뇌성마비' 는 의료, 교육, 행정에서 임상적, 법제도적으로 널리 사용되는 포괄적인 개념이다.
- 임상에서 사용되는 진단명은 '뇌성마비' 와는 다르다는 것을 이해할 필요가 있다.
- 최근에는 뇌성마비나 뇌성운동장애가 예측되지만 아직 진단이 확정되지 않은 신생아기나 영아기에 **조기 중재**가 이루어 지고 있다. 조기 중재에서는 포지셔닝이나 호흡 관리에 관여하는 경우가 많으며, 자발적 운동 평가에 general movement(GM)의 질적 평가[2]가 이루어진다.
- 이러한 조기 개입을 시행한 아동 중 일부는 결과적으로 장애 없이 성장한 사례도 있어, 초기 진단과 성장 후 최종 진단이 다를 수 있다.

2 병태생리 : 발병빈도와 위험인자 및 진단

- 일본의 뇌성마비 발생 빈도는 인구 1,000 명당 2~2.5 명으로[3~5], 지체장애아의 40%를 차지한다고 알려져 있다[6]. 한국에서의 뇌성마비 유병률은 약 0.32%로 신생아 1,000 명 중 약 3~4 명 정도로 나타나며, 뇌병변장애(뇌성마비 포함) 등록자는 2020 년 기준 약 15 만 명이다.
- 뇌성마비의 발병은 주산기 요인에 따라 크게 달라진다. **표 1**은 출생 전과 주산기 위험인자를, **표 2**는 뇌성마비의 원인을 출생 전, 주산기, 출생 후로 구분하여 주요 진단명을 나타낸다.

표 1 ● 출생 전-주산기 위험 요인

출생 전-주산기 위험 요인
다태아
골반위분만(breech delivery)
조산(재태 36 주 미만)
저체중아(2,500g 미만)
태아 가사, 신생아 가사
뇌실주위 백질연화증 (periventricular leukomalacia : PVL)
두개내 출혈
황달(혈청 빌리루빈)
호흡장애
경련
수유력 저하
근긴장 저하
원시반사(primitive reflexes)의 결여

표 2 ● 뇌성마비의 원인 : 시기 및 주요 진단명

시기	원인	진단명
출생 전	중추신경계 기형	소두증(microcephaly), 뇌량 결손(agenesis of the corpus callosum), 완전전뇌증(holoprosencephaly)
	태내 감염	선천성 거대세포바이러스 감염증(congenital cytomegalovirus infection), 선천성 풍진증후군(congenital rubella syndrome)
	기타	약물 중독, 유기수은 중독
조산기	저산소성 허혈성 질환	전치태반(placenta previa), 자궁파열(uterine rupture), 태변흡입증후군(meconium aspiration syndrome) 등으로 인한 가사(asphyxia)
	두개내 출혈	경막하 출혈, 뇌실주위 백질연화증
	기타	핵황달(kernicterus), 중추신경 감염
출생 후	급성 뇌증	—
	뇌혈관 질환	모야모야병, 뇌색전증, 두개내출혈
	불의의 사고	—
	영아기 뇌전증	
—	원인 불명	—

3 장애양상 : 분류와 기능장애

- 뇌성마비의 주요 증상은 **중추신경계의 운동장애, 감각장애, 지적장애**이다.
- 운동 장애는 증상에 따라 **경직형**(spastic type), **무정위운동형**(athetoid type), **실조형**(ataxic type), **저긴장형**(hypotonic type) 등으로 분류된다. 이 중 경직형이 가장 흔하며, 혼합된 유형도 많다.
- 운동 장애는 부위별로 분류되며, 사지와 몸통에 운동 장애가 나타나는 **사지마비**(quadriplegia), 골반대 주변이나 양쪽 하지에 장애가 있는 **양측 마비**(diplegia), 한쪽 신체에만 장애가 나타나는 **편측마비**(hemiplegia)로 나뉜다. 양측 마비에서는 상지와 몸통에 경미한 운동 장애가 동반될 수 있으며, 자세를 유지하기 위해 상지를 사용함으로써 양손 동작이나 손의 정교한 움직임(세밀운동)에 미숙할 수 있다.
  - ▸ 뇌성마비에서는 하지에만 발생하는 하지마비(paraplegia), 상지에만 발생하는 상지마비(arm monoplegia), 또는 하나의 사지에만 영향을 미치는 단마비(monoplegia)는 거의 관찰되지 않는다.
  - ▸ 경직형 뇌성마비(spastic cerebral palsy)의 경우, 약 35%는 편측마비(hemiplegia), 28%는 양측마비(diplegia), 37%는 사지마비(quadriplegia)로 나타난다[7].
- 한편, 뇌성마비의 75~88%는 경련성이 있는 것으로 보고되고 있다[8].
- 뇌성마비의 원인 중 하나인 **뇌실주위 백질연화증**(periventricular leukomalacia: PVL)에서는 저긴장에 의한 근력저하도 지적되고 있다.
- 그 외의 장애로는 **뇌전증, 호흡장애, 연하장애, 감각장애** 및 **지적장애**를 동반한다. 간질의 첫 발작은 1세 미만이 50~71%이며, 증상에 따라 내복약이 사용된다.
- 기능장애의 정도를 나타내는 분류는 운동장애와 지능장애의 중복으로 분류하는「오시마(大島) 분류」(**표3**)와 1966년 문부성이 정한 신체장애와 지능장애를 각각 5단계로 구분한 중증도 분류가 있다.
- 신체장애와 지능장애가 모두 심한 아동을 중증 심신장애아라고 한다(**표 3**의 ■ 에 해당하는 아동).
- 또한, 최근 의료적 치료라고 불리는 기관절개(흡인), 경비위관이나 경관영양, 도뇨 등을 하면서 재택생활을 하는 중증아동이 증가함에 따라 중증 심신장애아 외에 1994년에 초중증아에 대한 판정기준이 새로이 제시되어 진료보수제도에 의해 주기적으로 재검토되고 있다(**표 4**).

표 3 ● 오시마(大島)의 분류

IQ \ 운동기능	달릴 수 있다	걸을 수 있다	보행장애	앉을 수 있다	누워있음
80–70 경계	21	22	23	24	25
70–50 경증	20	13	14	15	16
50–35 중등도	19	12	7	8	9
35–20 중증	18	11	6	3	4
20–0 매우 중증	17	10	5	2	1

표 4 ● 초중증아(자)-준초중증아(자)의 판정 기준

아래 각 항목에 규정된 상태가 6개월 이상 지속되는 경우에 각각의 점수를 산정한다.

<table>
<tr><td>1 운동 기능</td><td colspan="3">앉은 자세까지</td><td>점수</td></tr>
<tr><td rowspan="15">2 판정 점수</td><td rowspan="6">호흡 관리</td><td>(1)</td><td>인공호흡기 관리</td><td>= 10</td></tr>
<tr><td>(2)</td><td>기관 내 삽관, 기관 절개술</td><td>= 8</td></tr>
<tr><td>(3)</td><td>비인두 기도</td><td>= 5</td></tr>
<tr><td>(4)</td><td>O_2 흡수 또는 SaO_2 90% 이하의 상태가 10 % 이상</td><td>= 5</td></tr>
<tr><td>(5)</td><td>1회 / 시간 이상의 빈번한 흡입</td><td>= 8</td></tr>
<tr><td>(6)</td><td>분무기 6회 이상/일 또는 연속 사용</td><td>= 3</td></tr>
<tr><td rowspan="5">식사 기능</td><td>(7)</td><td>IVH</td><td>= 10</td></tr>
<tr><td rowspan="2">(8)</td><td>경구 섭취(전 보조)</td><td>= 3</td></tr>
<tr><td>경관(비강, 위관 포함)</td><td>= 5</td></tr>
<tr><td rowspan="2">(9)</td><td>장루 • 장관영양</td><td>= 8</td></tr>
<tr><td>지속 주입 펌프 사용(장루, 장영양 시)</td><td>= 3</td></tr>
<tr><td></td><td>(10)</td><td>수술 및 약물 복용에도 개선되지 않는 과긴장증으로 땀으로 인한 옷 갈아입기 및 자세 교정 3회 이상/일</td><td>= 3</td></tr>
<tr><td rowspan="4">기타 항목</td><td>(11)</td><td>지속적인 투석 (복막 관류 포함)</td><td>= 10</td></tr>
<tr><td>(12)</td><td>정기적 도뇨(3회/일 이상)</td><td>= 5</td></tr>
<tr><td>(13)</td><td>인공항문</td><td>= 5</td></tr>
<tr><td>(14)</td><td>체위 변경 6회/일 이상</td><td>= 3</td></tr>
</table>

판정: 1의 운동기능이 앉은 자세까지이며, 2의 판정점수 합계가 25점 이상인 경우를 초중증아(자), 10점이상 25점 미만인 경우를 준초중증아(자)로 판정한다.
문헌9에서 인용.

4 증상 및 소견

- 뇌성마비는 앞서 언급한 원인 질환에 따라 **다양한 중추신경 증상**이 나타난다.
- 원인이 명확하지 않거나, 원인 질환이 있어도 생후 초기에 뇌성마비의 정확한 진단이 어려운 경우도 있다. 대부분 생후 6개월~1년 반에 성장 상태를 연속적으로 파악하여 확정 진단을 받는다.
- 중추신경증상 중 운동장애는 근긴장도의 약화 및 증가, 원시반사의 약화 및 소실, 자발적 운동의 약화, 수유능력의 저하 등 다양하다.
- 이 외에도 지적장애, 인지장애, 시각 및 청각 장애 등이 있다.

5 검사 및 진단

- PVL, 뇌기형, 수두증 등 원인 질환의 진단은 뇌 CT 검사, 뇌 MRI 검사를 통해 확정한다.
- 간질은 뇌파를 통해 진단하지만, 간질 발작이 없더라도 뇌성마비 아동은 높은 비율로 뇌파 이상 소견을 보인다.

▸ 진단 뇌 CT 검사나 뇌 MRI 검사도 병행되며, 집에서 비디오로 촬영한 발작 모습도 참고자료로 활용된다.

- 시청각 검사에서는 시각-청각 이상과 함께 시각 인지 장애에 대한 검사가 이루어진다.
- 이와 함께 중추신경학적 소견으로 원시반사 유무, 자세반사 및 회복반응 등의 검사를 시행하고, 여기에 뇌 CT 검사나 뇌 MRI 검사 결과를 추가하여 뇌성마비로 진단한다.

6 치료

- 조산아는 중추신경이 미성숙한 상태에서 모체로부터 외부 환경에 노출된다.
- 체온조절, 순환, 호흡 등 기본적인 생명유지 기능이 미숙하기 때문에 체온조절, 호흡관리, 영양공급이 신생아집중치료실(neonatal intensive care unit: NICU)에서 이루어진다.
- 간질의 치료는 내복약이 기본이다. 내복약 치료는 발작 증상과 그 빈도 및 성장-발달에 미치는 영향, 경과에 따라 처방 내용을 검토한다.
- 경직(spasticity)과 근긴장 항진(hypertonia)에 대해서는 기존의 경구 근이완제, 페놀 차단술(phenol block), 보툴리눔 치료, 그리고 척수 후근 절단술(selective dorsal rhizotomy: SDR) 등이 시행되고 있다. 하지만 이러한 치료법에 대해서는 장기적인 경과 관찰이 필요하다.
- 성장 후 나타나는 변형이나 구축에는 보존적 치료로써 보조기 치료나 석고 고정 치료(casting therapy)가 활용되며, 필요 시 정형외과적 치료가 병행된다[10].

▸ 회전을 수반하는 변형에서는 Cobb 법에 의한 측정이 어렵다.

- 섭식-연하장애에 대해서도 영아기부터 단계적으로 접근한다.

〈문헌〉

1) Rosenbaum P, et al：A report: the definition and classification of cerebral palsy April 2006. Dev Med Child Neurol Suppl, 109：8-14, 2007
2) Einspieler C, et al：The qualitative assessment of general movements in preterm, term and young infants--review of the methodology. Early Hum Dev, 50：47-60, 1997
3) 鷲見 聡，他：名古屋市における低出生体重児の後遺障害調査—精神遅滞と脳性麻痺—．日児誌，96：2636-2643，1992
4) 木下節子，他：長崎県における発達障害児の疫学調査（第Ⅰ～Ⅲ報）．日児誌，103：720-734，1999
5) Yamagishi H, et al：Survey on children with cerebral palsy in Tochigi Prefecture, Japan. Pediatr Int, 63：951-957, 2021
6) 坂口 亮，他：脳性麻痺など脳性運動障害児・者に対する治療およびリハビリテーションの治療効果とその評価に関する総合研究—障害児・者等の機能改善へ向けて臨床医療的な視点から—．厚生科学研究費補助金 総合的プロジェクト研究分野 障害保健福祉総合研究事業，平成11年度研究報告書，1999
7) Howard J, et al：Cerebral palsy in Victoria: motor types, topography and gross motor function. J Paediatr Child Health, 41：479-483, 2005
8) 大沼 晃：発達クリニックの現況．「脳性麻痺 第10集」（手塚主夫/編），pp23-43，協同医書出版社，1990
9) 厚生労働省：第3回総合福祉部会 資料 https://www.mhlw.go.jp/bunya/shougaihoken/sougoufukusi/2010/06/dl/0601-1d.pdf（2023年12月閲覧）
10) 新田 収，中嶋和夫：脳性麻痺における姿勢反射と脊柱側弯の関係について．理学療法学，17：31-37，1990

1. 뇌성마비

시바하라 미유키(芝原美由紀), 타케모토 사토시(竹本 聡)

○ Do!

1 재활치료 평가는 두 가지 측면에서 이루어지며, 하나는 근골격계 신체발달을 고려하여 연령에 따른 발달단계에 따라 평가하고, 다른 하나는 운동장애의 중증도를 지속적으로 파악한다.
2 재활치료의 목표 설정은 병력을 충분히 고려한다.
3 운동장애 및 중증도 평가에 따라 일상적인 가정생활에 대한 구체적 지원을 제공한다.
4 기능 획득 후에도 성장기 이차 장애나 노화에 따른 기능 저하 위험을 고려한다.
5 청소년기나 성인이 되면 가족상황이 변화하기 때문에 학교 졸업 후 제도 이용 및 사회자원 활용을 적극적으로 지원할 필요가 있다.

✕ Don't!

1 운동이나 자세의 이상이나 경련에 집착하는 재활치료를 하지 않는다(미래의 목표 과제를 해결하지 못하기 때문).
2 생활의 자립도를 높이는 것만을 중요시하지 않는다(성장 후 지속 가능한 실용성을 우선시한다).

1 아동 지원 : 지역사회의 지원

• 그림 1 은 아동을 둘러싼 지역과 시설을 나타낸다.

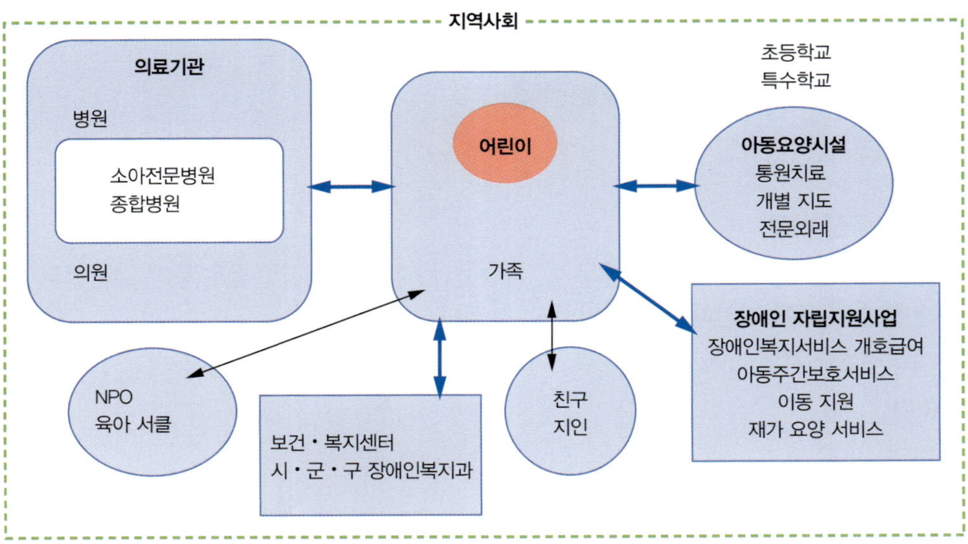

그림1 ● 대상 아동을 둘러싼 지역과 시설(유아기)
⟷ : 공식적인 지원(공식), ⟷ : 비공식적 지원(비공식)

- 유아기에는 의료, 보건, 교육, 행정 등 많은 전문기관이 관여하고 있다.
- 그러나 학교 졸업 후에는 의료기관과 행정 및 지원 사업자의 관여가 중심이 되어 사회적 연결고리가 적다.
- 지역사회에 참여하지 못하면 낮 시간대 생활의 대부분이 가정이 되어 가족에 대한 지원이 필요하다. 복지 · 보건 등과의 연계가 중요하다.

2 재활 평가

- 정보 수집을 통해 얻은 정보를 바탕으로 재활 평가의 장면 설정과 평가 내용을 준비한다.

1) 정보 수집

- 의료기록과 간호기록을 통해 다음과 같은 정보를 파악한다.

❶ 출생 시 상황 파악

- 모자건강수첩(그림 2)을 통해 임신, 출생 시 상황을 파악한다.
  - ▸출생 시 : 출생 주수와 출생 시 체중, Apgar 점수(Apgar score).
  - ▸Apgar 점수는 출생 직후 신생아의 일반적인 상태를 10점 만점으로 나타낸 것이다. 전신의 외형과 심장박동, 반응, 활동성, 호흡의 5가지 항목을 0, 1, 2점으로 평가한다. 출생 후 1분, 3분, 5분의 시간적 경과에 따라 정상 또는 가사의 정도를 나타낸다.

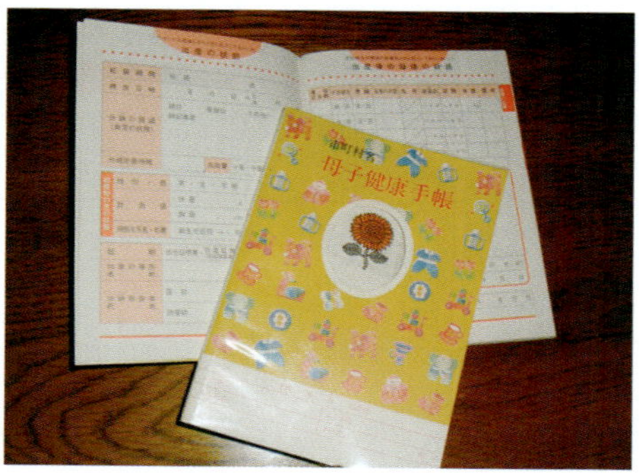

그림 2 ● 모자 건강 수첩

❷ 출생 후 성장 과정

- ▸출생 시부터의 신체 성장(키, 몸무게, 가슴둘레)을 모자건강수첩을 통해 알아보고 영유아의 신체발육 수치 표에 기입하면 쉽게 파악할 수 있다.
- ▸의사의 진찰기록을 통해 소리, 시력, 자발운동과 원시반사, 회복반응 등의 소견을 파악한다.

❸ 현병력

- ▸진단명, 검사 결과

❹ 치료경과

❺ 진단명 설명 및 장애 고지, 재활치료 의뢰목적

❻ 기타 : 가족 상황, 주 양육자의 취업 상황, 형제자매

2) 최초 평가 시 고려해야 할 사항

- 관찰평가를 실시한다.
- 재활치료 평가 내용 설명 : 무엇을 평가할 것인지, 일정을 설명한다.
- 가족 요구를 파악한다

A. 영유아의 경우

- 평가는 우선 **관찰 장면과 시간을 고려해야** 한다.
    - ▸ 영유아의 경우 하루 중 깨어있는 시간이 짧다. 가능한 한 대상 아동의 생활 리듬을 고려한다.
    - ▸ 또한, 평가 장면은 소음이나 빛의 자극(천장 조명)의 영향이 적은 것이 중요하며, 옷을 벗고 평가하기 때문에 실내 온도에 대한 배려가 필요하다.
    - ▸ 아기의 자세를 앙와위에서 엎드린 자세, 엎드린 자세, 앉은 자세로 바꾸고 장난감을 가지고 노는 등의 활동을 평가하기 때문에 수유 직후가 아닌 한 시간 정도 지난 후 평가하는 것이 바람직하다.
- 첫 재활치료 장면에서 가족은 큰 불안을 안고 내원하며, 아동은 각성 상태나 공복감 등 컨디션이 불안정하고 불편할 수 있다. 이러한 상황을 감안하여 재활치료사는 평가 전에 가족에게 **자기소개와 재활치료 내용을 설명하여** 불안을 줄일 수 있도록 한다.
- 또한, 아동이 중간에 울거나 기분에 따라 중단될 수 있음을 가족에게 알리고, 아동의 전날 컨디션이나 수면 시간 등을 물어보면서 진행한다.

B. 유아(미취학 아동) 및 학령기 아동의 경우

- 평가는 신체적 성장과 지적장애로 인한 인지적 측면의 지연 등 발달 특성을 이해한 후, 사전에 장면 설정이 필요하다.
    - ▸ 중증 아동은 의료적 치료의 필요성과 운동 부하가 어느 정도까지 가능한지 파악한 후 평가를 진행한다. 인공호흡기 관리, 흡인, 경관(영양) 튜브 등의 처치가 용이하도록 격리된 안정된 장소를 준비한다. 자세 전환에 필요한 쿠션이나 수건도 준비한다. 경우에 따라 간호사와 함께 바이탈 체크가 필요하다.
    - ▸ 경증 아동에서는 달리기나 점프 등 대근육 운동 평가를 할 수 있는 장면 설정이 필요하다.
- 어느 경우든, 아이 스스로가 기분이나 불쾌감을 표정 등으로 표현할 수 있는지, 의사소통 능력을 파악하는 것이 중요하다.
- 유아나 학령기 아동 모두 재활치료의 평가 결과를 정리하고 방침을 정하기 위해서는 아동이 그 장면에 익숙해져야 한다. 따라서 관찰과 평가를 위해 재활치료가 여러 번 필요할 수 있다.

C. 소아 재활치료 실시 포인트

【❶ 보호자와 함께 하기】

- 재활치료는 보호자의 말 걸기, 안아주기 등 육아 장면을 통해 진행된다.
- 성인의 경우와 달리, 보호자와 함께 아이를 지켜보면서 함께 노력한다.
- 보호자가 안고 있는 상황에서 갑자기 매트 위에 내려놓거나 재활치료사에게 모든 것을 맡기도록 하지 않는다.

【❷ 아이의 상태를 확인하며 진행】

- 재활치료사는 아동이 유지할 수 없는 자세나 경험하지 못한 사지 자세를 취하게 하고 있다는 것을 충분히 인지한다. 불편함이나 불안을 느끼고 기분이 나빠지는 것은 지극히 정상적인 반응이다.
- 아이는 핸들링으로 자세를 바꾸거나 동작을 전환하는 것에 즉각적으로 대응할 수 없기 때문에 천천히 표정을 살피면서 진행한다.

【❸ 「놀이」를 도입하다】

- 아동은 놀이와 생활 경험을 통해 성장한다. 재활치료가 일상 생활에 없는 특수한 장면이 되지 않도록 놀이를 통해(촉감, 운동, 시각 청각 등 오감 자극)을 활용한다.

【❹ 울음에 대하여】

- 아동이 자신을 표현할 수 있는 유일한 방법이다. 지적장애가 심한 경우나 중증 심신장애 아동은 울음으로 표현하는 것도 어렵다.
- 대상 아동이 우는 것을 두려워하지 말고 침착하게 대응할 필요가 있다.

3) 평가방법의 선택과 방법

A. 연령에 따른 성장발달 평가

- 자세와 운동의 평가는 근골격계 신체발달을 지표로 삼는다.
- 자세와 운동발달은 영아기 1년이 중요하며, 이 시기는 지적 발달과 사회성 발달 등도 중요하다.
- **표 5**는 연령 구분과 소속 기관에 따른 '발달 단계' 를 나타낸다. 신생아부터 청소년기까지 폭넓은 연령에 대응하는 소아기 재활치료에서는 이 '발달 단계' 를 고려한다.

표 5 ● 연령 구분 및 발달 단계

발달단계: 인생의 시기(단계)를 연령과 소속 기관에 따라 구분하였다.

발달 단계	유아기	유아기	학령기		청소년기	성인기 *
연령 구분	0~1세	1~6세	7~9세 10~12세	13 ~ 15세	16 ~ 22세	23세부터
소속기관	보육원 • 유치원 지체장애아 통학		초등학교 저학년, 고학년	중학교	고등학교, 대학 등	복지시설 일반 근무

*장년기, 중년기, 노년기에 대한 내용은 이번 기사에서는 다루지 않았다.

- **표 6**은 성장발달 평가에 사용되는 검사명과 대상 연령을 나타낸다. 성장발달을 평가할 때는 아동의 달력연령과 평가 영역에 따라 검사를 선택한다. 정상 아동이 역연령(월령)에 획득한 과제를 같은 시기에 획득했는지, 혹은 늦게 획득 했는지, 영역이나 분야에 편차가 있는지 파악한다.
  - ▸ 이러한 평가는 보건교사, 임상심리사, 보육교사, 아동지도사 등 다른 전문직종도 함께 평가하고 그 결과를 공유한다.
- 어느 평가도 한 번만 판단하는 것이 아니라 지속적으로 경과를 추적하여 성장과 함께 따라잡는지, 뒤처진 상태로 유지되는지, 항목에 따라 이상성이 출현하여 일탈이 발생하는지 파악한다.
- 성장발달을 다각적인 평가로 파악하는 것은 재활치료 프로그램 작성에 필요하다.

표 6 ● 성장발달 평가에 사용되는 검사명 및 대상연령

평가 영역별	검사명	대상 연령
각 행동 영역의 발달 프로파일을 검사하는 것들 종합발달평가	엔조지(遠城寺)식 영유아 분석적 발달 검사법	0~4세
	영유아 정신발달 질문지[츠모리(津守)식]	0~7세
	DENVER II 덴버 발달판정법	0~6세
	신판 K식 발달검사	0 ~ 15세
	일본판 밀러 발달 선별검사	2~6세
	포티지식 영유아 발달 검사표	0~5세
	영유아 발달 지도법	0~2세
	운동 연령 검사(motor age test: MAT)	0~6세
자세반사 및 운동발달 검사	Milani-Comparetti 운동발달 검사표	0~2세
	운동 연령 테스트	0~6세
지적발달검사	다나카(田中) 비네 지능검사	2세~성인
	WPPSI 지능검사	3~7세
	WISC III 지능검사	5 ~ 16세
	Kaufman Assessment Battery for Children(K-ABC)	2 ~ 12세
언어발달 검사	회화 어휘 발달 검사	3 ~ 10세
	ITPA 언어 학습 능력 검사	3~8세
시지각-시각인지 등 검사	프로스티그 시지각 발달 검사(DTVP)	4~8세
	시각 지각 능력 검사(TVPS)	4~12세
	코스 입방체 조합 검사	6세 이상
사회성 발달 검사	신판 S-M 사회능력검사	1 ~ 13세
	다켄(田研)식 사회성숙도 진단검사	유아 • 초등학생

WPPSI : Wechsler Preschool and Primary Scale of Intelligence, WISC : Wechsler Intelligence Scale for Children, ITPA : Illinois Test of Psycholinguistic Abilities.

- 표 6에서 소개한 검사 중에서 DENVER II 발달판정법을 예시한다(그림 3). 이 검사(법)는 0~6세 아동을 대상으로 발달을 **대근육 운동, 소근육 (손) 운동과 적응, 언어, 사회성 발달**의 4개 영역에서 평가한다.
  - 각 분야의 과제를 표로 정리한 용지(그림 3)에 결과를 기입한다.
  - 과제 획득 시기를 점으로 표시하는 것이 아니라 획득 시작부터 획득 종료까지의 월령을 폭으로 표시하고 있다. 대상의 달력 연령에 선을 그어 각 영역에서 교차하는 과제를 할 수 있는지 여부를 평가한다.
  - 역연령이 1세까지는 수정 월령으로 평가하는 경우가 많다.

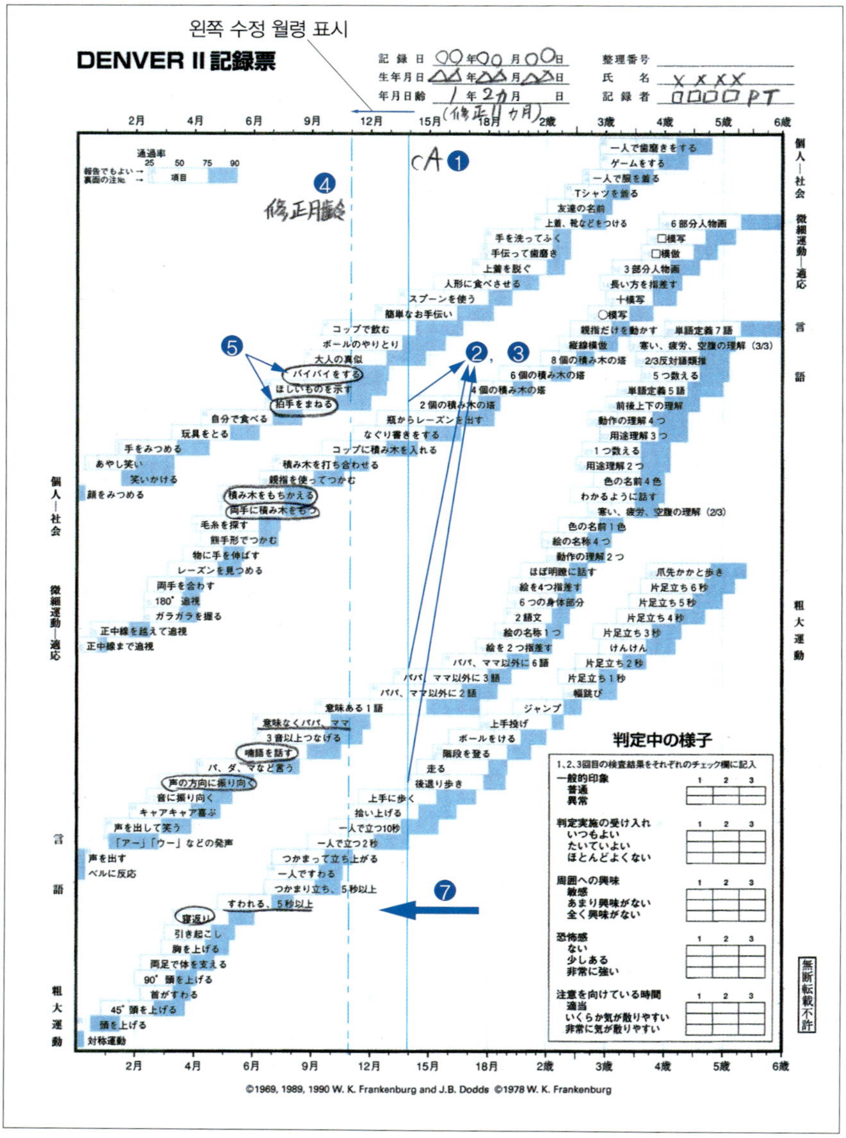

사례 정보

현재 1세 2개월

수정 월령 11개월(예정일보다 3개월 일찍 출생)

검사 진행 방법

❶ 나이에 선을 긋다

❷ 선상의 항목 평가하기

❸ 이 사례에서는 4가지 항목이 모두 불가능했다.

❹ 따라서 출생 예정일로부터 계산한 수정된 월령으로 다시 평가한다.

❺ 수정 월령에서는 개인–사회 항목만 가능했다.

❻ 소근육 운동–적응, 언어, 대근육 운동 항목을 평가한다.

❼ 결과: 이 사례는 수정된 월령에서도 발달이 지연되어 있으며, 특히 대근육 운동이 뚜렷하게 지연된 것으로 나타났다.

그림 3 ● **DENVER II 발달판정법을 이용한 검사 : 기입 예시**

일본소아보건협회의 허가를 받아 전재

B. 운동장애 및 ADL 평가 : 장애의 중증도 및 예후 예측 평가

• 표 7은 뇌성마비 및 뇌성운동장애 아동(자)에게 사용하는 운동장애와 ADL의 평가방법을 나타내며, 대상 연령과 평가 내용 및 특징을 설명하였다. 뇌성마비 특유의 장애상 중증도 판별과 예후 예측, 그리고 ADL 동작을 평가한다.

C. 뇌성마비 특유의 자세 및 동작 평가

• **자세 반사**(postural reflex), **근 긴장**(muscle tone), **운동 패턴**(movement pattern), **및 정위 반응**(righting reaction)에 대한 평가를 실시한다.

표 7 ● **뇌성마비 및 뇌성마비 및 뇌성운동장애 아동(자)에게 사용되는 운동장애 평가 및 ADL 평가**

평가법	평가 내용 및 특징	대상 연령
대운동 능력 분류 시스템(GMFCS)	6세 이후 최종적으로 도달하는 운동을 5단계로 분류 및 계층화하여 운동의 단계를 5단계로 구분	2~12세
대운동 능력 척도(GMFM)	기본 운동 능력 변화, 88개 항목, 5세 아동의 정상 운동 능력으로 항목을 설정 함.	—
재활을 위한 아동능력저하 평가법(PEDI)	자기관리, 이동, 사회적 기능이라는 기능적 기술과 환경 및 간병인의 도움을 통해 평가	6개월~7세
Wee FIM	ADL 평가의 FIM 소아 버전	6개월 ~7세
TELER	아동의 임상적 기록법	—
뇌성마비 간이 운동 검사 (SMTCP)	5세까지의 아동이 획득하는 5가지 자세를 단계별로 평가하는 방법	~5세
사회생활력-사회성 평가법	사회생활에 필요한 기본적인 지식과 능력을 기초능력과 실천능력으로 나누어 종합 점수로 평가한다. 청소년 버전과 유아 버전이 있다.	중학생~20세 (청소년 버전)

GMFCS : Gross Motor Function Classification System, GMFM : Gross Motor Function Measure, PEDI : Pediatric Evaluation of Disability Inventory, Wee FIM: Wee Functional Independence Measure [어린이를 위한 FIM(wee는 '작은'이라는 뜻)],TELER: LeRoux 방식에 의한 치료 평가법, SMTCP: Simple Motor Test for Cerebral Palsy.

- 뇌성마비는 중추신경계가 손상되어 원시반사의 약화 및 소실, 바로잡기 반응이 나타나지 않는다. 자세 유지가 어려워지고 자발적 운동도 억제된다.
- 2세경까지는 특히 **각 자세별 경과를 파악**하는 것이 중요하다.
- **그림 4**는 뇌성마비의 특징적인 운동장애인 근긴장도 증가와 경련성으로 발생하는 특징적인 자세와 동작을 보여준다. 생후 10개월이 지나도 비대칭 긴장성 경부반사(asymmetrical tonic neck reflex: ATNR)가 남아있는 모습과 가위 다리 자세(scissoring position), 쪼그려 앉기 자세(w-sitting), 긴 앉은 자세(long sitting) 시 하지의 근긴장도가 높은 모습을 볼 수 있다.
- 이 외에도 고관절 아탈구(탈구), 측만증, 첨족이 발생하기도 한다.
- **그림 4**의 이러한 자세와 동작은 패턴화되어 고정되기 쉬우며, 새로운 자세의 습득과 운동을 방해한다. 또한, 이러한 패턴화된 자세와 동작은 정형화된 발달의 다양성이 풍부한 활동을 상실하게 된다.

【❶ 자세 근긴장도 평가】

- 뇌성마비 아동의 경우, 근긴장은 자세에 크게 영향을 받아 저긴장과 과긴장 모두 발생한다.
  - ▸근긴장도 평가 결과는 누운 자세(바로 누운 자세, 엎드린 자세), 앉은 자세 등 자세와 운동에 따라 달라진다.
- 평가 시 연령이 신생아나 유아의 경우, 각성 상태나 컨디션 등을 고려해야 한다.
- 자세 근육의 긴장은 운동 시작 준비 시 적절한 상태이면 좋지만, 뇌성마비 아동의 경우 저긴장 상태에서는 자발적 운동이 부족하고, 목가누기나 앉은 자세 유지 등이 어려워진다. 반면, 과긴장은 자발적 운동이 감소하는 결과를 초래한다.
- 어느 경우든 협조적인 운동이 적어지고, 관절가동범위(ROM)에 제한이 생긴다.

【❷ 근력 평가】

- 근력 평가는 자세 근긴장(저긴장 또는 과긴장)의 영향을 받거나 병적 자세반사(pathologic postural reflex)가 남아있기 때문에 그 실시에 의문을 제기하는 의견도 있다.

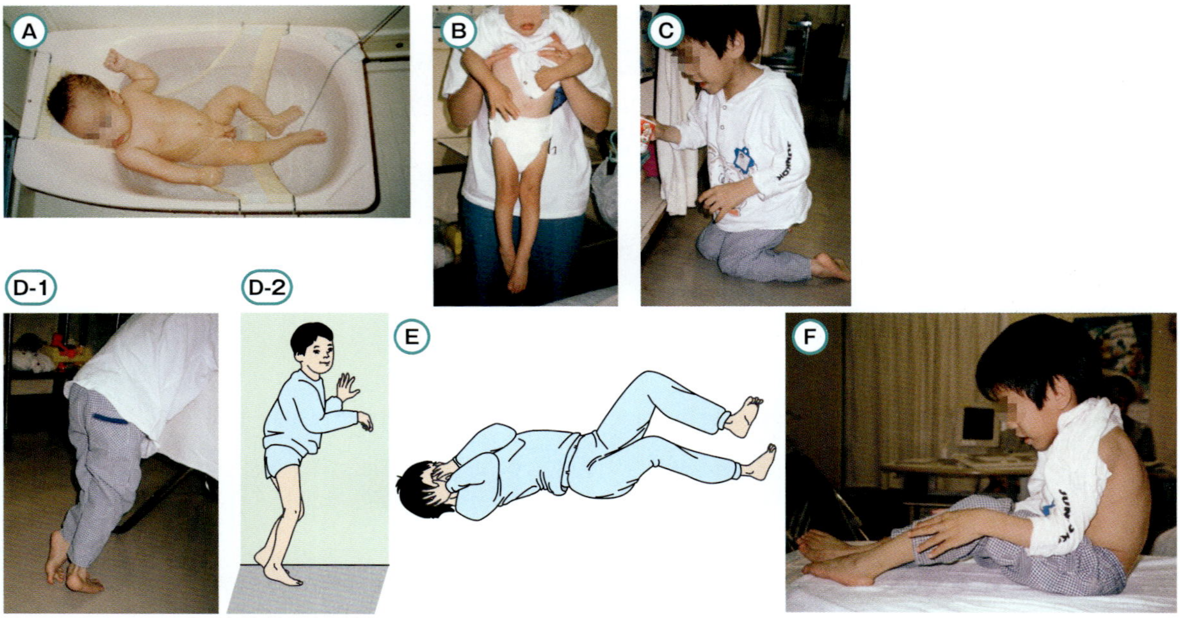

그림 4 ● **뇌성마비의 특징적인 자세**

A) ATNR 잔존(Asymmetrical Tonic Neck Reflex: ATNR): 아동이 특정 자세를 취할 때 목을 돌리면, 팔과 다리가 비대칭적으로 반응하는 현상.
B) 가위 다리 자세(scissors position): 다리가 서로 교차하거나 비정상적인 형태로 위치하는 자세.
C) W 앉기(W-sitting): 무릎을 구부려 양쪽 다리를 양옆으로 벌리고 앉는 자세.
D) 크라우칭 자세(crouching posture):
D-1: 일어설 때 도움을 받으며, 하체가 비대칭적으로 굴곡된 상태에서 일어서는 모습.
D-2: 서 있는 자세를 유지할 수 있으나, 여전히 하체는 굴곡된 비대칭적인 자세를 보임.
이 모든 자세는 하체가 굴곡된 비대칭적인 자세로 나타난다.
E) 바람에 휘날리는 엉덩이 자세(windblown hip): 엉덩이가 외회전되어 비대칭적인 다리 위치를 보이는 상태.
F) 골반 후경(pelvic retroversion): 골반이 뒤로 기울어져 있으며, 이로 인해 엉덩이 관절과 무릎 관절의 굴곡 구축(hip and knee flexion contractures) 및 발목의 족저굴곡(plantarflexion) 현상이 발생한다.

- 그러나 제한된 상황을 감안한다면, 근력 평가는 재활치료 프로그램을 고려할 때 의미가 있다.
- 기존의 개별 근육을 평가하는 방법과 함께 근육군 및 관절 운동을 고려하여 도수근력검사(MMT)를 시행한다.

【❸ ROM】

- 유아기부터 중추신경장애로 인해 자세와 운동발달에 영향을 받아 자발적 운동이 감소하고 ROM에 제한이 생기기 쉽다.
- 또한, 일상생활에서 취할 수 있는 자세가 제한적이기 때문에 ROM의 제한은 전신에 걸쳐 있다.
- ROM은 경증 소아에서는 보행과 균형에 영향을 미치지만, 중증 소아에서는 호흡장애와 순환장애 등 생명 예후에 큰 영향을 미친다.

【❹ 근육, 힘줄, 인대 단축 측정】

- 특유의 근육, 힘줄, 인대 단축이 나타나기 쉬우므로 ROM과 함께 검사한다.
- 단축이 일어나기 쉬운 근육은 장요근(iliopsoas), 대퇴직근(rectus femoris), 대퇴근막장근(tensor fasciae latae), 햄스트링(hamstrings), 비복근(gastrocnemius), 상지의 천지굴곡근(flexor digitorum superficialis), 심지굴곡근(flexor digitorum profundus)이다.

- Thomas test(**그림 5**), hip up phenomenon test(엉덩이가 올라가는 현상), Popliteal angle test(슬와각) 등으로 측정한다.

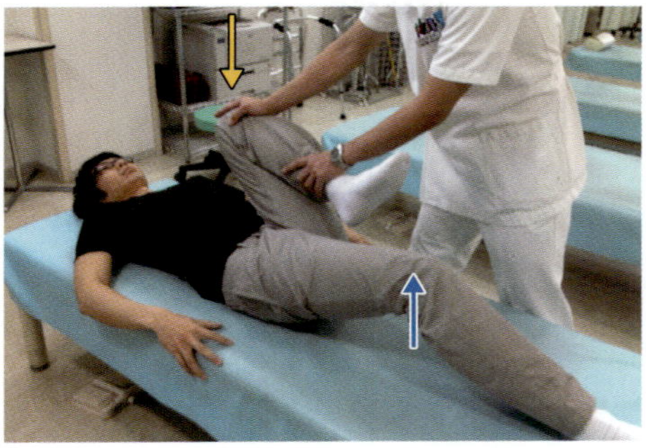

그림 5 ● Thomas test
한쪽 고관절을 최대 굴곡시켰을 때 반대쪽 고관절이 굴곡 되면(→), 반대쪽 고관절 굴근군([대퇴직근(rectus femoris), 장골근(iliacus), 대요근(psoas major), 봉공근(sartorius), 대퇴근막장근(tensor fasciae latae)])의 단축이 있어 양성으로 판단한다.
문헌1에서 재인용.

3 재활 프로그램

1) 치료 원칙

- 뇌성마비 아동은 개인마다 장애 양상이 다르기 때문에 동일한 대응이 어렵다. 뇌성마비 특유의 장애의 다양성을 이해하고 개별 장애를 파악하여 대처하는 것이 필요하다.
- 앞서 언급한 바와 같이 장애 부위, 장애 유형, 원인 질환과 동반 증상, 장애의 중증도, 지적장애가 성장 발달에 영향을 미친다.
- 전형적인 운동발달 과정과 비교하여 획득하지 못한 과제나 다른 점(병적 증상이나 운동의 이탈 등)이 주요한 문제가 되지만, **표 5**에서 보는 바와 같이 연령에 따라 재활의료진이 다루는 과제가 달라진다.
- **표 8**은 각 발달단계 별로 의료, 보건, 교육, 가정이 해결해야 할 과제를 제시하였다

표 8 ● 발달장애의 재활 : 생애단계별 접근법

	영아기	유아기	학령기		청소년기	성인기
연령 구분	0~1세	1~6세	6~15세		15~20세	20세 이상
의 료	조기발견 진단 및 치료		성장 대응 2차 성징			생활습관병 노화
보 건	육아지원 육아지도		학교 보건			
복리후생	아동발달지원				장애인 복지제도	
보 육 교 육	보육원・유치원 지체장애아 통학		초등학교	중학교	고등~ (대학 등)	복지시설 일반근무
가 정	생활지도	가족 간병	가족 간병 주체 복지제도 이용 검토		복지제도 이용(성인으로의 전환기)	
사회참여		가족행사 지역행사	통학 지원 방과후 지원		이동 지원	
환경정비	자세유지	이동보조기구 앉은 자세 유지 장치	학교용 휠체어		주택 개조 검토	

memo 최근 재활의료의 노력

뇌성마비 등 소아를 대상으로 한 재활 접근법은 의료, 복지, 교육 등의 다양한 분야에서 시행되고 있지만, 과학적으로 효과나 근거가 충분히 검토되지 않은 경우가 많았다. 1986년 미국의 Public Law 99-457에 의해 가족과 본인의 요구를 기본으로 한 개별적인 대응을 중시하는 family-centered parent participation이 채택되었다. 이 가이드라인은 다음과 같은 내용을 제안하고 있다: ① 부모의 의견 결정을 통한 전문가 서비스 제공, ② 부모의 역할을 강화하는 지원, ③ 가족과 동등한 파트너십을 통한 가족 프로그램 지도, ④ 부모의 요구와 가정 생활을 고려한 지도, ⑤ 아이의 기술뿐만 아니라 사회적 역할을 중시하는 접근법 등. 일본에서는 유아기에는 아동의 신경 발달 획득을 중시한 물리치료를 진행하고, 그 과정에서 가족과 본인이 원하는 목표 지향적 접근법을 수행하는 것이 중요하다고 여겨진다. 이는 물리치료의 과제를 가족과 공유하고 그 달성을 목표로 하는 접근법이다.

2) 목적별 재활치료

- 그림 6은 아동의 발달 단계와 목적에 따른 재활치료의 실시 내용을 나타낸 것이다.
- 먼저, 기본적인 노력으로는 '운동발달 및 자세습득' 과 '변형구축 예방 및 노화에 대한 대응' 이 있다.
- 소아의 재활치료는 많은 술기와 기법이 있다. 운동학습이론(motor learing theory)이나 신경발달학적 이론, 행동체계 접근법, 자세와 운동의 조절, 경직에 대한 운동요법 등이 있지만 이 책에서는 각각의 이론이나 수기보다는 재활치료의 목적에 따른 실시 내용을 다루고자 한다.
- 영아기부터 학령기 전반: **자세 유지력을** 획득하고 **운동 발달을 촉진한다**. 이 시기에는 가족에 대한 지도로서 전문시설에서 '치료 교육' 이 이루어지는 경우가 많다. 통원 서비스, 가정 방문 등을 통해 아동의 발달 지원에 재활치료로 참여 한다.
- 학령기부터 청소년기: 급격한 성장에 대응하여 **관절구축 및 2차 장애**를 예방한다.
- 이와 함께 **영아기에는 육아 지원과 가정생활 태도 유지**, 유아기에는 신체적 자립과 이동수단 확보에 힘쓴다.

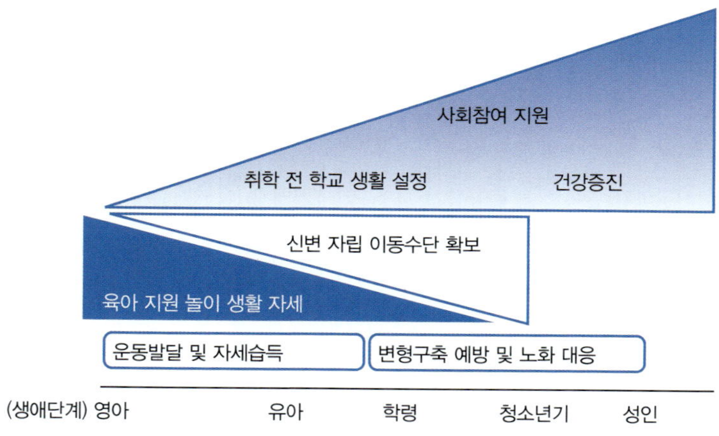

그림 6 ● 재활치료의 목적(대상자의 생애주기별)

A. 신생아기 및 영아기: 운동 발달과 자세 습득을 위한 노력

- 신생아기 및 영아기에는 자세(posture)와 운동 발달(motor development)의 과제인 정좌(sitting posture), 상하지의 자발적 운동(spontaneous movement), 엎드린 자세 및 바로 누운 자세를 촉진하는 것이 중요하며, 운동 발달 평가 결과를 참고하여 재활치료를 진행하는 것이 중요하다.

- 운동 발달의 평가 결과를 참고하여 재활를 진행하는 것이 필요하다. 아동의 발달 상태에 맞추어 적절한 치료 방법을 선택하여, 운동 능력과 근육 발달을 돕는다.
- **그림 7, 8**은 자세와 운동을 도와주면서 자발적인 운동을 유도하는 방법으로, 소아 재활치료에서는 이를 핸들링 접근법이라고 한다.
- 뇌성마비의 특징적인 자세가 바로 누운 자세나 엎드린 자세, 목 가누기, 뒤집기의 운동을 방해한다. 이를 이해한 후, 자세의 지지면을 안정시키고, 몸통과 머리를 지지하면서 자세 유지를 촉진한다.
- 지지면을 몸에 밀착시키기 위해 **그림 9**와 같이 가슴 앞쪽에 쿠션을 놓아 보조한다.
- 대상 아동은 이 자세에 익숙하지 않아 불편함을 나타내거나 칭얼거리는 경우가 많지만, 도입 방법을 고안하여 아동이 편안한 자세를 취할 수 있도록 한다.

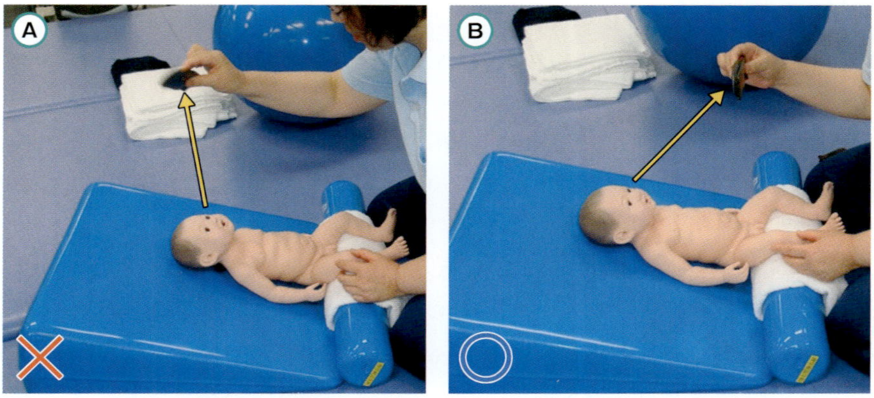

그림 7 ● 누운 자세를 유도하는 시각을 통해 누운 자세를 안정화시킨다.

목소리나 장난감을 사용하여 누운 자세를 취하도록 유도한다.

A) 장난감이 눈높이보다 높으면 머리를 뒤로 젖히고 몸을 뒤로 젖히기 쉽다.

B) 장난감이 가슴이나 그 아래에서 복부가 안정된다.

Ⓐ **엎드린 자세** Ⓑ **누운 자세**

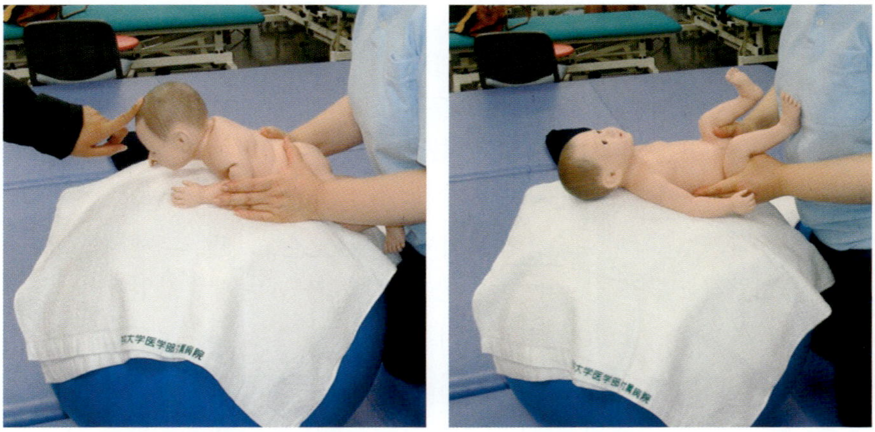

그림 8 ● 엎드린 자세 및 누운 자세 획득 (예 : 밸런스 볼 사용)

A) 가슴에서 복부가 구체에 접촉하여 안정된다. 머리보다 골반 주변이 밸런스 볼보다 약간 아래쪽에 위치하여 머리를 올리기 쉽고, 몸을 일으키기 쉽다.

B) 밸런스 볼에서의 누운 자세는 wedage보다 불안정하고 난이도가 높다. 양하지 마비(diplegia)의 경우 하지를 크게 굴곡시키면 안정화되기 쉽다.

Ⓐ 엎드린 자세

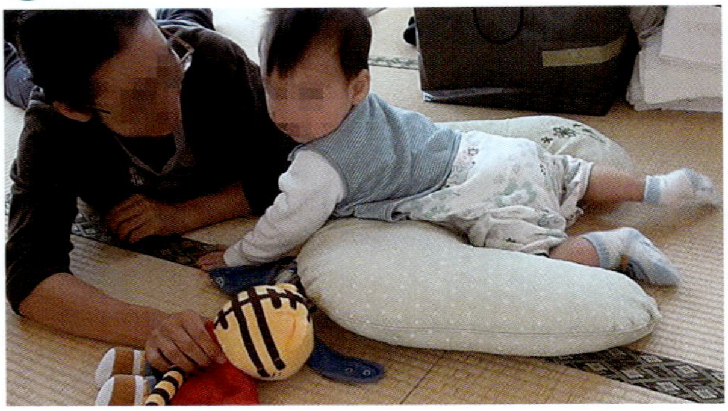

Ⓑ 누운 자세

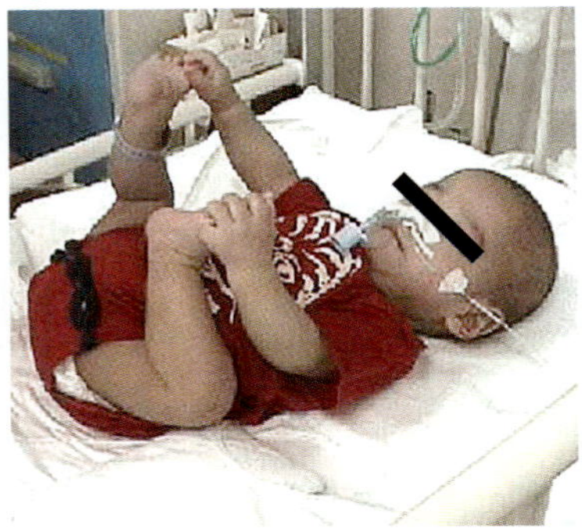

그림 9 ● 가정에서 엎드린 자세와 누운 자세의 습득
그림 7, 8에서 엎드린 자세를 유도하여 가정에서 자세를 습득해 나간다.
(A) 아이가 머리를 들어 올리고, 몸통을 일으켜 상지로 지지한다.
(B) 머리를 중앙에 두고 상하 사지를 들어 올린다(bottom lifting).

- 뇌성마비에서는 앉기 자세로 이어지는 엎드린 자세가 중요하며, 이 자세에서 머리 들기, 체간의 신전, 상지의 지지를 촉진하도록 한다. 그리고 이를 통해 배밀이(crawling)나 네 발 기기(creeping) 등의 이동으로 이어질 수 있다.
- 자세 습득에 필요한 운동과 자세의 경험을 촉진하면서 단계적으로 재활치료를 진행하는 것이 필요하다.
- 신경운동발달은 발달의 연속성과 운동의 다양한 조합, 경쟁이라는 특성을 가지고 있다. 뇌성마비 아동의 경우 발달의 순차성은 중요하지 않다. **발달을 저해하는 요인을 줄이는 동시에 아동의 자발적인 운동을 이끌어내고, 습득한 자세를 일상적인 장면에 잘 적용시켜야 한다.**
- 또한 누운 자세에서 엎드린 자세로 자세를 연결하는 동작이 자립하는 것도 중요한 과제이지만, 이 시기에는 먼저 각각의 자세로 물건을 제대로 보고, 만지고, 잡는 것(시각, 청각, 지각)을 유도한다.

B. 유아기 : 육아 지원, 놀이, 생활 태도 지도

- 가정의 육아 환경과 육아 방법이 큰 영향을 미치기 때문에 주 1회 1시간 정도의 재활치료뿐만 아니라, 동시에 **가정에서의 생활환경과 간병방법을 지도**하는 것이 필요하다(그림 10). 이 때, 바람직하지 않은 안는 방법이나 간병의 주의점도 지도한다(그림 11).
- 장좌위(long sitting)를 억지로 취하지 않도록 한다.
  - ▸ 앉는 자세는 그림 10과 같이 여유롭게 뒤에서 받쳐주거나 고관절 · 무릎 관절을 굴곡시키는 의자 앉는 자세가 바람직하다. 또한, 의자를 이용하여 보조를 하는 경우도 있다.
- 발바닥을 바닥에 닿게 하고, 일어서려고 하지 않는다(그림 11B).
  - ▸ 하지의 교차 신전으로 인해 근육의 긴장이 높아져 아이도 불편함을 느낀다.
- 안을 때 겨드랑이만 받치면 불안정해지고 하지의 근긴장이 높아진다(그림 11C).
  - ▸ 몸통의 앞쪽을 지지하고, 고관절을 굴곡하여 웅크린 자세를 취하는 것이 좋다.
- 겨드랑이만 잡고 엎드린 자세를 취하는 것은 불안정하여 좋지 않다. 상지로 버티고 지지하지 못하거나 머리를 일으키지 못하고 뒤로 물러나게 된다(그림 11D, E).

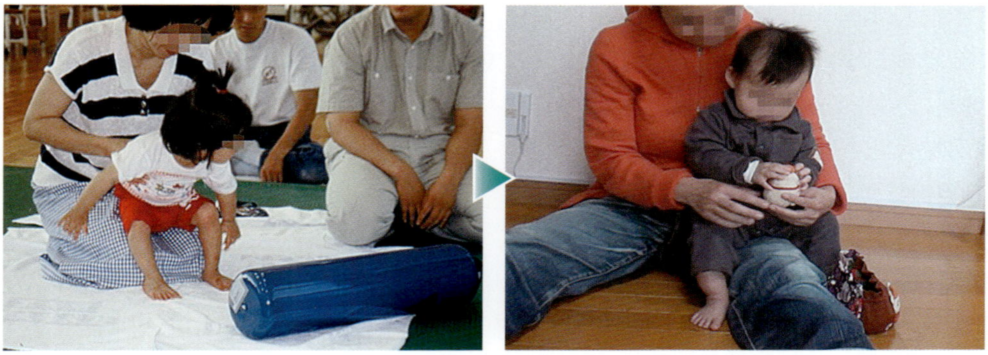

〔물리치료 장면에서 방법 지도하기〕

- 지지하는 지점
- 말걸기나 놀이의 내용을 통해 몸통을 제대로 세우는 방법을 확인한다.

〔가정에서의 놀이 자세〕

- 보호자의 허벅지 위나 쪼그려 앉은 자세로 아이를 앉힌다.
- 보호자의 상지로 아이의 옆구리를 받쳐준다.
- 발바닥이 바닥에 닿도록 발판을 받혀준다.
- 고관절이 너무 많이 벌리거나 닫히지 않도록 한다.
- 관심 있는 것을 앞에 보여주고, 가능한 한 대칭적인 앉은 자세를 취한다.

그림 10 ● 의자에 앉은 자세를 유도하는 가정 내 놀이 자세

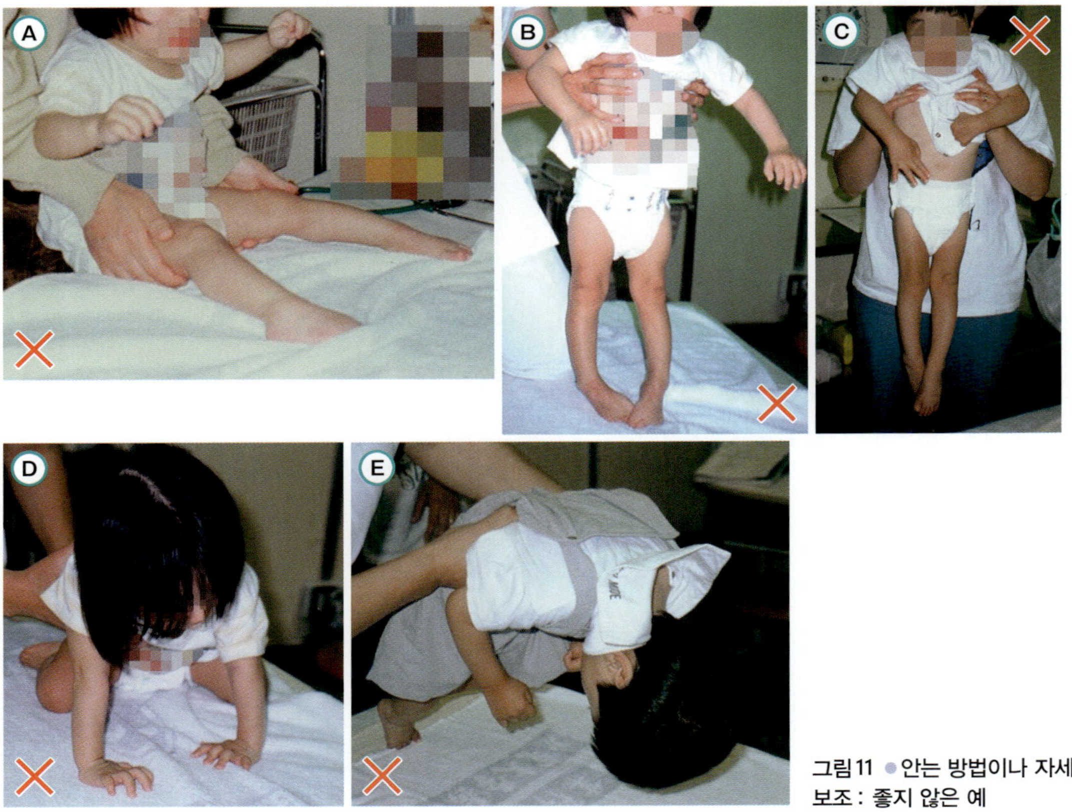

그림 11 ● 안는 방법이나 자세 보조 : 좋지 않은 예

- 가슴을 지지하고 때로는 머리를 이마로 받쳐서 천천히 바닥으로 내려놓는다. 때로는 **그림 9**와 같이 가슴 앞쪽에 쿠션을 넣어 머리를 쉽게 올릴 수 있도록 한다.
- 가족지도에서는 재활치료의 내용을 그대로 가정에서 시행하는 것이 아니라, 가족의 육아를 지원하는 것이 중요하다.
  - 하루의 생활리듬을 정돈할 수 있도록 생활 속 어느 시간대에 하는 것인지, 어떤 장면에 대한 내용인지, 생활장면을 들어본다.
  - 일상생활에서 가장 긴, 수면 시 자세, 간병 부담이 큰 목욕 시 지원을 비롯해, 놀이 자세, 옷 갈아입기(**그림 12**), 식사 등 구체적인 장면에서의 간병 방법의 주의점이나 자세를 검토한다.
  - 이 생활 장면에서는 앉는 자세에 대한 검토가 필요하다. 정액 렌탈로 이용할 수 있는 의자를 소개하거나 시판되는 의자를 이용하여 가족과 함께 고안하는 것이 중요하다(**그림 13**). 중증 아동이나 의료적 치료를 받는 아동의 경우, 목욕장면을 고려한다(**그림 14**).
- 유아기 및 영아기는 뒤집기(rolling over), 피벗 회전(pivot turn), 일어남(sit to stand), 기어가기(crawling) 등의 자세 변화가 중요한 활동 경험이다. 그러나 등으로 기기(backwards crawling)나 엉덩이로 이동하기(scooting)와 같은 정상적인 발달에서는 흔히 보지 않는 동작도 있다. 이러한 동작만으로 계속 머물지 않도록 진행 상황을 지켜보는 것이 필요하다.

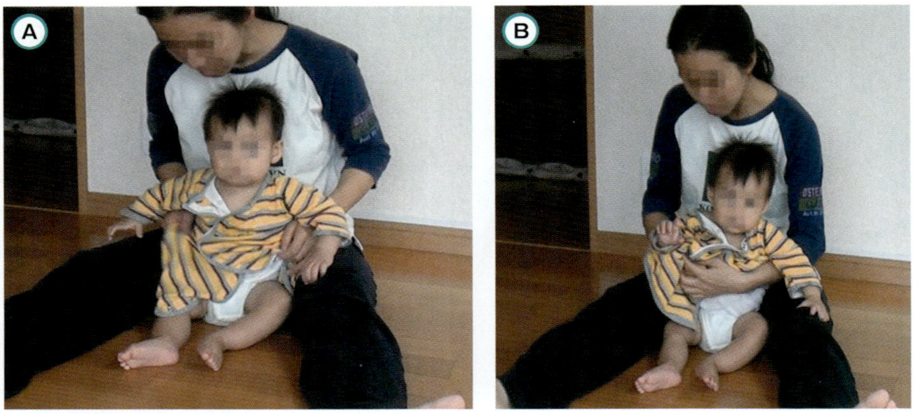

그림 12 ● 앉은 자세에서 옷 입기 및 벗기기 연습

A) 몸통을 일으켜 좌골로 받쳐주면서 앉게 한다. 아이와 몸을 밀착시켜 단단히 지지한다.
B) 말을 걸면서 옷의 소매를 벗긴다. 가족이 아이의 오른쪽 소매를 잡아당기면 자연스럽게 몸이 왼쪽으로 기울어진다. 한 손으로 아이를 앞에서 받쳐주고, 다른 한 손으로 소매를 벗기도록 한다. 이 때 말을 걸어서 옷 소매를 의식하게 한다. 반대편 왼쪽도 마찬가지이다. 바지는 아이를 앞으로 숙여 엉덩이를 들게 한 후 바지를 내리고, 마찬가지로 한쪽 다리에서 하나씩 벗긴다.

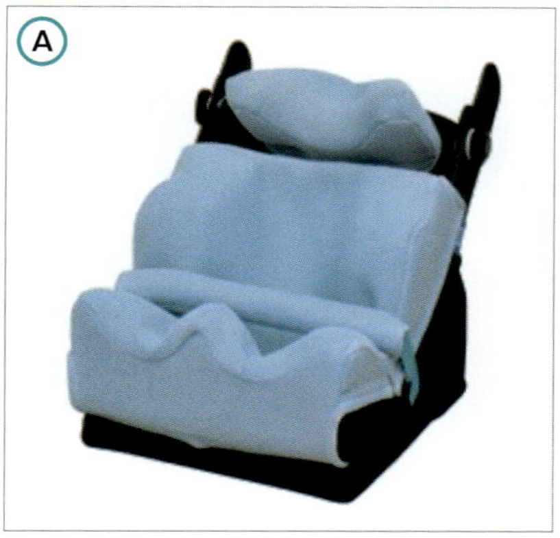

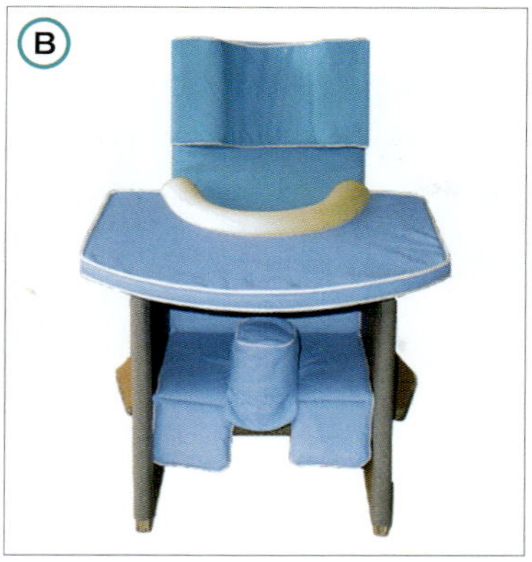

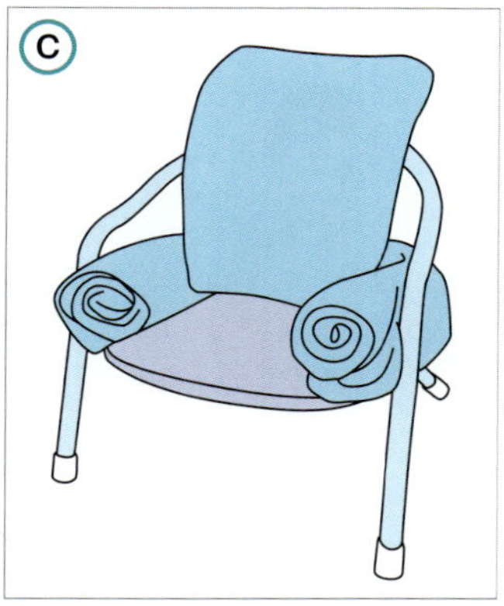

그림 13 ●**생활 자세 유지방법①**

A) 정액 렌탈로 사용할 수 있는 앉은 자세 유지 장치(이미지 제공: SucreN, Assist社).
B) 간편하게 사용할 수 있는 골판지 의자(이미지 제공: i 트라이체어, 아사히테크 주식회사).
C) 시중에 판매되는 유아용 의자를 이용하여 자세를 유지하기 쉽도록 수건 등으로 조정한다.

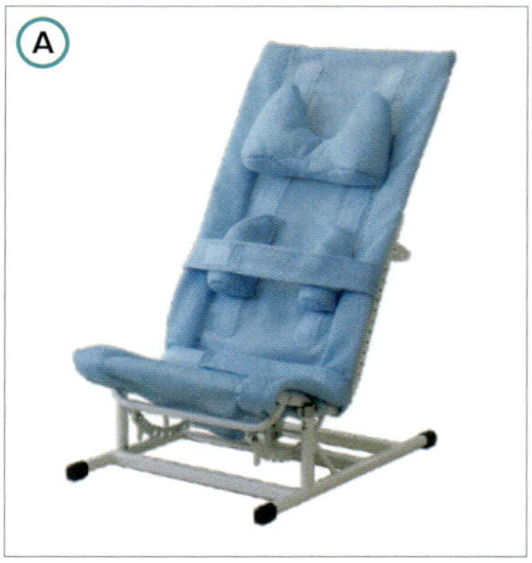

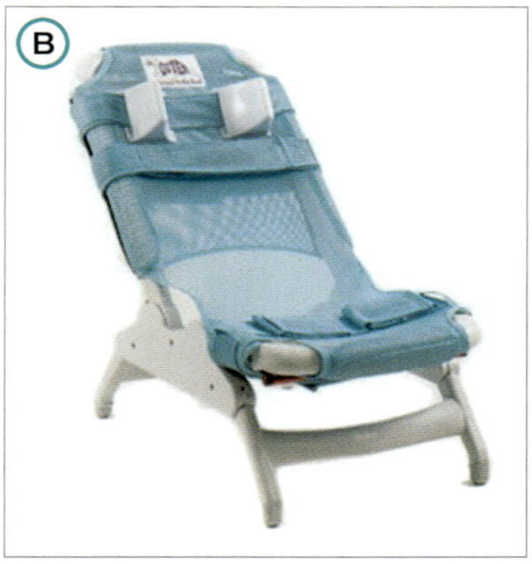

그림 14 ●**생활 자세 유지방법②**

중증 아동이나 의료적 치료가 필요한 아동의 경우 목욕용 의자(샤워 의자)가 필요할 수 있다. A) Aqua pit Ⅱ(이미지 제공: 주식회사 키사쿠 공방), B) 콜롬비아산 Otter(이미지 제공: 쇼와무역사).

C. 취학 전: 학교 생활 설정

- 성장과 함께 유치원, 보육원, 소아치료시설에서 집단생활을 경험하게 한다. 보육 장면이나 학교 생활 장면에서 자세를 설정한다.
- **그림 15**는 보육 및 치료 장면에서의 앉은 자세의 사례를 보여준다. **그림 15A**는 어린이집에서 잠시 쉬는 장면과 식사 장면에서 체간을 잡고 하반신 보조기를 사용하면서 안정된 앉은 자세를 취하는 모습이다. **그림 15B**는 앉은 자세 유지가 어렵지만 앉은 자세 유지 장치와 가슴 벨트를 이용하여 치료 장면에서 앉은 자세를 취한 모습이다.
- 삼킴-섭식 장애는 호흡기능과 관계가 크다. 수유에서 이유식으로 넘어가는 단계에서 식사 자세의 조정과 보조에 힘쓴다.
- 자세 조절이 어려운 뇌성마비 아동의 경우, 식사 시 보조자가 안아서 식사를 하고(**그림 16**), 필요에 따라 앉은 자세 유지 장치나 이동용 휠체어를 제작한다(**그림 17**).

Ⓐ 사례1

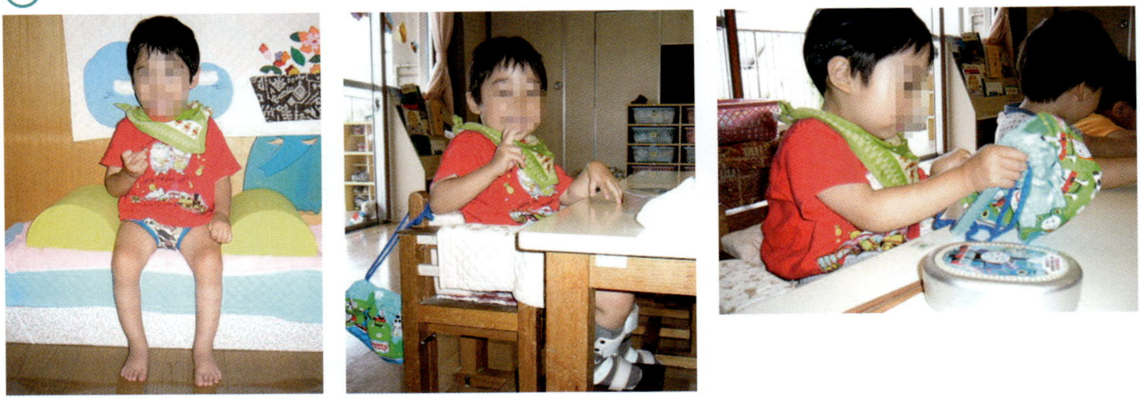

Ⓑ 사례2

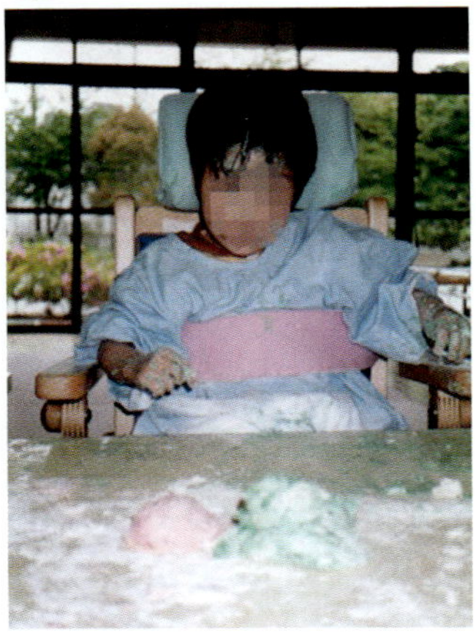

그림 15 ● **보육 장면의 앉은 자세**

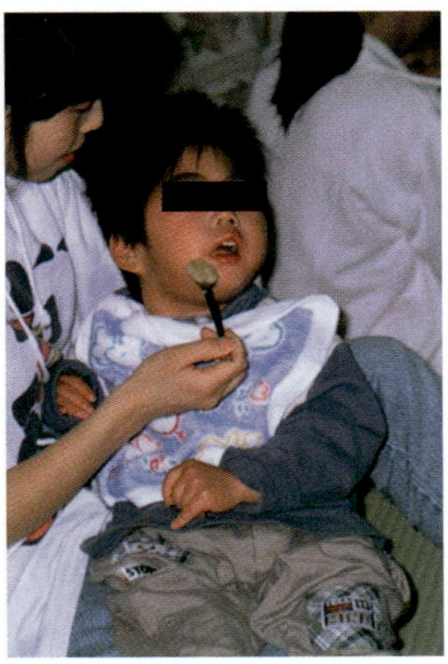

그림 16 ● **식사 장면에서의 앉은 자세**
앉을 수 없는 아동의 치료 장면에서 식사 시 앉은 자세를 보조하는 모습

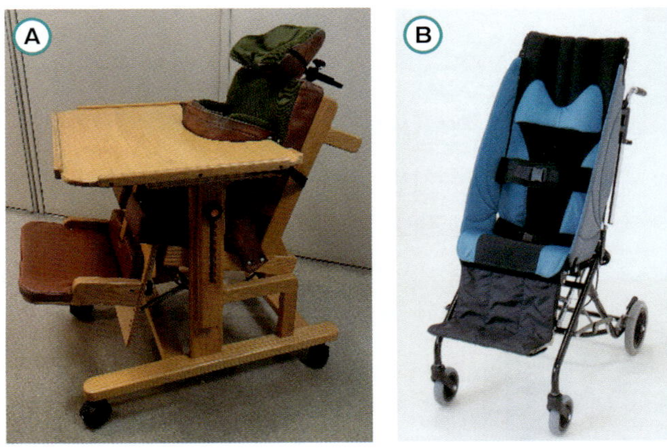

그림 17 ● **앉은 자세 유지 장치와 이동용 휠체어**

A) 맞춤형으로 제작하는 앉은 자세 유지 장치.
B) 야외 이동에 사용하는 휠체어(이미지 제공: RV-pocket Ⅱ r, 주식회사 키사쿠 공방).

D. 신변동작 자립과 이동수단 확보

- 유아기부터 학령기에는 신체 동작 자립을 위한 노력이 가장 중요하다. 화장실(**그림 18**)과 목욕, 이동수단 습득을 위해 가정과 학교생활 모두에서 노력하는 것이 중요하다.
  - 보조를 받아도 기립이 가능하거나 네발로 실내 이동이 가능한 경우에는 적극적으로 도입한다(**그림 19**).

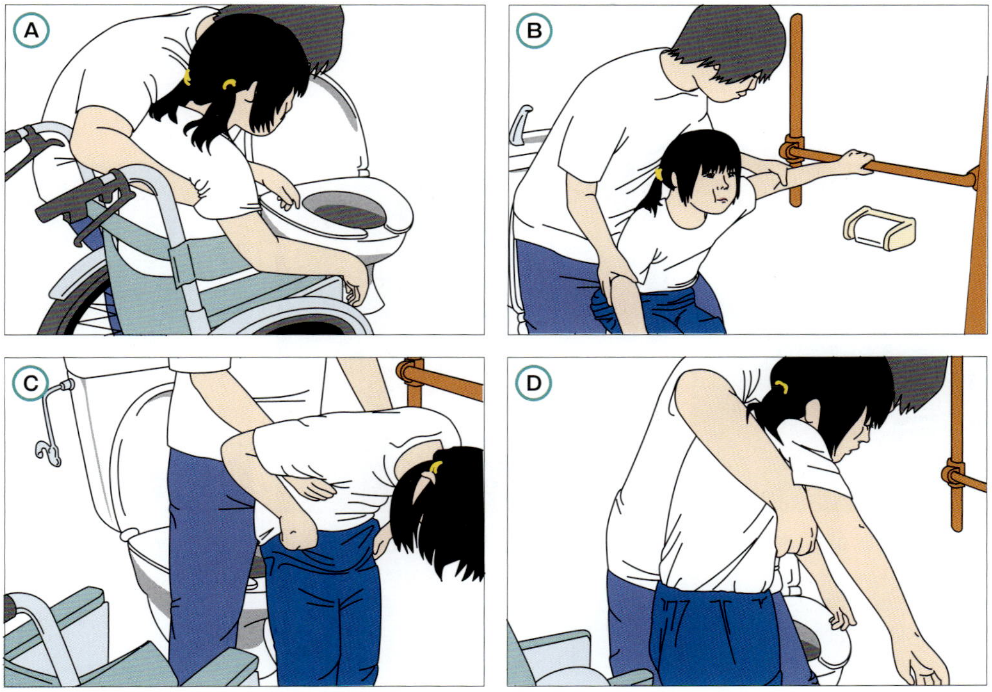

그림 18 ● 화장실 보조의 예 : 집에서 가족 한 명을 보조하는 경우
경직성 사지 마비 사례로, 상지 마비는 경미하며 좌측이 우측보다 더 심하다. 하지는 양측을 모으면 기립 시 지지하는 중심점이 되어 자세를 유지할 수 있다. 본인의 능력을 최대한 활용하며 최소한의 보조로 수행한다.
A) 휠체어에서 변기로 이동. 가족은 왼쪽 옆에서 보조한다.
B) 왼쪽 상지는 난간을 잡고 앉은 자세를 안정시킨다.
C) 변기에서 일어서는 자세는 뒤쪽에서 가족이 도와준다. 서있는 자세는 앞으로 숙인 자세이지만 유지 가능.
D) 기립 자세에서 휠체어 이동은 가족이 왼쪽에서 방향전환을 도와준다.

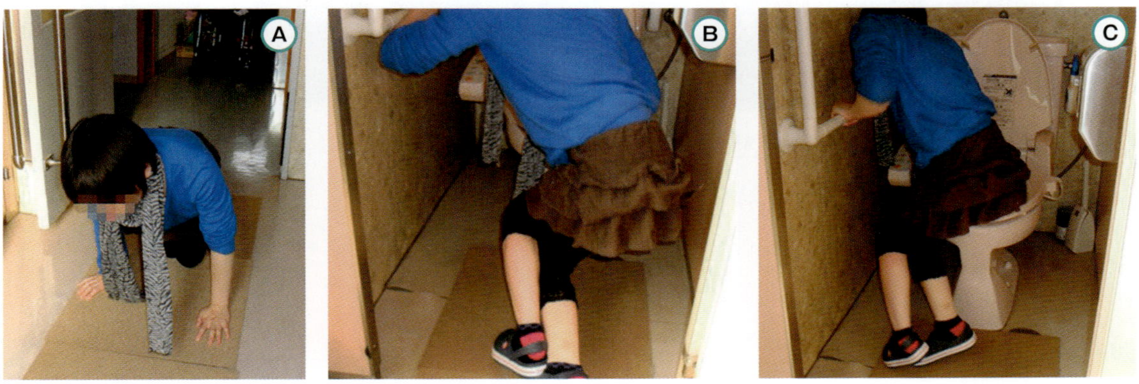

그림 19 ● 가정생활지도 예시 : 화장실
실내를 네 발로 기어 다니며 난간을 이용해 변기에 앉는다.

- 외출과 실내 이동은 성장과 함께 가족의 부담이 커지는 큰 과제이다.
  - ▸ 혼자서 앉은 자세를 유지할 수 없고, 유모차로는 자세 유지가 어려운 뇌성마비 환자의 경우, 가족의 품에 안기는 이동 수단만으로는 큰 부담이 된다. 따라서 이동 보조기구를 이용한 이동수단의 설정이 필요하다(**그림 20**). 자가용 이용 시 카시트도 필요하다.
- 취학 전에는 Buggy(복지용)나 휠체어 등을 가정생활에 도입하는 것이 중요하다. 학교 생활에서 휠체어를 탄 채로 학교 밖 활동이나 스포츠에 참가하는 경우도 있으므로 사용 장면을 고려한다(**그림 21**).

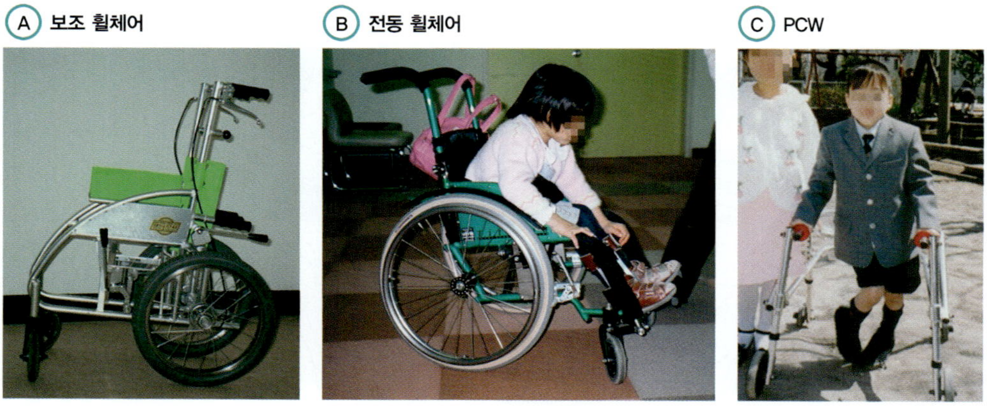

그림 20 ● 자력 이동수단 획득: 휠체어와 후방지지형 보행기(posture control walker: PCW)
A) 보조용 휠체어: 보조용 푸셔와 핸드브레이크가 부착되어 있다.
B) 자력 주행용 휠체어: 핸드림과 브레이크 조작을 스스로 한다. 단하지 보조기를 착용하고 있다.
C) 후방지지형 보행기(PCW): 단하지 보조기를 사용한다.

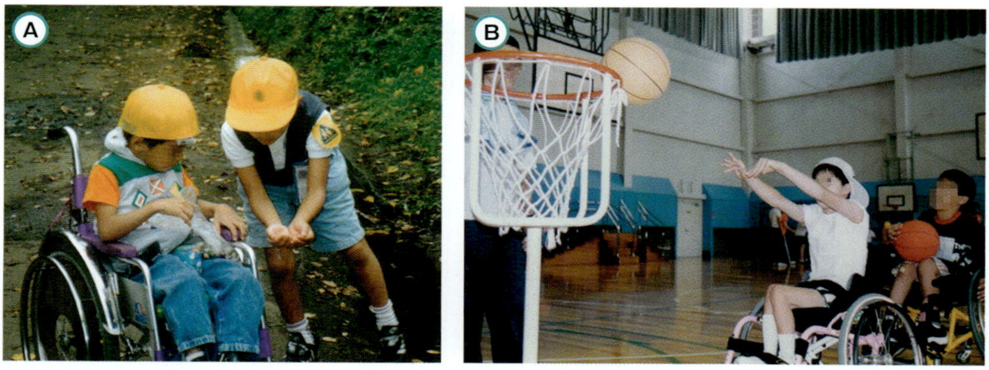

그림 21 ● 학교 생활에서의 휠체어 사용
A) 교외 학습 B) 휠체어 농구

E. 변형구축 예방, 노화에 대한 대응

- 성장기 변형과 구축, 경직에 대한 대응으로 예방이 중요하다[1,2].
- 그림 22는 경직으로 인한 첨족에 대해 성장함에 따라 영향을 미쳐 좌우 차이가 발생하거나 변형 및 구축이 나타나지 않는지 경과 관찰을 실시한 예를 나타낸다.
- 경직으로 인한 내반첨족(equinovarus)에 단하지 보조기를 사용한다(그림 23).

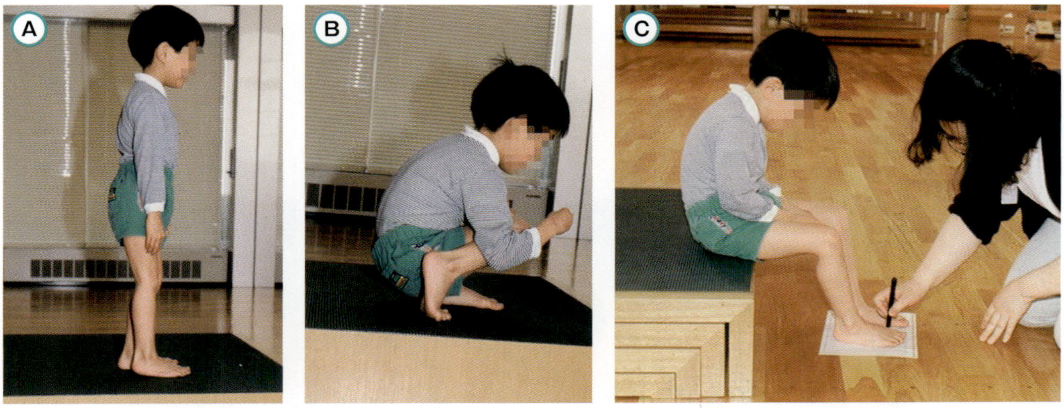

그림 22 ● 성장기 변형-구축에 대한 대응 : 예) 우측 하지의 첨족

A) 정자세에서는 발바닥이 바닥면에 접지한다.
B) 쪼그리고 앉은 자세에서는 경직이 심해져 발뒤꿈치가 뜬다.
C) 신장이 급격히 성장하는 성장기에는 경과 관찰이 필요하다. 근육의 단축, ROM의 제한, 성장의 좌우 차이를 평가한다. 좌우 차이는 발 크기, 하퇴 둘레 측정과 하중 시 아치 형성으로 파악한다

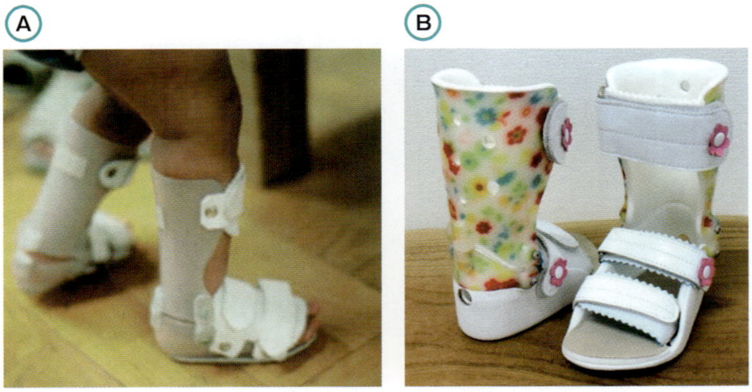

그림 23 ● 내반첨족에 대한 단하지 보조기 사용

F. 사회참여 지원 및 건강증진

- 학령기 무렵부터 공공 교통수단 이용 등 외출 지원 지도도 필요하게 된다(**그림 24, 25**). 영유아기에는 자가용을 타고 외출하는 경우가 많지만, 성장하여 사회참여를 하기 위해서는 필요하다.
- 학교생활 외의 활동이나 가족여행 등을 적극적으로 지원하고(**그림 26**), 습득한 생활능력의 실용성 여부를 판단한다.
- 학령기 무렵부터 학교 졸업 후의 생활을 상상하고, 어떤 스케줄로 어떤 기능을 유지할 것인지 PT가 평가 · 판단하고, 장기적인 목표에 근거하여 검토하는 것이 중요하다. 그리고 가족과 본인에게 설명과 동의가 필요하다.
- 또한 뇌성마비 아동의 경우 성장 후 성인기에는 2차 장애와 함께 생활습관병을 비롯해 일상생활 활동량 감소라는 과제가 있다[3].

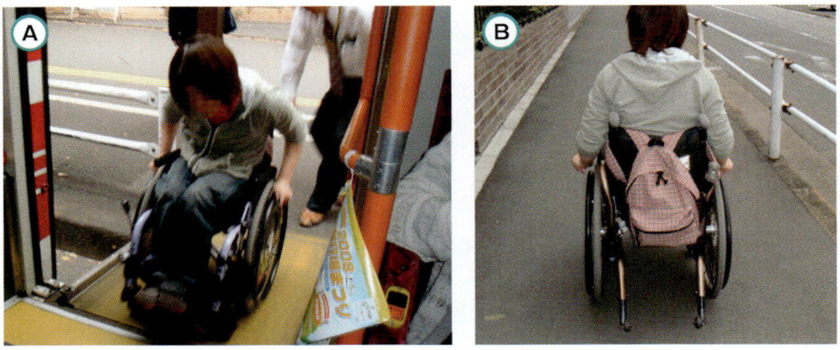

그림 24 ● 대중 교통수단 탑승(A) 및 야외 이동(B)

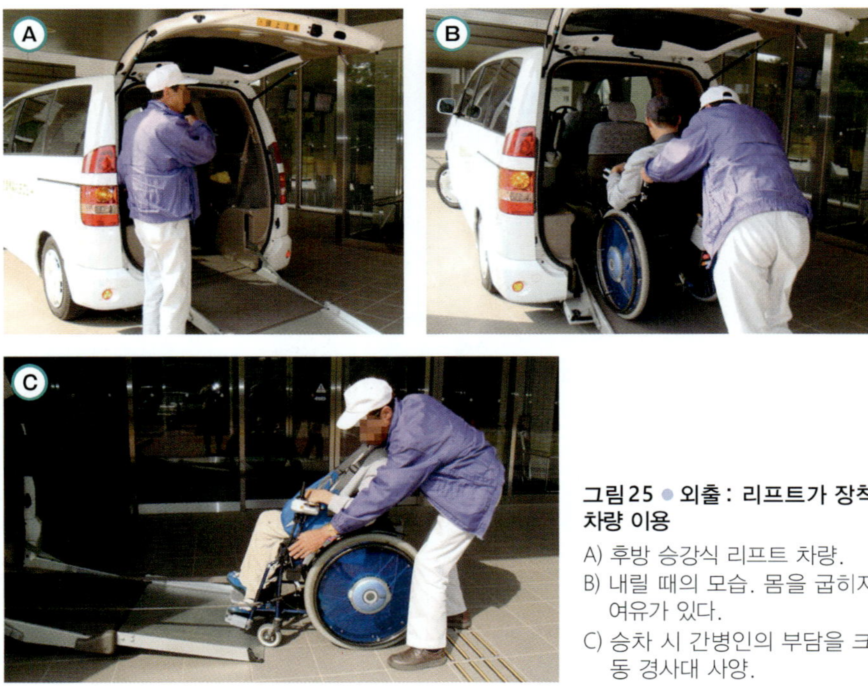

그림 25 ● 외출 : 리프트가 장착된 장애인 이동 차량 이용

A) 후방 승강식 리프트 차량.
B) 내릴 때의 모습. 몸을 굽히지 않아도 머리에 여유가 있다.
C) 승차 시 간병인의 부담을 크게 줄여주는 전동 경사대 사양.

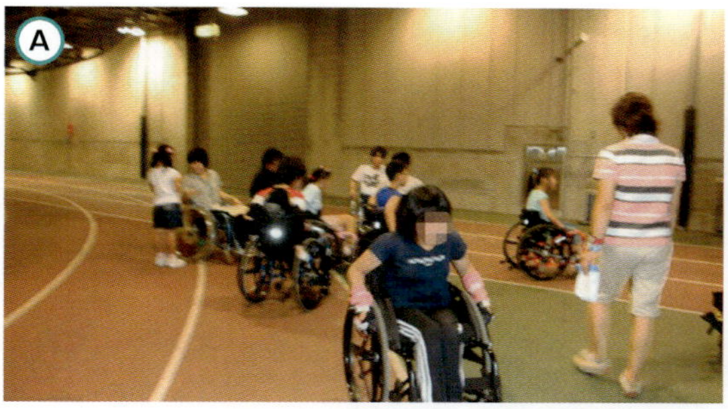

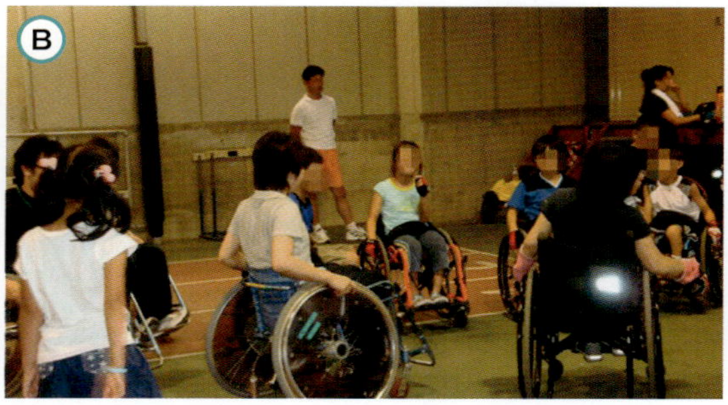

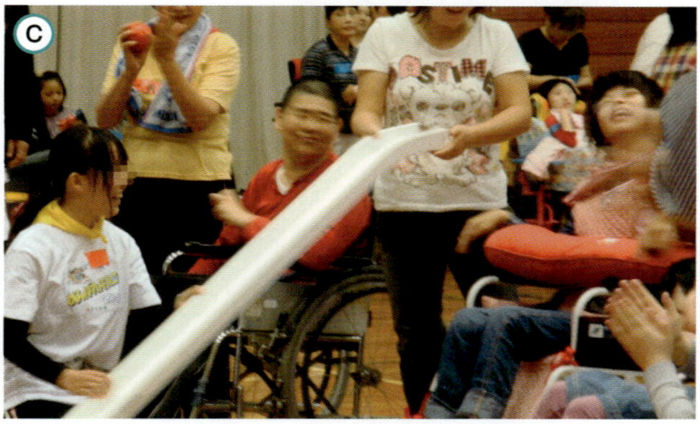

그림 26 ● 학교 밖 활동
A, B) 휠체어 육상, C) 보치아.

3) 사례

- 한 명의 재활의학 전문의가 뇌성마비 아동의 성장 과정에 지속적으로 관여하는 경우는 드물다. 따라서 청소년기부터 성인기까지 장기적인 목표를 파악하기 어렵다.
- 각 연령별로 쌓인 일상생활의 자세와 이동수단에 대해 가족으로부터 제공받은 사진을 예로 들어 설명한다.

《사례 소개》
태아 26주 6일, BW(birth weight: 출생 시 체중) 876g으로 쌍태아 중 둘째로 출생. 뇌성 마비(경직성 양측마비).

- 그림 27A, B에서 오른쪽이 본 사례로, 1세 5개월에 기어 다니기 시작했다.
- 영아기 W-sitting 사진(그림 27C)의 시기에는 서 있기는 하지만 이동은 기어 다니고 있었다.
- 3세 6개월에 휠체어를 제작하였다(그림 27D).
- 4세경부터 PCW로 보행 연습을 시작하였으며, 하지 보조기 사용으로 20 m 정도 가능하였다(그림 27E).
- 취학 시에는 집에서는 네 발로 기어 다니고, 학교에서는 휠체어(자력으로 이동)로 다녔다.
- 재활치료 장면에서는 평행봉으로 단하지 보조기를 사용하여 보행이 가능하였다(그림 27F).
- 이후 팔꿈치 관절의 굴곡구축, 무릎 관절의 운동제한에 대한 정형외과 수술을 받았다.
- 중학교에서는 실내 보행이 가능하지만, 학교에서는 휠체어 사용. 재활치료 장면에서 하지의 기능 향상 연습을 하고(그림 27G), 실내에서 로프스트랜드 크러치(Lofstrand crutch) 지팡이로 5 m 정도 보행 가능(그림 27H).

재활치료에서는 최대 능력을 끌어내면서 각 생활 장면에서 다양한 이동 수단을 취하고 있었다. 향후 성인기 휠체어에 대해서는 실용성 측면에서 간이 전동 휠체어 제작을 검토할 필요가 있다.

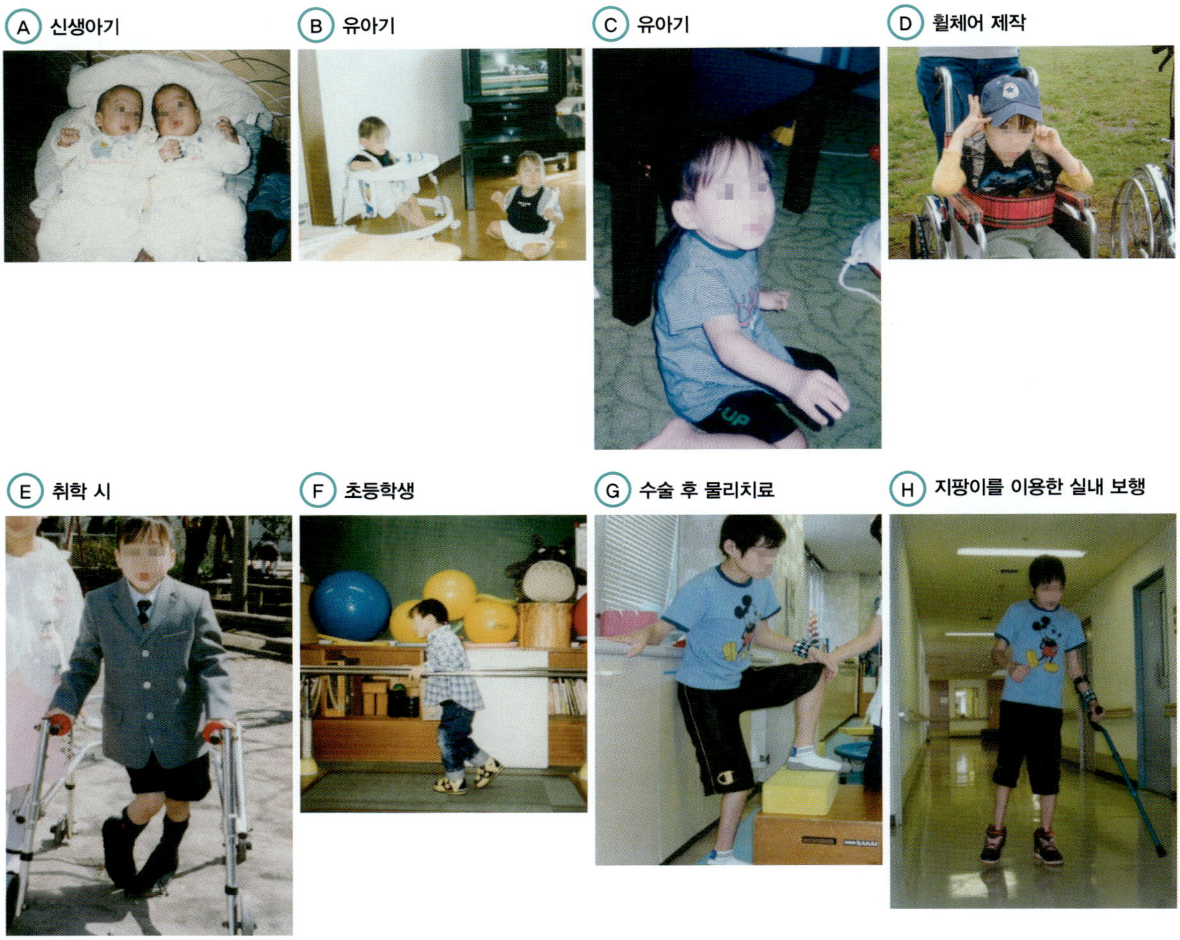

그림 27 ● 생활태도와 이동성 획득

〈문헌〉

1) 平尾利行：変形性股関節症，人工股関節全置換術．「ビジュアル実践リハ 整形外科リハビリテーション」（神野哲也/監，相澤純也，中丸宏二/編），pp231-248，羊土社，2012
2) 新田 収，中嶋和夫：脳性麻痺における姿勢反射と脊柱側弯の関係について．理学療法学，17：31-37，1990
3) 中嶋和夫，他：脳性麻痺児の機能障害と能力低下の関係．総合リハ，23：403-408, 1995

2. 다운증후군

시바하라 미유키(芝原美由紀), 타케모토 사토시(竹本 聡)

Ⓐ지식의 정리 Ⓑ재활프로그램

POINT

1 다운증후군의 병태는 지적장애가 주를 이룬다.

2 장애의 특성은 유아기 근긴장 저하로 인한 운동발달의 지연이다.

3 심장질환, 소화기 질환 등이 높은 빈도로 나타나기 때문에 성장에 따른 의료적 후속조치가 필요함을 알 수 있다.

4 성인기 기능저하 대응(노화 증상의 조기 출현, 운동기능 및 보행능력 저하)

1 병태생리 : 발병빈도와 위험인자 및 진단

- 다운증후군(Down syndrome)은 21번 염색체의 일부 또는 전부가 3개(삼염색체)로 인해 성장 및 발달 지연, 다발성 기형을 보이는 증후군이다.
- 발생 빈도가 높은 염색체 이상으로, 일본에서는 인구 1,000명 당 약 1명꼴로 발생한다.
- 최근 미국에서의 보고에 따르면 출생아 700명 당 1명꼴로 발생한다고 한다[1].
- 한국의 경우 건강보험 청구 자료와 인구조사 데이터를 이용한 연구에 따르면, 다운증후군으로 진단받은 인원 수는 2008년 5,980명에서 2016년 7,364명으로 증가했다. 그러나 10,000명의 출생아 당 다운증후군을 가진 출생아 수는 2007년 5.6명에서 2015년 4.6명으로 감소했다. 이는 결혼과 임신 연령의 지연, 고령 산모에 의한 다운증후군 발생 비율 증가, 그리고 비침습적 산전검사(Non-Invasive Prenatal Testing: NIPT)의 보급 등이 주요 원인으로 꼽히고 있다.
- 산모의 출산 연령이 발생 빈도와 상관관계가 있는 것으로 보고되고 있다.
- 세포 유전학에서는 다운증후군을 삼염색체형(trisomy type), 전좌형(translocation type), 모자이크형(mosaic type)의 세 가지 유형으로 분류한다.
  - 삼염색체형은 전체의 95%를 차지하며 가장 빈도가 높다.
  - 전좌형은 3~4%를 차지하고, 모자이크형은 전체의 1~2%를 차지한다.

2 증상 및 이학적 소견 : 장애상 및 분류

- 주요 장애는 지적장애이지만, 정서적으로 온순하고 솔직하다고 알려져 있다.
- 성인 다운증후군의 20~30대 전반의 정신연령(mental age: MA)는 4~6세 정도이다.
- 얼굴형에 특징이 있는데, 얼굴이 평평하고 눈 사이가 넓고 코가 낮고 입이 작으며 동양적인 얼굴형이다.

- 다운증후군의 약 40%에서 **심장질환**이 발생하며, 가장 흔한 것은 심실중격결손(ventricular septal defect: VSD)이다. 이 외에도 팔로 사징증(Tetralogy of Fallot: TOF), 동맥관개존증(patent ductus arteriosus: PDA) 등이 많다. 경증 사례도 있지만, 중증일 경우 외과적 수술이 필요한 경우가 많다.
- **소화기 질환**은 3~8%의 빈도로 나타나며, 십이지장 폐쇄(duodenal atresia), 항문 폐쇄(anal atresia) 등으로 출생 직후 수술이 필요하다.
- 이 외에도 **백혈병과 갑상선기능저하증**(hypothyroidism)이 일반에 비해 높은 빈도로 나타난다.
- 유아기에는 근긴장 저하로 인한 수유력 저하와 목가누기 및 앉은 자세 유지 발달지연이 두드러진다.
- 성장에 따라 경추 이상(cervical abnormalities), 난청, 시력저하 등에 대한 대응이 필요하다. 경추 이상에서는 환추(atlas, C1)가 제2경추(axis, C2)에 대해 전방으로 탈구(dislocation)되는 환축추(아)탈구[atlantoaxial (sub)luxation]의 빈도가 높다.
- 저신장으로 성장 평가 및 영유아 건강검진에서는 다운증후군 성장곡선을 사용한다[2].

3 검사 및 진단

- 임신 중에 다운증후군을 가진 태아는 태동이 약하다는 등의 증상을 보일 수 있으나, 이는 명확하지 않으며, 태아 초음파나 양수 염색체 검사(amniotic chromosome test)와 같은 검사로 출생 전에 진단되는 경우가 늘고 있다. 또한, 신형 출산 전 검사(Non-Invasive Prenatal Testing: NIPT)는 모체 혈액을 이용한 태아 염색체 검사로, 선별 검사에서 사용되고 있다.
- 보통 출생 후, 안면 정중부 저형성(midfacial hypoplasia), 이개 · 골반 · 제5지 중절골의 이형성(dysplasia of auricle, pelvis, and middle phalanx of the fifth finger) 등의 특징적인 얼굴 형태와, 높은 빈도로 발생하는 심장질환, 소화기 기형, 백내장 등을 통해 진단된다.
- 이러한 외형적 특징과 다발성 기형, 그리고 G분염법 염색체 검사(G-banding chromosome analysis)를 통해 진단이 확정된다.[3]
  - ▸진단 및 검사, 출생 직후 수술적 치료가 필요한 심장질환 등을 설명할 때 의사의 다운증후군 진단 고지가 필요하다. 다운증후군은 지적장애가 있어 성장 후에도 어떤 장애를 동반하는 것으로 잘 알려져 있기 때문에 고지 시에는 다음과 같은 사항에 유의할 필요가 있다.
  - ▸장애를 가지고 있으면서도 밝게 자라는 아이들도 많지만, 부모와 조부모는 출생 직전까지 아이가 '정상' 으로 건강하게 태어나는 것만을 생각하기 때문에 이 소식은 미래에 대한 큰 불안감을 안겨준다.
  - ▸'염색체 기질성 장애아 부모 모임 Four Leaf Clover' 가 염색체 검사와 그 결과 설명에 대해 의료기관과 의료 관계자에게 10가지 제안을 하고 있다. 전문 용어가 아닌 알기 쉬운 설명과 검사 결과 정보 제공, 그리고 설명 후 후속 조치로 부모에 대한 케어가 제시되어 있다.

4 치료

- 출생 직후에 시행하는 심장병, 소화관 기형 등의 수술이 있다.
- 이후 **수유력 저하, 근긴장도 저하, 운동발달 지연, 난청이나 시각장애, 경추 이상** 등 의학적 경과 관찰이 필요하다.
- 2001년 미국소아과학회는 다운증후군 연령별 건강관리 스케줄표를 발표하였다. 일본에서도 마찬가지로 연령에 따른 의료기관의 지원이 필요하다.

〈문헌〉

1) Mai CT, et al：National population-based estimates for major birth defects, 2010-2014. Birth Defects Res, 111：1420-1435, 2019
2) 藤田弘子，他：ダウン症候群の自然成長（その１）．出生から18歳の身長・体重縦断的成長曲線．小児保健研究，62：392-401，2003
3) 「ダウン症２版」（日暮 眞，他/著），医歯薬出版，1998

2. 다운증후군

시바하라 미유키(芝原美由紀), 타케모토 사토시(竹本 聡)

Ⓐ지식의 정리 Ⓑ재활프로그램

○ Do!

1 영유아기 심장질환 등의 수술 후 운동부하를 고려하여 시행한다.
2 영아기에는 수유력 저하 및 근긴장도 저하를 위한 육아 지원을 한다.
3 자세와 운동습득을 위해 물리치료 장면뿐만 아니라 가정생활에서도 유용한 보조방법과 의자 등의 보조기구를 도입한다.
4 운동발달이 느리고, 다양한 운동과 자세의 습득이 지연되는 경우가 많다. 가족의 불안과 조급함을 이해하고, 단계적으로 확실하게 습득하는 것의 중요성을 설명하도록 한다.
5 보행 획득 후 자세, 관절 변형 및 발바닥 아치 형성은 경과 관찰이 필요하다.
6 대부분의 다운증후군 아동은 보행을 습득하지만, 습득 시기는 개인차가 크다.

✕ Don't!

1 모든 다운증후군 아동이 물리치료의 대상이라고 생각하지 않는다.
2 운동발달 지원만을 중심으로 하지 않는다(다운증후군 아동의 성장발달에 필요한 지원은 다른 전문직종과 협력하여 진행함).

1 재활 평가

- ①정보 수집, ② 최초 평가 시 고려해야 할 사항, ③ 평가 방법의 선택과 평가 방법 - 성장발달 평가에 대해서는 제3장-1을 준용한다.

2 재활 프로그램

1) 치료 원칙

- 영아기에 운동발달을 촉진한다. 예전에는 치료교육 장면에서 운동놀이를 통해 이루어지기도 했지만, 최근에는 개별적인 물리치료 장면에서 이루어지는 경우가 많다.
- 근긴장 저하와 자발적 운동이 부족하여 운동발달이 지연된다. 이에 대해 적극적으로 **자발적 운동**을 유도하여 **엎드린 자세**나 앉은 자세를 습득할 수 있도록 한다.
- 다운증후군 아동은 자세와 운동발달에 특징이 있는데, 그 중 하나는 근긴장 저하로 인한 고관절 외전위(과가동범위)가 있다. 엎드린 자세에서 하지를 크게 벌리고 일어나서 장좌위(long sitting)가 되는 동작이나 고관절 외전위에서 무릎 관절을 신전하여 발바닥을 접지하지 않고 의자에 앉는 모습을 볼 수 있다.

- 지적장애로 인한 영향은 유아기에는 큰 영향을 미치지 않는다.
- 대근육 운동에서 네 발 기기(crawling), 보행 시작, 독립 보행 안정(깔창 제작) 등을 고려하여 개별 물리치료 중재를 종료한다고 판단한다.
- 보행을 획득하기까지 머리 가누기(head control), 뒤집기(rolling over), 네 발 기기(crawling) 등의 대근운동을 순차적으로 습득하는 것이 과제가 된다.
- 최근에는 성장 후 보행능력의 유지(족부 변형 예방과 활동량)가 어려워져 다시 재활의료진에게 보행기능의 향상이나 족부 변형에 대한 대응을 의뢰하는 경우가 있다.

2) 물리치료

- 재활치료 방법은 기본적으로 **3장-1**에 준한다. 여기서는 다운증후군 아동에 특유한 노력에 대해 추가한다.

A. 유아기 물리치료

- 다운증후군 아동의 경우, 영아기에는 **양육지원**(생활리듬과 안아주기 등)과 **저긴장으로 인한 수유력 저하**가 큰 과제이다.
- 안는 방법은 머리와 몸통이 비틀어지지 않도록 옆으로 안는 것이 바람직하다(그림 1A).
- 생후 6개월이 지나면 골반과 체간을 안정화시키면 아이의 상지를 사용할 수 있고 자세가 흐트러지지 않는다(그림 1B).

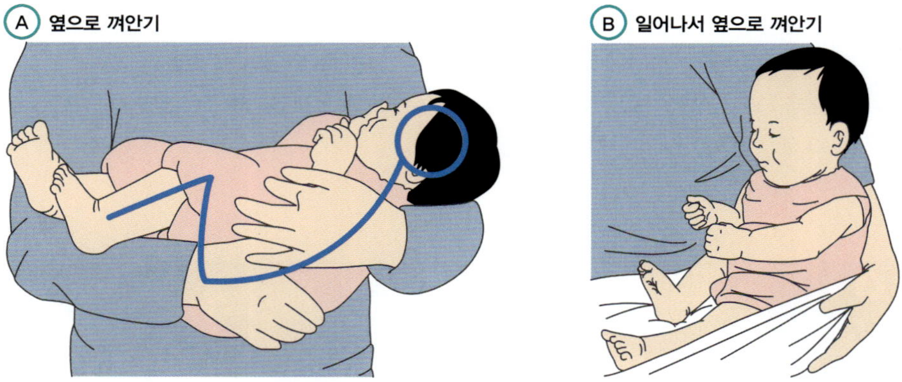

그림1 ● 안는 방법

A) 옆으로 껴안기: 머리를 받치고 양손은 몸 앞에 둔다. 머리와 몸통은 대칭을 이루고, 몸통과 골반은 가능한 한 둥글게 말리지 않도록 후방에서 단단히 지지한다. 하반신은 고관절을 굴곡시켜 여유롭게 구부린다.

B) 생후 6개월이 지나면 옆으로 눕혀서 안아준다. 골반과 몸통을 받쳐주면 아이는 몸 앞에 있는 양손을 보고 안정감을 느끼며 쓰러지지 않는다.

B. 운동발달 지원

- 다운증후군 아동과 같은 저긴장 상태에서는 엎드린 자세나 앉은 자세를 유지하는 것이 어렵다. 그래서 먼저 바로 누운 자세에서 머리 가누기를 유도한다.
  - ▸ 몸통 하부를 측면에서 지지하고 어깨를 앉은 면 방향으로 눌러주는 등, 지지면에 체중을 확실

히 실리도록 한다(그림 2).

- ▸ 다음으로, 앉은 자세의 습득을 목표로 체간 앞쪽을 지지하는 앞쪽 경사 자세를 취한다(그림 3).
- ▸ 다운증후군 아동의 경우, 엎드린 자세로 머리와 몸통을 유지하는 것이 어렵기 때문에 그림 2, 3의 자세가 더 쉽게 접근할 수 있다.
- ▸ 장난감 등을 눈에 보이게 보여주면 스스로 머리를 반복적으로 들어 올리게 되어 자세를 오래 유지할 수 있다.

- 안고 있는 자세에서 의자에 앉는 자세를 익히기 위해, 그림 2A, B와 같이 누운 자세에서 준비 연습을 실시한다. 근긴장도가 낮고 근력이 약하기 때문에 목 가누기, 몸통 및 복부의 지지력을 촉진한다. 이후 단계적으로 진행하여 최종적으로 의자 앉기로 연결한다. 어느 단계에서 어려움을 겪는지 판단하여 적절한 보조 방법을 적용하며 반복적으로 연습한다.
  ① 그림 2A, B의 바로 누운 자세에 익숙해진다.
  ② 머리를 중앙에 고정한다. 3장-1 그림 7 마찬가지로 시각적 유도도 실시한다. 다운증후군 아동은 고개를 돌리지는 않지만 같은 지점을 계속 쳐다보는 데 어려움을 겪는다.
  ③ 좌골로 체중을 받는다.
  ④ 누운 자세에서 앉은 자세로 일어나서 점차 좌골에 대한 지지를 많이 한다.
  ⑤ 이 자세로 상지를 사용하여 놀 수 있다.
- 옷을 입거나 벗을 때, 식사할 때, 유모차 사용 시 등 앉은 자세를 취해야 하는 상황에서도 가슴에 지지대가 있으면 유지가 가능하다.
- 일어나기 및 붙잡고 서기 동작을 익히는 과정은 그림 2A, B와 같은 시기에 체간 활동과 함께 진행한다. 붙잡고 서기의 초기 단계에서는 양 하지 지지(체중 부하)를 보조하며 서 있는 연습을 한다. 이때, 몸통(요추)과 고관절 및 무릎 관절이 과운동 범위에서 고정(잠김)되지 않도록 하고, 근육 활동을 통해 자세를 유지할 수 있도록 유도한다

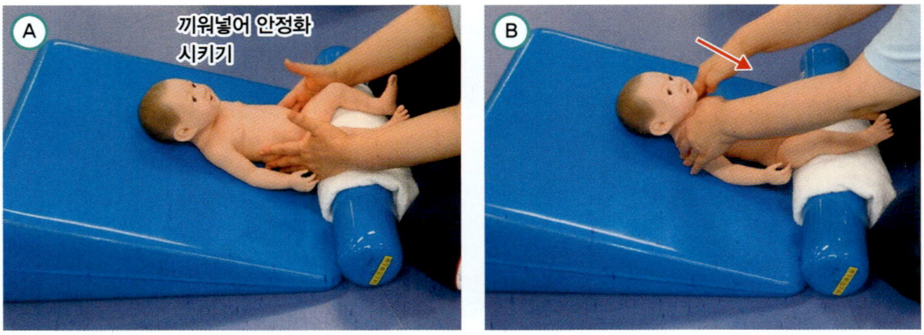

그림 2 ● 바로 누운 자세 유지

A) 웨지로 머리를 약간 들어 올려 바로 누운 자세에서 의자에 앉은 자세의 중간 자세를 취한다. 고관절을 굴곡하고 체중이 좌골로 지탱되도록 골반을 옆에서 꿰뚫어 안정시킨다.
B) 앉은 자세에서는 좌골로 체중을 지탱하게 된다. 따라서 이 자세에서 좌골 지지에 익숙해지도록 위쪽에서 아래쪽으로 천천히 압력을 가한다.

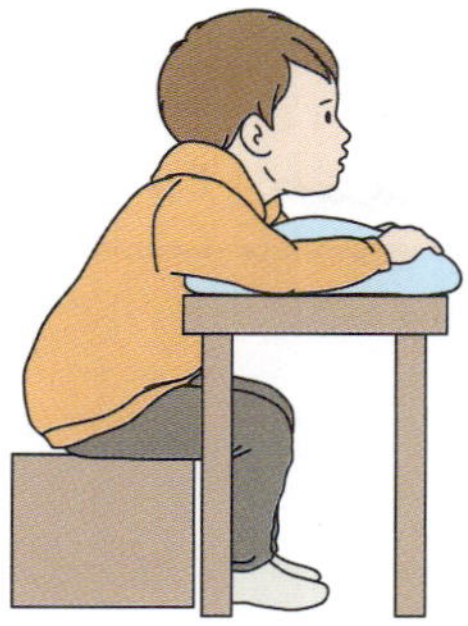

그림 3 ● 앞으로 기울인 자세 유지, 놀이 자세 설정
가정에서 혼자 앉는 자세를 취하기 위해 앞쪽으로 기울인 자세가 효과적이다. 뒤쪽으로 넘어지지 않도록 주의 깊게 지켜보고, 보조가 필요하다.

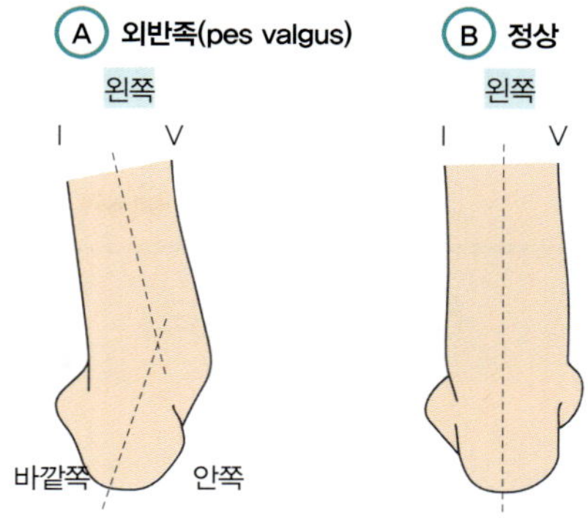

그림 4 ● 발 부분의 변형 : 외반족
뒤쪽에서 발뒤꿈치뼈와 하퇴골의 정렬을 본다.

- 저긴장의 영향은 체중을 지탱하는 발 부위에도 발생한다. 다운증후군 아동은 발 부위의 아치 형성이 지연되어 외반족이 되는 것으로 알려져 있다(**그림 4**). 앉은 자세에서 발 부위를 후방에서 관찰하여 정렬에 문제가 있는 경우, 족관절까지 있는 신발이나 신발형 보조기구가 필요하다.
- 보행이 가능해지고 실외 보행(혼자 걷거나 손을 잡고 걷는 것)이 가능해진 단계에서 깔창을 제작하는 경우도 있다.

C. 보행 능력 유지와 노화 대응

- 최근 보행 획득 후 노화로 인해 내구성이 저하되어 기능을 유지할 수 없게 되는 문제가 지적되고 있다.
- 조기에 노화 현상이 나타나는 다운증후군 아동은, 보행 속도 감소나 보행 자세 변화가 기능 저하 전에 먼저 나타난다.
- 20대 후반에는 노화 현상이 일찍 나타나 보행 능력의 유지가 어려워진다. 보행 능력이 저하되면 체중 증가로 인해 간병부담이 발생하게 된다. 따라서 일상적으로 접하는 가족이나 간병인이 기능 저하를 조기에 파악하여 예방하는 것이 중요하다.

3. 선천성 근이영양증

시바하라 미유키(芝原美由紀), 타케모토 사토시(竹本　聡)

Ⓐ지식의 정리　　Ⓑ재활프로그램

POINT

1 선천성 근이영양증의 병태는 신생아기부터 발생하는 근긴장도 저하 및 근력저하이다.

2 근본적인 치료법은 없고 보존요법 및 대증요법을 통해 수명연장 및 QOL 향상에 힘쓰고 있다.

3 예후에 영향을 미치는 호흡장애와 심근장애를 이해하고 증상에 따라 호흡 물리치료를 시행한다.

4 병세 악화로 인한 가족의 간병 부담이 가중되는 것을 고려하여 생활 지원을 한다.

본 논문에서는 후쿠야마형을 대상으로 한다. **2장-3 진행성 근이영양증**과 겹치는 부분은 2장-3을 참고하기 바란다.

1　병태생리 : 발병빈도와 위험요인 및 진단

- 선천성 근이영양증(congenital muscular dystrophy: CMD)은 근원성 질환으로 후쿠야마(福山)형 선천성 근이영양증(Fukuyama congenital muscular dystrophy: FCMD), 메로신 결핍형 선천성 근이영양증(merosin-deficient congenital muscular dystrophy), 메로신 양성형 선천성 근이영양증(merosin-positive congenital muscular dystrophy), 울리히 선천성 근이영양증(Ullrich congenital muscular dystrophy) 등이 있다.
- 후쿠야마형 선천성 근이영양증은 Duchenne형 근이영양증(**2장-3** 참조) 다음으로 많다. 발병은 거의 일본에서만 발생한다.
- 후쿠야마형 근이영양증 발병에 남녀의 성별 차이는 없으며, 유아기 근력저하로 인한 운동발달의 지연으로 나타난다.
- 과거에는 영아기 사망이 많았으나, 현재는 10세 전후에 심부전이 발생하는 것이 여명에 영향을 미치며, 개인차가 크다.

2　증상 및 이학적 소견

- 신생아기부터 **근긴장도 저하**, **근력저하**로 인한 운동기능 저하가 발생하는 **진행성 질환**이다.
- 근긴장저하와 근력저하는 전신적으로 발생하며, 원위부와 근위부, 견갑대와 골반대의 차이가 적고, 안면근육에 장애가 발생하기도 한다.
- 조기에 **관절구축**(다리, 고관절)과 **척추변형**이 발생하기 쉬우며, **가성비대**(pseudohypertrophy, 특히 하퇴부 근육)를 동반한다.
- **후쿠야마형 근이영양증**은 **심각한 지적장애**가 있으며, **경련 발작**을 동반한다.

- 운동 기능 장애가 심해 운동발달이 서거나 걷기에 이르지 못한다.
- 호흡장애는 호흡근의 기능저하로 인한 폐포 저환기(alveolar hypoventilation)가 원인이며, 여기에 심근장애가 추가된다.
- 중추신경증상으로는 지적장애와 간질이 나타난다.

3 검사 및 진단

- 후쿠야마형 근이영양증은 상염색체 열성 유전질환으로 9번 염색체 장완(9q31-33)에 이상이 있는 질환이다.
- 유전자 검사나 근육의 생체 검사로 진단한다.
- 근전도 검사에서 근원성 이상이 나타난다(2장-4 참조).
- 유아기의 운동 기능 장애는 근긴장도(muscle tone) 저하와 근력저하(muscle weakness)로 인해 발생하며, 주로 머리 가누기(head control), 뒤집기(rolling over), 앉자 있기(sitting ability) 발달의 지연 여부로 진단된다. 이러한 발달 지연은 근육의 약화와 저긴장 등이 원인이 되어 나타날 수 있다. 초기 운동 발달에 대한 평가에서 이러한 증상을 확인하는 것이 중요하다.
- 혈액 생화학 검사에서는 creatine kinase(CK), acetylcholine esterase, lactate dehydrogenase(LDH), aspartate aminotransferase(AST), alanine aminotransferase(ALT) 등의 효소 수치 상승이 나타날 수 있다. 이러한 상승은 근육의 손상이나 기능 저하를 시사한다. 뇌 MRI 검사에서도 종종 이상을 발견할 수 있으며, 이는 특히 근육 및 신경 시스템과 관련된 질환에서 두드러지게 나타날 수 있다.

4 치료

- 근본적인 치료법은 없으며, 보존적 치료와 대증요법이 주를 이룬다.
- 운동 기능 저하에 대한 약물 치료로는 스테로이드(예 : Prednisolone 등), β 자극제(예 : Clenbuterol, Procaterol), Creatine 등을 사용할 수 있다.
  - ▸수명 연장과 삶의 질 향상을 목적으로 사용된다.

3. 선천성 근이영양증

시바하라 미유키(芝原美由紀), 타케모토 사토시(竹本 聡)

Ⓐ지식의 정리 Ⓑ재활프로그램

O Do!

1 진행성 질환의 특성을 이해하고 영아기에는 육아 지원을 한다.
2 물리치료는 근육 위축과 근력저하로 인한 운동 기능 저하를 해결한다.
3 쉽게 피로해지기 때문에 운동량에 주의가 필요하다.
4 호흡근력저하로 인한 호흡부전에는 호흡 물리치료의 적응증이 있다.
5 가정생활에서 자세 설정이나 이동 보조 등이 필요하다. 환경 설정과 함께 가족에게 맞는 간병 방법의 지도가 병의 진행과 함께 중요하다.

X Don't!

1 물리치료는 어디까지나 기능저하의 속도를 조금이라도 늦추고 QOL을 향상시키기 위한 것이므로 불필요한 ROM 운동이나 근력 강화는 하지 않다.

1 재활 평가

1) 물리치료 평가

- ①정보 수집, ②최초 평가 시 고려해야 할 사항, ③평가 방법의 선택과 평가 방법 - 성장발달 평가에 대해서는 제3장-1을 준용한다.

2) 운동장애 평가

- 뒤집기, 일어나기, 앉은 자세 유지 등의 자세 및 운동 평가가 반드시 장애의 중증도와 일치하는 것은 아니다.
- 머리 가누기(head control)는 유아의 운동 발달에서 중요한 역할을 하며, 앉아 있거나 서있을 때는 어느 정도 구조적 안정성 덕분에 유지할 수 있다. 그러나 머리의 균형을 잡는 것이나 전신을 활용한 뒤집기와 같은 동작을 할 때는 정상적인 운동 기능이 부족하여 어려움을 겪는 경우가 많다.
- 따라서 운동기능 수준은 **표 1**과 같이 이동기능을 고려하여 9단계로 평가한다.
- 운동기능의 경과로는 신생아-영아기 초기부터 근긴장도 저하와 수유장애가 나타난다.
  - 70%는 3~4세 즈음에 기어가는 것이 최고 도달 기능이다. 10%는 목가누기에 이르지 않는 중증형이다.
  - 1.5%는 보행이 가능한 경증 환자이다.
  - 호흡근력저하로 인한 호흡부전, 확장형 심근증으로 인한 심부전이 있으며, 운동 습득에도 영향을 미친다.

표1 ● 후쿠야마형 선천성 근이영양증 및 Werdnig-Hoffmann 병(spinal muscular atrophy type[1] 의 운동 기능 수준)

레벨	운동 기능
레벨 8	계단 오르내림 가능(보조기 필요 유무에 관계없이), 난간 사용 가능. 단, 손잡이, 몸통 지지대 제외)
레벨 7	평지에서 자유 보행 가능(보조기 필요 여부 불문)
레벨 6	평지 보행 또는 보조기 없이도 평지 보행 가능(보조기 필요 여부 불문)
레벨 5	일어서기 가능(장하지 보조기 사용은 제외, 단하지 또는 신발형 보조기 사용은 가능) 또는 네발로 기어 이동 가능
레벨 4	기어오르기 가능(방식 불문)
레벨 3	앉은 자세로 그 자리에서 이동 가능
레벨 2	앉을 수 있음(스스로 앉은 자세를 유지할 수 있음)
레벨 1	머리 가누기가 가능(진정한 목가누기는 필요 없고, 직립 자세의 안정성이 있으면 된다. 그러나 자력으로 앉는 자세를 유지하는 것은 불가능하다.
레벨 0	머리를 가눌수 없음

문헌1에서 인용.

A. 근육 긴장도 평가

- 저연령의 아동에서는 저긴장 및 근력저하를 명확하게 평가하기 어렵다.
- 힘줄 반사는 감소 또는 소실되고 병적 반사는 없다.

B. 근력 평가

- 유아기에는 저긴장(hypotonia)과 근력저하(muscle weakness)의 정확한 평가가 어려운 경우가 많다. 이 시기의 아동은 발달이 초기 단계에 있기 때문에, 세밀한 평가가 어렵고, 대운동능력(gross motor skills)을 통해서만 어느 정도 평가할 수 있다.
- 근력저하는 일반적으로 근위부 근육이 원위부보다 현저하다.
- 하체의 대퇴사두근(quadriceps)과 하퇴삼두근(triceps surae)은 가성비대(pseudohypertrophy)를 일으키기 때문에, 근육 위축(muscle atrophy)은 둘레 측정이나 좌우 비교에서 명확히 드러나지 않는다. 그러나 6세 이후에는 근육 위축이 눈에 띄게 나타나기 시작한다.

C. 관절가동범위(ROM)

- 영아기에는 운동범위의 제한이 없으며, 때때로 상지는 저긴장으로 인한 과운동범위를 보일 수 있다.
- 무릎 관절에서 반장무릎(genu recurvatum)이나 팔꿈치 관절의 과신전(overextension) 및 외반(valgus)을 일으킬 수 있다. 이러한 증상들은 관절의 비정상적인 위치로 인해 발생하며, 이는 특히 근육 약화나 관절의 불안정성이 있을 때 나타날 수 있다.
- 그러나 성장하면서 근력저하로 인한 자발적 운동의 저하와 폐용성 관절가동범위 제한이 발생하여 팔꿈치 관절의 굴곡구축과 전완의 회내구축(pronation contracture)이 발생하게 된다.
- 하루 종일 앉은 자세로 생활하는 경우가 많아 하체 운동이 적다. 따라서 점차적으로 고관절, 무릎 관절의 굴곡구축이 생기고, 발목 관절도 배측 굴곡 제한(dorsiflexion limitation)과 저측 굴곡 제한(plantarflexion limitation)이 일어난다.
- 서 있는 자세를 유지할 수 있는 경우, 하지의 굴곡 구축보다는 요추 전만(lumbar lordosis)이나 측만증이 발생하지만 경미하다.

- 한편, 전신 근육의 저긴장으로 입을 벌린 채로 있는 경우가 많아 턱관절의 수축이 발생하여 교합불능이 발생하기 쉽다.

D. 근육, 건(tendon), 인대(ligament)의 단축 측정

- 근육, 힘줄, 인대의 단축 측정
  - 단축이 일어나기 쉬운 근육은 대퇴직근(rectus femoris), 대퇴근막장근(tensor fasciae latae), 햄스트링(hamstrings), 비복근(gastrocnemius), 그리고 상지의 천수지굴근 및 심수지줄근(flexor digitorum superficialis and flexor digitorum profundus)이다.
  - Thomas test, Ober test, dangling leg test로 측정한다(3장-1 참조).

2 재활 프로그램

1) 재활의 원칙

- 프로그램에 대한 자세한 내용은 2장-3을 참조.

2) 기본방침

- 능력이 향상되는 시기에는 최대한의 능력을 끌어내기 위해 노력하고, 획득한 능력을 유지하는 것을 원칙으로 한다.
- 지적 발달과 언어 발달을 촉진하고, 이를 바탕으로 물리치료를 실시한다.
- 본 질환에서는 표정근육 등에 근력저하가 있어 특유의 얼굴모양(눈을 완전히 감지 못하고 입을 벌리고 있음)을 보이며, 보호자나 가족과의 애착관계를 형성하는데 중요한 웃음을 짓거나 가족을 알아보는 것, 불렀을 때 반응하는 등의 반응이 부족하고 느리게 나타난다. 물리치료를 할 때 아이의 반응을 주의 깊게 관찰하고, 좋아하는 장난감을 가지고 즐거워하는 모습이나 가족 앞에서 열심히 하는 모습을 가족과 함께 확인한다.
- 진행성 질환으로 예후가 좋지 않고, 능력이 향상되는 시기에도 활동량이 적고 쉽게 피로해지기 때문에 물리치료의 내용은 양적, 질적으로 고려해야 한다. 효율적이고 부담이 적은 내용이 필요하다.
- 과로(overwork, overuse), 과신장(over stretching), 낙상 등의 위험을 관리한다.
- 가정에서의 생활환경은 구축의 예방과 발달을 촉진하기 위해 중요하다. 식사나 놀이 자세, 운동 놀이를 통해 운동 기능 수준을 유지한다.
- 보조기는 변형 예방과 함께 지지력을 높여 기립 유지 및 균형 연습에 사용한다.
- 이차적 기능장애의 발생을 예방한다. 유아기 초기부터 손목 관절 배측 굴곡(wrist dorsiflexion) 시 근위지절관절(proximal interphalangeal joint: PIP), 원위지관절(distal interphalangeal joint: DIP) 운동범위 감소에서 구축으로, 그리고 하지에서는 고관절, 무릎관절, 족관절의 관절가동범위 제한에서 굴곡 구축(flexion contracture)과 족저 굴곡 구축(plantarflexion contracture)이 나타나게 된다.
- 유아기부터 적당한 운동과 휴식이 생활 속에서 균형 있게 설정되어 있는 것이 중요하다. 신체 성장에 따른 심폐기능의 향상이 필요하다는 것을 이해하고 파악한다.

3) 생활지원

- 가족에게 간병 방법을 지도한다.
  - 보조 방법의 지도가 중요하다. 근이영양증의 경우 경부 굴곡근이 약해 누운 자세를 취할 때 머리를 앞으로 고정할 수 없기 때문에 뒤에서 지지해 주어야 한다.
  - 또한, 견갑골 주변의 근력저하로 인해 옆에서 간병인이 지지하려고 하면 간병인의 팔이 옆에서 빠지는 경우가 있다. 따라서 환자의 상지를 가슴 앞에서 교차하게 하는 등의 조치가 필요하다.
  - 침대에서 휠체어로의 이동 동작을 전 보조로 할 때는 머리와 몸통, 하체를 고려하여 2인 보조로 한다. 이러한 일상생활의 보조 방법은 가족이나 학교 교사 등에게 지도할 필요가 있다.
- 휠체어는 보통형, 간이형, 리클라이닝식 일반형을 사용하는 경우가 많다.
- 실용적으로 생활에 사용하기 위해서는 도입과 취급에 익숙해져야 한다. 제작에도 시간이 필요하기 때문에 계획을 세워서 사용할 필요가 있다.

3 사례 소개

1) 후쿠야마형 근이영양증 환자의 기립보행까지 가능했던 사례

- 취학 시기에 진단이 확정된 사례는 **그림 1** 과 같다.

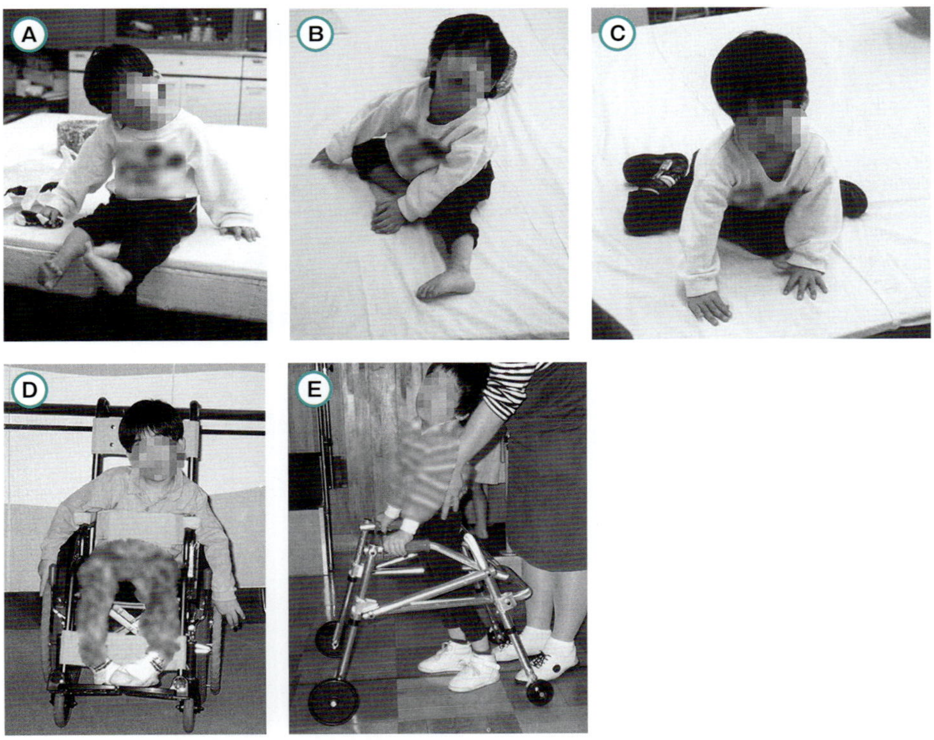

그림 1 ● 앉은 자세와 이동 연습

A~C) 근긴장 저하로 인해 머리와 몸통을 똑바로 유지하지 못함. D~E) 자력 이동의 습득은 신체적 부담이 커서 실용성이 떨어지지만, 이동의 습득에는 다양한 이동의 경험이 중요하다.

▸ 전신의 근긴장 저하가 현저하고, 목가누기 및 앉아 있기가 느렸다. 사례는 지적 흥미가 높고, 조기에 앉아 있기가 가능하지만 목가누기가 어려워 후방이나 옆으로 기울어지는 경우가 많았다. 또한 상지 또한 체간을 지지하기 위해 사용하는 경우가 많았다(그림 1A ~ C).

▸ 휠체어나 보행기를 사용하여 스스로 이동할 수 있었다(그림 1D, E).

2) 후쿠야마형 근이영양증 환자의 앉아 있기까지 가능했던 사례

- 그림 2는 후쿠야마형 근이영양증 아동의 초등학교 등교 장면이다.
- 휠체어에 앉은 자세에서 머리를 안정시키기 위해 상지와 몸통을 오른쪽에 기대어 고정하고 있다.

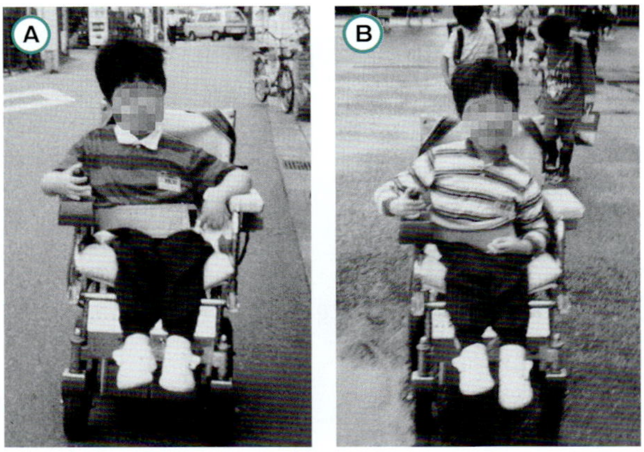

그림 2 ● 간이 전동휠체어를 이용한 통학 장면

같은 휠체어를 타고 있지만 상지의 위치에 따라 자세가 크게 달라진다.

〈문헌〉

1) 大川弥生, 他：福山型先天性筋ジストロフィー症（広義）の運動障害の経過についての検討. リハビリテーション医学, 22：197-202, 1985
2) Fukuyama Y, et al：Congenital progressive muscular dystrophy of the Fukuyama type - clinical, genetic and pathological considerations. Brain Dev, 3：1-29, 1981
3) Osawa M, et al：Fukuyama type congenital muscular dystrophy.「Congenital muscular dystrophiesFukuyama」(Fukuyama Y, et al, eds), Elsevier, pp31-68, 1997
4) Kobayashi K, et al：An ancient retrotransposal insertion causes Fukuyama-type congenital muscular dystrophy. Nature, 394：388-392, 1998
5) 小児慢性特定疾病情報センター：49 福山型先天性筋ジストロフィー（バージョン1.0：2014年10月1日更新）https://www.shouman.jp/disease/details/11_20_049/

1. 척추-척수 질환

이시이 히로유키(石井博之)

Ⓐ지식의 정리 Ⓑ재활프로그램

POINT

1 척추-척수질환은 장애 부위[척추후관절(facet joint), 신경근(nerve root), 척수(spinal cord)]에 따라 증상이 다르게 나타나는 것이 특징이다.

2 골관절이 원인인 경우 병태의 특징은 관절 통증과 관절가동범위 장애가 발생하지만, 척추후관절 장애만으로는 신경학적 증상이 나타나지 않는다는 점이다.

3 신경근 압박이 원인인 경우 병태의 특징은 해당 부위에 해당하는 척수절(spinal segment)에 국한된 통증과 무감각, 감각장애 및 근력저하가 발생한다는 것이다.

4 척수장애가 원인인 경우 병태의 특징은 해당 부위에 해당하는 척수절 이하의 통증과 무감각, 감각장애 및 근력저하가 발생한다는 것이다.

1 개요

- 척수는 뇌의 신호를 말초로, 말초의 정보를 뇌로 전달하는 신경전달의 역할과 척수반사 등의 통합을 담당하는 중추 신경으로서의 역할이 있다. 따라서 척수가 손상되면 양자의 기능에 장애가 발생하게 된다.
- 또한 척추는 몸통과 머리를 지탱하는 것 외에도 척수를 보호하는 역할을 한다. 외상이나 종양 등으로 척추에 변형이 생기면 척수에 장애가 발생하게 된다.
- 이러한 척추-척수에 장애를 일으키는 질환은 다양하지만, 척수 손상은 다음 장(4장-2)에 기술하고, 그 외 특히 척수장애로 인한 신경증상을 나타내는 질환에 대해 설명한다.

2 척추질환

1) 병태

- 척추질환에서는 **척추후관절 장애에 따른 증상**과 신경장애, 즉 **신경근 증상과 척수 증상**을 구분할 필요가 있다. 표 1에 각각의 증상의 차이를 나타낸다.
- **척추후관절 장애**: 관절의 통증(안정 시 통증이나 운동 시 통증) 및 관절가동범위 장애가 발생한다. 골관절 장애만으로는 신경학적 증상이 나타나지 않는다.
- **신경근 증상**: 추간공 협착으로 인한 신경근 압박으로 해당 부위에 해당하는 척수절(spinal segment)에서 통증과 무감각, 감각장애 및 근력저하가 발생한다.

표1 ● 장애 부위와 주요 증상의 차이점

장애부위	주요증상	특기사항
척추후관절	관절통(안정 시 통증 및 운동 시 통증) 관절가동범위 장애	척추후관절 장애만으로는 신경학적 증상이 나타나지 않는다.
신경근	해당 부위에 해당하는 척수절 수준에 국한된 통증과 무감각, 감각장애 및 근력저하	심부 건반사는 감소 또는 소실된 병적 반사는 음성이다.
척수	해당 부위에 해당하는 척수절 수준(척수절 지배) 이하의 통증이나 무감각, 감각장애, 근력저하가 발생한다.	심부 건반사 증가(급성기에는 감소 또는 소실) 병적 반사는 양성이다.

- **척수 증상**: 해당 부위에 해당하는 척수절 이하의 통증과 무감각, 감각장애, 근력저하, 심부건반사 증가를 동반한 경직성 및 병적 반사가 양성으로 나타난다.

2) 주요 척추 질환

- 다음은 신경증상을 동반할 수 있는 주요 척추질환에 대한 개요를 설명한다.

A. 추간판탈출증(disc herniation)

- 대부분 추간판의 외상(과도한 압박 등)이나 퇴행성 변성으로 인해 섬유륜(annulus fibrosus)에 균열이 생겨 수핵이 탈출하고, 그 결과 신경근과 척수를 압박하여 신경근 증상과 척수 증상이 발생한다.
- 수핵이 후측방(posterior lateral)으로 탈출한 경우에는 경근(nerve root) 증상이, 수핵이 후방으로 탈출한 경우에는 척수 (spinal cord) 증상이 발생하기 쉽다(그림 1).
- 치료는 신경증상이 심하지 않으면 보존요법(비스테로이드성 항염증제나 근이완제 등의 투여)이 원칙이지만, 심하면 신경의 압력 제거를 주된 목적으로 하는 수핵 절제술(discectomy)이나 후궁 절제술(laminectomy), 척추를 안정화시키는 것을 주된 목적으로 하는 척추 고정술 등의 관혈적 치료를 시행한다.

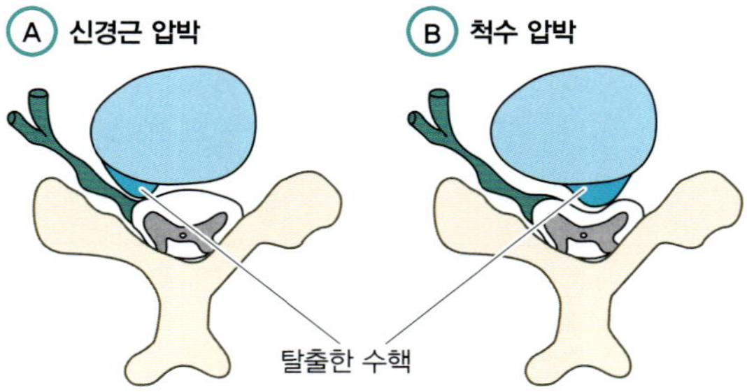

그림1 ● 신경근의 압박 상태와 척수의 압박 상태

B. 외상성 경추증후군(경추 염좌)

- 일반적으로 채찍질 손상(whiplash injury)이라고 한다. 이는 외부로부터의 충격(자동차 충돌 등)으로 인해 경부에 과도한 운동이 발생하여 발생하는 것이다. 그 결과 경추의 탈구나 골절이 발생한 경우에는 본 질환에서 제외된다.
- 이 질환은 경부 근육군, 인대, 관절낭, 추간판 등의 연부조직 손상과 더불어 신경근, 척수, 교감신경계 등의 신경증상이 나타난다.

- 치료는 후술할 보조기 치료와 비스테로이드성 항염증제, 근이완제 등의 투여를 통한 내과적 치료가 주를 이룬다.

C. 변형성 경추증

- 노화에 따른 경추와 추간판의 퇴행성 변성이 주요 원인이다. 또한 사무직이나 미용사 등 상지를 많이 사용하는 직업군에서 발생하기 쉬운 경향이 있다.
- 추체(vertebral body) 및 수막(meninges) 등 주변 구조물에 골극(osteophyte) (그림 2) 등에 의한 증식성 형태변화가 일어나고, 이들이 신경근과 척수를 압박하여 신경증상을 유발하는 상태가 된다. 따라서 마찬가지로 신경근과 척수를 압박하는 추간판탈출증과 공통된 증상이 많다.
- 치료는 우선 보존적 요법으로 경추를 안정시키기 위해 경추 칼라를 사용한다. 내과적 치료로는 통증 완화를 위해 경막 외 차단, 소염진통제를 투여하고, 외과적 치료로는 신경근과 척수의 감압을 목적으로 전방법(전방 감압 고정술)이나 후방법(척추관 확장술)을 시행한다.

【경추증성 척수증】

- 경추증성 척수증이란 경추 척추관이 좁아진 상태에서 노화에 따른 경추의 변화(후방 골극, 추간판 협착 및 후방 팽대)에 의한 척수 압박에 경추의 전후굴곡 불안정성이나 경미한 외상이 더해져 척수 마비가 발병하는 질환의 총칭으로 알려져 있다[1].
- 경증(손 마비만 있는 경우 등) 및 비진행성인 경우에는 보존적 요법(약물 및 보조기 요법 등)을, 중증(명백한 보행 장애) 또는 진행성인 경우에는 수술적 요법을 고려한다.

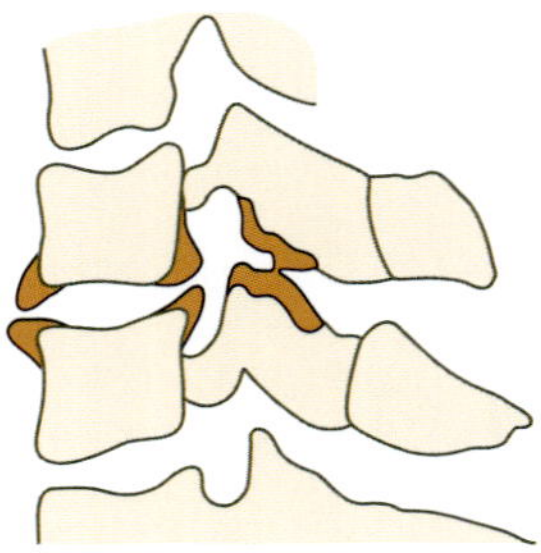

그림 2 ●골극에 의한 형태변화
▬ 로 표시된 부분이 골극이다.

D. 후종인대 골화증(ossification of posterior longitudinal ligament: OPLL)

- 본 질환은 척추체와 추간판 후방에 있는 후종인대가 골화되고, 그 비후에 따라 척수를 압박하여 척수 증상이 발생하는 질환이다. 또한 이 질환은 황색인대 골화증(ossification of the ligamentum flavum)이나 전종인대 골화증 (ossification of the anterior longitudinal ligament)을 합병하기 쉬워 증상이 더욱 악화될 수 있다.
- 골화 부위는 경추에서 요추까지 다양하며, 압박 부위에 따른 척수 증상을 나타낸다. 골화 부위가 광범위할수록 척수에 대한 압박도 광범위하게 나타나게 되고, 그 결과 복잡한 척수 증상을 보이게 된다. 또한 본 질환에 대한 명확한 원인이 밝혀지지 않았으며, 일본 후생노동성 난치성 질환으로 지정되어 있다.
- 치료는 우선 보존적 요법으로 경추를 안정시키기 위해 경추 칼라를 사용한다. 척추 증상이 심한 경우 관혈적 치료의 적응증이 되는데, 전방에서 진입하여 골화 부위를 제거하고 자가골 이식을 통해 고정하는 전방 진입법과 후방에서 진입하여 골화 부위를 제거하지 않고 척추관을 넓혀주는 후방 진입법이 주된 수술법이다.

3 주요 척수질환

A. 척수공동증(syringomyelia)

- 척수공동증은 척수 내에 뇌척수액이 고여 있는 공동이 생기는 질환(그림 3)으로, 척수가 안쪽에서 압박을 받아 척수 장애로 인한 증상이 발생하는 질환이다.
- 원인은 선천적으로 소뇌나 뇌간 일부가 척추관으로 빠지는 아놀드 키아리 기형(Anold-Chiari malformation), 척수와 그 주변 조직의 염증, 척수 혈관 장애(경색이나 출혈) 등을 들 수 있지만, 원인을 알 수 없는 경우도 있다. 발병에 성별 차이는 없으며, 20~30세가 호발 연령이지만 모든 연령층에서 발병한다.
- 초기 증상의 주요한 것은 목이나 어깨의 묵직한 통증이다. 특히 기침이나 재채기로 강한 통증을 느낄 수 있다. 일반적으로 하부 경수(lower cervical spinal cord)에서 자주 발생하며, 이에 따른 척수 증상이 동반된다. 특히 척수 중심부(spinal cord central region) [후각 기저부(posterior horn base), 중앙 회백질(central gray matter), 회백질 전교차(anterior gray commissure)] 등이 손상을 받아 **표면 감각 장애**(superficial sensory disturbance)가 발생하나, 심부 감각 장애(deep sensory disturbance)는 남아있는 경우가 많다. **해리성 감각 장애**(dissociative sensory disturbance)가 발생하는 경우도 많다. 또한, 척수 측삭(spinal cord lateral tract)의 손상으로 인해 손상된 척수 지배 영역 이하에서 **경직성 불완전 마비**(spastic incomplete paralysis)가 발생할 수 있다.

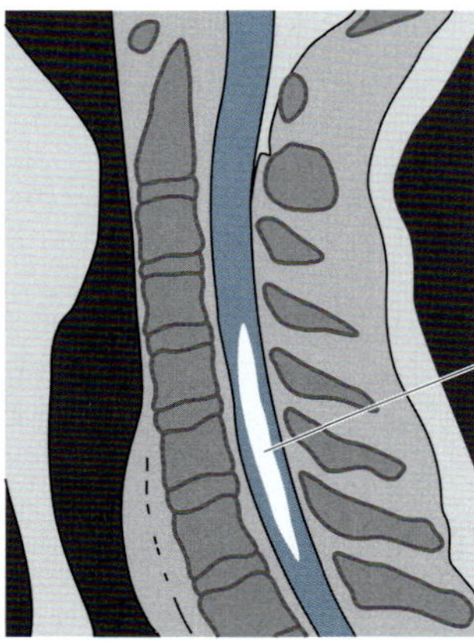

그림 3 ● 척수공동증

B. 척수종양

- 척수종양은 척추관 내의 척수, 마미, 신경근 및 척수막에 발생한 종양의 총칭이다. 여러 부위에서 전이된 종양도 포함되며, 지방종이나 혈관종이 발견되기도 한다.
- 초기 증상은 신경 압박에 따른 쇠약감이나 신경인성 통증인 경우가 많다. 또한 주요 증상은 척수 손상으로 인한 **4장-2**에서 설명한 척수 손상과 유사하며, 그 부위나 정도에 따라 증상은 다양하다.
  - ▸주요 증상은 지배영역 이하의 운동 및 감각장애, 호흡장애(주로 경추에 종양이 있는 경우), 배뇨 및 배변장애 등이 있다.
- 대부분 관혈적 치료로 종양을 제거하거나 항암화학요법을 시행한다. 또한 전신 관리, 필요에 따라 호흡 관리를 시행 한다.

4 검사 및 진단

1) 척추 질환

A. 추간판탈출증(disc herniation)

- 자각증상 : 추간판 탈출부와 척수절 수준(spinal segment level)에 대응하여 나타나는 압박성 척수증상(compressive myelopathy)과 신경근 증상 [(통증, 감각 및 운동 마비, 방사통(radiating pain), 근력 약화 및 위축, 섬유다발수축(fasciculation)]을 포함한다.
- 신경학적 검사 : 스퍼링 검사(spurling test)(**그림 5**), 어깨 누르기 검사(shoulder depression test)(**그림 8**) 등이 양성으로 나타난다.
- 연부조직인 추간판을 촬영할 수 있는 MRI가 효과적이다. 또한 CT 단면을 통해 얻은 척추관 협착률(**그림 4**)이 40%를 넘으면 척수마비가 발생할 가능성이 높아진다.

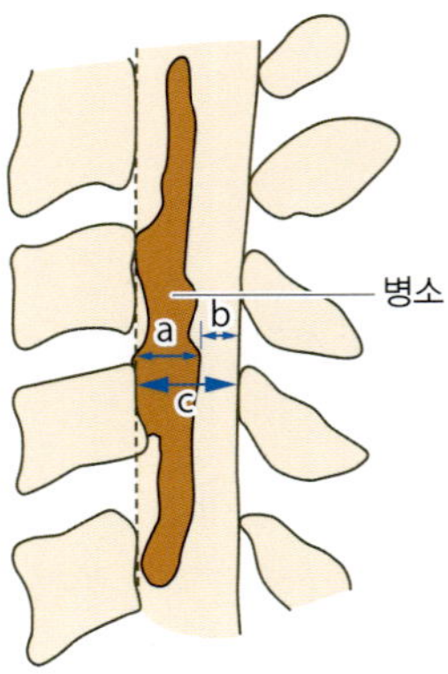

그림 4 ● 척추관 협착률
척추관 협착률은 척추관 전후 직경(c)에 대한 병변부위(a)의 비율로 표현된다.

B. 외상성 경추증후군(경추 염좌)

- 자각증상 : 초기 증상으로 두통, 경부 통증, 경부 운동 제한이 나타난다. 만성화되면 Barre-Lieou 증후군(자율신경 이상으로 인해 어지럼증, 귀울림, 눈의 침침함 등 여러 증상이 나타나는 것)이 지속될 수 있다.
- 영상 소견 : 엑스레이에서 골절이나 탈구가 관찰되는 경우 본 질환에서 제외한다.

C. 변형성 경추증(cervical spondylosis)

- 자각증상 : 제5-6 경추가 호발 부위이며, 이 경우 엄지손가락과 검지손가락에 마비감을 호소한다. 또한 척수를 압박하는 경우에는 압박성 척수 증상을 보인다.
- 신경학적 검사 : 스퍼링 검사(**그림 5**), 어깨 누르기 검사(**그림 8**) 등이 양성으로 나타난다.
- 영상 소견 : 앞서 언급한 추간판탈출증과 유사하다.

【경추성 척수증】

- 자각증상 : 사지 마비(양 상지만 포함), 손가락의 정교성 운동장애(젓가락질, 단추 끼우기 등), 보행장애(걷기, 계단 내려오기 어려움 등), 신경인성 방광(빈뇨, 요실금 등).
- 신경학적 검사 : 상지 심부 건반사 저하와 그 이하의 상지 심부 건반사 저하, 병적 반사, 척수병증

손이 관찰된다.

- 영상 소견 : 단순 X 선 영상에서 척추간 협착, 척추 후방 골극, 발육성 척추관 협착이 단순 X 선 영상에서 관찰됨.

  병변 부위에서 MRI T2 강조영상에서 척수 내 신호 변화, CT 또는 척수조영술에서 척수 압박 소견이 있고, 증상-증후로 예상되는 척수 책임 병소 고위와 영상 소견의 압박 부위가 일치하는 경우 경추성 척수증으로 진단한다.

D. 후종인대골화증

- 자각증상 : 경추가 호발부위이며, 이 경우 경추의 관절가동범위 감소, 어깨결림, 경부통증을 호소한다.
- 신경학적 검사 : 앞서 언급한 추간판탈출증과 마찬가지로 신경학적 검사.
- 영상 소견 : 단순 X 선영상이나 CT 에서도 골화 부위가 관찰된다. 또한 추간판탈출증과 마찬가지로 CT 단면에 의한 척추관 협착률(그림 4)의 값이 40%를 넘으면 척수마비가 발생할 가능성이 높아진다.

2) 척수 질환

A. 척수공동증

- 자각증상 : 초기 증상은 경부 및 어깨 통증으로 시작하여 점차 감각장애(표재성, 심부)가 나타나며, 상지를 중심으로 근력저하 및 근위축이 발생한다.
- 신경학적 검사 : 심부 힘줄 반사는 약화 또는 소실되고, 병적 반사는 음성이다.
- 영상 소견 : CT 영상에서 척수 확장을 확인할 수 있고, MRI 에서 공동화를 확인할 수 있다.

B. 척수종양

- 자각증상 : 신경근 자극에 따른 통증, 종양 부위의 척수절 수준과 일치하는 방사통, 배뇨 및 배변 장애 등.
- 신경학적 검사 : 상부 신경세포 손상으로 인한 경직과 감각장애, 병적 반사 등이 나타난다.
- 영상 소견 : 단순 X 선 영상, CT 영상, MRI 에서 척수 변형 및 종양 부위를 확인할 수 있다.
- 기타 : 척수액 내 단백질량 증가 및 글로불린 반응 양성이 나타난다.

〈문헌〉

1) 「頚椎症性脊髄症診療ガイドライン 2020 改訂第3版」(日本整形外科学会・日本脊椎脊髄病学会/監, 日本整形外科学会診療ガイドライン委員会・頚椎症性脊髄症診療ガイドライン策定委員会/編), 南江堂, 2020
2) 「運動器疾患の評価と理学療法」(鈴木俊明/監, 大工谷新一/編), エンタプライズ, 2003
3) 「神経疾患の評価と理学療法」(鈴木俊明, 他/監), エンタプライズ, 2004
4) 「脊柱靭帯骨化症診療ガイドライン 2019」(日本整形外科学会・日本脊椎脊髄病学会/監, 日本整形外科学会診療ガイドライン委員会/脊柱靭帯骨化症診療ガイドライン策定委員会/編), 南光堂, 2019
5) 「頚椎症性脊髄症診療ガイドライン 改訂第3版」(日本整形外科学会・日本脊椎脊髄病学会/監, 日本整形外科学会診療ガイドライン委員会・頚椎症性脊髄症診療ガイドライン策定委員会/編), 南光堂, 2020
6) 「腰椎椎間板ヘルニア診療ガイドライン 2021 改訂第3版」(日本整形外科学会・日本脊椎脊髄病学会/監, 日本整形外科学会診療ガイドライン委員会・腰椎椎間板ヘルニア診療ガイドライン策定委員会/編), 南光堂, 2021
7) 日本理学療法学会連合：理学療法ガイドライン 第6章 背部機能障害. 2021 https://www.jspt.or.jp/guideline/2nd/

1. 척추 - 척수 질환

이시이 히로유키(石井博之)

○ Do!

1 척추질환은 척추후 관절, 신경근, 척수 각각에 장애가 발생한다. 따라서 각각의 장애상을 이해한다.
2 장애 유형에 따라 치료법을 정확하게 선택한다.
3 증상의 원인을 명확히 하여 부적절한 치료를 하지 않도록 주의한다.

✕ Don't!

1 급성기에는 안정을 취하고 무리한 관절 운동을 하지 않는다.

1 정보 수집

- 진단명과 그 병태를 파악할 뿐만 아니라 영상진단 등 다양한 정보를 통해 골관절-신경계에 대한 장애를 파악한다.

2 재활 평가

1) 척수 지배의 표재성 감각과 근육

- 신경근병증이나 척수병증의 상태를 파악하기 위해 신경근병증과 척수병증에 따른 **감각검사**와 **근력검사**를 시행한다.
- 표재감각에 대해서는 **피부분절**(dermatome)을 기준으로 검사한다(4장-2 표2, 그림2 참조).

2) 추간공 압박에 따른 신경근 증상 검사

- 이러한 검사법은 스트레스 검사이다. 급성기나 안정 시 이미 증상이 발생한 경우 등에는 돌이킬 수 없는 침습을 줄 수 있으므로 주의가 필요하다.

A. 스퍼링 검사(Spurling test)

- 환자는 단좌위, 검사자는 그 뒤에 서서 환자의 경부를 측굴곡시켜 수직 하방으로 압박한다. 측굴을 좌우로 시행하여 각각의 증상을 비교한다(그림 5).
- 양성인 경우 **신경근 압박에 따른 무감각과 통증**이 발생한다.

B. 잭슨(Jackson) 검사

- 검사 사지 위치는 스퍼링 검사와 동일하다.

- 스퍼링 검사 방법과 더불어 환자의 경부를 측굴곡 및 신전시킨다(그림 6).
- 양성 증상도 스퍼링 검사와 유사하지만, 더 부하가 높은 검사이다. 따라서 **스퍼링 검사에서 음성인 경우에만 본 검사를 시행해야 한다.**

C. 추간공 압박 검사

- 검사 방법은 스퍼링 검사와 비슷하다.
- 검사자는 환자의 머리에 양손을 얹고 머리를 위에서부터 압박한다(그림 7A). 그런 다음 좌우로 회전시킨다(그림 7B).
- 양성 증상은 스퍼링 검사와 유사하다.

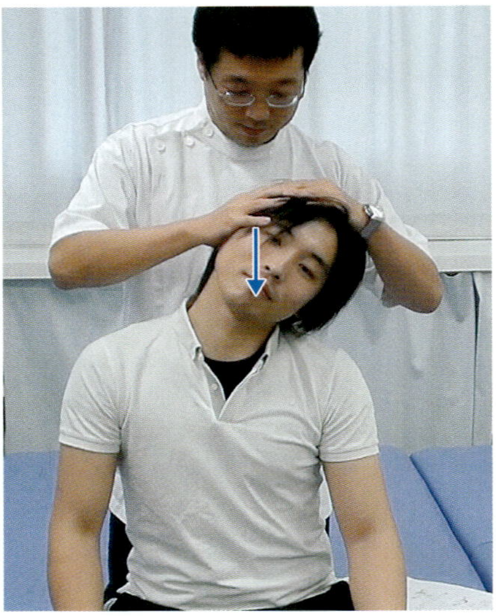

그림 5 ● 스퍼링 검사
경부측 굴곡위에서 수직 하방으로 압박.

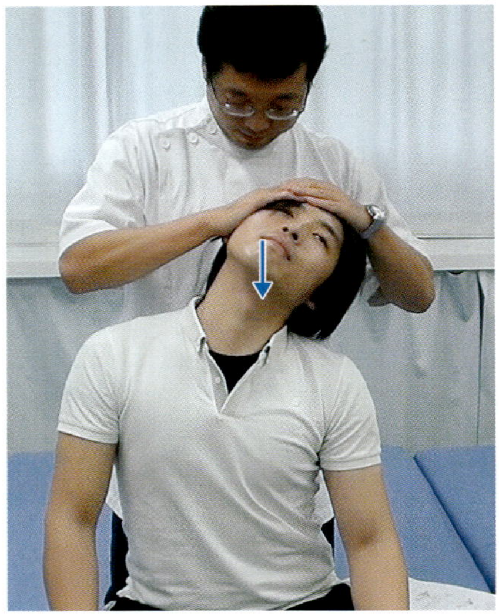

그림 6 ● 잭슨 검사
경부 측굴곡 및 신전위에서 수직방향으로 압박.

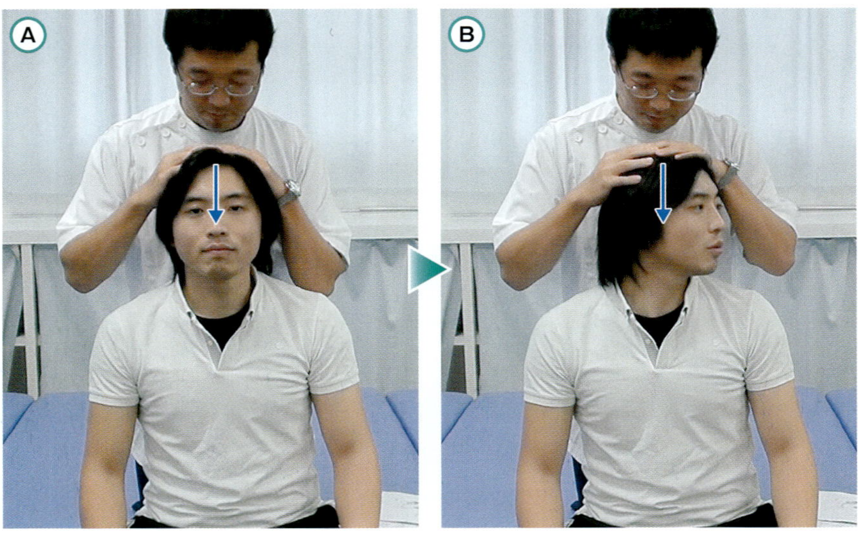

그림 7 ● 추간공 압박 검사
A) 위에서 수직방향으로 압박
B) 다음으로 경부 회전위에서 수직방향으로 압박한다.

D. 어깨 누르기 검사

- 검사 방법은 스퍼링 검사와 비슷하다.
- 검사자는 한 손으로 환자의 어깨를 누르고 다른 손으로 머리 측면을 눌러 경부를 반대 방향으로 측굴시킨다(그림 8).
- 양성 증상은 **검사측 상지**의 방사통이다. 이는 환측(그림 8의 경우 오른쪽)의 어깨를 내릴 때 신경혈관 다발이 압박되어 발생한다.

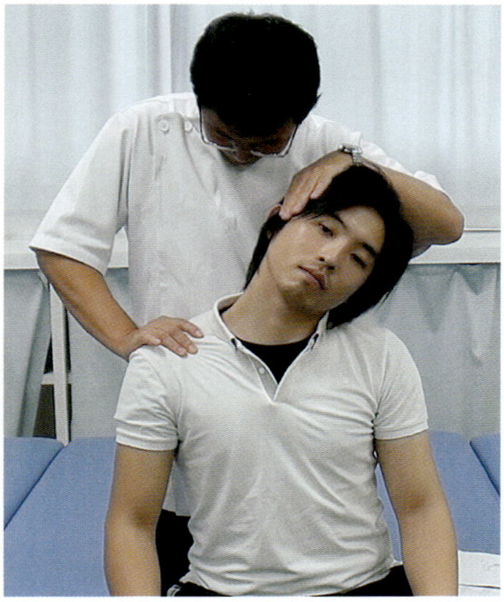

그림 8 ● 어깨 누르기 검사

E. 라세그 징후(Lasegue's sign)(그림 9)

- 바로 누운 자세에서 검사를 시행한다. 검사자는 검사측 하지의 발목을 아래쪽에서, 무릎을 위쪽에서 지지한다. 무릎관절 신전 자세를 유지하면서 하지를 들어올린다(고관절 굴곡).
  - ▸ 양성인 경우, 좌골신경 경로와 허벅지 후방 무릎 아래에서 방사통이 발생한다.

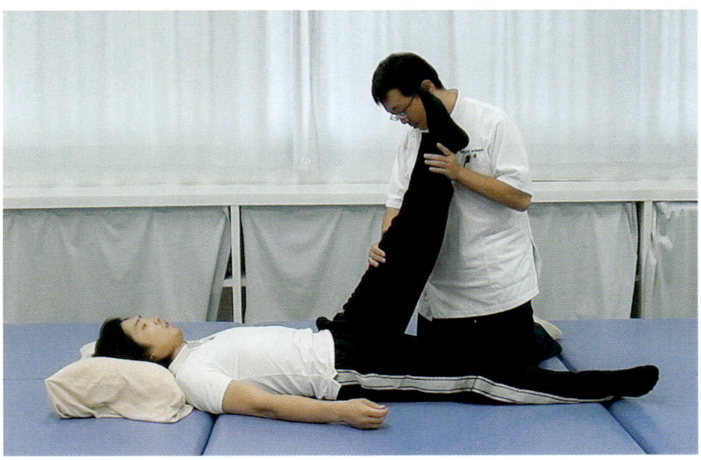

그림 9 ● 라세그 징후

F. 브라가드 징후(Bragard's sign)(그림 10)

- 검사 방법은 라세그 징후와 비슷하다. 라세그 징후에서 시행한 하지 거상 후 발목 관절을 더 발등 굴곡(dorsiflexion) 시킨다.
  - ▸양성 증상도 라세그 징후와 유사하다. 이 검사는 라세그 징후의 양성 증상이 명확하지 않을 때, 더 많은 스트레스를 주기 위한 목적으로 시행한다.

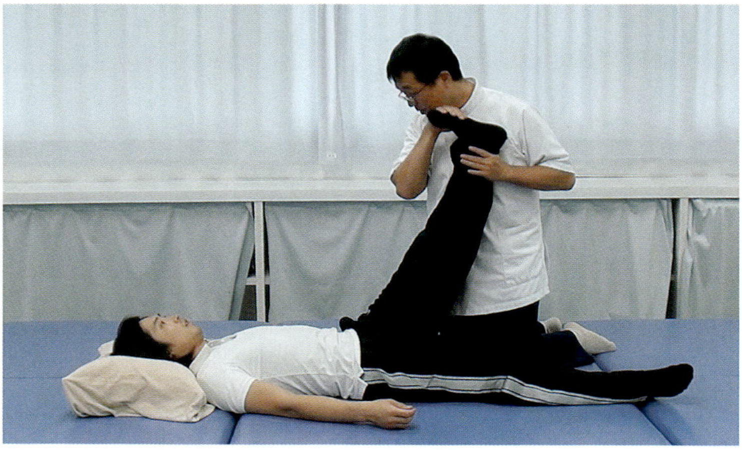

그림 10 ● 브라가드 징후

3) 통증 평가

- 척추의 불안정성이나 운동성 부족과 더불어 척수 압박이나 경련 등 근육의 과긴장으로 인해 운동 시 통증이나 휴식 시 통증 등 다양한 통증이 발생할 수 있다. 그 부위와 통증이 발생하는 상황 등을 명확히 할 필요가 있다.

4) 관절가동범위 검사

- 환부의 운동성 부족과 더불어 통증 등으로 인한 2차적인 관절가동범위 제한이 척추뿐만 아니라 사지관절에도 발생할 수 있다.
- 또한 척수 증상이나 통증이 두드러질 때는 가동범위 검사 시행에 신중을 기해야 한다. 특히 최종 가동범위에서 마비감이나 통증이 있을 때는 무리하게 시행하지 말아야 한다.

5) 협동성 기능 평가

- 고유수용성 감각(proprioception)이 손상된 경우, 협응성 장애가 나타날 수 있다.

6) 균형 기능 평가

- 앞서 언급한 고유수용성 감각 장애나 근력저하 등으로 인해 균형 기능 저하가 발생할 수 있다.

7) 기본 동작 및 일상생활 동작(ADL) 생활 관련 동작에 대한 평가

- 통증, 관절가동범위장애, 협응기능장애, 균형기능장애 등으로 인한 신체기능저하로 인해 운동기능저하가 나타날 수 있다.

3 재활치료의 실제

1) 도수치료

- 이 질환에서는 다음과 같은 도수치료도 효과적이다. 자세한 내용은 전문서적을 참고하기 바란다.
- 또한 도수치료는 척수증상이나 강한 통증이 나타날 때는 금기이다.

A. 관절계

- 관절 조작(manupulation): 직선적인 견인 또는 미끄러짐의 힘을 고속, 저진폭으로 가하는 기술.
- 관절 운동화(mobilization): 크게 수동적 관절에 대한 시술과 능동 운동을 동반한 시술로 나뉜다. 수동적 수기란 저강도로 진폭을 동반하여 반복적으로 관절을 움직이는 수기이다.

B. 근육계

- 연부조직 동원화, 근막 조작, 마사지와 스트레칭, 근육 기능을 수동 조작으로 개선하는 다양한 방법이 있다.

C. 신경계

- 슬라이더(Slider): 통증이나 기능장애의 원인이 되는 신경의 전체 길이를 크게 바꾸지 않고 사지나 척추를 움직여 신경과 인접한 조직 사이를 신경이 미끄러지도록 유도하는 시술이다.
- 텐셔너(Tensioner): 통증이나 기능장애의 원인이 되는 신경을 늘리도록 척추와 사지를 움직여주는 시술이다.

2) 운동요법

- 급성기를 지나면 환부 주변 근육의 스트레칭과 관절 운동을 통해 점차 운동성을 확보해 나간다. 이때 길항근의 이완을 위해 노력해야 하며, 보호하면서 시행할 필요가 있다.
- 또한 경추나 상부 흉추에 환부가 있는 경우 상지, 특히 견갑골의 운동성이 저하될 수 있으므로 확인, 필요에 따라(장애가 인정되는 경우) 치료할 필요가 있다.

3) 보조기 요법

- 척추 질환에 대해서는, 해당 손상 부위에 적합한 보조기[요천추 보조기(lumbosacral orthosis: LSO), 흉요천추 보조기(thoracolumbosacral orthosis: TLSO), 경흉요천추 보조기(cervicothoracolumbosacral orthosis: CTLSO), 경추 보조기(cervical orthosis: CO), 경흉추 보조기(cervicothoracic orthosis: CTO) 등, 그림 11 참조] 또는 코르셋을 사용한다.
- 이러한 보조기의 주요 목적은 과도한 움직임을 제한하여 안정을 유지하는 것에 더해, 경추에 가해지는 머리의 무게나 요추부에 가해지는 머리 및 흉부의 무게를 감소시키는 데 있다. 그 작용 기전은 그림 12~15에 나타나 있다.

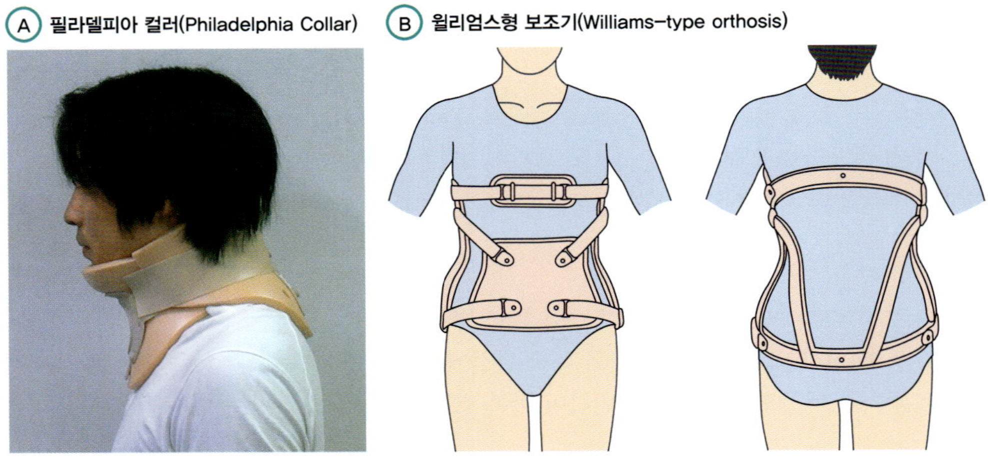

그림 11 ● 경추 및 요추 보조기
B) 문헌1 을 바탕으로 작성

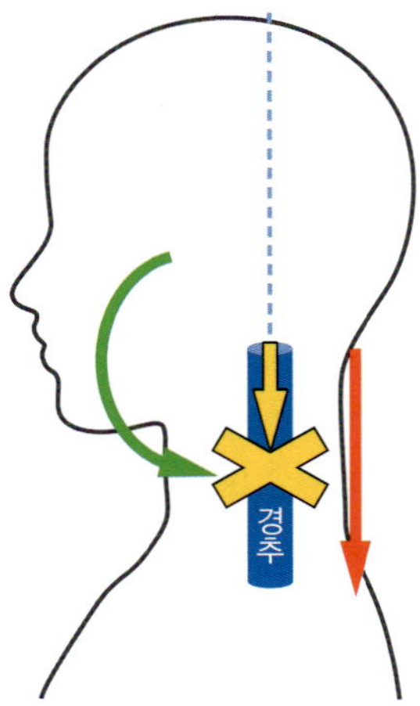

그림 12 ● 경추 보조기 미착용 시 경추에 부담을 주는 기전
보조기가 없는 경우, 머리는 경추보다 앞쪽이 뒤쪽보다 부피와 질량이 크기 때문에 전굴(굴곡) 방향으로의 모멘트(→)가 발생한다. 이에 대항하여 경부신전근군의 수축(→)이 일어나면서 머리의 질량 이상의 압축력(⇨)이 발생하여 경추에 부담을 주게 된다.

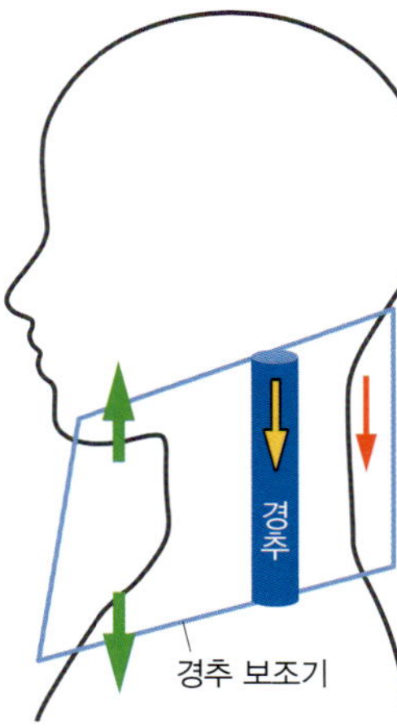

그림 13 ● 경추 보조기 착용 시 경추의 부담을 경감시키는 기전
경추 보조기를 착용한 경우, 머리의 무게를 가슴이 지탱할 수 있게 된다(→). 이로써 경부신전근군의 수축(→)이 감소하고, 결과적으로 경추의 압축력(⇨)이 감소하게 된다.

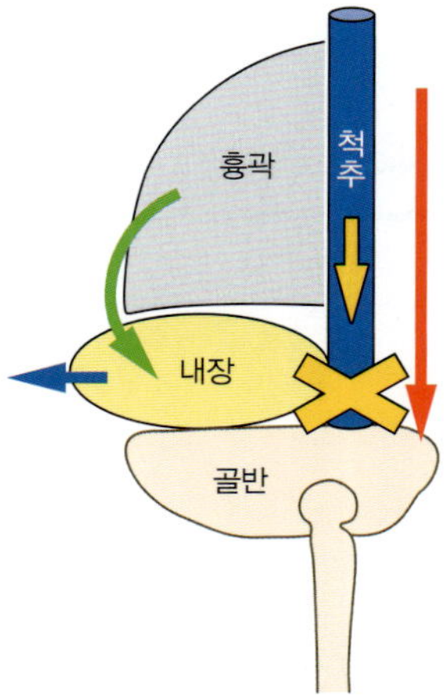

그림14 ● 요추 보조기 미착용 시 요추에 부담이 가는 기전

보조기가 없는 경우, 흉곽은 척추보다 앞쪽이 뒤쪽보다 부피와 질량이 크기 때문에 전굴(굴곡) 방향으로의 모멘트(➡)가 발생한다. 이에 대항하여 체간신전근군의 수축(➡)이 일어나면서 머리의 질량 이상의 압축력(⇨)이 발생하여 요추에 부담을 주게 된다.

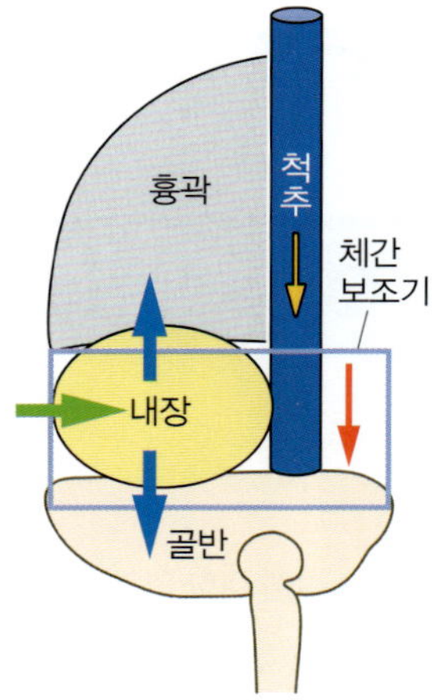

그림15 ● 요추 보조기 착용 시 요추에 가해지는 부담을 줄이는 기전

체간 보조기를 착용한 경우, 복강 내압(복압)(➡)이 높아져 흉곽을 위쪽으로 되돌리는 힘(➡)이 된다. 이로 인해 체간 신전근군의 수축(➡)이 감소하고, 그 결과 척추의 압축력(⇨)이 감소하게 된다.

〈문헌〉

1) 「義肢装具のチェックポイント　第9版」(日本整形外科学会・公益社団法人日本リハビリテーション医学会/監, 赤居正美・伊藤利之, 他/編), 医学書院, 2021

2. 척수 - 경추 손상

이시이 히로유키(石井博之)

Ⓐ지식의 정리 Ⓑ재활프로그램

POINT

1 척수 및 경추 손상에 대한 평가 포인트와 문제점에 대한 이해한다.

2 기능적 척수 수준(효과적으로 기능하는 근육이나 감각기관을 지배하는 척수 수준)별 운동기능을 이해한다.

1 개요

- 척수 손상은 척추의 골절이나 탈구로 인해 척수에 장애가 발생하여 발생한다. 주요 손상 원인은 교통사고, 낙상사고, 스포츠 외상, 산재사고 등이 있다.
- 또한, 이분척추(spina bifida)나 척추 기형(spinal deformities)과 같은 선천적인 기형으로 인해 척수(spinal cord)가 손상된 경우에도 유사한 증상이 나타날 수 있다.
- 그림 1과 같이 해부학적으로 척추보다 척수가 더 높은 위치에 있기 때문에(예를 들어, 요추는 하부 흉추의 높이에 위치) 척추의 손상 부위와 척수 손상 부위가 일치하지 않는다는 점에 유의할 필요가 있다.

2 임상 양상

- 척수 손상의 주요 증상과 합병증은 다음과 같다.

1) 척수 쇼크(spinal shock)

- 상해 직후 2주에서 3개월 동안 "척수 쇼크"라고 불리는 시기가 있다. 이 기간 동안 손상 부위 이하에서 반사 소실과 그에 따른 이완성 마비(flaccid paralysis), 배뇨곤란(urinary retention), 자율신경장애에 의한 서맥(bradycardia) 및 **혈압 저하**(hypotension), **저체온 증상**(hypothermia) 등이 나타날 수 있다

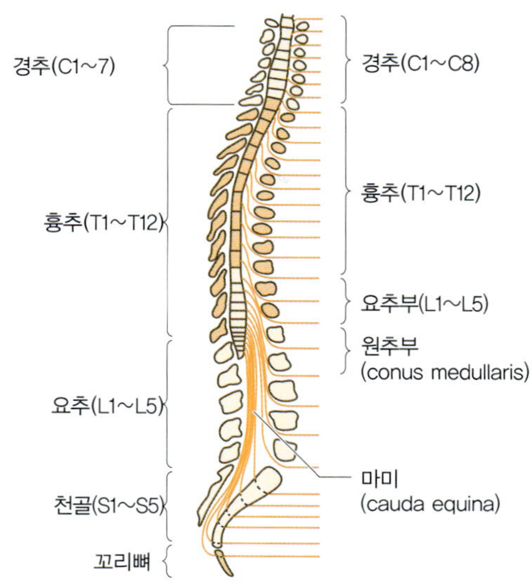

그림 1 ● 척수분절과 척수신경의 위치 관계

2) 운동마비

- 손상된 척수 이하 지배영역의 근육에 마비가 발생하여 운동마비가 발생한다. 자세한 내용은 후술한다(B 재활 프로그램 2-3 참조).

3) 감각마비

- 손상된 척수 이하 지배 영역의 심부(고유수용체, 진동) 및 표재성(통증, 온도, 접촉)에 장애가 발생한다. 자세한 내용은 후술한다(B 재활 프로그램 2-4 참조).

4) 호흡장애

- 경추가 손상된 경우 늑간근 마비, 호흡중추 장애 등에 따라 다소 차이는 있지만 반드시 호흡장애가 나타난다.
- 호흡운동에 중요한 횡격막의 지배는 제3~5경수이며, 제4경수 이상 손상 시 자력 호흡이 어려워 기관절개술이나 인공호흡이 필요하게 된다.

5) 배뇨장애

- 먼저, 척수 쇼크기에 배뇨감이 사라지고, 소변을 배출할 수 없는 배뇨곤란 상태(areflexic bladder)가 된다. 이후 배뇨장애(urinary dysfunction)는 손상 부위에 따라 달라진다.
- 배뇨 반사 중추(micturition reflex center)는 제2~3 천추(sacral spinal cord)에 위치하지만, 그보다 상위의 중추를 손상한 경우, **핵상형 신경인성 방광**(suprasacral neurogenic bladder)이라고 불리며, 방광에 소변이 고이면 그것이 자극이 되어 반사적으로 배뇨가 일어난다. 이러한 상태를 **자동 방광**(automatic bladder)이라고도 한다.
- 또한, 반사 중추가 손상된 경우는 **핵형 신경인성 방광**(reflex neurogenic bladder)이라고 하며, 그보다 하위 부위에서 손상된 경우는 **핵하형 신경인성 방광**(infranuclear neurogenic bladder)이라고 불린다. 두 경우의 증상은 유사하다. 이 경우, 배뇨 반사가 소실되어 배뇨가 자연스럽게 이루어지지 않게 된다. 따라서 외부에서 복압(abdominal pressure) 또는 수동 압박(manual pressure)을 통해 방광에 직접 압력을 가하면 배뇨가 일어난다. 이러한 상태를 **자율 방광**(autonomous bladder)이라고도 한다.
- 현재는 유형에 관계없이 **간헐적 자가도뇨법**을 시행하는 경우가 많다.

6) 배변 장애

- 척수 손상으로 하부 횡행결장 이하의 기능이 마비된다. 초기에는 척수 쇼크로 인해 지속적인 설사나 변실금이 지속되다가 1주일 정도 지나면 전신 상태가 안정되면 이번에는 변비에 가까워지고 복부 팽만감이 생긴다.

7) 욕창

- 급성기에는 장애부위의 치료를 위해 안정을 취하며, 회복기-만성기에는 장기간의 사지-체간 마비로 인한 혈액순환 장애, 지각장애, 자력으로 신체 움직임이 불가능하며, 장시간 휠체어 탑승으로 인한 압박, 요실금에 의한 오염 등으로 발생한다.
- 욕창은 재활치료의 진행에 큰 장애요인이 된다.

8) 이소성 골화증(heterotopic occipication)

- 마비된 관절 주변이 골화되는 현상으로 원인은 불분명하다.

9) 자율신경 과반사(autonomic dysreflexia)

- 대뇌에서 척수의 자율신경에 대한 지배가 없어지기 때문에 방광, 직장 팽만 등의 자극에 반사적으로 마비 부위의 교감신경에 과긴장이 일어나기도 한다. 그 결과 하지-복부의 혈관이 수축하고, 순환 혈액량의 급격한 증가로 인해 혈압이 비정상적으로 상승하여 심한 두통, 안면 창백, 식은땀 등의 증상이 나타난다.

10) 기립성 저혈압(orthostatic hypotension)

- 사지 및 몸통의 마비로 인해 혈관의 긴장도가 저하되어 심장으로 돌아가는 혈액의 양이 줄어들어 혈압이 낮아진다.

11) 체온 상승

- 간뇌(diencephalon)의 체온 조절 중추를 침범하여 현저한 고열을 일으킨다.

3 검사・진단

- 척수 및 경추 손상이 의심되는 경우 영상검사를 통해 실제 손상 부위, 범위 및 정도를 파악한다. 또한 신경학적 검사를 통해 마비 상태를 확인하여 운동 및 감각장애의 상태를 파악한다.

1) 영상 검사

A. 단순 엑스레이, CT 검사

- 주로 척추의 골절이나 탈구 여부, 그에 따른 미끄러짐이나 불안정성을 확인하는 것이 주된 목적이다.
- 골절이 없는 경우에도 추간판이나 인대 손상이 있으면 추체간이나 추간돌기 사이에 이상이 나타날 수 있다.

B. MRI 검사

- 척수, 추간판, 인대 등 연부조직의 상태를 직접 눈으로 확인할 수 있어 척수-경추 손상 진단에 매우 유용한 검사이다.
- 이를 통해 척수 손상 부위, 범위, 정도 등을 명확하게 파악할 수 있게 되었다.

2) 신경학적 검사

- 후술할 근력검사(**표 1~3**)와 감각검사(**그림 2**), 반사검사(**표 4**)를 통해 신경학적 손상 부위를 파악하는 것과 함께 척수 손상 정도와 부위에 따라 다음과 같은 증상을 확인한다.

A. 완전 손상

- 척수 완전 횡단성 마비가 발생한다.

B. 불완전 손상

- 완전 손상과 달리 일부 척수 기능이 유지되는 상태. 손상 부위에 따라 증상은 다음과 같이 다르다.
- 또한 척수는 아래와 같이 명확하게 일부가 손상될 뿐만 아니라 광범위하면서도 불완전하게 손상되는 경우가 많으며, 이 경우 보다 복잡한 증상을 보이게 되므로 개별적인 평가가 필요하다.
  - ▸ **중심부 척수 손상**(central cord syndrome)은 주로 경추 손상에서 나타난다. 이 경우, 하체보다 상체의 운동 장애가 더 심각한 경우가 많다. 또한, 촉각이나 고유수용체 감각(proprioception)보다 통각(pain sensation)이나 온도 감각(temperature sensation)이 더 심각하게 손상되는 경우가 많다.
  - ▸ **전방 척수 손상**(anterior spinal cord syndrome)은 운동 장애와 통각, 온도 감각의 장애가 발생한다. 그러나 후주(posterior column)에 위치한 촉각(tactile sensation)과 고유수용체 감각은 손상되지 않는다.
  - ▸ **후방 척수 손상**(posterior spinal cord syndrome)은 후주(posterior column)에 위치한 촉각(tactile sensation)과 고유수용체 감각 장애가 주로 나타나며, 운동 장애는 비교적 경미한 경우가 많다.
  - ▸ **편측 절단**(hemisection)은 손상된 쪽에서 운동 장애와 고유수용체 감각 장애가 발생하며, 반대쪽에서는 온도 감각과 통각 장애가 나타난다. 이러한 유형은 브라운-세카르 증후군(Brown-Séquard syndrome)이라고도 불린다.

2. 척수-경추 손상

이시이 히로유키(石井博之)

Ⓐ지식의 정리 Ⓑ재활프로그램

○ Do!

1 검사 및 측정을 통해 기능적 척수 절단 수준(functional spinal level)을 파악한다.
2 기능적 척수 절단 수준을 기준으로 치료 목표를 설정한다.
3 동작을 방해하는 장애요인을 파악하여 개선을 유도한다.
4 효율적인 동작 획득을 위한 지원을 수행한다.

✕ Don't!

1 동작을 방해하는 요인인 사지 및 몸통의 가동성 저하 및 과동작을 일으키지 않는다.
2 기능적 척수 절단 수준을 파악하여 불가능한 동작을 강요하지 않는다.

1 개요

- 척수 손상에 대한 평가의 목적은 문제 파악뿐만 아니라 신경학적 손상 정도를 명확히 하여 예후를 판단하고 정확한 재활 프로그램을 시행할 수 있는 길을 마련하는 데 있다.
- 척수손상 환자의 경우 나이, 기초체력 등의 요인을 제외하면, 목표해야 할 것, 그 기능적 척수절 수준에 따라 앞으로 할 수 있는 일을 어느 정도 예측할 수 있다. 그 실례를 표 1에 나타낸다.
- 그리고 이를 어렵게 하는 장애요인을 파악하고 개선하기 위해 노력하는 것이 재활 프로그램의 일환으로 중요하다.
- 척수손상은 단순히 사지-체간 마비뿐만 아니라 호흡기-순환기-비뇨기-피부 등 광범위한 장애를 일으키고 욕창, 관절가동범위 장애 등 2차 장애를 일으키기 쉬우므로 재활팀의 지원이 중요하다.

2 재활 평가

1) 개요

- 척수 손상에서 검사 및 측정의 주요 목적 중 하나는 **척수의 마비 수준(기능 수준)을 판단**하고, 이를 **실제 ADL 기능과 비교하여** 현재의 장애 요인을 평가하는 것이다.
- 척수의 마비 수준(기능 수준)을 판단하기 위해 Zancolli의 분류(표 2), dermatome(그림 2), 반사 검사 등이 사용된다. 여기서 주의해야 할 점은 손상 수준(척추 골절이나 탈구의 위치)과 척수 마비 수준(기능 수준)이 반드시 일치하지 않는다는 것이다(그림 1). 따라서 이러한 검사를 통해 기능 수준을 판단하는 것이 필요하다.

표 1 ● 기능적 척수절 수준과 지배근, 잔존기능의 관계

척수신경	지배근	잔존기능
C1~C2	상부 경부근육군(upper cervical muscles)	경부운동
C3~C4	흉쇄유돌근(sternocleidomastoid)	경부운동
	승모근(trapezius)	어깨 올림, 상지 굴곡 및 외전
	횡격막(diaphragm)	숨쉬기
C5	견갑골 근육군(shoulder girdle muscles)	상완 굴곡 외전
	삼각근(deltoid)	견관절 외전
	이두근(biceps)	팔꿈치 관절 굴곡
	상완요골근(brachioradialis)	팔꿈치 관절 굴곡
C6	요측수근굴근(Flexor carpi radialis)	수관절 굴곡(손바닥 굴곡)
	원회내근(pronator teres)	손회내
C7	삼두근(triceps)	팔꿈치 관절 신전
	장 · 단요측수근신근(Extensor carpi radialis longus, Extensor carpi radialis brevis)	수관절 등굴곡(wrist dorsiflexion)
	총지신근(extensor digitorum communis)	손가락 펴기
C8~T1	손가락 굴곡군(flexor digitorum superficialis, profundus)	손가락 굴곡
	손 안쪽 근육군(hand intrinsic muscles)	엄지손가락 대치 유지 · 손가락 꼬집기 동작 · 손가락 외회전 내회전
T2~T7	상부 늑간근군(upper intercostal muscles)	강한 흡입
	상부 등근육군(upper back muscles)	자세 유지
T8~T12	하부 늑간근군(lower intercostal muscles)	강한 흡입
	복근군(abdominal muscles)	효과적인 기침
	하부 등근육군(lower back muscles)	앉은 자세 유지
L1~L3	허리 사각근(quadratus lumborum)	골반거상(pelvic elevation)
	장요근(iliopsoas)	고관절 굴곡
	고관절 내전근군(hip adductor muscles)	고관절 내전
L3~L4	대퇴사두근(quadriceps)	고관절 신전
L4 · L5 · S1	중둔근(gluteus medius)	고관절 외전
	대퇴이두근(biceps femoris)	무릎 관절 굴곡
	전경골근(tibialis anterior)	족관절 등굴곡(발뒤꿈치 걷기)
L5 · S1~S4	대둔근(gluteus maximus)	고관절 신전
	비복근(gastrocnemius)	발바닥 굴곡(발가락 걷기)
S1~S4	항문 괄약근(anal sphincter)	배변, 배뇨 조절

- 또한 미국척수손상협회(American Spinal Injury Association: ASIA)의 신경학적 평가도 사용된다.

2) 통증 유무

- 이 질환은 손상 시 다른 부위의 외상을 동반하는 경우가 많으며, 이것이 운동 시 장애 요인이 되는 경우가 많다. 따라서 본 질환의 손상 부위의 통증뿐만 아니라 다른 부위의 통증 평가도 필요하다.

3) 근력 검사

- 척수-경추 손상의 경우, 근력 자체의 파악뿐만 아니라 Zancolli 의 분류를 이용한 운동기능의 척수절 수준을 파악하는 것이 중요하다(**표 2, 3**).

표 2 ● Zancolli 의 분류

형	최소 기능 척골	기본 기능 근육	아형	
I 팔꿈치 굴근	C5	이두근 상완근	A. 상완요골근 (-)	
			B. 상완요골근 (+)	
II 수관절 신근	C6	장단요골측 수근신근	A. 약한 손목관절 등굴곡	
			B. 강한 손목관절 등굴곡	1. 원회내근(-) 요골측 수근 굴근(-)
				2. 원회내근(+) 요측수근굴근(-)
				3. 원회내근(+) 요골측 수근굴근(+) 삼두근(+)
III 손가락의 전완신근	C7	총지신근 소지신근 척측 수근신근	A. 척골측 손가락의 신전은 완전하지만, 요골측 손가락과 엄지손가락의 신전은 마비된다.	
			B. 모든 손가락의 신전은 완전하지만, 엄지손가락의 신전은 약하다.	
IV 손가락의 전완굴근, 모지신근	C8	심부 굴곡근 검지 신근 장모지 신근 척측 수근 굴근	A. 척골측 손가락의 굴곡은 완전하지만, 요골측 손가락과 엄지손가락의 굴곡은 마비된다. 엄지손가락의 신전은 완전하다.	
			B. 모든 손가락의 굴곡은 완전하지만, 엄지손가락의 굴곡은 약하다. 엄지손가락 구근이 약하다. 손 안쪽 근육은 마비. 얕은 손가락 굴곡근은 (-) 또는 (+)	

문헌1 을 바탕으로 작성.

4) 감각 테스트

- 감각은 초기부터 마비 수준(level of paralysis)을 판단하는 데 유용하다. 검사는 표재성 감각(촉각, 온도 감각, 통각)과 심부 감각[진동 감각, 압각(pressure sensation), 위치 감각(position sense), 운동 감각(kinesthetic sense)], 그리고 복합 감각(combined sensation): 이점 식별 감각(two-point discrimination) 등을 평가한다. 또한, 이러한 감각 장애는 욕창, 화상, 운동 장애의 원인이 될 수 있으므로 이를 파악하는 것이 매우 중요하다.
- 앞서 언급한 근력 검사와 마찬가지로, 감각 검사는 척수 분절 지배(segmental innervation)를 따라 진행한다.
- 실제로는 손상 수준(level of injury) 전후에서 하위로 감각 장애가 발생한다는 점에 유의하며, 감각이 정상인 부위에서 점차 아래로 검사한다. 결과의 예로는 다음과 같다: "흉수 5번 이상 정상, 흉

표 3 ●상지 근육의 척수절 지배

<table>
<tr><th colspan="4">경 수</th><th>흉골부위</th></tr>
<tr><th>C5</th><th>C6</th><th>C7</th><th>C8</th><th>T1</th></tr>
<tr><td colspan="2">상완이두근(biceps brachii)
상완근(brachialis)</td><td></td><td></td><td></td></tr>
<tr><td colspan="2">상완요골근(brachioradialis)
외회전근(supinator)</td><td></td><td></td><td></td></tr>
<tr><td></td><td colspan="3">장요측수지신근(extensor carpi radialis longus)</td><td></td></tr>
<tr><td></td><td colspan="3">단요측수지신근(extensor carpi radialis brevis)</td><td></td></tr>
<tr><td></td><td colspan="3">원회내근(pronator teres)</td><td></td></tr>
<tr><td></td><td colspan="3">요골측 수근굴근(flexor carpi radialis)</td><td></td></tr>
<tr><td></td><td colspan="4">삼두근(triceps)</td></tr>
<tr><td></td><td></td><td colspan="2">총지신근(extensor digitorum communis)
소지신근(extensor digiti minimi)</td><td></td></tr>
<tr><td></td><td></td><td colspan="2">척측수근신근(extensor carpi ulnaris)</td><td></td></tr>
<tr><td></td><td></td><td colspan="3">시지신근(Extensor indicis proprius)</td></tr>
<tr><td></td><td></td><td colspan="3">장모지신근(extensor pollicis longus)</td></tr>
<tr><td></td><td></td><td colspan="3">사각형 회내근(pronator quadratus)</td></tr>
<tr><td></td><td></td><td></td><td colspan="2">장지굴근(flexor digitorum profundus)</td></tr>
<tr><td></td><td></td><td></td><td colspan="2">장모지굴근(flexor pollicis longus)
척측수근굴근(flexor carpi ulnaris)
충양근(lumbricalis)</td></tr>
<tr><td></td><td></td><td></td><td colspan="2">천수지굴근(flexor digitorum superficialis)</td></tr>
<tr><td></td><td></td><td></td><td colspan="2">모지구근(thenar muscles)
모지 내전근(adductor pollicis)</td></tr>
<tr><td></td><td></td><td></td><td></td><td>골간근(interosseous muscles)
소지구근(hypothenar muscles)</td></tr>
</table>

문헌1을 바탕으로 작성.

수 6번 중등도 둔감, 흉수 7번 이하 소실

- 이 평가에는 표재성 감각의 척수 분절 지배(dermatome, **그림 2**)가 많이 사용되지만, 부전 손상의 경우 근력과 마찬가지로 손상 부위 이하의 감각 장애가 일정하지 않은 경우가 많다는 점에 유의해야 한다.

5) 반사 테스트

- 급성기 척수 쇼크기(일반적으로 부상 직후 2~3주)에는 모든 반사가 소실되어 이완성 마비가 되지만, 쇼크기가 지나면 심부건반사 항진에 의한 경련성이나 병적 반사가 양성으로 나타나는 부위가 출현한다.

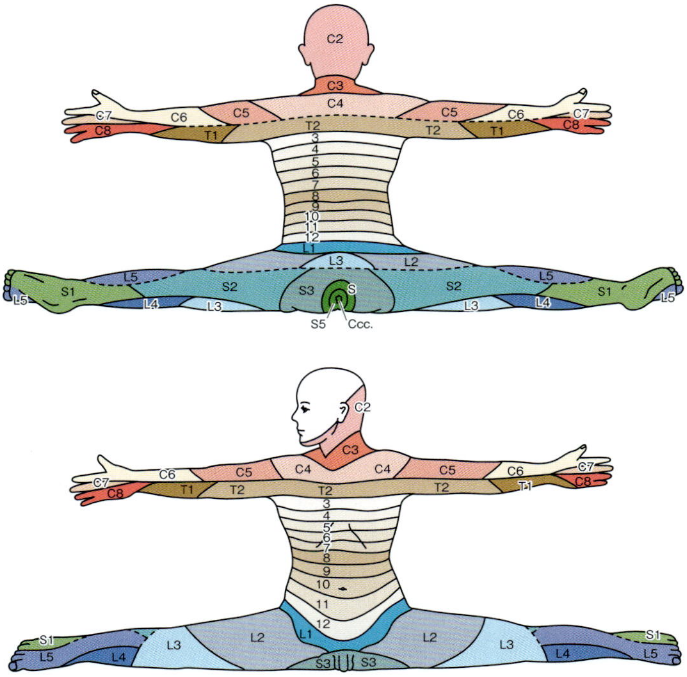

그림 2 ● 표재감각의 척수 분절 지배(dermatome)

C4: 어깨, 쇄골 상부
C5: 삼각근 하부
C6: 엄지손가락, 검지
C7: 중지
C8: 약지, 새끼손가락
T1: 팔꿈치 팔꿈치 척측
T2~T8: 전흉벽
T4: 유두
T6: 검상돌기
T10: 배꼽
T12: 사타구니
L1: 대퇴부 앞쪽 1/3
L2: 대퇴부 앞쪽 중간 1/3
L3: 허벅지 앞쪽 아래 1/3, 무릎
L4: 하퇴, 경골측
L5: 족배족저 경골측
S1: 족배족저 비골측
S2 이하: 전완부, 항문 주위

- 또한 부위에 따라서는 쇼크기 이후에도 심부 건반사가 저하되어 이완성 마비가 되는 부분도 혼재되어 있다.
- 따라서 반사 검사는 근긴장 이상을 파악하는 데 의의가 있다. 또한 앞서 언급한 감각 검사와 마찬가지로 신경학적 손상 부위를 파악하는 데 중요한 정보가 된다(**표 4**).

표 4 ● 주요 반사와 척수 중추

척수 중추 수준	심부 반사	표면 반사	
C4	이두근, 요골근, 삼두근 반사 모두 소실됨	복벽반사 (abdominal reflex)	T8~12
C5	이두근 반사 출현 팔 요골근, 삼두근 반사는 소실됨		
C6	이두근, 팔 요골근 반사 출현 삼두근 반사 소실	고환근반사 (cremasteric reflex)	(T12)L1, L2
C7	이두근, 요골근, 삼두근 반사가 모두 나타냄.	발바닥반사 (plantar reflex)	S1, S2
L1	슬개건, 아킬레스건 반사는 모두 사라짐. 척수 쇼크기를 지나면 상급 장애에서 항진될 수 있음		
L3	슬개건 반사 약화 아킬레스건 반사 소실	구형해면체반사(bul- bocavernosus reflex)	S3
L4	슬개건 반사 정상 아킬레스건 반사 소실	항문반사 (anal reflex)	S5
S1	슬개건, 아킬레스건 반사 모두 출현		

3 재활치료

1) 욕창 대책

A. 자세

- 척추-척수 손상의 급성기에는 척추-척수 손상에 대한 고정-안정을 위해 체표에 가해지는 압력이 집중되고, 감각 장애로 인해 통증을 잘 느끼지 못해 욕창을 합병하기 쉽다.
- 따라서 침상 재활 장면에서는 **블록매트 등을 이용한 압력제거**(그림 3)과 **주기적인 체위변환**을 실시한다.

B. 욕창 발생 부위

- 또한 각 체위마다 욕창이 잘 생기는 부위가 있으므로 그 부위의 압력 제거에 신경을 써야 한다.
- 체위별 호발 부위는 다음과 같다.
  - 바로 누운 자세(supine position): 후두부(occipital region), 어깨뼈 부위(scapular region), 팔꿈치 부위(elbow region), 천골 부위(sacral region), 미골 부위(coccygeal region), 발꿈치 부위(heel region)
  - 엎드린 자세(prone position): 무릎 부위(patellar region), 장골극 부위(iliac crest region)
  - 옆으로 누운 자세(lateral position): 대전자 부위(greater trochanter region)
  - 앉은 자세(sitting position): 좌골 결절 부위(ischial tuberosity region), 미골 부위(coccygeal region)

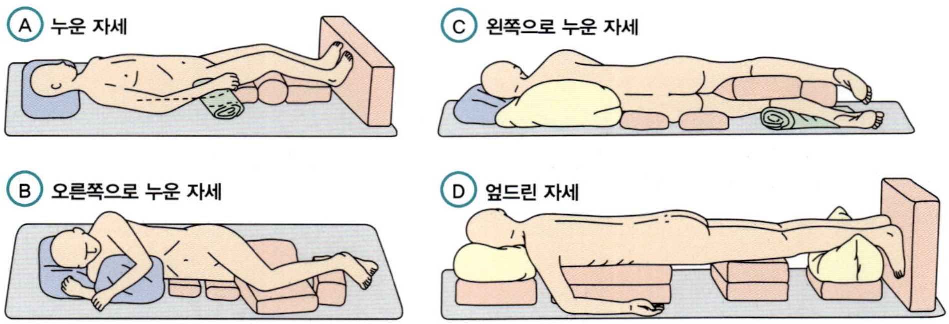

그림 3 ● 체위별 자세와 블록매트의 위치 설정

A) 바로 누운 자세에서는 굴근과 신근의 긴장 균형을 균일하게 하기 위해 상하지를 경미한 굴곡 자세로 한다. 이 때 좌골 후면의 압력이 높아지기 때문에, 다른 누운 자세를 취하여 압력을 제거할 시간을 확보할 필요가 있다.

B, C) 옆으로 누운 자세에서는 골반 후면의 압력 제거에는 효과적이지만, 측면이나 대퇴골두의 압력이 높아지기 쉽다는 점에 주의한다. 또한 전후 방향으로 불안정해지기 때문에 베개나 등받이를 받쳐주거나 무릎을 굽힌 자세를 취해야 한다.

D) 복와위에서는 슬개골, 골반 앞쪽의 압력을 제거하기 위해 쿠션을 배치하여 바닥에서 띄우도록 한다. 또한 기도의 확보도 확인한다.

문헌2에서 인용.

2) 휠체어에서 압력 제거

- 휠체어에 앉아 있을 때는 압력 분산 방석 등의 조치로 어느 정도의 압력 제거가 가능하지만, 좌골부와 미골부에 압력이 집중되기 쉬운 자세이기 때문에 주기적(욕창이 없다면 15~20분에 한 번 10초 정도, 욕창이 있다면 더 높은 빈도로)으로 압력을 제거하는 동작을 하는 것을 유의해야 한다.
- 흉요추 척수손상 이하의 경우, 손가락의 굴곡과 팔꿈치 신전이 가능하므로 휠체어 그립을 잡고 직접 전신을 들어올려(push-up) 압력을 제거한다(**그림 4**).
- 흉수손상자(C6B2 이상)의 경우 팔꿈치 신전 등이 어렵기 때문에 휠체어 핸드그립에 팔꿈치를 걸고 주로 팔꿈치굴곡, 어깨 수평 내전의 힘으로 체간을 회전시켜 반대쪽 엉덩이를 들어 올린다. 이를 양측으로 실시하여 좌우의 압력을 제거한다(**그림 5**).
- 경추-척수 손상자의 경우 20분마다 10초 정도 압력을 제거하는 것이 일반적이지만, 전신의 상태(욕창 유무 등)와 방석 재질 등 상황에 따라 조정한다.

memo 일본의 SCI 분류 체계와 국제 기준(ISNCSCI) 비교

• 일본 SCI 분류 체계의 특징

일본의 SCI 기능적 분류 체계는 특히 **경수 손상자**(頸髓損傷, Cervical Spinal Cord Injury)**의 상지 기능을 세분화**하여 평가한다.
일반적인 ASIA 분류보다 **더 세부적인 기능적 차이를 반영하여 환자의 재활 목표 설정 및 치료 계획 수립에 도움**을 준다.
특히 **C6B2 환자는 손목 신전이 가능하지만, 팔꿈치 신전(삼두근 기능)이 어려워 보조 전략이 필요**한다.
이 분류 체계는 **일본의 재활 의학, 물리치료, 작업치료 등의 분야에서 실용적으로 활용**되고 있다.

일본식 분류	설명	국제 ISNCSCI 기준 대응
C5A	삼각근(Deltoid) 기능은 있으나 약함	C5
C5B	삼각근 기능이 좀 더 강하고, 일부 팔꿈치 굴곡(Biceps) 기능 사용 가능	C5
C6A	손목 신전(ECR) 가능, 그러나 손가락 기능 미약	C6
C6B1	손목 신전 + tenodesis grip 사용 가능	C6
C6B2	C6B1보다 손 기능이 향상되었으나, 팔꿈치 신전은 어려움	C6
C7A	손가락 신전 일부 가능하나 약함	C7
C7B	손가락 신전과 함께 삼두근(Triceps) 기능이 있음	C7

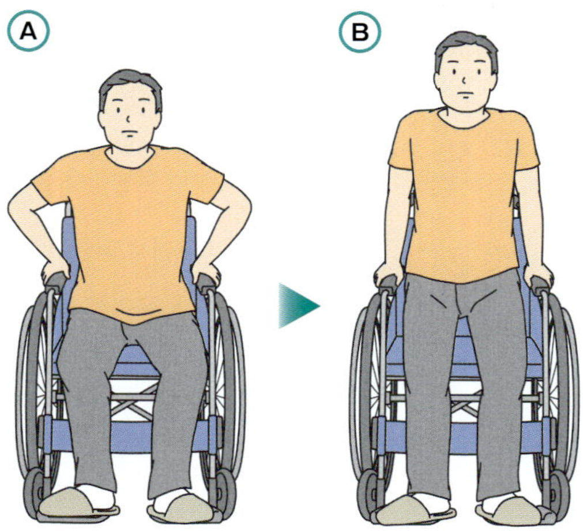

그림 4 ● Push-up에 의한 압력 제거 (주로 흉수 손상 이하)

압력 제거를 목적으로 하는 팔굽혀펴기. 압력부의 혈류를 확보해야 하므로 적어도 20초 정도 둔부를 들어올려야 한다. 어려우면 몇 번으로 나누어 들어올려야 한다. 또한, 들어 올릴 때 좌골 결절(ischial tuberosity)과 꼬리뼈가 충분히 압력이 제거되었는지 확인한다.

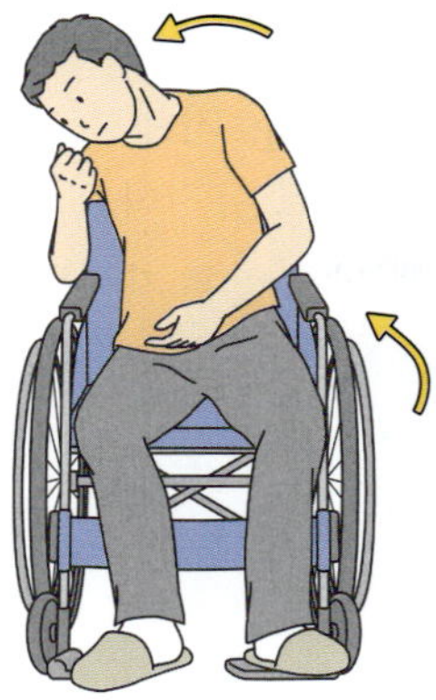

그림 5 ● 팔꿈치 굴곡 동작을 위주로 한 압력 제거(주로 경추 손상)

팔꿈치 굴곡, 어깨 수평 내전, 경부회전 · 측굴을 시켜서 한쪽 골반을 들어 올린다(왼쪽 그림의 장소에는 왼쪽). 반드시 양측에 대해 압력 제거를 실시하도록 한다. 또한 압력 제거부위의 혈류를 확보할 필요가 있으므로 적어도 20초 정도 전부를 들어 올릴 필요가 있다. 어려우면 여러 번 나누어 들어 올린다. 또한, 거상 시 좌골 결절과 꼬리뼈가 충분히 압력이 제거되었는지 확인한다.

3) 운동요법

- 앞서 언급한 검사 및 측정 결과를 통해 척수 마비 수준(기능 수준)을 판단하고, **표 5**와 같은 일상생활 동작의 도달 목표를 설정한다.
- 운동요법은 목표 달성을 저해하는 요인인 통증과 관절가동범위 장애 등을 감소시키는 동시에 마비 수준을 낮춰주는 운동요법이다. (기능 수준)에 맞는 동작 능력의 획득을 목표로 한다.
- 다음은 그 주요 자세와 동작을 설명한다.

A. 앉은 자세

- 보통 우리가 앉은 자세를 유지할 때, 전두면에서는 양 좌골의 폭이 10 수 cm 정도 있기 때문에 안정적이다. 그러나 시상면에서 보면 좌골이 둥글기 때문에 좌골과 바닥의 접지 부분이 매우 좁아 불

표 5 ● 손상 정도별 ADL 자립도

잔존기능 수준	인원 (명)	평균연령 (세)	뒤집기 (%)	일어남 (%)	옷 갈아입기 (%)	직각 이동 (90-degree transfer) (%)	옆으로 이동(%)	휠체어 구동(%)	배뇨 (%)	배변 (%)	자동차 운전(%)
C4	14	36.0	0	0	0	0	0	0	0	0	0
C5A	10	33.5	0	0	0	0	0	60	0	0	0
C5B	21	29.0	24	10	19	10	0	86	5	0	0
C6A	16	23.9	47	40	60	25	6	94	20	7	9
C6B1	15	24.7	73	67	73	67	27	100	40	7	14
C6B2	19	27.7	89	89	89	95	69	100	81	25	41
C6B3	24	27.9	96	96	100	96	70	100	76	67	35
C7A	3	40.0	100	100	100	100	100	100	100	100	67
C7B	1	47	100	100	100	100	0	100	100	0	0
C8A	6	34.2	80	83	80	83	80	100	80	80	40
C8B	13	28.3	92	92	92	92	83	100	92	92	50
전체	142	29.1	59	55	60	55	35	84	44	29	23

문헌3에서 인용.

안정하다. 따라서 앉은 자세에서 골반은 측면보다 전후 방향으로 불안정하다(**그림 6**).

- 또한, 척수-경추 손상자의 경우 바닥에서는 주로 장좌위(long sitting) 자세가 기본이다. 상부 손상으로 인해 체간근군의 마비가 현저하면 나타나면 골반을 바른 자세로 유지하는 것이 어려워진다.
  - 따라서 양측 좌골과 꼬리뼈의 3점이 바닥에 닿는 3점 지지에 의해 앉은 자세를 유지하게 된다(**그림 7, 8**). 이 경우 골반이 뒤로 기울어지고 흉요추가 굴곡, 경추가 신전하는 정렬이 된다.
  - 상부 손상자가 이 자세를 안정적으로 유지하기 위해서는 햄스트링의 긴장도 관여한다. 후술하는 push-up 동작(**그림 11**)에서 햄스트링의 긴장은 억제 요인이 되지만, 앉은 자세를 안정적으로 유지하기 위해서는 필수적인 요소이다.
  - 따라서 햄스트링 스트레칭을 할 때 두 가지 요인을 모두 고려하면 무릎 관절 신전위에서 고관절 굴곡(straight leg raising: SLR)의 **가동 범위는 90° 정도**로 유지하는 것이 적당하다.
  - 단, 이 값은 몸통의 상태(굴곡 방향의 가동성 등)를 고려하여 개별적으로 설정해야 한다.
- 앉은 자세 유지 습득은 앞서 언급한 자세에서 양상지로 균형을 유지하도록 유도하는 것부터 시작한다(**그림 8**).
- 또한 경추 상부 손상자(C6B2 이상)의 경우 팔꿈치 신전근군이 마비되어 있지만, 어깨 운동으로 보상하는 방법을 지도한다.
  - 손이 바닥에 붙어 있는 경우에는 폐쇄운동사슬(closed kinetic exercise)을 이용하여 어깨의 굴곡 운동으로 팔꿈치를 신전시킨다. 이를 통해 체간을 일으키거나 전신을 움직일 수 있다(**그림 9**).
  - 손이 바닥에 닿지 않을 때는 어깨 관절의 자동 운동으로 전완에 관성을 부여하고 팔꿈치를 펴는

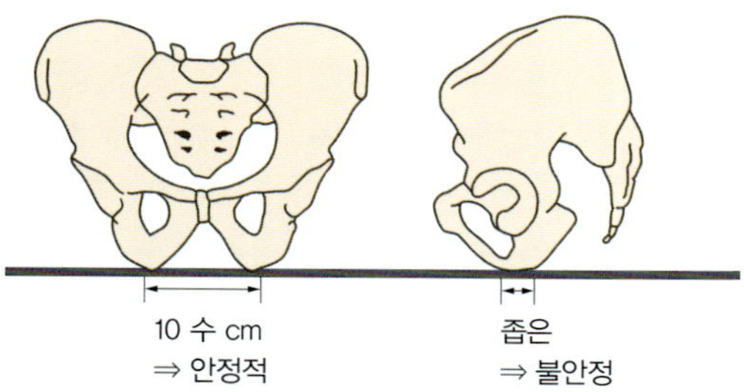

그림 6 ● **정상인의 좌위 시 골반 각도**

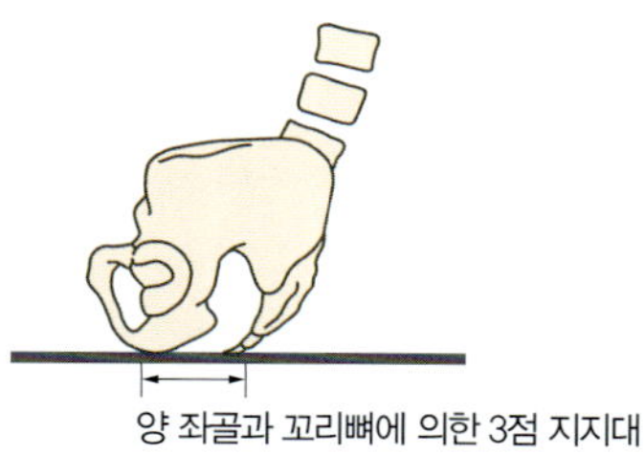

그림 7 ● **고위 척수-경추 손상자의 좌위시 골반각도**

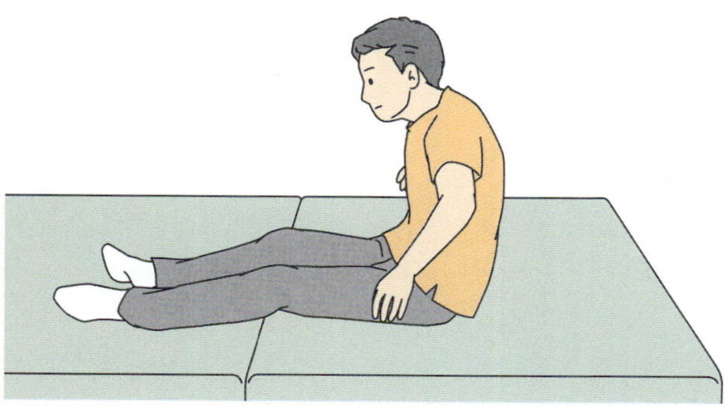

그림 8 ● **앉은 자세에서 균형 유지**
균형 유지 연습을 시작할 때는 골반을 앞으로 기울여 햄스트링의 장력을 이용하여 골반을 안정화시킨다. 그 후 골반 중간 위치에서 균형을 유지한다. 이때 상지를 그림의 위치에서 수평 내전(즉 굴곡위)시에는 상지의 무게로 몸통이 앞으로 쓰러지는 것을, 수평 외전(즉 신전위)시에는 상지의 무게로 몸통이 뒤로 쓰러지는 것을 이용하여 균형을 잡는 것을 익히게 한다.

동작을 한다. **그림 10** 에서는 이를 이용하여 엘리베이터의 버튼을 누르고 있다.

B. 앉은 자세로 이동

- 앉은 자세에서의 이동은 주로 상지의 push-up이 주체가 된다(**그림 11**). 또한 압력 제거시에도 사용하는 동작이며 중요한 동작 중 하나이다.
  - ▸ 그러나 이 동작은 체간근과 상지근육군의 근력 및 체간, 고관절의 가동성이 둔부의 거상량(elevation amount) 및 이동량과 관련되어 등을 고려하여 능력 향상을 도모할 필요가 있다.
- 또한, 앞서 언급한 바와 같이 체간 굴곡이나 무릎관절 신전위에서 SLR(straight leg raise)의 가동성 저하가 장애요인이 되지 않도록 할 필요가 있다.

C. 뒤집기

- 하지-체간이 마비된 상부 손상자의 경우, 상지를 흔들어 관성을 이용하여 그 운동을 체간, 하지에 전달하여 뒤집는다(**그림 12**).

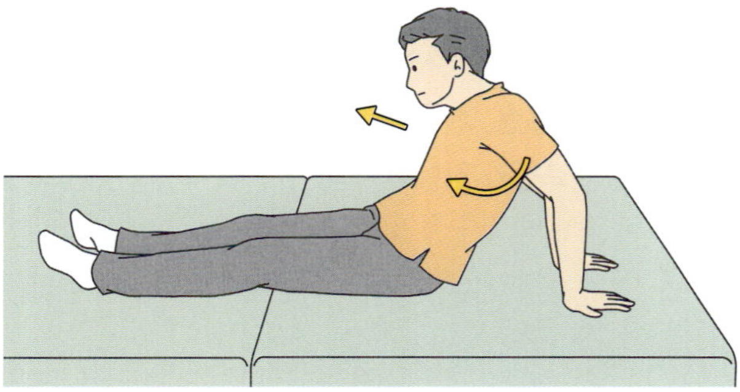

그림 9 ● 앉은 자세에서 양손을 바닥에 대고 앞뒤로 움직인다.
팔꿈치 신전이 어려운 경우(Zancolli 분류상 C6B2 이상), 운동연쇄에 의해 어깨관절 굴곡운동이 팔꿈치 신전과 체간 전굴(foward flexion)로 진행되는 것을 습득하게 한다.

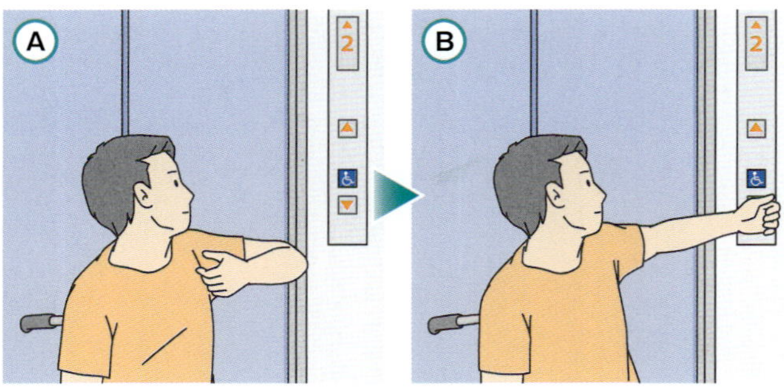

그림 10 ● 관성을 이용한 전완부 신전 운동의 예시
팔꿈치 신전근군이 마비된 경우에도 팔뚝에 관성을 부여하여 버튼을 누를 수 있다.

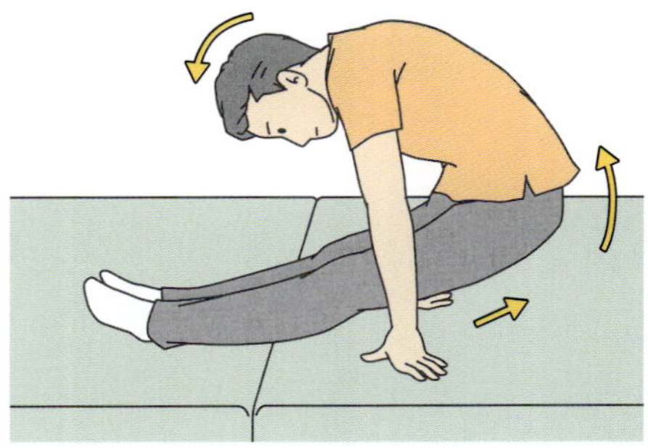

그림 11 ● 앉은 자세에서 바닥 위 이동(push-up 동작)
상부 흉수 손상(T7 이상)의 경우, 복근군의 근력이 낮기 때문에 왼쪽 그림의 자세를 유지하는 것이 어렵다. 따라서 경부 굴곡과 상지를 이용한 push-up을 순간적으로 실시하여 추진력을 부여하여 둔부의 상승량과 후방 이동량을 확보한다. 또한 이때 체간과 고관절의 굴곡 방향의 가동성도 높여야 한다.

▸ 이때, 체간의 회전 방향으로 가동성을 확보하여 분절적인 체간 운동을 하는 것에 더하여, 어깨뼈의 전방 돌출을 통해 견갑대를 둥글게 만드는 것이 필요하다. 이는 엎드리기 시의 저항을 줄여주고, 효율적으로 엎드릴 수 있도록 유도한다(그림 13).

▸ 이때 몸통의 가동성은 적절해야 한다. 불충분하면 저항이 되고, 지나치면 상지의 운동으로 발생한 움직임이 하지까지 전달되지 않는다. 따라서 항상 동작을 확인하면서 적절한 가동성을 확보하도록 한다(그림 14).

D. 일어나기

- 체간과 상지의 근활동을 요구하는 일어나기 동작에서도 잔존 근육을 효과적으로 활용하여 자립적으로 일어설 수 있도록 지도한다.
- 특히 팔꿈치 신전근군이 마비되면 상지를 이용한 기립이 어려워지는데, 앞서 언급한 뒤 누운 자세에서 일어나는 방법(그림 15)과 누운 자세에서 직접 일어나는 방법(그림 16)이 있다.

4 요약

- 척수손상 환자의 경우 손상 부위와 마비 정도(완전 또는 불완전, 불완전할 경우 그 정도는 다양하지만)에 따라 장애의 정도가 다양하지만, 대부분의 경우 평생 장애와 함께 살아가게 된다.
- 현재는 고도의 척수 손상자라도 자동차 운전이 가능해졌고, 취업, 학업, 취미, 스포츠 등 다방면으로 사회 참여의 기회가 증가하고 있다. 따라서 재활의료진과 장애인이 하나가 되어 장기적으로 높은 생활과 삶의 질을 유지할 수 있도록 다양한 측면의 지원이 필수적이다.

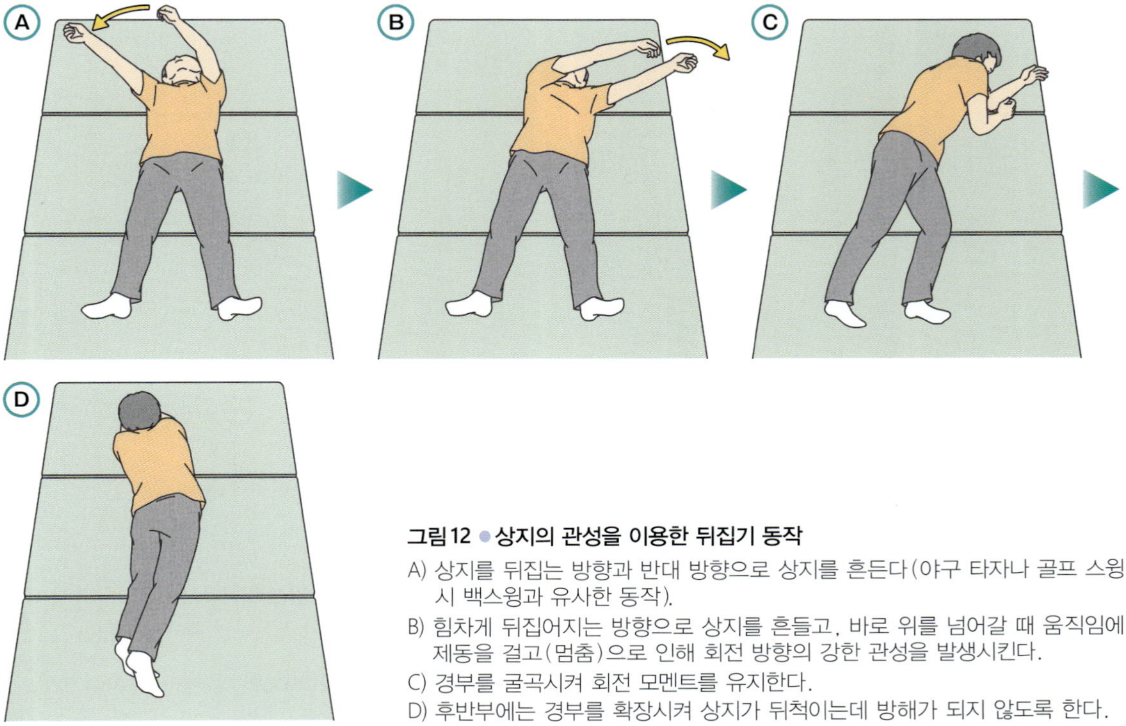

그림 12 ● 상지의 관성을 이용한 뒤집기 동작

A) 상지를 뒤집는 방향과 반대 방향으로 상지를 흔든다(야구 타자나 골프 스윙 시 백스윙과 유사한 동작).

B) 힘차게 뒤집어지는 방향으로 상지를 흔들고, 바로 위를 넘어갈 때 움직임에 제동을 걸고(멈춤)으로 인해 회전 방향의 강한 관성을 발생시킨다.

C) 경부를 굴곡시켜 회전 모멘트를 유지한다.

D) 후반부에는 경부를 확장시켜 상지가 뒤척이는데 방해가 되지 않도록 한다.

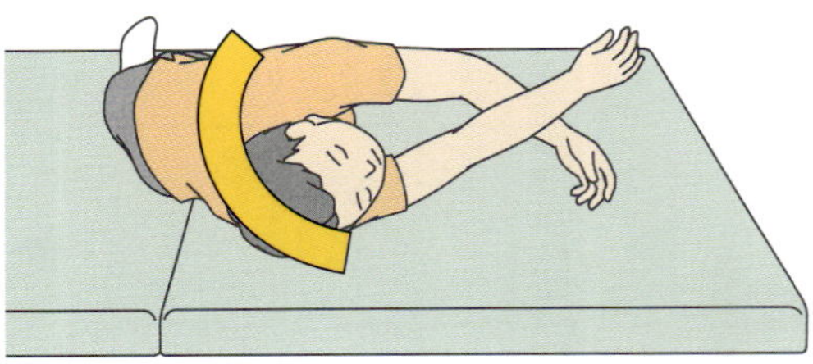

그림 13 ● 누웠다가 몸을 돌릴 때 필요한 견갑대 (shoulder girdle)의 굴림

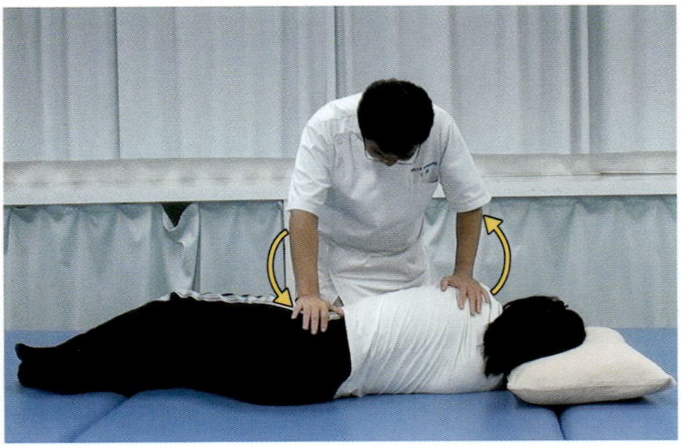

그림 14 ● 회전 시 필요한 체간회전의 이동성 확보

오른쪽 방향으로 체간회전을 하는 곳, 치료자의 왼손으로 견갑골을 치료자 쪽으로, 오른손은 장골을 반대 방향으로 움직여 체간 회전을 유도한다.

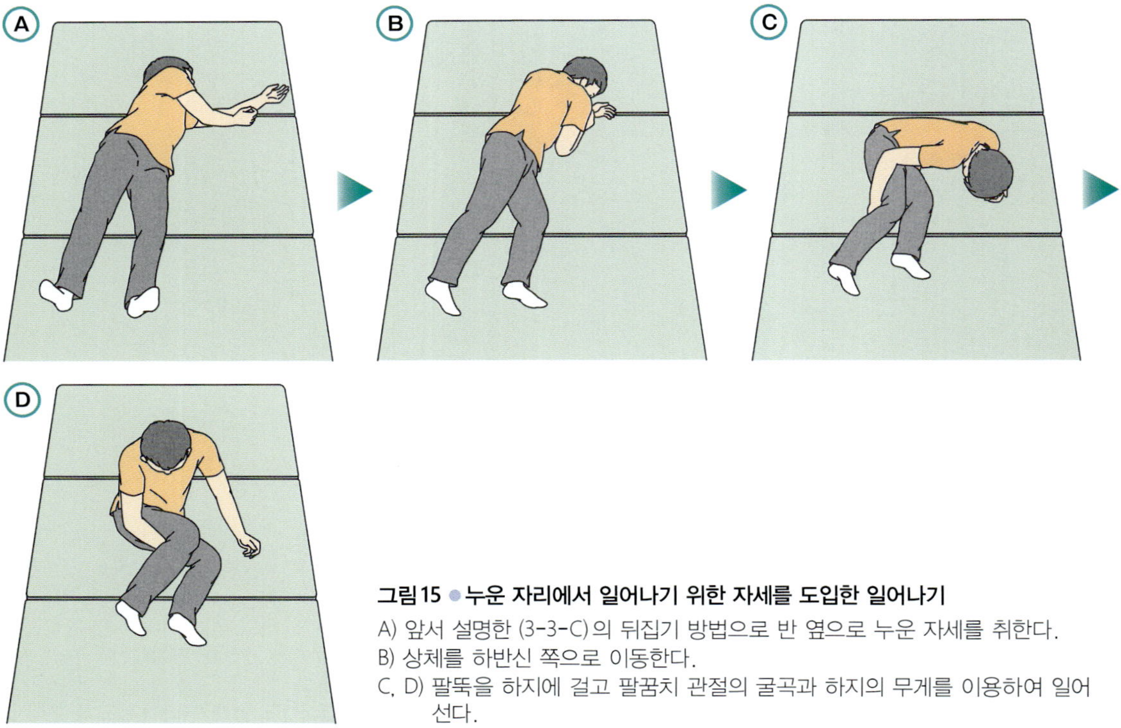

그림 15 ● 누운 자리에서 일어나기 위한 자세를 도입한 일어나기

A) 앞서 설명한 (3-3-C)의 뒤집기 방법으로 반 옆으로 누운 자세를 취한다.
B) 상체를 하반신 쪽으로 이동한다.
C, D) 팔뚝을 하지에 걸고 팔꿈치 관절의 굴곡과 하지의 무게를 이용하여 일어선다.

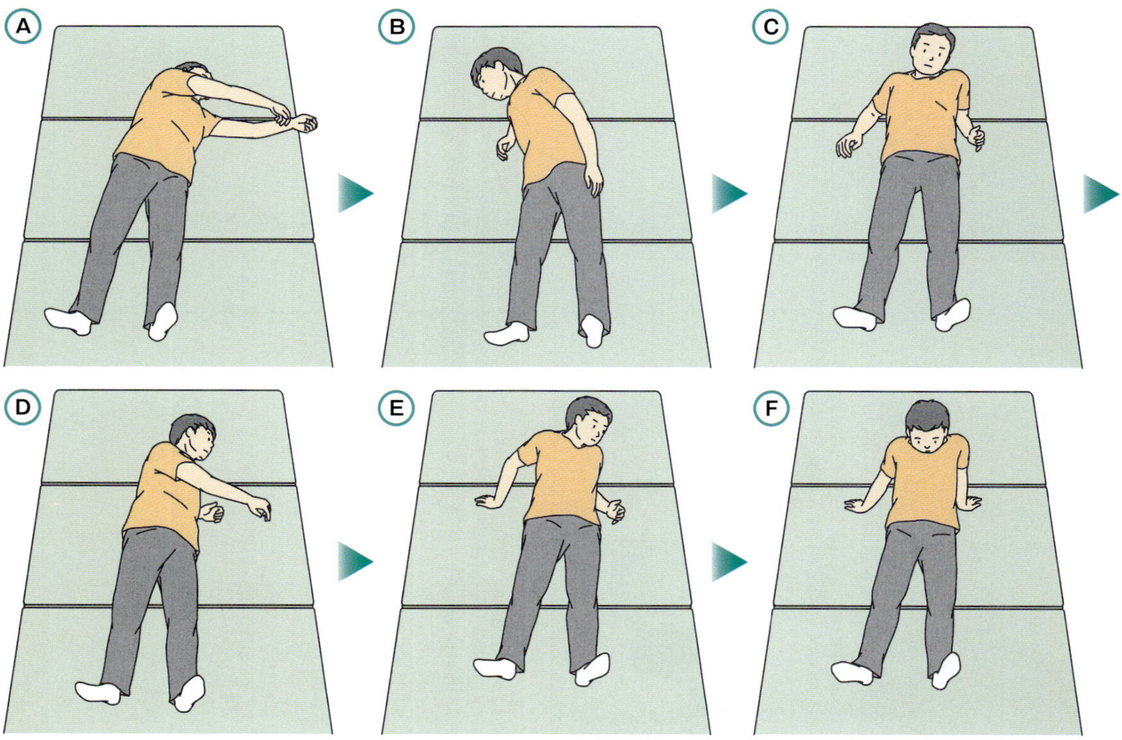

그림 16 ● 누운 자세에서 직접 일어나는 방법

〈문헌〉

1) 「Structural and Dynamic Bases of Hand Surgery, 2nd ed.」（Zancolli E), pp229-262, Lippincott, 1979
2) 「理学療法士のための運動療法」（岩倉博光/監，田口順子/編著），金原出版，1991
3) 「脊髄損傷マニュアル リハビリテーション・マネージメント 第2版」（神奈川リハビリテーション病院脊髄損傷マニュアル編集委員会/著），医学書院，1996
4) 「動画で学ぶ脊髄損傷のリハビリテーション」（田中宏太佳，園田 茂/編），医学書院，2010

1. 말초신경 손상

이토 요시히로(伊藤義広)

A지식의 정리　　**B**재활프로그램

POINT

1. 말초신경의 구조와 특징에 대해 이해한다.
2. 말초신경 손상은 신경차단(neuropraxia), 축삭절단(axontomesis), 신경절단(neurotmesis)으로 나눌 수 있다. 이는 Seddon의 분류(Seddon classification)에 따른 것이다.
3. 병태에는 완전 마비, 불완전 마비가 있다.
4. 이학적 검사, 전기생리학적 검사의 방법 및 의의에 대해 이해한다.
5. 병태, 수술, 치료 과정을 통해 예상되는 예후를 추정할 수 있다.

1 말초신경의 구조

- 말초신경은 수지상 돌기를 가진 세포체(cell body)와 축삭(axon)으로 구성된다(**그림 1**).
- 축삭은 슈반 세포(Schwann cell)에 의해 덮여 있다.
- 축삭과 슈반 세포가 다발 형태로 모여 신경주막(perineurium)으로 덮인 신경다발(nerve fascicle)을 형성한다(**그림 2**).
- 신경다발(nerve fascicle)이 모여 신경줄기(nerve trunk)를 형성한다.
- 육안으로 관찰되는 "신경"은 **그림 2**의 신경상막조직(epineurium)이다.
  - ▸ 해부학적 분류: 뇌신경(12쌍)과 척수신경(31쌍)
  - ▸ 기능적 분류: 체성신경(운동신경, 감각신경)과 자율신경(교감신경, 부교감신경)
  - ▸ 신경섬유에 의한 분류(**표 1**)

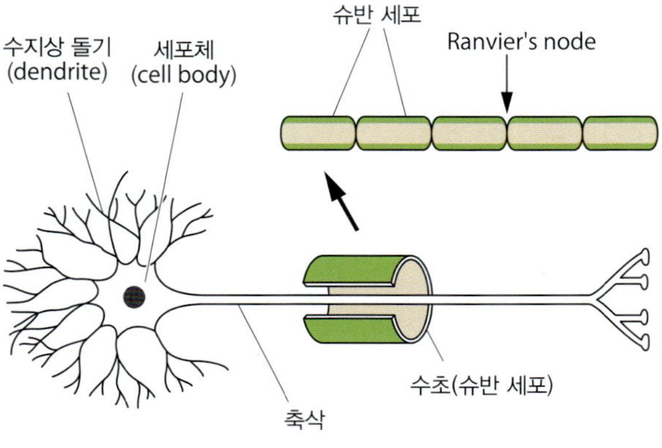

그림 1 ● 신경세포의 구조

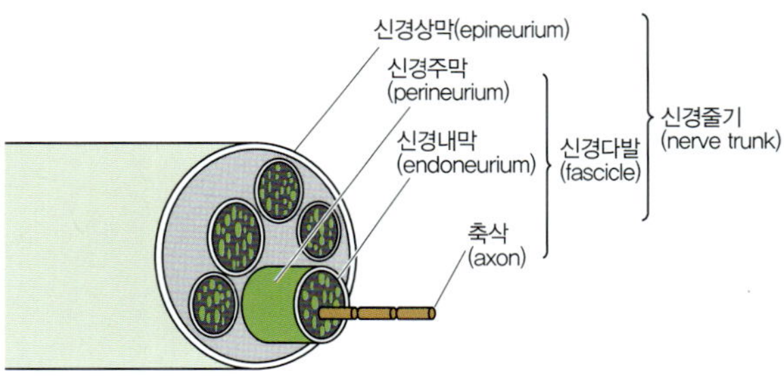

그림 2 ● 신경줄기의 구조

표1 ● 말초신경의 종류(신경섬유에 따른 분류)

운동신경의 명칭	유수/무수	직경 (μm)	전도속도 (m/초)	역할	감각신경의 명칭
Aα	유수	15~20	70~120	골격근 지배	Ⅰa, Ⅰb
Aβ	유수	5~10	30~70	촉각, 압각	Ⅱ
Aγ	유수	3~6	15~30	근방추 지배	
Aδ	유수	2~5	12~30	일차성 통증	Ⅲ
B	유수	3	3~5	교감신경절 전섬유	
C	무수	0.5~1	0.5~2	2차성 통증, 교감신경절 후 섬유	Ⅳ

memo 신경(nerve)-신경다발(fascicle)-축삭(axon)

신경은 수십 개의 신경다발을 포함하고 있다. 예를 들어, 정중신경은 수관절 부위에서 약 30개의 신경다발로 구성되어 있다. 신경다발은 평행하게 배열되어 있지 않고 복잡한 입체 구조이다. 이 신경다발 안에는 축삭이 있고, 하나의 축삭이 여러 개의 근섬유를 지배하여 신경운동단위(nerve motor unit: NMU)를 형성한다.

2 말초신경 손상의 분류

- Seddon과 Sunderland의 분류를 사용한다(그림 3, 표 2).
  - 신경차단(neurapraxia): 압박 등으로 인해 축삭이 일시적으로 차단되지만 조기에 자연 회복됨(그림 3, 4)
  - 축삭절단(axonotmesis): 축삭이 단절되었으나, 신경섬유가 연속되어 있고 슈반초(Schwann's sheath)가 보존되어 있어 일부 회복을 기대할 수 있다.
  - 신경차단(neurotmesis): 신경의 연속성이 끊어져 자연 회복을 기대할 수 없는 경우

memo 신경다발 배열

신경다발의 구조는 그림 5와 같이 결체조직과 축삭이 얽혀있는 복잡한 입체 구조이다. 신경다발의 배열 패턴이 신경줄기의 횡단 수준에서 서로 다르기 때문에 신경봉합술 시 신경의 근위부와 원위부의 신경다발 패턴을 완벽하게 일치시키는 것은 어렵다.

표2 ● 말초신경손상 분류

Seddon 분류	Sunderland 분류	병태	회복 전망	수술적응증
신경차단 (neurapraxia)	Ⅰ도	전달 기능 장애 축삭절단 (-)	며칠에서 몇 주 안에 회복	—
축삭절단 (axonotmesis)	Ⅱ도	축삭절단 (+) 슈반 외피 보존	완전히 회복가능	—
신경절단 (neurotmesis)	Ⅲ도	슈반 외피 파열 신경주위막 파열(-)	불완전 불안전하고 잘못된 신경회복 (incomplete misdirected nerve innervation)의 가능성이 높음	+~-
	Ⅳ도	신경주위막 파열 흉터에 의한 연속성(+)	자연 회복되지 않음	+
	Ⅴ도	신경주위막 파열	자연 회복되지 않음	+

문헌1,2를 바탕으로 작성.

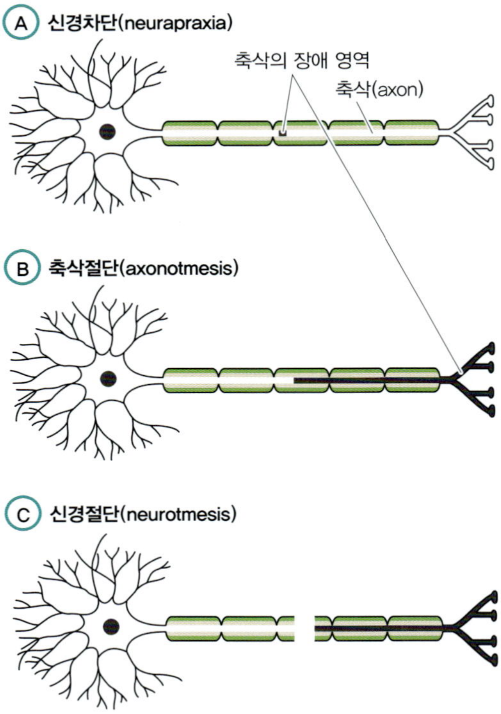

그림 3 ● Seddon 의 분류

A) 신경차단. 일시적인 국소 전도 장애. 외력에 의해 국소적인 탈진이 발생하여 축삭의 전도성 일부가 손상된 상태. 비교적 단기간(며칠에서 몇 주 정도)로 회복되는 경우가 많다.

B) 축삭절단. 신경초의 연속성은 유지되지만, 축삭의 연속성이 단절되어 손상 부위에서 신경말단까지의 축삭이 변성된 상태. 수초가 보존되어 있기 때문에 수초 내로 재생축삭이 뻗어나가면서 회복 가능성이 있다.

C) 신경절단. 축삭, 수초 모두 연속성이 끊어진 상태. 신경봉합 등의 시술이 없으면 신경 재생을 기대할 수 없다. 신경봉합 부위에 흉터 조직이 동반되어 재생축삭이 봉합 부위를 통과하기 어렵게 된다. 또한 재생축삭이 원위부로 뻗어나갈 때 일부 또는 많은 재생축삭이 본래와는 다른 신경다발로 들어가는 과신경지배가 될 수 있으며, 신경기능의 회복은 환자마다 다르다.

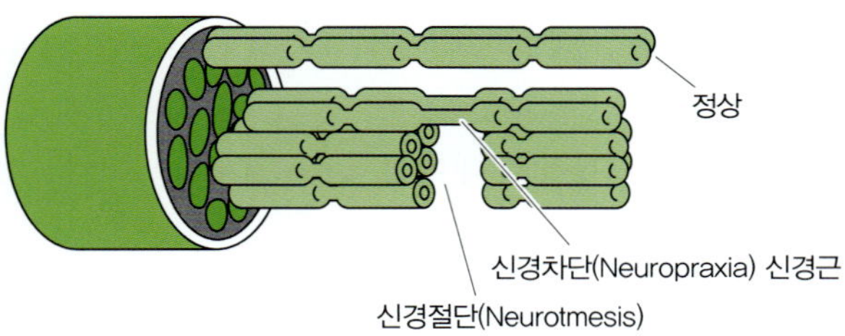

그림 4 ● 신경손상 혼합 상태

날카로운 칼날 등에 의한 횡단적 손상은 완전 단절(그림 3C)이 되지만, 무딘 외력에 의한 신경손상 부위에는 그림 3A~C의 여러가지 상태가 혼재되어 있을 수 있다.

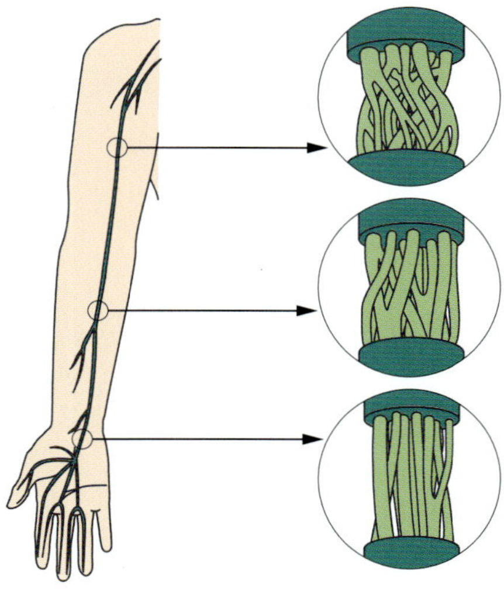

그림 5 ● 신경다발 배열

레벨에 따른 신경다발 배열의 차이(문헌3에서 인용). 신경다발은 항상 평행하지 않고, 각각 꼬임과 분지를 동반한다.

3 병태생리

- 유리나 칼과 같은 날카로운 물체에 의해 신경이 절단되면 **완전 마비**가 된다. 또한 인발 손상과 같이 국소 부위가 급격하게 당겨지는 경우에도 신경다발의 전부 또는 일부가 완전히 파열된다(**그림 6**).
- 급성 외상으로 인한 신경 손상은 일반적으로 골절이나 신경 이외의 연부조직 손상을 동반하는 경우가 많다.
- 사지에 외부에서 장시간 지속적으로 압박이 가해졌거나, 골신경 자체가 파열되지 않더라도 당기는 장력으로 인해 신경의 영양혈관이 손상되어 신경이 혈관이 막혀 신경축삭이 괴사된 경우 부분적인 신경손상 상태가 된다.
- 수면 중 상완 외측의 지속적인 압박으로 인한 **요골신경**(radial nerve), 하지의 수술 중 수술 후 비골 소두부 압박으로 인한 **비골신경마비**(**그림 7**)가 비교적 많이 발생한다.
- 불완전마비는 신경손상의 정도(분류)에 따라 회복 경과가 다르다. 며칠 만에 회복되는 경우도 있고, 몇 달이 걸리는 경우도 있다.
- 스포츠나 직업적 동작 등에 의해 신경에 반복적인 스트레스가 가해지면 수년에서 수십 년이 지나면서 서서히 신경마비(압박성 신경장애)가 발병할 수 있다(**표 3, 그림 8**).
- 대퇴신경(femoral nerve) 및 좌골신경(sciatic nerve) 마비는 고에너지 외상에 의한 골절, 골반 내 또는 대퇴부 종양, 수술 및 치료에 따라 이차적으로 발생하는 경우가 많다.

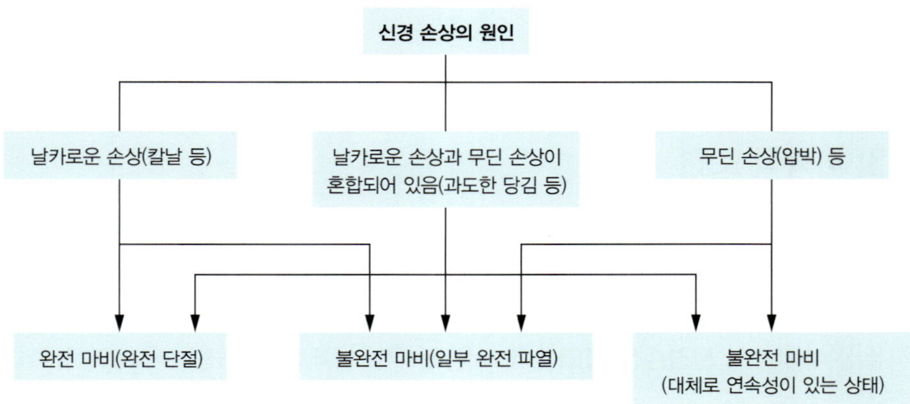

그림 6 ● **신경손상의 원인과 병태**

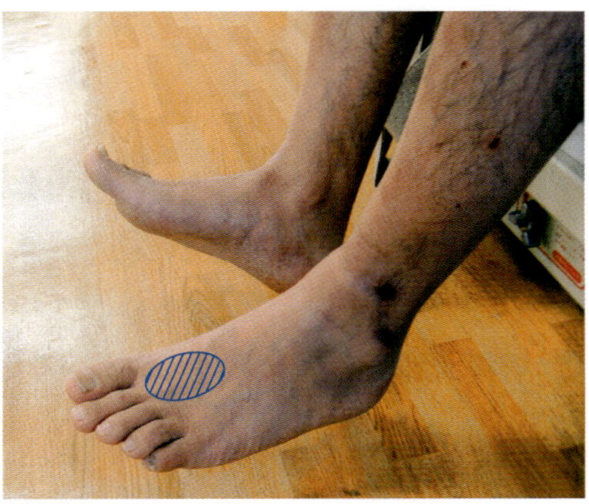

그림 7 ● **비골신경마비**

30세 남성, 좌측 비골신경 불완전 마비. 경골 골절 수술 후 비골 소두부에 장시간 지속적인 압박이 가해져 발병. 양 족관절의 배굴을 시도하였으나, 좌측(환자측)은 불완전 마비로 인해 배굴이 불충분하다. 엄지발가락은 중간 위치를 유지한다. 발등, 특히 엄지발가락과 2번째 발가락에 가까운 부위(사진 ▨)는 감각장애가 심하다. 피부나 손톱의 손상, 발과 발가락 관절의 변형은 관찰되지 않았다.

표 3 ● 대표적인 압박성 신경장애의 종류

신 경	압박부위	명 칭
정중신경 (median nerve)	수근관(carpal tunnel area)	수근관증후군(carpal tunnel syndrome)
	천수지굴근 기시부(proximal area of flexor digitorum superficialis)	전골간신경증후군(anterior interosseous syndrome)
	원회내근부위(pronator teres)	원회내근 증후군(pronator teres syndrome)
척골신경 (ulnar nerve)	가이온관(Guyon's canal)	가이논관증후군(Guyon's canal syndrome)
	팔꿈치터널(cubital tunnel)	주관절터널증후군(cubital tunnel syndrome)
요골신경(radial nerve)	플로쉬 아케이드(Froehse's Arcade)	후골간신경증후군(posterior interosseous syndrome)

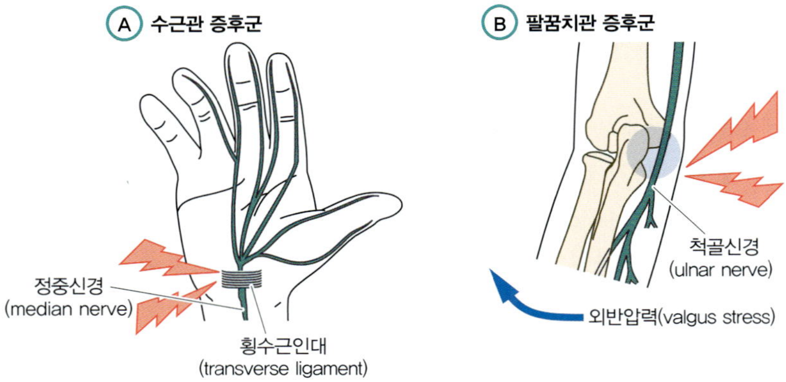

그림 8 ● 압박성 신경장애의 사례

A) 측두근 인대와 수근골 가운데 신경이 눌려서 점차 마비가 진행된다.

B) 협소화와 외형 변형 등 외적 스트레스(변형) 방지 원인으로 척골 신경이 압박되어 서서히 측두근 인대에 마비가 진행된다.

4 증상 및 이학적 소견

- 신경마비는 **신경의 손상 부위**에 따라 증상이 다르다(그림 9). 예를 들어 **요골신경의 고위 마비**에서는 손목관절 배굴(wrist extension)이 불가능하지만, 저위 마비에서는 **장요측수근신근**(extensor carpi radialis longus muscle)의 기능이 보존되어 배굴이 가능하다.
- 같은 손상 부위라도 **신경손상 정도**에 따라 손상부위 아래쪽은 완전마비 또는 불완전마비가 나타난다.
- **정중신경손상**, **척골신경손상**에서는 고유감각영역의 지각소실이 나타나며, 손의 기능장애가 현저하게 나타난다.
- 마비 부위의 **발한이 감소**한다.
- 마비된 근육은 직후보다 **근긴장이 떨어진다**.
- 마비된 근육은 수일 후부터 **근위축**이 나타나며, 회복 소견이 나타날 때까지 근위축이 진행된다.
- 정중신경, 척골신경, 요골신경의 마비는 각각 특징적인 팔꿈치나 손의 자세 변형을 초래한다.
- 부동으로 인한 부종이나 관절구축, 감각장애에 따른 이차적 외상을 초래하기도 한다.
- 척골신경 마비에서는 **갈퀴손 변형**(그림 10B), **프로만 징후**(Froment's sign), **손가락 떨어짐 징후**(finger escape sign), **골간근 부위 위축**(atrophy of interosseous muscles)을 확인할 수 있다.

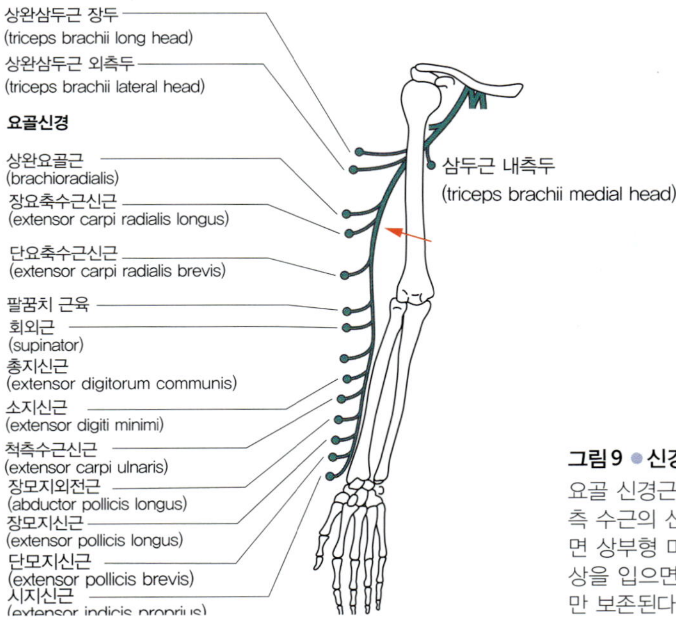

그림 9 ● 신경손상의 상부형과 하부형

요골 신경근 가지와 지배근. 신경 손상이 ➡ 장요측 수근의 신근보다 근위부(proximal)에서 발생하면 상부형 마비가 나타난다. ➡보다 말초에서 손상을 입으면 손관절의 등굴곡 기능은 불충분하지만 보존된다(하부형 마비).

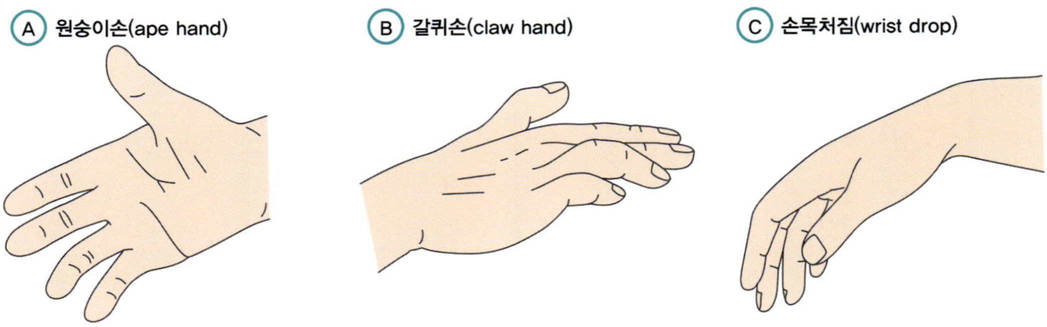

그림 10 ● 대표적인 신경마비와 손의 변형

A) 정중신경 마비에 따른 원숭이손 변형. 저위 마비(수근관 증후군 등)에서는 손 내재근[(단모지 외전근(abductor pollicis brevis), 모지 대립근(opponens pollicis), 단모지 굴곡근 얕은 머리(flexor pollicis brevis, superficial head), 제 1·2 충양근(lumbricals 1 & 2)]이 마비되어 손의 가로 아치가 저하되거나 소실되고 원숭이손 변형(ape hand deformity)이 나타난다. 그러나 외재근인 천수지굴곡근(flexor digitorum superficialis), 심수지굴곡근(flexor digitorum profundus)은 마비되지 않기 때문에 훅 그립(hook grip)은 가능하다. 또한, 골간근(interosseous muscles)은 기능을 하므로, 모지 내전(thumb adduction) 동작에 의한 물건 잡기가 가능하다. 이러한 형태와 모지 대립 (thumb oppositoin) 기능 장애로 인한 변형이 원숭이의 손 유사하므로 이와 같이 불린다.

B) 척골신경 마비에 따른 갈퀴손 변형, 골간근(interosseous muscles)과 제3·4 충양근(lumbricals 3 & 4)이 마비되어, MP 관절 굴곡 근력이 저하되며, 안정 및 동작 시 MP 관절이 과도하게 신전되어 갈퀴손과 같은 특징적인 변형이 나타난다.

C) 요골신경 마비에 따른 손목 처짐. 전완 회내위 (forearm pronation)에서는 손목 신전근 마비로 인해 손목이 중력에 따라 내려가며, 물건을 잡는 동작도 어려워진다. 전완을 회외 (forearm supination)하면 중력에 의해 손목은 배굴위(dorsiflexion, 손목의 신전 위치)가 된다.

- **상완신경총손상**(brachial plexus injury)에서는 상지 전체 마비(완전형)와 어깨와 팔꿈치에 강한 마비를 보이는 상위형이 많다.
- 하지의 신경 손상은 지배 부위의 근마비, 근긴장 저하, 때로는 보행 장애나 보행 이상을 보인다. 감각장애도 나타나지만, 기능적 장애를 초래하는 경우는 드물다.

5 신체검사 (자세한 내용은 B 재활 프로그램 참조)

- 지각 검사: 촉각, 압각, 통각, 진동감각, 2점 식별감각
- 운동기능 검사: 근력검사, ADL
- 자율신경 검사: 피부 발한 검사

6 검사 및 진단

전기생리학 검사

A. 강도-시간 곡선(Strength-Duration 곡선 : S-D 곡선)

- 전류 자극에 대한 근육의 반응을 통해 탈신경화 상태를 검사한다(그림 11).

B. 신경전도 검사

- 신경전도검사에는 운동신경을 자극하여 근활동전위를 유도하는 **운동신경전도검사**와 **감각신경 전도검사**가 있다. 정상 신경의 전도 속도(표 1)와 비교하여 신경 기능의 이상을 추정한다.
  - **운동신경전도검사**: 운동신경을 자극하여 말초 근육에서 전위를 기록하는 검사이다(그림 12).
  - **감각신경전도검사**: 원위부(distal)에서 자극하여 근위부(proximal)에서 전위를 기록하는 검사이다.
- 신경전도검사에서는 신경근 단위 중 가장 빠른(정상에 가까운) 신경의 속도를 측정한다(신경 재생 과정에서 회복이 빠른 축삭과 느린 축삭이 있으며, 재생 신경의 도달 부위가 다르다).

C. 침근전도(needle electromyography: needle EMG)

- 탈신경(denervation)된 근육에 침탐촉자(needle probe)를 찌르면, 삽입 시 전위(침탐촉자의 삽입 또는 움직임에 의한 전기적 활동)가 증가한다(increased insertional activity).
- 탈신경근에서는 휴식 시 **섬유자발전위**(fibrillation potential)와 **양성 예파**(positive sharp wave)가 관찰된다(신경손상 후 2~3주 후부터 관찰됨, 그림 13).
- 신경의 회복 과정에서 최대 자발적 수축에서 불완전한 간섭파가 관찰된다(그림 14).

D. 표면근전도(surface EMG)

- 은판 전극(silver plate electrodes)을 사용하는 검사는 피부에 전극을 부착하여 전기적 신호를 측정하거나 치료하는 방식으로, 체내에 침습 없이 진행되는 검사 방법을 의미한다.
- 정성적인 검사이며, 전극의 위치나 피부 표면의 처리에 따라 도출량이 달라진다.

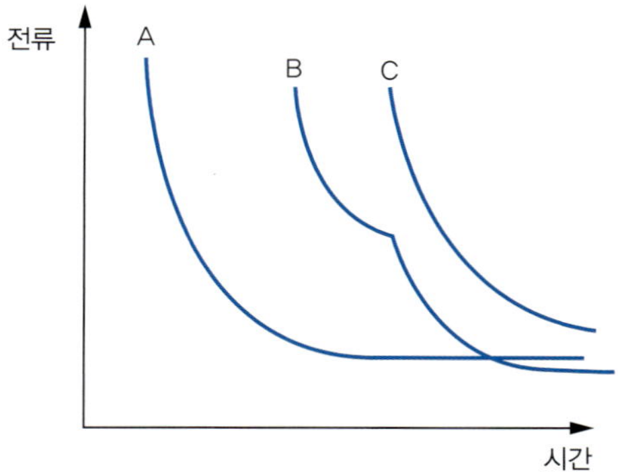

그림 11 ● **강도 시간 곡선(S-D 곡선)**

A) 정상, B) 불완전한 탈신경화, C) 완전한 탈신경화. 전류의 강도와 자극 시간을 변화시켰을 때 신경의 역치를 나타낸 곡선이다. 탈신경화 상태에서는 같은 전류량에 대해 자극에 반응하는 시간(자극 시간)이 길어진다. 따라서 SD 곡선은 C와 같이 오른쪽으로 변위된다. 신경의 일부가 재생되면 회복된 신경섬유에 대해서는 SD 곡선이 왼쪽으로 변위(복귀)하기 때문에 B와 같이 중간에 끊어진 부분이 생긴다(불완전한 탈신경화 상태).

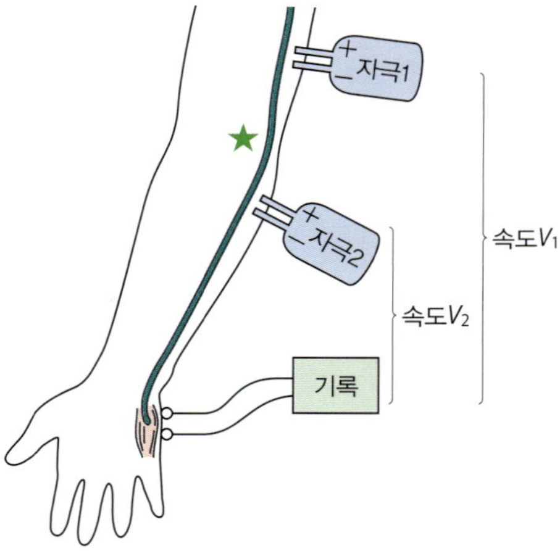

그림 12 ● **운동신경전도검사**

속도 V_1 < 속도 V_2 그렇다면 ★ 표시로 전도의 지연 원인(병소)의 존재가 의심된다.

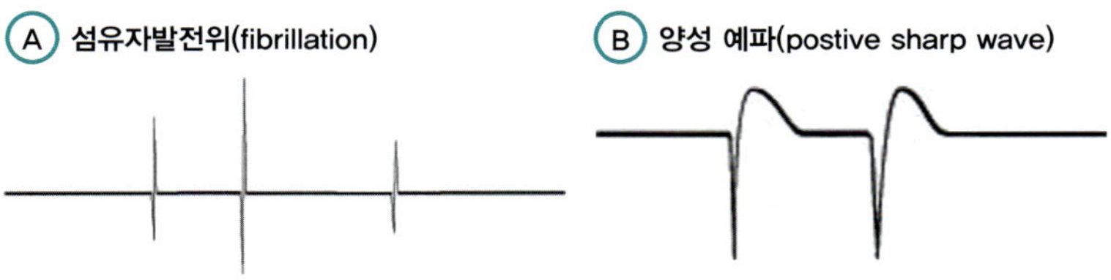

그림 13 ● **섬유자발전위와 양성 예파**

안정 시 나타나는 비정상적인 파형. 각각의 파형에 특징이 있다.

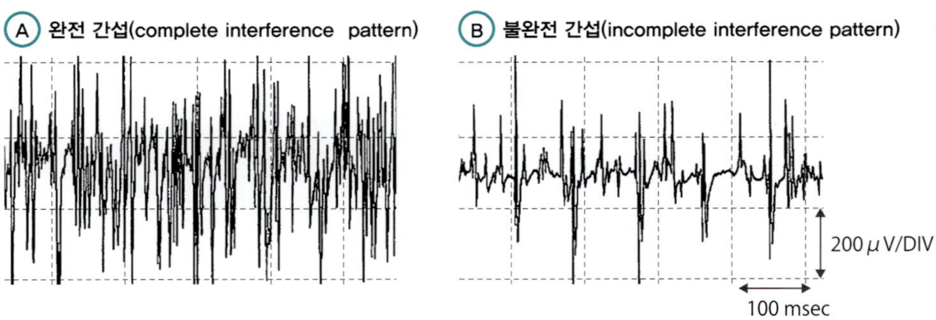

그림 14 ● **근전도 파형**

정상 근육의 최대 수축 시 많은 신경근 단위에서 활동전위가 발생하며, 근전도 파형은 밀도가 높고 진폭이 큰 파형이 연속된 완전 간섭(A)이 된다. 불완전마비에서는 일부 신경근 단위만 활동하기 때문에 파형이 드문드문하고 진폭이 다소 작은 불완전 간섭(B)이 된다. 정상 근육이라도 약한 근수축에서는 불완전 간섭을 나타낸다.

7 치료

- 신경손상 치료에는 **보존요법**과 **수술요법**이 있다(**그림 15**).

1) 보존요법

- 보존요법으로는 관절구축 및 변형 등의 예방, 지각장애로 인한 이차적 외상 예방, 근력 유지 및 개선, 보조기 요법 등을 시행한다.
  - 예를 들어, 수근관 증후군의 경우 약물치료와 정적 고정 보조기가 우선적으로 선택된다. 증상이 호전되지 않으면 재활치료, 수술요법과 치료 단계를 진행한다. 전체 정형외과 치료 계획 중 환자별 재활치료의 목적과 목표를 파악하는 것이 중요하다.

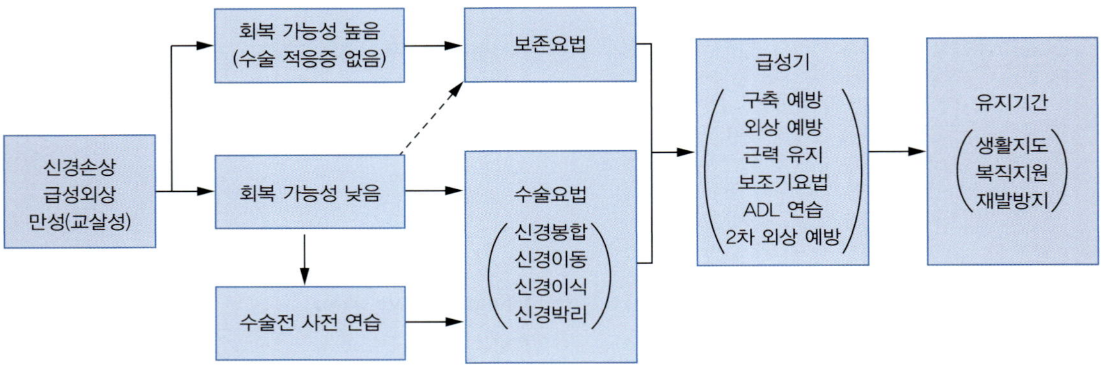

그림 15 ● 신경손상 치료 흐름

2) 수술 요법

- 수술 요법에서는 신경 회복 가능성에 따라 다양한 수술 방법이 선택된다.
  - 수술 요법에는 축삭이 재생되어 말초로 뻗어나가기 위한 궤도인 신경관의 재구축을 목표로 하는 신경봉합술, 신경이식술, 신경전이술 등이 있다(**그림 16,17**). 또는 신경의 압력 제거나 혈류 개선을 목적으로 하는 신경박리술, 신경이동술, 신경감압술 등이 시행된다.
  - 수술 후에는 예정된 신경 기능 회복에 맞춰 재활치료를 시행한다.

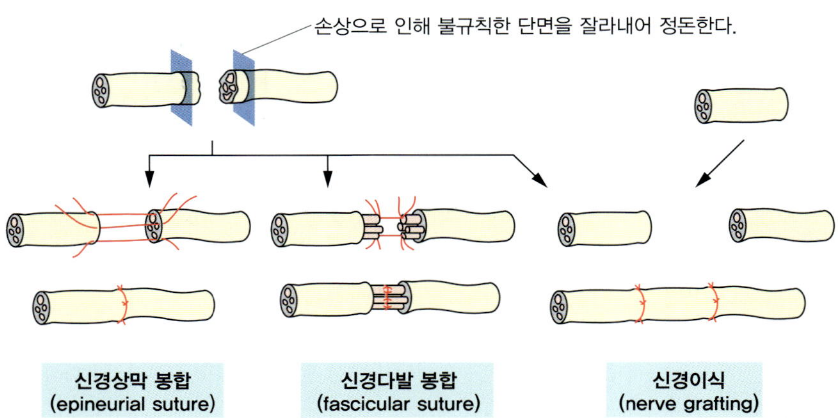

그림 16 ● 신경봉합술

상황	수술
신경줄기 감압으로 회복 가능성이 있다.	**신경이송술**(감압을 위한) 수근관개방술, 신경박리술(주변 조직 제거 및 혈액순환 개선을 위해)
신경의 완전 절단 또는 부분 절단이지만 보존으로 회복이 어렵다.	**신경봉합술** 신경상막 봉합 신경다발 봉합술
신경봉합으로 신경재생이 어렵고, 신경이동에 의해 획득되는 기능이 중요한 경우	**신경전이술** 건강한 신경을 손상된 신경에 연결해 주는 수술. 상완신경총마비(근피신경마비: musculocutaneous nerve injury)에 대해 늑간신경(intercostal nerve)을 전이시켜 늑간신경의 재생축삭이 근피신경(musculo-cutaneous nerve)줄기 내에서 재생되어 이두박근(biceps)에 도달하도록 하는 수술

그림 17 ● **신경손상에 대한 수술적 선택**

3) 치료법 선택

- 축삭절단은 축삭의 재생을 기대할 수 있기 때문에 원칙적으로 보존요법이 선택된다.
- 신경절단은 신경 재생이 어렵기 때문에 신경 봉합이 기본이 된다.
- 신경 회복이 불충분한 경우 힘줄 전이 등 기능 재건술을 시행한다.
- 신경 회복이 어려운 경우, 건 이동술(tendon transfer surgery)을 통해 기능 재건을 시행한다(그림 18). 수술 전에는 충분한 관절가동범위와 이동 대상 근육의 근력을 유지하도록 한다. 수술 후에는 이동된 근건(muscle-tendon)의 이탈 및 유착 방지를 주의하면서, 근육 재교육(muscle reeducation)을 시행한다.

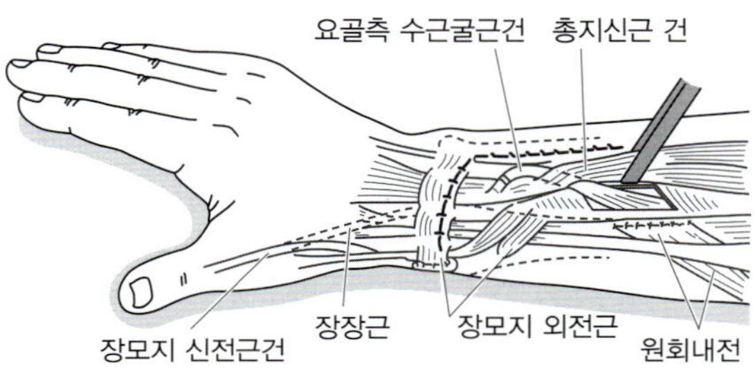

그림 18 ● **쓰시타(津下)법에 의한 요골신경 마비 기능 재건술**

① 원회내근(pronator teres)을 단요측수근신근(extensor carpi radialis brevis)에 봉합한다.
② 골간막(interosseous membrane)의 일부를 마름모 모양으로 절개하고 창을 만든 후, 요측수근굴근(flexor carpi radialis)을 그 창을 통과시켜 총지신근(extensor digitorum)을 관통시킨 뒤 봉합한다.
③ 장장근(palmaris longus)을 장모지신근건(extensor pollicis longus tendon)에 봉합한다. 문헌1에서 인용

memo 축삭 재생

축삭의 재생 속도는 1 mm/day로 알려져 있지만, 신경봉합술 후 봉합 부위에 생기는 흉터 조직을 통과하는 데는 더 많은 시간이 필요하다. 나이가 들면서 축삭의 재생 능력은 감소한다.

〈문헌〉

1) 「Nerves and Nerve Injuries 2nd ed」（Sanderland S, ed），Churchill Livingstone，1978
2) Seddon HJ：A Classification of Nerve Injuries. Br Med J, 2：237-239, 1942
3) 「末梢神経の臨床」（山野慶樹/著），医歯薬出版，2007
4) 「私の手の外科 改訂第4版」（津下健哉/著），南江堂，2006
5) 初山泰弘：末梢神経の損傷と再生．総合リハビリテーション，1：83-90，1973
6) 「手の診察マニュアル 原著第3版」（アメリカ手の外科学会/編，山内裕雄，井上久/訳），南江堂，1991
7) 「手の外科の実際 改訂第7版」（津下健哉/著），南江堂，2011
8) 山内正雄：軟部組織と神経機能異常に対するエビデンス．理学療法学，44 Suppl：35-37，2017

1. 말초신경 손상

이토 요시히로(伊藤義広)

O Do!

1 먼저 치료계획의 전체상(최종 목표), 수술의 세부사항을 파악한다.
2 신경손상 치료와 합병증(골절, 근-힘줄-인대 손상 등) 치료의 우선순위 결정
3 치료 계획 및 예후 예측에 따른 재활 프로그램 수립하기
4 폐용(non-use) 예방을 위한 노력이 필요
5 정기적인 평가로 회복 과정을 추적한다.

✕ Don't!

1 관절과 근육의 구축을 만들지 않는다.
2 이차적 외상을 유발하지 않는다.
3 보조기구의 점검(적합성, 기능성, 사용 상태)을 소홀히 하지 않는다.

1 재활 평가

- 병력, 신경손상 치료계획, 합병증 및 치료에 대해 상세히 파악한다.

memo 환자의 말이 중요하다

문진에서는 환자의 상처의 기민성이나 경과에 대한 환자의 말(표현)이 중요하다. 또한 문진이나 치료 중에는 차트 정보보다 더 자세한 경과와 증상의 뉘앙스를 파악하기 위해 노력한다.

1) 문진

- 자각증상을 파악한다. 무감각의 범위, 일중 변동, 약물요법에 의한 변화 여부를 확인한다. 통증의 범위, 강도, 종류(찌르는 듯한 통증, 둔한 통증 등 환자 스스로의 표현)를 기록한다. 통증의 강도는 VAS(Visual Analogue Scale) 및 얼굴 척도(1장-7 그림 12)를 사용하여 평가한다.

2) 지각 검사

A. 촉각-압각

- 붓으로 피부를 가볍게 두드려 좌우 차이로 판단한다(일측성 장애의 경우).
- 정량적 평가에는 **Semmes Weinstein monofilament** (Semmes Weinstein monofilament perceptual test, 그림 19A)가 유용하다.
- 감각 상실, 감각 저하, 정상범위로 판단한다.

▸ 감각 상실 : 자극을 인지할 수 없는 상태. 방어지각이 없는 상태 [S-W monofilament의 4.56~ 6.65(적색) 중 하나를 인식할 수 있거나 전혀 인식할 수 없는 상태]. monofilament에 대해서는 **그림 19** 참조.

▸ 감각 저하 : 자극에 대한 민감도가 저하된 상태. 만지고 있다는 것은 알 수 있지만 부위가 정확하지 않다. 방어지각이 있는 상태 [S-W monofilament의 3.22~4.31(청색 또는 보라색)을 인식할 수 있는 상태].

- 정상영역 : 자극을 정상적으로 인식할 수 있는 상태 [S-W monofilament 1.65~2.83(녹색) 중 하나를 판별할 수 있는 상태. 또한 건강한 측과 비교하여 차이가 없는 상태. 단, 노화나 피부 각질층 경화로 인해 비손상측에서도 녹색 필라멘트를 판별할 수 없는 경우도 있음].
- 이상 감각에는 자발적인 것과 자극에 따라 발생하는 것이 있다.

B. 통각

- 바늘로 피부를 손상시키지 않도록 자극하고 감각 저하 - 감각 상실의 범위를 기록한다.
- 통각계를 사용하여 자극량을 정량화하면 시간 경과에 따른 비교가 용이해진다(**그림 19B**).
- 전기 자극으로 정량화하는 방법도 있다.

C. 진동감

- 음차(128 Hz 또는 256 Hz)의 U자형 끝을 대고 인지 여부를 판단한다.

D. 2점 식별감각 검사

- 2점 식별 감각은 동적 검사와 정적 검사가 있다(**그림 19C, D**).
- 정적 2점 식별 감각은 피부의 신경절 영역과 평행하게 적용한다.

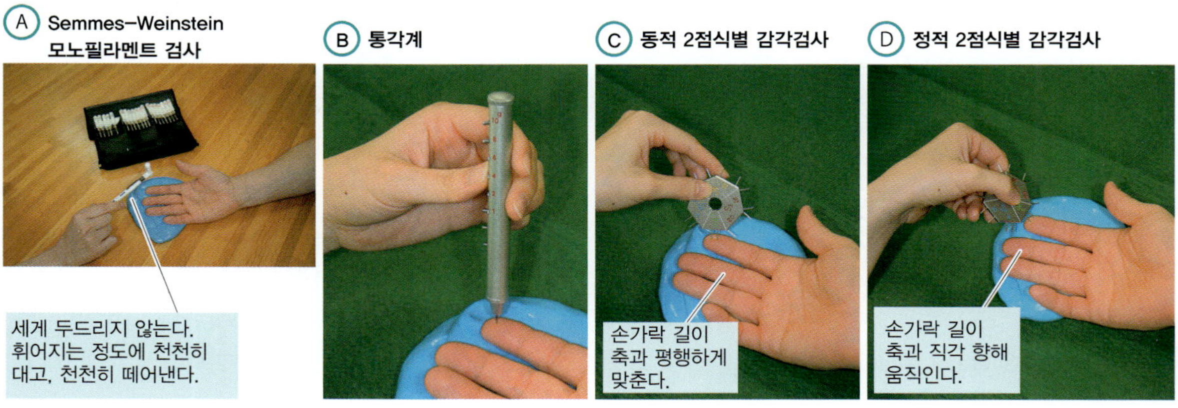

그림 19 ● 지각 검사

A) 가장 얇은 1.65번부터 가장 굵은 6.65번까지의 20개 필라멘트 세트를 이용한 검사이다. 얇은 필라멘트부터 차례로 검사 부위에 천천히(약 1초 정도) 접촉시킨다. 판정 기준은 다음과 같다. ① 정상 범위: 녹색(1.65~2.83, 총 4개), ② 경계 둔감: 파란색(3.22와 3.61, 총 2개), ③ 둔감: 보라색(3.84~4.31, 총 4개), ④ 감각 소실: 빨간색(4.56~6.65, 총 10개). 검사 결과는 각 검사 부위별로 구분된 최소 인지 가능한 필라멘트 번호를 기록한다. 이 검사는 신경 손상이나 감각 저하의 정도를 객관적으로 평가하는 데 사용된다.

3) 운동기능 검사(근력, ADL 등)

- 신경 손상이 하부(말초 쪽)에 있으면 비정형적인 마비가 되기 때문에 가능한 한 근육별로 근력 검사를 시행한다.
- 신경 손상이 상부(근위부)에 있더라도 완전 파열이 아니라면 신경이 지배하는 부위의 모든 근육의 근력 검사를 시행한다.
- 말초신경의 재생은 일반적으로 운동신경보다 지각신경의 회복이 선행된다.
- 말초신경의 재생에 있어서 운동기능(근력)은 근위부에서 먼저 회복된다.
- 악력 측정은 악력계의 악력 폭을 일정하게 유지한다.
- 손과 손가락의 운동기능을 평가할 때는 단일 관절별 측정뿐만 아니라 손가락별 총 자동운동범위(total active motion: TAM)를 기록한다(그림 20A).
- 픽업 검사(pick-up test)는 손의 종합적인 기능 평가로 활용한다(그림 20B).
- 상지 신경손상의 경우 식사, 옷 갈아입기 등 생활 관련 동작에 대해서도 적절히 평가한다.
- 하지의 경우 근력 검사 외에 보행의 안정성과 낙상 등의 위험도 평가한다.

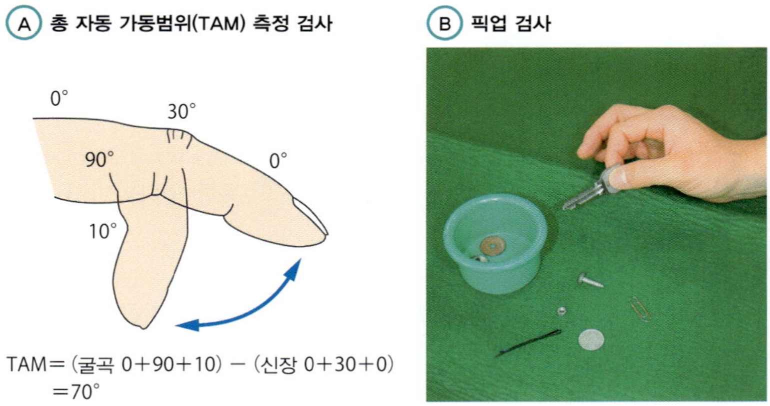

그림 20 ● 종합적인 운동기능 검사

A) MP관절, PIP관절, DIP관절의 움직임의 총합을 기록한다.

4) 자율신경 검사

- **발한 검사**는 자율신경 마비 부위를 검사할 수 있다.
  - 땀샘을 조절하는 교감신경이 마비되어 마비 부위 피부의 발한 기능에 장애가 생긴다.
  - 손의 경우, 지각장애 영역과 거의 일치한다.
  - 전용 검사 용지 [사쿠라이(桜井) 몬타니아법 발한 테스트 용지, Sakurai-Montania sweat test paper]를 검사 부위에 접촉시키면 발한 부위가 색소로 발색되는 정성적 검사이다.
  - 소아나 의식장애가 있는 경우 지각 장애의 범위를 정확하게 파악하는 데 도움이 된다.
- 링클(Wrinkle) 검사는 목욕 후 손과 같이 환부를 물에 담가 주름의 유무를 보는 검사이다. 정상 부위에는 주름이 생기지만, 신경장애가 있는 부위는 주름이 적다.

5) 티넬 징후(Tinnel's sign)

- 신경 부위를 손가락으로 가볍게 두드리면 찌릿찌릿한 방사통(Tinel's sign, 티넬 징후)이 나타난다(그림 21).
  - ▸ 검사는 신경의 주행에 따라 말초에서 가볍게 두드린다.
- 부상 초기에 양성으로 나타나는 부위가 신경장애의 병소로 추정된다.
- 회복기에는 신경 재생 부위의 최첨단의 위치를 추정할 수 있다.
- 신경 재생 속도는 축삭(Axon)에 따라 차이가 있기 때문에, 양성 징후는 한 곳에 국한되지 않고 신경을 따라 퍼져 있는 경우도 있다.

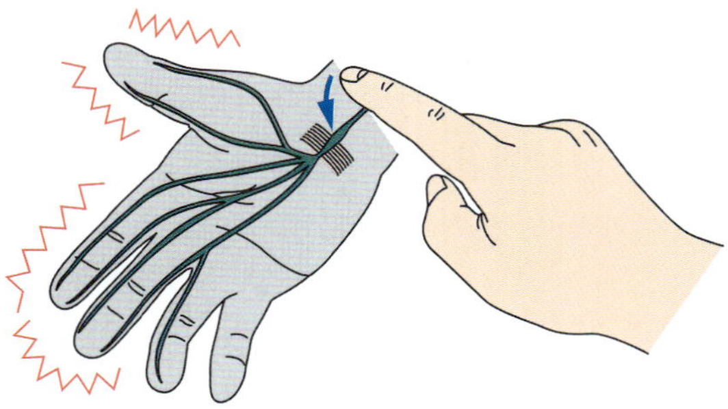

그림 21 ● 티넬 징후(Tinnel sign)

6) 팔렌 징후(Phalen's sign)

- 수관절 손바닥 굴곡 자세를 1~2분 유지하면 증상 악화 및 통증이 나타난다.

7) 프로만 징후(Froment's sign)

- 척골신경 마비의 특징적인 소견으로 프로만 징후가 있다. 엄지 내전근(Adductor pollicis muscle)의 마비를 정중신경이 지배하는 장엄지 굴곡근(Flexor pollicis longus)으로 대체하는 동작이다(그림 22).

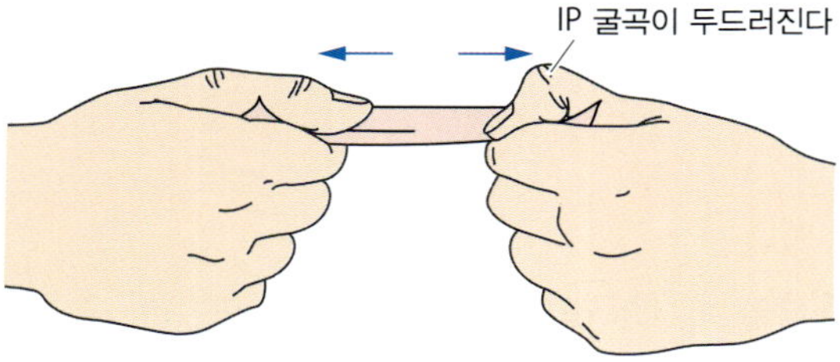

그림 22 ● 프로만 징후(Froment's sign)
종이를 양손 엄지와 검지로 좌우로 강하게 잡아당기면 엄지 내전근, 제1배측골간근(척골신경 지배)이 마비되어 장모지 굴근(정중신경 지배)을 작동시켜 엄지 IP를 강하게 굴곡하여 유지하려고 하는 현상이 관찰된다.

> **memo 사회적, 심리적 요인**
> 통증이나 운동장애는 산재, 보상 문제 등 질병 이득의 영향을 받기 쉽다. 사회적 배경을 자세히 청취하고 각종 검사의 종합적으로 판단하는 것이 중요하다.

2 보조기 치료

- 보조기 치료의 목적에는 휴식, 보호, 기능 보상, 구축 예방, 운동 제한 등이 있다. 각 신경손상의 종류와 정도에 따라 보조기 치료의 목적을 고려하여 제작한다(**표 4**).
- 보조기의 적합 상태와 사용 상황을 평가하고, 병의 상태와 경과에 맞게 조정하는 것이 중요하다.
- 복합 신경마비, 불완전마비 등에서는 마비 근육의 상태나 구축 예방, 필요한 손의 기능 등에 따라 제작한다.
- 보조기는 근력, 관절가동범위, 일상생활 동작 등의 상태에 따라 선택하며, 병태의 변화에 따라 수정 또는 제거한다.

표 4 ● 대표적인 보조기

	대표적인 보조기	그림 - 사진	특징 및 기능
정중신경마비	장대립 보조기(long opposition splint) 단대립 보조기(short opposition splint)	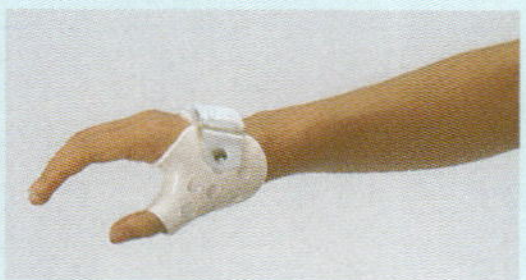	엄지를 대립 자세(opposition position)로 유지하고, 구축 예방과 잡기 기능(grasping function)을 보조하기 위해 제작한다. 보조기구와 손 및 피부의 적합성, 모지의 대립 자세, 사용 상황 및 사용 시간에 대해 점검을 게을리하지 않는다
척골신경마비	너클 벤더 (knuckle bender)	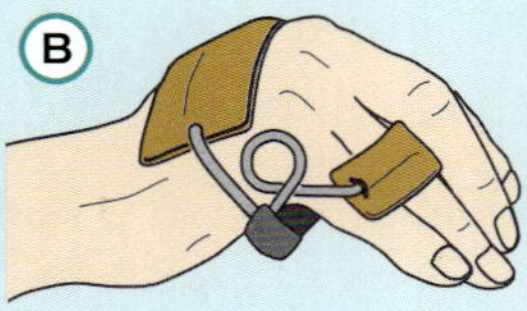	MP 관절(metacarpophalangeal joint)의 측부 인대(collateral ligament)는 신전위에서 이완되기 때문에 신전위에서 구축이 발생하기 쉽다. 또한 PIP 관절(proximal interphalangeal joint)은 골간근(interosseous muscles)과 충양근(lumbrical muscles) 마비로 인해 굽힘 구축(flexion contracture)이 발생하기 쉽고, 이를 예방해야 한다. MP 관절을 굴곡시키면 PIP 관절의 신전이 용이해진다.
요골신경마비	손목 배측 굴곡 보조기 (wrist dorsiflexion splint; cock-up splint)	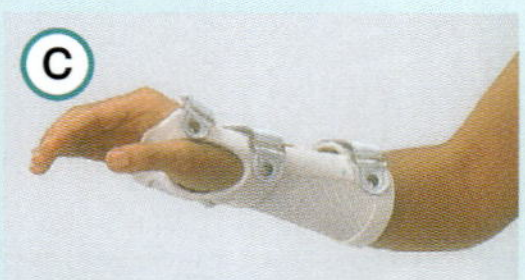	손바닥 굴곡 구축의 예방, 손가락 굴곡력 향상을 위해 제작한다. 손목 관절의 경미한 배굴위 고정.
비골신경마비	슈호른 (Shoehorn)	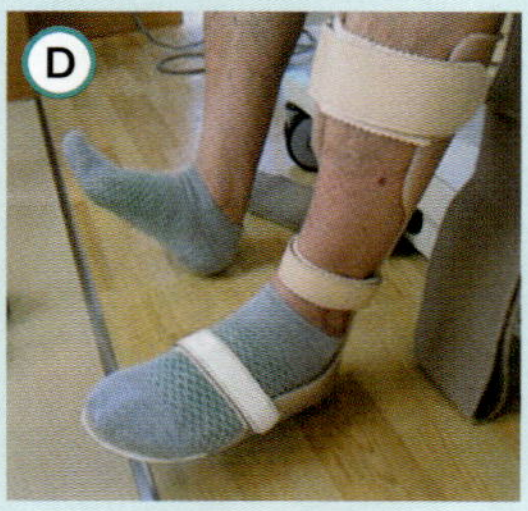	보행이 안정된 경우에는 반드시 필요한 것은 아니다. 골성지지로 보행이 가능하지만, 고령자나 합병증이 있는 경우 지팡이 등을 적용한다. 체격과 활동성에 따라 보조기의 강도도 고려해야 한다. 비교적 빠른 회복이 기대되는 경우나 보행 정도의 요구라면 기성품의 간단한 것으로도 충분하다.

사진 A, C는 「의지·장구 카탈로그」(일반사단법인 일본의지협회/편)로부터 전재

3 물리치료

- 폐용성 근위축의 진행을 억제하기 위해 근육 자체에 저주파 전기 자극(근육 자극)을 시행하지만, 손상된 신경 자체에 대한 저주파 전기 자극(신경 자극)에 대해서는 찬반이 있다.
- 마비 근육에 저주파 통전 시에는 근육이 피로해지지 않도록 충분한 휴지 시간을 둔다.
  - ▸예를 들어 통전 시간(on time) 5초, 휴지 시간(off time)은 30초 정도로 한다. 치료 시간도 근피로(수축 약화)에 따라 5~15분으로 조정한다.
- 원칙적으로 지각 장애가 있는 부위에는 전극을 부착하지 않는다.
- 이상 감각이나 통증의 치료를 목적으로 하는 경우 경피적 신경자극(transcutaneous electrical nerve stimulation: TENS)을 시행한다. 자극 부위는 국소 피부, 신경 바로 위, 환부의 척추 수준 등 여러 가지 방법이 있으며, 가장 진통 효과가 높은 방법을 선택한다

4 관절가동범위 운동

- 보존요법, 수술요법과 상관없이 **관절구축의 예방**이 중요하다.
- 관절가동범위 운동은 수동적으로 전가동범위에 대해 수행한다.
  - ▸근육 힘줄의 과신장에 주의하고, 초진 시와 치료 초기에는 특히 주의해야 한다.
  - ▸상완신경총 손상 (brachial plexus injury)와 같이 광범위한 지각 장애가 동반되는 경우에는 통증의 호소가 적기 때문에, 여전히 신중한 조작이 필요하다.
- 관절의 구조, 운동 방향, 운동 범위를 의식하고 실시한다.
  - ▸엄지 CM 관절(thumb carpometacarpal joint)은 안장 관절(saddle joint, 2축성) 구조의 관절로, 엄지 기근골(thumb metacarpal)을 잡고 외전(abduction)을 한다(**그림 23**).
  - ▸수동 운동(passive motion)은 제1 중수골(distal first metacarpal)을 잡고 모지 내전근(adductor pollicis)을 늘린다.
  - ▸MP 관절(metacarpophalangeal joint)을 외전하지 않도록 한다.

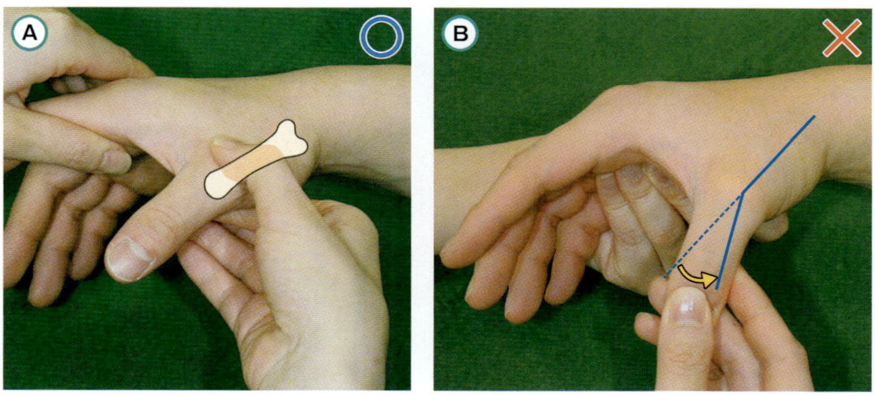

그림 23 ● 엄지손가락 외회전 운동(CM 관절의 외회전 운동)

A) 좋은 예: 기근골을 파악하여 CM 관절의 외회전 운동을 한다.
B) 나쁜 예: 엄지손가락 끝에서 조작하면 MP 관절을 외회전시킨다.

- 손가락은 2 관절 근육(two joint muscle)의 영향을 고려하여 운동한다.
  - 예를 들어, 손목 관절을 손바닥 굴곡위(wrist flexion)에서 MP 관절의 굴곡 운동을 하면 총지신근(extensor digitorum communis)의 근긴장이 강하게 신장되어 MP 관절이 굴곡하기 어렵다.
  - 손목 관절을 신전(wrist extension)시켜 총지신근의 긴장을 낮추면 MP 관절은 쉽게 굴곡할 수 있다.

5 근력 강화 운동

- 근력강화운동(특히 저항운동)은 근력 불균형으로 인한 관절통이나 변형이 생기지 않도록 한다.
- 골절이나 힘줄 봉합 등 다른 처치가 동반된 경우에는 **운동 제한 여부를 확인**한 후 시행한다.
- 근력 수준(MMT)에 따라 운동 방법을 선택한다(**표 5**).
- 정상 근육군이라도 골절이나 수술로 인한 고정 또는 마비로 인한 활동 저하로 인해 근력저하가 예상되는 근육군에 대해서는 근력강화를 도모한다.
- 물론 기능재건술로 이용되는 근육군에 대해서도 근력 유지 및 강화를 실시한다.

⚠**주의** 관절 변형의 강화 및 관절통의 원인이 될 수 있으므로 시간이 지남에 따라 그 효과를 평가할 필요가 있다.

표 5 ● 수준에 따른 강화 운동 선택 방법

MMT5	건강한 쪽 강화, 폐용 예방, 환부 재건술 준비 등의 목적으로 시행한다.
MMT4	근육의 피로에 주의하면서 몇 번~수십 번 저항운동을 한다.
MMT3	저항이 없는 능동 운동이 중심이다. 근피로 소견(운동범위 감소 및 운동속도 감소)이 나타나면 휴식을 취한다.
MMT2	능동 보조 운동(active assistive exercise)이 기본이다. 특히 근육 피로에 주의해야 한다. 근전도 바이오피드백 치료나 저주파 치료 등 몇 가지 치료 방법을 병행할 수 있다.

6 바이오피드백 요법(biofeedback: BF)

- BF 치료의 목적은 ① 신경근 재교육, ② 약화된 근육의 강화, ③ 과긴장 억제(이완) 등이다.
  - 치료 목적에 따라 기기 설정과 운동 방법을 변경한다.
- 손상된 신경이 부분적으로 재생되어 근수축이 관찰되면 표면 근전도를 이용한 근전도 바이오피드백(EMG-BF) 요법을 시행한다(**그림 24A**). 전위의 강도나 가시파의 조밀도를 시각적(청각적)으로 볼 수 있기 때문에 근수축과 근피로 상태를 확인할 수 있다.
- 또한, 힘줄전이(tendon transfer) 후나, 신경전이(nerve transfer) 이후에는 신경전 이후에는 새로운 운동기능을 획득(재교육)하기 위한 목적으로 EMG-BF 요법을 시행한다.
  - 예를 들어 상완신경총에 대한 늑간신경 전이술(팔꿈치 굴곡 기능 재건술)에서는 늑간신경이 근피신경으로 전이되기 때문에 수술 후 흉곽을 확장하는 동작과 이두근의 근육 활동이 관찰된다(**그림 24B**). 이두근의 강화와 호흡 동작과 분리된 팔꿈치 굴곡 동작을 얻기 위해 EMG-BF을 시행한다.

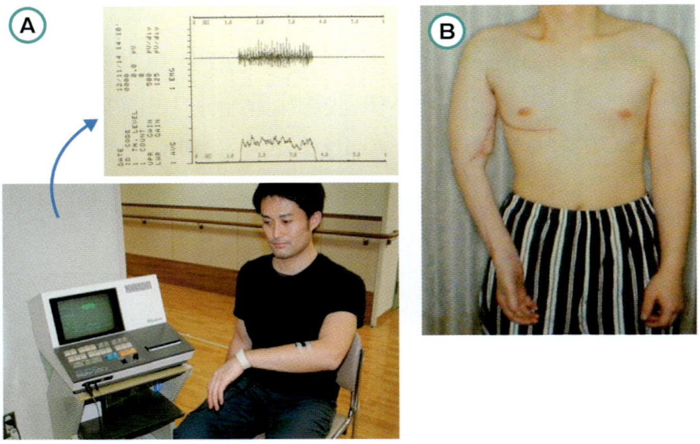

그림 24 ● 근전도 바이오피드백 요법

A) 표면 근전도계를 통한 시각적 바이오피드백, 유도 부위를 알코올 솜으로 닦는 등의 전처치가 포인트이다.

B) 우측 상완신경총 손상에 대해 늑간신경(intercostal nerve)을 근피신경(musculocutaneous nerve)으로 이식한다. 상완이두근 강화와 호흡 동작과 분리된 팔꿈치 굴곡 운동을 획득하기 위해 바이오피드백 치료를 실시한다.

7 신경근 재교육

- 고유수용성 신경근촉진법(PNF): 불완전마비인 경우, 또는 신경재생을 통해 MMT2 이상으로 회복된 경우 마비근육강화 및 협응력 향상을 목적으로 시행한다.
- 기본 패턴에서 ADL 연습으로 넘어간다(**그림 25**).
- 비골신경마비는 바로누운 자세에서 하지의 기본 패턴(**그림 26**)을 시작으로, 서 있는 자세에서 보행 동작 내에서 연습(**그림 27**)으로 단계적으로 진행한다. 요골신경마비도 마찬가지로 누운 자세에서 시작하여 단계적으로 앉은 자세에서의 ADL 연습으로 이행한다(**그림 28**).

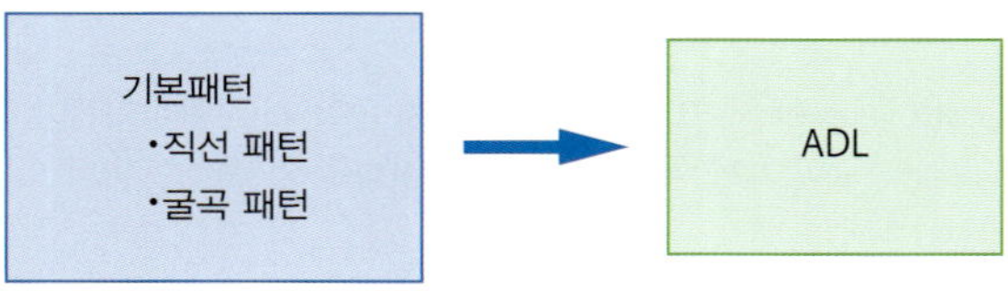

그림 25 ● PNF 적용 개념

Ⓐ 시작시 다리의 위치　Ⓑ 중간 시점에서 다리의 위치　Ⓒ 끝날 무렵 다리의 위치

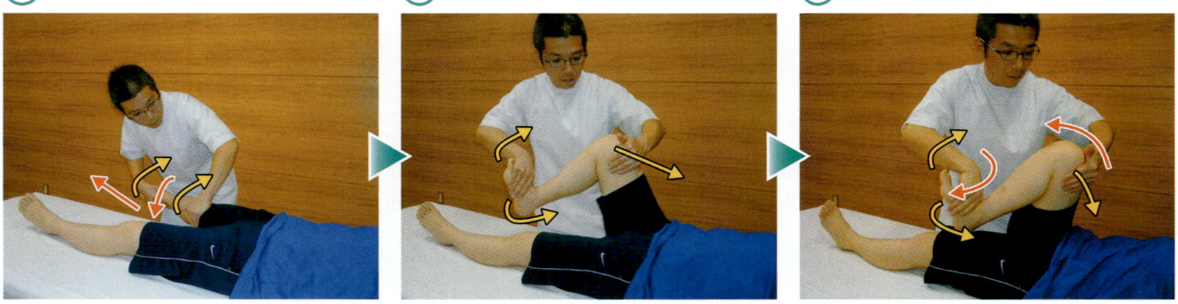

그림 26 ● 비골신경마비에 대한 PNF의 실제(무릎 굴곡을 동반한 굴곡-내전-외회전 패턴)

A~C까지 3~5초 간격으로 6~10회 1세트, 1일 1세트, 1세트에 피로감(근력저하)이 느껴질 정도로 충분한 저항을 가한다.
A) 시작시 다리의 위치: ⇨은 환자의 움직임(힘의 방향)이다. ➡는 치료사가 가하는 저항의 방향이다.
B) 중간 시점에서 다리의 위치: 치료사의 손은 운동 방향에 대한 저항이 되는 위치에 둔다. 발등 굴곡의 저항은 운동이 원활하게 일어나는 정도(근력)에 맞게 가감한다.
C) 끝날 무렵 다리의 위치

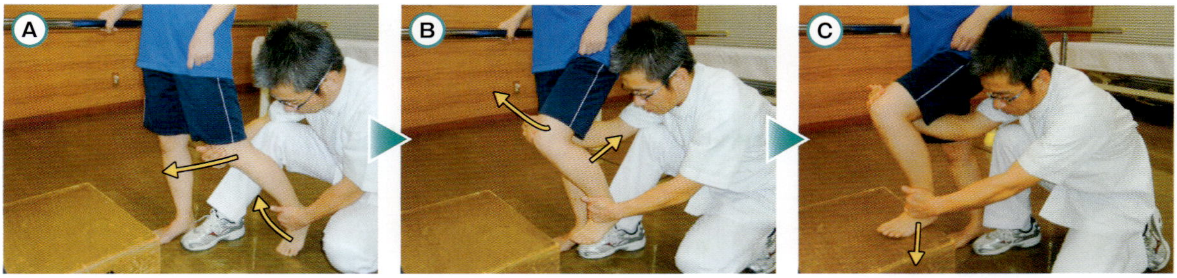

그림 27 ● 하지 PNF 패턴을 이용한 toe clearance 촉진

A~C까지 3~5초간 3~5초간 실시하며, 6~10회 1세트, 1일 1세트 실시.

A) 발끝을 떼어낸다.

B) 하지의 중간 자세 [유각기 (swing phase)의(toe clearance)]: 치료사의 오른손으로 저항을 강화하여 왼쪽 고관절 근육군에 정적 수축을 일으키고, 왼쪽 발목 굴곡 근육군의 수축을 추가로 촉진한다.

C) 하지의 마지막 자세 '발바닥 접지' : 발바닥이 접지된 후 바닥면을 향해 압박을 가해도 된다.

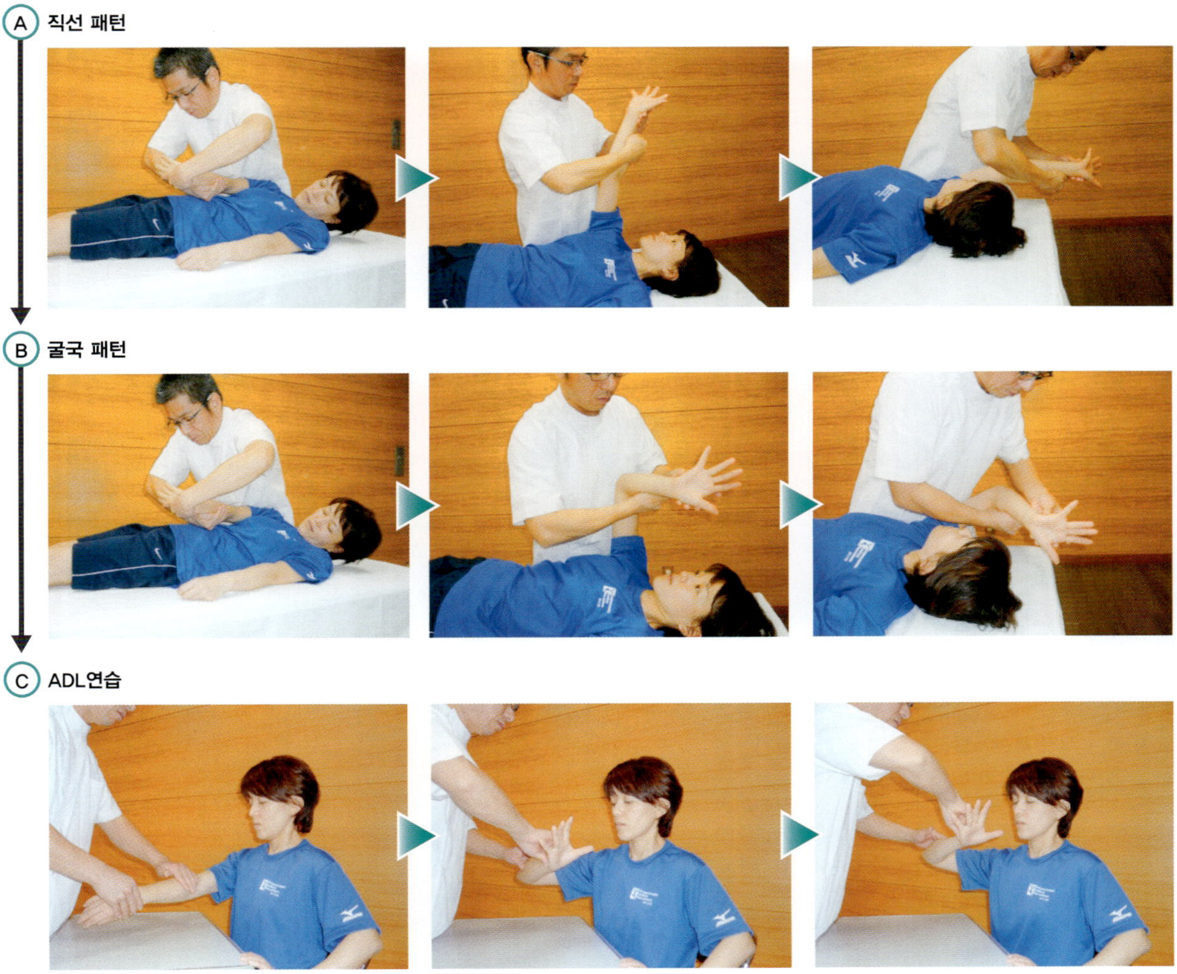

그림 28 ● 요골신경마비에 대한 PNF의 실제(굴곡-외전-외회전 패턴)

A) 신전 패턴(팔꿈치를 펴고 굴곡-외전-외회전 패턴).

B) 굴곡 패턴(팔꿈치 굴곡을 동반한 굴곡-외전-외회전 패턴): 신전 패턴에서 팔꿈치 관절만 굴곡된 자세로, 어깨와 손목 관절의 자세는 신전 패턴과 동일하다.

C) ADL 연습: 손목 굴곡위 (dorsal flexion)을 촉진하고, 팔꿈치 굴곡과 전완 외회전 (forearm supination)을 하면서 손을 입으로 움직인다(컵을 잡고 마시는 동작을 가정한 연습을 통해 근력 강화와 협응성 개선을 목표로 한다).

- 신경재생 소견이 인정되지 않는 시기에는 리듬 시작에 의한 운동 패턴의 반복 운동을 시행한다(그림 26 A~C 를 연속적으로 수동적으로 수행하는 기법).

8 감각-지각 훈련

- 표재성 감각이 소실되거나 무감각한 상태에서는 화상이나 찰과상을 입기 쉬우므로 외상 예방이 특히 중요하다.
- 지각검사(그림 19)에서 지각신경의 회복 소견이 확인되면 지각 재교육을 시작한다. 대상 피부 부위의 진동감(30Hz)과 동적 촉각이 회복되면 지우개와 사포의 판별 연습(그림 29), 물체 인식과 실제 시각의 일치를 반복 연습하는 물체인식 연습으로 단계적으로 진행한다[1].
- 과민한 경우에는 탈감작 요법을 시행한다. 양모, 쌀알, 콩, 모래, 빵가루, 쌀 껍질 등의 재료를 스스로 만지고 쥐는 동작을 반복하여 과민해진 감각에 대한 내성 연습을 반복한다(그림 30).

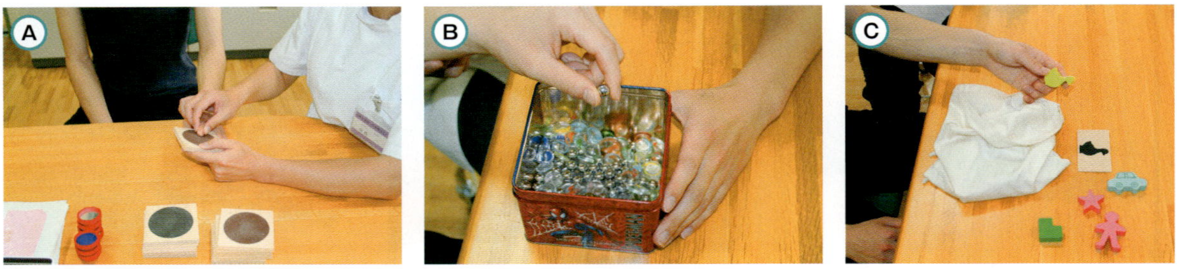

그림 29 ● 지각 훈련 : 판별 훈련
A) 사포의 판별, B) 동일 소재의 형상 판별, C) 소재가 다른 물품의 판별.

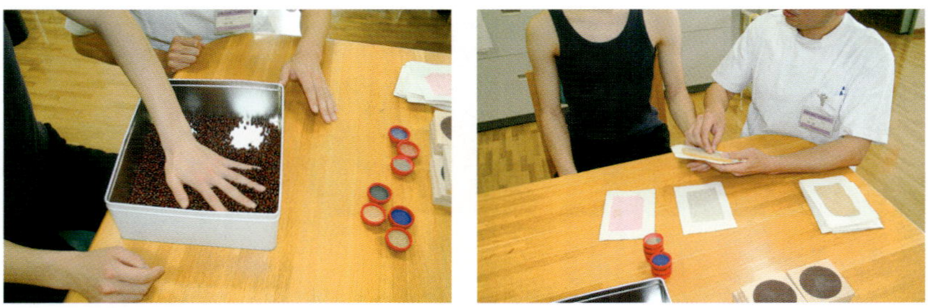

그림 30 ● 지각 훈련 : 탈감작 요법
A) 팥 상자, B) 재료가 다른 물품의 판별.

9 신경 이동술

- 수근관 증후군, 주관절터널 증후군과 같은 교착신경장애에 대해 신경의 활주성과 신전성을 개선하기 위한 목적으로 신경이동술을 시행한다.

10 환자 교육

- 환자 교육은 몇 가지 측면에서 중요하다(표 6).

표 6 ● 환자 교육의 중요성

	변형 예방	외상 예방	심리적 지원	재발 예방
정중신경마비	손의 측면 아치 소실, 원숭이 손변형, 엄지손가락 내전구축 등이 발생하기 쉽다. 변형을 예방하기 위해 자기 관리의 중요성을 교육한다.	검지손가락 끝, 엄지손가락 바깥쪽의 찰과상, 집안일 등으로 인한 화상의 위험성을 교육하고 예방에 힘쓴다.	치료 과정, 치료 수단을 설명하면 불안감을 해소할 수 있다.	수근관 증후군은 발병 원인 중 하나인 수관절 굴곡위에서의 작업을 피해야 한다. 작업 동작에 대해 자세히 파악한다.
척골신경마비	엄지손가락 내회전 구축, 새끼손가락의 MP 관절의 과신전 구축	새끼손가락은 찰과상이나 화상을 입기 쉬우므로 외상 예방 지도와 정기적인 피부 관찰이 필요하다.		
요골신경마비	손목의 배굴 제한, 전완의 회내외 제한, 전완 MP 관절의 신전 구속	손관절 염좌, 타박상	기능재건 재활과 함께 ADL-사회복귀를 위한 정보 제공 및 개입도 조기에 시작한다.	음주 등 유사한 원인이 발생하지 않도록 지도(상완 외측 압박 방지)
상완신경총 손상	손가락의 신전 구축. 상위형에서는 손목 굴곡 구축을 방지하기 위해 회외(supination)나 능동 및 수동 운동을 지도한다.	외출, 흡연, 가사, 식기 등 일상 생활의 모든 부분에서 화상의 예방이 필요하다. 화상 후에는 치유가 지연되기 쉽다.	청소년이 많고, 치료와 구직활동 등 구체적인 사례를 들어 설명한다.	
비골신경마비	비골신경마비에서는 취침 시 발바닥에 모래주머니, 상자 등을 받혀두어, 발목 관절이 굴곡이 되지 않도록 지도한다.	낙상 주의	신경 기능의 회복을 기대할 수 없는 경우, 보행 및 일상생활의 보상 동작, 지구력 향상을 목적으로 한 재활을 실시한다	

〈문헌〉

1) 「知覚のリハビリテーション」(Dellon AL/著，内西兼一郎/監訳)，協同医書出版社，1994
2) 「図解理学療法技術ガイド」(細田多穂，中山彰一/編)，文光堂，2005
3) 「理学療法ハンドブック 改訂第4版」(細田多穂，柳澤 健/編)，協同医書出版社，2010
4) 「手のリハビリテーション実践ガイドブック」(Clark GL/著，土井一輝/監訳)，南江堂，1995
5) 伊藤義広，植田一幸：橈骨・正中・尺骨神経麻痺の理学療法．理学療法，11：433-440，1994

2. 안면신경마비

다치바나 케이타(立花慶太)

Ⓐ지식의 정리 Ⓑ재활프로그램

POINT

1 안면신경마비 증상 이해한다.

2 안면신경마비 예후와 관련된 요인에 대해 이해한다.

1 병태

- Bell's palsy와 **램지-헌트 증후군**(Ramsey-Hunt syndrome)으로 전체 안면신경마비의 약 70%를 차지한다[1]. 그 발생 기전은 무릎 신경절(genicular ganglion)에서 재활성화된 바이러스가 관여한 것으로 추정되고 있다.
- 그 외 외상성, 의인성, 종양성, 염증성(급성 중이염 등), 증후성(다발성경화증, 근위축성측삭경화증, Guillain-Barré 증후군 등), 선천성 등이 있다.

2 증상

1) 휴식 시 비대칭성

- 마비측의 표정근 마비로 인해 눈꺼풀 처짐, 입꼬리 하강 등이 발생하여 안정시 대칭성이 손상된다(그림 1A).

2) 능동 운동 장애

- 마비측의 표정근 마비로 인해 눈썹을 올리거나 눈꺼풀을 감고, 뺨과 입 주위의 운동이 어려워진다.

3) 병적 관절 운동(동적 장애)

- 마비된 쪽의 표정근에서 비정상적인 동시 수축을 병적 공동 운동(pathological co-contraction)이라고 한다(그림 1B, C).
- 마비된 쪽에서 신경 재생 시, 기존의 표정근으로 가는 경로와 다른 **잘못된 재생**(aberrant regeneration)이 발생하여 나타나는 현상이다.

4) 안면 구축(정적 장애)

- 마비측 표정근의 지속적인 과긴장을 안면 구축이라고 한다(그림 1D).
-

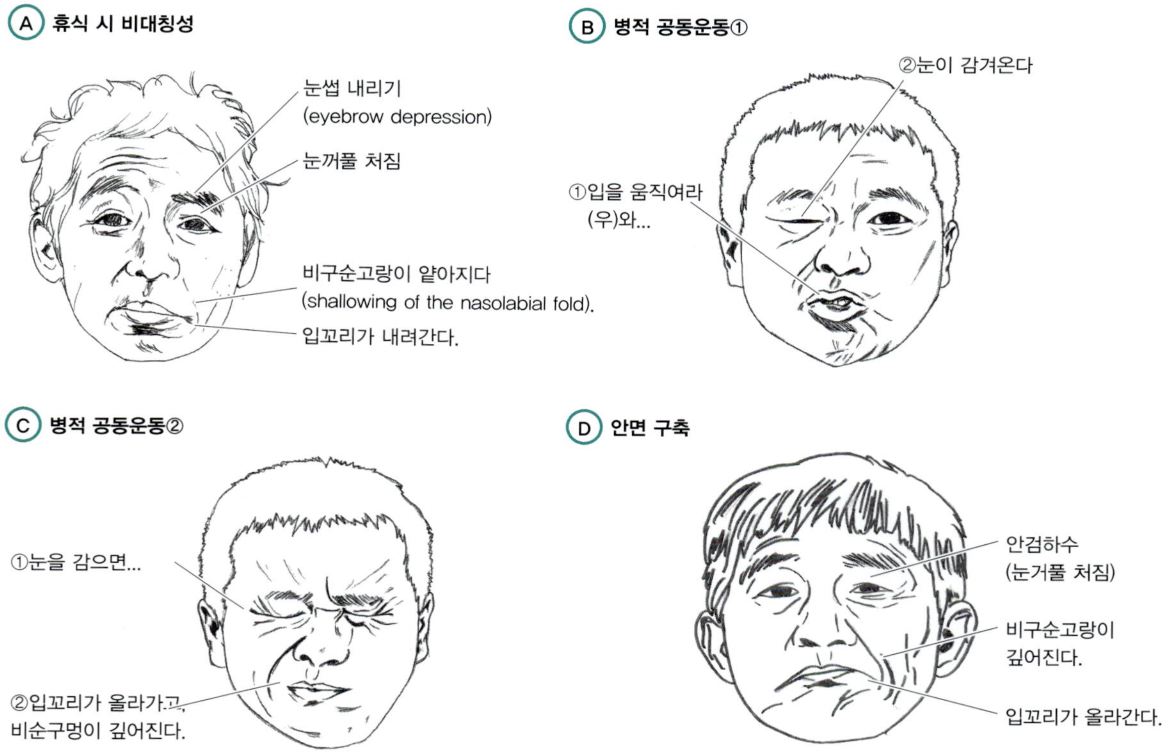

그림 1 ● 시기에 따라 달라지는 특징적인 증상

A) 좌안면신경완전마비 환자의 급성기 B) 우안면신경완전마비 환자의 만성기 C) 우안면신경완전마비 환자의 만성기 D) 좌안면신경완전마비 환자의 만성기

- 자발적이거나 비자발적인 표정 운동 과다로 인해 잘못된 재생 회로가 자극되어 표정근의 긴장 증가가 발생한다.

5) 기타

- **악어의 눈물**
  - ▸ 식사 중에 눈물이 나는 현상을 가리키며, 이는 부교감 신경섬유인 대원뇌신경(greater petrosal nerve)과 고막신경(chorda tympani nerve)의 잘못된 재생에 의해 발생한다.
- **안면 경련**
  - ▸ 병적 공동과 겹쳐 이차적으로 안면 경련이 발생한다.

memo 안면신경과 표정근의 특징은?

- 표정근은 표피근이다 ⇒ 말을 하고 표정을 짓는 근육이다.
- 표정근은 근방추(muscle spindle)가 없다. ⇒ 능동적으로 근긴장(muscle tone)을 조절할 수 없다.
- 안면신경은 신경다발(nerve fascicle)가 없다 ⇒ 잘못된 재생(aberrant regeneration)이 일어나기 쉽다.

3 검사

1) 등자골근반사(stapedius reflex)

- 청각의 자각 임계값(sound stimulus threshold) 이상 60~90 dB의 음향에 의해 양측으로 등자골근(stapedius muscle)이 수축한다.
- 임피던스 오디오미터(impedance audiometer)로 쉽게 정량적으로 기록할 수 있다.
- 등자골근반사가 감소하면, 자각적으로 청각과민(hyperacusis)을 호소할 수 있다.

2) 눈물 분비 검사

- Schirmer 법이 간편하다.
  ① 길쭉하게 자른 여과지 2장을 준비한다.
  ② 양쪽 눈꺼풀 가장자리를 따라 눈물로 인해 젖은 종이의 길이를 비교한다.

3) 미각 검사

- 혀 앞쪽 2/3의 미각의 좌우 차이를 조사한다.
- 전기 미각 검사를 통해 정량적 측정이 가능하다.
- 정상치에는 상당한 편차가 있으므로 혀 앞쪽 2/3와 혀 뒤쪽 1/3의 미각을 좌우, 즉 혀의 네 군데에 대해 검사할 필요가 있다.
- 전기미각검사 역치가 8dB 이하, 좌우 차이가 4dB 이내인 경우 정상으로 간주한다.

4) 전기생리학적 검사

A. 유도 근전도 검사(Evoked Neuromuscular Otoacoustic Graphy: ENoG)

- 표정근의 피부에 접시 전극을 부착하고 유양돌기 바로 아래에서 안면 신경을 경피적으로 전기 자극하여 반응성 방전을 기록하는 것으로(그림 2), 얻어진 표정근의 복합근활동전위(compound muscle action potential: CMAP)를 측정하여 예후 판정의 재료로 사용된다.

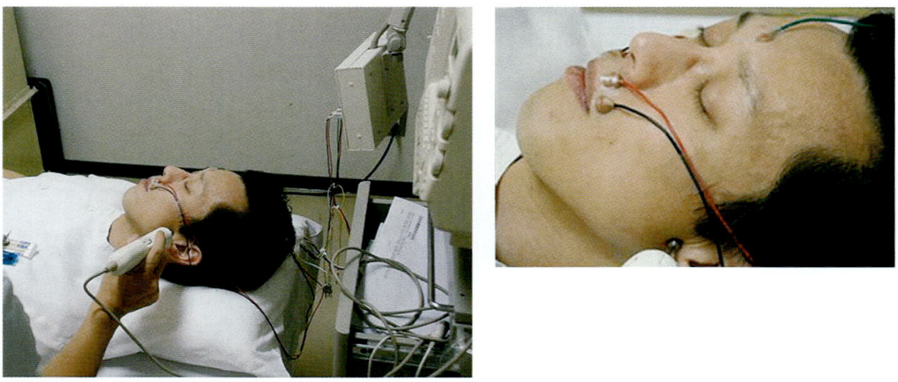

그림 2 ● 유도 근전도 검사(ENOG)

- 환측 CMAP(mV)/ 건강측 CMAP(mV)의 백분율로 ENoG 값을 구하고, 10% 이하인 경우 예후가 좋지 않은 것으로 간주한다[2].
- ENoG 수치가 40% 이하로 떨어지면 신경내막 손상을 시사하며, 회복과 함께 병적 공동운동이 나타나거나 악화될 수 있으므로 이를 억제하는 재활치료를 적극적으로 시행할 필요가 있다[3].

B. 신경 흥분성 검사(neve excitability test: NET)

- ENOG와 유사한 방법으로 안면 신경을 경피적으로 전기 자극하여 근수축이 일어나는 최소 전류량을 시진으로 판단한다.
- 이 검사도 예후 판정의 자료로 사용되며, 환측과 건측 간의 역치 차이(nerve excitability difference: NED)이 3.5mA 이상이거나 환측이 스케일 아웃(scale-out) 상태일 경우 예후가 불량한 것으로 간주된다[4].

4 예후

- 안면신경마비는 일반적으로 예후가 좋은 질환이다.
- 특히 Bell's palsy에서는 자연치유율이 70%에 달한다[5].
- 아래 ①~④에 해당하는 경우, 예후가 불량하다고 판단되는 경우[6]

  ① 완전 마비

  ② 발병 후 3주 이내에 전혀 회복이 되지 않는 경우

  ③ Hunt 증후군

  ④ 전기생리학적 검사에서 강한 신경손상을 시사할 경우

5 치료

- **약물요법**: 스테로이드, 항바이러스제, 비타민 B12, ATP 제제, 순환개선제, 혈관확장제 등.
- **수술적 치료**: 안면신경 감압술(facial nerve decompression surgery), 설하-안면신경 문합술(hypoglossal-facial nerve anastomosis), 성형외과적 수술[신경 교차 문합술(nerve crossover anastomosis) 안면 교차 신경 이식술(facial nerve crossover grafting), 금판 삽입술(gold plate implantation), Kuhnt-Szymanowski 법, 측두근 이동술, 신경 혈관 경부를 포함한 유리 이식술] 등이 있다.
- **재활치료**: 안면근육 마사지 및 스트레칭, 온열요법, 안검거근을 이용한 눈꺼풀 벌림 운동 지도, 시각적 피드백, 촉각적 피드백, EMG 바이오피드백 등.
- **보툴리눔 톡신 요법**: 말초 신경근 접합부의 신경근 전달을 억제(근이완 작용)하는 신경독소. 발병 후 1년 이후 잔존하는 병적 공동운동, 안면 구축 등의 후유증에 적응증으로 사용된다. 치료 효과는 3~4개월 동안 지속되지만 이후 소실되므로 반복 투여가 필요하다. 보툴리눔 톡신의 효과가 지속되는 동안 재활치료를 병행하면 후유증을 줄일 수 있는 가능성도 있다[7].

〈문헌〉

1) 脇坂浩之，他：顔面神経障害の疫学.「21世紀 耳鼻咽喉科領域の臨床 No.9 顔面神経障害」（青柳 優/編），pp131-135，中山書店，2001
2) 小池吉郎，他：末梢性顔面神経麻痺の予後早期診断について．耳鼻咽喉科臨床，74：141-155，1981
3) Azuma T, et al：Electroneurography in the acute stage of facial palsy as a predictive factor for the development of facial synkinesis sequela. Auris Nasus Larynx, 45：728-731, 2018
4) 青柳 優，他：麻痺の重症度と予後診断．ENTONI，111：8-12，2010
5) Peitersen E：Bell's palsy: the spontaneous course of 2,500 peripheral facial nerve palsies of different etiologies. Acta Otolaryngol Suppl：4-30, 2002
6) Holland NJ & Weiner GM：Recent developments in Bell's palsy. BMJ, 329：553-557, 2004
7) Azuma T, et al：Mirror biofeedback rehabilitation after administration of single-dose botulinum toxin for treatment of facial synkinesis. Otolaryngol Head Neck Surg, 146：40-45, 2012
8) 「顔面神経麻痺診療ガイドライン 2023年版 第2版」（日本顔面神経学会/編），金原出版，2023
9) Nakano H, et al：Physical therapy for peripheral facial palsy：A systematic review and meta-analysis. Auris Nasus Larynx, 2023

2. 안면신경마비

다치바나 케이타(立花慶太)

Ⓐ지식의 정리 Ⓑ재활프로그램

O Do!

1 재활치료의 목적은 후유증 예방에 있다는 것을 확실히 설명한다(마비를 조기에 개선시키는 것이 아님!).
2 얼굴 근육 마사지와 스트레칭을 자주 한다.
3 눈꺼풀 올림근으로 눈꺼풀을 뜨는 운동을 조기에 익히게 한다.
4 시각과 촉각을 이용한 피드백 방법을 적절히 습득하게 한다.
5 일상 생활에서 주의해야 할 점을 제대로 이해시킨다.

✕ Don't!

1 불필요하게 얼굴을 무리하게 움직이지 않게 한다(표정 근육의 임의적 운동을 무리하게 하지 않게 한다).
2 저주파 치료는 표정근을 구분 없이 동시에 움직이기 때문에 후유증이 심해지므로 절대로 하지 않는다.

1 재활치료 실시 기준[1)]

- **대상**: ENoG 20% 미만 또는 House-Brackmann Grade Ⅴ~Ⅵ인 중증 안면신경마비 환자.
- **목적**: 후유증 예방 및 개선.
- **지도횟수**: 1~2회/월(환자 1인당 총 20회 이상).
- **재활 기간**: 발병 초기~발병 후 1년 이상.

2 재활 평가

1) 기능평가

A. 야나기하라(柳原) 40 점법[2,3)]

- 일본에서 가장 많이 사용되고 있다.
- Bell's palsy와 Hunt 증후군 마비를 평가하기 위해 만들어진 평가법(**표 1**).
  - ▸ 10가지 항목(휴식 시 대칭성과 9가지 표정근 운동의 좌우 차이)에 대해 각각 4점 만점으로 평가한다. 좌우 차이를 인정하지 않는 경우 4점, 휴식 시 근육의 긴장이 없는 경우 0점, 움직임이 전혀 인정되지 않는 경우 0점, 그 중간을 2점으로 채점한다.
  - ▸ 38점 이상 중등도 이상의 병적 공동운동이 인정되지 않는 경우 완치 판정을 받는다[4)].
- 최악의 경우 10점 이상의 불완전마비 환자들은 대부분 완치에 이르게 된다.
- 최악의 경우 8점 이하의 완전마비 사례는 예후가 좋지 않은 것으로 판단된다.

표1 ● **야나기하라 40점법**

년　월　일　　　발병후　개월　일　　　수술후　개월　일

항목	정상 마비 4	부분 마비 2	고도 마비 0	항목	정상 마비 4	부분 마비 2	고도 마비 0	항목	정상 마비 4	부분 마비 2	고도 마비 0
안정시 비대칭				한쪽눈 감기				"이" 하고 이를 보이기			
이마 주름살				콧방울을 움직이다				휘파람			
가볍게 눈감기				볼을 부풀리기				입모양으로 말아 올리기			
강하게 눈감기											

계　　　점

B. House-Brackmann Grade(HB Grade)[5]

- 청신경종양 수술 후 마비를 평가하기 위해 고안된 평가법(**표 2**).
  - 병적 공동운동을 포함한 표정근 운동을 정상인 Ⅰ등급부터 완전마비인 Ⅵ등급까지 6단계로 개괄적으로 분류하여 평가한다.
- 간편하고 검사자 간 편차가 적지만, 부위별 평가나 시간 경과에 따른 평가에는 적합하지 않다.

표2 ● **House-Brackmann Grade**

단계		휴식 시	이마 주름	닫힌 눈	입꼬리 운동	공동 운동	수축	경련	전체적인 인상
Ⅰ	Normal 정상	정상	정상	정상	정상	없음	없음	없음	정상
Ⅱ	경도마비 Mild dysfunction	대칭 긴장 정상	정상~경증	가볍게 눈꺼풀을 감을 수 있는 가벼운 비대칭	힘을 주면 움직이지만, 가벼운 비대칭성	- (±)	- (±)	- (±)	주의하지 않으면 알 수 없는 정도
Ⅲ	장애 중등도 마비	대칭 긴장 거의 정상	경증~중증	힘을 주면 눈꺼풀을 닫을 수 있다. 비대칭성 명료화	힘을 주면 움직이지만 비대칭성 명료화	+ 중등도	+ 중등도	+ 중등도	명백한 마비이지만, 좌우 차이는 뚜렷하지 않다.
Ⅳ	약간 고도마비 Moderately severe dysfunction	대칭 긴장 거의 정상	불가능	힘을 줘도 눈꺼풀을 닫을 수 없음	힘주어도 비대칭성 뚜렷	++ 고도	++ 고도	++ 고도	명백한 마비, 좌우 차이도 뚜렷하다.
Ⅴ	고도마비 Severe dysfunction	비대칭 입꼬리처짐 비순구개열 소실	불가능	눈꺼풀을 닫을 수 없음	힘을 줘도 거의 움직이지 않고	-	-	-	약간의 움직임을 인정하는 정도
Ⅵ	완전마비 Total paralysis	비대칭성 긴장 없음	움직이지 않고	움직이지 않고	움직이지 않고	-	-	-	긴장의 완전한 상실

C. Sunnybrook Facial Grading System(FGS)[6,7]

- 후유증 평가에 중점을 둔 평가법(**표 3**).
  - ▸ 5가지 표정운동을 각 20점, 총 100점 만점으로 평가하고, 그 점수에서 안정시 대칭성, 병적 공동운동을 각각 20점, 15점 만점으로 평가한 점수를 차감하여 표정근운동과 후유증에 대해 종합적으로 평가한다.
- 어느 영역(안정시 대칭성, 자발적 운동의 회복, 병적 공동운동)에 문제가 있어 치료 목표로 삼아야 하는지를 쉽게 파악할 수 있는 것이 장점으로, 재활치료의 지침 수립 및 효과 판단에 유용하게 활용된다.

표 3 ● Sunnybrook Facial Grading System

안정시 대칭성			자발적 운동의 회복						병적 공동운동			
건측과 비교			건측과 비교						자발적 운동 시 대칭성 및 정도			
눈틈 (palpebral fissure)	정상	0	표준 표정	저명	중증	중등도	경증	정상	없음	경증	중등도	중증
	협소	1	이마 주름	1	2	3	4	5	0	1	2	3
	확대	1	약하게 눈을 감을 때	1	2	3	4	5	0	1	2	3
	눈꺼풀 수술	1	입을 벌린 미소	1	2	3	4	5	0	1	2	3
			앞니를 드러내다	1	2	3	4	5	0	1	2	3
비순구 (nasolabial fold)	정상	0	휘파람 불기	1	2	3	4	5	0	1	2	3
	소실	2	비대칭성	저명	중증	중등도	경증	정상				
	얕은	1							병적 공동운동 점수			
	깊은	1					점수					
				자발적 운동 점수 × 4 점수								
입꼬리	정상	0										
	하락	1										
	상승/외전	1	자발적 운동 점수 - 안정시 대칭성 점수 - 병적 공동운동 점수 = 종합 점수									
			( ) - ( ) - ( ) = ( )									
	점수											
안정시 대칭성 점수× 5 점수												

2) QOL 평가

◆ Facial Clinimetric Evaluation Scale(FaCE Scale)[8,9]

- 안면신경마비 환자의 QOL을 평가하기 위한 신뢰성과 타당성을 갖춘 평가 방법(**표 4**).
- 환자 자기기입식 설문지로 구성되어 있으며, 심리적인 측면을 포함한 환자의 주관적인 평가가 반영된다.
  - ▸ 안면 운동, 안면 감각, 식사 섭취, 눈의 감각, 눈물 분비, 사회 활동의 6개 분야로 구성된다.

표 4 ● FaCE Scale

		할 수 없다	집중할 때만	조금	거의 정상	정상
1	웃을 때 마비측 입을 움직일 수 있다.					
2	마비측 눈썹을 올릴 수 있다.					
3	입을 오므릴 때 마비측의 입을 움직일 수 있다.					
		항상	거의 항상	가끔	드물게	전혀 없다
4	얼굴이 뻣뻣해진다.					
5	얼굴을 움직이면 뻐근함이나 통증을 느낀다.					
6	눈의 건조, 자극, 가려움증을 느낀다.					
7	마비 쪽 눈에 안약 사용					
8	마비측 눈은 눈물이 너무 많이 나온다.					
9	음식이 먹기 힘들다.					
10	음식물이 입에서 쏟아진다.					
11	주변 사람들과 다를 바 없는 활동을 할 수 없다.					
12	주변에서 얼굴이 이상하다는 이유로 차별을 당하다.					
		정말로 그렇게 느낌	어느 정도 그렇게 느낌	어느 쪽도 아니다	생각하지 않는다	전혀 생각하지 않는다
13	얼굴의 피로를 느낀다					
14	사람을 만나거나 사회 활동에 참여하지 못함					
15	공공장소에서의 식사 피하기					

15개 항목을 각각 5단계로 평가하여 총 15~75점으로 점수화한다.

- 일본에서도 안면신경마비 재활의 보급과 함께 정착되고 있으며, 재활치료 등의 효과 판정 척도로서 활용이 확대되고 있다.

3 재활 프로그램의 실제[10)]

1) 얼굴 근육 마사지 및 스트레칭 (그림 3)

- 전두근(frontalis muscle), 광경근(temporalis muscle), 안륜근(orbicularis oculi), 구륜근(orbicularis oris), 협골근(buccinator muscle)을 대상으로 한다.
- 표정 근육을 풀어주는 느낌으로 얼굴에 힘을 주지 않고 편안하게 하는 것이 중요하다.
- 얼굴 근육 마사지와 스트레칭은 가능한 한 많이 하는 것이 중요하다.

2) 온열요법 (그림 4)

- 찜질 타월을 사용하면 편리하다.

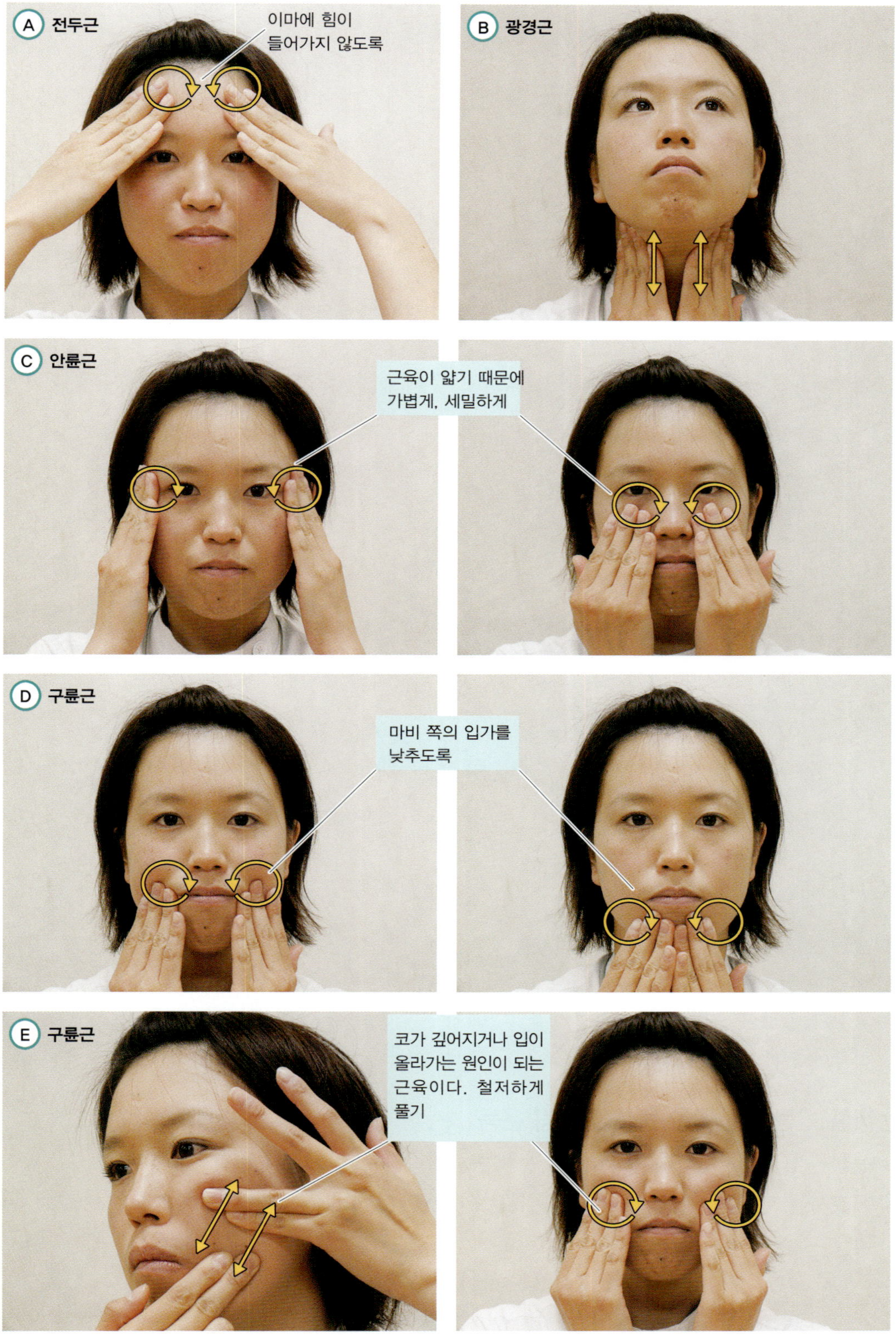

그림 3 ● 안면 근육 마사지 및 스트레칭

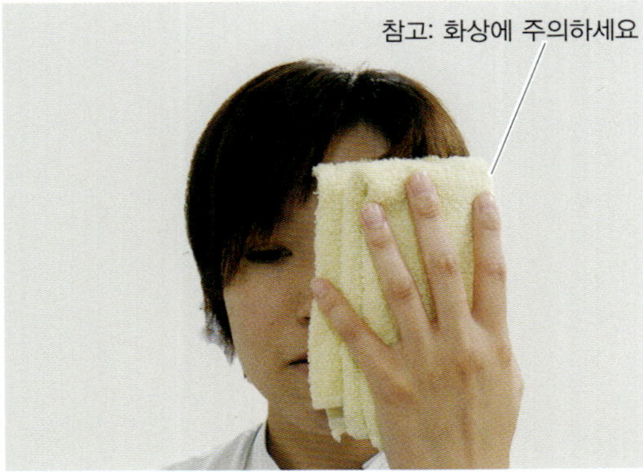

그림 4 ● 온열요법

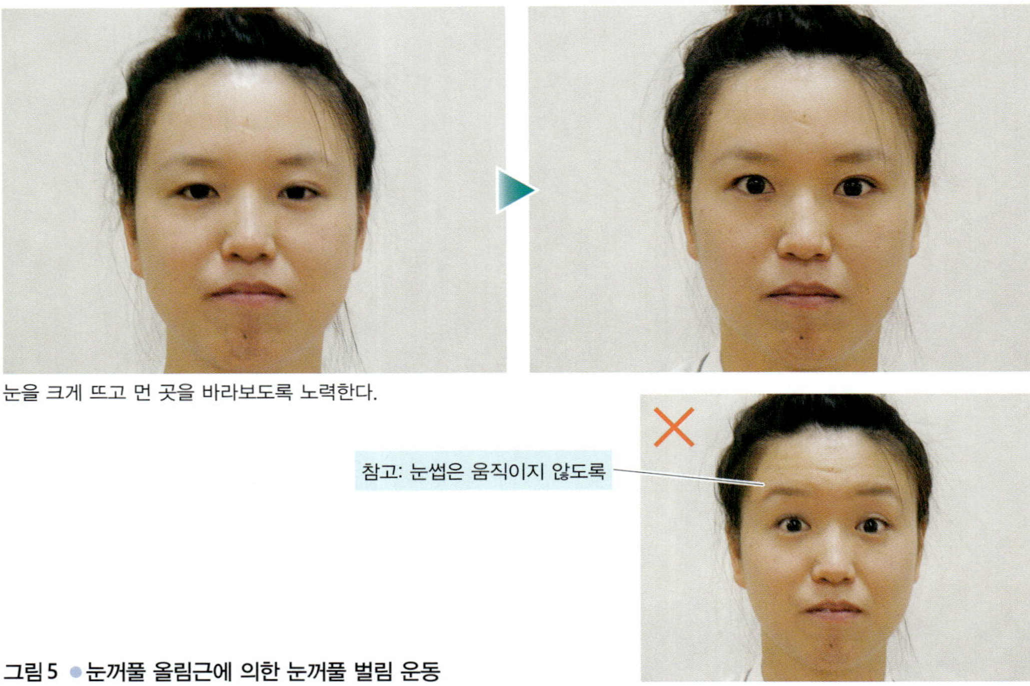

그림 5 ● 눈꺼풀 올림근에 의한 눈꺼풀 벌림 운동

- 화상에 충분히 주의한다.
- 하루에 5~10분씩 3회 실시한다.

3) 눈꺼풀 올림근에 의한 눈꺼풀 벌림 운동(그림 5)

- 눈썹을 움직이지 않도록 주의하고, 눈꺼풀을 지속적으로 열어준다.
- 치료사는 '먼 곳을 응시하라', '흰자위를 크게 보이게 하라' 등 환자가 이해하기 쉽도록 지시를 고안한다.
- 3초 눈꺼풀 열기 × 10회씩을 1세트로 하여 하루에 3세트를 실시한다.
- 시각적 피드백을 성공적으로 수행하기 위해서는 필수적이다.
- 거울 없이도 적절하게 할 수 있게 되면 식사나 대화 등 일상 생활에도 도입한다.
- 처음에는 매우 어렵지만, 포기하지 않고 반복해서 연습하는 것이 중요하다.

4) 시각-촉각 피드백 (그림 6)

- 거울로 확인하고 눈을 뜨고 입을 움직이는 운동(그림 6A), 손으로 확인하고 입을 움직이지 않고 눈을 감는 운동(그림 6B)을 한다.
- 안면근육의 과도한 능동적 수축이 일어나지 않도록 적절한 피드백을 주는 것이 중요하다.
- 다음은 시각 및 촉각 피드백의 빈도와 주의점에 대해 설명한다.

① 눈꺼풀 올림근에 의한 눈꺼풀 올림 운동을 익히게 한다.
② 운동 전 얼굴 근육 마사지하기
③ 반드시 거울을 보면서(손으로 확인하면서) 집중해서 한다.
④ 1 세트는 10회로 하고, 집중적으로 실시하도록 한다.
⑤ 1 세트가 끝날 때까지 눈을 감지 않도록 의식하고 눈꺼풀을 계속 뜬 상태로 유지한다.
⑥ 병적 공동운동이 강하게 나타나지 않을 정도로 입을 움직이는(눈을 감는) 강도를 고려한다.
⑦ 운동 후에도 얼굴 근육 마사지와 스트레칭을 한다.

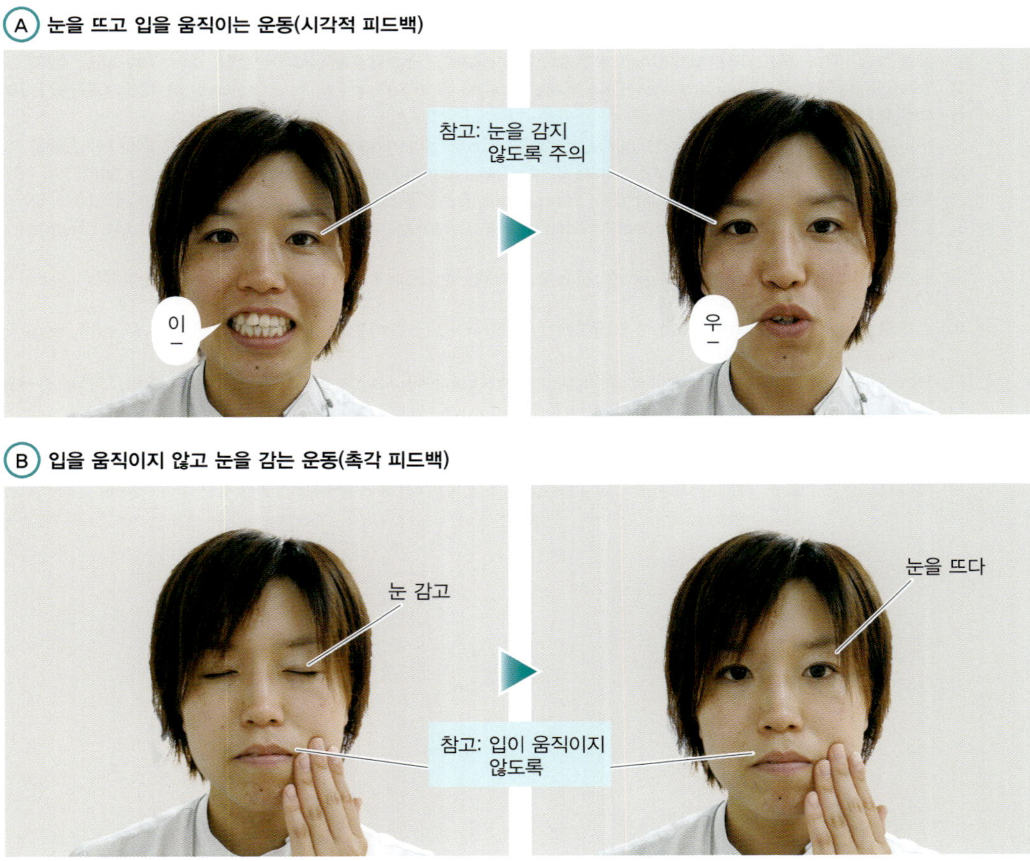

그림 6 ● 시각-촉각 피드백

5) 일상생활 지도

- 눈을 세게 감거나, 힘껏 뺨을 부풀리거나, 표정없이 웃는 등의 강한 거친 운동이나 저주파(전기) 치료는 피하는 것이 좋다.
- 과격한 운동을 한 후에는 즉시 얼굴 근육 마사지와 스트레칭을 한다.
- 하루 종일 얼굴이 편안한 상태를 유지하도록 노력한다.
- 식사나 대화 시에는 눈을 크게 뜨고 대화할 수 있도록 노력한다.

memo 안면신경마비 재활 효과에 대한 증거

- 얼굴 근육의 강한 근력 강화 또는 저주파 치료는 잘못된 재생으로 인해 병적인 협응 운동을 유발할 수 있으므로, 얼굴 근육 운동은 천천히 작은 범위에서 수행하는 것이 권장된다[11,12].
- 거울이나 EMG 기기를 이용하여 시각적으로 올바른 표정 운동을 피드백함으로써, 안륜근과 구륜근의 분리 운동을 촉진하는 미러 바이오피드백이 병적 공동운동의 예방에 효과적이다[13].
- 얼굴 근육의 자발적 운동을 시행하지 않고, 빈번한 신장 마사지 및 눈꺼풀 올림근(안검거근)을 활용한 눈 뜨기 운동을 수행하면 1년 후 기능적 결과가 양호하다[14].

〈문헌〉

1) 立花慶太，松代直樹：当院の顔面神経麻痺に対するリハビリテーション．Facial N Res Jpn，28：141-143，2009
2) 柳原尚明，他：顔面神経麻痺程度の判定基準に関する研究．日本耳鼻咽喉科学会会報，80：799-805，1977
3) Yanagihara N, et al：Edematous swelling of the facial nerve in Bell's palsy. Acta Otolaryngol, 120：667-671, 2000
4) 羽藤直人，他：顔面神経麻痺の評価 up-to-date．Facial N Res Jpn，36：9-10，2016
5) House JW & Brackmann DE：Facial nerve grading system. Otolaryngol Head Neck Surg, 93：146-147, 1985
6) Ross BG, et al：Development of a sensitive clinical facial grading system. Otolaryngol Head Neck Surg, 114：380-386, 1996
7) 栢森良二：顔面神経麻ひ後遺症の評価法：Sunnybrook法と柳原法との比較．Facial N Res Jpn，24：107-109，2004
8) Kahn JB, et al：Validation of a patient-graded instrument for facial nerve paralysis: the FaCE scale. Laryngoscope, 111：387-398, 2001
9) 飴矢美里，他：患者アンケートを用いた顔面神経麻痺後遺症に対するリハビリテーションの効果検討．Facial N Res Jpn，29：124-126，2010
10) 立花慶太，他：顔面神経麻痺における理学的リハビリテーションの実際とその効果について．Monthly book medical rehabilitation，126：21-28，2010
11) Jacqueline HD：Therapy for synkinesis following facial paralysis. Journal of Clinical Rehabilitation, 7（1）：25-34, 1998
12) 栢森良二：顔面神経麻痺の理学療法．Facial N Res Jpn，26：5-6，2006
13) Nakamura K, et al：Biofeedback rehabilitation for prevention of synkinesis after facial palsy. Otolaryngol Head Neck Surg, 128：539-543, 2003
14) 栢森良二，三上真弘：顔面神経麻痺の理学療法による効果．Facial N Res Jpn，28：152-154，2009

부 록

부록1 ● 통합 파킨슨병 평가척도(UPDRS)

Part Ⅰ. 정신기능, 행동 및 기분(문진에 의해 ON 또는 OFF에 관계없이 평가)

항목	점수 및 판정 기준
1. 지적기능장애	0 없음. 1 경미한 장애, 기억상실증이 지속적으로 나타나지만 부분적으로 기억할 수 있음. 다른 장애 없음. 2 중등도의 기억력 장애, 방향감각 장애가 있으며, 복잡한 문제에 대처하는 데 중등도의 장애가 있으며, 가정 내에서도 때때로 도움이 필요한 경우가 있다. 3 심각한 기억력 장애, 시간과 장소에 대한 방향감각 장애, 문제 해결에 심각한 장애가 있다. 4 기억력 장애가 심하고, 사람에 대한 인식은 사람에 대해서만 남아있고, 주변 일에도 상당한 도움이 필요하며, 혼자서 가정생활을 하기가 어렵다.
2. 사고장애 (치매 또는 약물 부작용으로 인한)	0 없음. 1 선명한 꿈을 꾸는 정도. 2 양성 환각, 병의식은 유지된다. 3 때때로 또는 종종 환각이나 망상이 있으며, 병의식 없이 일상생활에 지장을 초래할 수 있다. 4 지속적인 환각-망상 상태 또는 악화된 정신병으로 자력으로 사회생활이 불가능한 경우.
3. 우울한 상태	0 없음. 1 때로는 슬픔과 죄책감에 시달리기도 한다. 하지만 몇 주 이상 지속되지는 않는다. 2 1주일 이상 지속되는 우울한 상태. 3 불면증, 식욕감퇴, 체중감소, 흥미상실 등을 동반한 지속적인 우울증 상태. 4 위의 상태에 자살 충동이나 자살 시도가 추가된다.
4. 의욕, 자발성	0 정상. 1 평소보다 소극적, 수동적. 2 급하지 않은 활동에 대한 의욕, 관심 감소. 3 일상생활 동작에 대한 의욕, 흥미도 저하. 4 의욕, 자발성의 완전한 소멸, 도피적.

Part Ⅱ. 일상생활 동작(문진에 의해 on 시와 off 시로 나누어 평가)

항목	점수 및 판정 기준
5. 대화	0 정상. 1 경미한 장애이지만 충분히 이해할 수 있다. 2 중등도 장애. 가끔씩 되묻는 것이 필요하다. 3 심각한 장애. 자주 물어볼 필요가 있다. 4 거의 들을 수 없다.
6. 침을 흘림	0 정상. 1 입안의 타액이 약간 증가하고, 수면 중 침을 흘릴 수 있다. 2 중등도의 구강 내 침 분비 증가, 때때로 침 흘림. 3 현저한 구강 내 타액 분비 증가, 때때로 침 흘림. 4 구강 내 타액이 눈에 띄게 증가하고, 침을 흘리기 때문에 항상 티슈나 손수건이 필요함.

항목	점수 및 판정 기준
7. 삼키기	0 정상. 1 드물게는 트림이 나올 수 있음. 2 때때로 숨이 막힐 때가 있다. 3 부드러운 음식으로 먹지 않으면 질식할 것 같다. 4 튜브 수유가 필요함.
8. 글쓰기	0 정상. 1 다소 거칠거나 글씨가 다소 작다. 2 중등도의 거친 또는 중등도의 작은 글씨를 쓴다. 3 심한 장애, 읽을 수 없는 글자가 있다. 4 거의 읽을 수 없다.
9. 식사 및 식기 취급	0 정상. 1 조금 느리고 어색하지만 혼자서 다 할 수 있다. 2 대부분의 식사는 젓가락이나 나이프와 포크로 먹을 수 있다. 간혹 도움이 필요할 정도. 3 딱딱한 것, 큰 것은 잘라서 먹어야 한다. 나머지는 느리지만 스스로 먹을 수 있다. 4 간병인의 도움을 받아 식사를 해야 한다.
10. 옷 입기	0 정상. 1 다소 느리지만 모든 것을 스스로 할 수 있다. 2 단추를 잠그고, 소매에 손을 가져가는 등 도움이 필요할 때가 있다. 3 스스로 할 수 있는 부분도 있지만, 상당한 도움이 필요하다. 4 혼자서는 아무것도 할 수 없다.
11. 목욕, 화장실	0 정상. 1 다소 느리지만 모든 것을 스스로 할 수 있다. 2 목욕은 일부 보조가 필요하거나, 세수나 화장실 이용이 매우 느린 경우. 3 세안, 양치질, 머리 손질, 화장실에 도움이 필요함. 4 방광 카테터가 필요한 상태.
12. 이불정리	0 정상. 1 조금 느리지만 스스로 할 수 있다. 2 혼자서 이불을 정리하는 것은 혼자서 어떻게든 할 수 있지만, 노력이 필요하다. 3 이불을 뒤집거나 이불을 정리하려고 하지만 혼자서는 할 수 없다. 4 나 혼자서는 전혀 할 수 없다.
13. 넘어짐 (기울임에 따라 다름)	0 없음. 1 드물게 있다. 2 가끔 있지만 1일 1회 이내. 3 평균적으로 하루에 한 번은 넘어진다. 4 하루에 한 번 이상 넘어진다.
14. 걷는 중에도 기울어짐	0 없음. 1 드물게는 보행 시작 시 움츠러드는 경우가 있다. 2 걷다가 가끔씩 어깨를 움츠린다. 3 종종, 발을 헛디뎌서 가끔 넘어지는 경우가 있다. 4 발이 구부정한 탓에 자주 넘어진다.
15. 걷기	0 정상. 1 경미한 장애, 손을 흔들지 못하거나 다리를 절뚝거릴 수 있다. 2 중등도 장애가 있지만, 보조가 필요하지 않다. 3 중증 장애가 있어 도움이 필요함. 4 보조를 받아도 보행이 불가능하다.

항목	점수 및 판정 기준
16. 떨림	0 없음. 1 경증 : 가끔 볼 수 있는 정도. 2 중등도 : 신경 쓰이는 정도의 떨림. 3 중증 : 일상생활 동작에 상당한 장애가 발생한다. 4 매우 심함 : 대부분의 일상생활 동작을 방해한다.
17. 파킨슨증과 관련된 감각 증상	0 없음. 1 때때로 무감각, 따끔거림, 가벼운 둔통을 느낀다. 2 종종 무감각, 저림, 따끔거림, 둔한 통증을 느끼지만, 신경을 거슬리게 할 정도는 아니다. 3 종종 통증을 느낀다. 4 견딜 수 없는 고통을 느낀다.

Part Ⅲ. 운동능력 검사(on 시 검사 및 평가)

항목	점수 및 판정 기준
18. 언어	0 정상. 1 표현, 용어, 음량의 경미한 감소가 있다. 2 단조롭고 불분명한 발음, 그러나 알아들을 수 있다. 3 심한 구음장애, 이해하기 매우 어렵다. 4 이해할 수 없다.
19. 얼굴 표정	0 정상. 1 약간의 무표정, 포커페이스. 2 경미하지만 뚜렷한 표정이 부족하다. 3 중등도의 무표정, 입을 다물지 않을 때가 있다. 4 뚜렷한 표정이 없고, 표정이 거의 없으며, 입이 1/4 inch(0.6cm) 이상 벌어져 있다.
20. 안정시 진전(얼굴, 왼손, 오른손, 왼발, 오른발)	0 없음. 1 극히 드물게 가끔씩 나타나는 정도. 2 경미한 진폭의 진전으로 지속적으로 나타나거나 중등도의 진폭으로 간헐적으로 나타난다. 3 중간 정도의 진폭으로 대부분의 시간 동안 출현하고 있다. 4 심한 진폭의 진동이 대부분의 시간 동안 나타나고 있다.
21. 손 동작 시 진전 또는 자세 진전 (좌, 우)	0 없음. 1 작동 시 나타나는 경미한 떨림. 2 작동 시 나타나는 중등도 진폭의 진전. 3 작동 시 및 자세 유지 시 나타나는 중등도 진폭의 진전. 4 심한 진폭으로 식사 동작에 장애가 있는 진전.
22. 경부, 좌측상지, 우측상지, 좌측하지, 우측하지, 우측하지 (휴식 시 검사. 기어현상(cog-wheel rigidity)의 유무는 무시)	0 없음. 1 경미한 고착, 또는 다른 부위의 자발적 운동에 의해 유발되는 고착. 2 경증에서 중등도의 고형화. 3 심한 경직. 그러나 관절 운동 범위는 정상입니다. 4 현저한 고착화. 정상적인 운동범위를 움직이기가 어렵다.
23. 손가락 탭(왼쪽, 오른쪽) (엄지와 검지를 가능한 한 큰 진폭으로 빠르게 두드려서 검사한다. 왼쪽과 오른쪽을 따로 검사한다.)	0 정상. 1 다소 느리거나 진폭이 다소 작다. 2 중등도 장애. 명백하게 그리고 조기에 피로감을 나타낸다. 움직임이 멈추는 경우도 있다. 3 심한 장애. 운동 시작 시 자주 움츠러들거나 움직임이 멈추기도 한다. 4 거의 탭핑 동작이 되지 않는다.

항목	점수 및 판정 기준
24. 손 운동(왼쪽, 오른쪽) (가능한 한 크고 빠르게 손의 개폐 동작을 반복한다. 한 손씩 반복한다.)	0 정상. 1 조금 느려지거나 진폭이 약간 작아진다. 2 중등도 장애. 쉽게 피곤해진다. 때때로 운동이 멈추는 경우가 있다. 3 심한 장애. 운동을 시작할 때 종종 움츠러들거나 운동이 도중에 멈추는 경우가 많다. 4 손가락의 개폐 운동이 거의 불가능하다.
25. 손의 회내회외 운동 (왼쪽, 오른쪽) (공중에서 가능한 한 빨리 양 측을 동시에 수행한다.)	0 정상. 1 약간 느리거나 진폭이 약간 작다. 2 중등도 장애. 조기에 피로감을 느낀다. 때때로 운동이 중단되기도 한다. 3 심한 장애. 종종 운동의 시작이 움츠러들거나 운동이 멈추는 경우가 많다. 4 거의 정해진 운동을 할 수 없다.
26. 하체 민첩성(왼쪽, 오른쪽) (하반신 전체를 들어 올리고 발뒤꿈치로 바닥을 두드린다. 발뒤꿈치는 7.5cm 이상 올린다.)	0 정상. 1 약간 느리거나 진폭이 약간 작다. 2 중등도 장애. 조기에 피로감을 느낀다. 때때로 운동이 중단되기도 한다. 3 심한 장애. 종종 운동의 시작이 움츠러들거나 운동이 멈추는 경우가 많다. 4 거의 정해진 운동을 할 수 없다.
27. 의자에서 일어나기 (진료용 의자에서 팔짱을 낀 채 일어선다.)	0 정상. 1 가능하지만 느리다. 한 번으로 끝낼 수 없는 경우도 있다. 2 팔걸이에 팔을 걸고 일어서야 한다. 3 일어서려고 해도 의자에 쓰러질 때가 있다. 그러나 결국에는 혼자서 일어설 수 있다. 4 일어서기 위해서는 도움이 필요하다.
28. 자세	0. 정상 1. 경도의 전굴 자세 (mild forward posture) (고령자에서는 정상으로 간주될 수 있는 정도의 전굴) 2. 중등도의 전굴 자세 (moderate forward posture), 한쪽으로 약간 기울어질 수 있음 (slight lateral tilt) 3. 중증의 전굴 자세 (severe forward posture), 척추 후만을 동반 (kyphosis), 한쪽으로 중등도 기울어질 수 있음 (moderate lateral tilt) 4. 중증의 전굴 (severe forward flexion), 가장 심각한 비정상적인 전굴 자세
29. 걷기	0 정상. 1 보행은 느리고, 작은 보폭으로 끌며 걷기도 하지만, 가속 보행 (accelerated walking)이나 전방 돌진 (propulsion)은 없다. 2 어려움이 있지만, 혼자서 걸을 수 있다. 가속 보행, 작은 보폭 보행 (shuffling gait), 전방 돌진이 나타날 수도 있다. 3 심한 보행 장애, 보조가 필요함. 4 보조가 있어도 걸을 수 없다.
30. 자세의 안정성 (후방돌진 현상)	0 없음. 1 후방 돌진 현상이 있지만, 스스로 회복할 수 있다. 2 후방 돌진 현상이 있어 지지하지 않으면 넘어진다. 3 매우 불안정하여 아무것도 하지 않아도 쓰러질 것 같다. 4 도움 없이는 일어서기 어렵다.
31. 동작 둔화 및 운동 감소 (동작 둔화, 주저함, 팔 흔들림 감소, 운동 진폭 감소, 운동량 감소를 종합적으로 평가)	0 없음. 1 약간 느리고 조심스럽게 하는 것처럼 보인다. 운동의 진폭이 다소 작을 수도 있다. 2 경미한 운동 둔화가 있다. 운동량이 감소하고 있다. 또는 운동의 크기가 감소하고 있다. 3 중등도의 운동 둔화. 중등도로 운동량이 감소하거나 운동의 크기가 감소한다. 4 심한 운동 둔화. 운동량이 현저하게 감소하거나 운동의 크기가 감소한다.

Part Ⅳ. 치료의 합병증(문진으로 평가한다)

A. 운동 이상증

항목	점수 및 판정 기준
32. 이상운동증 출현 시기 (병력 청취를 통해 일어나 있는 시간 중 몇 %의 시간동안 운동 이상증이 발생하는지 확인)	0 없음. 1 1 ~ 25 %. 2 26 ~ 50 %. 3 51 ~ 75 %. 4 76 ~ 100 %.
33. 이상운동증으로 인한 장애 (병력 및 진료실 소견을 종합적으로 판단)	0 불편함은 없다. 1 경미한 장애가 발생한다. 2 중등도의 장애가 있다. 3 심하게 장애를 일으킨다. 4 운동 이상증으로 인해 거의 아무것도 할 수 없다.
34. 통증을 동반한 이상운동증(dyskinesia) (얼마나 아픈지)	0 아프지 않다. 1 조금 아프다. 2 상당히 아프다. 3 매우 아프다. 4 엄청나게 아프다.
35. 이른 아침의 근긴장이상증 (병력에서)	0 없음. 1 있음.

B. 증상의 일중 변동

항목	점수 및 판정 기준
36. 투약시간으로 예측 가능한 휴약기간의 존재 여부	0 없음. 1 있음.
37. 투약시간에서 예측할 수 없는 휴약기간의 존재 여부	0 없음. 1 있음.
38. 몇 초 동안 갑자기 발생하는 오프 기간의 유무	0 없음. 1 있음.
39. 깨어있는 시간의 오프 기간의 정도	0 없음. 1 1~25 %. 2 26~50 %. 3 51~75 %. 4 76~100 %.

C. 기타 합병증

항목	점수 및 판정 기준
40. 식욕저하, 메스꺼움, 구토의 유무	0 없음. 1 있음.
41. 불면증, 졸음 등의 수면장애 유무	0 없음. 1 있음.
42. 기립성 저혈압으로 인한 기립성 어지럼증 및 실신 여부	0 없음. 1 있음.

Fahn S, Elton R, Members of the updrs Development Committee : Unified Parkinson' s disease rating scale (UPDRS) . 「Developments in Parkinson' s Disease, Vol 2」 (Fahn S, et al,eds), Macmillan Health Care Information, pp153-163, 293-304, 1987년 자료에서 인용하였으며, 일본어 번역은 미즈노 요시쿠니(水野美邦) 외의 "파킨슨병에 대한 SND919(프라미펙솔) 정제의 전기 제II상 시험" (임상의약, 19:179-204, 2003)을 기반으로 작성됨..

부록 2 ● SCD-MSA 표준 재활 프로그램 ①

FAC에 의한 보행 능력	설명	예상 소요 시간	기초 연습			동작 연습(협응력-균형 운동)	
			스트레칭 운동	근력 유지 및 강화	지구력 운동	기본 자세로 운동하기	
						앉은 자세	네발 기기 자세
0: 보행 불가	보행이 불가능하거나, 보행하기 위해 2명 이상의 보조가 필요함.	기초 연습 (40분) 동작 연습 (20분)	사지, 체간, 흉곽의 수동적 스트레칭	상지, 하체, 체간 근력 강화 운동 (도수적)	• 앉은 자세 유지 • 안정된 앉은 자세의 recumbent 에르고미터를 이용한 운동	• 앉은 자세 유지(상지 지지대 포함) • 앉은 자세의 상지·경부-체간운동	
1: 보조 보행 레벨 2	체중을 지탱하고 균형을 유지하기 위해 항상 한 명의 보조가 필요함.	기초 연습 (40분) 동작 연습 (20분)	사지, 체간, 흉곽의 수동적 스트레칭	상지, 하체, 체간 근력 강화 운동 (수작업)	recumbent 에르고미터를 이용한 운동(Borg scale 11~12)	• 앉은 자세 유지 앉은 자세에서 상지, 경부, 몸통 운동 • 앉은 자세에서의 무게 중심 이동 리치 동작	네발 기기 자세 유지·중력 중심 이동
2: 보조 보행 레벨 1	균형과 협응력 유지하기 위해서 항상 1명의 보조가 필요	기초연습 (30분) 동작연습 (30분)	누운 자세에서 사지 몸통의 수동적 스트레칭	하체-체간(코어 근육) 근력 강화 운동	하체-체간(에르고미터를 이용한 운동(Borg scale 11~12)	• 앉은자세에서의 무게중심 이동, 리치 동작, 상지·체간의 운동	
3: 감시 보행	신체적 접촉(보조)는 필요하지 않으나, 구두 또는 근위부 모니터링이 필요함.	기초연습 (30분) 동작연습 (30분)	누운 자세와 앉은 자세에서 사지 및 몸통 스트레칭 운동	하체 및 체간(코어 근육) 근력강화 운동	• 에르고미터 • 난간이 있는 트레드밀에서 걷기(부문 체중 부하 슬링 사용 포함) • 보행기 보행(볼) 구지수 11~13)	• 앉은 자세에서의 무게 중심 이동, 몸통의 큰 앞뒤 굴곡과 회전, 리치운동 • 앉은 자세로 공 던지기	• 네 발로 기어가면서 반대편 상하 사지를 들어 올리거나 무게 중심을 이동한다. • 네발로 기어가는 자세⇔옆으로 앉는자세 전환
4: 평지 보행 자립	평탄한 곳은 혼자 걸을 수 있지만 계단, 경사면, 불규칙한 지형에서는 보조가 필요함.	기초연습 (20분) 동작연습 (40분)	누운 자세, 앉은 자세, 선 자세에서 사지 및 몸통 스트레칭 운동	하체 및 체간(코어 근육) 근력강화 운동	• 에르고미터 • 트레드밀 걷기 (부문 체중 부하 슬링 사용 포함) • 보행(Borg scale 11~13)	• 앉은 자세에서 양하지를 들어 올리기, 양하지의 협응 운동 • 엉덩이 걷기	• 네발로 걷는 자세에서 동측 상 하지 들어올리기, 네 발로 걷는 자세⇔ 옆으로 앉는 자세 변환
5: 보행 자립	어디든 혼자서 걸을 수 있다	기초연습 (20분) 동작연습 (40분)	누운 자세, 앉은 자세, 서 있는 자세에서 사지 및 몸통 스트레칭	하체-체간(코어 근육) 근력 강화 운동	• 트레드밀 걷기 (경사, 후진 보행 등 포함) • 보행(Borg scale 11~13)	• 밸런스볼 위에서 앉은 자세 유지·중력 중심 이동·상지 운동	

②편에 이어

후생노동성 "운동실조 연구팀의 의료 기반에 관한 조사 연구팀" HP http://ataxia.umin.ne.jp/rehabilitation 에 인용

찾아보기

국문

ㄱ

ㄴ

ㄷ

ㄹ

ㅁ

ㅂ

ㅈ

ㅊ

ㅋ

ㅌ

ㅍ

ㅎ

영문

A

B

C

D

E

F

G

H

I

J

K

L

M

N

O

P

Q

R

S

T

U

V

W

Z

▨ 번역자 소개

김형섭

2000년 경북대학교 의과대학을 졸업하고, 자신의 운명을 시험하고자 서울로 상경, 삼성서울병원에서 수련의 과정 후에 지금은 없어진 20사단에서 군의관으로 복무 후, 연세대학교 세브란스병원에서 재활의학과 전공의 과정을 이수하였음. 2008년 전문의를 취득 후 국민건강보험 일산병원에서 재활의학과 전문의로 근무하였으며, 2025년 3월부터 에스포항병원으로 이직하여 현재 근무하고 있음. 주로 뇌졸중 및 뇌손상, 퇴행성 뇌질환(치매, 파킨슨) 질환, 보행 장애가 있는 환자를 진료하고 있으며, 의료빅데이터나 인공지능에 관련된 연구를 진행하고 있음.

이소민

경희대학교 의과대학 본과 2학년에 재(휴)학 중이며, 세계의대생협회(IFMSA)에서 활동하며 글로벌 헬스케어에 관심을 키워왔음. 류마티스 연구실 및 디지털 헬스케어 연구실에서 RA-CVD risk 연구 및 COVID 시기 의료 접근성 변화에 대한 연구 수행함. 또한, 김형섭 교수님의 NLP를 활용한 MRI 뇌졸중 진단 모델 개발에 연구에 참여하여 의료 분야의 AI 활용 가능성에 대한 견문을 넓혔음. 전국연합헬스케어 창업동아리에서 의료 AI 솔루션 개발에 참여하고 있으며, 기초의학종합평가 서적 해설 집필진으로서 의대생의 기초의학 학습을 돕기 위한 방법을 모색중인 의학 꿈나무.

이주석

초등학교 4학년부터 고등학교 졸업까지 일본에서 거주, 동경한국학교를 다녔으며 연세대학교 물리학과를 졸업하였음. 졸업 후 도시바, 인피니언, 엔비디아를 거쳐 인텔코리아에서 부사장으로 근무하였고 ASSIST, Swiss School of Management에서 AI&Big Data 석박사를 취득함. 인텔코리아 퇴직 이후에는 연세대학교 미래캠퍼스 AI융합과학원 의료AI반도체 연구교수, 의료데이터협회 부회장, 한국인공지능협회 이용자 진흥원 원장으로 일하고 있음.
김형섭 선생과는 연세검우회에서 만나 현재까지 교검하고 있으며, 딸이 의과대학생인 관계로 이번 "한눈에 보는 표준 뇌신경계 재활" 번역에 함께하였음.

▨ 후원자 배강호

공기업에서 2022년에 근무 중 재해로 인해 병원에 779일 입원했고, 지금은 통원치료 중임. 김형섭 교수와는 주치의로 국민건강보험 일산병원에서 만나, 현재도 교류 중임. 김형섭 교수의 안내로 "한눈에 보는 표준 뇌신경계 재활" 출간에 후원하게 되었음. 이 책을 시작으로, 배강호는 질병이나 사고로 재활치료를 받는 사람들에게 등대가 되어 길을 밝히고 싶다고 함. 입원 재활치료의 경험을 주제로 출간을 목표로 글을 쓰고 있는 중임.

● **편자 소개**

시오미 타이조우(潮見泰藏)
테이쿄과학대학 대학원 의료과학연구과 종합재활학 전공 교수

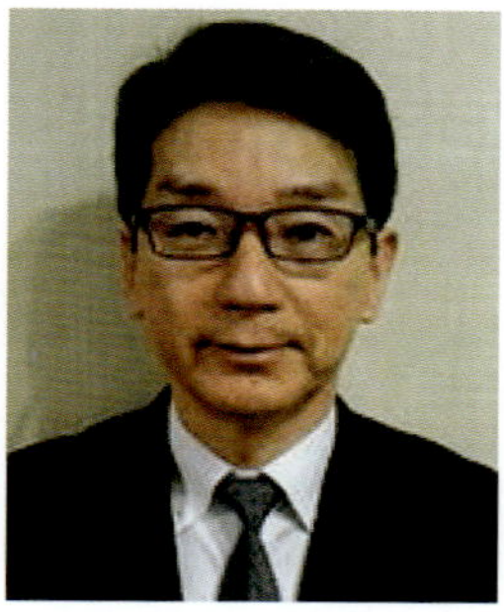

1982년 국립요양소 도쿄병원 부속 리허빌리테이션 학원 물리치료학과 졸업.
같은 해부터 사이타마 의과대학 부속병원 재활과 근무
1988년~1995년 사이타마 의과대학 단기대학 물리치료학과 조수·강사
1990년 일본대학대학원 이공학연구과 박사 전기과정수료[석사(공학) 취득]
1993년 쿄린대학 대학원 보건학연구과 박사 후기과정 수료[박사(보건학) 취득]
1995년 국제의료복지대학 보건의료학부 물리치료학과 강사, 준교수를 거쳐
2006년 국제의료복지대학 보건의료학부 물리치료학과 교수
2009년 쿄린대학 보건학부 물리치료학과 교수
2015년 홋카이도 치토세 리허빌리테이션 학원 전임 교원
2018년 테이쿄과학대학의 치료학부 도쿄 물리치료학과 교수, 같은 해부터 현직

한눈에 보는 표준 뇌신경계 재활

2025년 7월 1일 인쇄
2025년 7월 10일 발행

편 집 : 潮見泰藏(Taizo Shiomi)

역 자 : 김형섭 · 이소민 · 이주석
한국어판 감수 : 김형섭

발 행 자 : 남 학 순
발 행 처 : 도서출판 **고 려 의 학**
(02880) 서울시 성북구 성북로9길 1 보문빌딩 3층
Tel. 765-0333, 0337
Fax. 743-2288
신고번호 : 제 2022-000006호

ISBN 979-11-92422-80-0

정가 68,000원